医学实验室认可丛书

医学实验室质量体系文件范例

（第3版）

主　编　庄俊华　黄宪章　徐　宁　柯培锋
副主编　陈　茶　王建兵　林海标　欧财文
　　　　万泽民　吴新忠

人民卫生出版社
·北京·

图书在版编目（CIP）数据

医学实验室质量体系文件范例 / 庄俊华等主编. —
3 版. —北京：人民卫生出版社，2023.12（2024.4重印）
ISBN 978-7-117-35712-8

I. ①医… Ⅱ. ①庄… Ⅲ. ①实验室诊断–质量管理
体系–文件–范文 Ⅳ. ① R446

中国国家版本馆 CIP 数据核字（2023）第 224618 号

人卫智网	www.ipmph.com	医学教育、学术、考试、健康，购书智慧智能综合服务平台
人卫官网	www.pmph.com	人卫官方资讯发布平台

医学实验室质量体系文件范例

Yixue Shiyanshi Zhiliang Tixi Wenjian Fanli

第 3 版

主　　编：庄俊华　黄宪章　徐　宁　柯培锋
出版发行：人民卫生出版社（中继线 010-59780011）
地　　址：北京市朝阳区潘家园南里 19 号
邮　　编：100021
E - mail：pmph @ pmph.com
购书热线：010-59787592　010-59787584　010-65264830
印　　刷：北京瑞禾彩色印刷有限公司
经　　销：新华书店
开　　本：787 × 1092　1/16　印张：46　插页：8
字　　数：1266 千字
版　　次：2006 年 1 月第 1 版　　2023 年 12 月第 3 版
印　　次：2024 年 4 月第 3 次印刷
标准书号：ISBN 978-7-117-35712-8
定　　价：159.00 元

打击盗版举报电话：**010-59787491**　**E-mail：WQ @ pmph.com**
质量问题联系电话：**010-59787234**　**E-mail：zhiliang @ pmph.com**
数字融合服务电话：**4001118166**　**E-mail：zengzhi @ pmph.com**

3

主编简介

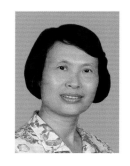

庄俊华　研究员，主任技师，博士生导师，广东省中医院（广州中医药大学第二附属医院）检验医学部学术带头人。

历任中国中西医结合学会检验医学专业委员会第一届名誉主任委员，中国医院协会临床检验管理专业委员会第三届委员，中国医学装备协会临床检验装备技术专业委员会第一届和第二届常务委员，广东省中西医结合学会检验医学专业委员会第一届主任委员，广东省医学会检验分会第九届副主任委员，广东省医院协会临床检验管理专业委员会第二届副主任委员，广东省优生优育协会新生儿疾病筛查专业委员会第五届和第六届副主任委员，广东省中西医结合学会医学实验室自动化专业委员会第一届委员会顾问，广东省中西医结合学会实验医学专业委员会第一届、第二届副主任委员，《检验医学》杂志第七届编委会顾问等。

现任中华中医药学会检验医学分会名誉主任委员，全国卫生产业企业管理协会实验医学专业委员会副主任委员，中国合格评定国家认可委员会医学实验室认可主任评审员，广东省中西医结合学会检验医学专业委员会名誉主任委员，广东省中医药学会检验医学专业委员会名誉主任委员，广东省医学会检验分会顾问，广东省医用耗材管理学会检验与体外诊断分会委员会学术顾问；广东省临床检验质量控制中心专家组专家，广东省医疗器械审评专家，广东省医学会医学鉴定专家库专家等。

获广东省科技进步奖二等奖 3 项（第 1、第 1、第 9）、三等奖 1 项（第 1），广州中医药大学科技奖一等奖 1 项（第 1）、二等奖 1 项（第 1）。获国家发明专利 1 项（第 1）。获国家食品药品监督管理总局医疗器械（诊断试剂）生产批文 1 项（第 1）。主持国家级和省级课题 9 项，厅局级课题 1 项。主编《医学实验室质量体系文件编写指南》（第 1～3 版）、《医学实验室质量体系文件范例》（第 1～3 版）、《临床生化检验技术》、《临床检验掌中宝》（第 1～2 版）等 9 本专著，副主编 / 参编专著多部。作为第一和通讯作者发表论文 60 余篇，其中 SCI 论文 15 篇。作为第一导师培养博士后 1 名，博士生 4 名，硕士生 17 名。

一直从事临床生化检验工作，在临床检验标准化与实验室管理方面有较好的理论基础和实践经验。研究方向：临床检验标准化与实验室管理。

通讯地址：广东省广州市越秀区大德路 111 号，邮编：510120

邮箱：zjh2208@163.com

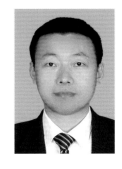

黄宪章　博士，教授，主任技师，博士生导师，广东省中医院（广州中医药大学第二附属医院）检验医学部主任，广州中医药大学医学检验技术专业负责人，新南方优秀教师。

历任中华医学会检验医学分会委员，中国医师协会检验医师分会常务委员，中国医院协会临床检验专业委员会常务委员，国家卫生健康委能力建设和继续教育检验医学专家委员会副主任委员，全国临床医学计量技术委员会委员等；中国合格评定国家认可委员会（CNAS）医学专业委员会委员，CNAS校准专业委员会委员，CNAS主任评审员。

国家自然科学基金、国家重点研发计划、教育部、中华医学会以及广东省、上海市、江苏省、山东省、浙江省、湖北省、辽宁省、四川省、河南省、陕西省、江西省等科技项目和成果评审专家；教育部学位论文评审专家，国际检验医学量值溯源联合会（JCTLM）评审专家；《中华检验医学杂志》《临床检验杂志》《检验医学》《临床化学（中文版）》《微循环学杂志》编委，《分子诊断与治疗杂志》常务编委，《中华临床实验室管理电子杂志》副主编；*CCLM*、*JPBA*、*Spandidos Publications* 等杂志审稿人。

获广东省科技进步奖一等奖1项（第7）、二等奖2项（第2、第3）、三等奖3项（第2、第2、第3）。主持国家自然科学基金面上项目2项、国家重点研发计划课题1项、国家科技支撑计划子课题1项；主持广东省自然科学基金等课题16项；作为任务负责人参与国家重点研发计划3项、国家科技支撑计划项目1项；主持省级和校级教学课题7项；制定国家计量技术规范11项，参与制定国家卫生行业标准等20项；负责研制国家标准物质13项。主编、副主编、参编教材和专著32部；作为第一作者和通讯作者发表论文135篇，其中SCI论文60篇、《中华检验医学杂志》11篇。作为第一导师已招收21名硕士生，8名博士生，4名博士后。

从事临床生化检验工作，在临床检验标准化与质量管理方面有较好理论基础和实践经验。研究方向：临床检验标准化；糖尿病及其并发症的发病机制与早期实验诊断；原发性肝癌的发病机制与早期实验诊断。

通讯地址：广东省广州市越秀区大德路111号，邮编：510120

邮箱：huangxz020@163.com

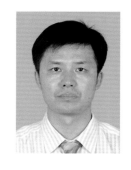

徐宁　医学博士，主任技师，硕士研究生导师，广东省中医院（广州中医药大学第二附属医院）芳村医院检验科主任。

中国中医药学会检验医学分会常务委员、副秘书长，中国老年医学学会检验医学分会常务委员、中医学组副组长，全国卫生产业企业管理协会实验医学分会副主任委员，广东省健康管理学会检验医学专业委员会副主任委员，广东省免疫学会临床检验专业委员会副主任委员等学会任职；广东省药品监督管理局评审认证中心评审专家；《中国医疗设备》《中华检验医学杂志》审稿专家，中国合格评定国家认可委员会主任评审员。

主编、参编出版专著 10 部；发表论文 100 余篇；主持、参与国家、省部等各级课题 20 余项；获得省部级科技进步奖二等奖 2 项、三等奖 2 项，校级科技进步奖一等奖 2 项、获专利技术 2 项。已培养硕士研究生 10 名，参与培养博士、硕士研究生 20 余名。

主要从事临床免疫检验和实验室质量管理工作。研究方向：实验室风险管理和临床免疫检验及临床应用。

通讯地址：广州市荔湾区花地涌岸街 36 号，邮编：510370

E-mail：xu_ning21@163.com

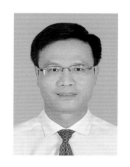

柯培锋　在读博士，主任技师，硕士研究生导师，广东省中医院（广州中医药大学第二附属医院）大德路总院检验科主任。

中国合格评定国家认可委员会（CNAS）医学实验室认可主任评审员，中国老年医学学会检验医学分会常务委员，中华中医药学会检验医学分会青年委员会副主任委员，广东省医学会检验分会青年委员会副主任委员，中国医师协会检验医师分会代谢疾病检验医学专业委员会委员，中国医药教育协会医学基因组学与生物信息学专业委员会常务委员，广东省医疗仪器设备及器械标准化技术委员会委员，广东省中西医结合学会检验医学专业委员会常务委员，中国民族卫生协会卫生健康技术推广专家委员会常务委员，广东省临床医学学会检验医学专业委员会常务委员等。

获广东省科技进步奖二等奖 2 项、广州市科技进步奖三等奖 1 项、广州中医药大学科技进步奖一等奖 1 项；专利 4 项；主持各级课题研究 9 项，参与各级课题研究 10 余项；编写医学检验本科教材 4 部（主编 1 部，副主编 1 部）；编写其他专著 11 部（副主编 2 部，编委 9 部）；牵头制定地方标准 1 项，研制标准物质 1 项；近几年以第一作者或通讯作者发表 SCI、中文核心期刊等论文 60 余篇。

研究方向：临床检验标准化与质量控制，自身免疫性疾病实验诊断及中医药的治疗机制研究，肿瘤发病机制与药物作用机制研究。

通讯地址：广东省广州市越秀区大德路 111 号，邮编：510120

E-mail：kevinland020@163.com

副主编简介

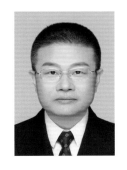

陈茶　医学硕士，研究员，博士研究生导师，广东省中医院大学城医院检验科主任。

广东省中医药学会检验医学专业委员会主任委员，广东省预防医学会微生物学与免疫学专业委员会、广州市医学会微生物学与免疫学分会等多个学会的副主任委员等社会任职；中国合格评定国家认可委员会（CNAS）ISO 15189医学实验室认可主任评审员，教育部学位论文评审专家，国家自然科学基金以及广东省、江西省和浙江省等多个省份科技厅科研项目和成果评审专家。

主持国家自然科学基金面上项目6项，省部级等其他科研课题10余项，主编、副主编规划教材和专著8部，参编教材和专著共13部，获国家发明专利3项，广东省科技进步奖二等奖2项、三等奖1项，广州市科技进步奖三等奖1项，在国内外期刊发表论文100余篇，其中SCI收录40余篇。

带领团队发现并命名了1个新细菌科、8个新菌属和20个新菌种。研究方向：细菌耐药机制、感染免疫机制和细菌分类学研究。

通讯地址：广东省广州市大学城内环西路55号，邮编：510006

E-mail：chencha906@163.com

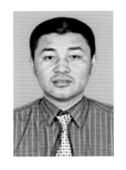

王建兵　硕士研究生，主任技师，广东省中医院（广州中医药大学第二附属医院）检验教研室生化检验课程秘书，临床检验诊断学硕士生导师。

2003年学习ISO/IEC 17025检测和校准实验室能力认可准则，参与并通过检测实验室认可；2005年参与并通过ISO 15189医学实验室认可，实验室成为全国首批通过的综合性医学实验室；2013年，参与并通过符合ISO/IEC 17025、ISO 15195准则的医学校准实验室认可。现为中国合格评定国家认可委员会临床医学实验室、医学校准实验室技术评审员。

发表论文20余篇；主编《临床检验掌中宝》（第2版），副主编《临床检验掌中宝》《生物医学实验室测量不确定度评定案例与分析》《医学实验室质量体系文件编写指南》（第2版），参编专著5本；主持4项科研课题，参与20余项科研课题；获广东省科学技术进步奖二等奖1项（第3）、三等奖1项（第6）；获广州市科学技术进步奖二等奖1项（第3）。

研究方向：临床检验标准化。

通讯地址：广东省广州市越秀区大德路111号，邮编：510120

邮箱：wangjianbing625@163.com

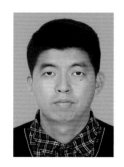

　　林海标　硕士研究生，副主任技师，硕士研究生导师，在读博士，广东省中医院（广州中医药大学第二附属医院）二沙岛医院检验科主任。

　　中国合格评定国家认可委员会医学实验室认可技术评审员，中国医学装备协会第七届理事、医学装备信息交互与集成分会第三届常务委员，广东省医用耗材管理学会检验与体外诊断分会副主任委员，广东省临床医学会检验医学专业委员会常务委员，广东省卫生经济学会检验经济分会常务委员，广东省中医药学会检验医学专业委员会第二届委员会常务委员，白求恩精神研究会检验医学分会分子诊断专业委员会常务委员。

　　参编专著 6 本；以第一或通讯作者发表论文 15 篇；主持省部级课题 3 项、厅局级课题 3 项，参与国家、省部级课题多项；参与研制国家标准物质 9 项；参与专利 7 项；获广东省科学技术进步奖二等奖 1 项，广州市科学技术进步奖三等奖 1 项，广东省中医院科技进步奖一等奖 1 项。

　　研究方向：临床检验质量管理和标准化研究；临床诊断生物标志物的开发和应用研究。

　　通讯地址：广东省广州市越秀区大通路 261 号，邮编：510105

　　E-mail：linhb@gzucm.edu.cn

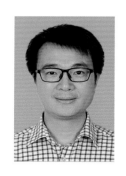

　　欧财文　医学硕士研究生，副主任技师，广东省中医院（广州中医药大学第二附属医院）大德路总院检验科行政秘书、质量负责人、门急诊检验组长。

　　广东省泌尿生殖协会检验医学分会常务委员，广东省健康管理学会检验专业委员会委员，广东省基层医药学会中西医结合老年医学专业委员会委员，广东省生物医学工程学临床实验医学分会委员。

　　主持课题 3 项，参与各级课题 10 余项，参编专著 1 部，发表论文 20 余篇，发表 SCI 论文 3 篇，获国家专利 4 项，3 项专利已经转让。

　　主要从事医学实验室认可工作和临床基础检验工作及研究。

　　通讯地址：广东省广州市越秀区大德路 111 号，邮编：510120

　　E-mail：ervin_163@163.com

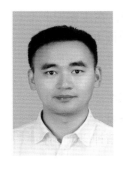

万泽民 医学硕士，副主任技师，硕士研究生导师，在读博士，广东省中医院（广州中医药大学第二附属医院）检验医学部秘书、大生化专业组组长。

中国合格评定国家认可委员会医学实验室实习评审员，全国卫生产业企业管理协会实验医学（青年）专家委员会委员，广东省中西医结合学会检验医学专业委员会委员兼秘书、实验医学专业委员会委员、医学实验室自动化专业委员会委员，广东省医疗器械管理学会团体标准化专家库专家。

主持省部级课题 2 项、厅局级课题 3 项、横向课题 1 项，参与课题 10 余项；发表专业论文 20 余篇，其中以第一作者和通讯作者发表 SCI 论文 5 篇、MEDLINE 收录论文 1 篇；参编教材 1 部和专著多部。

研究方向：临床生化检验及质量控制。

通讯地址：广州市越秀区海珠中路 88 号，邮编：510120

E-mail：13760673961@163.com

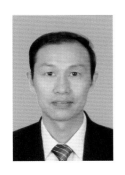

吴新忠 硕士，主任技师，硕士研究生导师。广东省中医院输血科主任。

中国研究型医院学会检验分会常务委员，中国医师协会输血科医师分会中西医结合输血委员会委员，全国卫生产业管理协会检验专家委员会临床血液体液学组成员，广东省中西医结合学会输血医学分会主任委员，广东省医学会临床输血学分会常务委员，广东省医师学会输血科医师分会常务委员，广东省健康管理学会检验分会常务委员，广州市医学会临床输血学分会常委委员，中国合格评定国家认可委员会（CNAS）技术评审员。

近年来主持 2 项省部级课题、1 项厅局级课题，作为主要研究人员参与省部级、厅局级等各级课题 10 余项。获国家发明专利 1 项，广东省科学技术进步奖二等奖 2 项，三等奖 1 项。副主编或参编教材 4 部、专著 15 部，以第一或通讯作者在国内外期刊上发表论文 30 余篇，其中 SCI 收录 4 篇。

主要从事临床血液检验、临床输血检验的临床和教学科研工作。研究方向：免疫性血小板减少症的发病机制、血液病早期诊断、疑难血型和疑难配血等。

通讯地址：广东省广州市越秀区大德路 111 号，邮编：510120

E-mail：wuxinzhong5054@163.com

内容提要

    该书系统介绍了广东省中医院检验医学部根据新版 ISO 15189：2022 标准编制的质量管理体系文件（含程序文件的质量手册、作业指导书、表格与记录）、仪器检定与校准、检测系统性能确认与验证、全程质量管理、实验室信息系统、风险管理、内部审核、管理评审、实验室认可申请、实验室认可现场评审等内容范例。

    这些文件供正在筹备或计划筹备实验室认可或通过实验室认可后的医学实验室参考，可供没有筹备实验室认可的医学实验室学习，也可作为医学实验室认可内审员和评审员、医学检验专业大中专院校师生培训的辅助教材。

前　言

ISO 15189 国际标准自 2003 年发布以来，受到国内外医学实验室技术人员和检验专家、认可组织管理人员等的热烈欢迎和广泛讨论。

广东省中医院二沙岛医院检验科 2002 年底开始筹备实验室认可，2004 年 4 月成为全国第一家通过中国实验室国家认可委员会 ISO/IEC 17025 实验室认可的医院检验科；在此基础上二沙岛医院、大德路总院和芳村医院检验科又转 ISO 15189 质量体系认可的筹备工作，于 2005 年 6 月成为继解放军总医院临床检验科之后全国第二家、综合性检验科第一家通过 ISO 15189 认可的实验室。我们总结了自己筹备认可的体会，2006 年 1 月出版了《医学实验室质量体系文件编写指南》和《医学实验室质量体系文件范例》两本专著，得到广大检验同行们的认同与鼓励。

随着 ISO 15189：2012 版内容有了较大的改变，又增加了新的要求，我们根据这 10 多年来对该质量管理体系的运行并持续改进过程中的体会，同时吸收了美国临床检验标准化委员会（CLSI）、美国病理学家协会（CAP）、美国临床实验室改进修正法案（CLIA）等相关文件质量管理方面的内容，2015 年 6 月《医学实验室质量体系文件编写指南》和《医学实验室质量体系文件范例》第 2 版修订出版，获得了良好的社会效益。

随着 ISO 15189：2012 版的发布与运行 10 年，ISO 15189 的两个母体文件 ISO/IEC 17025：2017《检测和校准实验室能力的通用要求》和 ISO 9001：2015《质量管理体系——要求》均已换版，新技术如分子诊断和 POCT 的发展与应用，ISO 15189 配套和相关标准的制定和修订等技术性因素，以及来自其他国际组织的影响等，2022 年 12 月 ISO/TC 212 正式发布 ISO 15189：2022 国际标准，新标准将带来重大变化。我们系统、全面地学习 ISO 15189：2022 新版标准，结合多年来对该质量管理体系的运行并持续改进过程中的体会，同时进一步吸收国内外等相关文件质量管理方面的内容，编写了《医学实验室质量体系文件编写指南》和《医学实验室质量体系文件范例》第 3 版。期待第 3 版能起到抛砖引玉的作用，期待在大家的共同努力下能为提高我国的检验医学学科质量管理水平尽绵薄之力。

《医学实验室质量体系文件范例》系统介绍了广东省中医院检验医学部 ISO 15189：2022 版质量管理体系文件（含程序文件的质量手册、作业指导书）、仪器检定与校准报告范例、检测系统性能确认与验证范例、全程质量管理范例、实验室信息系统范例、风险管理范例、实验室认可范例等内容。

本书共分八篇，四位主编负责规划篇章目录。每篇均安排一人负责篇内各章的编写和组稿，每章均安排一人负责该章的编写和组稿。《医学实验室质量体系文件编写指南》和《医学实验室质量体系文件范例》两本专著的主编和副主编多次对文稿进行讨论和校稿。翟培军处长负责全部书稿的审稿，庄俊华研究员和黄宪章教授负责全部书稿的审稿与定稿。

本书编写过程中，有些内容是在第 2 版专著的基础上以及检验医学部的质量管理资料基础上改编而成，而这些没有列入编写者的专家和同事们对当前的书稿做出了无私奉献。有部分检验医学部同事和在读研究生参与了书稿校对工作。对以上人员的辛勤劳动和贡献一并致谢！

本书编写过程中，得到了广东省中医院等单位的大力支持，在此一并致谢！

由于时间紧迫，对标准的理解深浅不一，每个医学实验室均有自己的实际情况，实验室认可又是一个持续改进的过程，本书难免存在不足或错误之处，许多地方值得深入讨论和交流。欢迎实验室认可评审员、检验专家和检验同道们提出宝贵意见和建议，以便我们再版时改进。

编者

2023 年 7 月

目　录

第一篇　质量手册和程序文件范例

第二篇 作业指导书范例

第三篇 仪器检定与校准报告范例

第四篇 检测系统性能验证与确认报告范例

第五篇　检验过程质量管理范例

第六篇　风险管理范例

第七篇　评估、管理评审、认可申请、现场评审文件范例

第八篇　不符合项范例

第一篇
质量手册和程序文件范例

　　本篇为《质量手册》范例篇，是依据 CNAS-CL02：2023《医学实验室质量和能力认可准则》标准编制的，是广东省中医院检验医学部的纲领性文件。手册描述了本科室的质量体系、组织结构，阐述了广东省中医院检验医学部的方针和目标，对各支持性程序、操作方法和各项记录进行了方向性的规定和分工，还明确确定了质量体系中各级人员的责任和相互关系。程序性文件附在相对应的条款正文之后。

　　本篇包含检验医学部《质量手册》和程序文件的全部内容，具体描述和规定了实验室全部质量体系相关活动，它是本实验室各项质量和技术活动应遵循的根本依据。

第一章

前言

第一节　实验室介绍

广东省中医院（广州中医药大学第二附属医院，广州中医药大学第二临床医学院，广东省中医药科学院）始建于 1933 年，是我国最早的中医医院之一，被誉为"南粤杏林第一家"。目前，医院已发展成为现代化、综合性大型中医医院，连续 9 年蝉联全国中医医院竞争力排行榜榜首。医院是全国建立健全现代医院管理制度试点医院、广东省高水平医院建设首批重点建设单位，入选国家区域医疗中心建设输出医院，被首批纳入"辅导类"的中医类国家医学中心创建单位。

广东省中医院检验医学部隶属于广东省中医院，是一个组织机构健全，人才结构合理的高素质服务团队，经过数十年的发展，现已成为一个集医、教、研于一体的综合性医学实验室，包括大德路总院检验科、二沙岛医院检验科、芳村医院检验科、大学城医院检验科、南沙医院检验科、珠海医院检验科。检验医学部设置的大专业组有临床血液、临床体液、临床生化、临床免疫、临床微生物、临床分子。科室配置有先进的仪器设备，开展各检验项目的室内质控和内部比对，并积极参加室间质评，可为临床提供准确、及时的检验报告。

为全面提高检验质量和服务水平，使检测报告具有公正性、科学性和准确性，本实验室依据 CNAS-CL02：2023《医学实验室质量和能力认可准则》，结合本科室现有实际情况，编制了质量手册、程序文件和作业指导书，全科工作人员在实际工作中依据质量体系文件开展各项工作，并使其持续改进、不断完善。

大德路总院检验科：广州市越秀区大德路 111 号

二沙岛医院检验科：广州市越秀区大通路 261 号

芳村医院检验科：广州市荔湾区涌岸街 36 号

大学城医院检验科：广州市大学城内环西路 55 号

南沙医院检验科：广州市南沙区新广五路

珠海医院检验科：珠海市香洲区景乐路 53 号

第二节　授　权　书

一、医院授权说明

为确保检验医学部质量工作和技术工作有效运行，特授权如下：

（具体授权时间、人员和内容详见医院聘任通知文件及《目标责任书》等）

1. 医院按规定对检验医学部主任、各科主任进行任免和考核。检验医学部主任全面负责大德路总院检验科、二沙岛医院检验科、芳村医院检验科、大学城医院检验科、南沙医院检验科、珠海医院检验科的管理，各科主任负责各科室的日常管理和业务工作。

2. 检验医学部管理层有权对实验室的资产进行配置和使用，有权对实验室人员进行调配。

3. 医院配给检验医学部所需的各种资源，使其公正、准确地履行职责，不受任何来自行政、财务及其他方面不正当压力的影响。

授权人签字：×××

授权人职务（法定代表人）：广东省中医院院长

签字日期：×× 年 ×× 月 ×× 日

二、检验医学部质量和技术管理层授权书

为确保检验医学部质量工作和技术工作按照 ISO 15189 质量管理体系有效运行和持续改进，经检验医学部管理层讨论决定进行以下授权：

××× 主任分管管理体系，××× 任检验医学部质量负责人，××× 为大德路总院质量主管，××× 为二沙岛医院质量主管，××× 为芳村医院质量主管，××× 为大学城医院质量主管，××× 为南沙医院质量主管，××× 为珠海医院质量主管。

××× 主任分管临床血液检验大专业组、临床体液检验大专业组，××× 为血液检验专业技术负责人（负责项目编码为 AA、Y 的检验项目）、××× 为体液检验专业技术负责人（负责项目编码为 AB 的检验项目）。

××× 主任分管临床生化检验大专业组，××× 为生化检验专业技术负责人（负责项目编码为 AC 的检验项目）。

××× 主任分管临床免疫检验大专业组，××× 为免疫检验专业技术负责人（负责项目编码为 AD 的检验项目）。

××× 主任分管临床微生物检验大专业组，××× 为微生物检验专业技术负责人（负责项目编码为 AE 的检验项目）。

××× 主任分管临床分子检验大专业组，××× 为临床分子生物学检验专业技术负责人（负责项目编码为 X 的检验项目）。

××× 主任分管临床实验室信息系统，××× 为实验室信息系统技术负责人。

授权人签字：×××

授权人职务：广东省中医院检验医学部主任

签字日期：×× 年 ×× 月 ×× 日

第三节　批　准　书

本《质量手册》依据 CNAS-CL02：2023《医学实验室质量和能力认可准则》编制而成，它阐述了广东省中医院检验医学部的方针和目标，并对各项质量和技术活动的工作程序、操作方法、各项记录以及该手册的使用和管理做了具体描述和规定，是本实验室各项质量和技术活动所依据的准

则。检验医学部全体人员必须严格遵守并认真执行。

本《质量手册》第 1 版第 0 次修订已经检验医学部质量管理层审定，现予批准，并自批准之日起生效。

批准人签名：×××

批准人职务：广东省中医院检验医学部主任

批准日期：×× 年 ×× 月 ×× 日

第二章
范围和承诺

第一节　质量手册适用范围

本质量手册适用于检验医学部（含大德路总院检验科、二沙岛医院检验科、芳村医院检验科、大学城医院检验科、南沙医院检验科、珠海医院检验科）实验室活动的全部范围，包括：检验申请的安排，患者准备，患者识别，样品采集、运送、患者样品的处理，选择符合预期用途的检验，样品检验，样品储存，以及后续的解释、报告和建议。这可能还包括向患者提供结果、安排紧急检测和通知危急结果，及实验室 POCT 活动等。

第二节　公正性承诺

检验医学部全体人员做出以下公正性承诺：

坚持公正性的原则，不参与任何有损判断独立性和检测诚信度的活动，保持业务工作的独立性，不受来自政治、行政、商务、财务等方面的干扰和影响。

采取措施，对所有可能影响公正性的关系进行监控（详见质量手册4.1），避免卷入任何可能降低在能力、公正性、判断力或运作诚实性等方面可信度的活动。

按照各项技术标准和程序，独立地对送检标本做出正确的检测和判断，不出具虚假的数据和报告。

检验项目设置及收费按照国家和地区相关法律、法规及医院相关规定执行。

检验医学部全体人员严格执行上述承诺，并接受服务对象和医院管理部门的监督。

　　批准人签名：×××

　　批准人职务：广东省中医院检验医学部主任

　　批准日期：××年××月××日

　　承诺人：检验医学部全体人员（见承诺书签署表）

第三节　保密性承诺

检验医学部全体人员承诺严格遵守本手册《保密性管理程序》的内容，对在实验室活动中获得或产生的，临床医生、患者或其他方面（服务对象）的有关信息保密，对从患者以外渠道（如投诉人、监管机构等）获取的有关患者信息保密。

检验医学部全体人员承诺对有关技术资料保密，包括实验室的所有文件和记录，特别是与检测有关的数据（如检验结果、质控和校准数据等）。对实验室电子数据及其传输过程和情况等保密。保护供应商等协议方的机密信息和所有权不受侵犯。

检验医学部授权人员，按法律法规要求或合同约定拟透露保密信息时，承诺提前将准备公开的信息通知用户和／或患者，保证其相关正当利益不受侵害。

检验医学部全体人员承诺妥善管理上述所有信息，保证其安全，对保密信息外泄造成不良后果的，承担法律责任。

批准人签名：×××

批准人职务：广东省中医院检验医学部主任

批准日期：××年××月××日

承诺人：检验医学部全体人员（见承诺书签署表）

第四节　服 务 承 诺

检验医学部全体人员做出以下服务承诺：

1. 在伦理和监管框架内提供服务，以满足所有患者及负责患者医疗的人员的需求。确保将患者的健康、安全和权利放在第一位并优先考虑，对所有患者一视同仁，不歧视患者。

2. 积极为患者和实验室用户服务，提供必要的信息，积极处理来自患者和实验室用户的建议和意见，以帮助实验室提升服务内涵和服务质量。

3. 严格按照 CNAS-CL02：2023《医学实验室质量和能力认可准则》（等同采用 ISO 15189：2022）标准建立质量体系，保证质量体系有效运行，确保所有的实验过程遵守标准操作程序，采取严格质量控制措施，保证检验结果准确可靠。

批准人签名：×××

批准人职务：广东省中医院检验医学部主任

批准日期：××年××月××日

承诺人：检验医学部全体人员（见承诺书签署表）

第三章

术语和定义

1．**偏倚 / 测量偏倚**　系统性测量误差的估计值。该定义只适用于定量测量。

2．**生物参考区间 / 参考区间**　取自生物参考人群的值分布的特定区间。参考区间可能会取决于原始样品种类和所用的检验程序。"正常范围""正常值"及"临床范围"等术语意义不清，不建议使用。

参考区间一般定义为中间 95% 区间，特定情况下，其他大小或非对称的参考区间可能更为适宜。某些情况下，只有一个生物参考限有意义，通常是上限 x，此时相应的参考区间即是小于或等于 x。

3．**临床决定限**　表明不良临床结局的风险较高，或可诊断特定疾病存在的检验结果。用于疾病的风险确定、诊断或治疗。治疗药物的临床决定限称为"治疗范围"。

4．**参考物质的互换性 / 互换性**　对给定参考物质的规定量，表示两个给定测量程序所得测量结果之间关系以及其他给定物质所得测量结果之间关系一致程度的参考物质特性。

5．**能力**　经证实的能够应用知识和技能实现预期结果的本领。

6．**投诉**　任何个人或组织向实验室就其活动或结果表示不满意，并期望得到回复的行为。

7．**顾问**　专业地提供专家意见的人。

8．**检验**　以确定一个特性的数值、描述值或特征为目的的一组操作。实验室检验也称为"检测"或"试验"。一项检验可能是确定值或特征所需的多项活动、观察、或测量的总体。确定一个特性的数值的实验室检验称为"定量检验"；确定一个特性的特征的实验室检验称为"定性检验"。

9．**检验程序**　根据给定方法进行某项检验时所用的被具体描述的一组操作。

10．**室间质量评价**　利用实验室间比对，按照预先制定的准则评价参加者的能力。也称为能力验证（proficiency testing，PT）。

11．**公正性**　由医学实验室所实施任务结果的客观性。客观性可以被理解为没有偏离或无利益冲突。其他可用于表示公正性要素的术语有："独立""无偏""中立""公平""思想开明""不偏不倚""客观""平衡"。

12．**实验室间比对**　按照预先规定的条件，由两个或多个独立的实验室对相同或类似的材料进行测量或检验的组织、实施和评价。

13．**室内质量控制 / 质量控制**　监控检测过程以确认系统工作正常且确保可发出足够可信结果的内部程序。

14．**体外诊断医疗器械 /IVD 医疗器械**　单独或组合使用，被制造商预期用于人体标本体外检验的器械，检验单纯或主要以提供诊断、监测或相容性信息为目的，包括试剂、校准品、质控品、标本容器、软件和相关的仪器或装置或其他物品。

15．**实验室管理层**　对实验室负责，且有管理权的一人或多人。实验室管理层有权力在实验室内授权及提供资源。实验室管理层包括实验室主任（一人或多人）及代表，还包括被指定保证实验室活动质量的个人。

本实验室由经医院授权的主任/副主任/负责人构成管理层。此外，本手册中提到的"技术管理层"由检验医学部主任、分管专业主任和技术负责人构成，"质量管理层"由检验医学部主任、管理体系分管主任、质量负责人和质量主管构成。

16. **实验室用户** 申请医学实验室服务的个人或实体。用户可包括患者、临床医生以及其他送检样品的实验室或机构。

17. **管理体系** 组织中一系列相互关联或相互作用的要素，用于制订方针和目标，以及实现这些目标的过程。此前被称为"质量管理体系"，与之同义。管理体系要素规定了组织的结构、岗位和职责、策划、运行、方针、实践、规则、理念、目标，和实现这些目标的过程。

18. **测量准确度/准确度** 被测量的测得值与其真值间的一致程度。概念"测量准确度"不是一个量，不给出有数字的量值。当测量提供较小的测量误差时就说该测量是较准确的。

19. **测量不确定度** 根据所用到的信息，表征赋予被测量值分散性的非负参数。

20. **医学实验室/实验室** 以提供诊断、监测、管理、预防和治疗疾病或健康评估的相关信息为目的，对来自人体的材料进行检验的实体。也可提供涵盖检验各方面的咨询，包括合理选择项目，结果解释及进一步检查的建议。实验室活动包括检验前、检验和检验后过程。

21. **患者** 为检验提供材料的个体。

22. **即时检验（POCT）** 在患者附近或其所在地进行的检验。

23. **检验后过程** 检验之后的过程，包括结果复核，检验结果的格式化、发布、报告和留存，临床材料保留和储存，样品和废物处理。

24. **检验前过程** 按时间顺序自用户申请至检验启动的过程，包括检验申请、患者准备和识别、原始样品采集、运送和实验室内传递等。

25. **原始样品/标本** 从体液、组织或其他与人体有关的样品中取出的独立部分，用于对其一个或多个量或特征的检验、研究或分析，从而确定整体性状。

26. **质量指标** 一个对象的大量特征满足要求的程度的度量。

注1：度量可表示为，例如，产出百分数（在规定要求内的百分数）、缺陷百分数（在规定要求外的百分数）、百万机会缺陷数（DPMO）或六西格玛级别。

注2：质量指标可测量一个机构满足用户需求的程度和所有运行过程的质量。

27. **受委托实验室** 样品或数据被送检的外部实验室。

注1：受委托实验室是实验室管理层选择转送样品或分样品供检验，传输数据供分析或者解释，或当无法实施常规检验时，送外检的实验室。

注2：受委托实验室不是法规要求送检的实验室，或参考实验室，如公共卫生、法医、肿瘤登记及中心（母体）机构等组织要求送检的实验室。

28. **样品** 取自原始样品的一部分或多部分。

29. **正确度/测量正确度** 无穷多次重复测量所得量值的平均值与参考量值间的一致程度。

注1：对于定性检验，测量正确度（一致程度）可以用一致性（例：与参考测量结果的一致性百分比）表示。

注2：正确度是检验程序的一项属性，反映了测量值与预期值或靶值的偏倚。它被定性描述为好或坏。如果测量偏倚可接受，则检验程序具有较好的正确度。

30. **周转时间** 经历检验前、检验和检验后过程中的两个指定点之间所用的时间。检验前周转时间是指标本采集至实验室接收的时间。实验室内周转时间指标本接收到报告发布的时间。

31．**确认**　通过提供规定要求已得到满足的客观证据，对特定预期用途或应用的合理性予以认定。

注1：客观证据可通过观察、测量、检验或其他方式获得。

注2：检验方法的规定要求可包括以下性能规范：测量正确度、测量精密度（包括测量重复性和中间测量精密度）、分析特异性（包括干扰物质）、检出限和定量限、测量区间、临床相关性，诊断特异性和诊断灵敏度。

32．**验证**　通过提供客观证据证明已满足规定要求，确认真实性。

示例1：确认达到测量系统的性能规范。

示例2：确认可以满足目标测量不确定度。

注1：验证是指实验室在开展人体样品检验之前，确定测量系统的声称性能要求（如正确性、精密度、可报告范围）在实验室复现的过程。

注2：验证所需的客观证据可以是检查的结果，也可以是其他的确定形式，如使用替代方法计算或进行文件评审。

注3：当检验按照包装说明书指示进行时，新的IVD设备通过验证就能确认其可以投入使用。

33．**检验医学部技术负责人**　医院聘任的主治岗位人员，即检验医学部大专业组长，指导和监督相应专业组组长。

34．**重复性**　相同测量程序、相同测量系统、相同操作条件和相同地点，并在短时间内对同一或相类似被没对象重复测量的一组测量条件下的测量精密度。或称"批内精密度"。

35．**中间精密度**　除相同测量程序、相同地点，及在一个较长时间内对同一或相类似的被测对象重复测量的一组测量条件外，还可包括涉及改变的其他条件下的测量精密度。或称"批间精密度"。

36．**标本不合格**　不合标本是指标本质量无法满足检测要求，不符合实验室标本接收条件，需要重新采集或做让步检验。

包括标本标签不合格、标本类型错误、标本容器错误、标本量不正确、标本采集时机不正确、抗凝标本凝集、标本溶血等情况。

标本标签不合格即标本标签信息不完整（如标签粘贴不正确、字体模糊、涂画、破损等），可能会影响检验人员和检测仪器的正确识别，进而检验的及时性和结果的准确性。

标本类型错误即医嘱所选标本类型或容器内实际的标本类型与项目名称中标本类型不一致。

标本容器错误即盛装标本的容器与检验项目要求（条码已注明）的容器不一致。

37．**标本运输丢失**　采集标本后至检测前（包括实验室内外的过程中）标本丢失。

38．**危急值**　检验结果极度异常，如不及时处理随时会危及患者生命的检验值。

（王丽娜　黄宪章）

第四章

总体要求

第一节 公正性

QM-4.1 质量手册

4.1 公正性

a）应公正开展实验室活动。实验室结构设置和管理应保证公正性。

b）实验室管理层应作出公正性承诺。

c）实验室应对实验室活动的公正性负责，不应允许商业、财务或其他方面的压力损害公正性。

d）实验室应监控其活动及其关系，包括实验室员工的关系，以识别公正性威胁。

注：危及实验室公正性的关系可基于所有权、控制权、管理、员工、共享资源、财务、合同、市场营销（包括品牌推广）、支付销售佣金或其他报酬以引荐实验室新用户等。这些关系并不一定会对实验室的公正性构成威胁。

e）如识别出公正性威胁，应消除或尽量减少其影响，以使公正性不受损害。实验室应能够证明如何降低这类威胁。

实验室全体人员在履行其工作职责、行使其职权时必须坚持公正性：不受来自内部、外部不正当的商业、财务和其他方面的压力和影响。

1．**组织结构和管理权限** 广东省中医院为检验医学部的活动提供足够的财务和人力资源，保证人员数量和合格的外部产品和服务的供应，同时不干涉实验室的检验相关活动，以保证实验室活动的公正性。

检验医学部对供应商选择、检验程序验证和确认、报告更改、账单修改等权限进行授权，并对授权人员进行监控和评价，确保这些活动的公正性。

检验医学部质量负责人和各质量主管负责实施、保持和改进管理体系，向实验室管理层报告管理体系运行状况和改进需求，确保实验室活动的有效性，其工作不受其他人员的干扰。

检验人员在技术管理层的直接领导下，严格按照作业指导书进行检验及相关质量保证活动，不受其他人员干扰。检验医学部授权人员在对结果或患者账单进行修改时，应恪守公正性，并遵守在伦理等方面的行为规范。

2．**公正性承诺** 实验室所有人员必须遵守伦理准则和职业规范，保证实验室活动的专业性，诚实、透明、公正地报告结果，并做出公正性承诺（见前言"公正性承诺"）。

3．**可能影响公正性的关系及其监控和措施** 为避免引起利益冲突的局面，检验医学部人员不得与供应商发生财务联系，所使用的全部试剂和耗材均通过医院信息平台进行订购，不得与临床医生或患者发生财务联系。

技术负责人对检验项目组合的适用性进行评估，通过与患者和用户沟通等方式对咨询活动进行监控。检验医学部人员在向临床医生或患者提供咨询时，根据病情需要提供下一步检测的建议，不得引导其进行超出病情需要的过度检查。

只依赖工作人员自查，并不足以保证所有影响公正性的问题被及时发现和解决。应由医院审计处对实验室的财务状况进行监督，由设备处对设备、试剂和耗材的选用意见进行考量，通过外部技术审核、现场评审、监督检查、医保审查等多种渠道对资源、过程和结果等进行评估，发现并纠正任何在检验前、中、后过程可能存在的不当行为和错误，以将这些关系对公正性的潜在影响降至最小，确保实验室活动的质量和公正性。

（王丽娜）

第二节　保　密　性

一、QM-4.2 质量手册

4.2　保密性

4.2.1　信息管理

实验室应通过作出具有法律效力的承诺，对在实验室活动中获得或产生的所有患者信息承担管理责任。患者信息的管理应包括隐私和保密。实验室应将其准备公开的信息事先通知用户和／或患者。除非用户和／或患者公开的信息，或实验室与患者有约定（例如：为回应投诉的目的），其他所有信息都作为专有信息并应视为保密信息。

4.2.2　信息发布

实验室按法律要求或合同授权透露保密信息时，应将发布的信息通知到相关患者，除非法律禁止。实验室应对从患者以外渠道（如投诉人、监管机构）获取的有关患者信息保密。除非信息提供方同意，实验室应为信息来源保密，且不应告知患者。

4.2.3　人员职责

人员，包括委员会委员、合同方、外部机构人员或代表实验室的能获取实验室信息的个人，应对实验室活动实施过程中获得或产生的所有信息保密。

二、对应程序

QM-4.2-1 保密性管理程序

1　目的

规定信息公开的范围和方式以及患者信息利用的程序和要求等，以维护患者、用户和实验室相关信息的保密性，做出保密性承诺。

2　范围

实验室活动中获得或产生的所有信息。

3　职责

3.1　质量负责人组织人员拟定保密性承诺，分管管理体系的主任审核保密性承诺，检验医学部主任批准保密性承诺。

3.2 质量主管负责组织员工签署保密性承诺书。

3.3 实习生及进修生带教秘书负责组织实习生、进修生签署保密性承诺书。

3.4 信息系统技术负责人负责组织为实验室提供信息系统软件安装维护的人员签署保密性承诺书。

4 工作程序

4.1 保密信息范围

a）患者的个人信息。

b）检验医学部的全部体系文件和记录。

c）检验过程产生的数据和记录，包括患者检验报告和分析研究结果。

d）内部数据结果和处理、传输方式。

e）其他法律法规规定应保密的信息。

f）临床部门、供应商要求保密的信息。

4.2 患者个人信息收集

4.2.1 为了正确辨认患者的身份，实验室可收集足够的信息，以使要求的检验及其他实验室操作顺利进行，但不应收集不必要的个人资料。

4.2.2 患者应知晓所收集资料的内容与用途。

4.2.3 当传染病可能存在时，应关注实验室人员和其他患者的安全，并可为此目的收集资料。

4.2.4 检验医学部管理层可为资源管理、财务审计、账目和评审等用途，从患者以外渠道（如投诉人、监管机构等）获取有关患者信息。

4.3 信息的发布、储存、保管和查询

4.3.1 信息的发布、储存、保管和查询应遵守国家法律法规。

4.3.2 除非得到授权，否则检验结果只能发布给特定的患者和实验室用户，详见报告管理程序。检验报告通常应发送给经治医生、被患者认可的人，或法律规定的相关方。隐去患者身份的检验结果可用于流行病或其他统计分析。

4.3.3 确保所保存技术资料，包括实验室的所有文件和记录，特别是与检测有关的数据（如检验结果、质控和校准数据等）的安全性，以免出现丢失、未经授权查阅、篡改或其他误用，对实验室电子数据及其传输过程和情况等保密。详见信息管理程序。

4.3.4 检验医学部记录可向以下对象开放查询：

a）要求检查的人员。

b）患者（通常要通过负责医生进行查询）。

c）履行职责的实验室工作人员。

d）其他被授权的人员。

4.3.5 为遵守法律或维护个人信息安全，当与患者的最大利益发生矛盾或涉及不正当透露他人事务时，患者相关资料不能交给通常被授权可以得到它的人员。

4.4 保密性承诺

检验医学部全体员工及相关人员（见本程序"职责"）签署保密性承诺，保证上述信息安全，对保密信息外泄造成不良后果的，承担法律责任。授权人员，按法律法规要求或合同约定拟透露保密信息时，承诺提前将准备公开的信息通知用户和／或患者，保证其相关正当利益不受侵害。

5 记录 保密性承诺书及签署表。

（王丽娜 庄俊华）

第三节　患者相关的要求

QM-4.3 质量手册

4.3　患者相关的要求

实验室管理层应确保将患者的健康、安全和权利作为首要考虑因素。实验室应建立并实施以下过程：

a）患者和实验室用户有途径提供有用信息，以协助实验室选择检验方法和解释检验结果。

b）向患者和实验室用户提供有关检验过程的公开信息，包括费用（适用时）和预期得到结果的时间。

c）定期评审实验室提供的检验，以确保这些检验在临床上是适当和必要的。

d）适当时，向患者、用户及其他相关人员披露导致或可能导致患者危害的事件，并记录为减轻这些危害而采取的措施。

e）以应有的谨慎和尊重对待患者、样品或剩余物。

f）在需要时获得知情同意。

g）在实验室关闭、收购或合并的情况下，确保留存的患者样品和记录的持续可用性和完整性。

h）应患者和其他代表患者的医务提供者的要求提供相关信息。

i）维护患者不受歧视地获得医疗服务的权利。

实验室管理层应确保首要考虑患者的健康、安全和权利。维护患者不受歧视地获得医疗服务的权利。

1．**咨询和沟通**　实验室通过咨询和沟通渠道，就以下内容收集患者和用户的意见建议，并发布相关信息。

（1）公开说明患者和用户可向实验室提供信息，以协助实验室选择检验方法和解释检验结果。

（2）质量主管负责对患者和用户提供的信息进行记录和讨论，并形成记录。

（3）向患者和实验室用户提供有关检验过程的公开信息，包括费用（适用时）和得到预期结果的时间。

（4）在适当情况下，质量主管负责向患者、用户及任何其他相关人员披露导致或可能导致患者伤害的事件，并记录为减轻这些伤害而采取的行动。

（5）应患者或代表患者的健康服务提供者的要求，向其提供相关信息。

2．**实验室提供服务的适用性**　技术负责人定期评审实验室提供的检验，以确保这些检验在临床上是适当和必要的，见检验方法管理程序。工作人员按照作业指导书操作，能力和技术须达到所要求的专业水平。

3．**知情同意**

（1）对患者进行的所有操作必须征得患者的同意。一般情况下，患者带着检验申请单到检验医学部各科室或标本采集处并愿意接受采样操作，就意味着同意。住院患者也享有拒绝的权利。

（2）特殊操作及对特殊患者有较大危险性的操作，应向患者详细说明，必要时要求书面同意。

（3）紧急情况下无法征得患者同意时，为了患者的最大利益，可以采取必要操作。

（4）某些检查（如遗传学与血清学检查）可能需要专门的咨询建议，这通常由临床人员或负责医生提供。如果患者未得到足够的咨询服务，而检查结果又提示预后不良，应尽量避免将检查结果直接通知本人。

（5）在接待与采样过程中，除了必要的操作与资料收集外，患者的隐私权必须得到充分的尊重。

4．样品处理

（1）如果送检样本不适合做所要求的检验，样本可被弃置处理并通知有关医生。

（2）为保护患者隐私，检验后样品只有在匿名或已被合并或无法识别患者身份的情况下，才能在未经事先许可时用于申请项目之外的其他用途。

（3）如为澄清前次结果而进行跟踪检验，可从可识别的样品中得到非申请项目的信息，但应考虑到法律法规及患者的最大利益。

（4）在实验室关闭、收购或合并的情况下，确保留存的患者样品和记录的持续可用性和完整性。

（王丽娜　黄宪章）

第五章
结构和管理要求

第一节　法律实体

QM-5.1 质量手册

5.1　法律实体
实验室或其所属组织应是能为其活动承担法律责任的实体。

注：基于本准则的目的，政府实验室基于其政府地位被视为法律实体。

　　广东省中医院检验医学部隶属于广东省中医院。各科室主任由医院任命后，负责领导实验室活动的开展。

　　广东省中医院作为检验医学部的母体组织，为检验医学部的活动提供财务及人力资源，对检验医学部的一切行为承担法律责任。

第二节　实验室主任

QM-5.2 质量手册

5.2　实验室主任
5.2.1　实验室主任能力

　　实验室应由一名或多名具有规定任职资格、能力、授权、责任和资源的人员领导，以满足本准则的要求。

5.2.2　实验室主任职责

　　实验室主任负责实施管理体系，包括将风险管理应用于实验室运行的各方面，以便系统识别和应对患者医疗风险和改进机遇。

　　实验室主任的职责和责任应形成文件。

5.2.3　职责分派

　　实验室主任可将选定的职责和／或责任分派给有资质且有能力的员工，并形成文件。但实验室主任应对实验室的整体运行负有最终责任。

　　医院领导负责检验医学部主任和各科主任的考察、任命，检验医学部主任全面负责大德路总院检验科、二沙岛医院检验科、芳村医院检验科、大学城医院检验科、南沙医院检验科、珠海医院检验科的管理，各科主任全面负责各科室的管理和业务工作，对实验室的整体运行负最终责任。

实验室主任的职责和责任包括：

a）制订计划，设定目标，并根据科室和医院的实际需求配置、开发和利用资源；规划并指导适合科室发展的计划；并进行预算安排及控制。

b）统筹协调、指导监督科室范围内的管理工作；对人力、资金、设施、场地等资源进行整体的部署和管理；建立符合相关法规的实验室安全环境；配置满足检测要求的检测设备、设施、人员，表明和证实检测能力满足检测项目的要求；选择受委托实验室并对所有受委托实验室的服务质量进行监控。

c）制定并组织实施、有效运行质量管理体系、风险管理和改进；批准质量手册和程序文件，批准质量方针、质量目标，确保员工保持良好的职业道德，批准公正性、保密性和服务承诺；与相应的认可和管理部门，相关的行政人员，卫生保健团体和接受服务的患者人群等保持有效联系并开展工作。

d）督促并定期组织检查各项工作，包括关键岗位责任制及有关医疗法规、院内各项规章制度的贯彻落实情况，监督持续完善作业指导书及其执行情况；定期组织抽查各科室内仪器检测和试剂的管理工作；室内质控和室间质评的开展、确保检验报告的准确、及时和规范。

e）制定、实施服务质量改进标准，组织检查医疗质量和服务质量；监督科室的服务表现；处理来自科室服务对象的投诉、要求和意见。

f）完善和发展检验学科建设，重视实验与临床的结合，逐步参与临床会诊、技术咨询；督促咨询服务小组定期到各临床科室征求意见，必要时通过医务处组织与临床科室的协调会，促进与临床科室的相互沟通，提供实验室建议和解释等咨询。

g）依据医院可持续发展的战略目标，带领技术管理层对科室人力资源的总量、素质和结构进行规划，系统配置，确保有足够人员以满足所开展工作的需求及履行质量管理体系相关职责；并确定科室所有人员的资格要求、权利、义务、任用和奖惩制度等。

h）为员工提供继续教育，确保员工得到相应培训，具备相当实践经验，并负责定期评估员工的能力和表现。

实验室主任职责的分派及职责的授权，以岗位授权书的形式另行发布。但实验室主任应对实验室的整体运行负有最终责任。

（王丽娜　庄俊华）

第三节　实验室活动

一、QM-5.3 质量手册

5.3　实验室活动

5.3.1　通用要求

实验室应规定实验室活动的范围并形成文件，包括在符合本准则要求的主要地点以外开展的实验室活动

（如 POCT、样品采集）。实验室应仅在实验室活动范围内声称符合本准则要求，不包括外部持续提供的实验室活动。

5.3.2 要求的符合性

实验室活动应以满足本准则、用户、监管机构和认可机构要求的方式开展，这适用于已规定且形成文件的实验室活动的全部范围，无论在何处提供服务。

5.3.3 咨询活动

实验室管理层应确保提供适当的实验室建议和解释，并满足患者和用户的需求。

适用时，实验室应建立协议与实验室用户进行沟通，包括：

a）为选择和使用检验提供意见，包括所需样品类型、检验方法的临床适应证和局限性，以及要求检验的频率；

b）为检验结果的解释提供专业判断；

c）促进实验室检验的有效利用；

d）就科学及事务性工作提供意见，例如样品不符合可接受标准的情况。

除在检验医学部各科室、临时实验室等开展的检验前、中、后活动外，在 POCT 检测点开展的检测及报告，以及在各临床/门诊科室进行的标本采集活动等，均属于本实验室活动的范围。这些活动均应符合本准则以及用户、监管机构和中国合格评定国家认可委员会的相关要求。从事这些活动的相关人员均应接受本实验室直接或间接的培训、考核和监督。

本实验室在医院官网、科室宣传单、缴费凭证清单、检验报告单、实验室外患者等候区公告栏等处，公布实验室咨询电话和通讯地址。

本实验室为患者和临床医护人员，就与本实验室有关的业务问题提供咨询，为临床更好地利用实验室服务提供有效建议，将有限的实验数据变为高效的诊断信息，不断完善服务，达到既定目标。

与本实验室有关的业务问题包括但不限于：检验的适用范围；检验项目及其组合的合理选用；实验室仪器和设备、检验方法、检测原理、检验项目的临床意义；参考值/区间；检测的局限性、允许误差、危急值以及临床决定限；检测的干扰因素；定期复查的次数和时间；项目的样品类型、留取样本的方法及注意事项、样品的接收和拒收标准；报告时限等。

二、对应程序

QM-5.3-1 咨询活动管理程序

1 目的

实验室人员定期与临床医护人员进行主动交流和沟通，并通过各种方式就实验室所开展的业务接受用户和患者的咨询，以满足患者和用户需求。

2 范围

本程序适用于科室成员提供的所有涉及检验咨询、结果解释和临床会诊的服务。

3 职责

3.1 各科主任负责成立医疗咨询小组，协调与实验室服务对象的咨询工作。

3.2 咨询小组组长负责咨询和解释活动的日常工作安排及记录的归档；负责指导标本接收组的日常工作。

3.3 技术负责人负责指导咨询小组的工作。

3.4 各质量主管监督本科室医疗咨询小组的咨询服务工作。

3.5 实验室全体员工（包括技术人员和文员）均可提供咨询。

4 工作程序

4.1 咨询小组

医疗咨询小组是科室对外提供医疗咨询服务的常设团体，负责医疗咨询和解释活动的日常工作，代表实验室定期与患者、临床联系，负责收集意见建议并及时反馈。

4.2 与临床联系方式

4.2.1 医疗咨询小组联系医务处，每年针对全员医护人员举办 1~2 次检验与临床相关的专题讲座和讨论。

4.2.2 需要时，由医务处和 / 或护理部、门诊办等相关部门主持，举行与临床医护人员和 / 或患者联系会议，讨论如何更进一步提高检验质量和服务水平。通过讲座和联系会议，将实验室现有的检测项目及其样品类型、各种样品采集注意事项等介绍给临床，并听取服务对象的建议和意见，帮助临床正确地选择和使用检验项目，合理地利用实验室资源。会议内容由咨询小组负责记录。

4.2.3 咨询小组人员定期或不定期地用简讯或小册子、院内网、电子显示屏等方式主动向临床医护人员、患者等服务对象发送检验信息。

包括但不限于如何选择检验项目或其组合、定期复查的次数和时间、检验方法、检验项目的临床应用价值、标本类型的选择及患者准备、标本采集注意事项、标本接收和拒收标准、报告时限等。

4.2.4 咨询小组通过"大德学苑"等医院的知识管理平台，发布检验前中后过程的相关内容，及时地将本学科最新的研究进展、本科室开展项目等介绍给实验室服务对象，满足服务对象的不同需求。

4.2.5 所有人员通过企业微信、电话沟通等方式接受咨询并进行回复，向患者和用户提供其要求获知且适宜公开的信息，并及时填写相关记录交由咨询小组进行审核及归档。

4.3 反馈意见收集

4.3.1 通过咨询服务小组发放调查表、问卷、座谈会、沟通会、授权人员主动征求意见等方式，了解检验结果在临床应用价值的相关反馈信息，收集针对实验室仪器、设备、方法的选择和应用等的建设性意见。

4.3.2 应保留收集到的反馈信息、对这些反馈进行评审的过程以及所采取措施（包括向意见提出者进行回复的过程）的记录。

4.4 针对检验结果的咨询

4.4.1 为保证检验数据被有效利用，实验室人员应综合考虑检验参考值 / 区间、方法的敏感度及特异性、医学决定水平、影响因素等方面的问题后，对检验结果做出合理的解释。

4.4.2 受限于临床信息，在针对检验结果进行咨询时不宜直接提供关于临床诊断的建议。

4.5 对咨询活动中暂时不能解答的问题，需请相关人员协助解决后，及时将其反馈回实验室服务对象。

4.6 质量主管定期审核咨询活动记录，监督日常咨询服务按计划执行情况。

5 记录

QM-5.3-1-1《主动咨询服务内容记录 / 反馈表》

QM-5.3-1-2《咨询服务 / 临床反馈意见记录表》

QM-5.3-1-3《与临床医护代表进行咨询服务讨论记录表》

（王丽娜 庄俊华）

第四节 结构和权限

一、QM-5.4 质量手册

5.4 结构和权限

5.4.1 通用要求

实验室应：

a）确定其组织和管理结构、其在母体组织中的位置，以及管理、技术运作和支持服务间的关系；

b）规定对实验室活动结果有影响的所有管理、操作或验证人员的职责、权力、沟通渠道和相互关系；

c）在必要的范围内规定其程序，以确保实验室活动实施的一致性和结果有效性。

5.4.2 质量管理

实验室应配备具有履行其职责所需的权限和资源的人员，无论其是否还被赋予其他职责。所履行职责包括：

a）实施、保持和改进管理体系；

b）识别与管理体系或执行实验室活动的程序的偏离；

c）采取措施以预防或最大程度减少这类偏离；

d）向实验室管理层报告管理体系运行状况和改进需求；

e）确保实验室活动的有效性。

注：这些责任可分配给一人或多人。

检验医学部在医院办公室、人事处、财务处、设备处、医务处、教务处、科研处等职能部门的直接领导和管理下开展工作，还接受国家卫健委临床检验中心、广东省临床检验中心、市疾病预防控制中心、药监局、卫监所、消防等部门相应的管理和技术指导。检验医学部组织结构、隶属关系及与其他相关机构的关系见图 5-1，管理责任图见图 5-2。

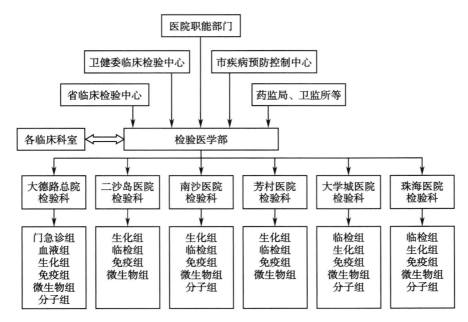

图 5-1　组织结构图

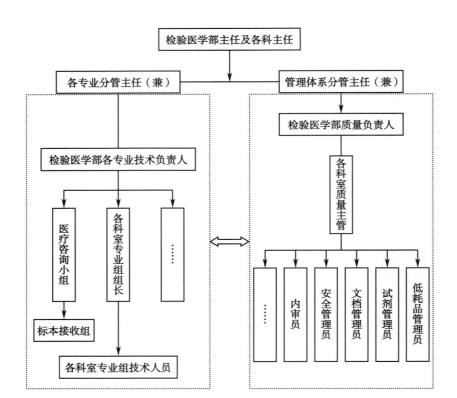

图 5-2 管理责任图

1 管理层

1.1 检验医学部行政管理层

由医院授权任命的检验医学部主任和各科主任组成，主要职能是提供相应的资源，建立管理体系，并确保按照已经建立的管理体系有效运行。

检验医学部主任负责大德路总院检验科、二沙岛医院检验科、芳村医院检验科、大学城医院检验科、南沙医院检验科、珠海医院检验科的总体管理。负责领导行政管理层、技术管理层及质量管理层。

各科室主任负责各科室的日常管理和业务工作，对本科室风险和改进机遇的识别及应对负有最终责任，负责本科室投诉反馈及风险管理报告的批准。

1.2 检验医学部技术管理层

包括检验医学部主任、各专业分管主任和各专业技术负责人。负责本专业的业务发展、学科发展和规划管理；解决本专业的技术问题。

对申请委托检验的项目（按专业领域划分），由技术管理层负责对承检单位相应的检测设备和资格进行确认，确保其检测能力符合要求。

1.2.1 检验医学部各专业分管主任（兼）

对各专业组的运作和发展进行技术规划和指导，批准各专业作业指导书及技术负责人提交的设备、试剂请购计划及相关技术报告。

1.2.2 检验医学部各专业技术负责人职责

除完成医院和科室下达的各项指令性任务外，技术负责人职责概述如下：

a）每季度到各医院检验科进行一次监督，内容包括但不限于人员培训及能力评估、室内质控方案和实施情况、室间质评计划的落实及总结报告、内部比对的实施情况等。发现不符合项需要相关人员进行现场确认，就审核情况及不符合项整改进展情况进行汇报。

b）审核作业指导书，确定专业性强的外来文件清单。

c）组织生物参考区间评审、测量不确定度的评定等服务协议技术性评审。

d）负责新开展项目的评审（含申请委托检验的项目及受委托方），组织人员对新方法、新试剂、新耗材的质量和经济性进行评价；指导检验方法的验证和确认。

e）对本专业拟新增固定资产仪器设备进行考察，并提交参数给分管主任审核；负责检测系统量值溯源的管理。

f）负责指导各科室医疗咨询小组的工作，及时讨论服务对象针对本专业反馈的信息，负责技术方面重大投诉的原因分析。

g）组织大专业组业务活动，负责专业组继续教育计划的审核。

h）负责本专业组项目的LIS管理，包括项目设置，数据传输与结果审核等，并和信息系统管理员协调完成LIS相关设置。

i）负责本专业组医院年终报奖项目的审核和协调，并向专业分管主任汇报。

1.3　检验医学部质量管理层

包括检验医学部主任、管理体系分管主任、检验医学部质量负责人和各科室质量主管。负责制订科室质量方针、质量目标和承诺，策划和实施质量管理体系；组织内部审核和管理评审。

1.3.1　分管检验医学部管理体系的主任（兼）

负责批准质量手册和程序文件，批准方针、目标和质量指标，批准内部审核报告和管理评审报告等。

1.3.2　检验医学部质量负责人职责

a）负责审核质量手册程序文件，确定通用外来文件受控清单。

b）负责组织修订方针、目标和质量指标，提交分管管理体系的主任批准。

c）负责对管理体系实施监督和审核，确保其持续适用和有效。

d）组织实施风险评估、内部审核及管理评审。

e）负责组织已由技术管理层、医疗咨询小组等形成文本的委托检验协议、服务协议等的讨论和签订。

1.3.3　各科室质量主管

各科室质量主管的职责是组织实施本科室管理体系和监督管理体系的有效运行，概述如下：

a）负责对本科室的质量管理体系实施监督、核查和评审，确保其持续适用和有效，确保其符合方针、目标、服务承诺、认可准则及其配套文件的要求。

b）协助检验医学部质量负责人完成管理评审和内部审核。

c）负责本科室患者和用户反馈的记录和处理、投诉的处理及相关记录的保存。

d）负责本医院咨询活动记录、沟通记录、投诉记录、改进记录等的保存。

e）负责本科室不符合工作、纠正措施，风险评估的管理及相关记录的保存。

f）负责本科室管理体系的培训。

g）负责本科室人员能力评估结论及岗位授权建议的汇总及相关记录的保存。

质量主管外出时由科主任指定人员代理其职责。

2　各科室专业组组长

各专业组设组长一至数名，负责本专业组的技术活动和管理体系运行，除完成医院和科室下达的各项指令性任务外，其职责概述如下：

a）结合临床医疗，规划及落实本专业组的发展计划，不断引进国内外的新成果、新技术、新方法，开展新项目，提高本专业的技术水平。

b）组织编写各检验项目的作业指导书及仪器的作业指导书，每年组织人员对作业指导书进行一次评审。

c）负责制订本专业组的室内质量控制方案，检查各检验项目的室内质控情况，监督岗位人员填写月质控总结报告并审核。

d）确定卫健委临床检验中心和省临床检验中心组织的室间质量评价活动的检验项目，审核室间质评总结报告。

e）征询临床科室对检验服务的需求，有条件时参加临床疑难病例讨论。

f）负责本专业仪器设备和各种设施的管理；负责本专业试剂和消耗品请购计划的审核。

g）负责本专业检验人员的业务学习、继续教育和能力评估等工作；安排本专业范围内进修、实习人员的岗位轮转。

h）检查督促检验人员贯彻执行各项规章制度的情况，组织人员撰写本组各项评审和评估报告。专业组长外出前，应向科主任提出申请，临时指定人员代理其职责。

3 各科室医疗咨询小组

医疗咨询小组的工作接受技术负责人的指导。医疗咨询小组执行咨询活动的相关记录交由各科室质量主管归档。职责包括但不限于：

a）标本接收相关作业指导书的审批。

b）检验前过程和检验后过程的咨询活动、外部沟通和内部沟通。

c）检验项目申请的指导。

d）标本采集人员和运输人员的培训。

e）指导标本接收组的工作。

4 各科室标本接收组

设标本接收组组长 1 名，标本接收组在科室医疗咨询小组的指导下开展工作，其负责包括但不限于：

a）标本接收的流程优化，标本接收相关的作业指导书编写。

b）分析前相关质量指标统计分析。

c）委托检验标本、各科室间交换检测标本的打包外送。

d）委托检验标本、各科室间交换检测标本的传染病结果接收和转报告。

5 各科室其他兼职管理岗位

除上述岗位以外，各科室还可根据实际情况设立行政秘书、技术主管、内审员、文档管理员、试剂低耗品管理员、实验室安全管理员、危化品管理员、生物安全管理员、信息系统及网络管理员、固定资产管理员、员工继续教育秘书、实习生及进修生带教秘书、咨询服务小组、科研秘书等相关兼职岗位，分别负责科室内部各专业组的协调和相关事务的管理，具体职责详见各科室管理制度。

二、对应程序

QM-5.4-1 实验室沟通管理程序

1 目的

就管理体系进行多层面、多渠道的沟通，促进实验室内、外各职能和层次间的信息交流，从而增进理解，确保和提高管理体系有效性。

2　范围

本程序适用于检验医学部内部的沟通，以及与质量体系相关的临床科室、护理部、后勤管理处等各个相关方就管理体系有效性进行的沟通。

3　职责

3.1　检验医学部管理层负责沟通的统筹和组织，负责改进有关的沟通方式。

3.2　专业组长负责其职责范围内实验室活动的沟通，包括与设备管理部门、技术负责人和专业组员的沟通等。

3.3　质量主管负责其职责范围内活动的沟通，包括与医务处、后勤管理处等的沟通。

3.4　咨询小组负责与临床科室医生、护士长和护理人员等沟通。

3.5　质量主管验证所有沟通活动的有效性，审核沟通记录后归档保存。

4　工作程序

4.1　内部沟通

4.1.1　检验医学部管理层关于科室的发展计划、质量管理、人员管理、教学和科研管理等涉及科室发展的重要事项在做出决定前应进行充分沟通。

4.1.2　检验医学部定期 / 不定期召开科室管理层会议，讨论和决定需要解决的问题。

4.1.3　定期召开科室职工会议，至少每月召开一次组长会议，每季度召开一次质量管理会议，对上一个季度体系运行情况进行分析。

4.1.4　每季度进行一次督导，由技术负责人对相应的专业组进行检查督导，对管理体系进行审核，并与各组员进行充分沟通，发现体系运行中存在的问题，并进行整改，由质量主管进行汇总。

4.1.5　各科室所有人员只要识别到有影响质量体系有效运行的问题，就应主动采取措施与相关方进行沟通，并向质量主管汇报，必要时，提交检验医学部管理层。

4.1.6　检验医学部人员之间的沟通包括每天的交接班内容（标本、仪器、值班概况描述）、大专业组活动记录等。

4.2　外部沟通

4.2.1　涉及护理人员培训、标本采集等应与护理部和 / 或相应科室护士长和护理人员进行沟通。

4.2.2　涉及标本运送、医疗废物收运处理等事项，与后勤管理处进行沟通。

4.2.3　涉及外部服务、试剂管理、仪器购置与维修等应与设备处等部门进行沟通。

4.3　沟通方式

检验医学部管理层应根据沟通的内容和对象确定合适的沟通方式，以发现和解决相关问题，确保沟通有效。方式可包括科室会、质量例会、工作简报、会议、布告栏、内部刊物、互联网、行政网、谈话、与临床科室、后勤管理处、护理部等的沟通会议等。

4.4　沟通工作的记录与归档

4.4.1　在进行沟通工作的同时，应记录沟通过程，记录采用专用记录本或《沟通记录表》，包括沟通的内容、沟通的方式、参加沟通的人员、沟通的结论等，并汇报给质量主管。必要时，提交检验医学部管理层。

4.4.2　并不是所有沟通都需要记录，当影响面较广或对服务水平和医疗安全有较大影响时，记录才是必需的。

5 记录

QM-5.4-1-1《沟通记录表》

QM-5.4-1-2《交接班内容记录表》

（王丽娜 陈 茶）

第五节 目标和方针

一、QM-5.5 质量手册

5.5 目标和方针

a）实验室管理层应建立并维持目标和方针（见8.2），以：

1）满足患者和用户的需要和要求；

2）致力于良好的专业实践；

3）提供满足其预期用途的检验；

4）符合本准则。

b）目标应可测量并与方针一致。实验室应确保该目标和方针在实验室组织的各层级得到实施。

c）在策划和实施管理体系变更时，实验室管理层应确保管理体系的完整性。

d）实验室应建立质量指标以评估检验前、检验和检验后过程的关键环节，并监控与目标相关的性能（见8.8.2）。

注：质量指标的类型包括收到的样品数中不合格的样品数，登记或/和样品接收的错误数，更正报告数，指定周转时间的完成率。

质量方针和质量目标由检验医学部管理层根据法律法规、上级部门及患者和用户的需求，综合考虑本检验医学部的实际情况由质量管理层组织制定并批准发布，要求全体工作人员认真贯彻执行，确保围绕方针展开的量化目标的实现。

1 质量方针

检验医学部质量方针：准确快速、优质服务、公正保密、持续改进。

1.1 准确快速

检测活动必须符合技术规范和方法要求，并对检验前、中、后全过程的各环节进行质量控制和质量监督，在保证检验结果准确可靠的基础上，不断优化流程，缩短TAT时间，尽快发出检验报告。

1.2 优质服务

以咨询服务小组为载体，满足临床和患者需求，及时处理各方投诉和建议，按时发出检验报告，做好咨询服务工作。

1.3 公正保密

检验医学部检验人员保证行为公正、客观、实事求是，不受来自任何方面的压力和影响，保证检验结果的真实性、客观性和公正性。对患者相关信息保密。

1.4　持续改进

检验医学部全体人员要持续不断地学习质量体系文件、相关领域知识，引进新技术、新方法，以内部审核和管理评审以及质量监督等方式，定期或不定期地检讨和评估个人和科室的工作，提高检验质量和服务水平，保证质量体系的持续、有效运行。

2　质量指标和质量目标

质量指标是用来衡量产品、服务或过程的质量水平的标准或度量。质量指标可以理解为实验室根据所识别出的过程来制定每个过程的绩效指标，是实验室各部门、各环节和过程需要完成的，通过质量指标的监控来完成设定的目标。

目标依据方针制定，是在质量方面追求的目的、所期望的成果，是组织的所有层级通过努力得以实现的结果，目标应可测量、予以沟通、监控并保持适时更新。通常针对组织的相关职能和层次分别进行规定。在制定目标时考虑适用的要求，通过明确责任人、需要的资源、要完成的事项及完成时限、结果评价方式等来实现目标。

本科向服务对象提供临床基础检验、临床生化检验、临床免疫检验、临床微生物检验、临床血液学检验等本专业相关的检测报告，不断完善质量体系，确保检测结果的公正性和患者相关信息的保密，快速、准确地为服务对象提供可靠的检测报告，并提供相应的咨询服务，最大程度地满足患者和临床需求。

2.1　检验前过程质量目标

包括标本不合格率 ≤ 0.5%，标本运输丢失率 ≤ 0.01%。血培养污染率 ≤ 3%；检验前周转时间合格率 ≥ 90% 等，检验前周转时间规定值见标本采集手册。

2.2　检验过程质量目标

2.2.1　能力验证或室间质评结果可接受性、比对试验要求等质量指标的目标如下：

a）室内质控项目开展率 ≥ 90%，室内质控项目变异系数不合格率（每个项目按次质控总结）≤ 5%，内部比对不合格整改率 100%。

b）室间质评和实验室间比对项目覆盖率 ≥ 90%，室间质评项目不合格率 ≤ 2%，实验室间比对项目不合格率（分专业组）≤ 5%。不合格整改率 100%。

2.2.2　各专业组检验项目可比性验证时，偏倚上限的要求、检验方法不精密度上限的要求等个性化的质量目标，结合实验室具体实际情况制定，并在各专业组作业指导书中列明，由技术负责人进行定期评审及修改。

在制定这些具体目标时，总误差可参考国家卫健委临床检验室间质量评价计划的质量评价标准，同时最大程序满足 CNAS-CL02-A001：2023《医学实验室质量和能力认可准则的应用要求》中相关的规范性引用文件中的要求。

2.2.3　数据传输相关质量目标包括：LIS 公共端口传输准确性验证符合率 100%；LIS 项目结果传输准确性验证符合率（分专业组）100%。

2.3　检验后过程质量目标

包括实验室内周转时间合格率 ≥ 90%，检验报告修改率 ≤ 0.2%，危急值通报率 100%，危急值结果发布及时率 100% 等。实验室内周转时间规定值见标本采集手册。

2.4　资源及管理体系相关质量目标

风险评估、实验室安全和环境、设备稳定性和人员记录的完整性、文件控制系统的有效性等，可通过评估报告等获得相关信息，如实验室安全管理报告、风险评估报告、设备管理报告、人员培训与考核总结报告、文件分发管理与控制报告、服务对象反馈分析报告等，以证明管理体系的运行状态。相应的质量目标例如：医护对检验科的满意度≥95%，患者对检验科的满意度≥95%等。

方针、目标和质量指标管理见图5-3。

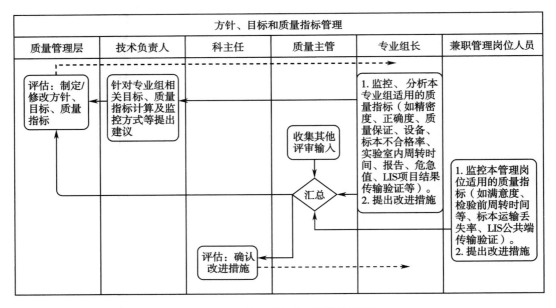

图5-3 方针、目标和质量指标管理

二、对应程序

QM-5.5-1 质量指标管理程序

1 目的

制订并定期评审检验前、中、后过程关键环节的质量指标，以及资源及管理体系相关的质量指标，以确保其持续适宜。

2 范围

本程序适用于质量指标的处理方法、解释说明、限制、措施和监控周期等。

3 职责

3.1 质量负责人制订年度的质量指标评审计划和评审方案。

3.2 质量主管负责监控和统计分析本科室质量指标。

3.3 信息管理员负责监控和统计分析有关信息系统的 LIS 故障数、LIS 传输验证符合率等质量指标，并协助 LIS 统计数据的提取。

3.4 专业组长负责审核本组质量指标的评估记录。

4 工作程序

4.1 实验室质量指标评审计划和方案的制订

4.1.1 由质量负责人制订年度的评审计划和评审方案，由分管管理体系的主任审核批准后发布。

4.1.2 质量指标的数据采集，原则上采用大数据统计和实际数据，其次才是抽样或估计。

4.1.3 部分质量指标的计算方式（表5-1）

表 5-1　质量指标计算方式

序号	计算方法
1	$标本标签不合格率 = \dfrac{标签不合格的标本数}{标本总数} \times 100\%$
2	$标本类型错误率 = \dfrac{类型错误的标本数}{标本总数} \times 100\%$
3	$标本容器错误率 = \dfrac{采集容器错误的标本数}{标本总数} \times 100\%$
4	$标本量不正确率 = \dfrac{标本量不符合要求的标本数}{标本总数} \times 100\%$
5	$标本采集时机不正确率 = \dfrac{采集时机不正确的标本数}{标本总数} \times 100\%$
6	$抗凝标本凝集率 = \dfrac{凝集的标本数}{需抗凝的标本总数} \times 100\%$
7	$标本溶血率 = \dfrac{溶血的标本数}{需离心分离血清/血浆的标本总数} \times 100\%$
8	$血培养污染率 = \dfrac{血培养污染的瓶数}{血培养标本总瓶数} \times 100\%$
9	$标本运输丢失率 = \dfrac{标本运输丢失的标本数}{标本总数} \times 100\%$
10	$紧急标本检验前周转时间合格率 = \dfrac{紧急标本检验前周转时间合格的标本数}{紧急标本总数} \times 100\%$
11	$非紧急标本检验前周转时间合格率 = \dfrac{非紧急标本检验前周转时间合格的标本数}{非紧急标本总数} \times 100\%$
12	$紧急标本实验室内周转时间合格率 = \dfrac{紧急标本实验室内周转时间合格的标本数}{紧急标本总数} \times 100\%$
13	$非紧急标本实验室内周转时间合格率 = \dfrac{非紧急标本实验室内周转时间合格的标本数}{非紧急标本总数} \times 100\%$
14	$LIS传输准确性验证符合率 = \dfrac{LIS传输准确性验证符合数}{LIS传输结果总数} \times 100\%$
15	$室内质控覆盖率 = \dfrac{开展室内质控项目数}{能够开展室内质控的检验项目总数} \times 100\%$
16	$室内质控CV不合格率 = \dfrac{室内质控CV不合格项次数}{有室内质控CV要求项目的总项次数} \times 100\%$
17	$室间质评项目覆盖率 = \dfrac{参加室间质评项目数}{已开展且已有室间质评项目总数} \times 100\%$
18	$室间质评项目不合格率 = \dfrac{每年参加室间质评不合格项目数（项次）}{参加室间质评项目总数（项次）} \times 100\%$
19	$实验室间比对率 = \dfrac{实验室间比对的项目个数}{无室间质评计划能进行实验室间比对的项目个数} \times 100\%$
20	$检验报告不正确率 = \dfrac{实验室发出的不正确报告数}{报告总数} \times 100\%$
21	$危急值通报率 = \dfrac{已通报危急值数（系统记录的临床信息）}{需要通报危急值总数} \times 100\%$
22	$危急值通报及时率 = \dfrac{危急值通报时间符合规定时间的检验项目数}{需要通报危急值总数} \times 100\%$
23	$医护满意度（医院发布数据） = \dfrac{医生或护士对实验室服务满意的人数}{调查的医生或护士总数} \times 100\%$

续表

序号	计算方法
24	$医护满意度 = \dfrac{医生或护士对实验室服务满意的人数}{调查的医生或护士总数} \times 100\%$
25	$患者满意度（医院发布数据）= \dfrac{患者对实验室服务满意的人数}{调查的患者总数} \times 100\%$
26	$患者满意度（实验室调查数据）= \dfrac{患者对实验室服务满意的人数}{调查的患者总数} \times 100\%$

4.1.4 每季度各科质量主管对质量指标统计分析，监控各专业组情况，将统计分析情况填写表 5-2（部分项目只在第四季度进行统计）。每年全面统计分析该年度的质量指标执行情况，通常与管理评审一起执行。

表 5-2 体系运行情况及质量指标统计分析表

检验前、检验后	1. 送检 / 接收过程 / 流转环节发现的问题（紧急标本能否得到及时处理）： 2. 不合格样本分析 a）下列指标由医疗咨询小组组长统计全科室数据： b）血培养污染数 / 率，血气分析标本不合格率等各专业特殊项目，或重点关注项目的标本不合格情况由各专业组单独进行统计： 3. 检验前周转情况分析： a）标本运输丢失数 / 丢失率： b）检验前周转时间： 4. 实验室内周转时间分析：

a）下列指标由医疗咨询小组组长统计全科室数据：

数据及指标	数量 / 比例
本季度接收标本总数	
本季度接收需离心分离血清 / 血浆的标本总数	
抗凝管标本总数	
不合格总数 / 率（注：需分别统计标签不合格标本数 / 率，标本类型错误标本数 / 率，容器错误标本数 / 率，标本量不正确标本数 / 率，采集时机不正确标本数 / 率，抗凝管凝集标本数 / 率，溶血标本数 / 率）	

b）血培养污染数 / 率，血气分析标本不合格率等各专业特殊项目，或重点关注项目的标本不合格情况由各专业组单独进行统计：

特别关注项目	不合格原因（数量 / 比例）	主要科室（比例）	改进措施	效果

3. 检验前周转情况分析：
a）标本运输丢失数 / 丢失率：
b）检验前周转时间：

检验前周转时间（工作日上 / 下午，早班，中班，夜班）						
项目与类型 （紧急、门诊、体检、住院非紧急）	总标本数	达标标本数 / 达标率	目标值 / min	合格率	中位数 / min	第 90% 位数 / min

4. 实验室内周转时间分析：

实验室内周转时间（工作日上 / 下午，早班，中班，夜班）						
项目与类型 （紧急、门诊、体检、住院非紧急）	总标本数	达标标本数 / 达标率	目标值 / min	合格率	中位数 / min	第 90% 位数 / min

	1. 室内质控覆盖率（仅第四季度统计）： 统计本组开展的检验项目数和室内质控项目开展数，计算室内质控覆盖率。
	2. 内部质控体系的有效性（质控规则的评估及一致性）（填写低值质控的结果）： a）分别统计室内质控有变异系数要求的项次数、室内质控变异系数不达标的项次数，计算室内质控项目变异系数不合格率： b）CV 不达标项目情况汇总：
	3. 不确定度评估计划：_____（等项目）于_____进行，_____提交报告
结果有效 性、检测 性能	4. EQA/ 实验室间比对覆盖率（仅第四季度统计）： a）分别统计实验室已开展且可获得国家或本省市室间质评项的项目总数、参加室间质评的项目数，计算室间质评项目覆盖率； b）分别统计实验室已开展但无室间质评提供者的项目总数、参加实验室间比对的项目数，计算实验室间比对率
	5. EQA/ 实验室间比对结果（仅第四季度统计）： 参加室间质评的项次总数、参加室间质评不合格的项次数、室间质评项目不合格率
	6. 可比性验证（仅第四季度统计）：

b）CV 不达标项目情况汇总：

CV 不达标项目	次数	原因	靶值	实际 CV/%	目标 CV/%	设定 CV/%

c）失控情况汇总：

项目	失控 / 总数	失控原因	靶值	实际 CV/%	目标 CV/%	设定 CV/%

5. EQA/ 实验室间比对结果

项目	不合格项目	检测时间	原因	整改措施	整改验证结果

项目	不可比检测系统	原因	整改措施	验证结果

6. 可比性验证

项目	不可比检测系统	原因	整改措施	验证结果

	1. 仪器维修记录汇总
其他	2. 信息系统问题 / 故障概述：
	3. LIS 核查情况： LIS 传输准确性核查项目：（　　　）；所核查的传输环节：（　　　）（填写：LIS 与医生工作站 /LIS 与仪器 / LIS 与体检系统 /LIS 与自助打印机 /LIS 与微信服务号用户端等）； LIS 传输准确性验证总检测数（　　　）；验证符合的检测数（　　　）；验证符合率（　　　）
	4. 本季度本组修改报告数量及原因分析：
	5. 危急值项目报告时间：单独统计本组统计危急值项目的实验室内周转时间

1. 仪器维修记录汇总

仪器	日期	故障原因	更换配件	对检测结果影响

4.2 质量指标评估

4.2.1 质量负责人在管理评审实施前，做好统计计划和指定统计负责人，分配相关任务。

4.2.2 各统计负责人将质量指标监控数据和质量目标达成情况整理后，填写《质量指标评估表》，提交给质量负责人。

4.2.3 质量负责人汇总并形成全科的质量指标统计分析和质量目标达成情况的报告，提交质量管理层。

4.3 后续措施

4.3.1 管理层对上述评估报告进行分析，与技术管理层讨论后输出后续措施。

4.3.2 管理层结合上述评估报告和管理评审的其他内容，评估质量指标和质量目标是否需要修改，以确保其持续适宜。

（王丽娜　陈　茶）

第六节 风 险 管 理

一、QM-5.6 质量手册

5.6 风险管理

a）实验室管理层应建立、实施和维护过程，以识别与其检验和活动相关的对患者危害的风险和改进患者医疗的机会，并制定应对风险和改进机遇的措施（见 8.5）。

b）实验室主任应确保对该过程的有效性进行评估，并在确定为无效时进行修改。

注 1：医学实验室风险管理要求见 ISO 22367。

注 2：实验室生物风险管理要求见 ISO 35001。

　　医学实验室建立、文件化、实施和维持一个过程来识别与其检验和服务相关的危害，估计和评价相关风险，控制这些风险，并监控控制措施的有效性。该过程应包括以下要素：风险管理计划、风险分析、风险评价、风险控制、风险管理评审和风险监督。结合管理体系中的 8.5 条款应对风险和改进机遇措施内容，风险管理理念应贯穿实验室整个质量管理体系的全部过程，不仅关注风险，还应重视改进机遇。

二、对应程序

QM-5.6-1 应对风险和改进机遇管理程序

1 目的

　　为应对检验和服务各方面的风险和改进机遇，建立应对风险和改进机遇全过程管理的程序，以识别、估计、评价、控制和监督风险。该程序涵盖了"风险管理"和"应对风险和改进机遇措施"的内容，将风险管理的理念贯穿到整个质量管理体系中（图 5-4）。

2 范围

　　适用于检验医学部管理层与各专业组应对风险和改进机遇措施的全过程。

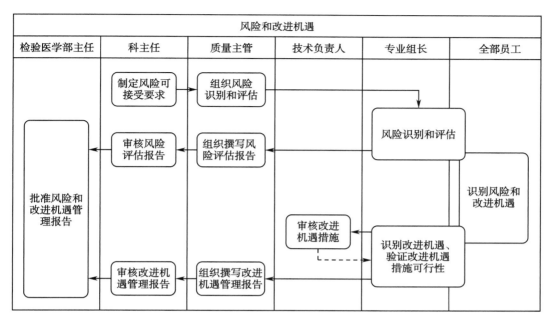

图 5-4 应对风险和改进机遇管理程序

3 职责

3.1 科主任负责制定风险可接受要求，及风险管理和改进机遇管理报告的审核，并由检验医学部主任负责批准。

3.2 质量主管指派人员负责特定专业组的应对风险和改进机遇的识别、评估、控制和监督，措施汇总等全过程的实施。

3.3 专业技术负责人需注重为满足患者和用户需求，而需要扩展实验室活动范围，应用新技术，或创造其他可能性的机遇，对专业组长提交改进机遇内容进行审核。

3.4 实验室全部员工均要参与应对风险和改进机遇的全过程，参与风险和机遇的识别、评估、控制和监督，及时上报。

4 工作程序

4.1 各医院科主任制定单项风险和总风险可接受要求，并安排质量主管组织定期或不定期应对风险和改进机遇的管理活动。按照实验室管理体系的管理要求、技术运作和安全要求分组进行风险和改进机遇管理的评估、监督和控制。

4.2 风险的识别和评价

4.2.1 对过去风险管理活动的回顾和追踪，对中、高风险事项进行再评估（初次评估不需要）。

4.2.2 评估按照管理、技术和安全分组进行风险识别和评估（如非初次，应在往年评估基础上进行），用可接受风险政策的单项风险和总风险可接受性准则作为风险评估的依据，同时兼顾改进机遇措施的识别和评价。

4.2.3 风险的识别应包括预期医学实验室用途和可合理预见的误用、安全相关特性的识别、危险的识别、潜在危险情况的识别、可预见的患者危害的识别等一系列内容。

4.2.4 评估人对风险的评估可按照失效模式及影响分析（FMEA）的方法，计算量化风险系数（RPN）来评估风险的危害程度。具体公式为：RPN= 风险严重度（S）× 发生频率（O）× 风险探测度（D），（S、O、D 分别从程度和频率低到高分为 1～10 级），针对不同的 RPN 值分级进行风险评价，将风险分为高、中、低三类，分类风险判断界值需要实验室主任根据自身情况设置和调整（如可设置 RPN 低于 30 为低风险，高于 60 为高风险，30～60 为中风险），使用"实验室风险管理记录表格"进行记录，质量主管负责表格的收集和归档。

4.2.5 对于日常工作中发现的风险点也应按照以上方法进行评估和评价，使用"实验室风险管理记录表格"进行记录，质量主管负责表格的收集和归档。

4.3 改进机遇的识别和应对

4.3.1 对改进机遇的识别需要充分考虑以下的问题：预防或减少实验室活动中的不利影响和潜在问题、通过应对机遇来实现改进、确保管理体系达到预期结果、减轻患者医疗风险、帮助实验室实现方针和目标。

4.3.2 主要从以下方面发现改进机遇：质量监控，通过室内质控、室间质评、比对实验和趋势分析来反映潜在的不符合；人员素质，对各岗位人员业务工作的资格评定；评估和审核；客户反馈信息等；质量体系运行信息及检验活动信息，工作程序评审、趋势分析及能力验证分析；根据患者需求扩展检验范围；新技术的应用等。

4.3.3 专业组长关注风险和机遇中与扩展实验室活动范围，应用新技术，或创造其他可能性相关的内容，并验证其可行性，定期和不定期根据需要将识别的改进机遇填写"改进机遇措施分析表"进行记录，定期提交技术负责人审核。

4.4 风险应对

对识别出的高风险事项进行风险原因分析，并由识别人和风险所在小组和环节的责任人根据原因制定有效的风险控制措施，将风险降低到可接受的水平。风险控制不佳时，上报质量主管和科主任来制定控制风险措施。

4.5 风险控制措施有效性的监控

对每项风险控制措施的有效性进行验证，对风险控制措施产生的风险、控制措施后剩余风险进行评价。对于风险控制不佳的风险项再次进行风险控制，必要时上报质量主管和科主任调整控制风险措施。

4.6 风险管理和改进机遇措施报告及管理评审

定期（每年）对实验室风险管理和改进机遇措施进行汇总，并进行全面评审，由质量主管指定经过培训经验丰富员工，负责最终的实验室应对风险和改进机遇措施进行汇总，并撰写相应的报告，并将此部分内容作为实验室管理体系管理评审的重要输入内容。

5 记录

QM-5.6-1-1 实验室风险管理记录表格

QM-5.6-1-2 改进机遇措施分析表

（罗　强）

第六章

资源要求

第一节　总　体　要　求

QM-6.1 质量手册

6.1　总体要求

实验室应获得管理和实施其活动所需的人员、设施、设备、试剂、耗材及支持服务。

实验室管理层应提供人力、设施和环境条件、设备，以及外部提供的试剂、耗材、服务等实验室管理和实施活动所需的资源，并有效使用这些资源，才能确保实验室活动的良好运行，达到既定的质量目标，符合既定的质量方针。

（陈　林　林海标）

第二节　人　　　员

一、QM-6.2 质量手册

6.2　人员

6.2.1　通用要求

  a）实验室应有足够数量有能力的人员开展其活动。

  b）所有可能影响实验室活动的内部或外部人员，应行为公正、符合伦理，有能力并按照实验室管理体系要求工作。

  注：POCT 设备监督员和操作者指南见 ISO/TS 22583。

  c）实验室应向员工传达满足用户需求和要求以及满足本准则要求的重要性。

  d）实验室应有程序向员工介绍组织及其将要工作的部门或区域、聘用的条件和期限、员工设施、健康和安全要求以及职业健康服务。

6.2.2　能力要求

  a）实验室应规定影响实验室活动结果的各职能的能力要求，包括教育、资格、培训、再培训、技术知识、技能和经验的要求。

  b）实验室应确保全部员工具备开展其负责的实验室活动的能力。

  c）实验室应有人员能力管理程序，包括能力评估频率要求。

d）实验室应有记录证实其人员能力。

注：以下能力评估方法可组合使用：

— 直接观察活动；

— 监控检验结果的记录和报告过程；

— 核查工作记录；

— 评估解决问题的技能；

— 检验特定样品，例如已检验过的样品、实验室间比对样品或分割样品。

6.2.3 授权

实验室应授权人员从事特定的实验室活动，包括但不限于：

a）方法选择、开发、修改、确认和验证；

b）结果审核、发布和报告；

c）实验室信息系统使用，特别是患者数据和信息获取、患者数据和检验结果录入、患者数据或检验结果修改。

6.2.4 继续教育和专业发展

应对从事管理和技术工作的人员提供继续教育计划。全部人员应参加继续教育、常规专业发展或其他的专业相关活动。

应定期评估计划和活动的适宜性。

6.2.5 人员记录

实验室应制定以下活动的程序，并保存记录：

a）确定6.2.2a）中规定的能力要求；

b）岗位描述；

c）培训和再培训；

d）人员授权；

e）人员能力监督。

根据实验室工作需要合理设岗，通过测试、培训、评估、授权等方式，对人力资源进行合理配置、开发和管理，使员工能适合岗位工作，并保持所有人员记录，以证明满足要求，为患者和用户提供高效、优质的服务。

二、对应程序

（一）QM-6.2-1 岗位及人员管理程序

1 目的

确保检验医学部所有从事技术工作和质量监督等的人员均应受过专业教育和培训，具有相应的技术资格和从事相应专业工作的实践经验和相应能力。

2 范围

所有可能影响实验室活动的人员，包括内部人员及外部人员的管理。

3 职责

3.1 各科主任负责确定岗位、人员数量及人员资质要求。

3.2 质量主管负责对员工进行管理体系培训，负责人员技术档案的管理。

3.3 安全管理员负责对员工、实习生、进修生等进行安全培训及考核。

3.4 专业组长负责对员工和实习生、进修生进行岗位基本能力培训和考核。

3.5 医疗咨询小组负责对临床医护及标本送检人员进行相关培训。

3.6 生物安全管理员负责对科室清洁人员及医疗废物处理及收运人员进行培训、考核和监督。

3.7 实习生和进修生带教秘书负责实习生和进修生的岗前培训和考核。

3.8　技术岗位人员培训、考核及授权见图 6-1。

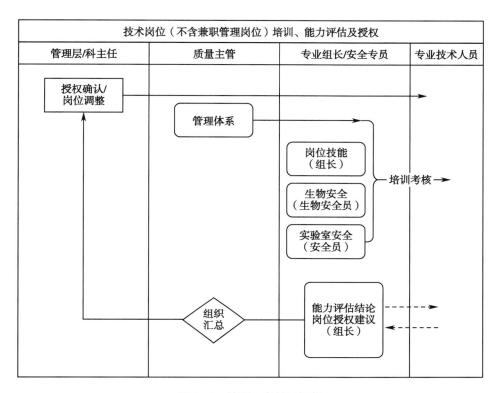

图 6-1　培训、考核及授权

4　工作程序

4.1　人员资质要求

实验室人员通过相关主管部门或实验室内部培训并考核合格后取得相应资质及上岗资格，详见"人员授权"，此处不再详述。

各专业组应根据本专业特点在其作业指导书中进一步细化描述各岗位职责及人员资质要求。

4.1.1　技术负责人资质要求

技术负责人由应具备本科或以上学历且临床工作经验不少于 3 年的主管技师或以上职称，专业理论较扎实，工作经验较丰富，了解本专业国内外发展新动态，掌握新知识和新技术，能主动配合临床医疗工作，带领本专业的学科发展，解决本专业组的复杂、疑难问题且熟悉管理体系的专业技术人员担任。

4.1.2　质量主管资质要求

质量主管应由熟悉质量体系的专业技术人员担任，要求本科或以上学历、中级或以上职称，专业理论较扎实，工作经验较丰富。

4.1.3　咨询服务小组成员资质要求

咨询服务小组成员包括各专业具有丰富临床知识和检验知识的技术骨干。要求对检验医学的相关理论知识和应用技术有较系统和全面了解，或者已经是检验医学某一专业或某一检测方面的技术专家，另外还需对临床医学知识有一定的了解和熟悉，同时具备较强的分析和解决问题的能力。

4.1.4　专业组长资质要求

专业组长应由具备本科或以上学历且临床工作经验不少于 3 年的主管技师或以上职称，专业理论较扎实，工作经验较丰富，且熟悉质量体系的专业技术人员担任。专业组长应能解决本专业组的复杂、疑难问题。

4.1.5　内审员资质要求

内审员应参加过内审员培训或者质量体系相关知识培训并考试合格。

4.1.6　标本检测及报告审核人员资质要求

标本检测、关键仪器操作及报告审核人员需取得相应专业本科或以上学历、本专业 3 个月以上工作经验且经考核合格。报告批准人员需具备本专业 6 个月以上工作经历。

4.1.7　检测系统性能评估、质量控制等负责人员需具备主管技师或以上资格，并熟悉检测系统性能评价。

4.1.8　标本处理人员需取得相关专业中专或以上学历、且为在本科室培训两周以上的人员。

各专业组具体岗位职责、任务、目标及其他特殊资质要求，在各专业组作业指导书中进行描述。

4.2　培训及考核

所有进入实验室工作的人员，包括实习生、进修生和轮转研究生，均要接受岗前培训及岗位培训、考核。科室应保持有进行各类培训后的考核记录。

各组组长负责具体实施或汇总本组员工的日常技术培训及考核，负责对本组新职工进行岗位职责、基本操作规范和应知应会知识等的培训和考核，考核方式和评估培训效果根据培训内容可包括笔试、操作、提问等。培训及考核记录交由各专业组长汇总。

外部人员的培训及考核由咨询服务小组或生物安全管理员负责。

4.2.1　岗前培训

每个实验室人员在上岗前必须接受相应的全院统一岗前培训，科室质量体系介绍和安全培训，目的是使其熟悉医院的相关情况、实验室管理体系的相关知识内容及科室各项规章制度。

1）医院人事处、医务处负责职工的岗前医德医风，介绍医院历史、医院文化、服务理念、医德医风、规章制度、信息体系、技术体系、业务体系、服务体系、行为规范培训等，也要对他们明确聘用的条件和期限，培训结束由医院人事处负责记录和考核。

2）由行政秘书及各组组长负责介绍科室及其将要工作的部门或区域的任务、职权、义务、责任及基本操作规范。

3）安全培训，安全管理员负责对实验室安全和生物安全等进行培训，并进行应急预案演练；生物安全培训包括职业暴露的预防和处理等，如涉及感染性材料的包装、运输和处理知识等；实验室安全包括对消防安全知识、员工防护设施等。

实习生、进修生和轮转研究生的岗前培训及相关承诺书的签署，由实习生、进修生带教秘书负责。

4.2.2　岗位基本能力培训

岗位基本能力培训包括基本理论、管理体系、所分派的工作过程和程序等方面。

1）基本理论培训，岗位基本理论培训内容为《全国临床检验操作规程》、法律法规（如《生物安全管理条例》）、各专业组标准操作规程、信息系统作业指导书、医院及检验医学部规章制度等。

2）管理体系培训，包括准则要求、应用说明、体系文件、表格记录的培训等；质量主管应有组织、有计划地将质量手册（含程序文件）、作业指导书等文件内容在全科室进行宣贯，确保全体工作人员都接受过质量保证和质量管理等方面的专门培训，并维持考核记录。

3）所分派的工作过程和程序，由专业组长负责，对各专业的标本处理、仪器操作与维护、室内质控、室间质评、性能验证、结果审核与批准、危急值报告等，以及本岗位的职责；实验室信息系统，培训内容应根据授权人员的权限进行，包括信息系统各级别权限的操作等。

4.2.3 岗位轮转人员再培训

检验人员转入其他医院检验科相应岗位时，需在转入科室接受为期3个月或以上的岗位培训，培训期间不排夜班，培训结束后由科室进行考核，考核通过后开始排夜班。

当员工岗位变更且为第一次履行该岗位职责时，或离岗6个月以上，或程序、方法技术等有变更时，该岗位对能力有新的要求时，应对员工进行再培训和再考核。

4.2.4 咨询活动人员培训

小组组长应定期对医疗咨询小组成员进行科内培训或外派培训，以进一步提高实验室咨询服务质量。外派培训的形式可以是参加临床科室轮转、参加临床查房和会诊等。

4.3 能力评估

每个实验室人员在上岗前，应对其执行指定工作的能力（包括管理或技术）进行评估。

4.3.1 能力评估的频率

实验室主任或其授权人员每年至少一次评估员工的工作能力，作为授权的依据。员工在履行该岗位职责的最初半年内（新员工在上班后的最初6个月内），必须对其能力，以及是否适应岗位进行2次评估。离岗6个月以上再上岗时，或政策、程序、技术有变更时，应再次对员工岗位能力进行评估。

4.3.2 能力评估的内容和方法

采用以下全部或任意方法组合，在与日常工作环境相同的条件下，直接观察常规工作过程和程序对实验室员工的岗位能力进行评估：

1）标本采集，包括患者识别和准备，标本采集、接收、处理以及不合格标本的处理等。

2）检验结果的审核、批准，包括能否分析解释本岗位的各项检验项目，能否正确进行结果复核及发放检验报告等。

3）标本检测能力评估，可通过检测之前分析过的标本、盲样或者室间质评样品评估其检测能力。

4）仪器操作，包括常见故障的处理以及仪器的常规维护和保养。

5）质量控制，常规质控的运行、失控后的分析及处理、质控月小结的撰写；室间质评完成情况等。

6）日常记录，室内质控记录、环境温湿度记录和控制、试剂出入库情况（如有）、仪器和设备维护、保养和维修记录的完成情况等。

7）疑难问题处理及咨询服务能力，如疑难结果的分析、咨询服务的有效性等。

4.3.3 各级技术人员的能力评估

各级技术人员能力评估的内容可包括：能否解决本专业比较复杂的疾病的实验室诊断及其咨询服务工作，能胜任本专业各种检验仪器的维护、保养及其检测质量控制，能否指导和组织本专业临床检验各项技术工作。能否熟练掌握本专业常规检验及其质量管理；是否熟悉掌握本专业常规仪器操作、维护保养及质量管理；是否熟悉本专科特殊检验的分析技能。

除岗位工作技能外，专业组长对技术人员进行的能力评估，还可包括工作量等责任目标完成情况，检验差错及投诉情况，主要成绩等，同时可利用上级技师和／或检验人员之间的评议等方式，评估工作态度等方面的表现：如执行上级主管布置的任务情况、责任心、对待患者和医护的态度等。

评估人员在评估后应就上述内容与其本人交流，记录交流情况，并得出评估结论，提出需要改进和培训的方面或领域。

4.3.4 管理人员的能力评估

主任在聘用任期内，每年进行一次述职，每三年进行一次考评。

每年一次或需要时，由实验室主任对授权的承担各管理责任的人员和咨询小组成员等进行能力评估，除专业能力外，重点通过其职责的完成情况，评估其完成所承担职责的能力，以决定是否继续任用或进行授权调整。由质量主管对相关记录进行归档。

4.3.5 能力评估不满意时的处理

当人员能力评估不满意时，评估人员应有纠正计划对人员能力进行重新培训与重新评估，需针对不同岗位不同人员列出培训计划，并报科主任审批。再培训后应对该员工进行再评估。

如果在重新受教育和培训之后，该人员还不能够通过评估，就要采取更加有效的措施包括责任的重新分配、岗位的重新调整或者其他科主任认为适当的措施。

对授权（管理责任）人员，能力评估不满意时，可对授权情况进行调整。

对在实际工作中发现其不适应本岗位工作需要的，或在服务过程中出现严重不良事件的，或在质量体系运行过程中发现有严重影响检验质量等不良事件的人员，由检验医学部管理层讨论后提出建议，由人事处组织其脱产待岗培训1~3个月，考核合格后再上岗，并在人员技术档案作相应记录。

4.4 授权

科主任负责识别和控制本实验室内的特定工作，确保需要特定知识、专门技能、相应经验、具备资格等要求的岗位由授权人员从事工作，技术管理层及质量管理层由检验医学部主任授权。

4.4.1 特殊岗位授权

HIV初筛实验室检测人员、HIV结果告知人员、高压锅操作人员、危化品管理人员等须取得上级主管部门签发的上岗证书，并取得科主任授权后方能实施操作。

4.4.2 新员工的授权

新员工上岗后原则上3个月对其进行笔试考核和能力评估，合格后可授权签发报告；6个月后可参与值夜班。

4.4.3 其他岗位授权

医疗咨询小组人员及其他兼职管理岗位人员由科主任授权，内审员由质量负责人任命。

4.4.4 员工使用信息系统的授权

员工使用信息系统的权限，应在培训合格并经科主任授权后，由信息系统管理员进行设置。对使用计算机系统、接触患者资料、访问或更改患者检验结果、更改账单、修改计算机程序者的权限规定如下：

1）标本处理权限：由具有标本处理（或更多）资格的人员才具有权限。包括标本接收、回退、结果查询及打印等。

2）普通操作权限：由具有审核、批准报告的资格人员才具有权限。普通操作权限包括标本处理、结果查询、标本回退、补收费、退费、结果审核与批准、试剂出入库，通过信息系统接触患者资料临床资料等。

3）检验报告更改权限：专业组长或经专业组长临时授权的人员具有检验报告更改权限。

4.4.5 仪器负责人由各科主任授权。

4.4.6 以上未涉及的其他权限或授权由科主任根据情况决定。

4.5 人员档案

4.5.1 全体人员填写职工个人技术档案。

4.5.2 质量主管保持全部员工的技术档案和授权清单，确保科室所有人员的记录方便相关人员获取和查阅。

4.5.3 人员档案的内容包括个人简历、教育背景、工作经历和专业资格；继续教育及业绩记录；以前工作资料、工作描述；业务培训记录及培训考核记录（包括岗前培训考核记录）；特殊岗位上岗资格；发表论文（复印件）、出版专著、中标课题；资格和能力授权书及确认时间（包括仪器授权、标本检测授权、报告审核批准授权、标本处理授权、检测系统性能评估授权、信息系统授权等）；体检记录（包括传染病记录、色盲检查记录、辐射记录等）；奖罚记录；投诉、事故记录等。

5 记录

QM-6.2-1-1《会议、培训签到表》

QM-6.2-1-2《职工个人技术档案卡》

QM-6.2-1-3《员工工作日志登记表》

QM-6.2-1-4《业务考核表（考核内容）》

QM-6.2-1-5《业务考核表（被考核人员）》

QM-6.2-1-6《人员能力评估表》

QM-6.2-1-7《人员授权书》

QM-6.2-1-8《咨询服务小组成员年度评审记录表》

（二）QM-6.2-2 继续教育管理程序

1 目的

对员工参加继续教育、常规专业发展或其他的专业相关活动进行规定。

2 范围

适用于检验医学部所有员工。

3 职责

3.1 继续教育秘书负责继续教育计划（含管理体系继续教育计划及各专业继续教育计划）的制订和记录的汇总。

3.2 管理层定期评估管理体系继续教育计划、各专业继续教育计划的有效性。

3.3 其他人员的职责及相关工作流程见图 6-2。

4 工作程序

4.1 总体要求

检验医学部管理层统筹规划人才培养，着力建设合理的人才梯队，创造良好的人才成长环境。

所有员工应及时关注专业发展现状，更新专业知识。如参加与专业有关的培训学习班或在职学历、学位教育等。

4.2 科内业务学习

4.2.1 平均至少每月举办一次业务学习（形式可包括专题讲座、专项培训或技术交流会、座谈会、标准和规程应用研讨会，专业组长组织的疑难检验结果讨论学习等）。

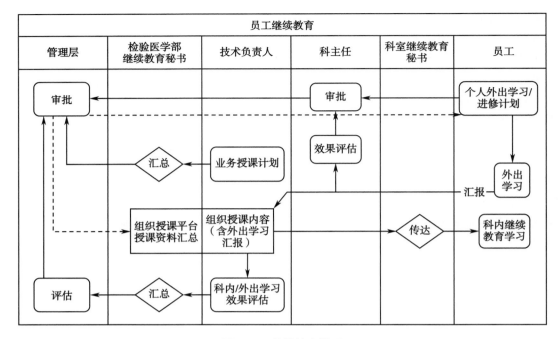

图 6-2 继续教育管理

4.2.2 每年 12 月，继续教育秘书对当年的大科讲座情况做总结，制订次年业务学习计划，包含上课主题、授课老师等。内容可涉及不同专业知识要求、标准化知识、质量控制和管理知识等。

4.3 外出交流学习

4.3.1 所有员工根据专业发展需要积极参加外部专题讲座或学术报告、学术交流、研讨会、外出进行专业技术学习、进修培训等。

4.3.2 参加外出学习、培训、进修的人员，培训结束后应向技术负责人汇报并上交相关资料存档，分享学习内容，外出进修或参加学术类会议回院后需在大科举办讲座，汇报新知识新进展，并记入个人技术档案；汇报范围由继续教育秘书或者技术负责人根据需要安排。

4.3.3 原则上所有汇报在回院一个月内完成。汇报材料包括讲稿和 / 或 PPT，签到记录，由组织者汇总收集存档，并至少于每年 7 月、1 月分两次交由继续教育秘书汇总。

4.4 初级职称人员分阶段继续教育目标

根据学历和专业，制订初级职称人员一阶段和二阶段继续教育目标。全日制本科及以下，及非检验专业硕士毕业生通过为期一年的一阶段继续教育，达到 4.4.1 中的目标，通过为期两年的二阶段继续教育，达到 4.4.2 中的目标。全日制检验专业硕士毕业生及非检验专业博士毕业生，一阶段和二阶段继续教育分别为 9 个月。检验专业博士毕业生一阶段和二阶段继续教育分别为半年。

4.4.1 初级职称人员一阶段继续教育目标

通过强化理论学习掌握检验医学相关的基础知识、基础理论及基本技能，通过临床实践，基本掌握日常工作及各种值班工作所需的检验及报告技能。

基础培训结束后，应熟悉检验医学各亚专业的基本理论、基本知识和基本技能，掌握检验常规基本工作。基本胜任科室各项值班工作，具备一定的临床检验质量管理执行能力和对医院文化的遵循意识，能在上级检验人员带领下进行各专业常规检验。

4.4.2 初级职称人员二阶段继续教育目标

逐步掌握各专业组所开展检验项目操作技能，逐渐形成自己的专业方向，并在该专业进行重点培训。在为期半年的全科各专业组轮转、熟悉值班工作的基础上，继续在各专业组进行每半年换岗一次的轮科实践培训，同时进行该专业的理论知识培训。

专科培训结束后，应熟悉一定的临床研究方法，结合本专科临床工作实践，完成一篇具有一定水平的综述或研究论文，逐步形成自己的专业方向。能对本科室低年资受训者进行相关的业务指导，承担实习生的临床教学工作。

除以上继续教育内容外，初级职称人员每年还需参加医院组织的"师级人员年度理论考核"，成绩不合格者需进行补考，补考仍不合格者，延迟晋升职称。

4.5 继续教育手册

所有员工需遵循医院继续教育管理相关规定，包括参加继续教育学习，及每年按要求填报继续教育手册等。

（王丽娜 陈 茶）

第三节 设施和环境条件

一、QM-6.3 质量手册

6.3 设施和环境条件

6.3.1 通用要求

设施和环境条件应适合实验室活动，不应对结果有效性或患者、访客、实验室用户和员工的安全产生不利影响。这应包括在实验室主场所外开展的检验前工作相关的设施与地点，也包括 POCT。

实验室应规定、监控和记录从事实验室活动所必需的设施及环境条件要求。

注 1：设施和环境条件的要求见 ISO 15190。

注 2：对结果有效性产生不利影响的环境条件，包括但不限于非特异性扩增的核酸、微生物污染、灰尘、电磁干扰、辐射、照明条件（照度）、湿度、供电、温度、声音和振动。

6.3.2 设施控制

应实施、记录、监控、定期评审设施控制，应包括：

a）访问控制，考虑安全、保密性、质量以及医疗信息和患者样品的保护；

b）防止来自能源、照明、通风、噪音、供水和废物处理对实验室活动造成的污染、干扰或不利影响；

c）防止来自因检验程序存在风险或不隔离可能影响、干扰工作时造成的交叉污染；

d）提供适当的安全设施和设备，并定期验证其功能；

示例：应急疏散装置、冷藏或冷冻库中的对讲机和警报系统，便利的应急淋浴和洗眼装置和复苏设备等。

e）保持实验室设施功能正常、状态可靠。

6.3.3 储存设施

a）应提供储存空间，其条件应确保样品、设备、试剂、耗材、文件和记录的持续完整性。

b）应以防止交叉污染和损坏的方式储存检验过程使用的患者样品和材料。

c）有害物质和生物废物的储存和处置设施应符合相关法律法规规定的材料分类要求。

6.3.4 员工设施

应有足够的盥洗设施、饮水处，以及储存个人防护装备和衣物的设施。

宜提供员工活动空间，如会议室、学习室和休息区。

6.3.5 样品采集设施

样品采集设施应：

a）保证样品采集方式不会使结果失效或对检测质量有不利影响；

b）在样品采集期间考虑患者的隐私、舒适度及需求（如残疾人通道、盥洗设施）以及陪伴人员（如监护人或翻译）的安排；

c）提供隔开的患者接待和样品采集区域；

d）维持患者和员工用急救物品。

注：样品采集设施要求见 ISO 20658。

二、对应程序

（一）QM-6.3-1 设施和环境条件管理程序

1　目的

有效控制实验室的设施和环境条件，保障检验工作顺利开展，确保检验结果的准确可靠，保护实验室环境、设施和人员的安全。

2　范围

适用于各科室各专业组检验工作以及检验前和检验后相关的环境和设施。

3　职责

3.1　检验医学部管理层根据工作实际情况，负责组织规划实验室空间布局与设计。

3.2　检验医学部技术管理层审核实验室设施和环境控制的条件要求。

3.3　各组组长负责本组环境和设施条件的管理，安排设施和环境条件的监测、维护和记录。

3.4　实验室安全管理员负责实验室安全的监督和检查。

3.5　质量主管负责监督设施维护和环境条件控制情况。

4　工作程序

4.1　科室的空间布局

4.1.1　检验医学部管理层根据各实验室工作性质，确保提供充足的工作空间，以保证工作质量、质量控制、人员安全和对患者的医疗服务为目标。

4.1.2　检验医学部管理层组织人员按实验室有效运行的宗旨进行布局设计，使工作人员感到合理、舒适，同时能有效将造成伤害和职业性疾病的风险降到最低，保护患者、员工和来访者免受某些已知危险的伤害。

常规设备交流电正常的范围应在 220V ± 10% 内，频率应为 50Hz ± 5%，且有良好的接地，要充分地保护计算机系统免受电源中断和电压波动的影响。为防止实验室数据的丢失，可以使用不间断电源（UPS），特别是服务器和重要的工作电脑，并定期进行检测，保证能安全运行。重要电线、网线、数据传输线、信号线等应被适当地标识和被保护，如埋入管道和墙壁。

4.1.3　提供原始样品采集设施的地方应尽量优化样品采集条件的同时，考虑患者的行动能力、舒适及隐私，特别体现对残障人员、孕妇、儿童、老人的关爱。

4.1.4　对实验室不同专业组之间如有不相容的业务活动，应采取有效分隔，防止交叉污染。各隔离区域应标识明确，如微生物室、基因诊断室、细胞室等。

4.1.5　实验室的清洁区、半污染区、污染区以及医疗垃圾和生活垃圾存放处等应有醒目标识。

4.1.6　实验室的能源、光照、通风、供水、废弃物处置设施以及环境条件应满足正常检验的要求。

4.1.7　实验室应严格按生物安全要求，在需要的地方配备生物安全柜和喷淋洗眼装置等防护设备，还应配备消毒用高压蒸汽灭菌仪。

4.2　环境条件的控制

4.2.1　各组组长根据本室检测项目或仪器的要求和评价记录建立本室环境控制条件和控制限，然后由各专业技术负责人确认。

4.2.2　各组组长负责安排落实人员对本组的设施及环境进行监控和记录，质量主管监督执行情况。当发现失控时，发现者应立即通知组长协助处理，处理者须登记设施与环境监测失控处理。若影响到检测结果的准确性，应立即停止检测工作，及时纠正处理。当影响到已发出的报告时，应立即通知服务客户，并报告质量主管处理。

4.2.3　有湿度或温度要求的实验室，应放置经过校准的温湿度计或温控系统。工作人员在每个工作日按要求记录和判断室内温度和湿度是否满足检验条件。当条件不在检测要求范围内时，持续超过温湿度允许范围达 30 分钟以上，报告组长采取调节中央空调或利用加热器、除湿器、电风扇等相应措施进行纠正。当环境条件无法纠正时，组长必须报告科主任并向医院有关部门报告处理，并进行相应的记录。

4.2.4　保存试剂或样品的冰箱以及水浴箱、恒温箱和培养箱等设备要求放置经校准的温度计或温控系统，并按要求记录温度。如不符合样品或试剂贮存的温度要求时，且持续超过温度允许范围达 30 分钟以上，或冷藏物品形成结冰，或冰冻物品已解冻，需立即查明原因，必要时将冰箱内物品转移到符合要求的冰箱内，并通知医院设备管理处进行处理，同时做好相应失控记录。

4.2.5　定期对实验室用水进行水质监测和纯水机维护，试剂配制水质电导率要求 ≤ 0.1μS/cm（电阻率 ≥ 10MΩ·cm），纯水中细菌要求 ≤ 10cfu/mL，细菌检测每月执行一次，当不能满足实验要求时，必须立即查明原因，进行纠正，同时做好相应记录。

4.2.6　工作场地应保持充足的照明，达不到要求时由组长协调解决。

4.2.7　特殊实验室（分子诊断室、细菌室等）按其相关标准进行监测和记录。

4.3　内务管理

4.3.1　工作区域要保持整洁。清除无关物品，将有用物品进行归类，相关区间和柜台进行标识，摆放整齐。

4.3.2　工作人员遵守实验室制度，养成良好习惯，物品用后放回原位，特别是实验室反复使用的器具。

4.3.3　科室提供足够的存储空间和合适的条件，以保证样品、切片、组织块、微生物菌株、文件、手册、设备、试剂、实验室用品、检验记录以及检验结果等的完整性。

5　记录

QM-6.3-1-1《设施与环境监测失控登记表》

（二）QM-6.3-2 器材与环境消毒程序

1　目的

规范实验室不同分区内的器材和环境消毒和清洁的方法和流程，保证实验室的器械和环境的消毒和清洁达到法律法规的要求。

2　范围

适用于实验室各场所的空气、表面、器材、医疗废物及工作人员手和黏膜（含临时工作人员、实习学生和参观学习人员）的消毒。

3 职责

3.1 生物安全管理员负责器材与环境消毒程序的培训和执行，负责员工和保洁人员的培训。

3.2 质量主管负责消毒程序的监督。

3.3 保洁人员负责执行实验室各区物体表面、空气、地面和容器消毒的操作。

3.4 压力蒸汽消毒仪器由生物安全管理员负责，操作人员取得相应资格证。

3.5 全体员工和保洁人员严格执行手卫生要求。

4 工作程序

实验室的工作场所可分为清洁区、半污染区和污染区。清洁区包括办公室、会议室、休息室、资料室（文件档案室），半污染区指卫生通道室，污染区包括样品存放处理室及实验检测区域，不同区域应按照不同的要求进行器材和环境的消毒和清洁。

4.1 污染区消毒

4.1.1 物表消毒

4.1.1.1 实验室的台面、桌椅和地面应保持干净整洁，进行常规消毒。每天开始工作前和后用含 1 000mg/L 季铵盐类消毒液或 500mg/L 有效氯消毒液擦拭台面和桌椅 1 次，地面用含 500mg/L 有效氯消毒液拖地 1 次，清洁工具分区使用，不得混用，用后洗净晾干。有特殊防控要求时，按照具体要求进行消毒浓度和频率调整。

4.1.1.2 若被明显污染，如具传染性的样品或培养物外溢、溅泼或器皿打破、洒落于表面，应立即用消毒液消毒，用含 2 000mg/L 有效氯溶液或 0.2% ~ 0.5% 过氧乙酸溶液洒于污染物表面，并使消毒液浸过污染物表面，保持 30 分钟再清除。

4.1.1.3 若已知被肝炎病毒或结核分枝杆菌污染，应用 2 000mg/L 有效氯溶液或 0.5% 过氧乙酸溶液消毒 30 分钟。

4.1.2 空气消毒

4.1.2.1 实验室的空气属于医院Ⅲ类环境，这类环境要求空气中的细菌总数 ≤ 4CFU/（9cm 皿·5min），空气环境定期用紫外线进行消毒或用等离子净化机消毒，同时做好相应记录。

4.1.2.2 紫外线消毒：按每立方米空间装紫外线灯瓦数 ≥ 1.5W，计算出装灯数，安装在消毒物表上方 1m 处，也可采用活动式紫外线灯照射，紫外线灯一次照射时间至少 30 分钟。使用紫外线灯直接照射消毒时，人不得在室内。使用的紫外线灯，新灯辐照强度不得低于 90μW/cm²，使用中紫外线的辐照强度不得低于 70μW/cm²。由医院后勤部门统一安排定期进行紫外线强度监测，实验室登记紫外线灯累积使用时间，当监测低于 70μW/cm² 或累积使用超过 1 000 小时需要更换紫外线灯管。保洁人员定期进行紫外线灯管清洁（使用 95% 酒精）。

4.1.2.3 等离子消毒：按照洁净空气输出速率除以 5 倍房高计算每台等离子消毒机适用实验室的面积和所需要台数，设定消毒时间和周期自动进行空气消毒，消毒时人员不需撤离，做好消毒记录，医院后勤部门统一安排定期进行清洁和净化性能检查（洁净空气输出速度和颗粒去除率低于标定值的 90%），净化性能不达标或者超出累积使用寿命（7 000 小时）需要更换。

4.1.2.4 对明显产生传染性气溶胶的操作（搅拌、研磨、离心等），特别是可通过呼吸道传播又含有高传染性微生物（炭疽杆菌、结核分枝杆菌、球孢子菌、组织胞浆菌、军团菌、流感病毒等）的操作，应在Ⅱa级生物安全柜内进行，生物安全柜定期（每年）进行检定，检定不合格时需要更换高效过滤器。

4.2 清洁区消毒

4.2.1 清洁区若无明显污染，每天开窗通风换气数次，清水湿抹擦桌面、椅面及地面 1 次，保持清洁；每周（或有明显微生物污染时）用含 1 000mg/L 季铵盐类消毒液或含有效氯 500mg/L 的消毒溶液抹擦桌、椅、门、窗，地面用含有效氯 500mg/L 的消毒液拖地，所有清洁消毒工具（抹布、拖把、容器）不得与污染区或半污染区共用。如出现污染按照污染区要求进行消毒。

4.2.2　员工不得穿工衣进入清洁区，污染区和半污染区的物品不能混用，不得将污染区 / 半污染区与清洁区物品混用。

4.3　半污染区消毒

4.3.1　空气、桌、椅、门、窗消毒同清洁区，地面消毒同污染区。

4.3.2　工作服及一次性防护用品（口罩、帽子、面屏、手套、鞋套、防护服、隔离衣等）可放置半污染区，实验室工作人员穿戴完整后进入污染区，每次连续佩戴口罩不得超过 4 小时，工作服每周换洗 2 次，工衣若因试验操作污染或从事高传染性微生物样品检验后，应随时更换，并用 75% 酒精喷洒或压力蒸汽 121℃灭菌 30 分钟后送清洗。

4.4　器材消毒

除已知无传染性器材外，凡直接接触或间接接触过临床样品的器材均视为具有传染性，应进行消毒处理。一次性器材直接放入黄色垃圾袋按照感染性废物流程处理。

4.4.1　金属器材：小的金属器材如接种环，可由红外线灭菌器直接高温灭菌，做好高温飞溅的防护；较大的金属器材或有锋刃的剪刀等使用后，小心清洗污物，再用压力蒸汽 121℃灭菌 30 分钟，如有明确接触高传染性样品的器材应先消毒后清洗。

4.4.2　玻璃器材：一次性玻璃器材（玻片、吸管等）作为损伤性废物处理；受污染的吸管、试管、滴管、离心管、玻片、玻棒、玻瓶、平皿等宜先用含 2 000mg/L 有效氯溶液浸泡 2 ~ 6 小时后再按损伤性废物处理；需要重复使用的玻璃器材应用含有效氯 2 000mg/L 的消毒液浸泡 30 分钟，清洗晾干后，压力蒸汽 121℃灭菌 30 分钟后使用。

4.4.3　塑料制品：实验室的塑料制品一般作为一次性物品使用，如无特殊不建议重复使用，一次性使用后的塑料制品作为感染性废物集中处理。重复使用耐热的塑料制品可用清洁剂清洗后，压力蒸汽 121℃灭菌 30 分钟；不耐热的塑料制品可用含有效氯 2 000mg/L 的消毒液浸泡 30 ~ 60 分钟，再洗净晾干；对肝炎检验的反应板可用 0.5% 过氧乙酸或 2 000mg/L 有效氯溶液浸泡 2 ~ 4 小时后，洗净晾干。

4.4.4　橡胶制品：橡胶制品如手套、吸液管（球）受污染后可用清洗剂清洗后晾干；如严重污染按感染性废物集中处理，不重复使用。

4.4.5　纺织品：工作服、洗手服等放专用污物桶内，定期送洗衣房清洗，每周 2 次，有明显污染时，可用 75% 酒精或含有效氯 500mg/L 的消毒液喷洒，作用 30 ~ 60 小时，或压力蒸汽 121℃，灭菌 15 ~ 30 分钟，单独包装标识后再送清洗。

4.4.6　贵重仪器

4.4.6.1　贵重仪器如显微镜、分光光度计、天秤、酶标检测仪、血细胞分析仪、全自动生化分析仪、冰箱、培养箱等不宜加热，不能用消毒液浸泡。局部轻度污染，可用 75% 酒精擦拭，污染严重时，可用环氧乙烷消毒（请厂家工程师和消毒供应室消毒员负责消毒）。

4.4.6.2　若离心时离心管未密闭，试管破裂，液体外溢，应消毒离心机内部，特别是有可能受肝炎病毒或结核分枝杆菌污染时，宜用 75% 酒精擦拭，也可整机用环氧乙烷消毒（请厂家工程师和消毒供应室消毒员负责消毒）。

4.4.6.3　特殊的贵重仪器应遵循制造商的要求进行清洁消毒。

4.5　手的消毒

4.5.1　工作前必须佩戴一次性乳胶手套（若手上有伤口，应戴双层手套），工作中五个时机

（接触患者前、接触患者后、无菌操作前、接触患者环境后、接触患者体液后）均须执行卫生手消毒，工作结束后应用洗手液流水洗手，按照标准洗手法，工作区洗手水龙头应采用感应开关。

4.5.2 工作涉及肝炎、HIV、结核分枝杆菌、微生物室传染病的工作人员应戴双层乳胶手套，工作结束后立刻去除手套进行卫生手消毒，手套不能代替手卫生。

4.5.3 洗手和卫生手消毒应遵循有血液或体液肉眼可见污染时应流动水洗手，如无肉眼可见污染时用速干手消毒剂的卫生手消毒。

4.6 废弃样品及其容器的消毒处理

检验后的废弃样品、盛装或接触检验样品的容器应作为感染性废物处理，需再次使用的玻璃、塑料或陶瓷容器用含有效氯 2 000mg/L 的消毒剂浸泡 30 分钟后，清洗晾干使用，用于微生物样品的容器，用压力蒸汽 121℃灭菌 30 分钟后备用。如无特殊，应尽量减少重复性使用的容器。

5 记录

QM-6.3-2-1《废液桶含有效氯浓度监测记录表》

QM-6.3-2-2《实验室物表清洁消毒记录表》

（三）QM-6.3-3 实验室医疗废物管理程序

1 目的

规范与实验室废物相关的实验室活动，严格执行实验室废物的分类存放，规范收集、转运和交接的管理要求。

2 范围

实验室范围内所有医疗废物的处理。

3 职责

3.1 生物安全管理员负责对实验室员工、保洁人员和转运人员关于医疗废物的收集、运送、存放和交接的培训和监督。

3.2 各专业组组长负责本专业组医疗废物的定点设置以及医疗废物的记录和归档。

3.3 保洁人员负责各专业组医疗废物的分类收集、检查、记录、存放和交接。

3.4 实验室全体员工按照程序要求进行医疗废物的分类放置。

3.5 转运人员负责与保洁人员交接和运送医疗废物。

4 工作程序

4.1 医疗废物的分类

实验室产生的医疗废物主要有感染性废物、损伤性废物、化学性废物三类。各专业组常见医疗废物分类目录见表 6-1：

表 6-1 实验室医疗废物分类目录表

微生物组	感染性废物	1. 病原体培养基、样品和菌种、细菌鉴定和药敏卡； 2. 废弃的血液、血清样品； 3. 被样品污染的物品，包括：手套、口罩、棉球、棉签及纸巾
	损伤性废物	载玻片、盖玻片、玻璃试管、玻璃安瓿、注射器
	化学性废物	1. 废物的含氯消毒剂； 2. 废弃的汞温度计

生化组	感染性废物	1. 废弃的血液、血清样品； 2. 被样品污染的物品，包括：手套、口罩、棉球、棉签及纸巾
	损伤性废物	玻璃试管、玻璃安瓿、注射器
	化学性废物	1. 废物的含氯消毒剂； 2. 废弃的汞温度计； 3. 全自动化学分析仪废液
免疫组	感染性废物	1. 废弃的血液、血清样品； 2. 被样品污染的物品，包括：手套、口罩、棉球、棉签及纸巾
	损伤性废物	玻璃试管、玻璃安瓿、注射器
	化学性废物	1. 废物的含氯消毒剂； 2. 废弃的汞温度计； 3. 全自动免疫分析仪废液、乙肝两对半洗板后废液
临检组	感染性废物	1. 废弃的血液、血清、大便、小便、体液样品； 2. 被样品污染的物品，包括：手套、口罩、棉球、棉签及纸巾
	损伤性废物	载玻片、盖玻片、玻璃试管、玻璃安瓿、注射器
	化学性废物	1. 废物的含氯消毒剂； 2. 废弃的汞温度计； 3. 全自动血液分析仪废液、尿分析试纸条

4.2　医疗废物的收集

4.2.1　各专业组定点设置医疗废物桶，医疗废物桶要求：带盖，外壁有生物安全警示标识，损伤性废物使用专用锐器盒。

4.2.2　医疗废物桶内必须套黄色包装袋，包装袋外表面必须有生物安全警示标识。所有的腐蚀性，易燃性，有毒的废物都被安全放置在贴有标签的容器里。

4.2.3　各专业组必须按《医疗废物分类目录》将感染性废物、损伤性废物、化学性废物严格分开放置。所有感染性废物在移出实验室之前进行适当的无害化处理（高压蒸汽灭菌121℃、30分钟）。

4.2.4　在盛装医疗废物前，必须对医疗废物桶和包装袋进行认真检查，确保无破损、渗漏和其他缺陷。

4.2.5　各专业组小型仪器废液用废液桶收集，废液桶内放入有效氯终浓度2 000mg/L的消毒片浸泡消毒至少30分钟，然后排入污水池。

4.2.6　各专业组大型仪器的废液，安装固定排污管，固定通道排入医院污水处理池，由医院统一进行无害化处理。

4.2.7　各专业组检验时使用后的一次性吸头、样品杯等，可采用有效氯2 000mg/L溶液浸泡至少30分钟或者高压蒸汽灭菌（121℃、30分钟）进行消毒。

4.2.8　化学性废物中批量的废化学试剂、废消毒剂应交专门危废处理公司集中处理。

4.2.9　放入包装袋内的感染性废物和损伤性废物，不得从中取出，盛装的医疗废物不能超过包装袋的3/4。包装物或者容器的外表面被感染性废物污染时，应当对被污染处进行消毒处理或者增加一层包装。

4.2.10 盛装医疗废物的每个包装袋外表面应当有生物安全警示标识，塑料袋使用鹅颈式封口，已经封口的每个包装袋上必须贴中文标签，中文标签的内容包括：医疗废物产生单位、科室、产生日期、类别、数量、重量及需要的特别说明。

4.2.11 每天2次固定时间（早7点和中午13点，各实验室可根据所在医院要求调整时间），由专门保洁人员收集和清点各专业组的医疗废物，处理和标识完后放置在实验室医疗废物暂存处，医疗废物由医院安排专门转运人员定时交接医疗废物。实验室内医疗废物暂时贮存的时间不得超过48小时。

4.3 医疗废物的交接与运送

4.3.1 保洁人员在交接医疗废物前，必须认真检查包装袋的标识、标签及封口、包扎方式是否符合要求。

4.3.2 后勤转运公司安排专人负责实验室医疗废物的收集和运送工作，用密封车到实验室医疗废物暂时存放地收集。双方对医疗废物进行交接、记录、签收（类别、数量、重量、包装是否合格、交接时间和经办人），宜使用电子化方式替代，如使用企业微信的智慧后勤信息系统进行医疗废物的交接和登记确认，实验室由保洁人员负责交接，生物安全管理员负责监督。

4.3.3 医疗废物运送员和保洁人员应当做好安全防护，穿工作服、雨鞋、戴口罩、帽子、手套后进行工作。在处理血液和体液的实验工作场所和极易暴露的环境内，为了预防医疗废物运送人员被感染和职业暴露还需提供眼睛的保护防护装备，另外在预期接触大量的体液时须配备围裙。

4.3.4 医疗废物交接双方必须在对医疗废物认真清点后，填写医疗废物交接记录，不得少登、漏登和私自涂改，记录至少保存3年。（《医疗废物管理条例》2011）

4.3.5 禁止任何人转让或买卖医疗废物，严禁医疗废物流失、泄漏。禁止在非贮存地点倾倒、堆放医疗废物或将医疗废物混入其他废物和生活垃圾。

4.3.6 发生意外流失应向医院院感办、后勤管理公司报告并尽快设法追回，不得隐瞒或私自处理。发生泄漏时应立即设置隔离区，采取有效措施防止扩散并进行无害化处理。

4.3.7 必须保持运送工具干净整洁，每天运送工作结束后，必须用含有效氯2 000mg/L的消毒液对运送工具及时进行清洁和消毒。

4.4 医疗废物管理知识培训

科室全部员工、后勤保洁和转运人员均需参加医院组织的医疗废物管理知识学习、培训和考核。实验室定期组织医疗废物管理的培训和考核。实验室生物安全管理员应安排和参与员工、保洁人员和转运人员的培训。培训和考核的记录应归档保存。

5 记录

QM-6.3-3-1《医疗废物登记和交接记录表》
QM-6.3-3-2《高危医疗废物收集、处置记录表》

（四）QM-6.3-4 职业防护和职业暴露管理程序

1 目的

规范实验室检验活动中的职业防护要求和发生职业暴露时处理流程，减少发生职业伤害和职业暴露以及降低危害。

2 范围

实验室内进行所有存在风险和潜在伤害的检验活动，实验室全体员工均须遵守。

3 职责

3.1 科主任负责组织按照国家、行业和医院的要求配备职业防护装备。

3.2　科室低耗品管理员负责职业防护物资的采购和补充。

3.3　生物安全管理员负责组织职业防护和职业暴露的培训和演练，以及日常监督；负责发生职业暴露时处理指导和报告。

4　工作程序

4.1　职业防护

4.1.1　工作人员接触病源物质时，应当采取标准预防的职业防护原则。

4.1.2　工作人员进行有可能接触患者血液、体液的操作时必须戴手套，操作完毕，脱去手套后立即洗手，必要时进行卫生手消毒。正确使用一次性手套以及脱掉手套后手的消毒，当手套撕裂或污染时立即更换、不要清洗或消毒手套重复使用，必要时戴双层手套。

4.1.3　正确使用个人防护装备（如手套、防护服、隔离衣、口罩、护目镜、面屏、鞋套等）。在检验操作过程中，有可能发生血液、体液飞溅到医务人员的面部时，医务人员应当戴医用防护口罩、护目镜或面屏；有可能发生血液、体液大面积飞溅或者有可能污染工作人员的身体时，还应当穿戴具有防渗透性能的隔离衣。对于有呼吸道传播风险的样品需要穿戴防护服和医用防护口罩。

4.1.4　工作人员在进行操作过程中，要保证充足的光线，并特别注意防止被针头、玻片、刀片等锐器刺伤或者划伤。所有无菌注射器、针头、采血针、或其他采血设备均放置在耐穿透容器里，使用后的锐器应当直接放入专用锐器盒，以防刺伤。禁止将使用后的一次性针头重新套上针头套。禁止用手直接接触使用后的针头，刀片等锐器，严禁剪切或折断受污染的锐器，严禁弯曲，收集或者取出污染的针头的做法。

4.1.5　实验室工作过程中，发生严重意外导致死亡，或 3 个及以上的员工住院事件，必须在 8h 内上报到上一级管理部门。有关职业伤害疾病报告的评价均纳入实验室的质量管理程序，按照法律法规要求执行。

4.1.6　所有工作人员都有职业性接触肺结核暴露的可能，须对可能播散结核分枝杆菌的工作和活动采取有效预防和控制。

4.1.7　所有可能与体液直接接触的员工，均应接受人类免疫缺陷病毒（HIV）、丙型肝炎病毒（HCV）和乙型肝炎病毒（HBV）的传播方式和预防措施等方面相关教育，上岗前确认或完善接种保护性疫苗，包括乙型肝炎、结核、新型冠状病毒等。

4.2　职业暴露管理程序

4.2.1　发生职业暴露后的局部处理措施

4.2.1.1　用肥皂液和流动水清洗污染的皮肤，用生理盐水冲洗黏膜。

4.2.1.2　暴露伤口，应在伤口近心侧，尽可能向远心侧轻轻挤出损伤处的血液，再用肥皂液和流动水进行冲洗。

4.2.1.3　受伤部位的伤口冲洗后，应当用消毒液，如 75% 乙醇或者 0.5% 碘伏进行消毒，并包扎伤口；被暴露的黏膜，应当反复用生理盐水冲洗干净。

4.2.1.4　工作人员发生职业暴露后，应及时向上级报告，生物安全管理员报告院感办（预防保健部），对暴露的级别和暴露源的病毒载量水平进行评估，确定是否应预防性用药或进一步处理，并做好职业暴露个案记录。

4.2.2　艾滋病病毒职业暴露分级

4.2.2.1　发生以下情形时，确定为一级暴露：

暴露源为体液、血液或者被体液、血液沾染的医疗器械、物品；暴露类型为暴露源沾染了有损伤的皮肤或者黏膜，暴露量小且暴露时间较短。

4.2.2.2 发生以下情形时，确定为二级暴露：

暴露源为体液、血液或者含有体液、血液的医疗器械、物品；暴露类型为暴露源沾染了有损伤的皮肤或者黏膜，暴露量大且暴露时间较长；暴露类型为暴露源刺伤或者割伤皮肤，但损伤程度较轻，为表皮擦伤或者针刺伤。

4.2.2.3 发生以下情形时，确定为三级暴露：

暴露源为体液、血液或者含有体液、血液的医疗器械、物品；暴露类型为暴露源刺伤或者割伤皮肤，但损伤程度较重，为深部伤口或割伤物有明显可见的血液。

4.2.3 艾滋病病毒职业暴露分型

根据艾滋病病毒暴露源的病毒载量水平分以下三种类型：

4.2.3.1 暴露源为艾滋病毒阳性，但滴度低、艾滋病病毒感染者无临床症状，CD4计数正常者，为轻度类型。

4.2.3.2 暴露源为艾滋病毒阳性，但滴度高、艾滋病病毒感染者有临床症状，CD4计数低者，为重度类型。

4.2.3.3 不能确定暴露源是否为艾滋病病毒阳性者，为暴露源不明型。

4.2.4 职业暴露处理、报告流程：对发生的个人职业暴露情况进行登记（广东省中医院工作人员职业暴露个案登记表），上报医院院感办，按照医院规定流程处理。

4.2.5 发生职业暴露的工作人员预防性用药方案

4.2.5.1 如疑为乙肝、丙肝暴露，应在24小时内查乙肝、丙肝抗体，注射对应免疫球蛋白。

4.2.5.2 如疑为艾滋病病毒暴露，预防性用药方案分为基本用药程序和强化用药程序。基本用药程序为两种逆转录酶制剂［拉米呋啶（商品名为双汰芝）、齐多呋啶（商品名为佳息患胶囊）］，使用常规治疗剂量，连续使用28天。强化用药程序是在基本用药程序的基础上，同时增加一种蛋白酶抑制剂（茚地那韦），使用常规治疗剂量，连续使用28天。

4.2.5.3 预防性用药应当在发生艾滋病病毒职业暴露后尽早开始，最好在4小时内实施，最迟不得超过24小时，即使超过24小时，也应当实施预防性用药。

4.2.5.4 发生一级暴露且暴露源的病毒载量水平为轻度时，可以不使用预防性用药；发生一级暴露且暴露源的病毒载量水平为重度或者发生二级暴露且暴露源的病毒载量水平为轻度时，使用基本用药程序。

4.2.5.5 发生二级暴露且暴露源的病毒载量水平为重度或者发生三级暴露且暴露源的病毒载量水平为轻度或者重度时，使用强化用药程序。

4.2.5.6 暴露源的病毒载量水平不明时，可以使用基本用药程序。

4.2.5.7 在发生职业暴露后，应当在暴露后的第4周、第8周、第12周及6个月时对艾滋病病毒、乙肝、丙肝等抗体进行检测，对服用药物的毒性进行监控和处理，观察和记录艾滋病病毒感染的早期症状等。

4.2.6 发生呼吸道职业暴露后，应加强口罩防护后快速撤离暴露区，按规范脱卸防护用品后进入隔离区域，用清水、0.1%过氧化氢或碘伏消毒口鼻腔，佩戴外科口罩。再按流程完成职业暴露上报，根据评估和院感办指引决定是否采取预防性用药及用药方式，并决定后续隔离和监测措施。

5 记录

QM-6.3-4-1《广东省中医院工作人员职业暴露个案登记表》

（五）QM-6.3-5 气溶胶控制程序

1 目的

规范实验室内部气溶胶的控制，有效减少气溶胶的产生，减少气溶胶对人员和实验室环境造成的影响。

2 范围

实验室可能产生气溶胶的场所和环境。

3 职责

3.1 质量主管和生物安全管理员负责程序的监督。

3.2 所有工作人员均按照程序执行相关操作。

4 工作程序

4.1 气溶胶是实验室中常见的、难以避免和消除的，一旦混有有毒化学品或生物源性污染材料，其危害是非常巨大的。实验操作者应小心操作以减少气溶胶的形成和扩散范围。

4.2 使用离心机时，应检查：

4.2.1 要求样品都应在有盖的离心管内离心。

4.2.2 离心管与套管配套并无破损，最好使用塑料离心管。

4.2.3 离心管必须密闭，外壁不得污染微生物，以免离心时产生气溶胶。

4.2.4 套管使用前应将管内残留物清理干净，以免离心过程中损伤离心管。

4.2.5 套管中可以加入适当的消毒液，即使离心过程中，离心管破裂，也可以减少感染性气溶胶的产生。

4.3 在使用注射器和针头时要注意以下几点：

4.3.1 针头必须牢固固定在注射器上，防止用力注射时针头突然脱落产生气溶胶。

4.3.2 抽吸微生物悬液时，尽量减少泡沫的产生，推出气体时必须用棉球包住针头，以防不慎推动管芯将悬液喷出。

4.3.3 注射完毕后，小心抽出注射器管芯并全部浸入消毒液中浸泡消毒。

4.4 用吸管混均微生物悬液时可能产生气溶胶，为防止使用吸管产生气溶胶，应注意以下方面：

4.4.1 尽量不使用吸管混均微生物悬液。必须使用时，应尽量将吸管的管口置于液面以下吹吸，尽可能地不产生或少产生气泡。

4.4.2 吸管中液体应依靠重力沿容器壁流下，不要垂直滴入容器和用力吹出，以免产生气溶胶。

4.5 生物安全柜的使用

实验人员在实验室内不宜走动过快，实验人员在安全柜内手臂的动作幅度也不宜过大，避免手臂反复地进出安全柜等，以上都会造成安全柜内和开口部分气流的紊乱，致使气溶胶粒子逃逸出安全柜。

4.6 在实验室中使用搅拌机、匀浆机、振荡机、超声波粉碎仪和混合仪处理含有感染性病原微生物的材料时，也可能产生感染性微生物气溶胶。因此，在进行这类操作时，可将这些仪器放入生物安全柜中操作或者使用中加盖并在结束后充分静置。

（六）QM-6.3-6 实验室安全管理程序

1 目的

规范实验室的生物、消防、防盗、用电、物化用品等安全问题进行管理，确保实验室的人身安全和财产安全。

2　范围

适用于本科室内所有场地及所有工作人员。

3　职责

3.1　科主任是实验室的消防责任人。

3.2　实验室安全管理员是实验室的消防管理人，并负责水电、环境和其他设施安全的管理和培训。

3.3　实验室危化品管理员负责实验室各类危化品的管理。

3.4　实验室生物安全管理员负责生物安全的培训和监督。

4　工作程序

实验室安全包括生物安全、消防安全、理化安全、辐射安全、水电安全、员工健康安全、实验室信息安全、员工心理安全等。实验室设施和环境条件应重点关注实验室的各项安全，尤其是生物安全。

4.1　生物安全管理

实施生物安全管理措施，预防、控制和消除生物危害对实验室工作人员、服务对象和环境造成的不利影响。

4.1.1　生物安全的政策和组织

为了进一步贯彻落实《病原微生物实验室生物安全管理条例》及《广东省二级生物安全实验室技术规范》要求，切实加强本实验室生物安全规范管理，保障患者和实验室工作人员健康，医院成立实验室生物安全委员会，建立生物安全员队伍，规定实验室生物安全管理组织和相关部门的权力和职责，规定领导部门、监管部门、执行部门、支持部门之间的关系，具体组织结构见医院发布的关于成立生物安全委员会的红头文件。实验室设立生物安全管理员，负责处理实验室内生物安全相关事务，必要时上报科主任和生物安全委员会。

4.1.2　生物污染评估

生物安全操作的核心是危害评估，由实验室最熟悉所要操作微生物的特性、所使用实验和防护设备、实验程序和政策的技术人员进行，评估应充分、及时、准确，应公告、制度化并能及时更新。

在实验室工作中，通常应根据危害程度分类，对特定的病原微生物采取相应级别的生物安全防护水平。通过风险评估工作来确立适当的生物安全水平，除了危害程度分类，还应收集与拟进行研究或检测的病原微生物有关资料以及将进行相关试验的信息，并作为病原微生物风险评估的主要内容。

4.1.3　生物安全设备和装备

实验室生物安全设备包括防护设备和科学研究设备。防护设备用于防止环境、人员和实验室对象的污染，包括屏障设备（如生物安全柜、负压隔离装置、高效过滤器、个体防护装备等）和消毒灭菌设备（高压灭菌器、污水处理系统、焚烧炉等）。实验室在选用防护设备时要充分考虑实验室的实验活动以及所操作病原体的特点。实验室在选用科学研究设备时要充分考虑生物安全风险，尽可能选用具有生物安全防护功能的科学研究设备（如安全离心杯、移液辅助器、微型加热器等）。实验室应有设备管理的政策和程序、维持设备的档案。

4.1.4　去污染方法

实验室应该建立和维持有效的程序，确保选择和使用正确的有效的去污染方法。每个实验室有责任进行常规去污染操作，在常规工作后、每个班次工作完成后、出现紧急情况时（如喷溅后的清理工作）、设备报废前都应进行正确的去污染。实验室可以将去污染服务外包。

实验室应该用高压灭菌、化学消毒剂或者焚烧等方法对实验室废物的方法进行去污染处理。对于实验室内需要去污染后重复使用的器具，实验室应该使用高压灭菌或者化学消毒的方法。如果涉及培养基或组织培养程序的实验室，应采用压力蒸汽灭菌、气体消毒器、过滤、干热或煮沸的方法进行灭菌操作。

4.1.5　潜在生物危害物质的溢洒和泄漏

溢洒指包含生物危害物质的非气态物质意外地与原容器分离的过程，包括液体或固体生物危害物质的渗漏、泼洒、喷溅以及盛放生物危害物质容器破裂等造成的污染。溢洒事件的危害将取决于溢出材料本身的危险程度、溢出的体积、溢出影响的范围以及溢出后采取的措施。

溢出发生后，应立即由经过培训的专业人员对溢出事件进行危害评估，并按实验室生物安全手册所制定的溢出处理程序采取相应的措施，尽可能将溢出危害降到最低。溢出危害评估时除了考虑对现场人员、物品、实验室环境的影响以外，还应考虑其带来的后果，包括是否造成环境污染、交叉污染。没有产生气溶胶的少量危害材料的溢出，用含有化学消毒剂的纸巾清洁，大面积的高危险感染材料溢出并可能产生气溶胶时，则需要清洁人员穿着适当的个体防护装备后进行处理。实验室应配备基本的溢出处理工具盒。

实验室人员必须熟悉其工作领域可能发现的生物学物质溢出的处理程序，必须知道溢出处理工具盒的位置和使用方法。

4.2　消防安全管理

4.2.1　消防责任人负责消防安全的总体管理，在实验室区域火警时组织指挥本部门员工进行灭火救灾工作，保护患者和贵重物资的措施，及时疏散人员，及时上报。

4.2.2　消防管理人协助消防责任人完成火警的应急处理工作，消防责任人不在现场时，承担消防责任人的工作职责，并负责实验室设施、环境和操作的日常消防监督和培训。

4.2.3　消防安全实施：发生火警时，科室按位置分布由相应组长负责火警报告和组织灭火工作，及时拨打医院紧急电话：***（各医院不同），值班期间由值班人员负责报告，紧急情况下直接拨打火警119。如消防责任人和管理人到达现场，则由他们统一指挥灭火抢救工作。

4.2.4　全体人员在使用电源、火源时必须遵守安全第一的原则，必须安全处理大型仪器和其他相关电气设备，当怀疑存在故障时或者维修后，要进行检查，确保符合消防安全要求，消防管理人安排每月检查，还应包括有无乱接电线等隐患，检查消防栓、灭火器是否完好、失效或过期等，并在"消防安全检查记录表"上记录。

4.2.5　消防管理人组织消防演习，确保所有人员熟悉消防知识，所有人员必须至少一年参加一次。演习内容：包括但不限于检查消防安全设施是否完备与如何使用，测试全体人员是否有能力执行该设施的消防应急计划；确定逃生路线，培训所有防火门正确打开；培训使用消防安全器材如灭火器、消防栓等。

4.2.6　所有设备、实验室设计等必须符合国家消防相关法律法规。医院统一在实验室每个空间内设置有火灾自动探测、报警系统和应急灯（处于备用状态），并在特定空间内存放有适用的手提式灭火器（粉末、二氧化碳），由医院消防部门定期进行检查。

4.2.7　实验室设置有应急照明以备紧急情况时使用，安全出口应有明显指示灯，实验室内应明显张贴消防疏散示意图。

4.2.8　存储挥发性溶剂的房间必须保持通风，特别是使用易燃液体时，必须通风保护员工的健康及防火。易燃或可燃液体或气体气瓶应远离明火或其他热源，严禁存放在走廊或通道内，而且存放地应有排气装置。

4.3 水电安全管理

4.3.1 实验室所有用电必须经过医院工程部设计、施工，其他人员不得擅自处理和改建，实验室内应尽量避免使用插线板。

4.3.2 工作人员每天下班时，对不用的设施或设备应切断电源，关好门窗。

4.3.3 实验室应统一配备大功率 UPS 或者按仪器配置 UPS，保证停电时可持续供电 2 小时左右，对 UPS 电源定期进行维护保养，以保证其在紧急停电情况下正常供电。

4.3.4 接到停电通知后，应立即做好停电准备，检查 UPS 电源的工作状态，没有配备 UPS 的仪器提前关机，超过 UPS 正常供电时间时，需在停电前将各仪器正常关机，待检样品按要求放入冰箱并确保冰箱门关好。

4.3.5 实验室内应配备制水机和足够容量的储水箱，以备突然停水时仪器和设备的使用；在估计停水时间过长时，可由医院行政和后勤部门协调提供桶装蒸馏水备用。

4.3.6 岗位人员定期检查纯净水机和仪器水管接口的安全，包括进水口、出水口和转接口等。

4.4 实验室的物化安全管理

4.4.1 易燃易爆物品、强酸强碱强腐蚀性物品、剧毒物品、易制毒物品由实验室危化品管理员安排专柜保管，双人双锁保管，使用专用的强酸强碱柜和易燃易爆柜存放，定期检查，做好领用记录，并指导使用人员正确使用。

4.4.2 所有危险物化品均应在容器上贴上警示标签，明确标识品名和用途；存放危险物化品的专用柜外也要张贴明显的警示标识和内容明细。

4.4.3 所用的危险物化品储存柜接近地面水平放置，远离水池和热源。保证足够的储存空间，物化品之间保持足够距离，以防止在发生事故时或溢出 / 泄漏时发生化学反应。

4.4.4 实验室在危险物化学品（刺激性、腐蚀性、通过接触或吸收有毒性或潜在毒性物质）或者生物危害存在的区域内，服务半径距离小于 15 米内须安装紧急洗眼装置，且洗眼装置每周都要定期检查有效性。实验室应备有可用于物化喷溅和损伤以及危险物化品泄漏时的应急处理箱，危化品管理员定期进行有效性核查。

4.4.5 在处理腐蚀性、易燃易爆、生物危害和致癌性物化品时，必须正确运用个人防护设备包括合适手套、围裙、面屏、护目镜等。

4.4.6 危化品管理员做好各类危险物化品的计划、申请和采购，医院每年组织 1~2 次采购计划，危化品采购需要公安部门备案，根据实际需求采购，做好易制毒物化品的管理。

4.4.7 危化品管理员规范有毒危险物化品的使用，做好出入库记录，剩余和残余试剂必须妥善处理，避免造成伤害和污染。不同试剂的处理方法应根据试剂性质采取合适的方法，做好必要的培训和指导。

4.5 环境安全管理

4.5.1 注意实验室门窗及时关闭，使用必要的防蚊、防鼠设计。实验室明确分区，做好标识，检验工作区域内禁止吸烟、吃喝，禁止存放和使用化妆品、处理隐形眼镜等。

4.5.2 所有工作人员进行微量元素包括血铅检测时，均须在生物安全柜内进行，以防重金属元素所产生的气溶胶污染。

4.5.3 实验室应安全使用液态氮，有防冻手套供使用，当离开或进入开放的液氮容器时应使用面罩和皮肤屏蔽设施。储存和使用液氮的容器需要放在通风良好的地方，并做好监测。

4.5.4 实验室应保护全体人员免受过量噪音的污染，尽量降低仪器、设备的噪音，保持环境的安静。实验室应定期监测噪音，尽量将室内噪声控制在 75 分贝之下。

4.5.5　实验室应防止或减少仪器来源的紫外线照射，紫外线光源的使用必须提供适当的和足够的个人防护设备，以及适当的标识如"警告：此设备可能产生潜在的有害紫外线（UV）光，请保护好眼睛和皮肤免受暴露等"。

4.5.6　实验室应为接触手套和其他产品的天然橡胶、乳胶产生过敏反应人员配置必要的减少过敏反应的替代产品和方法，如提供一次性薄膜手套、丁腈手套或者无粉乳胶手套等。

4.5.7　实验室内的气压和气控装置以及所有用气设备必须定期检查，包括气阀和气体钢瓶等，做好监测，及时发现异常，防止损坏和伤害事故。

4.5.8　实验室的空调和通风系统设计合理，控制实验室气流方向和压力梯度，确保气流由清洁区流向工作区，送风口和排风口的布置应符合定向气流的原则。

4.6　实验室其他安全

4.6.1　实验室应采取合适的门禁方式限制外来人员的进入，非本科室人员未经许可不得进出实验室。允许进入者需接受科室工作人员的管理，注意安全、避免生物污染，必要时穿上干净的工作服，做好外来人员登记。

4.6.2　加强实验室资料和信息的保密工作，未经许可，任何人不得将实验室内部资料和文件（包括纸质和电子版）提供给外部人员，不得将实验室物品随意带出或借出实验室。

4.6.3　网络信息系统安全管理详见《实验室信息系统》和《网络信息系统应急处理程序》。

5　记录

QM-6.3-6-1《实验室安全培训年度计划表》

QM-6.3-6-2《消防安全检查记录表》

QM-6.3-6-3《科室外来人员来访登记表》

（罗　强　徐　宁）

第四节　设　　备

一、QM-6.4 质量手册

6.4　设备

6.4.1　通用要求

实验室应制定设备选择、采购、安装、验收测试（包括可接受标准）、操作、运输、存放、使用、维护以及停用的程序，以确保其正常运行并防止污染或损坏。

注：实验室设备包括仪器的硬件和软件，测量系统和实验室信息系统，或任何影响实验室活动结果的设备，包括样品运输系统。

6.4.2　设备要求

a）实验室应配备检测活动正常进行所需的设备。

b）在实验室永久控制之外的场所，或超出设备制造商的性能规格使用设备，实验室管理层应确保满足本准则要求。

c）可影响实验室活动的每件设备应贴唯一标签，标识或其他识别方式并登记在册。

d）实验室应根据需要维护和更换设备以确保检验结果质量。

6.4.3　设备验收程序

当设备投入或重新投入使用前，实验室应验证其符合规定的可接受标准。

用于测量的设备应能达到提供有效结果所需的测量准确度和 / 或测量不确定度（见 7.3.3 和 7.3.4）。

注 1：这包括在实验室使用的设备、租借的设备，或在医护点，以及实验室授权的相关或移动设施中使用的设备。

注 2：如相关，设备验收试验的核查可基于返回设备的校准证书。

6.4.4　设备使用说明

a）实验室应具有适当的防护措施，防止设备意外调整导致检验结果无效。

b）设备应由经过培训，授权和有能力的人员操作。

c）设备使用说明，包括制造商提供的说明，应可随时获取。

d）应按照制造商的规定使用设备，除非已经实验室确认（见 7.3.3）。

6.4.5　设备维护与维修

a）实验室应根据制造商说明书制定预防性维护程序。应记录与制造商的计划或说明的偏离。

b）设备维护应在安全的工作条件和工作顺序下进行。应包括电气安全、紧急停机装置，以及授权人员对有害物质的安全处理和处置。

c）设备故障或超出规定要求时，应停止使用，并清晰标识或标记为停用状态，直到经验证可正常运行。实验室应检查故障或偏离规定要求的影响，并在出现不符合工作时采取措施（见 7.5）。

d）适用时，实验室应在设备使用、维修或报废前去污染，并提供适于维修的空间和适当的个人防护设备。

6.4.6　设备不良事件报告

应调查可直接归因于特定设备的不良事件和事故，并按要求向制造商和 / 或供应商以及相关部门报告。实验室应制定响应制造商召回或其他通知，以及采取制造商建议措施的程序。

6.4.7　设备记录

应保存影响实验室活动结果的每台设备的记录。

记录应包括以下相关内容：

a）制造商和供应商的详细信息，以及唯一识别每台设备的充分信息，包括软件和硬件；

b）接收、验收试验和投入使用的日期；

c）设备符合规定可接受标准的证据；

d）当前放置地点；

e）接收时的状态（如新设备、二手或翻新设备）；

f）制造商说明书；

g）预防性维护计划；

h）实验室或经批准的外部服务提供商进行的维护活动；

i）设备损坏、故障、改动或修理；

j）设备性能记录，如校准证书或 / 和验证报告，包括日期、时间和结果；

k）设备状态，如使用或运行、停用、暂停使用、报废。

设备记录应按 8.4.3 规定要求，在设备使用期或更长时期内保存并易于获取。

二、对应程序

QM-6.4-1　设备的选择和管理程序

1　目的

规范设备的选择、购置、安装、验收、使用、维护和报废，确保实验室拥有足够和必要的设备，保障设备有序管理，运行良好，有效和安全使用，保证检验质量。

2　范围

本程序适用于实验室的所有设备。

3　职责

3.1　专业组长负责与所属科室主任沟通后申请设备。

3.2 专业技术负责人组织本专业组员工论证设备申请。

3.3 分管专业主任和检验医学部主任负责审核设备申请。

3.4 医院设备管理处负责按照医院流程进行设备的论证、采购、接收、安装、维修、报废等管理工作。

3.5 设备负责人负责设备接收、验收、编写作业指导书、监督人员使用、维修管理、记录管理、报废申请等。

3.6 各科实验室主任负责授权设备负责人和设备操作人员。

3.7 获得授权的设备操作人员负责设备的日常使用、维护操作与记录。

3.8 相关职责的说明见图 6-3。

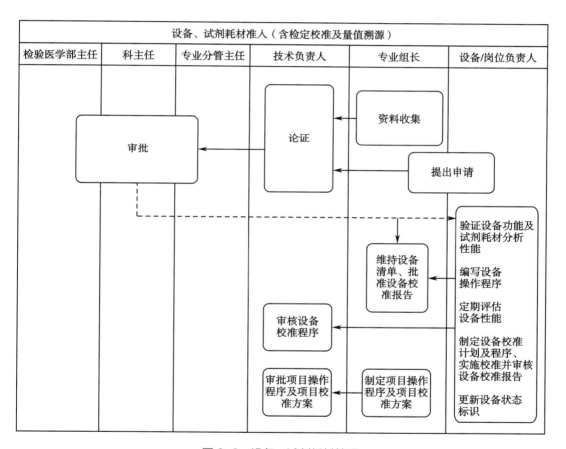

图 6-3　设备、试剂耗材管理

4 工作程序

4.1 设备要求

实验室设备应与所提供的服务相适应，应能够满足实验室活动和保证获得正确检验结果的需求。实验室使用的每件设备都应得到控制。当在实验室使用非实验室永久控制的设备或超出设备厂商功能的设备，也应满足本实验室设备管理控制的要求。

为了保证检验质量，实验室应根据规定维护设备，监控设备的性能，如果经过评估，在可能影响到检验结果质量之前，则应按要求维修或更换设备。

对于租用设备参与认可，参考 CNAS-GL001：2018《实验室认可指南》：

1）租用设备应纳入实验室的管理体系管理，并满足准则的相关要求。

2）实验室必须能够完全支配使用租用设备，包括设备的人员操作、维护、校准状态、使用环境、贮存控制等。

3）租用设备的使用权在租赁期间必须完全转移，并在实验室中使用。

4）设备的租赁期限至少为 2 年。对于初次获得认可的机构，至少要能够保证实验室在获得认可证书后的 2 年内使用。

不允许同一台设备在同一时期由不同实验室租用而申请或获得认可。

不允许实验室使用临时借用设备申请 / 获得认可。

4.2 设备选择与申请

4.2.1 设备评价与选择

所属科室专业组组长对当前旧设备的使用年限、故障率、使用功能、工作量，以及检测速度、检测范围、精密度、正确度、室内质控结果、室间质评结果、实验室比对结果、抗干扰能力等方面进行综合分析，对是否满足实验室需求进行评价。

可从以下方面考虑新设备的选择：设备性能（包括计量溯源性、正确度、检测速度、检测范围、精密度等），操作与维护便利性，创新性功能，用户数量和用户反馈，供应商服务能力和技术支持能力，成本，以及从室间质量评价获得参与者数量、分组精密度情况，必要时可现场考察和进行结果比对，结合专业发展、临床需求等方面进行收集资料，充分了解与评价，充分满足实验室的需求。

4.2.2 申请流程

4.2.2.1 所有设备的申请，均首先由所属科室专业组长与所属科室主任沟通，一致同意后，组长提出申请。

4.2.2.2 对于小型设备，专业组组长通过医院办公自动化系统（OA）申请，逐级提交给所属科室主任、检验医学部主任、医院设备管理处进行审核和处理，后续按照医院流程执行。

4.2.2.3 大型设备申请

对于大型设备，专业组长与所属科室主任沟通并同意后，收集资料，并将整理后资料和需求提交给检验医学部相应专业技术负责人。

专业技术负责人组织本专业组中级职称及以上人员参加讨论，要求参加人员不少于应参加人数的 2/3，2/3 以上人员同意为通过，否则流程终止。讨论内容见上述设备评价与选择。

专业技术负责人组织各医院本专业组长讨论，选择不少于 3 个制造商进行评价。评价内容见上述设备评价与选择。如需试用性评价，应向分管专业主任和医院设备管理处报备，并由设备处通知相关制造商协助评价工作。评价工作由专业技术负责人协调，相应医院专业组长具体执行。

所属科室专业组长通过检验医学部办公自动化系统（OA）申请，逐级提交给所属科室主任、专业技术负责人、分管专业主任、检验医学部主任进行审核。审核通过后，系统发布信息通知科室管理层、专业技术负责人和申请人。

申请人通过医院办公自动化系统（OA）申请，后续按照医院流程执行。

根据医院要求，对于大型设备，实验室应提前一年制订下一年的申请计划。

4.3 设备接收与安装

4.3.1 大型设备到达实验室时，所属科室主任安排设备负责人配合医院设备管理处，现场按合同进行开箱和接收，核查设备与配件的规格和数量是否与合同一致，包括但不限于设备的名称、型号、出厂日期、外观、配件、发票、说明书、相关耗材、软件、供应商基本资料等。设备负责人应收集其合格证、操作手册或说明书、软件资料、通过认证的资料等，用于建立设备档案；收集其配件，便于以后维修使用。接收记录应有所属科室主任签名确认。

4.3.2 对大型设备，由设备处协调制造商或供应商的工程师进行安装、调试和校准。安装位置和环境应满足设备的要求。安装调试合格后，由工程师填写设备安装调试报告，进行校准，并撰写校准报告。实验室应保存设备安装调试报告和校准报告。

4.3.3 对通用或简单设备（如恒温箱、打印机、电脑、加样器等）可由医院相关维护部门或实验室主任安排人员进行安装和测试。

4.4 设备验收

4.4.1 与实验室使用相关的设备，包括实验室永久控制的设备、租借设备或即时检验设备，以及实验室授权的相关设备或移动设备，在投入使用前或重新投入使用前，设备负责人应验证设备功能和/或分析性能是否符合实验室规定的可接受标准。投入使用前是指该设备首次投入实验室使用前，重新投入使用前是指设备长期停用后、修复故障后、搬迁移动后、脱离实验室直接控制后（包括出租或借出或非实验室人员使用）等情况下重新投入实验室使用前。设备功能包括设备软件和硬件的可使用功能。

4.4.2 测量设备的分析性能验证见方法的选择、验证和确认管理程序，测量不确定度评定程序等。

4.4.3 当与设备的使用目的和功能相关时，如天平、移液器，其验收试验可基于重新投入使用前的校准证书；通用或简单设备，如恒温箱、打印机、电脑等，其验收试验可由医院相关维护部门或设备负责人测试是否可正常使用。

4.5 设备使用

4.5.1 对通用或简单设备（如恒温箱、打印机、电脑、加样器等）可由医院相关维护部门或设备负责人培训使用人员使用。对检测结果有重要影响的分析设备，由供应商技术人员培训设备的使用、维护保养、结果解析和注意事项等内容，由设备负责人考核设备使用人员，合格后，经实验室主任授权，设备使用人员方可使用，禁止非授权人员使用。

4.5.2 设备负责人应对设备硬件和软件采取必要的防护措施，如设置不同权限的登录账户和密码，禁止常规使用人员修改设备的设置或参数，除非得到授权，以避免被意外调整导致检验结果无效而产生不良后果。

4.5.3 由设备负责人依据制造商说明书，按照文件控制和管理程序的要求，制定设备操作程序，包括设备基本结构与原理、性能特征、试剂耗材、环境要求、安全控制、检测操作、校准操作、维护操作等，以及为了防止设备污染或损坏的设备安全操作、运输、储存程序。

4.5.4 制造商提供的使用说明书、使用指南、实验室制定的操作程序，按照实验室文件控制要求进行发布，并应方便岗位工作人员获取。使用人员必须按规定程序进行操作设备。

4.5.5 实验室应按照制造商的规定使用设备，包括使用的环境、操作流程、维护保养要求、性能标准，以及配套的试剂、校准品、耗材，以确保检测结果的准确性和溯源性。超出制造商规定，实验室应在进行方法学和性能确认后才能使用。

4.5.6 设备使用人员应按照设备操作程序作业，核查设备状态和环境条件，项目校准，确保设备处于良好的工作状态，并完成设备的相关记录。

4.5.7 设备负责人应每年对设备的使用情况和分析性能进行一次综合评估，以确保设备能满足实验室的需求。该评估信息来源可来自日常使用反馈、设备故障、检测患者样品能力、室内质控、室间质量评价、实验室间比对、实验室内比对等数据，以及必要时的性能验证试验。

4.5.8 设备使用人员应保持设备处于安全工作状态，包括检查电气安全与紧急停止装置，由授权人员安全操作，化学安全性，辐射安全性，生物安全性。在设备使用、修理、搬运或报废过程中，能提供适当的作业空间，防止损坏设备，佩戴必要防护用品以防止人身伤害（包括职业暴露），应进行消毒，减少污染环境。在涉及关键设备的去污染问题时，可向制造商工程师咨询消毒的方法或由专业人员进行消毒，以确保设备能正确去污染，不损坏设备，正常使用。

4.5.9　任何人不得随意搬移或拆卸设备。

4.6　设备的标识管理

4.6.1　实验室每件设备均应有唯一性标识，并张贴在设备的醒目处。标签的内容包括：设备名称、型号、序列号、实验室编号、设备负责人等。

实验室设备编号采用"所属医院—专业—序号"进行编号。

所属医院用拼音首字母大写，大德路总院医院采用"DY"，大学城医院采用"DXC"，二沙岛医院采用"ES"，芳村医院采用"FC"。

专业组用拼音首字母大写，血液组采用"XY"，体液组采用"TY"，生化组采用"SH"，免疫组采用"MY"，微生物组采用"WSW"，分子组采用"FZ"，输血组采用"SX"，接收组采用"JS"，信息组采用"XX"等）。

序号用阿拉伯数字。如"ES-XY-3"，表示二沙血液第3号仪器设备。

各医院专业组应维持一份当前设备清单。

4.6.2　实验室每件设备均应有状态标识，并张贴在设备的醒目处，表明该设备是否可供使用，以防止误用。状态标识内容包括设备名称、实验室编号、状态名称（如合格、可用、正常）、检定/校准/核查的单位或个人、检定/校准/核查的日期和有效期。

为增加状态标识的醒目性，采用如下"三色标识"：

1）设备经过检定/校准/验收合格，或核查功能正常，则以绿色标识表明该仪器设备为合格状态或正常状态。

2）经过检查，设备有部分缺陷，但不影响检测工作所需的分析性能或功能，经过检定/校准/验收合格，或核查功能正常，则以黄色标识表明该仪器设备为准用或降级使用。

3）设备处于维修状态或损坏、性能无法确定或经检定/校准不合格，则以红色标识表明该设备为停用状态。

4.7　设备维护与维修

4.7.1　设备负责人依据制造商规定制订设备预防性维护程序，包括设备实验室维护记录，必要时的设备外部维护记录。当维护内容与制造商的要求不一致时，应进行记录，必要时还需监测和评估长期不一致对设备的长期影响和对检测结果的影响。

4.7.2　设备使用人员应按照设备维护操作程序作业，进行设备维护保养，并完成维护记录、故障验证记录、维修记录。

4.7.3　由设备工程师完成必要时或定期的维护，并形成设备外部维护记录。

4.7.4　设备故障的处理流程

1）当发现设备故障时，岗位人员应停止使用并清晰、醒目标识，表明该设备已经停用，以防止其他不清楚情况的人员误用。

2）与检测结果相关的设备故障，应立即评估故障对之前检验的影响，最大限度减少对临床诊疗的影响。

经过评估，故障可能导致系统误差时，岗位人员应立即从发现故障前最近5个样品进行追溯和评估，直至达到规定的评估标准（设备比对或留样再测）。评估的方式首选采用同类设备对之前的检验重新测定与评估；或该设备修复后重新测定，但需要考虑设备维修时间长短和样品检测结果的稳定性；当室内设备比对或留样再测不可能或者不适宜时，也可采用实验室间比对、故障状态下室内质控结果与正常状态下室内质控结果的偏差、临床评价、其他相关临床资料等进行综合评估，并保存评估记录。尽量减少对患者报告的影响。

当发出的报告存在不符合工作时，应评价对临床诊疗的影响，必要时，按照结果报告管理程序处理已发布的检验报告。

结果存在不符合工作，是指加样系统、温控系统、检测系统等关键部位故障，经过评估可能导致出现较大的系统性误差，超过了留样再测或比对的标准，或室内质控的最大控制限。

3）及时启动维修流程，对于通用小型设备，岗位人员向设备处维修组报备后，可由医院相关维护部门或设备负责人维修处理；与检测结果相关的或有固定资产二维码的设备，岗位人员经设备负责人审核后，扫描二维码，向医院设备管理处维修组申请维修，维修组联系制造商工程师维修处理，简单故障可在工程师指导下由使用人员处理。

4）设备故障修复后，设备使用人员应验证设备功能已经恢复或/和分析性能达到规定的可接受标准后方可使用，并恢复设备状态标识。

验证方式如下：功能性测试；分析性能，可以采用质控结果在控、设备间比对、与之前可靠结果的留样再测。必要时，进行设备校准或/和项目校准。依据影响程度选择必要的验证方式。

5）设备负责人审核设备故障处理过程，确保记录完整。

4.8 设备不良事件

医疗设备不良事件是指医疗设备在使用过程中发生的与预期效果不符或对人身造成伤害的不良事件，包括正常使用过程中出现故障、损坏、损毁，设计缺陷，影响使用效果和安全性。

由设备直接引起的不良事件和事故，包括实验室设备、其他附属设备（如用于抽血或样品采集的设备），设备负责人和专业组长逐级提交给专业技术负责人、分管专业主任审核，检验医学部主任组织管理层、医院职能部门审核，后续按照医院流程执行。

在制造商对设备进行召回或其他通知（包括监管部门责令的召回）时，设备负责人完成对之前检验影响的评价，协助医院设备管理处和制造商完成召回处理，验证设备功能正确或/和验证分析性能达到规定的可接受标准后方可使用。

4.9 设备报废

简单设备（如打印机、冰箱等）经医院设备维修组鉴定无法修复后，或检测相关的大型设备经制造商工程师鉴定无法修复和医院设备维修组核实后，设备负责人提出报废申请，所属科室主任审核，通过医院办公自动化系统（OA）申请，后续按照医院流程执行。

4.10 设备记录

应保存影响实验室活动结果的每台设备的记录。

这些记录应包括：

1）制造商和供应商的详细信息，以及唯一识别每台设备的足够信息，包括软件和硬件。

2）接收、验收试验和投入使用的日期。

3）设备符合规定接受标准的证据（如配置清单、合同要求、功能要求、分析性能要求）。

4）当前放置地点。

5）接收时的状态（如新设备、旧设备或翻新设备）。

6）制造商说明书。

7）预防性维护记录。

8）实验室或经批准的外部服务提供商进行的任何维护活动。

9）设备的损坏、故障、改动或修理。

10）设备性能记录，如校准或 / 和验证证书或报告，包括日期、时间和结果。

11）设备的状态，如准用或运行、停用、暂停使用、退役或报废。

设备记录应至少在设备永久停用后保存 2 年，并易于获取。

5 记录

QM-6.4-1-1《设备清单》

QM-6.4-1-2《新设备 / 试剂 / 耗材专业组论证表》

QM-6.4-1-3《新设备 / 试剂 / 耗材申请表》

QM-6.4-1-4《设备基本情况登记表》

QM-6.4-1-5《设备维修记录表》

QM-6.4-1-6《设备、试剂和耗材不良事件报告表》

QM-6.4-1-7《设备报废申请表》

设备接收记录

设备安装报告

设备校准报告

设备性能验证报告

设备实验室维护记录

设备外部维护记录

（陈 林 王丽娜）

第五节 设备校准和计量溯源性

一、QM-6.5 质量手册

6.5 设备校准和计量溯源性

6.5.1 通用要求

实验室应规定对校准和溯源的要求，以保持检验结果报告的一致性。对分析物测量的定量方法，应包括校准和计量溯源要求。测量表征而不是离散分析物的定性方法和定量方法应规定被评估的特性，及不同时间再现性所需的要求。

注：定性方法和可能无法进行计量学溯源的定量方法的示例包括红细胞抗体检测、抗生素敏感性评估、基因检测、红细胞沉降率、流式细胞仪标记物染色和肿瘤 HER2 免疫组化染色。

6.5.2 设备校准

实验室应制定程序，对直接或间接影响检验结果的设备进行校准。程序应规定：

a）使用条件和制造商的校准说明；

b）计量溯源性记录；

c）定期验证要求的测量准确度和测量系统功能；

d）记录校准状态和再校准日期；

e）在重新校准时确保使用的修正因子已更新和记录；

f）校准不合格时的处理，以最大程度降低对服务运行和对患者的风险。

6.5.3 测量结果的计量溯源性

　　a）实验室应通过形成文件的不间断的校准链，将测量结果与适当的参考对象相关联，建立并保持测量结果的计量溯源性，每次校准均会引入测量不确定度。

　　注：追溯源至高级别参考物质或参考程序的校准溯源信息可由检验系统的制造商提供。该文件只有在使用未经修改的制造商检验系统和校准程序时才可接受。

　　b）实验室应通过以下方式确保测量结果溯源到最高可溯源水平和国际单位制（SI）：

　　—具备能力的实验室提供的校准；或

　　注 1：满足 ISO/IEC 17025 要求的校准实验室被认为有能力进行校准活动。

　　—具备能力的标准物质生产者提供并声明计量溯源至 SI 的有证标准物质的认定值；

　　注 2：满足 ISO 17034 要求的标准物质生产者被认为是有能力的。

　　注 3：满足 GB/T 19703/ISO 15194 要求的有证标准物质被认为是合适的。

　　c）无法依据 6.5.3a）提供溯源性时，应用其他方法提供结果可信性，包括但不限于：

　　—明确描述、视为提供符合预期用途且由适当比对保证测量结果的参考测量程序、指定方法或公议标准的结果；

　　—用另一种程序测量校准品。

　　注：被测量的计量溯源让步管理见 ISO 17511。

　　d）基因检验应建立至基因参考序列的溯源性。

　　e）定性方法可通过检测已知物质或之前样品的结果一致性，适用时，反应强度一致性，证明其溯源性。

二、对应程序

（一）QM-6.5-1 设备检定与校准管理程序

1　目的

规范设备的检定 / 校准，保证检测结果具有良好的溯源性、准确性和可靠性。

2　范围

本程序适用于通用设备的检定或校准，专业检测设备的校准。

注：通用设备是指各个专业组可使用的、通用的基础性设备，包括天平、移液器、移液管、量筒、温度计、离心机、恒温设备等；专业检测设备是指直接用于分析测量临床样品，并与结果直接相关的设备，包括各种分析仪。

3　职责

3.1　设备负责人负责制定设备的校准程序、校准 / 检定计划和实施、审核校准报告。

3.2　专业技术负责人负责审核设备的检定 / 校准周期和校准方案。

3.3　分管专业主任负责批准设备的检定 / 校准周期和校准方案。

3.4　医院设备管理处负责联系法定计量机构对通用设备的检定 / 校准。

3.5　专业组长批准校准报告。

3.6　相关职责的说明见图 6-3。

4　工作程序

4.1　设备负责人依据制造商校准说明和相关行业标准制定本设备的校准程序，以及校准周期。对不能检定 / 校准的设备，应进行核查，确保功能正常。检定 / 校准 / 核查的周期不超过 12 个月，具体应根据设备的要求而定。

4.2　设备负责人每年年初制订设备定期检定 / 校准 / 核查的计划，后续跟进实施，各科质量主管核查执行情况。

4.3　设备负责人应确保设备在常规使用前获得检定 / 校准 / 核查，并符合质量体系规定的要求，并始终保持设备在检定／校准／核查的有效期内使用。

4.4 通用设备的检定／校准

4.4.1 对于要求法定检定的和实验室无法自行校准的通用设备，由设备负责人联系医院设备管理处，设备处负责与社会公用计量标准或授权的计量机构协商，到实验室进行检定／校准或送检。

4.4.2 对于实验室自行校准／核查的通用设备，设备负责人负责按照制订的作业指导书实施自行校准／核查。可以采用经过社会公用计量标准或授权的计量机构检定／校准符合要求的设备作为标准设备，对实验室其他相应设备进行自行校准／核查。要求标准设备的精确度不能低于被校准／核查的设备。操作人员需经过设备校准相关培训，并获得资质，撰写校准／核查报告，由另外一个有资质人员审核报告。

4.5 专业检测设备的校准

4.5.1 校准时机

设备在以下情况应进行校准：

1）新设备使用前。

2）校准有效期截止前。

3）经评估存在或可能存在系统误差时，如关键部件维修，室内质控、室间质评、室间比对、室内比对提示趋势性变化且设备问题时。

4）长期停用、搬迁移动、曾脱离了实验室直接控制后，重新投入使用前。

5）实验室认为需要校准的其他情况。

当校准不可能时，应采用其他方式验证结果的准确性。

4.5.2 校准前准备

校准前准备的内容包括：

1）试剂、耗材和器具，如校准品、校准溶液、吸头、反应杯，以及经过检定／校准并符合测量要求的标准天平、标准温度计、移液器等。

2）依据制造商要求或通用要求制订的校准程序。

3）经制造商授权具有资质的工程师。

4）设备需要的环境条件，如温度、湿度、电源等。

5）全面的维护保养，在维护过程中，操作人员应采用适当的防护用品，减少人身伤害的风险，减少损坏设备的风险。

应使用经过检定／校准的天平、温度计，以及制造商配套／适用的校准品、校准溶液等试剂和耗材，以确保用品具有计量溯源性。

4.5.3 校准内容

校准内容依据设备的校准程序执行，校准内容一般包括：

1）机械位置，包括各部件运动位置、测量系统功能。

2）加样系统，包括样品加样量、试剂加样量、冲洗灌注量等。

3）温控系统，包括设备各个需监测温度的部件。

4）检测系统，包括光路、测量池、信号接收处理模块。

4.5.4 校准

由设备负责人或设备负责人授权人员见证，经授权有资质的工程师依据实验室制订的本设备校准程序，按照既定流程执行校准，并确保正确记录和应用修正因子。

在处理校准失败的过程中，应注意尽可能降低风险，包括对分析设备软硬件及其参数的损害，维护人员的人身伤害，对患者之前检验结果和后续检验报告延迟的影响。如采用经过授权人员才能操作、穿戴防护用品、及时采用其他设备验证和检测患者样品。

检验项目的校准见测量结果的计量溯源性管理程序。

4.5.5 校准验证

校准设备后，应当进行验证，以确保校准的可靠性。可采用的验证方法有：

1）不同浓度的校准品和真实度质控品验证。

2）不同浓度新鲜患者样品验证。

3）室内质控在控。

4）室间质评或室间比对的偏倚小于国家卫健委临检中心室间质评允许总误差的50%。

5）检测项目的精密度和正确度等达到设备要求的允许范围。

实验室可根据实际情况通过以上单项或组合方式进行验证。

除定期的设备校准和项目校准验证测量准确度外，还可以定期参加室间质量评价、与参考系统比对、实验室间比对、内部比对等方式验证。必要时，验证测量系统性能。

4.5.6 校准报告

校准后，由校准人出具一份完整的校准报告。设备校准报告的内容因不同有所差异，通常包括：

1）设备名称、型号、序列号和 / 或仪器编号。

2）校准部门、校准人、见证人、校准日期、校准有效期。

3）所用试剂、耗材和器具的名称、制造商、批号、有效期等。

4）设备环境状态（温度、湿度、电源是否符合要求等）。

5）设备保养。

6）机械位置校准。

7）加样系统校准。

8）温控系统校准。

9）检测系统校准。

10）精密度验证。

11）校准因子修正。

12）校准验证。

13）分析项目校准，需要时。

14）校准结论（通过 / 不通过）。

15）其他需要说明的内容或材料。

16）附录，包括原始数据，所用试剂、耗材、器具的证明或检定证书，校准品说明书 / 溯源材料，校准人资质证明等。

4.6 设备负责人对收到的设备校准报告及时进行审核，专业组长批准校准报告。设备负责人存档，并按照要求更新设备的状态标识。

5 记录

QM-6.5-1-1《设备定期检定 / 校准 / 核查计划和实施记录表》

设备检定 / 校准 / 核查报告

（二）QM-6.5-2 测量结果的计量溯源性管理程序

1 目的

规范测量结果的计量溯源性管理，确保测量结果与测量基准的联系，保证测量结果的可比性、可靠性和互认。

2　范围

本程序适用于定量方法和定性方法的溯源和项目校准。

3　职责

3.1　专业组长负责收集计量溯源性材料，检验项目校准计划和方法学比对计划的制订。

3.2　专业技术人负责审批检验项目校准方案和方法学比对计划。

3.3　岗位人员负责检验项目校准和方法学比对的实施与记录。

3.4　相关职责的说明见图 6-3。

4　定义和术语

4.1　计量溯源性

是指通过文件规定的不间断的校准链，将测量结果与参照对象联系起来的测量结果的特性，校准链中的每项校准均会引入测量不确定度。

4.2　方法学比较

实验室在使用新的检测系统或测定方法或新的试剂盒进行患者样品测定之前，应与原有的检测系统或公认的参考方法进行临床样品的比对，以评价新的检测系统或方法引入后的偏倚，从而决定其能否应用于临床检测。

4.3　有证标准物质

又称有证参考物质、有证标准样品，是一个附有由权威机构发布的文件，提供使用有效程序获得的具有不确定度和溯源性的一个或多个特性量值的参考物质。

5　工作程序

5.1　溯源材料

测量结果的计量溯源性应追溯至可获得的较高计量学级别的参考物质或参考测量程序。对于配套检测系统，其计量溯源性文件可以由检验系统的制造商提供。只要使用未经过修改的制造商检验系统和校准程序，则该份文件才可作为溯源性证明。同时，应制订适宜的正确度验证计划或者室间质量评价活动。溯源性证明文件由专业组长向设备制造商／供应商索取溯源证明材料或提供中国合格评定国家认可委员会（CNAS）承认的机构出具的检定／校准服务的计量溯源性材料，并保存材料。

5.2　溯源途径

实验室应通过以下方式确保测量结果溯源到最高可溯源水平和国际单位制（SI）：

1）由具备能力的实验室（满足 ISO/IEC 17025 要求的校准实验室）提供校准。

2）使用具备标准物质生产能力提供者（满足 ISO 17034 要求的标准物质生产者）提供有证标准物质（满足 ISO 15194 要求的有证标准物质），其标准值能声明计量溯源至 SI。

5.3　如不能使用以上方式提供溯源性，可采用其他提供可靠结果的方法，包括但不限于：

1）使用参考测量程序、指定方法或共识（方法）标准的结果，这些被明确描述，并视为提供符合预期用途，且通过适当比对保证的测量结果。

2）经另一程序检验或校准：与经确认的参考方法（校准实验室）进行结果比对以证明实验室测量结果的正确度。

3）参加适宜的能力验证／室间质评，且在最近一个完整的周期内成绩合格。

4）与使用相同方法的实验室进行比对。

5.4　对于基因检查，实验室应建立遗传参考序列的可追溯性。

5.5　对于定性方法，可通过检测已知物质或之前样品的结果（适用时，包括反应强度）一致性来证明其溯源性。

5.6　检验项目校准

5.6.1　专业组长依据制造商检验项目校准说明和相关行业标准，经过充分评估后制订检验项目的校准程序，包括校准方案和校准周期。

5.6.2　项目校准时机

在以下情况，检测人员应考虑进行项目校准：

1）达到规定的校准周期。

2）更换不同批号或货运号或组分的试剂盒。

3）经评估存在或可能存在系统误差时，如关键部件维修、室内质控、室间质评、室间比对、室内比对提示趋势性变化。

4）长期停用、搬迁移动、脱离了实验室直接控制后，重新投入使用前。

5）实验室认为需要校准的其他情况。

5.6.3　校准

检测人员根据实验室制定的项目校准程序执行校准，并确保正确记录和应用修正因子。

在处理校准失败的过程中，应注意尽可能降低风险，包括对分析设备软硬件及其参数的损害，维护人员的人身伤害，对患者之前检验结果和后续检验报告延迟的影响。如采用经过授权人员才能操作、穿戴防护用品、及时采用其他设备验证和检测患者样品。

校准后，可与之前的校准曲线和／或校准参数进行比较，初步判断二者之间的差异性。

5.6.4　校准验证

进行校准后，应进行验证，以确保校准的可靠性。可采用的验证方法有：

1）室内质控在控。

2）不同浓度新鲜患者样品比对。

3）不同浓度的校准品和真实度质控品验证。

4）室间质评或室间比对的偏倚小于国家卫健委临检中心室间质评允许总误差的50%。

实验室可根据实际情况通过以上单项或组合方式进行验证。

5.6.5　校准记录

对没有自动记录和显示历次项目校准信息的设备，设备负责人应建立人工记录检验项目校准信息。

5.7　方法学比对

如果无法提供计量溯源性，可通过方法学比对等提供结果可信度信息，见检验结果可比性管理程序。

6　记录

QM-6.5-2-1《检验项目校准记录表》

溯源性证明文件

（陈　林　庄俊华）

第六节　试剂和耗材

一、QM-6.6 质量手册

6.6　试剂和耗材

6.6.1　通用要求

实验室应建立试剂和耗材的选择、采购、接收、储存、验收试验和库存管理过程。

注：试剂包括商品化或内部制备的物质、参考物质（校准品和质控品）、培养基；消耗品包括移液器吸头、载玻片、POCT 耗材等。

6.6.2　试剂和耗材—接收和储存

实验室应按照制造商说明储存试剂和耗材，并监测相关的环境条件。当实验室不是接收场所时，应核实接收场所是否具备充分的储存和处理能力，以防止供应品损坏和变质。

6.6.3　试剂和耗材—验收试验

组分或试验过程改变的每个试剂或试剂盒新配方，或新批号或新货运号试剂，在投入使用前或结果发布前（适用时）应进行性能验证。

影响检验质量的耗材在投入使用前应进行性能验证。

注1：新批号试剂与旧批号试剂的室内质控品结果可比可作为验收证据（见 7.3.7.2）。不同批号试剂比对首选患者样本，以避免室内质控品的物质互换性问题。

注2：有时可基于试剂分析证书进行验证。

6.6.4　试剂和耗材—库存管理

实验室应建立试剂和耗材的库存管理系统。

库存管理系统应将已验收的试剂和耗材与未检查或未接受使用的区分开。

6.6.5　试剂和耗材—使用说明

试剂和耗材的使用说明，包括制造商提供的使用说明，应易于获取。应按制造商说明使用试剂和耗材。如计划他用，见 7.3.3。

6.6.6　试剂和耗材—不良事件报告

应调查可直接归因于特定试剂或耗材的不良事件和事故，并根据要求向制造商和 / 或供应商以及相关部门报告。

实验室应制定程序，响应制造商召回或其他通知及采取制造商建议措施。

6.6.7　试剂和耗材—记录

应保存影响检验性能的每一试剂和耗材的记录，包括但不限于：

a）试剂或耗材的标识；

b）制造商信息，包括说明书、名称和批次编码或批号；

c）接收日期和接收时的状态、失效日期、首次使用日期；适用时，试剂或耗材的停用日期；

d）试剂或耗材初始和持续准用记录。

当实验室使用自己配制、再悬浮或组合试剂时，除记录上述相关内容外，还应包括配制人、配制日期和有效期。

二、对应程序

QM-6.6-1 试剂与耗材的选择和管理程序

1　目的

规范试剂和耗材的选择、申购、接收、储存、验收试验和库存管理以及自配试剂的管理，避免因接收或使用不合格试剂和耗材、过期试剂和耗材或因试剂耗材短缺影响检验服务质量，从而保证检验工作正常、检测数据准确可靠及管理清晰。

2 范围

本程序适用于试剂和耗材的选择、申购、接收、储存、验收试验和库存管理以及自配试剂的管理。

注：试剂，包括商品化的或内部制备的物质、校准品、质控品、培养基等；耗材，包括移液器吸头、载玻片、POCT 耗材等。

3 职责

3.1 岗位人员负责本岗位试剂和耗材的订购、核收、签单与确认、入库、性能验证。

3.2 各组试剂管理员审核订购单、送货单汇总管理。

3.3 专业组长负责新试剂和耗材准入前的收集资料、执行评价。

3.4 专业技术负责人负责组织新试剂和耗材准入前的评价。

3.5 检验医学部管理层负责新试剂和耗材准入前的审核。

3.6 低耗品管理员负责办公用品、消毒用品、生活用品等低耗品的申购、审核、验收、签收、入库等。

3.7 相关职责的说明见图 6-3。

4 工作程序

4.1 试剂和耗材的选择

4.1.1 所有检验人员均可根据临床需求和专业发展向所属科室相应专业组组长提出新试剂或新耗材的申请，专业组长汇总资料后提交给相应专业技术负责人审核。

4.1.2 专业技术负责人组织本专业组中级职称及以上人员参加讨论，要求参加人员不少于应参加人数的 2/3，2/3 以上人员同意为通过，否则流程终止。论证内容至少包括：新项目的临床意义、临床医生认可度、预期每月样品量分析、预期成本分析、目前设备和人员配备情况等。

4.1.3 专业技术负责人组织各医院本专业组长讨论，选择不少于 3 个制造商产品进行评价。评价内容，包括检测范围、精密度、正确度、计量溯源性、操作便利性、创新性功能、用户数量和用户反馈，供应商服务能力和技术支持能力，以及从室间质量评价获得参与者数量、分组精密度情况、成本等。如需试用性评价，应向分管专业主任和设备处报备，并由设备处通知相关制造商协助评价工作。评价工作由专业技术负责人协调，相应医院专业组长具体执行。

4.1.4 所属科室专业组长通过检验医学部办公自动化系统（OA）申请，逐级提交给所属科室主任、专业技术负责人、分管专业主任、检验医学部主任审核。审核通过后，系统发布信息通知检验医学部管理层、专业技术负责人和申请人。

4.1.5 每月由检验医学部秘书整理新试剂和耗材的申请情况，提交检验医学部管理层会议讨论。讨论内容包括：是否有同类产品，必要性和适用性等。

4.1.6 申请人通过医院办公自动化系统（OA）申请，后续按照医院流程执行。

4.2 试剂和耗材的订购

4.2.1 各组试剂管理员登录医院耗材订购系统，可查询已准入的试剂和耗材，并按照岗位进行分组。

4.2.2 岗位人员每周核查本岗位当前试剂和耗材的库存量、近期消耗量和有效期，登陆医院耗材订购系统，在本岗位试剂组进行订购试剂和耗材的名称和数量，保存后通知本组试剂管理员审核后执行发送医院设备管理处，后续按照医院流程执行。

4.3 试剂和耗材的核收

试剂和耗材到货后，岗位人员进行核查，核查内容至少包括送货单上的名称、规格、批号、有效期、数量、价格是否与货品一致，名称、规格、数量是否与申请一致，供应商的运输条件是否符合要求，试剂和耗材的外观包装是否完整等。确认无误后，岗位人员需与另一名检验人员同时签收。岗位人员应尽快在医院耗材订购系统中确认，并录入实验室库存管理系统（包括转运温度），打印标签，拍照送货单，告知本组试剂管理员。如果试剂和耗材不符合要求，应直接拒绝签收，不得入库。

4.4 试剂和耗材的验证

4.4.1 验证时机

由实验室基于风险管理和操作便利性等具体情况而定，但至少发布结果前完成验证。

1）如果组分或试验过程改变的试剂，或试验过程改变，或试剂盒新配方，可能导致分析性能差异较大，宜投入使用前进行性能验证。

2）依据以前性能验证结果，新批号或新货运号试剂性能验证差异通常可接受，或部分项目需要批量检测（如 ELISA），可以在试剂使用后，发布同批患者结果前，对检测数据进行分析评估作为性能验证。

3）影响检验质量的耗材在投入使用前应进行性能验证。

4.4.2 验证方式

1）试剂和耗材的组分改变，或试验过程改变，影响到方法学性能时，应按照新项目 / 新方法进行方法学性能验证，包括验证参考区间 / 参考值，见检验项目管理程序、方法的性能验证和确认程序；

2）新批号或新货运号的试剂与耗材，可采用新批号或新货运号与前一批次号检测同一批号在用质控品结果的可接受性，或通过留样再测方式检测患者样品结果可接受性，或通过设备间比对方式检测患者样品结果可接受性，必要时可采用试剂分析证书等方式。

4.4.3 岗位人员对新批号或新货运号或新组分或新试验过程的试剂和耗材进行性能验证并形成记录，验证结果符合要求后，方能发布检验报告。

4.5 试剂和耗材的储存和库存管理

实验室采用实验室信息系统（LIS）电子化库存控制系统管理试剂和耗材。该库存控制系统能监控试剂和耗材的数量和有效期，并进行报警提示，以防止数量过多或过少或使用过期的试剂和耗材。试剂应严格按照试剂要求储存，岗位人员每周核查试剂和耗材的库存量及有效期，以便确定是否需要订购。库存系统环境应符合要求，空间应足够，应每天监测库存系统的环境（如温度、湿度等）。当储存环境不满足要求时，应按照设施和环境条件管理程序的要求处理，并形成记录。

当实验室不是接收单位时，如暂存于医院的其他部门，应核实该地点是否具备充分的储存和处理能力，以保证购买的试剂和耗材不会损坏或变质。

岗位人员应将未经检查或经过检查不合格的试剂和耗材与已检查合格的进行明显分隔和标识，以防止误用。

每次取用一个包装的试剂，使用者应进行出库登记。

一般情况下，按照有效期的先后顺序使用试剂和耗材。

4.6 试剂和耗材的使用说明

试剂和耗材的使用说明，包括制造商提供的说明书、使用指南、实验室制订的操作程序，应方便岗位工作人员获取。专业组长依据制造商说明书、使用指南，制订试剂和耗材的操作程序，作为检测项目作业指导书的一部分，必要时也可以将试剂说明书经过文件审批后直接使用。实验室不得擅自更改试剂的使用，如试剂的加样量，样品的加样量，试剂的加样顺序等，以免影响检验质量。任何改变，均应进行方法学确认，并能提供证明材料。

4.7 试剂和耗材的不良事件报告

试剂和耗材引起的不良事件报告，包括试剂和耗材导致的检验质量问题，以及对操作人员、环境、设备的不良影响等。

由试剂和耗材直接引起的不良事件和事故，各组试剂管理员和专业组长逐级提交给专业技术负责人、分管专业主任、检验医学部主任组织管理层讨论、医院职能部门报告审核，后续按照医院流程执行。

在制造商对试剂和耗材进行召回或其他通知（包括监管部门责令的召回）时，岗位人员协助医院设备管理处和制造商完成召回处理，岗位人员完成对之前检验影响的评价。

4.8　试剂和耗材的记录

应保存影响检验性能的每一种试剂和耗材的记录，包括但不限于以下内容：

1）试剂或耗材的标识。

2）制造商的信息，包括说明书、名称和批次编码或批号。

3）接收日期和接收时的状态、失效日期、首次使用日期；适用时，试剂或耗材的停用日期。

4）试剂或耗材初始和持续准用记录。

当实验室使用自配、再悬浮或混合试剂时，除记录上述相关内容外，还应包括配制人、配制日期和有效期。

初始准用记录是指最初批准使用、全面性能验证或评价的记录。持续准用记录是指室内质量控制、室内比对、室间质量评价、室间比对等表明相关性能或能力满足要求的记录。

再悬浮试剂是指使用溶剂对干粉物质溶解和混匀处理后的试剂，或者容易沉淀故使用前需要再混匀的试剂，如干粉试剂、质控品、校准品的溶解和混匀，血细胞分析质控物、化学发光磁珠／微球试剂的混匀等。

4.9　自配试剂的管理

实验室根据实际工作的需要，可能会有少量的自配试剂。应在盛装的容器上注明必要的信息，包括试剂名称、浓度、储存要求、配制日期、有效期和配制人等。

配制方法应在作业指导书中说明。必要时，应对使用期内的稳定性进行评估或验证。

自制质控物应有制备程序，包括均一性和稳定性的评价方案，以及配制和评价记录。均一性主要是评价瓶间差，可以采用重复性进行评价。稳定性主要是评价规定条件下的有效期，可以采用预期时长、定期检测的中间精密度进行评价。

4.10　各科试剂管理员每月统计试剂和耗材的购买量，并汇报给所属科室主任。

4.11　试剂和耗材的报废管理

由于试剂和耗材超过有效期或损坏或其他客观原因导致试剂报废时，各组试剂管理员在实验室库存管理系统中申请报废，提交给所属科室主任审批。

5　记录

QM-6.6-1-1《试剂和耗材批号更换验证记录表》

QM-6.6-1-2《自配试剂制备与质量验证记录表》

QM-6.6-1-3《试剂和耗材报废申请表》

QM-6.4-1-4《新设备／试剂／耗材申请表》

QM-6.4-1-5《设备、试剂和耗材不良事件报告表》

试剂和耗材初始性能验证报告

（陈　林　庄俊华）

第七节 服务协议

一、QM-6.7 质量手册

6.7 服务协议

6.7.1 与实验室用户的协议

实验室应制定程序建立并定期评审提供实验室活动的协议。

该程序应确保：

a）充分规定了要求；

b）实验室有能力和资源满足要求；

c）适用时，实验室告知用户由受委托实验室和顾问执行的具体活动。

应将可能影响检验结果的任何协议变更通知实验室用户。

应保留评审记录，包括任何重大变更。

6.7.2 与 POCT 操作者的协议

实验室与组织内使用实验室支持的 POCT 的其他部门的协议，应明确规定各自的职责和权限并告知。

注：已建立的多学科 POCT 委员会可管理此服务协议，见附录 A。

二、对应程序

QM-6.7-1 服务协议管理程序

1 目的

规范实验室与实验室用户服务协议的建立和评审，明确权利与义务，避免纠纷，确保双方有能力和资源保障协议的执行，促进实验室提高服务质量。

2 范围

本程序适用于实验室与用户之间的协议。

3 职责

3.1 各专业组长或实验室用户提出服务协议需求，专业组长收集和整理资料。

3.2 专业技术负责人拟定服务协议草案。

3.3 分管专业主任负责审核服务协议草案。

3.4 检验医学部质量负责人负责汇总服务协议草案、组织评审、定期评审服务协议。

3.5 检验医学部主任负责审定服务协议。

3.6 医院职能部门负责组织签署服务协议。

3.7 检验医学部质量负责人负责将可能影响检验结果的协议变更通知实验室用户。

4 定义

4.1 服务协议

服务协议是指一方就向另一方提供活动、过程和结果方面，双方经过协商后达成的一致意见。它以书面或口头的形式规定各方之间权利和义务。对实验室而言，服务协议可以是双方签署的检测委托书、服务协议书、检测工作计划方案和书面、电话或口头形式达成的有文字记录的检测要求，如检验申请单、样品采集手册、危急值报告、附加检验、样品留存时间、检验套餐内容、检验报告时间等，其内容和格式都应该是以服务协议形式出现。

4.2　服务协议分类

实验室服务协议分为常规服务协议和非常规服务协议两类。常规服务协议是指实验室现在已经作为常规开展的检验项目的服务协议，此类服务协议通常以检验申请、检验报告、检验周期等形式表现。除此之外的其他服务协议属于非常规服务协议，非常规服务协议可以委托单形式表现，必要时也可以专项服务协议的形式表现。

5　工作程序

5.1　服务协议草案

5.1.1　实验室与用户通过沟通、讨论，达成一致内容，形成服务协议草案。对于实验室相关的重大服务协议或业务管理医院外部的服务协议，实验室参与医院职能部门主持的服务协议工作。

5.1.2　实验室在制订服务协议草案前，应充分评估以下内容：

1）实验室与用户应充分考虑协议的相关环节，并进行详细、明确规定，包括过程管理、各自的权利和义务。

2）实验室应对目前提供的、与协议相关的全部服务，诸如检验方法、检验申请单和检验报告单的格式，样品采集说明，检验周期，临床危急值报告，检验后样品的保存期限等，以及人力、财力、物力等资源是否满足要求，进行分析评价，确保有能力和资源保障协议的执行，实验室用户也应有执行协议的能力和资源。

3）适用时，实验室告知用户由受委托实验室和顾问执行的具体活动，如受委托实验室执行检验和报告时间。

5.2　服务协议草案

专业组长收集和整理资料后，专业技术负责人拟定本专业服务协议草案，分管专业主任审核服务协议草案，检验医学部质量负责人汇总服务协议草案，送检验医学部主任审定，必要时组织检验医学部管理层讨论。

5.3　服务协议评审和签订

5.3.1　检验医学部质量负责人协调实验室代表、用户代表、医院职能部门代表，对服务协议草案进行评审，对细节进行讨论。

5.3.2　医院职能部门代表组织下，确认的服务协议应合理、合法和具有可操作性，明确双方的权利和义务，医院职能部门代表、实验室代表、用户代表或业务关联方进行现场签字，医院职能部门盖章或主管签字生效。

5.3.3　协议各方保存服务协议，并按照协议执行。

5.3.4　对非常规服务协议，如开展新药临床试验检验，实验室除要以常规服务协议的方式评审外，可能需要涉及更多部门，均需要得到确认。

6　服务协议偏离

当实验室或用户或关联方在执行服务协议的过程中出现偏离时，偏离方应告知协议相关方，实验室应评估和告知用户或关联方偏离对检验结果的影响和建议采取的纠正措施。实验室或用户或关联方应积极应对服务协议的偏离，尽可能将影响降到最低。

7　服务协议变更

对已生效服务协议的任何变更，实验室应对变更的内容组织重新评审。应保留服务协议评审的记录，包括任何重大变更。

8　与 POCT 操作者的协议

由实验室支持的医院其他部门 POCT 项目，也应建立服务协议，应明确规定各自的职责和权限并告知相关人员。可由 POCT 委员会管理此服务协议。

9　服务协议的定期评审

服务协议的评审周期为 12 个月，由检验医学部质量负责人组织服务协议的定期评审。评审内容，包括协议各方执行情况、各方意见，并给出结论和提出是否修改的建议。

10　记录

QM-6.7-1-1《服务协议更改通知单》

QM-6.7-1-2《服务协议评审记录表》

服务协议

（陈　林　庄俊华）

第八节　外部提供的产品和服务

一、QM-6.8 质量手册

6.8　外部提供的产品和服务

6.8.1　通用要求

实验室应确保由外部提供的、影响实验室活动的产品和服务在以下情况是适宜的：

a）预期纳入实验室自身活动；

b）实验室直接向用户提供部分或全部从外部供应者那里获得的产品或服务；

c）用于支持实验室的运作。

可能需要与组织其他部门或职能部门合作以满足以上要求。

注：服务包括样品采集服务、移液器和其他校准服务、设施和设备维护保养服务、室间质量评价计划、受委托实验室和顾问提供的服务。

6.8.2　受委托实验室和顾问

实验室应将如下要求告知受委托实验室和提供解释和建议的顾问：

a）提供的程序、检验、报告和咨询活动；

b）危急结果的管理；

c）所需的人员资格和能力证明。

委托实验室（而非受委托实验室）应负责确保将受委托实验室的检验结果提供给申请者，除非协议有其他规定。应保存一份所有受委托实验室和顾问的清单。

6.8.3　外部提供的产品和服务的评审和批准

实验室应制定程序并保存相关记录，用于：

a）规定、审查和批准实验室对所有外部提供的产品和服务的要求；

b）规定对外部供应者的资质、选择、表现评价和再评价的标准；

c）样品委托；

d）在使用或直接提供给用户之前，应确保外部提供的产品和服务符合实验室规定的要求，或适用时，本准则的相关要求；

e）根据对外部服务供应者的表现评价结果采取措施。

二、对应程序

（一）QM-6.8-1 受委托实验室和顾问管理程序

1 目的

规范受委托检验实验室和顾问管理，确保受委托实验室和顾问的技术能力能满足检测工作的要求、受委托实验室和顾问有能力承担相应的责任、检验报告和顾问的质量。

2 范围

本程序适用于外送委托检验项目和由顾问实施的检验活动。

3 职责

3.1 专业组长负责委托检验要求的提出及受委托方能力的评估。

3.2 专业技术负责人负责审核委托检验项目和定期评审。

3.3 分管专业主任负责批准委托检验项目和定期评审。

3.4 检验医学部质量负责人负责组织受委托实验室和顾问能力的定期评审，汇总并形成报告。

3.5 分管质量主任负责批准受委托实验室和顾问能力定期评审报告。

3.6 检验医学部质量负责人负责组织受委托实验室 / 顾问协议的签订。

3.7 相关职责的说明见图 6-4。

4 工作程序

4.1 委托申请

专业组长对将采取委托检验的项目征求用户的意见（包括样品采集方式和时间、获取报告方式

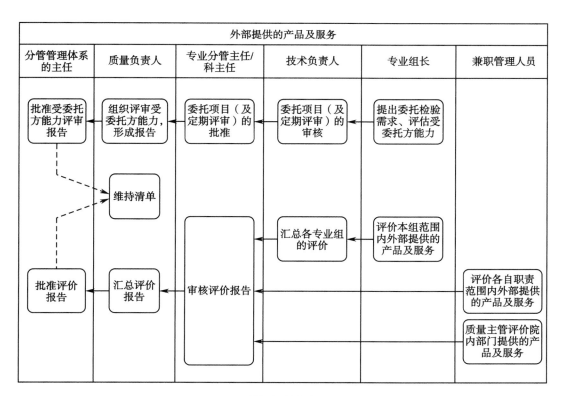

图 6-4 外部提供的产品及服务

和时间），提出需要委托的工作及受委托方申请，提交给专业技术负责人审核后，提交给分管专业主任批准，后续按照医院流程执行。

4.2 受委托实验室和顾问能力评估

申请人收集受委托实验室能力方面的资料，并进行评价。评估内容包括：

a）仪器设备、检验方法是否满足实验室要求。

b）环境条件、人员资质、人员能力是否满足实验室要求。

c）委托检验项目是否通过了实验室认可。

d）质量管理体系和受委托项目的质量情况是否满足实验室要求。

e）是否有能力提供必要的咨询服务。

f）是否有能力在规定时间内完成受委托检验任务。

注：通过了 ISO 15189 认可项目可被视为是有能力的。

顾问是专业地提供专家意见的人。如果实验室需要外部顾问对形态学或其他相关学科提供二次意见，则应对顾问的资质进行审核，包括专业背景、沟通能力、解决问题能力、严谨工作能力等。本实验室要求顾问至少是本地区本专业领域里具有一定权威和地位的人。

4.3 委托协议签订

委托协议应对整个委托检验过程（包括检验前中后）双方的权利和义务做出明确规定，确保内容符合国家和地方法律、法规要求，确保协议执行，保障受委托实验室有能力满足本科室和用户的需求。

委托协议属于服务协议，按照服务协议的流程制订和签订。

4.4 对检验中遇到的技术性难题，在实验室无法完成的情况下，专业组组长可向技术管理层提出申请，请求该领域权威顾问进行会诊。顾问可以是本医院的，也可以是院外的，可以是实验室的，也可以是临床医生、病理学专家。由医务处联系顾问会诊。顾问给出的会诊意见或者建议，专业组组长负责记录，并负责跟进处理该技术难题。

4.5 委托检验项目实施

实验室负责与受委托实验室根据协议进行样品的交接及记录，记录的内容包括受委托实验室的名称、地址、所属机构、检验项目、样品来源、样品数量、样品收集时间、样品运送人员、转运接收人员及时间等。

4.6 委托报告提供

由检验医学部实验室将受委托实验室的检验报告提供给申请者。适用时，将受委托实验室名称和地址提供等信息提供给用户。

如果委托检验报告由受委托实验室出具，如是电子报告，应符合信息管理关于数据传输的相关要求；如纸质报告，由实验室将纸质报告发给用户。

如果委托检验报告由本实验室出具，则报告中应包括由受委托实验室报告结果的所有必需要素，不得做出任何可能影响临床解释的改动，但不要求实验室按受委托实验室的报告原字原样报告。

如有必要，实验室可根据患者具体情况及本地区医学环境，选择性地对受委托实验室的检验结果做附加解释性评语，但应有评论者的签名，且评论者应是本实验室经授权的专业人员。

4.7 委托项目结果管理

4.7.1 委托项目危急值管理

如果委托检验结果出现委托协议中定义的危急值，受委托实验室及时通知委托实验室，后续按照委托实验室危急值管理执行。

4.7.2 委托项目传染病报告管理

如果委托检验结果出现委托协议中定义的传染病，受委托实验室及时通知委托实验室，后续按照委托实验室传染病管理执行。

4.7.3 委托项目咨询管理

实验室人员对委托项目有疑问，应咨询受委托实验室的专业组长或技术负责人。

4.8 受委托实验室的定期评审

检验医学部质量负责人至少每 12 个月对受委托实验室和顾问进行定期评审，确保受委托实验室质量和能力持续满足实验室要求。评审内容可包括：环境控制情况、室内质控及室间质评情况、仪器设备状态、人员资质状况、认可状态等，并随机抽查检验报告单，确保检验报告单的准确性及可溯源性；对于提供二次意见的会诊者，可通过其会诊意见对患者诊断、治疗及预后的贡献进行监控。

4.9 检验医学部维护一份所有受委托实验室和征求意见的顾问的清单，内容可包括实验室的名称、地址、所属机构、联系人、联系电话、所委托的检验项目等。

5 记录

QM-6.8-1-1《委托检验项目申请表》

QM-6.8-1-2《受委托实验室能力评审表》

QM-6.8-1-3《顾问能力评审表》

QM-6.8-1-4《受委托实验室和顾问清单》

委托检验协议

（二）QM-6.8-2 外部提供的产品和服务管理程序

1 目的

规范试剂和耗材、外部服务以及院内部门提供的产品和服务的选择、管理和评价，确保实验室能持续使用符合实验室要求的产品和服务，从而保证实验室活动正常运行、检测准确可靠及管理清晰。

2 范围

本程序适用于外部为实验室提供的产品和服务的管理。

注：外部提供的产品，包括试剂和耗材、设备、办公用品等；外部提供的服务，包括设备校准 / 检定、设施和设备维修维护、软件服务、样品采集服务、室间质量评价服务、受委托实验室和顾问提供的服务。

3 职责

3.1 专业组长负责本组外部提供的产品和服务的评价。

3.2 设备管理员负责公共设备服务供应的评价。

3.3 信息管理员负责信息系统服务的评价。

3.4 各科质量主管负责院内部门提供的产品和服务的评价。

3.5 专业技术负责人负责协调各医院专业组的评价。

3.6 各实验室主任负责审核本实验室外部提供的产品和服务的评价。

3.7 检验医学部质量负责人负责汇总评价报告，负责维持一份外部提供的产品和服务清单。

3.8 分管质量主任负责批准外部提供的产品和服务的评价报告和清单。

3.9 相关职责的说明见图 6-4。

4 工作程序

4.1 外部提供的产品和服务的选择标准和要求

4.1.1 外部提供的产品和服务的机构或部门应注册合法、证件齐全、具有资质或合适，其提供的产品应具有生产批准文号或注册证，实验室需保存这些资料。

4.1.2 外部提供的产品和服务的供应品质量优良、价格便宜、服务和应急服务优良、社会信誉良好等。

4.1.3 外部提供的产品和服务应满足实验室质量体系的要求。包括：

1）按照预期用途纳入实验室自身活动，在使用前经过评估或验证，保证其适宜性，如设备、试剂和耗材等的选择和管理。

2）实验室从外部提供者获取的直接向用户提供的部分或全部产品（如采集容器、说明书或相关信息、委托检验报告等），在使用前应评价其适宜性。

3）试剂和耗材、能力验证、评审和审核、检定/校准等产品和服务适宜于实验室活动。

外部提供的产品和服务的初始评估或验证的具体操作见设备、试剂和耗材相应的程序，样品委托见受委托实验室管理程序。

4.2 外部提供的产品和服务的定期评价

4.2.1 评价内容

对外部提供的试剂和耗材的评价内容，包括供应商资质、产品注册批号、供应品的质量（含室内质控、室间质评、货品验证）、售后服务情况、供货及时性、供应品有效期、社会信誉、应急服务能力等。

对外部提供服务（包括设备校准/检定供应商、设备维修维护供应商、软件服务供应商等）的评价内容，包括其资质、服务质量、售后服务情况、服务的及时性、社会信誉、应急服务能力等要素。

对医院内部门提供的产品和服务的评价内容，包括服务质量、服务及时性、售后评价及应急服务等要素。

4.2.2 评价标准

评价总分 ≥ 80 分为合格，≥ 60 至 < 80 分应改进，< 60 分为不合格。

4.2.3 至少每 12 个月对外部提供的产品和服务进行一次定期评价。

4.2.4 检验医学部质量负责人依据分管质量主任批准的评价，维持一份外部提供的产品和服务清单，以便于各组使用和管理。

5 记录

QM-6.8-2-1《试剂和耗材供应评价表》

QM-6.8-2-2《外部服务供应评价表》

QM-6.8-2-3《院内供应评价表》

QM-6.8-2-4《外部提供的产品和服务的清单》

（陈 林 王丽娜）

第七章

过程要求

第一节　总 体 要 求

一、QM-7.1 质量手册

7.1　总体要求

实验室应识别在检验前、检验和检验后过程中患者医疗的潜在风险。应评估并尽可能降低风险。适用时，应将剩余风险告知用户。

应根据对患者的潜在危害，监控并评估所识别风险和降低风险过程的有效性。

实验室还应识别患者医疗改进的机遇，并制定方案管理这些机会（8.5）。

医学实验室结合实际情况（如人员、设备、材料、方法、环境、操作程序等），对检验全过程（检验前、检验和检验后）中患者医疗的潜在风险进行全面的识别。实验室应对识别的风险进行全面的分析，与实验室已建立的风险可接受性标准来比较，并尽可能降低风险。

实验室应对所识别风险和降低风险过程的有效性进行监控和评估。实验室应该识别改进患者医疗的机遇，在管理体系中整合并实施这些措施，并针对实验室的运行过程策划，实施和评价这些措施。

（何　敏）

第二节　检验前过程

一、QM-7.2 质量手册

7.2　检验前过程

7.2.1　通用要求

实验室应制定涵盖所有检验前活动的程序，并使相关人员方便获取。

注 1：检验前过程可能影响预期检验的结果。

注 2：样品采集和运送要求见 ISO 20658。

注 3：特定来源样品和特定分析物的要求见 ISO 20186-1、ISO 20186-2、ISO 20186-3、ISO 20166（所有部分）、ISO 20184（所有部分），ISO 23118 和 ISO 4307。

7.2.2 实验室提供给患者和用户的信息

实验室应备有向用户和患者提供的适当信息。信息应充分以使用户全面了解实验室活动的范围和要求。

适当时，这些信息应包括：

a）实验室地址、工作时间和联络方式；

b）检验申请和样品采集的程序；

c）实验室活动的范围和预期可获得结果的时间；

d）咨询服务的获取；

e）患者知情同意要求；

f）已知对检验性能或结果解释有显著影响的因素；

g）实验室处理投诉的流程。

7.2.3 检验申请

7.2.3.1 通用要求

a）实验室收到的每份检验申请均应视为协议。

b）检验申请应提供充分信息，以确保：

——申请单和样品可明确追溯至患者；

——可识别申请者的身份及联络方式；

——可识别申请的检验项目；

——可提供临床和技术建议及临床解释。

c）检验申请信息可以实验室认为适宜且用户可接受的格式和介质提供。

d）当患者医疗必需时，实验室应与用户或其代表进行沟通，以明确用户申请的内容。

7.2.3.2 口头申请

实验室应制定管理口头申请检验的程序。适用时，包括在规定时限内向实验室提供书面确认的检验申请。

7.2.4 原始样品采集和处理

7.2.4.1 通用要求

实验室应制定采集和处理原始样品的程序。应向样品采集者提供相关信息。

应明确记录任何与既定采集程序的偏离。应评估接受或拒收该样品对患者结果的潜在风险和影响，记录并通知适当人员。

适用时，实验室应定期评审所有类型样品的量、采集器械及保存剂的要求，以确保样品量既不会不足也不会过多，且正确采集样品以保护分析物。

7.2.4.2 采集前活动的指导

实验室应为采集前活动提供充分信息和指导，以确保不影响样品的完整性。

这些信息包括：

a）患者准备（例如：为护理人员、样品采集者和患者提供的指导）；

b）原始样品采集的类型和量，采集容器及必需添加物，样品采集顺序（相关时）；

c）特殊采集时机（相关时）；

d）影响样品采集、检验或结果解释，或与其相关的临床信息（如用药史）；

e）样品标识可明确识别患者和采集部位，以及从同一患者采集的多个样品，包括多块组织或切片；

f）实验室接受或拒收申请的检验所用样品的标准。

7.2.4.3 患者知情同意

a）实验室对患者开展的所有操作均需患者知情同意；

注：对于大多数常规实验室操作，如患者自愿接受样品采集如静脉穿刺，即可表示患者已同意。

b）特殊操作，包括大多数侵入性操作或可能增加并发症风险的操作，需有更详细的解释，在某些情况下，需
要记录知情同意。

c）紧急情况下不能得到知情同意时，只要对患者最有利，实验室可以执行必需的操作。

7.2.4.4 采集活动的指导

为确保样品采集和检验前储存的安全、准确和临床适宜性，实验室应提供以下指导：

a）接受原始样品采集的患者身份的确认；

b）确认并记录（相关时）患者符合检验前要求（例如：禁食、用药情况［最后服药时间、停药时间］、在预定

时间或时间间隔采集样品等）；

  c）原始样品采集说明，包括原始样品容器及必需添加物，及样品采集顺序（相关时）；

  d）以可明确追溯到被采集患者的方式标记原始样品；

  e）原始样品采集者身份、采集日期及时间（相关时）的记录；

  f）分离或者分装原始样品的要求（必要时）；

  g）采集的样品运送到实验室之前的稳定条件和合适的储存条件；

  h）采样物品使用后的安全处置。

7.2.5 样品运送

  a）为确保及时和安全运送样品，实验室应提供以下指导：

   1）运送样品的包装方式；

   2）确保从样品采集到实验室接收之间的时间适用于申请的检验；

   3）保持样品采集、处理所需的特定温度范围；

   4）保证样品完整性的任何特殊要求，如使用指定的保存剂；

  b）如样品的完整性受到损害并存在健康风险，应立即通知负责样品运送的机构并采取措施降低风险，防止再次发生。

  c）实验室应建立样品运送系统并定期评估其充分性。

7.2.6 样品接收

7.2.6.1 样品接收程序

实验室应制定样品接收程序，包括：

  a）样品可通过申请单和标识明确追溯到唯一识别的患者和解剖部位（适用时）；

  b）接受或拒收样品的标准；

  c）记录接收样品的日期和时间，相关时；

  d）记录样品接收者的身份，相关时；

  e）由授权人员对接收的样品进行评估，确保其符合与所申请检验相关的接受标准；

  f）急诊样品说明，包括需执行的特殊标记、运送、快速处理方法、周转时间和特殊报告标准等详细信息；

  g）确保样品的所有部分均可明确追溯到原始样品。

7.2.6.2 样品接受特殊情况

  a）样品因以下情况受影响时，实验室应制定考虑患者医疗最佳利益的过程：

   1）患者或样品识别不正确；

   2）样品不稳定，如运送延迟等原因导致；

   3）不正确的储存或处理温度；

   4）不适当的容器；

   5）样品量不足。

  b）在考虑到对患者安全的风险后，接受了对临床很重要或不可替代的不合格样品，应在最终报告中说明问题的性质，适用时，在解释可能受影响的结果时给出建议提示。

7.2.7 检验前的处理、准备和储存

7.2.7.1 样品保护

实验室应制定程序并有适当设施确保样品的完整性，避免样品在处理、制备、储存期间丢失或损坏。

7.2.7.2 附加检验申请标准

实验室程序应规定对同一样品申请附加检验的时限。

7.2.7.3 样品稳定性

考虑到原始样品中分析物的稳定性，应规定和监控从样品采集到检验之间的时间，相关时。

二、对应程序

（一）QM-7.2-1 样品采集与运输管理程序

1 目的

对检验申请、患者准备、临床样品采集与运输以及样品在实验室内的传输过程进行管理，以确保检验前样品的质量。

2 范围

适用于实验室所有受理样品的检验前过程。

3 职责

3.1 临床医师（或有授权申请检验的人员）负责检验的申请，申请的格式和内容由实验室管理层和医院医务处共同制订。

3.2 实验室质量负责人负责组织人员编写检验样品采集手册，以及需要提供给用户和患者必要的信息，分管质量体系主任负责审核。质量主管负责样品采集手册的分发和培训。

3.3 医护人员和检验人员均需负责指导患者如何正确采集样品。

3.4 门诊抽血人员和病房护理人员负责临床样品的采集，特殊样品由临床医生采集。

3.5 实验室样品收集人员负责定时到临床科室收集和运输样品（依据各院区协商而定）；急诊检验样品和值班时采集的样品由临床科室运送人员直接送到实验室。

3.6 接收检验人员负责样品在实验室内的转运。

3.7 科室咨询服务小组负责实验室项目申请的指导，与医院护理部共同负责采集人员的培训和指导，负责与临床科室护士长一起，组织标本运送人员的培训。

4 工作程序

4.1 向用户和患者提供必要的信息：

这些信息应定期更新，并视作受控文件，通过检验样品采集手册形式提供，主要包括以下七方面内容。

1）实验室地址、工作时间和联络方式。

2）检验申请和样品采集的程序。

3）实验室活动的范围和预期可获得申请项目结果的时间。

4）获得咨询服务的方式。

5）患者知情同意要求：实验室对患者执行的所有程序均需患者知情同意，但知情同意的形式可以多样化。对于大多数常规实验室程序，如患者愿意接受样品采集程序如静脉穿刺，即可推断患者已同意。但一些特殊程序，包括大多数侵入性操作或那些有增加并发症风险的操作，则需有更详细的解释，甚至签订知情同意书。当紧急情况下不能得到患者的同意时，只要对患者最有利，实验室可以执行必需的程序。

6）已知对检验性能或结果解释有显著影响的因素。

7）实验室接收、处理投诉的流程。

4.2 检验申请程序

4.2.1 检验申请

实验室检验申请属于服务协议，应事先将所开展的检验项目和完成时间等事宜和医院医务处协商一致，确定格式和内容后供实验室服务对象使用。现行的检验申请都是通过医院的信息系统实现，检验申请的功能、格式和内容的修订需要经过信息部门的审核。特殊情况下可以暂时恢复使用纸质检验申请单，格式和内容应符合服务协议要求。检验申请应定期进行评审。本实验室的检验申请包括以下内容：

1）患者的唯一性标识，如门诊患者的诊疗卡号、住院患者的住院号。

2）患者的姓名、性别、出生日期。

3）患者就诊或住院的科别、床号。

4）样品的类型和原始解剖部位（相关时），如静脉抗凝血等。

5）申请的检验项目或项目的组合。

6）临床样品采集日期和时间。

7）实验室收到样品的日期和时间。

8）申请者姓名，如果提出检验申请的医师的地址与接收检验申请的实验室所在的地址不同，同时应注明申请者的地址和联络方式。

9）申请日期。

10）说明可提供的临床和技术建议及临床解释（相关时）。

4.2.2　患者准备

为了使检验结果有效地用于临床，临床医护人员和检验人员应了解样品采集前影响结果的非病理性因素，如饮食、样品采集时间、体位和体力活动、用药等对样品采集的影响。提出要求患者予以配合和服从的内容，保证采集的样品符合疾病的实际情况。

1）饮食对样品采集的影响：多数检验项目尤其是临床生化的项目，采血前应禁食 12 小时，因脂肪食物被吸收后可形成脂血而造成光学干扰；同时食物成分也可影响测定结果的准确性。

2）样品采集时间的影响：血液中不少有机、无机物存在周期性变化，因此应该明确样品的采集时间，才能对每次结果进行比较。最好在同一时间采集样品，以减少由于不同时间采集样品所造成的结果波动，对于特殊项目一定要满足规定的时间范围。

3）体力活动对检测结果的影响：运动会引起血液成分的改变。因此，必须嘱咐患者在安静状态下或正常活动状态下采集样品。

4）药物影响：药物对血、尿等成分的影响是一个十分复杂的问题。某些药物可使体内某物质发生变化，有些药物则干扰实验，因此为了得到正确结果，必须事先停止服用某些影响实验结果的药物和保健品。临床医师在选择检验项目与解释检验结果时必须考虑到服用药物的影响。

4.3　临床样品采集程序

4.3.1　采集人员的培训

采集人员必须培训合格后才能进行样品采集。对于患者自行留取的样品，须接受专业人员的指导和监督。

4.3.2　采集准备

4.3.2.1　在采集前，采集人员根据申请检验目的要求，确认采集计划，进行适当的准备工作。这些准备包括核对医嘱，打印条形码，选择恰当的容器粘贴条码，核对抽血的辅助材料（如采血管是不是在有效期内、贮存方式是否符合制造商说明，对于不在有效期内或是不按要求贮存材料，采集人员应丢弃并核查同一批材料），指导患者做好采样前的准备，确认样品采集数量和类型，必要时根据检验项目选择特殊采集时机（如激素、血糖等）。

4.3.2.2　所有原始样品容器必须有明确的患者标识，实验室现行使用 LIS 条码作为唯一标识，条码上含有采集部位信息和采集人信息，对于从同一患者采集的多个样品，包括多块组织或玻片时应使用各自独立容器和单独条码明确区分，当紧急且条码信息不完整时，可通过手工补充标记的方式进行区分，但需提前与实验室进行沟通。当需要修改或取消条码信息时，由采集人员所在科室的主管医生审核批准，方可修改或取消。实验室应该定期调查样品条码错误的案例，必要时采取应对风险和改进机遇的措施。

4.3.2.3 实验室需制定接受和拒收申请检验样品的标准，不同专业组可单独制定。实验室接收人员按照标准接受和拒收样品，如遇不能重取样品或很难重取样品（如脑脊液等），应该做好相关记录并保存，联系临床医生确定是否采取让步检验。

4.3.3 采集活动的要求

采集人员必须根据检验项目的要求和计划以及医嘱要求执行的时间，选择恰当的部位，采样适当的样品量。采集样品前必须认真核对患者、样品容器和检验申请是否一致，严防差错。样品采集前采样人员必须通过检查至少两种方式确定患者身份。如：检查住院患者手环的名字和住院号，门诊患者的姓名和年龄等。确认并记录患者符合检验前要求（如禁食、停药、规定时间点等）和采集日期与时间。根据采集容器的抗凝剂和添加剂确定样品的采集顺序，静脉血检验项目的采集顺序：血培养瓶、柠檬酸钠抗凝采血管、血清采血管包括分离胶管、肝素抗凝采血管、EDTA 抗凝采血管、葡萄糖酵解抑制采血管。采集后使用正确和足够时间的混匀方式（立即轻柔颠倒混匀，混匀次数按照产品说明书的要求）。

采样场所应该方便、舒适，不给患者造成心理压力，充分考虑患者和采集人员的安全性、隐私和保密性（如防滑设计、区域分隔、足够间距、儿童防护设计、电子信息保护等）。采样场所特别是抽血场所应该有紧急援助措施，特别是过敏和应激不良反应的静脉穿刺患者的紧急救助措施。采血场所应该有应对这些不良反应的药物、治疗床、急诊救助等设备和措施。注意采集场所的生物安全防护，包括配备洗手装置、消毒剂、各类医疗废物容器、个人防护装备、手卫生设施等。

4.3.4 送检登记

采集人员在采样完毕时，必须尽快核对样品，在 LIS 样品送检模块中扫描样品条码登记确认，系统自动记录采样人和时间，并生成一个送检包条码，必要时打印送检清单（外送时），样品采集人员必须清点样品数量是否与送检包条码一致，科室拒绝接收或处理缺乏正确标识的临床样品，并进行相关记录和处理。

样品运送人员送达实验室后需要进行送达登记，现行使用 LIS 的送达系统扫码包条码登记完成送检流程。如果 LIS 或打印机故障无法打印和登记包条码时，可按绿色通道样品方式处理。

对绿色通道等原因不能及时申请条码的样品，由检验申请者手写检验申请单（有紧急标记），采集人员采样前做好快速标识。采集完成后将申请单和标本一起由专人送实验室，送达后与实验室接收人员当面交接，无须送达登记。后续再由申请者在信息系统中完善申请和条码打印，条码送实验室补执行处理。

4.4 样品的收集和运输

收集和运输样品时应确保其完整性和稳定性的温度、时间和存储条件，使用适合的密封容器，有防破碎、溢出、泄漏设计，并应配有处理突发状况的措施（消毒剂、手套、镊子等）。样品运输时需要考虑避光要求（如阳光直射下血中胆红素会分解），特定样品需要使用指定的保存剂或运送培养基运送。送检样品送达实验室后，接收人员进行验收，检查样品质量和外观，特殊样品需要送收双方签收（如霍乱弧菌培养标本）。

实验室定期对样品运送系统的充分性进行评估，要求在每次的管理评审中完成。

实验室样品收集人员按规定时间到不同病房、门诊和体检中心收集样品（具体时间不同医院可根据实际情况规定），收集后送实验室，样品接收人员对样品进行核收登记。急诊样品和值班时采集的样品由临床科室护工将样品送至实验室。一般要求样品采集后及时送检，不能及时送检时确保采集和实验室接收标本之间的时间适用于所申请的检验（不同标本类型和检验项目时限要求不同，通常情况下要求不超过 2 小时）。

4.5 样品在实验室内的传输

样品接收组人员或值班人员按《样品核收、处理、准备和保存程序》对样品进行前处理，并负责将样品分别送至各相关专业组。各专业组收到样品后，应按要求及时处理，发现属其他专业组的或是本次检测后还要送至其他专业组的检测样品，应及时送至相应专业组，必要时做好相关交接记录。

4.6 偏离采样程序的控制

当采集人员在采样过程中偏离了采集程序的要求时，应及时通知检验人员。样品接收人员或检验人员发现样品运输不符合要求时，如运输温度不符合要求的样品，或者发现偏离采样程序的信息时，应及时通知相关运送人员以及样品采集人员，必要时应与临床主管医生和护士长联系。偏离采集程序的样品应停止检验，特殊情况下，根据偏离对检验结果影响的重要性，采取让步检验，但必须在报告中注明。收集出现不正确样品采集和运送较多的临床科室或部门信息，分析不符合原因给出改进建议并告知相应科室，实验室可据此产生纠正措施和应对风险和改进机遇措施。

4.7 采集和运送人员的培训

样品采集人员和样品运送人员必须经过适当的培训，培训内容包括但不限于如运送的流程、运送的时间安排、遵守的生物危害运输法规、容器的使用、温度控制、防止意外事故或者溢出的发生等。生物安全管理员负责采集、包装和运输已知的或疑似的具有传染性材料的人员培训。科室或相关临床科室可送采集和运送人员去参加统一培训或者进行内部培训，由临床科室护士长和咨询服务小组共同组织实施。

（二）QM-7.2-2 样品核收、准备、处理和保存程序

1 目的

规范临床样品的核收、准备、处理和保存的程序，及时发现样品采集、处理、送检和接收过程中的不符合，保证样品符合检验项目的要求。

2 范围

适用于检验医学部各科室受理的所有检验样品。

3 职责

3.1 样品接收组组长负责接收操作的培训、审核和监督。

3.2 样品接收组人员或接收岗人员负责样品的接收、验收，登记和转运。

3.3 各专业组负责本专业组样品的处理、准备和保存。

3.4 值班人员负责值班期间样品的接收、验收和登记。

4 工作程序

4.1 样品的核收

4.1.1 科室样品接收人员必须经过实验室的培训和授权，能明确本科室接收样品的范围，非本科室接收范围内的样品不予受理。室间质评样品应使用专门的接收表格进行登记，由各专业接收人员按质评要求申请条码后按普通标本进行核收和后续处理。

4.1.2 样品接收人员将样品收集人员收集的样品进行检查和验收，首先检查运送方式是否得当、是否有破损和泄漏，并仔细检查样品的条码、容器、抗凝剂、样品量、样品状态（如凝块、溶血等）是否符合有关检测要求，以及样品是否与检验申请相符。

4.1.3 LIS 条码作为样品的唯一性标识,是检验全过程样品追溯的依据。

4.1.4 样品信息不详、标记错误、使用抗凝剂和采血管不当、血液和抗凝剂比例不正确、严重溶血或脂血、样品量不足、抽血时机不符合检验项目的要求、与检验申请单不符的样品视为不合格样品。对于运送过程中出现破损、溢洒或渗漏、标识模糊混乱的样品也视为不合格样品。对不合格的样品,样品接收人员应通过 LIS 接收系统的不合格样品退检流程处理,并电话通知相应科室采集人员告知原因,并在 LIS 流程中登记确认。实验室保留不合格样品(规定时限内),做好醒目的不符合标记,如有需要可由专人退回采集科室。必要时,部分不合格样品经过沟通确认和评估后,可用于让步检验,应在检验中说明。

4.1.5 样品的核收登记

送到实验室的样品完成到达登记后,交给科室接收人员,接收人员进入 LIS 样品接收模块,扫描送检批 / 包条码,LIS 系统列出本批次所有样品,接收人员再扫描每一个样品的条码核对。LIS 系统自动记录接收人和接收时间。

门诊体液样品和末梢血样品由患者送至科室或在科室采集,接收人员同样要在 LIS 系统中接收确认。

特殊样品(与法定传染病相关)除了上述流程之外,根据相关要求和需要使用"特殊样品接收登记表"详细登记。

对抢救和绿色通道等特殊紧急样品,接收人员根据手写申请单在 LIS 直接申请和生成条码,同步完成条码接收,根据样品标识粘贴条码,双人核对手写申请单转录条码信息,完成样品核收登记。检验后收到临床科室送的补执行条码,在 LIS 收费模块完成补执行,注意避免重复检验。当 LIS 故障无法接收登记时,使用"紧急样品核收登记表"手工记录。

4.1.6 转检样品的登记

检验医学部内部各实验室间(大德路总院、二沙岛医院、芳村医院、大学城医院、南沙医院、珠海医院)相互转送的样品,由样品采集医院送检人员在 LIS 的外送模块中登记并打印送检清单,由院际间专用车和专人负责运送到接收实验室,接收实验室接收人员在 LIS 接收模块扫描条码完成接收,并核对送检清单确认,完成核收程序。如出现数量不一致、样品损害或样品不合格等情况,及时联系采集医院按本程序 4.1.4 不合格样品流程处理。

4.1.7 委托检验样品的登记

需要转运到受委托实验室检验的样品,接收组人员接收标本后通过 LIS 的外送模块登记并打印送检清单,联系受委托实验室及时上门收取样品,转运人员核收清单和样品无误后双方确认。

4.2 口头申请的处理

对有资质的申请者口头申请的检验,实验室接收人员应予及时确认并登记,需要实时确认患者信息、检验项目、样品类型、样品的时效性和可行性。实验室应要求申请者应在结果报告之前将正式的检验申请条码送至科室,实验室在审核和发送报告前必须收到正式检验申请条码并核对无误。

4.3 样品的处理

对合格样品应及时处理,包括样品的编号、离心、实验室内转送、分管等。取自原始样品的部分样品如血清、血浆等,应可以追溯到最初的原始样品。处理过程中应及时排查不合格样品,如溶血、脂血、黄疸等,出现不合格样品按照本程序 4.1.4 不合格样品处理流程处理。

4.4 急诊检验样品

科室对申请单(抢救和绿色通道专用黄色申请单带红色章)或条码(LIS 系统中急诊样品接收后会有特殊颜色变化)上有紧急标识的样品,应在核收、登记、检验和报告的各个环节进行优先处理,尽可能缩短样品检验周期,尽快发出检验报告。对抢救样品、绿色通道等特殊样品,可按照

4.1.5 绿色通道流程先检验后收费，确保尽快发出检验报告。

4.5　样品的保存

4.5.1　实验室样品采集手册和各专业组作业指导书中应规定各自范围内检测前样品和检测后样品的保存条件和保存时间。在保存期内，其保存的环境条件应得到保障，以保证样品性能稳定、不变质。

4.5.2　实验室仅对在保存期内的样品进行复检或核对（不同标本类型和检验项目时限要求不同），不负责对超过保存期或无保存价值的样品进行复检或核对。

4.5.3　对性能不稳定样品或样品部分测定参数在保存过程中有效期较短以及无法保存的样品，应在作业指导书中予以说明。

4.5.4　对样品保存条件进行有效监控。当环境条件失控时，报告接收组组长，按环境和设施管理程序规定进行处理。

4.6　附加检验样品的处理

对于检验后需要附加检验的样品，应由有资质申请者提出申请。实验室在接到附加检验申请后由授权人员评估，查看申请附加检验的同一样品的存放时间（不同标本类型和检验项目时限要求不同），对检验项目结果的影响，判断是否可以进行附加检验。若已不适合附加检验，则应通知申请者，并建议重新采样；若仍可以进行附加检验，则按检验流程完成检验，此处可按照本程序"4.2 口头申请的处理"流程进行。

4.7　让步检验

实验室接收样品不合格时，在充分与临床主管医生沟通后，应对符合就医患者最佳利益的情况下采取让步检验。但需告知临床主管医生，只有以下情况可以实施让步检验：样品不稳定，如运送延迟等；不正确的储存或处理温度；不适当的容器；样品量不足。超出以上范围，如样品已损坏、销毁、耗尽等情况下无法进行让步检验。

接受不合格样品的让步检验要求在最终报告中说明问题的性质，并对可能对检验结果的影响进行警示或提示。

5　记录

QM-7.2-2-1《紧急样品核收登记表》

QM-7.2-2-2《室间质评样品核收登记表》

QM-7.2-2-3《特殊样品接收登记表》

（罗　强）

第三节　检　验　过　程

一、QM-7.3 质量手册

7.3　检验过程

7.3.1　通用要求

a）实验室应选择预期用途经过确认的检验方法，以确保患者检验项目的临床准确度。

注：首选方法可以是体外诊断医疗器械使用说明中规定的程序，公认／权威教科书、同行审议的文章或杂志发

表的，国际和国内公认标准或指南中的，或国家、地区法规中的方法。

  b）每一检验程序的性能特征，应与该检验的预期用途及对患者医疗的影响相关。

  c）所有程序和支持性文件，如与实验室活动有关的说明、标准、手册和参考数据，应保持最新并易于员工使用（见 8.3）。

  d）员工应遵守规定程序，并记录在检验过程中从事重要操作活动的人员身份，包括 POCT 操作人员。

  e）授权人员应定期评审实验室提供的检验方法，确保其在临床意义上适合于收到的申请。

7.3.2　检验方法验证

  a）实验室在引入方法前，应制定程序以验证能够适当运用该方法，确保能达到制造商或方法规定的性能要求。

  b）验证过程证实的检验方法的性能指标，应与检验结果的预期用途相关。

  c）实验室应保证检验方法的验证程度足以确保与临床决策相关的结果的有效性。

  d）具有相应授权和能力的人员评审验证结果，并记录验证结果是否满足规定要求。

  e）如发布机构修订了方法，实验室应在所需的程度上重新进行验证。

  f）应保留以下验证记录：

  1）预期达到的性能要求；

  2）获得的结果；

  3）性能要求是否满足的结论，如不满足，采取的措施。

7.3.3　检验方法确认

  a）实验室应对以下来源的检验方法进行确认：

  1）实验室设计或开发的方法；

  2）超出预定范围使用的方法（如超出制造商的使用说明，或原确认的测量范围；第三方试剂应用于预期外的仪器，且无确认数据）；

  3）修改过的确认方法。

  b）方法确认应尽可能全面，并通过性能要求形式等客观证据证实满足检验预期用途的特定要求。实验室应确保检验方法的确认程度足以确保与临床决策相关的结果的有效性。

  c）具有相应授权和能力的人员评审确认结果，并确认结果是否满足规定要求。

  d）当对确认过的检验方法提出变更时，应评审改变对临床所产生的影响，并决定是否使用修改后的方法。

  e）应保留以下确认记录：

  1）使用的确认程序；

  2）预期用途的特定要求；

  3）方法性能参数的确定；

  4）获得的结果；

  5）方法有效性声明，并详述其与预期用途的适宜性。

7.3.4　测量不确定度（MU）的评定

  a）应评定测量结果量值的测量不确定度，并保持满足预期用途，相关时。测量不确定度应与性能要求进行比较并形成文件。

  注：测量不确定度评定及示例见 ISO/TS 20914。

  b）应定期评审测量不确定度的评定结果。

  c）对于不能或者无须进行测量不确定度评定的检验程序，应记录未进行测量不确定度评定的理由。

  d）当用户有要求时，实验室应向其提供测量不确定度信息。

  e）当用户问询测量不确定度时，实验室的回复应考虑不确定度的其他来源，包括但不限于生物学变异。

  f）当定性检验结果是基于定量输出数据，并根据阈值判定为阳性或阴性时，应用有代表性的阳性和阴性样品估计输出量值的测量不确定度。

  g）对于定性检验结果，产生定量数据的中间测量步骤或室内质量控制结果的不确定度也宜视为此过程中的关键（高风险）部分。

  h）进行检验方法性能验证或确认时，宜考虑测量不确定度，相关时。

7.3.5　生物参考区间和临床决定限

当解释检验结果需要时，实验室应制定生物参考区间和临床决定限，并告知用户。

  a）基于患者风险的考虑，实验室应制定反映其服务的患者人群的生物参考区间和临床决定限，并记录其依据。

注：实验室可使用制造商提供的生物参考值，如其参考值的人群来源经过实验室验证并接受。

　　b）应定期评审生物参考区间和临床决定限，并将任何改变告知用户。

　　c）当检验或检验前方法发生改变时，实验室应评审其对相应参考区间和临床决定限的影响，并告知用户，适用时。

　　d）对于识别某个特征存在与否的检验，生物参考区间即是将鉴别的特征，如基因检验。

7.3.6　检验程序文件化

　　a）实验室应按需详尽制定检验程序，以确保其活动实施的一致性和结果的有效性。

　　b）程序应用实验室员工理解的语言书写，且在适当的地点可获取。

　　c）任何简要形式文件的内容应与其程序对应。

注：只要有程序全文供参考，且总结的信息按需更新，与完整程序的更新保持一致，工作台处可使用作业指导书、流程图或总结关键信息的类似系统作为快速参考。

　　d）程序可参考包含足够信息的产品使用说明书。

　　e）当实验室对检验程序做出经确认的改变，并对结果解释可能产生影响时，应向用户解释其含义。

　　f）所有与检验过程相关的文件均应遵守文件控制要求（见 8.3）。

7.3.7　检验结果有效性的保证

7.3.7.1　通用要求

　　实验室应制定监控结果有效性的程序。记录结果数据的方式应能检查出趋势和漂移，如可行，应采用统计学技术审核结果。实验室应策划和评审此监控。

7.3.7.2　室内质量控制（IQC）

　　a）实验室应制定室内质量控制程序，根据规定的标准监测检验结果的持续有效性，以验证达到预期质量，并确保与临床决策相关的有效性。

　　1）宜考虑检验的预期临床用途，因为同一被测量的性能特征在不同的临床情况下可能不同。

　　2）质量控制程序宜能监测检验方法的试剂或/和校准品的批号变化；为此，在更换试剂或/和校准品批号的同一天/批时，宜避免改变室内质控品的批号。

　　3）宜考虑使用第三方室内质控品，作为试剂或仪器制造商提供的质控物的替代或补充。

注：可通过检验结果的定期同行评审，对解释和意见进行监控。

　　b）实验室应选择符合预期用途的室内质控品。当选择室内质控品时，应考虑以下因素：

　　1）相关性能的稳定性；

　　2）基质尽可能接近患者样品；

　　3）室内质控品对检验方法的反应方式尽可能接近患者样品；

　　4）室内质控品满足检验方法的临床适宜用途，其浓度处于临床决定限水平或与其接近，可能时，覆盖检验方法的测量范围；

　　c）当无法获得合适的室内质控品时，实验室应考虑使用其他方法进行室内质量控制。其他方法的示例包括：

　　1）患者结果的趋势分析，例如：患者结果的浮动均值，或结果低于或高于特定值的样品的百分比，或结果与诊断相关的样品的百分比。

　　2）按照规定方案，将患者样品结果与另一替代程序检测结果比较，该程序经确认可计量溯源至 ISO 17511 规定的同级或者更高级别的参考标准。

　　3）患者样品留样再测。

　　d）室内质量控制的检测频率应基于检验方法的稳定性和稳健性，以及错误结果对患者危害的风险而确定。

　　e）记录结果数据的方式应能检查出趋势和漂移，适用时，应采用统计学技术审核结果。

　　f）应按照规定的可接受标准定期评审室内质量控制数据，在某一时段内能够有效提示当前性能。

　　g）室内质量控制不符合可接受标准时，实验室应避免发布患者结果。

　　1）当室内质量控制不符合可接受标准，并提示检验结果可能有明显临床意义的错误时，应拒绝结果，并在纠正错误后重新检验相关患者样品（见 7.5）。

　　2）实验室应评估最后一次在控的室内质控之后的患者样品结果。

7.3.7.3　室间质量评价（EQA）

　　a）实验室应通过实验室间比对监控检验方法的性能，包括参加适于检验和检验结果解释的室间质量评价计划，含 POCT 检验方法。

b）有相应质评计划时，实验室应就其检验方法建立室间质量评价的程序，包括申请、参加和结果评价。

c）室间质量评价样品应由常规执行检验前，检验和检验后程序的人员进行检验。

d）实验室选择的室间质量评价计划应尽可能：

1）具有检查检验前，检验和检验后过程的效果；

2）满足临床适宜用途的可模拟患者样品的样品；

3）满足 GB/T 27043/ISO/IEC 17043 要求。

e）在选择室间质量评价计划时，实验室宜考虑靶值设定类型：

1）由参考方法独立设定，或

2）由总体公议值设定，和 / 或

3）由方法分组的公议值设定，或

4）由专家组设定。

注 1：不能获得不依赖方法的靶值时，可用公议值判断是实验室或方法特定的偏倚。

注 2：室间质量评价物质缺乏互换性会影响某些方法间的比较，但在另外一些方法间具备互换性时，仍可用于这些方法间的比较，而非仅依赖于方法内的比较。

f）当室间质量评价计划不可获得或不适用时，实验室应采取替代方法监控检验方法的性能。实验室应判断所选替代方法的合理性，并提供其有效性的证据。

注：可接受的替代方法包括：

—与其他实验室交换样品；

—采用相同室内质控品的实验室间进行比对，评估单个实验室的室内质量控制结果与使用相同室内质控品的分组结果进行比较；

—分析不同批号的制造商终端用户校准品，或制造商的正确度质控品；

—至少由两人或两台仪器或两种方法对同一微生物样品进行分割 / 盲样检测；

—分析与患者样品有互换性的参考物质；

—分析临床相关研究来源的患者样品；

—分析细胞库和组织库的物质。

g）应按规定的可接受标准定期评审室间质量评价数据，在某一时段内能够有效提示当前性能。

h）当室间质量评价结果超出预定的可接受标准时，应采取适当措施（见 8.7），包括评估与患者样品相关的不符合，是否造成对临床的影响。

i）如确定影响有临床意义，则应复核受影响的患者结果，考虑修改结果的必要性，并告知用户，适当时。

7.3.7.4　检验结果的可比性

a）当使用不同方法或 / 和设备，和 / 或在不同地点进行检验时，应制定临床适宜区间内患者样品结果可比性的程序。

注：进行不同检验方法的比较时，使用患者样品能避免室内质控品互换性不足带来的问题。当患者样品不可获得或不适用时，参考室内质量控制和室间质量评价的全部选项。

b）实验室应记录比对的结果及其可接受性。

c）实验室应定期评审比对结果。

d）如识别出差异，应评估该差异对生物参考区间和临床决定限的影响，并采取措施。

e）实验室应告知用户结果可比性的临床显著差异。

二、对应程序

（一）QM-7.3-1 检验项目管理程序

1　目的

规范检验项目 / 方法的选择、申请、开展和评审等流程，以保证所选用的检验项目和方法符合预期用途、满足用户需求。

2　范围

所有检验项目（含检验方法）。

3　职责

3.1　项目负责人负责检验项目申请，设置报告格式、性能验证和 LIS 维护。

3.2　专业组组长负责检验项目/方法准入前的资料收集、整理性能验证报告，撰写作业指导书，培训和考核相关工作人员。

3.3　各专业技术负责人负责组织检验项目/方法准入前的评审，准入后的定期评审和临床告知。

3.4　科主任，分管专业主任和检验医学部主任负责批准检验项目/方法的准入。

相关职责见图 7-1。

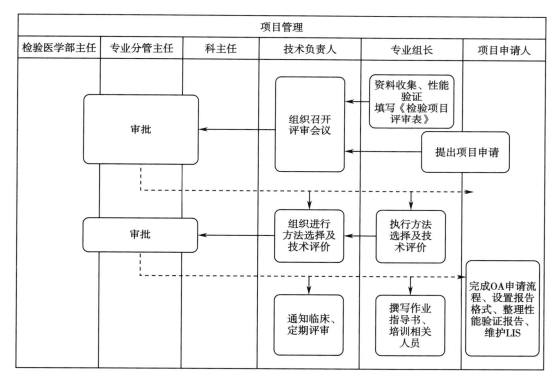

图 7-1　检验项目管理

4　新检测项目开展流程

4.1　检验项目/方法的选择

4.1.1　所有检验人员均可根据临床需求和专业发展提出新增检验项目/方法，所选择的检验方法其预期用途需要经过确认，如筛查，诊断和确认实验等。

4.1.2　首选方法可以是体外诊断医疗器械使用说明中规定的程序，公认/权威教科书、经同行审议过的文章或杂志发表的，国际和国内公认标准或指南中的，或国家、地区法规中的方法。

4.2　新检验项目/方法的申请

申请新检验项目时，需要先评估项目开展的必要性，再评估所选择的方法。

4.2.1 检验项目申请

1）检验项目论证：项目申请人提交项目申请，专业组组长汇总资料后填写《检验项目论证表》，由技术负责人组织论证。技术负责人召集本专业组中级及以上职称人员参加论证会议，参会人员应不少于应到人数的 2/3。论证内容包括检验项目的临床意义、临床医生认可度、预期每月标本量分析、预期成本分析、目前设备和人员配备情况等。2/3 以上人员同意为论证通过，否则流程终止。

2）检验项目科内申请：由项目负责人通过 OA 发起申请，提交技术负责人、科主任、分管主任、检验医学部主任审批。审批通过后，系统发布信息通知科室管理层、所有技术负责人和申请人。

4.2.2 检验方法申请

1）检验耗材论证：申请人提交耗材申请，专业组组长汇总资料后，由技术负责人组织论证。技术负责人召集本专业组中级及以上职称人员参加论证会议，参会人员应不少于应到人数的 2/3。论证内容包括：检验方法的选择是否符合临床需要、成本、服务、市场占有率（可参考室间质量评价分组情况）等。2/3 以上人员同意为通过，否则流程终止。论证结果写入《新设备 / 试剂 / 耗材专业组论证表》。

2）耗材性能验证：由技术负责人组织各科室专业组组长论证，选择 3 个以上制造商进行评价。确定待评价厂家后，同时向分管主任和设备管理处报备，并由设备管理处通知相关厂家参与评价工作。评价内容至少包括：检验方法的性能验证 / 确认结果是否完全符合要求、评价结果填写医院《新进医用耗材准入论证表》。

3）检验方法科内申请：由相关科室专业组长通过 OA 提交申请，提交技术负责人、科主任、分管专业主任、检验医学部主任审核。审核通过后，系统发布信息通知检验医学部管理层、所有技术负责人和申请人。

4）检验方法医院申请：申请人通过 OA 向医院提交申请《广东省中医院组合项目申请表》和《新进医用耗材长期采购申请表》，同时通过医院 OA 填写《广东省中医院开展新业务、新技术申请表》申报批准。

4.3 新项目 / 方法的开展

4.3.1 新项目 / 方法经医院批准后，项目负责人应维护 LIS 系统，设置报告格式，整理新项目 / 方法的性能验证报告。

4.3.2 各专业组组长应在项目开展前，对相关工作人员进行技术培训和考核，待人员考核合格后方可进行该项目检测。

4.3.3 新项目 / 方法需以书面、电话或 OA 公布等形式向实验室用户发布，包括新开展项目 / 方法的检验方法、样品要求、收费标准、参考区间、临床意义等。

4.4 检验方法的定期评审

实验室可基于检验程序的稳定性，利用日常工作产生的检验数据、质控数据、室间质评、实验室间比对和内部比对数据等，定期对检验程序的分析性能进行评审，应能满足检验结果预期用途的要求。

本实验室评审周期为 1 年。

5 记录

QM-7.3-1-1《检验项目论证表》

（二）QM-7.3-2 定量检验方法的性能验证和确认程序

1 目的

实验室对选用的定量检验方法采用同行公认的验证或确认方法进行评价，以保证定量检验方法的性能可满足临床和患者的需求，确认其符合预期用途。

2 范围

检验医学部开展的定量检测方法。

3 职责

3.1 专业组长负责组织和实施本组所选方法的验证或确认。

3.2 技术负责人负责审核方法验证或确认结论。

3.3 分管专业主任批准方法验证或确认结论。

3.4 授权人员撰写性能验证或确认报告。

相关的职责见图 7-2。

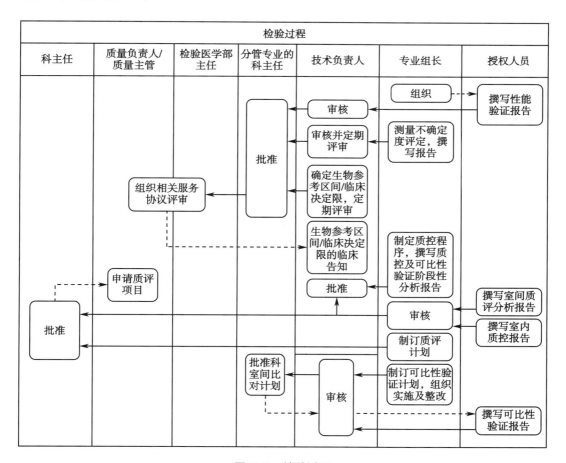

图 7-2 检验过程

4 定义和术语

4.1 验证

通过提供客观证据证明已满足规定要求，确认真实性。

4.2 确认

通过提供规定要求已得到满足的客观证据，对特定预期用途或应用的合理性予以认定。

4.3 分析灵敏度

校准曲线（或分析曲线）的斜率。［GB/T 26124—2011，3.12］

注 1："分析灵敏度"不是"检测限"的同义词。

注 2：如果校准函数既非线性关系，又不能转化为线性关系，则在不同量值水平上有不同的斜率。

4.4 检测低限

样品单次检测可以达到的非空白检测响应量对应的分析物量。

4.5 分析特异性

干扰物存在时，分析系统可以正确区分或检测被测量的能力。

5 性能验证工作程序

5.1 性能验证的时机

5.1.1 新检验方法常规应用前

新检验方法也包括：现用检验程序的任一要素（仪器、试剂、校准品等）变更，如试剂升级、仪器更新、校准品溯源性改变等，实验室应在所需的程度上重新进行验证。

特殊情况下，某些试验可能会间歇性地执行，或者是短时间执行（如科研检测项目或者是与季节病有关的检测如流感病毒抗原等）。对于这些检测，实验室应该在方法投入使用前就对其性能进行验证。

5.1.2 影响检验方法分析性能的情况发生后

影响检验程序分析性能的情况包括但不限于：仪器主要部件故障、仪器搬迁、设施（如纯水系统）和环境的严重失控等。任何可能影响检验程序分析性能的情况发生后，应在检验程序重新启用前对受影响的性能进行验证。

5.1.3 定期评审

常规使用期间，实验室可基于检验程序的稳定性，利用日常工作产生的检验和质控数据，定期对检验程序的分析性能进行评审，应能满足检验结果预期用途的要求。

5.2 检验方法的性能验证参数

5.2.1 临床化学定量检验程序的分析性能参数一般包括测量正确度、测量精密度（含测量重复性和测量中间精密度）、测量不确定度、分析特异性（含干扰物）、分析灵敏度、检出限和定量限、线性区间（可报告区间）等。

验证过程证实的检验方法的性能指标，应与检验结果的预期用途相关。原则上至少验证正确度、精密度和可报告范围，对于低值在临床上特别有诊断价值的项目（如：促甲状腺激素和肌钙蛋白等）还需做灵敏度 / 检出限分析。

5.2.2 当停止检测一段时间后，若需再次检验，应对其正确度、精密度进行评估。适用时，还应对其他性能进行验证。

5.2.3 实验室对商品化定量试剂盒分析性能的验证可参考 CNAS-GL037《临床化学定量检验程序性能验证指南》、WS/T 492《临床检验定量测定项目精密度与正确度性能验证》、WS/T 420《临床实验室对商品定量试剂盒分析性能的验证》、GB/T 26124《临床化学体外诊断试剂（盒）》、WS/T 416《干扰实验指南》、WS/T 408《临床化学设备线性评价指南》等；对分子诊断领域检测系统性能验证可参照 CNAS-GL039《分子诊断检验程序性能验证指南》；对微生物检验领域检测系统性能验证可参照 CNAS-GL028《临床微生物检验程序验证指南》。

5.2.4　检验方法性能验证的判断标准

实验室应根据临床需求制定适宜的检验程序分析性能标准。实验室制定性能标准时，宜考虑相关制造商或研发者声明的标准、国家标准、行业标准、地方标准、团体标准、公开发表的临床应用指南和专家共识等。

实验室性能验证的结果应满足实验室制定的判断标准。如果性能指标的验证结果不符合实验室制定的判断标准，应分析原因，纠正后再实施验证。

注：如果验证结果符合制造商或研发者声明的性能指标，但不满足实验室制定的判断标准，结果不可接受。

5.3　精密度试验操作要点和要求

精密度试验应包括重复性和中间精密度。

5.3.1　样品要求

精密度试验所用的样品对稳定性要求较高；它的基质组成应尽可能与实际检测的患者标本相似。可采用新鲜或冻存的样品。当样品中待测物不稳定或样品不易得到时，也可考虑使用基质与实际待检样品相似的样品，如质控品、校准品、或具有血清基质的定值材料。

应至少评估 2 个水平样品的不精密度试验。当 2 个水平样品的不精密度有显著差异时，建议增加为 3 个水平。所选样品的被测物水平应在测量区间内，适宜时，至少有 1 个样品的被测物水平在医学决定水平左右，或者在有临床意义的水平。

采用冰冻保存的样品一定要注意内含分析物的稳定性和瓶间差，要严格控制每次复溶冻干品时使用的复溶液的质量、开瓶要小心谨慎、加液准确、控制使冻干块浸润并复溶的时间，注意混匀的操作手法等。

5.3.2　重复性验证

5.3.2.1　试剂和校准品

应使用同一批号的试剂和校准品，如适用，只进行一次校准。

5.3.2.2　验证方法

对样品进行至少 10 次重复测定，计算均值、SD 和 CV。

5.3.2.3　质量控制

应至少检测一个质控品。当质控结果失控时，无论试验结果是否满意都应弃去不用，重新进行试验以取得全部数据。

5.3.2.4　数据收集

在进行数据分析前，检查数据中的离群值。任何结果与均值的差值（离均差）超过 4SD 时，可认为是离群值。进行重复性评估试验时，若离群值数量＞1，应怀疑是否为方法不稳定或操作者不熟悉所致，解决问题后再进行新的评估试验。

5.3.2.5　数据分析

依据试验数据计算均值和标准差。

5.3.3　同时验证重复性和中间精密度

5.3.3.1　验证方法

每天检测 1 个分析批，每批检测 2 个水平的样品，每个样品重复检测 3 ~ 5 次，连续检测 5 天。在每一批次测量中，应同时测量质控品。

5.3.3.2　数据收集

在进行数据分析前，可参考 WS/T 492，检查数据中由偶然误差引起的离群值。

5.3.3.3 数据分析

批内标准差：
$$S_r = \sqrt{\dfrac{\sum\limits_{d=1}^{D}\sum\limits_{i=1}^{n}\left(x_{di}-\overline{x_d}\right)^2}{D(n-1)}}$$

批间方差：
$$S_b{}^2 = \dfrac{\sum\limits_{d=1}^{D}\left(\overline{x_d}-\overline{x}\right)^2}{D-1}$$

实验室内标准差：
$$S_1 = \sqrt{\dfrac{n-1}{n}\cdot S_r{}^2 + S_b{}^2}$$

式中：

D—试验天数；

n—每天重复次数；

x_{di}—第 d 天第 i 次重复结果；

$\overline{x_d}$—d 天所有结果的均值。

5.3.3.4 判断标准

从质量目标中查阅该项目允许误差范围并做出评价。未有质量目标的项目由技术管理层负责设置。小于或等于判断限的，检测系统的不精密度可接受；大于判断限的，表示不精密度不符合要求。

5.3.4 替代方案

根据工作需要，也可选择其他评价 / 验证的方法，如 WS/T 492《临床检验定量测定项目精密度与正确度性能验证》、WS/T 420《临床实验室对商品定量试剂盒分析性能的验证》、GB/T 26124《临床化学体外诊断试剂（盒）》、CLSI EP5-A3《定量测量程序精度的评估指南》等文件。

5.4 正确度试验操作要点和要求

实验室可采用偏倚评估、回收试验、与参考方法比对等方式进行正确度的验证。特殊项目可参见各专业组相关行业标准。

5.4.1 偏倚评估

5.4.1.1 样品

按照如下优先顺序选用具有互换性的标准物质或基质与待测样品相类似的标准物质：

1）有证标准物质（CRM），包括国家标准物质（如 GBW）、国际标准物质（如 WHO、IFCC）、CNAS 认可的标准物质生产者（RMP）提供的有证标准物质、与我国签署互认协议的其他国家计量相关单位或机构提供的有证标准物质（如 NIST、JSCC）等。

2）标准物质（RM），如厂商提供的工作标准品。

3）正确度控制品。

4）正确度验证室间质评样品，如 CNAS 认可的 PTP 提供的样品。

宜根据测量区间选用至少 2 个水平的标准物质样品：

5.4.1.2 验证方法

每个浓度水平的标准物质样品至少每天重复测定 2 次，连续测定 5 天，记录检测结果，计算全部检测结果的均值，并按以下公式计算偏倚。

$$偏倚 = 结果均值 - 参考值$$

5.4.2 回收试验

5.4.2.1 样品

临床样品（基础样品）和被测物标准品。

5.4.2.2　样品配制

通过称重法配制标准溶液，在临床基础样品中加入不同体积标准溶液（标准溶液体积应少于总体积的 10%），制备至少 2 个水平的样品（样品终浓度在测量区间内）。

5.4.2.3　验证方法

每个样品重复测定 3 次或以上，计算均值浓度，按以下公式计算回收率：

$$R = \frac{C \times (V_0 + V) - C_0 \times V_0}{V \times C_S} \times 100\%$$

式中：

R—回收率；

V—加入标准液体积；

V_0—基础样品的体积；

C—基础样品加入标准液后的测定结果（均值）；

C_0—基础样品的测定结果；

C_S—标准液的浓度。

5.4.3　与参考方法比对

5.4.3.1　样品

适宜的临床样品，不少于 8 份，被测物浓度在测量区间内均匀分布，并关注医学决定水平。

5.4.3.2　参考方法

公认的参考方法，如 CNAS 认可的参考实验室使用的参考方法。

5.4.3.3　验证方法

按照制造商说明书或作业指导书规定的方法对实验方法进行检测，宜在相同时段内完成对同一样品的两种方法平行检测，每份样品每个检测方法重复检测 3 次，按照公式计算每份样品两种方法检测结果的均值及偏倚。

5.4.4　可比性验证

当实验室无法开展正确度验证时，可通过比对试验、参加能力验证等途径，证明其测量结果与同类实验室结果的一致性。如与 CNAS 认可的实验室使用的经性能验证符合要求的在用检测程序进行比对，或与 CNAS 认可的 PTP（或可提供靶值溯源性证明材料的 PTP）提供的 PT 项目结果进行比对。

5.4.4.1　样品

患者 / 受试者样品不少于 20 份，被测物浓度、活性等在测量区间内分布均匀，并关注医学决定水平。

使用 PT 样品时应不少于 15 份。

5.4.4.2　参比系统

经验证分析性能符合预期标准，日常室内质控、室间质评 / 能力验证合格的检测系统。优先选用符合以上要求的 CNAS 认可实验室的检测系统。

5.4.4.3　验证方法

按照 WS/T 492 规定的方法进行验证。

检测 PT 样品时，每个样品应重复测定不少于 3 次。

5.5　线性区间试验操作要点和要求

5.5.1　样品要求

样品基质应与待检临床样品相似，不可采用含有对测定方法具有明确干扰作用物质的样品，如溶血、脂血、黄疸或含有某些特定药物的样品。

在已知线性区间内选择 5~7 个浓度水平，应覆盖定量限（低限和高限）。各试验样品内分析物浓度呈等比例关系，不要呈倍比关系。

5.5.2 样品准备

可将高浓度样品与低浓度样品按预定比例进行稀释得到系列样品。如果高/低浓度样品的值未知，可将每种血清编码，用编码代表每个血清的相对浓度。对于等浓度间隔样品，可用连续整数（如 1、2、3、4 与 5）代表连续样品。进行数据处理时，可用样品号代替浓度值。

示例：表 7-1 中描述的样品制备过程是按照等浓度间隔的设计进行的，每个浓度水平的样品量为 1.00mL。

表 7-1　5 个浓度水平的样品制备

样品号	1	2	3	4	5
低浓度血清（mL）	1.00	0.75	0.50	0.25	0.00
高浓度血清（mL）	0.00	0.25	0.50	0.75	1.00

补充说明：若收不到低浓度样品，可收集高值样品，用生理盐水/蒸馏水作不同程度稀释，形成系列评价样品。

5.5.3 验证方法

每个浓度水平的样品重复测定 3~4 次。所有样品应在一次运行中或几次间隔很短的运行中随机测定，最好在 1 天之内完成。

5.5.4 数据分析

5.5.4.1 分别计算每个样品检测结果的均值，排除离群值。

5.5.4.2 多项回归分析

对数据组进行多项回归分析，得到一阶、二阶或三阶多项式。一阶多项式为直线，二阶多项式表示上升曲线或下降曲线，三阶多项式表示 S 形曲线（在测量范围两端具有明显的非线性）。

多项式方程如下：

阶数	多项式	回归自由度（Rdf）
一阶	$Y=a+b_1X$	2
二阶	$Y=a+b_1X+b_2X^2$	3
三阶	$Y=a+b_1X+b_2X^2+b_3X^3$	4

5.5.4.3 线性检验

多元回归方程中以 b_i 表示的系数为回归系数。在二阶与三阶方程中，b_2 与 b_3 为非线性系数。对回归方程进行线性检验就是对每个非线性系数做 t 检验，判断非线性系数与 0 是否有显著性差异。b_1 不反映非线性，故不对其进行检验。

对 b_2 与 b_3 的检验方法可参考 WS/T 408，5.2.2。

5.5.4.4 判断标准

线性验证实验结果为一阶方程式为线性，检测样品的最低值和最高值之间为线性区间，应满足制造商声明的性能指标要求。

5.5.5 其他方案

根据工作需要，也可选择其他评价/验证的方法，如 WS/T 420《临床实验室对商品定量试剂盒分析性能的验证》、GB/T 26124《临床化学体外诊断试剂（盒）》、WS/T 408《临床化学设备线性评价指南》等。

5.5.5 平均斜率法

5.5.5.1 在 Excel 电子表格或其他统计工具上，以 X 表示各样品的预期值，以 Y 表示各样品的实测值，将所有实验结果输入作图统计。

5.5.5.2 若所有实验点在坐标图上呈明显直线趋势，用直线回归对数据进行统计，得直线回归方程 Y=bX+a。若 b 在 0.97～1.03 范围内，a 接近于 0，则可直接判断测定方法线性范围为实验样品所包含的浓度范围；若 b 不在 0.97～1.03 范围内，a 较大，尝试舍去某组数据，另作回归统计。若缩小分析范围后，回归方程满足 b 接近于 1，a 趋于 0 的条件，则缩小的分析范围是真实的线性范围。

5.6 可报告范围验证实验操作要点和要求

定量分析方法的可报告范围是临床实验室发出检验报告的依据之一，可报告范围的验证包括可报告低限（定量下限）与可报告高限（定量上限 × 样品最大稀释倍数）。

5.6.1 样品
宜选择与待测样品具有相同基质的样品。

5.6.2 样品准备（以血清样品为例）

5.6.2.1 低值样品：将待测样品（含被分析物）用混合人血清（含被分析物浓度水平较低）或 5% 牛血清白蛋白生理盐水溶液等适宜溶液进行稀释，产生接近于方法测量区间低限（定量下限）浓度水平的样品，通常为 3～5 个浓度水平，浓度间隔应小于测量区间低限的 20%。

5.6.2.2 高值样品：使用混合血清或 5% 牛血清白蛋白生理盐水溶液或测定方法要求的稀释液对高值待测样品（必要时可添加被分析物，并计算出理论值）进行稀释，使其接近于线性范围的上 1/3 区域内，并记录稀释倍数。选用 3 个高浓度样品，稀释倍数应为方法性能标明的最大稀释倍数并适当增加或减小稀释比例。

5.6.3 验证方法
在一次运行中将每个低值样品重复测定 5～10 次，每个高值样品重复测定 3 次。

5.6.4 数据分析
分别计算每个低值样品的均值、*SD*、CV 值。
对高值样品计算乘以稀释倍数后的还原浓度和相对偏差。

5.6.5 可报告范围的确定

5.6.5.1 可报告范围低限（定量下限）
以方法性能标示的总误差或不确定度为可接受界值，从低值样品结果数据中选取总误差或不确定度等于或小于预期值的最低浓度水平作为可报告范围低限。部分检验项目，如促甲状腺激素（TSH）、肌钙蛋白 I（TnI），在低浓度水平具有重要临床意义，在验证可报告范围低限（定量下限）时，应特别关注其结果与预期标准的符合性。

5.6.5.2 可报告范围高限
选取还原浓度与理论浓度的偏差（%）等于或小于方法预期偏倚值时的最大稀释倍数为方法推荐的最大稀释倍数，测量区间的上限与最大稀释倍数的乘积为该方法可报告范围的高限。可报告范围上限的确定应考虑临床适用性。

5.7 分析特异性操作要点和要求

5.7.1 样品
宜选取被测量不同水平的 2 个样为基础样品，可参考医学决定水平或参考区间限值。WS/T

416 附录 B 中列出了常见被测量的建议实验浓度。

5.7.2 干扰物质选择

宜根据检测方法的原理和预期用途选择常见的可能产生干扰作用的物质，至少应考虑样品中的异常物质，如：血红蛋白（溶血）、胆红素（黄疸）、甘油三酯（脂血），适宜时，还应考虑文献中提及的有关干扰物，如药物、抗凝剂等。

5.7.3 验证方法

干扰物原液中干扰物的浓度应高于实验中干扰物浓度 20 倍以上，以减少对基础样品基质的稀释作用。

试验样品与对照样品的制备方法可参考 WS/T 416 表 2。

重复检测（$n \geqslant 3$）试验样品和对照样品，分别计算结果均值和偏差值。

5.7.4 判断标准

给出满足干扰标准偏差时的最高干扰物浓度，应符合检测方法预期的规定要求。

5.8 分析灵敏度实验操作要点和要求

分析灵敏度分为具有定性含义的检测低限和具有定量含义的生物检测限。

5.8.1 样品准备

5.8.1.1 空白样品的准备：理想的空白样品应具有与被检标本相同的基质。通常使用检测系统的系列校准品中的"零标准"作为空白。对某些项目，可使用特殊的患者样品（如前列腺肿瘤切除术后患者的无 PSA 血清）为空白样品。

5.8.1.2 检测限样品的准备：在证实某方法的灵敏度性能时，在空白样品中加入分析物配制成检测限样品。加入分析物的量应是厂商声明的检测限浓度。在建立检测限度时，根据需要有必要制备多份检测限样品（如 6 份或更多），各检测限样品内分析物浓度呈倍比关系或等比例关系。它们的浓度应介于预期检测限度高 / 低一些的范围内。

5.8.2 验证方法

没有具体规定重复检测次数，常推荐做 20 次，符合临床检验对重复检测实验的要求。厂商常推荐 10 次，目的为减少开支，实验室也可选做 10 次。

如果主要从空白样品的重复性了解检测低限，常常做批内或短期实验。如果主要从"检测限"样品的重复性了解定量的检测限，推荐作较长时间的实验，代表天间检测性能。实际可做 10 次或 20 次检测（10 天或 20 天）。

5.8.3 数据分析

5.8.3.1 计算检测低限（LLD）

将空白样品重复 20 次（不低于 10 次）做批内测定，计算空白（响应量）均值（$\bar{x}_{空白}$）和标准差（$S_{空白}$）。通常估计 95% 或 99.7% 两种可能性。95% 可能性为：LLD= $\bar{x}_{空白}$ + $2S_{空白}$；99.7% 可能性为 LLD= $\bar{x}_{空白}$ + $3S_{空白}$。如果该方法在测定范围内测定物质与吸光度间呈线性，则可求出 LLD 浓度。检测系统或方法对小于或等于检测低限的分析物量只能报告"无分析物检出"。

5.8.3.2 计算生物检测限（BLD）

对多个近于检测限浓度的样品（非空白样品）做天间重复检测 20 次（不低于 10 次），计算扣除空白响应量后的样品检测响应量的均值（A）、标准差（$S_{检测限样品}$）和变异系数（CV）。

按正态分布规律，95% 的 BLD 可能性为：BLD=LLD+ $2S_{检测限样品}$；99.7% 的 BLD 可能性为：BLD=LLD+ $3S_{检测限样品}$。

例如，计算某方法检测某物质 99.7% 可能性的生物检测限，由低浓度向高浓度逐个计算差值

（A－ 3$S_{检测限样品}$），直至第一个低浓度样品的差值（A－ 3$S_{检测限样品}$）＞ 3$S_{空白}$，则该浓度为该方法检测该物质的 BLD。

5.8.4　其他方案

根据工作需要，也可选择其他评价 / 验证的方法，如 CLSI EP-17 等。

6　性能确认工作程序

6.1　性能确认的时机

6.1.1　实验室应对以下来源的检验程序（方法）进行确认：

1）实验室设计或开发的方法。

2）超出预定范围使用的方法（如超出制造商的使用说明，或原确认的测量范围；第三方试剂应用于预期外的仪器，且无确认数据可用）。

3）修改过的确认方法。

6.1.2　当对确认过的检验程序进行变更时，应评审改变对临床所产生的影响，并决定是否使用修改后的方法。必要时应重新进行确认。评审相关的内容需要形成文件。

6.2　检验方法的性能确认指标

方法确认应尽可能全面，并通过性能特征形式的客观证据证实满足检验预期用途的特定要求。

实验室应确保检验方法确认程度的充分性，以确保与做出临床决策相关结果的有效性。检验程序（方法）的性能特征宜包括：测量正确度、测量准确度、测量精密度（含测量重复性和测量中间精密度）、测量不确定度、分析特异性（含干扰物）、分析灵敏度、检出限和定量限、测量区间、诊断特异性和诊断灵敏度。当适用时，其可接受标准可从厂家获得或者是公开发行的文献获得。

7　记录要求

7.1　技术负责人等具有相应授权和能力的人员评审验证 / 确认结果，并记录验证 / 确认结果是否满足规定要求，总结成检测系统性能验证 / 确认报告。

7.2　性能验证记录要包含以下内容：

1）要达到的性能要求。

2）获得的结果。

3）性能要求是否达到的声明，如果没有，所采取的措施。

7.3　性能确认记录要包含以下内容：

1）使用的确认程序。

2）满足预期用途的特定要求。

3）确定的方法性能特征。

4）获得的结果。

5）方法有效性声明，并详述与预期用途的适宜性。

（三）QM-7.3-3 定性检验方法的性能验证和确认程序

1　目的

规范定性检验方法的性能验证和确认程序，对选用的定性检验方法采用同行公认的方法进行评审，以保证所选用的检验方法和检验程序能满足临床和患者的需求，确认其符合相应的用途。

2　范围

检验医学部开展的定性检验方法，包括纯定性检验、半定量（滴度）的检验和以定量方式报定性结果的检验等。

3 职责

3.1 专业组长负责组织和实施本组所选方法的验证 / 确认。

3.2 技术负责人负责审核方法验证 / 确认结论。

3.3 分管专业主任批准方法验证 / 确认结论。

3.4 授权人员撰写性能验证 / 确认报告。

相关的职责见图 7-2。

4 定义和术语

4.1 C_{50}

在最佳条件下对恰好在临界值浓度的标本进行一系列重复性检测，检测结果有 50% 的可能是阴性，50% 可能是阳性。由于最佳条件不易获得，每个实验室的分析物浓度都有轻微不同，在接近临界值浓度的时候，出现了 50/50 分界点的不同分析物浓度，称为 C_{50}。

4.2 C_5 和 C_{95}

描述实验室某方法的重复性检测结果的不精密度，C_5 和 C_{95} 浓度分别得到 5% 和 95% 的阳性结果。

4.3 不精密度曲线

显示经过一系列检测得到的阳性和阴性结果的百分比随接近 C_{50} 的分析物实际浓度的改变而改变的曲线。

4.4 分析灵敏度

测量示值变化除以相应的被测量值变化所得的商。

4.5 诊断灵敏度

检验程序可以识别与特定疾病或状态相关的目标标志物存在的能力。

4.6 分析特异性

测量系统的能力，用指定的测量程序，对一个或多个被测量给出的测量结果互不依赖也不依赖于接受测量的系统中的任何其他量。

4.7 诊断特异性

体外诊断检验程序可以识别特定疾病或状态相关的目标标志物不存在的能力。

4.8 检出限

由给定测量程序得到的测得量值，对于此值，在给定声称物质中存在某成分的误判概率为 α 时，声称不存在该成分的误判概率为 β。

5 性能验证工作程序

5.1 性能验证的时机

5.1.1 新检验方法常规应用前

新检验方法也包括：现用检验程序的任一要素（仪器、试剂、校准品等）变更，如试剂升级、仪器更新、校准品溯源性改变等，实验室应在所需的程度上重新进行验证。

特殊情况下，某些试验可能会间歇性地执行，或者是短时间执行（如科研性的检测项目或者是与季节病有关的检测如流感病毒抗原等），对于这些检测，实验室应该在方法投入使用前就对其性能进行验证。

5.1.2 影响检验方法分析性能的情况发生后

影响检验程序分析性能的情况包括但不限于：仪器主要部件故障、仪器搬迁、设施（如纯水系统）和环境的严重失控等。任何可能影响检验程序分析性能的情况发生后，应在检验程序重新启用前对受影响的性能进行验证。

5.1.3 定期评审

常规使用期间，实验室可基于检验程序的稳定性，利用日常工作产生的检验和质控数据，定期对检验程序的分析性能进行评审，应能满足检验结果预期用途的要求。

5.2 检验方法的性能验证指标

5.2.1 验证过程证实的检验方法的性能指标，应与检验结果的预期用途相关。对于配套检测系统，实验室可采用来自于厂家信息或公开出版的相关性能的指标。定性检验程序的分析性能验证内容至少应包括符合率，适用时，还应包括检出限、灵敏度、特异性等。

5.2.2 当停止检测一段时间后，若需再次检验，应对其符合率进行评估。适用时，还应对其他性能进行验证。

5.3 实验前准备

5.3.1 实验操作人员应熟悉方法原理与操作，能对样品进行正确处理，包括样品处理和储存，试剂使用和储存，正确的实验步骤，正确的结果解释，质控等。

5.3.2 实验室设施及环境符合检验程序工作要求。

5.3.3 仪器经过校准，其各项性能指标合格。

5.3.4 试剂及校准品满足检验程序要求。

5.4 符合率

符合率的验证，一是分析性能符合率，可采用标准血清盘或与实验室目前使用的或业界公认比较成熟的参比方法进行比对的方式进行；二是临床诊断符合率，即与临床疾病的明确诊断进行比对。

5.4.1 与标准血清盘比对

标准血清盘多用于免疫学酶联免疫吸附实验（ELISA）试剂的质量考核评价，有世界卫生组织血清盘，国家标准血清盘，厂家自制血清盘等。其中，国家标准血清盘是由国家最高法定检定部门生产的标准品，一般由国家生物制品检定所提供。实验室可采用国家标准血清盘对购进的每一批试剂盒进行验证，以有效地控制试剂盒在购进、储存和运输中的质量，保证试剂盒使用前的质量控制。

5.4.1.1 选择和购买所需验证项目的标准血清盘：血清盘的标准品一般有：阴性参考品、阳性参考品、灵敏度参考品、精密度参考品。不同检测项目的标准血清盘包含的各种参考品数量不同。

5.4.1.2 用待评价的试剂盒对相应标准品进行检测，记录结果。

5.4.1.3 判断标准：根据所购买的项目血清盘判断标准进行判断。

5.4.2 诊断符合率

并不是所有检验项目都有标准血清盘，当患者的临床诊断明确时，临床免疫学定性检验程序可用诊断准确度来验证诊断符合率。

5.4.2.1 当诊断和被检测物的结果明确时，选取阴性样品 20 份（包含至少 10 份其他标志物阳性的样品）、阳性样品 20 份（包含至少 10 份灰区弱阳性样品，1 份极高值阳性），随机检测样品，将所有检测结果按表 7-2 汇总。

表 7-2 待评价方法与明确诊断比较的 2×2 列联表

待评价方法	明确诊断		
	阳性	阴性	总数
阳性	A	B	A+B
阴性	C	D	C+D
总数	A+C	B+D	A+B+C+D

5.4.2.2 诊断符合率计算

$$诊断灵敏度 = \frac{A}{A+C} \times 100\%$$

$$诊断特异性 = \frac{D}{B+D} \times 100\%$$

$$诊断符合率 = \frac{A+D}{A+B+C+D} \times 100\%$$

$$阳性预测值（PVP）= \frac{A}{A+B} \times 100\%$$

$$阴性预测值（PVN）= \frac{D}{C+D} \times 100\%$$

$$检验效能 = \frac{A+D}{N} \times 100\%$$

5.4.2.3 可接受标准：如果实验室计算得出的诊断灵敏度、诊断特异性和诊断符合率≥所用厂家检验方法声明，则通过验证；如果小于所用厂家检验方法声明，则未通过验证，应寻找原因或更换检验方法。

5.4.2.4 如果是两种候选方法都与临床明确诊断比较，可用两种方法灵敏度和特异性差异的可信区间来对这两种方法进行比较和判断。

计算一致程度的 95% 可信区间：$[100\%(Q_1-Q_2)/Q_3，100\%(Q_1+Q_2)/Q_3]$

Q_1、Q_2、Q_3 按下面的公式计算：

$$Q_1 = 2(A+D) + 1.96^2 = 2(A+D) + 3.84$$

$$Q_2 = 1.96\sqrt{1.96^2 + 4(A+D)(B+C)/n} = 1.96\sqrt{3.84 + 4(A+D)(B+C)/n}$$

$$Q_3 = 2(n+1.96^2) = 2n + 7.68$$

上述公式中 1.96 是标准正态分布曲线下相对于 95% 可信区间所对应的变量值。

5.4.3 方法符合率

当临床诊断不明确时，可采用评估方法符合率的方式来实现符合率的验证，包括用候选方法评估已知结果的能力验证或室间质评的样品，或不同方法或／和相同方法在不同实验室之间的比对。

参比方法是经过验证，性能符合设定标准，日常室内质控、室间质评／能力验证合格的在用检测方法。

5.4.3.1 至少选取阴性样品 10 份（包含至少 5 份其他标志物阳性的样品）、阳性样品 10 份（包含至少 5 份灰区弱阳性样品，1 份极高值阳性），共 20 份样品，随机每 4 份分成一组。用两种方法（候选方法、参比方法）每天按照患者样品检测程序进行平行检测一组样品，得出两种方法比较的 2×2 表（表 7-3）。

表 7-3 两种方法检测相同标本的 2×2 表

候选方法	参比方法	
	+	−
+	a	b
−	c	d
合计	a+c	b+d

5.4.3.2 计算下列指标：

$$阳性符合率 = \frac{a}{a+c} \times 100\%$$

$$阴性符合率 = \frac{d}{b+d} \times 100\%$$

$$总符合率 = \frac{a+d}{a+b+c+d} \times 100\%$$

$$阳性似然比 = \frac{阳性符合率}{1-阴性符合率} \times 100\%$$

$$阴性似然比 = \frac{1-阳性符合率}{阴性符合率} \times 100\%$$

5.4.3.3 可接受标准：为所用厂家检验方法（候选方法）标准。若无可用的厂家标准时，可根据实验室检测方法的预期用途，制定本实验室的可接受标准。

5.4.3.4 由于评估标本中疾病的患病率对两种方法一致程度的影响很大，总符合率不一定能完全反映两种方法的一致程度，如果在不清楚疾病患病率的情况下，可计算两种方法一致程度的95% 可信区间，再计算卡帕值（$Kappa$）来判断两种方法的一致性。

$$Kappa = \frac{P_0 - P_e}{1 - P_e}$$

试验 1 阳性结果比例：$P_1 = \dfrac{a+c}{a+b+c+d}$

试验 2 阳性结果比例：$P_2 = \dfrac{a+b}{a+b+c+d}$

预期 ++ 模式值：$R_1 = \dfrac{a+c}{a+b+c+d} \times \dfrac{a+b}{a+b+c+d} \times (a+b+c+d)$

模式 -- 预期值：

$$R_2 = (1-P_1) \times (1-P_2) \times (a+b+c+d)$$

$$P_0 = \frac{a+d}{a+b+c+d}$$

$$P_e = \frac{R1+R2}{a+b+c+d}$$

其中 P_0 是实际一致比，P_e 是期望一致比。假定完全一致性，$Kappa$ 等于 1。如果观测的一致性大于或等于机会一致性，$Kappa$ 大于或等于 0。实际一致比期望一致要差产生负的 $Kappa$ 值。

$Kappa \geq 0.75$，两者一致性较好；$0.4 \leq Kappa < 0.75$，两者一致性中等；$Kappa < 0.4$，两者一致性较差。

5.5 精密度

5.5.1 以量值或数值形式表达定性结果的精密度验证

临床定性检验程序若以量值或数值形式表达定性结果，精密度验证方法可参照《定量检验方法的性能验证和确认程序》。

5.5.2 验证要求

用于验证的样品应是临床标本，如使用质控品则应具有很好的稳定性和均一性，样品浓度应包括阴性、弱阳性和阳性水平。

5.5.3 验证方案

5.5.3.1 样品：选取 2 份阴性（至少 1 份其他标志物阳性）、3 份阳性（包含至少 1 份灰区弱阳性样品，1 份极高值阳性），共 5 份样品，按照患者样品检测程序进行检测。

5.5.3.2 验证过程：阳性标本参照《定量检验方法的性能验证和确认程序》。阴性标本跟随阳性标本同时检测。

5.5.3.3 计算

1）批内精密度：选择至少两个不同浓度（参考试剂盒说明书）的样品，在一个测试批内重复进行至少 10 次检测，计算所得 S/CO 值的均值（$\bar{x}$）和标准差（standard error，SD），计算批内变异系数（CV），作为重复性评估（批内精密度）。

2）批间精密度：选择至少两个不同浓度（参考试剂盒说明书）的样品，每天检测一次，至少连续检测 10 天，计算所得 S/CO 值的均值（$\bar{x}$）和标准差（SD），计算批间变异系数（CV%），作为中间精密度验证（批间精密度）。

5.5.3.4 可接受标准：为所用厂家检验方法的标准。若无可用的厂家标准时，实验室可根据临床诊疗的质量要求确定可接受标准。

5.6 检出限

5.6.1 验证要求

如果厂家试剂使用说明书有声明检出限，或该方法能以定量形式表达定性结果时，实验室可对该试剂检出限进行验证。用于检出限验证或确认的样品可选用定值标准物质。若检测项目有国家参考品，则可使用国家参考品或经国家参考品标化的参考品；若没有国家参考品，则使用可以溯源或量化的样品，如国际标准物质或可溯源至国际标准物质的样品。

5.6.2 验证方案

使用定值标准物质的样品，稀释至厂家声明的检出限浓度，在不同批内对该浓度样品进行测定（如测定 5 天，每天测定 4 份样品），样品总数不得少于 20 个。稀释液可根据情况选用厂家提供的稀释液或阴性血清，该阴性血清中，被验证的目标物必须阴性，其对应的相关物质（如抗原或抗体）也必须阴性，且试剂说明书声明的干扰物质必须在允许范围之内。

5.6.3 可接受标准如果 ≥ 95% 的样品检出阳性，则检出限验证通过。

5.6.4 替代方案

5.6.4.1 如果厂家试剂使用说明书未能提供该方法的检出限数值，实验室可参照 CLSI EP12-A2 文件，获得该方法的不精密度曲线，C_{95} 代表了某一试剂可以测出的最低被测量浓度（检出限）。

5.6.4.2 使用标准血清盘的"灵敏度参考品"验证厂家声称的检出限。

5.7 其他性能验证指标

Cut-off 值和抗干扰能力等性能的验证可参考 CNAS-GL038《免疫定性检验程序性能验证指南》。

6 性能确认工作程序

6.1 性能确认的时机

实验室应对以下来源的检验程序（方法）进行确认：

a）实验室设计或开发的方法。

b）超出预定范围使用的方法（如超出制造商的使用说明，或原确认的测量范围；第三方试剂应用于预期外的仪器，且无确认数据可用）。

c）修改过的确认方法。

当对确认过的检验程序进行变更时，应将改变所引起的影响形成文件。适当时，应重新进行验证或确认。

6.2　检验方法的性能确认指标

方法确认应尽可能全面，并通过性能特征形式的客观证据证实满足检验预期用途的特定要求。实验室应确保检验方法确认程度的充分性，以确保与做出临床决策相关结果的有效性。定性检验程序（方法）的性能特征宜包括：测量精密度（含测量重复性和测量中间精密度）、分析特异性（含干扰物）、分析灵敏度、诊断特异性和诊断灵敏度。实验室可以依据实际情况选择相应的性能指标，其可接受标准可从厂家获得或者是公开发行的文献获得。

6.3　精密度确认

如果厂家未能提供该试剂的精密度数据，实验室可参照 CLSI EP12-A2 的不精密度曲线对该方法的精密度进行确认。

6.3.1　不精密度曲线

1）确定临界值浓度：如果厂家说明书有提供该检测试剂或系统的临界值浓度，可用该值做 C_{50} 的近似值。如厂家未能提供临界值浓度，可将阳性标本进行系列倍比稀释，然后对其重复检测，以确定能获得 50% 阳性和 50% 阴性结果的那个稀释度的浓度为 C_{50}。

2）判断 C_{50} 是否正确：由于恰好 50% 阳性和 50% 阴性结果的 C_{50} 不容易获得，因此，标本稀释后进行 40 次重复检测，如果阳性结果百分数落在 35%～65% 内，都可判断为正确的 C_{50}，判断标准见表 7-4。

表 7-4　C_{50} 是否正确的判断标准

		40 次测试	C_{50}
1	阳性结果	≤ 13/40（32.5%） ≥ 27/40（67.5%）	不正确
2	阳性结果	（14～26）/40（35%～65%）	正确

3）对稀释后浓度接近 C_{50} 的样品进行重复检测 40 次或以上，记录每次阳性结果百分数。

4）以样品稀释度为横坐标，以阳性结果百分数为纵坐标，拟合得到该方法的不精密度曲线，见图 7-3。

5）用浓度 < C_5 的样品进行重复检测，结果一致为阴性；用浓度 > C_{95} 的样品进行重复检测，结果一致为阳性；用 C_5～C_{95} 区间内浓度的样品进行重复检测，将获得不一致的检测结果。因此，C_5～C_{95} 区间的宽度表示重复检测结果不一致的浓度范围。C_5～C_{95} 区间越窄，表示方法的精密度越好。

6）两种不同的不精密度曲线比较见图 7-4，它们的 C_{50} 相同，说明两种方法间不存在系统误差。但方法 1 在接近 C_{50} 处的精密度高于方法 2，因为方法 1 在近 C_{50} 处的曲线更陡，任何一个方向，浓度稍有改变，将产生所有都是阳性或所有都是阴性的一致结果。方法 2 在近 C_{50} 处比较平滑，改变相同浓度将产生更多的是阳性和阴性结果的混合。所以，从不精密度曲线的陡峭程度以及 C_5～C_{95} 区间的大小，可判断出方法 1 的精密度优于方法 2。

6.3.2　精密度试验

实验室需要进一步预设某一特定浓度范围（如 $C_{50} \pm 20\%$），看它是否包含了 C_5～C_{95} 区间。如果 $C_{50} \pm 20\%$ 浓度范围包含了 C_5～C_{95} 区间，浓度 ≥（$C_{50}+20\%$）的标本检测结果将一致，也就是

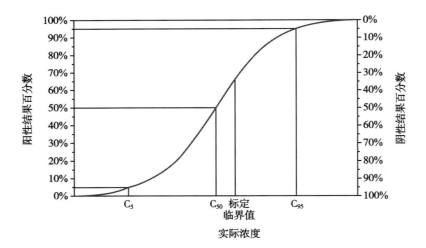

图 7-3 分析物浓度接近临界值的不精密度曲线

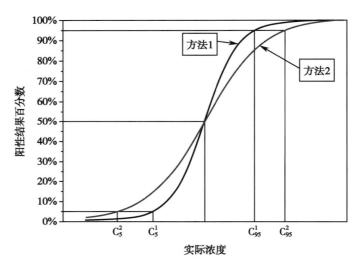

图 7-4 两种不同方法的不精密度曲线

说，在 $C_5 \sim C_{95}$ 区间之外的标本检测结果可认为是"重复检测结果一致"的，因为浓度 $> C_{95}$ 的样品，重复检测均会得到阳性结果，浓度 $< C_5$ 的样品，重复检测均会得到阴性结果。$\pm 20\%$ 只是用来举例，用户也可选择 $\pm 10\%$ 或 $\pm 30\%$，取决于实验目的和可接受的精密度。具体方法如下：

1）以 C_{50}、C_{95}、C_5 和 $C_{50} \pm 20\%$ 共 5 个浓度点做样品，重复检测 40 次，记录每次阳性结果百分数。

2）根据实验数据，观察候选方法的 $C_{50} \pm 20\%$ 浓度范围是否包含了 $C_5 \sim C_{95}$ 区间（见表 7-5），可以得出不同的结论。其中第 2 种情况"$C_{50} \pm 20\%$ 包含了 $C_5 \sim C_{95}$ 区间"，可以用于说明该方法精密度能够满足预期（$\pm 20\%$）用途。

表 7-5 候选方法的 $C_{50} \pm 20\%$ 浓度范围与 $C_5 \sim C_{95}$ 区间的关系

	样品浓度	检测结果	与 $C_5 \sim C_{95}$ 区间的关系
1	$C_{50}+20\%$	阳性结果 ≤ 35/40（87.5%）	$C_{50} \pm 20\%$ 在 $C_5 \sim C_{95}$ 区间之内
	$C_{50}-20\%$	阴性结果 ≤ 35/40（87.5%）	
2	$C_{50}+20\%$	阳性结果 ≥ 36/40（90%）	$C_{50} \pm 20\%$ 包含了 $C_5 \sim C_{95}$ 区间
	$C_{50}-20\%$	阴性结果 ≥ 36/40（90%）	
3	$C_{50}+20\%$	阳性结果 ≥ 36/40（90%）	$C_{50} \pm 20\%$ 部分落在 $C_5 \sim C_{95}$ 区间内（$C_{50}+20\%$ 包含了 $C_5 \sim C_{95}$
	$C_{50}-20\%$	阴性结果 ≤ 35/40（87.5%）	区间，但 $C_{50}-20\%$ 在 $C_5 \sim C_{95}$ 区间内）
4	$C_{50}+20\%$	阳性结果 ≤ 35/40（87.5%）	$C_{50} \pm 20\%$ 部分落在 $C_5 \sim C_{95}$ 区间内（$C_{50}+20\%$ 在 $C_5 \sim C_{95}$ 区间
	$C_{50}-20\%$	阴性结果 ≥ 36/40（90%）	内，但 $C_{50}-20\%$ 包含了 $C_5 \sim C_{95}$ 区间）

6.4 检出限的确认

6.4.1 使用定值标准物质做样品，参照 CLSI-EP12-A2 文件建立候选方法的不精密度曲线（详细步骤请参考本节"精密度的确认"），不精密度曲线的 C95 浓度即为候选方法的检出限。该浓度样品重复检测 20 次，应至少有 19 次以上为阳性反应。

6.4.2 使用标准血清盘的"灵敏度参考品"或血清转化盘来确认检出限。

6.4.3 有的实验室参照定量检验方法，根据 CLSI EP17 文件的思路对定性方法的检出限进行确认。

7 记录要求

7.1 由技术负责人等具有相应授权和能力的人员评审验证/确认结果，并记录验证/确认结果是否满足规定要求，总结成检测系统性能验证/确认报告。

7.2 性能验证记录要包含以下内容：

1）要达到的性能要求。

2）获得的结果。

3）性能要求是否达到的声明，如果没有，所采取的措施。

7.3 性能确认记录要包含以下内容：

1）使用的确认程序。

2）满足预期用途的特定要求。

3）确定的方法性能特征。

4）获得的结果。

5）方法有效性声明，并详述与预期用途的适宜性。

8 记录

QM-7.3-3-1《定性试验浓度 $C_{50} \pm 20\%$ 检测结果记录表》

（四）QM-7.3-4 测量不确定度评定程序

1 目的

通过对测量不确定度的评定过程进行控制，以确保测量不确定度评定的可靠性、科学性，并确保测量结果在医学实践中有用且准确。

2 范围

适用于检验医学部检验项目测量不确定度的评定。

3 职责

3.1 技术负责人负责组织并协助各专业组组长进行检验项目测量不确定度的评定，审核测量不确定度评定报告，定期评审测量不确定度。

3.2 分管专业主任负责批准测量不确定度评定报告。

相关的职责见图 7-2。

4 定义和术语

4.1 测量不确定度

根据所用到的信息，表征赋予被测量量值分散性的非负参数。

4.2 扩展不确定度

指标准不确定度与一个大于 1 的数字因子的乘积。其中"因子"是指包含因子，该因子取决于测量模型中输出量的概率分布类型及所选取的包含概率。

4.3 目标测量不确定度

简称目标不确定度，在临床上与最大允许测量不确定度意义相同，根据测量结果的预期用途，规定作为上限的测量不确定度。

5 工作程序

5.1 测量不确定度的评定范围

5.1.1 应评定测量结果量值的测量不确定度，并与预期用途保持一致（相关时）。

5.1.2 当定性检验结果基于输出定量数据的试验，并根据阈值判定为阳性或阴性时，应使用有代表性的阳性和阴性样品估计输出量值的测量不确定度。

5.1.3 对于不能或者无须进行测量不确定度评定的检验程序，应记录未进行测量不确定度评定的理由。

5.2 测量不确定度的评定要求

5.2.1 制订目标测量不确定度

医学实验室有责任与临床共同设立检验项目的目标不确定度，判断报告的测量量值是否达到临床应用的要求。目标不确定度的确定可以基于生物变异、国内外专家组的建议、准则或当地医学界的判断。

5.2.2 测量不确定度主要来源

长期精密度和终端校准品不确定度。

5.2.3 测量不确定度评定的方法

测量不确定度表达指南（guide to the expression of uncertainty in measurement，GUM）和化学分析中不确定度的评定指南（guidance on evaluating the uncertainty in chemical analysis，QUAM）是经典的测量不确定度评定理论，据此发展的测量不确定度评定方法有多种。主要有"自上而下"和"自下而上"两种测量不确定度评定方法。本实验室对于定量检验项目测量不确定度的评定方法主要采用"自上而下"方法。

5.3 定量项目测量不确定度评定步骤

5.3.1 定义被测量

应清楚地说明测量系统及其成分，同时必须确定被测量的类型和方法。如果可能，提供不确定度来源或建立不确定度清单，以便较好的理解不确定度主要来源和每个来源对合成不确定度的贡献。

定义被测量均需要对以下几点进行说明：

1）含有分析物的系统即样品类型，如血浆、全血、尿液等。

2）分析物，即该系统中的成分，如葡萄糖、乳酸脱氢酶、风疹抗体等。

3）量的类别，如物质的量浓度、催化活性等。

4）如需要，可对测量程序说明；必要时应进一步提供测量组分的生物和病理信息。

示例：血清丙氨酸氨基转移酶催化活性浓度（IFCC 推荐 37℃条件下参考测量方法）（U/L）。

5.3.2　不精密度引入测量不确定度分量（u_{Rw}）

一般使用期间精密度作为不精密度引入测量不确定度分量（u_{Rw}），可以用标准差（SD）或变异系数（CV）。一般收集 6 个月左右的资料，时间的长短取决于分析的频率等。对于一个新方法，最少有 30 个重复测定来计算标准差。

5.3.3　终端用户校准品定值引入的不确定度（u_{cal}）

临床实验室是终端用户校准品的使用者，生产厂家有责任提供给临床实验室校准品的测量不确定度。终端用户校准品的不确定度包含其溯源等级的不确定度。

5.3.4　合成标准不确定度的评定

若实验室测量参考物质结果与参考值差异不显著，或参加室间质量评价合格，合成不确定度按照下列公式计算：

$$u_c = \sqrt{u_{cal}^2 + u_{Rw}^2}$$

若实验室测量参考物质结果与参考值差异显著，或参加 EQA 成绩不合格，实验室应与诊断仪器或试剂厂家一起解决偏倚。若无法解决偏倚，则更换厂家，或实验室在法律法规允许的条件下进行偏倚评估和校准偏倚，并评价校正偏倚引入不确定度（u_{bias}）。参加 EQA 不合格不确定度计算方法如下：

（1）计算 $RMS_{rel}(bias)$：多次 PT 相对偏倚量值。

$$RMS_{rel}(bias) = \sqrt{\frac{\sum_i^n b_{irel}^2}{n}}$$

式中：

n—PT 总测量次数；

b_{irel}—每次 PT 的相对偏倚量值。

（2）计算每次 PT 公议值的测量复现性引入的相对测量不确定度：

$$u_{rel}(cons, i) = \frac{RSD_R}{\sqrt{m}}$$

式中：

$u_{rel}(cons, i)$— 每次 PT 公议值的测量复现性引入的相对测量不确定度；

RSD_R— 每次 PT 的测量复现性；

m— 参加每次 PT 的实验室数量。

（3）多次 PT 公议值的测量复现性引入的相对测量不确定度：

$$u_{rel}(C_{ref}) = \frac{\sum_{i=1}^{n} u_{rel(cons, i)}}{n}$$

（4）计算偏倚引入的相对测量不确定度分量 u_{bias}：

$$u_{bias} = \sqrt{RMS_{rel}^2(bias) + u_{rel}^2(C_{ref})}$$

（5）计算合成不确定度：

$$u_c = \sqrt{u_{cal}^2 + u_{bias}^2 + u_{Rw}^2}$$

5.3.5 扩展不确定度的计算（U）

$$U = k \times u_c$$

式中：

U— 扩展不确定度；

k— 包含因子，多选择 k=2，包含概率 P=95.45%；

u_c— 合成标准不确定度。

5.3.6 测量不确定度评定报告

进行测量程序的测量不确定度评定后，要编写不确定度评定报告，报告应包括以下内容：

1）测量程序名称、使用仪器设备名称、试剂来源。

2）不确定度评定方法及操作过程。

3）测试结果的统计计算：包括标准不确定度、相对不确定度、扩展不确定度、合成不确定度的计算。

当在证书 / 报告中报告测量不确定度时，应包含测量结果 y 和对应的扩展不确定度 U，通常宜使用"y±U（y 和 U 的单位）"或类似的表述方式；扩展不确定度的数值不应超过两位有效数字，并且最终报告的测量结果的末位应与扩展不确定度的末位对齐，除非使用相对扩展不确定度。

4）不确定度性能的判断：实验室目标不确定度比较，是否满足实验室要求。

5.4 定性项目测量不确定度评定步骤

5.4.1 基于数值的定性结果

某些测量程序包含一个产生被测量值的测量步骤，并将该被测量值与临界值比较，最终以文字形式报告结果。

例如，人体样品相对于指数校准品的荧光产物形成率，用比值表示，以确定血清样品的乙型肝炎表面抗原是阴性还是阳性。为了评定该测量步骤的不精密度（U_{Rw}, k=2），可参考定量项目测量不确定度评定程序来处理 IQC 产生的输出数据。即：

$$\%U(\text{HBsAg}) = \sqrt{\%U_{cal}^2 + \%U_{Rw}^2}$$

$$\%U_{RW} = \frac{U_{RW}}{\bar{x}} \times 100$$

$\%U_{cal}$— 校准品相对不确定度；

$\%U_{Rw}$—IQC 长期精密度相对不确定度；

$\bar{x}$ —IQC 指标值均值。

计算所得的扩展不确定度用于描述阴性 / 阳性临界值的"灰区"，如阴性、可能阴性、可能阳性、阳性。在此情况下，不需要评定接近决限的测量信号值以外的不确定度。

5.4.2 实体计数的不确定度

被测物计数是一种测量。因此，宜评定与被测物计数相关的测量不确定度。如血液单位体积中特定类型血细胞的数量浓度，每份样品中组织细胞的数量。

示例：如使用带计数室的显微镜对白细胞进行手动分类计数，那么对于总细胞数占比较小（通常 < 10%）的细胞，其计数可能符合泊松分布而非高斯分布。在此情况下，待计数的细胞随机分布在计数单元中。因此，假定特定类型细胞的每个计数在空间和时间上都是随机发生的，并且彼此

之间没有相互作用，如发生凝集。对于泊松分布，计数的方差等于计数结果。因此，$SD=\sqrt{计数}$。

其具体示例可参考 ISO/TS 20914《医学实验室测量不确定度评定指南》。

5.5　测量不确定度的应用

5.5.1　在解释测量结果量值时应考虑测量不确定度。

5.5.2　在日常检测中，不建议将测量不确定度评定值与患者检测结果一起报告。但是当用户有要求时，实验室应向其提供测量不确定度的信息。

5.5.3　当用户问询测量不确定度时，实验室的回复应考虑不确定度的其他来源，包括但不限于生物学变异，如样品的收集、运输、制备等。

5.6　测量不确定度的定期评审

5.6.1　评审时机

实验室至少每 12 个月评审 1 次。

5.6.2　评审内容

1）不确定度的性能目标是否持续适用。

2）实验室用户是否对实验室方法的测量不确定度有异议。

3）测量方法及其控制状态。

5.6.3　评审实施

技术负责人负责组织本专业相关测量程序不确定度的评审。

5.6.4　评审发现不符合的处理

对评审中发现有测量程序的不确定度不适用时，应参考 5.2.4 重新进行该测量程序不确定度的评定。

5.7　测量不确定度的重新评定

5.7.1　如测量系统发生重大变化或引入了新的测量程序，宜重新评定测量不确定度。如室内质控和室间质评符合性能要求，除更新暂定的评定值外，无须重新评定测量不确定度。

5.7.2　测量不确定度评定结果未达到目标不确定度的要求，需要系统审核不确定度的来源和组成。此时采取"自下而上"方法评定测量不确定度常可帮助找出需改进的重要不确定度来源。修正后重新评定。

5.7.3　当采用"自上而下"方法评定的测量不确定度明显不同于采用"自下而上"方法的评定结果时，应查明是否因为"自下而上"方法所采用的测量模型不完善导致测量不确定度评定结果偏低。

5.7.4　测量不确定度重新评定后应及时与临床沟通，并重新制订目标测量不确定度。

6　记录

QM-7.3-4-1《测量不确定度评审记录表》

（五）QM-7.3-5　生物参考区间管理程序

1　目的

规范管理各检验项目生物参考区间的建立，验证和评审流程，保证各项目参考区间的临床适用性。

2　范围

实验室开展的检测项目。

3　职责

3.1　技术负责人负责确定本专业检验项目的生物参考区间，生物参考区间的评审和临床告知。

3.2　分管专业主任负责批准生物参考区间。

3.3　质量负责人组织生物参考区间服务协议的定期评审。

相关的职责见图 7-2。

4　定义和术语

4.1　参考个体

依据临床对某检验项目的使用要求确定选择原则，以选择的检测个体为参考个体。所有参考个体的集合为参考总体。

4.2　参考抽样组

从统计意义上，一定数量的参考个体是对参考总体的一个抽样。在现今的参考值建立中，都是对参考抽样组作具体研究，在一定的可信限条件下，成为某项目的参考值和参考区间。

4.3　参考值

对一个参考个体进行某项目检测得到的值为该个体的参考值，所有参考抽样组的各个参考值合起来即为参考值范围。

4.4　参考区间和参考限

依据所有参考值的分布特性以及临床使用要求，选择合适的统计方法进行归纳分析后，确定参考值范围中的一部分为参考区间，区间的两端为参考区间的限值，分为低参考限和高参考限。

5　生物参考区间的管理要求

5.1　制订生物参考区间

基于患者风险的考虑，各专业组应为所运行的检验项目制订可靠的生物参考区间，记录其依据，并通知用户。

5.1.1　制订生物参考区间的时机

在下列情况下，应考虑制订检验项目的生物参考区间：

1）在开展新的检验项目时。

2）改变检验程序或检验前程序，经评审确定相关检验项目的生物参考区间不适用时。

3）在生物参考区间定期评审中发现检验项目的生物参考区间不适用时。

5.1.2　生物参考区间的来源

临床实验室常用参考区间来源包括：引用卫生行业标准、制造商说明书、权威教材等提供的参考区间；通过研究建立的参考区间；通过参考区间转移法获得的参考区间。

5.1.3　制订生物参考区间的方法

5.1.3.1　定量检验项目：可采用自行建立生物参考区间、生物参考区间的转移验证等方法。自建生物参考区间是一项昂贵和艰巨的工作，每个检验项目都自建参考区间是不切实际的。可通过生物参考区间的转移或验证方法，将其他实验室、诊断试剂生产商建立或提供的参考区间转移至本实验室。

当验证后发现试剂生产商提供的生物参考区间不适合当地人群时，则应按生物参考区间管理程序重新建立生物参考区间。

5.1.3.2　定性 / 半定量检验项目：临床定性 / 半定量检验程序若以量值或数值形式表达定性结果，可参照定量检验项目制订参考区间的方法进行。当 ELISA 等定性检验程序通过 Cut-off 值来判断结果的阴阳性时，可进行 Cut-off 值的验证，以判断该检验方法的 Cut-off 值是否适合其服务人群，具体可参见 CNAS-GL038。

5.2　生物参考区间的评审

在下列情况下，应评审生物参考区间：

1）开展新的检验项目。

2）改变当前的检测系统。

3）实验室有理由相信某一特定参考区间对服务人群不再适用时。

4）定期评审：实验室至少每12个月对生物参考区间评审一次。

5.3　生物参考区间的临床告知

1）实验室变更参考区间前应与相关临床科室进行充分沟通、论证。

2）验证或变更的生物参考区间均应通知用户，可以通过医院内部OA或者电话等形式告知临床。

3）参考区间变更后，实验室应与临床科室保持密切联系，追踪参考区间变更后临床应用效果，及时发现、解释和解决参考区间使用过程中遇到的问题。

6　建立参考值和参考区间工作程序

6.1　建立参考值和参考区间计划

建立参考区间参照EP28-C3文件进行：

6.1.1　根据文献和实验研究，总结对该项目检测结果产生生物变异和分析干扰的因素，供选择参考个体时用。

6.1.2　确定参考个体的选择原则（或排除非参考个体的原则），编写与之对应的调查表。

6.1.3　依据调查表和其他有关记录，挑选候选的参考个体。

6.1.4　依据排除原则，剔去不符合要求的候选对象。

6.1.5　将采集标本前和采集时的要求，详细告诉各个受检参考个体，做好准备。

6.1.6　完善地采集标本，做好分析前的标本预处理。

6.1.7　在良好的控制条件下，用事先指定的分析方法检测标本，获得参考值结果。

6.1.8　检查是否存在明显的误差或离群点。若有，按事先约定原则剔去不符合要求的数据后，再补上必需的数据。

6.1.9　绘制分布图，了解数据分布的特性。选择合适统计方法（参数法、非参数法和Robust方法），估计参考限和参考区间，包括将数据分成几组、分别计算/统计参考区间等。

6.2　选择参考个体

6.2.1　编写调查表确定并排除非健康者。

6.2.2　应按照项目在临床使用的要求选择参考个体。

6.2.3　在选择参考个体对象时，不要集中于青年人，对儿童和老年人也应分别予以考虑。

6.2.4　在选择参考个体时，应考虑是否有分组的必要。最常见的是分年龄组和性别组；另外，还可列出可能分组的因素。

6.2.5　参考个体的采样前准备以及须考虑的内容：

1）做好受检参考个体采样前的准备工作，确定采样前对受检者的具体要求。并应对受检参考个体事先做认真解释，要求予以配合。

2）标本采集、处理、运送和保存的要求：应有手册规定标本采集、处理、运送和保存的要求，内容应明确、可操作。除此之外，还应考虑标本采集时的环境条件，标本采集者（特别是静脉采血）的技术熟练程度和服务态度等。

3）分析样品的检验方法应经性能验证可靠，测定过程有完整质量控制措施。如果使用不同的仪器或方法测定同一个分析物，应对仪器方法学结果是否具有可比性做出评价；否则不同仪器或方法应各自有其参考区间。

6.3　参考值数据的要求和分析

6.3.1　为确保参考值数据的可靠性，建议至少取 120 个参考值数据，若还需分组统计，则每个分组应有 120 个数据。

6.3.2　数据中的疑似离群点的判断，建议将疑似离群点和其相邻点的差值 D 和数据全距 R 相除，D/R 若小于等于 1/3 则考虑为离群点。若有 2 个或以上疑似离群点，可将最小的疑似离群点做如上处理，若都大于 1/3，则所有疑似点都剔去；若都小于 1/3，则保留所有数据。

6.3.3　若有离群点被剔除后，应即将其他数据补上。

6.3.4　绘制分布图，了解数据的分布特性。若数据呈高斯正态分布，或者数据经转换后呈高斯分布，可按 $\bar{x} \pm 1.96S$ 表示 95% 数据分布范围，或者 $\bar{x} \pm 2.58S$ 表示 99% 分布范围等确定参考限和参考区间。

若数据不呈高斯正态分布，则可用非参数法处理。最常见的是以百分位数法确定 2.5% 和 97.5% 位数的参考限，以此确定 95% 参考区间。

6.4　确定参考值数据是否需要继续分组

参考值数据是否需要分组，主要根据临床意义，并且需做 Z 检验，确定分组后的均值间差异有无统计学意义。将原 120 个参考值数据按分组要求分成 2 组（如男和女，或两个年龄组），最好是 2 组的数据个数较接近。计算 Z 值：$Z = (\bar{x}_1 - \bar{x}_2) / \sqrt{S_1^2 / n_1 + S_2^2 / n_2}$，式中 $\bar{x}_1$ 和 $\bar{x}_2$ 为 2 组的各自均值，S_1 和 S_2 为 2 组的各自标准差，n_1 和 n_2 为 2 组的各自个数。Z 判断限值：$Z^* = 3(N/120)^{1/2} = 3\sqrt{(n_1 + n_2)/240}$。另外，有无较大的 S，如 S_2 为较大 S，是否超过 $1.5S_1$，即 $S_2/(S_2-S_1)$ 是否大于 3，若计算 Z 超过 Z^*，或较大 S_2 大于 $1.5S_1$，则都可考虑分组。

7　转移参考区间工作程序

7.1　转移参考区间应满足的条件

7.1.1　分析前因素的可比性

转移参考区间时应注意分析前因素如参考个体准备、标本采集和处理要求等应与参考区间建立时的条件保持一致。

7.1.2　实验室服务人群的适用性

人群适用性是转移参考区间的前提条件，即用于建立参考区间的人群与待转移参考区间的人群一致，或者有证据表明两个人群的生理水平无明显差异。

7.1.3　分析系统的可比性

待转移参考区间建立时采用的分析系统使用相同或相似的溯源标准，具有相近的精密度和分析特异性，检测结果具有可比性。

7.2　转移参考区间的程序

7.2.1　选择合适的参考区间来源

卫生行业标准发布的基于不同检测系统的参考区间、实验室之前使用的参考区间等。

7.2.2　评估转移参考区间的可行性

实验室使用临床新鲜标本在分析物稳定的时间范围内，同一时间进行分析系统间比对。比对样品量应 ≥ 100 例，比对样品的浓度应均匀分布，覆盖参考区间上限和下限，避免极端浓度。系统间的比对结果具有良好的相关性。使用散点图和偏差图（数值和百分比偏差）确定数值分布类型，如恒定 SD、恒定 CV、混合变异等。根据数据特点选择适宜的回归方程，如 Deming 回归、加权 Deming 回归、最小二乘法、Passing-Bablok 回归等。

7.2.3　新参考限的计算

原参考区间的上、下限作为自变量带入线性回归方程，获得新参考区间的上、下限。

7.2.4　新参考区间的验证

通过转移参考区间方法获得新的参考区间后，应进行参考区间验证。

7.2.5　转移参考区间时，应注意的问题：

1）若分析系统间检测结果的溯源性或分析特异性存在差异，检测结果不可比，不推荐转移法获得参考区间。

2）转移参考区间结果受比对样品数量、浓度分布范围、检测系统（仪器、试剂和校准品）性能和状态、比对数据相关性和统计方法等因素的影响，实验室进行转移参考区间时应充分考虑上述因素。此外，当使用线性回归方法进行转移时，如转移方程的截距值相对于待转移的参考限较大时，不建议转移。

3）参考区间转移的前提还应注意两系统间的可比性。通过线性回归方法进行转移时，如 $r^2 < 0.70$，不建议转移。当偏差图显示为恒定 SD，若 $0.70 \leqslant r^2 < 0.95$ 时，推荐使用 Deming 回归；若 $r^2 \geqslant 0.95$ 时，推荐使用最小二乘法的线性回归（OLR）；当偏差图为恒定 CV，推荐使用加权 Deming 回归；当偏差图显示为混合变异，推荐使用 Passing-Bablok；当偏差图显示为异常结果（垂直偏态分布），推荐使用 Passing-Bablok。

8　验证参考区间程序

8.1　相同或具有可比性的分析系统之间参考区间的转移，主要通过以下三种方法来评估其可接受性。

1）主观评定。

2）小样品参考个体的验证（大约为 20 例）。

3）大样品参考个体的验证（≤ 120 例，即实施一个标准的参考范围研究所需的标本量）。

8.2　主观评定

此种方法是通过认真审查原始参考值研究的有关因素来主观地评价转移的可接受性。要做到这些，参考总体中所有参考个体的地区分布和人口统计学情况都必须有适当的描述，相关资料亦可用于评审。分析前和分析过程中的有关细节、分析方法的性能、所有的参考值数据以及评估参考区间的方法等都必须加以说明。如果实验室工作人员要参与某些因素的判断，在接受实验室这些因素和检验服务对象都必须保持一致。那么，除上述所有考虑的因素需要文件化外，接受参考区间的实验室无须做任何验证研究，参考区间即可转移。

8.3　小样品参考个体的验证

另一种情况是，用户或实验室希望或被要求验证试剂厂商或其他实验室报道的参考区间。接收实验室在检验服务的总体中抽出 20 个参考个体，比较小样品参考值和原始参考值之间的可比性。需要指出的是，接收实验室的操作必须和原始参考值研究的分析前和分析中各因素的控制保持一致。如果接受实验室和原始参考值研究的检验服务对象在地理分布或者人口统计学上存在可导致参考区间差异的明显不同，参考区间的转移就毫无意义。

对于转移验证研究，参考个体的选择和参考值的获得必须和厂商或提供参考区间的实验室制订的方案保持一致。20 个参考个体应合理地代表接收实验室选择的健康总体，并且满足其排除和分组标准。依照标准操作规程检测标本，检测结果用 Reed/Dixon 或者 Tukey 规则进行离群值检验。发现离群值均应弃用，并用新的参考个体代替，以确保 20 例测试结果不含离群值。

如果 20 例参考个体中不超过 2 例（或 10% 的结果）的观测值在原始报告的参考限之外，厂商或提供参考区间的实验室报告的 95% 参考区间可以接受。若 3 例以上超出界限，再选择 20 个参考个体进行验证，若少于或等于 2 个观测值超过原始参考限，厂商或提供参考区间的实验室报告的参考区间可以接受。若又有 3 个超出参考限，用户就应该重新检查一下所用的分析程序，考虑两个样品总体生物学特征上可能存在的差异，并且考虑是否按照大规模研究指南建立自己的参考区间。

如果能从分析生产厂商或者其他实验室得到参考个体的所有数据，那么也可以采用其他比二项式公式更有效的统计学方法，如曼 – 惠特尼 U 检验（Mann-Whitney U test）、Siegel-Tukey 检验和柯斯二氏检验（Kolmogorov-Smirnov test）等。这些统计学方法能够分辨两组数据的位置（均值）和传播（分布）等多方面的变量，更有利于数据之间的可比性分析。

8.4 大样品参考个体的验证

有些时候实验室希望通过一个更加大规模的参考区间转移研究来分析一些对本地的临床解释起到决定性关键作用的分析物。在这种情形下，也可以通过检验稍微多一点（大约 60 例）的接受实验室自己的受试者总体中抽出的参考个体，探讨这些参考值和转移的原始相对较大样品群体的参考值之间的可比性。这里同样要指出的是，接受实验室的操作必须和控制原始参考值研究的分析前和分析中各因素的措施保持一致。如果两组研究对象存在会导致参考区间差异的地理区域或者人口统计学意义上的实质性不同，参考区间转移也毫无意义。

可参考"6. 建立参考值和参考区间工作程序"所介绍的方法选择参考个体、获得参考值，在采取适当的数据检验和剔除离群值之后，要进行两组参考值之间的比较。参考值比较可以通过 Z 检验来判断数值之间是否有统计学差异。如果结果表明无明显差异（分组区别），那么参考区间可以转移，否则需进一步采用全规模的参考值的研究进行比较。

根据工作需要，也可选择其他建立、转移或验证参考区间的方法。

9 生物参考区间的评审程序

随着人群身体功能的变化、人们对机体认识的不断深入和检验方法的变化，生物参考区间也可能是变化的，因此需要定期评审。

9.1 评审方法

9.1.1 生物参考区间的定期评审会议由检验医学部质量负责人主持，专业人员、医务处、临床科室代表参加，根据生物参考区间在使用过程中是否发现不符现象或有疑问之处，征求临床医生意见，评审生物参考区间的来源、人群适用性和临床适用性。

9.1.2 当临时需要评审生物参考区间时，可以组织会议评审或通过院内邮箱系统等方式征求临床方面的意见。

9.2 评审发现不适用的处理

通过评审如果发现某一特定参考区间对参考人群不再适用，则应按上述生物参考区间处理流程进行处理，通知临床，并签订相关服务协议。

10 记录

QM-7.3-5-1《生物参考区间评审记录表》

（六）QM-7.3-6 临床决定限管理程序

1 目的

规范管理各检验项目临床决定限的建立和评审流程，保证相关项目临床决定限的临床适用性。

2 范围

对临床决策有重要意义，需要实验室提供临床决定限的检验项目。

3　职责

3.1　技术负责人负责确定本专业检验项目的临床决定限，临床决定限的变更评审和临床告知。

3.2　分管专业主任负责批准临床决定限。

3.3　检验医学部质量负责人组织临床决定限服务协议的定期评审。

相关的职责见图 7–2。

4　工作程序

4.1　临床决定限的建立原则

临床决定限指在疑似患者或确诊患者人群中，当某一检测指标测量值高于或低于特定"阈值"时，可以对特定疾病进行明确诊断，或与不良临床结局发生风险显著相关。因此，也被称为医学决定水平。医学决定水平不同于参考区间，既可以用于疾病诊断，还可以对疾病进行分级或分类，或对预后做出判断，其建立方式与参考区间不同，更依赖于循证医学研究。

当检验项目的临床决定限对临床决策有重要价值时，基于患者风险的考虑，实验室应制订基于其服务患者人群的临床决定限，并记录其依据。

4.2　临床决定限的制订

4.2.1　制订临床决定限的时机

在下列情况下，应考虑制订检验项目的临床决定限：

1）当临床有需要并提出要求时。

2）改变检验前程序或检验程序，经评审确定相关检验项目的临床决定限不适用时。

3）在定期评审中发现检验项目的临床决定限不适用时。

4.2.2　制订临床决定限的方法

1）直接采用由国家权威机构发布或授权刊物出版公布的，或引用制造商提供的检验项目的临床决定限。

2）对拟采用的临床决定限，应在使用前与相关临床科室进行充分沟通、论证，必要时做适当的修改。

4.2.3　实验室提供临床决定限的方式

实验室可以通过 OA 通知，纸质通知或者报告备注的方式告知临床，并标注其来源。

以 NT-ProBNP 为例，本实验室在报告备注中标明：《2018 中国心力衰竭诊断和治疗指南》推荐 NT-ProBNP 急性心衰诊断截断值：＜ 50 岁，＞ 450ng/L；＞ 50 岁，＞ 900ng/L；＞ 75 岁，＞ 1 800ng/L。

4.3　临床决定限的评审

4.3.1　评审时机

1）定期评审：实验室至少每 12 个月对临床决定限评审一次。

2）需要时评审：在工作中需改变检验程序或检验前程序时，需评审相关的临床决定限。

4.3.2　评审方法

1）临床决定限的定期评审会议由检验医学部质量负责人主持，专业人员、医务处、临床科室代表参加，根据临床决定限在使用过程中是否发现不符现象或有疑问之处，征求临床医生意见，评审临床决定限的来源、人群适用性和临床适用性。

2）当临时需要评审临床决定限时，可以组织会议评审或通过院内邮箱系统征求临床方面的意见。

4.3.3　评审发现不适用的处理

通过评审如果发现某一特定临床决定限对其所服务患者人群不再适用，则应按上述临床决定限建立程序重新建立临床决定限，通知临床，并且签订相关服务协议。

4.4 临床决定限的临床告知

4.4.1 实验室制订或变更临床决定限前应与相关临床科室进行充分沟通、论证。

4.4.2 制订或更改的临床决定限均应通知用户，可以通过医院内部 OA 或者电话等形式告知临床。

4.4.3 临床决定限变更后，实验室应与临床科室保持密切联系，追踪临床决定限变更后临床应用效果，及时发现、解释和解决临床决定限使用过程中遇到的问题。

5 记录

QM-7.3-6-1《临床决定限评审记录表》

（七）QM-7.3-7 作业指导书管理程序

1 目的

规范作业指导书的编写内容、修改方式，落实检验过程的要素，以保证检验质量能满足临床和患者的需求。

2 范围

检验医学部各专业组的作业指导书及仪器的简易操作卡。

3 职责

3.1 各专业组组长负责组织本组作业指导书的编写。

3.2 技术负责人审核作业指导书，并组织人员对作业指导书进行定期评审。

3.3 分管专业主任负责批准作业指导书。

相关的职责见图 7-2。

4 工作程序

4.1 作业指导书编写

作业指导书应使用工作人员都能理解的语言。与检验质量密切相关的仪器设备以及所开展的检验项目均应编订相应的作业指导书，以便相关操作人员在工作地点可以随时查阅。作业指导书中建立的预防性维护要求应遵循制造商的建议，如果制造商的操作手册或说明书便于工作人员理解，也可以直接采用。

4.2 作业指导书的内容

4.2.1 仪器设备的作业指导书视具体情况应包括以下内容（当可行时）：

1）仪器简介、结构、工作原理；仪器的校准。

2）授权操作人；运行环境；工作前检查；开关机程序；睡眠状态起始运行；维护与保养。

3）质控操作；常规样品测定；急查样品测定；数据传输。

仪器操作卡作为文件控制系统的一部分，供操作人员在工作台上快速查阅，应同时备有对应的完整的仪器作业指导书供检索。

作为仪器设备作业指导书的简易文件，仪器操作卡的内容可包括：开关机程序；工作前检查；维护与保养；仪器的校准；质控操作；常规样品测定；急查样品测定等，其内容需与当前使用的仪器设备作业指导书的内容一致。

4.2.2 检验项目的作业指导书视具体情况应包括以下内容（当可行时）：

1）文件控制标识。

2）检验项目。

3）检验目的。

4）检验程序的原理和方法。

5）性能特征。

6）样品类型（如：血浆、血清、尿液）。

7）患者准备。

8）容器和添加剂类型。

9）所需的仪器和试剂。

10）环境和安全控制。

11）校准程序（计量学溯源）。

12）程序性步骤。

13）质量控制程序。

14）干扰（如：脂血、溶血、黄疸、药物）和交叉反应。

15）结果计算程序的原理，包括被测量值的测量不确定度（相关时）。

16）生物参考区间或临床决定值。

17）检验结果的可报告区间。

18）当结果超出测量区间时，对如何确定定量结果的说明。

19）警示或危急值（适当时）。

20）结果解释。

21）变异的潜在来源。

22）参考文献。

4.3　作业指导书的定期评审及修改

作业指导书每年度由技术负责人组织进行评审，评估其适用性并提出修改需求并保留评审记录。

作业指导书修改时，若涉及检验程序的改变，技术负责人应评估该改变是否会对结果解释产生影响，负责将这些改变产生的影响保留在文件修改记录中，培训专业人员如何向用户解释这些改变产生的影响。

（八）QM-7.3-8 室内质量控制管理程序

1　目的

对检验方法进行室内质量控制，以监测检验结果的持续有效性；验证检验方法达到预期质量，保证检验结果的有效性。

2　范围

实验室开展的所有检验项目。

3　职责

3.1　各专业组组长负责制订本组室内质控规则和检验过程的室内质量控制程序，审核室内质控报告，撰写定期评审报告。

3.2　技术负责人负责批准室内质控规则和检验过程的室内质量控制程序，批准室内质控定期评审报告。

3.3　检测人员负责执行检验过程的室内质量控制程序和对本岗位室内质控进行分析和处理。

相关的职责见图 7-2。

4 室内质量控制的总体要求

4.1 所有检验项目均应有质量控制措施，检验项目的室内质量控制一般通过检测室内质控品实行。当某些检验项目无法获得合适的室内质控品时，可采取其他合适的质量控制措施。

4.2 各专业组应结合其专业特点，根据本程序的要求，制订适合本专业检验项目/方法特点的室内质量控制程序。

4.3 质控品的检测方式 在各项目检验程序中应对相应质控物的处理和检测方法作说明确保质控物能被正确检测。与常规标本相同条件测定质控物，分析质控结果。

4.4 均值和标准差的设置 无论定值还是非定值质控品，在使用时必须用实验室在用检测系统确定均值和标准差，用于日常工作的过程控制，但正确度质控品的定值除外。

4.5 记录结果数据的方式 应能检测出趋势和漂移，定量方法应采用统计学技术审查结果。定性方法如果质控数据能够转化为数值，也应尽量采用统计学技术审查结果。

4.6 失控处理 若失控，则不能发出该分析批次的患者结果，待评估该批次检验结果和分析失控原因后，确定是否需要采取应急或纠正措施；采取应急或纠正措施后，需重新检测当批次标本；对已发出的检验报告，应根据失控的评估结果决定是否采取相应的措施。

4.7 室内质量控制的策划和评审 每年至少对检验项目的室内质控数据进行一次评审，与实验室设定的分析目标进行比较，确保分析性能的持续改进。也可通过检验结果的定期同行评审，对解释和意见进行监控。

5 开展室内质量控制前的准备工作

5.1 培训工作人员

在开展质控前，实验室工作人员都应对质控的重要性，基础知识和质量控制方法有较充分的了解，并在实际操作过程中不断进行培训和提高。实验室应在实际工作中培养一些进行质控工作的技术骨干。

5.2 仪器的检定与校准

对测定临床样品的各类仪器要按要求进行检定与校准。

6 工作程序

6.1 质控品的选择和计划

质控品是指专门用于质量控制目的的标本或溶液。合适的质控品是做好统计质量控制的前提。宜考虑使用第三方质控品，作为试剂或仪器制造商提供的质控品的替代或补充。如果没有商品化质控品，实验室可以自制质控品，但应将质控物制备的程序文件化。

6.1.1 质控品的种类

1）标准质控品：系纯物质的溶液（水或其他溶剂），制备较方便，但是其物理、化学性质及光学特性均与所控制的测定样品不同。

2）质控血清：可分为液体和冻干（包括定值与未定值）两种。质控血清只能用于质控活动，不可用于校准仪器或方法，一般插入测定标本的行列中测定。

3）正确度控制品：正确度控制品（Trueness Control）不同于一般的质控品。在定值要求上等同于校准品的定值，专用于评价、确认、核实检测系统的正确度。

6.1.2 质控品的特性

实验室在选用质控品时应注意以下几点：

1）基质：应尽量选择与待检患者标本具有相同基体的质控品，最好是人血清。但应注意，在制备质控品时，尽管原料来自人血清，其基质同待检患者的血清标本基本相同，但是在制作过程中，可能进行多种处理，如添加其他材料、消毒、防腐等，使分析物所在基体发生了变化，形成了新的基质差异。

2）稳定性：冻干品复溶后稳定，2～8℃时不少于24小时，-20℃时不少于20天，某些不稳定成分（如胆红素、ALP等）在复溶后前4小时的变异应小于2%；冻干质控品在实验室保存的有效期应在1年以上。

3）瓶间差：质控品应具有均一性，瓶间变异性应小于分析系统的变异。对冻干质控品的复溶过程要规范，避免由于操作造成新的瓶间差。

6.1.3 质控品的浓度和水平

所使用质控品的浓度应能够反映有临床意义的浓度范围的变异，宜选择临床决定限水平或与其值接近的质控品浓度，以保证决定限的有效性。

定量检测项目：应至少使用两个浓度水平（正常和异常水平）的质控物。

定性检测项目：每次实验应设置阴性、弱阳性和/或阳性质控物。

分子诊断实验室：若开展核酸提取，适当时应评价核酸的含量和质量（如纯度和完整性）并保留评价记录。若开展基因突变、基因多态性或基因型检测，质控物应尽可能包括临床常见的或者是最具临床价值的突变类型或者是基因型，并在合理的时间段内覆盖其他型别；若开展肿瘤组织分子病理检测应评估样品中肿瘤细胞的含量并记录。

微生物实验室：应至少对使用中的染色剂、凝固酶、过氧化氢酶、氧化酶及抗菌药物敏感性试验等进行质量控制。应贮存与诊断相配套的质控物，以便在染色、试剂、试验、鉴定系统和抗菌药物敏感性试验中使用。药敏用标准菌株种类和数量应满足工作要求，保存其来源、传代等记录，并有证据表明标准菌株性能满足要求。

6.1.4 质控品的使用与保存

严格按质控品说明书进行操作，要保证用于复溶冻干质控品的溶剂的质量；冻干质控品复溶时所加溶剂的量要准确，并尽量保持每次加入量的一致性；冻干质控品复溶时应轻轻摇匀，使内容物完全溶解，切忌剧烈振摇；质控品应严格按使用说明书规定的方法保存，不使用超过保质期的质控品。

6.1.5 质控品的检测频率

应定期检验质控物，检验频率应基于检验程序的稳定性和错误结果对患者危害的风险而确定。可以根据检验项目的方法学性能、检测系统性能、制订的失控规则、设定的允许误差等要素定义质控批长度，前提是该质控批满足我国的行业管理要求。

6.1.6 质控品的位置

应确定每批室内质控物的位置，其原则是报告一批患者检测结果前，应对质控结果做出评价。质控物的位置须考虑分析方法的类型、可能产生的误差类型。例如，在用户规定批长度内，进行非连续样品检验，则质控物最好放在标本检验结束前，可检出偏倚；如将质控物平均分布于整个批内，可监测漂移；若随机插于患者标本中，可检出随机误差。

6.1.7 更换新批号质控品

拟更换新批号质控品时，应在"旧"批号质控品使用结束前与"旧"批号质控品一起测定，设立新的均值和控制限。

检验方法的质量控制程序宜能监测试剂或/和校准品的批号变化。为此，实验室程序宜避免在更换试剂或/和校准品批号的同一天/批时，改变质控品的批号。

6.2 定量检验室内质量控制

实验室可采用Westgard多规则质控图法或者即刻法进行室内质量控制。

6.2.1 Levey-Jennings 控制图或 Westgard 多规则质控图法。

6.2.1.1 设定均值和标准差

1）稳定性较长的质控品

暂定均值和标准差：新批号的质控品应与当前使用的质控品一起进行测定。根据 20 批或更多独立批获得的至少 20 次质控测定结果，进行离群值检验（剔除超过 3S 外的数据），计算出均值和标准差；

以此暂定均值和标准差作为下一个月室内质控图的均值和标准差进行室内质控；一个月结束后，将该月的在控结果与前 20 个质控测定结果汇集在一起，计算累积均值和标准差（第 1 个月），以此累积的均值和标准差作为下一个月质控图的均值和标准差。

重复上述操作过程，连续 3～5 个月。

常用均值和标准差：在以上工作的基础上，以最初 20 个数据和 3～5 个月在控数据汇集的所有数据计算出累积均值和标准差，以此累积均值和标准差作为质控品有效期内的常用均值和标准差，并以此作为以后室内质控图的均值和标准差。

对个别在有效期内浓度水平不断变化的项目，必要时，需调整均值和标准差。

2）稳定性较短的质控品

均值：在至少 3～4 天内，每天分析每水平质控品 3～4 瓶，每瓶进行 2～3 次重复。收集数据后，计算均值、标准差和变异系数。对数据进行离群值检验（剔除超过 3S 的数据）。如果发现离群值，需重新计算余下数据的均值和标准差。以此均值作为质控图的均值。

标准差：以前的标准差是几个月数据的简单平均或甚至是累积的标准差。这就考虑了检测过程中更多的变异。采用以前变异系数（CV%）来估计新的标准差，即标准差等于均值乘以 CV%，以此估计的标准差作为质控图的标准差。

也可以采用加权平均的不精密度（CV%）乘以上述重复试验得出的均值得出标准差，作为暂定的标准差。具体过程参见：WS/T 641《临床检验定量测定室内质量控制》。

6.2.1.2 控制限

通常是以标准差的倍数表示。临床实验室不同项目（定量测定）的控制限的设定要根据其采用的控制规则来决定。

6.2.1.3 绘制质控图及记录质控结果

根据质控品的靶值和控制限绘制 Levey-Jennings 控制图（单一浓度水平），控制图应有 5 条控制限，包括 $\bar{x}$、+2S、+3S、−2S 和 −3S。或将不同水平绘制在同一图上的 Z- 分数图，或 Youden 图。将原始质控结果记录在质控图表上。保留原始质控记录。

6.2.1.4 质控方法（规则）的应用

1_{2s}：1 个质控品测定值超过 $\bar{x} \pm 2s$ 控制限，在临床检验工作中，常作为警告界限。

1_{3s}：1 个质控品测定值超过 $\bar{x} \pm 3s$ 控制限，判定为失控。

2_{2s}：2 个连续的质控品测定值同时超过 $\bar{x} + 2s$ 或 $\bar{x} - 2s$ 控制限，提示系统误差。

R_{4s}：在同一批内质控品最高测定值和最低测定值之间的差值超过 4s，提示严重随机误差。

4_{1s}：4 个连续的质控品测定值同时超过 $\bar{x} + s$ 或 $\bar{x} - s$，提示系统误差。

$10\bar{x}$：10 个连续的质控品测定值落在均值的一侧，提示系统误差。

7T：连续有 7 个控制值具有逐渐升高或下降的趋势，提示系统误差。

实验室可根据质量标准，结合实验室实际的不精密度和不准确度，确定每个检验项目室内质控的控制规则和控制频率。

6.3　即刻质控方法

对于某些不是每天开展的项目或试剂盒、有效期较短的项目可采用即刻性质控方法，只需连续测定 3 次，即可对第 3 次及以后的检验结果进行控制。计算出至少 3 次测定结果的平均值和标准差；计算 $SI_{上限}$值和$SI_{下限}$值：$SI_{上限} = (X_{最大值} - \bar{x})/S$，$SI_{下限} = (\bar{x} - X_{最小值})/S$；查 SI 值表，将 $SI_{上限}$ 和 $SI_{下限}$ 与 SI 值表中的数值进行比较。当检测的数据超过 20 个以后，可转入使用常规的质控方法进行质控。

6.4　失控原因分析和处理

6.4.1　失控原因分析

失控信号的出现受多种因素的影响，包括操作上的失误，试剂、校准品或质控品的失效，仪器维护不良以及采用的质控规则、控制限范围、质控品的水平数、分析批等。

6.4.2　误差类型

1）系统误差：试剂问题、校准问题、仪器问题、人员问题、质控品变质等；

2）随机误差：试剂瓶或管道中有气泡，试剂没有充分混匀，温度或电压不稳，操作人员不熟练等；

3）偶发性灾难事件：很难用质量控制方法控制。

6.4.3　常规分析思路

1）检查控制图，确定误差的类型（1_{3s} 和 R_{4s} 规则指示随机误差增大造成的失控，2_{2s}、4_{1s}、$10\bar{x}$ 指示系统误差造成的失控）。

2）判断误差类型和失控原因的关系。

3）检查多项目检测系统上常见的因素。

4）查找与近期变化有关的原因。

6.4.4　多个项目同时出现失控时的分析思路

1）是否使用相同的比色波长。

2）是否使用相同的光源。

3）是否使用了相同的检测模式。

4）是否同时被校准。

5）是否具有共同的某些理化因素。

6.4.5　需要采取措施的分析思路

1）检查质控品：重新测定同一质控品，用以查明是否有人为误差或偶然误差；新开一瓶质控品，重测失控项目；新开一批质控品，重测失控项目。

2）更换试剂，重测失控项目。

3）进行仪器维护，重测失控项目。

4）重新校准仪器，重测失控项目。

5）请专家帮助。

6.4.6　失控处理程序

1）如实记录质控结果，实时点画质控图。

2）保留原始数据。

3）分析失控原因，采取纠正措施。

4）记录纠正后的在控结果，并点画在质控图上。

5）填写失控报告，上交专业组长，必要时由专业组长决定是否发出检验报告，特殊情况时由技术负责人处理。

6.4.7 失控对检验结果和报告的影响

1）当发现失控时，应暂停检验，停发报告。

2）根据失控原因采取纠正措施，再次进行质控物检测，结果在控后才能重新检验患者样品。

3）工作人员对患者结果进行评估，若患者检验报告不能发出，应确定失控的标本数，对失控的患者标本进行重新测定，发出在控的检验报告。

4）工作人员还应根据失控的原因，评估最后一次成功质控活动之后患者样品的检验结果，具体方法如下：

a）实施评估的判断：分析失控的原因对检验结果的准确性是否有影响，当没有影响时无须对最后一次成功质控活动之后患者样品的检验结果进行评估；当失控的原因可能影响检测结果时需进行评估。

b）在评估时，至少抽取失控前的最后 5 份标本，相关检测项目重测一次，填写《失控前后样品结果比对记录表》。

c）以该次检验结果为靶值，计算失控前检测结果与该次检测结果的相对偏倚，当检测项目有大于或等于 80% 标本的结果在允许相对偏倚范围内时，说明失控前检测结果未受影响；否则，再向前分批检测部分标本（每批至少 5 份标本）并进行分析，找出所有可能受影响的标本，重测所有这些标本或只重测当中结果在生物参考区间两端和医学决定水平附近的标本。

d）各专业科也可根据专业特点制订最后一次成功质控活动之后患者样品的检验结果评估方法。

5）经评估确认失控前检测结果未受影响，检验报告无须做任何处理；假如失控会对之前的检测结果造成影响，当其影响到临床的疾病诊断或治疗时，收回或适当标识已发出的不符合检验结果，重新发布正确报告。

6.4.8 室内质控数据的管理

6.4.8.1 质控记录应包括以下信息：检验项目名称，方法学名称，分析仪器名称和唯一标识，试剂生产商名称、批号及有效期，质控物生产商名称、批号和有效期；质控结果、结论。

6.4.8.2 月总结质控数据的归档保存

1）当月所有项目原始质控数据和原始记录。

2）当月所有项目的质控图。

3）当月所有的计算数据（均值、标准差和变异系数）。

4）当月的失控报告（包括违背哪一项失控规则、失控原因，采取的纠正措施等）。

以上资料由各组组长负责审核后，纸质或者电子化保存。科主任和技术负责人定期核查室内质控总结报告。

6.4.8.3 室内质控数据的定期评审

月总结：剔除 1_{3s} 以外的失控数据后，计算均值、标准差和变异系数，并与规定的质量目标进行比较分析。如果发现有显著性变异或趋势性变化，需要分析原因，对质控图的均值、标准差进行修改，并要对质控方法重新进行设计。

定期评审：管理评审前由各组组长负责对本组室内质控数据进行周期性评价（必要时制订出措施），交技术负责人批准。

6.5 定性检验室内质量控制方法

6.5.1 质控物选择：

6.5.1.1 酶免等定性检测项目：试剂盒自带的为内对照，用于监控试剂的有效性和 Cut-Off 的计算。阴阳性质控物为外对照用于监控实验的有效性，实验室在选择时应考虑类型（宜选择人血清基质，避免工程菌或动物源性等的基质）、浓度（弱阳性质控物浓度宜在 2 ~ 4 倍临界值左右，阴性质控物浓度宜 0.5 倍临界值左右）、稳定性（宜选择生产者声明在一定保存条件下如 2 ~ 8 ℃ 或 –20 ℃ 以下有效期为 6 个月以上）、均一性。

6.5.1.2　对于没有明确测定下限的定性试验，其检测能力的监测可通过采用最大检测能力的判断标准来进行。如选择新批号琼脂培养基时，要检查培养基分离微生物能力，接种相应细菌后，如果菌落计数及形态没有接近期望的结果，则表明培养基的检测能力发生了改变。当进行血液细胞、组化或免疫组化染色时，可观察相应细胞的染色情况，判断染色液或染色过程是否正常。当进行细菌染色时，可用相应的阳性菌和阴性菌做质控细胞学、细菌学、病原寄生虫等形态学识别，除通过上述方法外，还须依靠检测人员的业务水平和经验，才能保证检测结果的正确。

6.5.2　质控频率

每检测日或分析批，应使用弱阳性和阴性质控物进行质控。各项目应定义自己的质控批长度。

6.5.3　质控物位置

不能固定而应随机放置且应覆盖检测孔位（标本间隔）。

6.5.4　质控判定规则

1）肉眼判断结果的规则：阴、阳性质控物的检测结果分别为阴性和阳性即表明在控，相反则为失控。

2）滴度（稀释度）判定结果的规则：阴性质控物必须阴性，阳性质控物结果在上下 1 个滴度（稀释度）内，为在控。

3）数值或量值判定结果的规则：可以使用肉眼判断结果的规则；也可以使用统计学质控规则，至少利用一个偶然误差及一个系统误差规则。应按照统计学质量控制的方法建立检测项目的控制限（不得直接使用质控品说明书的范围作为控制限），同时满足阴、阳性质控物的检测结果必须分别为阴性和阳性。

6.5.5　失控原因分析和处理

参考定量检验室内质量控制程序。

6.5.6　室内质控数据的管理

参考定量检验室内质量控制程序。

6.6　无质控物的检验项目的室内质量控制

当无法获得合适的室内质控品时，实验室应考虑使用其他方法进行室内质量控制。其他方法的示例包括：

1）患者结果的趋势分析

例如：患者结果的移动均值，结果低于或高于特定值或结果与诊断相关的样品的百分比等。

移动均值法：移动均值法又叫 Bull 等设计的用于血液学质量控制的方法。由于血液红细胞计数可因稀释、浓缩、病理性等因素有较明显的变化，但每个红细胞的体积、所含有的血红蛋白、单位红细胞容积中所含的血红蛋白量却相对稳定，几乎不受这些因素的影响。根据此特性，Bull 等设计出通过监测红细胞平均体积（MCV）、红细胞平均血红蛋白量（MCH）、红细胞平均血红蛋白浓度（MCHC）的均值变动，来进行质量控制的方法。

移动均值法是建立在连续的 20 个患者红细胞指数（MCV、MCH、MCHC）的多组均值基础上，均值的控制限一般定为 ±3%。移动均值的另外一种形式是最近三个移动均值的均值超过 2% 就算失控。该方法原理简单，不足之处是质控限的确定需要大量标本（至少 500 份），且每日标本不宜太少。美国病理家学会血液委员会提议实验室在处理少于 100 个患者标本时，不建议使用移动均值法。

2）按照规定方案，将患者样品结果与另一替代程序检测结果比较，该程序经确认可计量溯源至 ISO 17511 规定的同级或者更高级别的参考（系统）。

3）患者样品留样再测。

7 记录

QM-7.3-8-1《室内质控每月总结分析报告表》

QM-7.3-8-2《室内质控每月 CV 值一览表》

QM-7.3-8-3《室内质控失控报告表》

（九）QM-7.3-9 室间质量评价管理程序

1 目的

对实验室参加室间质评的全过程，包括制订室间质评计划、确定质评项目、接收 / 分发 / 检测质评标本、报送结果、结果回报后质评结果的分析以及不合格项的处理等进行控制，以保证检验结果的可比性和准确性。

2 范围

适用于实验室参加室间质评的所有项目。

3 职责

3.1 技术负责人组织本专业组组长制订室间质评计划，确定参加室间质评的机构和具体项目。

3.2 质量主管负责室间质评项目的申报。

3.3 各专业组组长负责组织本专业组人员接收 / 分发 / 检测质控标本，结果上报和撰写质评结果总结报告。

3.4 科主任批准各科室质评计划和质评项目。

3.5 技术负责人和科主任批准质评总结报告。

相关的职责见图 7-2。

4 工作程序

4.1 室间质评活动计划

4.1.1 制订室间质评计划

各专业技术负责人组织各专业组组长制订质评计划，确定参加室间质评的机构和具体质评项目。计划要求覆盖全部检测项目及不同标本类型，包括 POCT 项目。

当室间质评计划不可获得或不合适时，实验室应采取替代方案监控检验方法的性能，并提供客观证据确定检验结果的可接受性。可接受的替代方案包括：

1）与其他实验室交换样品。

2）采用相同室内质控品的实验室间进行比对，评估单个实验室的室内质量控制结果与使用相同室内质控品的分组结果进行比较。

3）分析不同批号的制造商终端用户校准品，或制造商的正确度质控品。

4）至少由两人或两台仪器或两种方法对同一微生物样品进行分割 / 盲样检测。

5）分析与患者样品有互换性的参考物质。

6）分析临床相关研究来源的患者样品。

7）分析细胞库和组织库的物质。

4.1.2 室间质评类型

实验室选择的室间质评计划应尽可能具有检查检验前，检验和检验后过程的功效；提供接近临床实际的模拟患者样品的样品；满足 ISO/IEC 17043 要求。因此，在选择过程中优先考虑：

1）参加国家卫健委临床检验中心、省临床检验中心或者国际机构组织的室间质量评价活动。

2）参加仪器或试剂供应商提供的实验室间比对的活动。

4.1.3 质评项目申报

质量主管每年按质评计划申请质评项目，并负责相关的费用处理。提交订单后及时打印并交专业组长签名核对，并存档。

4.2 室间质评活动的实施

4.2.1 室间质评样品接收和保存

专业组收到室间质评样品后需要及时检查其是否有遗漏或破损的情况，如有不符合接收要求的样品时，应及时与相关单位联系。

按照室间质评样品说明书妥善保存质评标本，并在《室间质评样品核收登记表》上登记。

4.2.2 室间质评样品检测

1）室间质评标本由进行常规检验的人员检测，按照实验室操作流程与患者标本一同检测。

2）室间质评样品的检测次数与患者样品常规检测的次数一样。

3）使用患者样品检测的主要检测系统和常规检验方法检测质评样品。

4）禁止在室间质评数据上报之前与其他实验室交流检测数据或交换标本检测等任何交流、沟通活动。

4.2.3 室间质评结果上报

数据回报时需要双人核对：岗位负责人网上填写质评数据后，由另一岗位人员或组长再次核查后上报，原始数据由双人签字确认。

4.2.4 室间质评回报结果分析

4.2.4.1 室间质评结果回报后，由组长或检测者填写室间质评总结报告。对不合格项目应尽可能复测和进行失控原因分析，提出整改措施和纠正措施。对合格的室间质评结果数据也需要通过偏倚和趋势分析原因、发现问题。总结经验，室间质评分析报告由组长审核后，可由技术负责人或各科室主任批准并签字确认。

4.2.4.2 可以采用 EQA 多规则质量控制方案进行分析以发现潜在不符合的趋势。

室间质评的多规则质控方案使用的评价指数是标准偏差指数和相对偏差，计算公式为：

$$SDI=（测定值－靶值）/标准差$$

$$偏倚值（Bias）=测定值－靶值$$

$$偏倚百分数（Bias\%）=（测定值－靶值）/靶值×100\%$$

将以上计算结果与本实验室质量控制规则进行比较（表 7-6）。

表 7-6 实验室质控规则表

规则名称	规则含义	可能的误差
$1_{75\%TEa}$	任意一个结果的偏倚大于 75% 的允许误差范围	随机或系统误差
$5x+1_{50\%TEa}$	所有结果在均值一侧，且任意一个结果的偏倚大于 50% 的允许误差范围	系统误差
$R_{3.0\ SDI}$	任意两个结果的 SDI 值的差值大于 3.0	随机误差

规则名称	规则含义	可能的误差
$R_{4.0\,SDI}$	任意两个结果的 SDI 值的差值大于 4.0	随机误差
$X_{1.5\,SDI}$	5 个样品测定结果 SDI 均值超过 +1.5 或 −1.5	系统误差
$X_{1.0\,SDI}$	5 个样品测定结果 SDI 均值超过 +1 或 −1	系统误差

4.2.4.3 当室间质评结果超出预定的可接受标准时，应评估其对临床的影响。如果确定对临床有影响，则应评审受影响的患者结果及考虑修改结果的必要性，必要时告知用户。

4.2.5 室间质评文档管理

室间质评原始数据（双人签名），质评总结报告（审核批准后）和质评证书由各专业组长存档。所有记录至少保存 2 年。

4.3 替代方案

能力验证/室间质评不可获得的检验（检查）项目，可通过以下方式来进行比对：

4.3.1 利用室内质控数据进行实验室间比对

1）可选择参加由仪器或试剂供应商提供的利用室内质控数据进行的实验室间比对活动。

2）如参加该活动，应按照实际活动编写相关程序，包括参与流程，判断标准和超出可接受标准时的处理流程等。

3）执行文件化程序要求，实施比对实验。

4.3.2 与其他实验室进行临床样品比对

1）比对方案：由参加比对单位协商解决，但比对方案的原则不能偏离 CLSI-EP9 等相关文件。比对方案一般包括以下内容：

a）比对实验室的选择原则：选择用作比对的实验室应为同级别的或更高级别的，如已获 ISO 15189 认可的实验室等。

b）比对标本：通常选择 5～20 份临床样品，本实验室与比对实验室均按常规方法检测。

c）比对频次：与能力验证要求一致。

d）比对数据分析：统计本实验室与比对实验室的检测结果，计算均值和偏倚。

e）判断标准：偏倚控制在相应的质量目标范围内，检测项目的质量目标范围由各专业组设定。

2）比对不合格的处理：对不合格的项目，应当及时查找原因，采取纠正措施。

3）实验室间比对分析报告：岗位工作人员填写比对结果报告，详细说明比对的实施过程和结果。比对分析报告由组长审核后，可由技术负责人审核、各科主任批准并签字确认。

4.4 室间质评数据的监控

管理评审前由各组组长负责对本组室间质评数据进行周期性评价（必要时制订出改进措施），交技术负责人批准。

5 记录

QM-7.3-9-1《室间质评总结报告表》

QM-7.3-9-2《室间比对试验结果记录及分析报告表》

（十）QM-7.3-10 检验结果可比性管理程序

1 目的

建立和实施实验室内部比对计划和程序，以确保实验室内部应用不同的程序或设备，或在不同地点、人员，或以上各项均不相同时，同一项目的检验结果具有可比性。

2 范围

适用于检验医学部不同科室间专业组大比对，以及各科室的实验室内部比对。

3 职责

3.1 各专业技术负责人指导专业组组长制订实验室内部比对方案及其实施计划，审核比对计划和比对结果。

3.2 各专业组组长具体负责比对计划的实施以及不可比项目的整改。

3.3 岗位工作人员负责完成比对标本的检测和上报。

3.4 分管专业主任负责批准大专业组比对计划。

相关的职责见图 7-2。

4 工作流程

4.1 检验结果可比性方案

4.1.1 实验室内部比对程序

各专业组应制订适合本专业的实验室内部比对操作程序，包括比对条件，周期，样品类型及数量、比对方案、判断标准及不合格时的处理方法。可参考 CNAS-GL047《医学实验室定量检验程序结果可比性验证指南》，以及相关国家 / 行业标准，如 WS/T 407《医疗机构内定量检验结果的可比性验证指南》和 GB/T 22576《医学实验室 实验室质量和能力要求》等文件。

4.1.2 实验室内部比对范围

对于同一分析物，实验室存在以下情况时，应进行临床适宜区间内患者样品结果的实验室内比对：

1）检测的样品类型不同但临床预期用途相同，且测量单位相同或可换算时。如血清葡萄糖物质的量浓度与血浆葡萄糖物质的量浓度。

2）使用不同的检测系统，但使用相同的参考区间时。

3）使用多套相同的检测系统。

4）使用同一检测系统的多个分析模块。

5）多地点或场所使用的检测系统，如不同科室使用相同的检测系统。

6）由多个人员进行的手工检验项目，如显微镜检查、培养结果判读、抑菌圈测量、结果报告等。

使用不同参考区间的检测系统间不宜进行结果比对。

4.1.3 比对样品

4.1.3.1 比对样品来源

优先使用患者样品，能够有效避免室内质控品互通性不足带来的问题，如基质效应等。当患者样品不可获得或不合适时，可参考室内质量控制和室间质量评价的内容选取替代方法，如使用标准品等。

4.1.3.2 比对样品浓度

为更好地反映不同检测方法、设备和人员的偏差，样品浓度应尽可能覆盖检测范围，重点关注医学决定水平。

4.1.3.3 比对样品数量

比对的样品数量应不少于 5 例。使用更多的样品数量，可以增加验证结果的可靠性。

4.1.4 比对频率

根据不同专业要求确定比对周期，比对频率至少每年 1 次。

人员比对至少每 6 个月 1 次。

4.1.5 比对数据分析方法及结果判断

4.1.5.1 参比系统比对方案

实验室使用的检测系统数量 ≤ 4 时，可以选用与参比系统比对的方法。实验室应根据检测系统分析性能的确认或验证结果、室内质控和室间质评的表现、不确定度评估等情况，综合评估后，确定实验室内的参比系统。通常情况下，以实验室参加室间质评结果回报，且回报结果合格的系统为参比系统。

1）分别计算不同检测系统结果与参比系统结果的偏差（定量方法）或符合率（定性方法），并与实验室的判断标准进行比较。

2）样品比对结果比对偏差可接受比例或符合率 ≥ 80%，即为可比性验证通过，结果具有可比性。

3）必要时，可适当增加检测样品量。若比对样品量达到 20 份或以上时，比对结果仍不符合判断标准，实验室应对其他影响结果可比性的因素进行分析并采取相应措施。

4.1.5.2 均值法比对方案

实验室使用检测系统数量 > 4 时，可以选用均值法。以全部系统结果的均值为参考值，计算全部检测系统结果的极差，并以此评价可比性验证结果。

1）按下式计算所有检测系统结果的均值（ $\bar{x}$ ）：

$$\bar{x} = \frac{x_1 + x_2 + x_3 + \cdots x_n}{n}$$

式中： x_1 ， x_2 ， $\cdots x_n$ —不同检测系统的结果。

2）按下式计算所有检测系统结果的相对极差（R）：

$$R = \frac{x_{max} - x_{min}}{\bar{x}} \times 100\%$$

式中：

x_{max} —检测系统结果中的最大值；

x_{min} —检测系统结果中的最小值。

3）将相对极差（R）与实验室的判断标准进行比较。若 R 值符合实验室制定的判断标准，即为可比性验证通过。

4.1.5.3 考虑测量系统不精密度的比对方案

适用时，可依据实验室所用测量系统的不精密度，确定比对样品的浓度范围和重复检测次数，比对方案的制订可参考 WS/T 407《医疗机构内定量检验结果的可比性验证指南》。

4.2 实验室内部比对活动的实施

4.2.1 制订实验室内比对计划

1）大专业组比对：各专业技术负责人组织各专业组组长制订实验室不同科室比对计划，确定参加比对的具体项目、比对仪器、比对频率、比对人员、比对样品和比对时间。比对计划由各专业分管主任批准。

2）科室内部比对：各专业组组长制订科室内部比对计划，确定参加比对的具体项目、比对仪器、比对频率、比对人员、比对样品和比对时间。比对计划交各专业技术负责人审批。

4.2.2 比对标本检测

1）检验人员应有足够的时间熟悉检测系统的各个环节，熟悉评价方案。

2）在整个实验中，保持实验方法和比较方法都处于完整的质量控制之下。

3）留取满足条件的标本，每份标本应有足够的量，以满足比对需要；一份标本不够时可将含量相近的两份标本混合，不能多于两份。应不使用溶血、严重脂血样品。

4）比对标本与患者标本同时检测。

4.2.3　比对结果数据分析

各岗位工作人员进行数据统计，将比对结果与实验室制定的判断标准进行比较，填写比对报告。

4.2.4　结果不可比时的处理

比对结果不可接受时，应该查明原因，必要时重新进行比对试验。

所有报告应由技术管理层成员审核并签字确认。如果识别出偏差，应评估这些偏差对生物参考区间和临床决定限的影响，并采取相应措施。

当该结果不可避免对临床会产生显著影响时，应告知结果使用者。

4.2.5　比对资料的管理

实施比对实验后，应将相关的原始数据、填写的表格、结果报告等资料归档保存，并至少保留2年。

4.3　科室内部比对活动的评审

定期评审：管理评审前由各专业组组长负责对本组实验室比对数据进行周期性评价（必要时制定出措施），交技术负责人批准。

5　记录

QM-7.3-10-1《定量比对试验结果记录及分析报告表》

QM-7.3-10-2《定性比对试验结果记录及分析报告表》

（何　　敏　　王丽娜　　黄宪章）

第四节　检验后过程

一、QM-7.4 质量手册

7.4　检验后过程

7.4.1　结果报告

7.4.1.1　通用要求

a）每项检验结果均应准确、清晰、明确并依据检验程序的特定说明报告。报告应包括解释检验结果所有必需的信息。

b）当检验报告延误时，实验室应基于延误对患者的影响制定通知用户的程序。

c）所有与报告发布有关的信息应按照管理体系要求（见8.4）保存。

注：只要满足本准则的要求，报告可以硬拷贝或电子方式发布。

7.4.1.2　结果审核和发布

结果在发布前应经过审核和批准。

实验室应确保检验结果在授权者发布前得到审核，适当时，应对照室内质量控制、可利用的临床信息及以前的检验结果进行评估。

应规定发布检验结果报告的职责和程序，包括结果发布者及接收者。

7.4.1.3 危急值报告

当检验结果处于规定的危急值限值时：

a）根据可获得的临床信息，尽快通知用户或其他授权人；

b）记录所采取的措施，包括日期、时间、责任人、通知的人员、通知的结果、通知准确性的确认，及在通知时遇到的任何困难；

c）当无法联系到责任人时，应制定实验室人员的逐级上报程序。

7.4.1.4 结果的特殊考虑

a）如用户同意，可用简化方式报告结果。未向用户报告的 7.4.1.6～7.4.1.7 中所列的信息，用户应能方便获取。

b）当结果以初步报告传送时，最终报告应发送给用户。

c）应保留所有口头提供结果的记录，包括沟通准确性确认的细节（见 7.4.1.3b）。口头提供的结果应补发书面报告。

d）某些对患者有重要影响（如遗传或某些感染性疾病）的检验结果，可能需要特殊的咨询。实验室管理层宜确保在没有得到充分咨询前，不将结果告知患者。

e）匿名的实验室检验结果可用于流行病学、人口统计学或其他统计分析等目的，前提是降低了对患者隐私和保密的所有风险，并符合相关法律或 / 和监管要求。

7.4.1.5 结果的自动选择、审核、发布和报告

当实验室应用结果的自动选择，审核，发布和报告系统，应制定程序以确保：

a）规定自动选择，审核，发布和报告的标准。该标准应经批准、易于获取并被授权负责发布结果的人员理解；

b）标准在使用前进行确认和批准，在报告系统发生变化，并可能影响其正常功能及使患者医疗面临风险时，定期评审和验证这些标准；

c）可识别经自动报告系统选择出需要人工审核的报告，选择的时间和日期，以及审核人的身份均可获取；

d）必要时，可应用快速暂停自动选择、审核、发布和报告功能。

7.4.1.6 报告要求

每份报告应包括下列信息，除非实验室有理由可以省略某些内容并文件化：

a）每页都有患者的唯一标识，原始样品采集日期和报告发布日期；

b）发布报告的实验室的识别；

c）用户姓名或其他唯一识别号；

d）原始样品类型和描述样品的必需信息（例如：来源，取样部位，大体描述）；

e）清晰明确的检验项目识别；

f）相关时，所用检验方法的识别，可能和必要时，包括被测量和测量原理的一致（电子）的识别；

注：观测指标标识符逻辑命名与编码系统（LOINC），命名、属性和单位（NPU、NGC）和 SNOMED CT 为电子识别的示例。

g）适用时，检验结果的测量单位以 SI 单位或可溯源至 SI 单位，或其他适用的单位报告；

h）生物参考区间、临床决定值，似然比或支持临床决定限的直方图 / 列线图（诺谟图），必要时；

注：可将生物参考区间清单或表格发给实验室用户。

i）作为研发计划的一部分而开展的，尚无明确的测量性能声明的检验项目识别；

j）审核结果和授权发布报告者的识别（如未包含在报告中，则在需要时随时可用）；

k）需要作为初步结果的识别；

l）危急值提示；

m）将报告中所有部分标记为完整报告一部分的唯一性识别，以及表明结束的清晰标识（如页码和总页数）。

7.4.1.7 报告的附加信息

a）当患者医疗需要时，应包括原始样品采集时间。

b）报告发布时间（如未包含在报告中），需要时应可获得。

c）全部或部分由受委托实验室完成的检验，包括不加修改的顾问提供意见的识别，以及实施检验的实验室名称。

d）适用时，报告应包含结果解释和注释：

1）影响检验结果临床意义的样品质量和适宜性；

2）采用不同程序（如 POCT）或在不同地点进行检验时产生的差异；

3）当地区或者国家使用不同的测量单位时，错误解释所产生的潜在风险；

4）结果随时间产生的趋势性或显著变化。

7.4.1.8 修正报告结果

修正或修改结果的程序应确保：

a）记录修改的原因并在修改的报告中标识（相关时）；

b）修改的报告应仅以追加文件或数据传输的形式发送，明确标记为修订版，并包括参照原报告的日期和患者识别；

c）用户知晓报告的修改；

d）当有必要发布全新报告时，应有唯一性标识，并注明且追溯至所替代的原报告；

e）如报告系统不能显示修改，应保存修改记录。

7.4.2 检验后样品的处理

实验室应规定检验后临床样品的保存时限以及样品的储存条件。

实验室应确保在检验后：

a）保存样品的患者和来源识别；

b）明确样品用于附加检验的适宜性；

c）样品保存方式尽可能确保附加检验的适用性；

d）可定位和检索样品；且

e）以适宜方式弃置样品。

二、对应程序

（一）QM-7.4-1 检验结果报告管理程序

1 目的

规范检验结果报告流程，包括结果审核和发布的流程，检验报告的格式、传达方式与检验周期；并对检验报告的审核、发布、修订、补发、结果解释与说明、附加检验等进行有效控制和管理，保证向实验室服务对象提供准确、清晰、明确、客观、完整、及时、可靠的检验数据和检验结果。

2 范围

适用于检验结果报告的全过程。

3 职责

3.1 各专业组组长初步拟定报告内容和格式，报告传达方式和报告周期，并定期对报告内容进行评审。

3.2 技术负责人审核报告内容和格式，报告传达方式和报告周期，组织各专业组长进行检验报告内容的定期评审。

3.3 分管专业主任批准报告内容和格式，报告传达方式和报告周期。

3.4 质量负责人组织与医务处和临床医护人员进行服务协议的评审，包括报告内容和格式，报告传达方式和报告周期。

3.5 科主任授权报告修改人员职责和权限。

3.6 岗位工作人员负责标本的检测、结果传输、录入、转录和报告中解释说明内容。

相关职责见图 7-5。

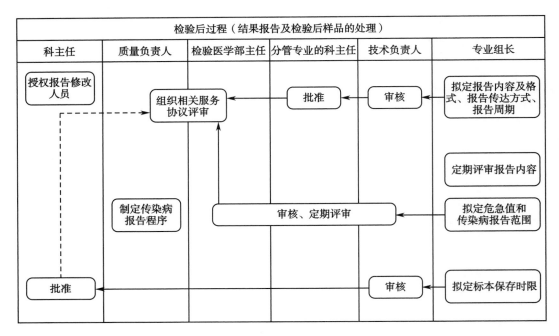

图 7-5 检验后过程

4 工作程序

4.1 结果报告的通用要求

4.1.1 报告要求

4.1.1.1 每一项检验结果均应准确、清晰、明确并依据检验程序的特定说明报告。报告应包括解释检验结果所有必需的信息，具体内容详见 4.4 和 4.5。

4.1.1.2 根据用户的需要，可以简化的方式对检验结果提供临时性的报告和口头报告（如患者危重时，医生急需知道的检验指标，或者需要较长时间的微生物报告的初步结果）。应保留所有口头提供结果的记录，应记录日期、时间、报告人、通知的人员、传达的结果、沟通准确性的确认、在通知时遇到的任何困难及所采取的措施。临时报告和口头报告之后还应向用户提供最终的正式报告，临时报告和口头报告要和最终正式报告保持一致。

4.1.1.3 某些对患者有严重影响的检验结果（如遗传、基因检验或某些感染性疾病），可能需要特殊的咨询。实验室管理层宜确保在未经充分咨询之前，不将结果告知患者。

4.1.1.4 匿名的实验室检验结果可用于流行病学、人口统计学或其他统计分析等目的，但前提是降低了所有对患者隐私和保密的风险，并符合相关法律或 / 和监管要求。

4.1.1.5 所有与报告发布有关的信息应符合记录控制的要求。

4.1.2 周转时间

4.1.2.1 由实验室与医务处、临床医护代表共同讨论确定每个项目的检验周期，在严格按照相关操作规程的基础上，应尽可能地缩短检验周期，满足临床需要。

4.1.2.2 实验室应确保在规定的检验周期内发布检验结果，当不能按检验周期规定的时间报告检验结果时，应制订相应的程序通知申请者。

4.1.2.3 并不要求所有报告的延误必须正式通知临床人员，只有当该检验项目或者本次报告的延误对患者的病情和医生的诊疗很重要时才需要通知。

4.1.2.4 当延迟报告可能影响患者诊治时（主要是绿色通道和紧急标本），以电话或书面方式通知申请者，说明延迟报告的原因及可能发出报告的时间；若在短时间内导致报告延迟的原因不能解决，应送至受委托实验室进行检验，检验完成后及时通知申请者。

4.1.2.5 质量负责人负责对检验周期及临床医生对该周期的反馈意见进行监控、记录并审查。必要时应对所发现的问题采取相应的纠正措施。若某一项目经常发生延迟报告，应与申请者协商，对检验周期进行重新评审。

4.1.3 其他

未经本实验室（含受委托实验室）检测的样品，不能发出检验报告。

4.2 结果的审核和发布

实验室应确保检验结果在被审核和批准人员发布前得到审核。遇到有疑问的结果时，审核和批准人员应对照室内质控、可利用的临床信息和以前的检验结果等进行综合的评估分析。

4.2.1 结合临床资料分析检验结果

对实验中出现的异常结果，与患者的年龄、性别、临床诊断等有关临床信息进行系统性评价，是否能从临床角度加以解释。

4.2.2 同一标本不同项目结果的相关性分析

许多检验项目或不同参数之间如 ALT 和 AST、T-BIL 和 D-BIL，血细胞分析各参数之间、尿液分析各参数之间等存在内在联系，分析它们之间的关系，判断结果是否可靠。

4.2.3 同一患者同一时间不同检验目的结果的相关性分析

如肝硬化腹水患者同一时间血液和尿液胆红素升高、凝血时间延长、粪便可见胆红素结晶、血液 AFP 可能异常；如血气和电解质结果之间存在的关系。

4.2.4 结合既往检验结果分析

通过 LIS 系统可很方便地与既往检验结果进行对比分析，包括显示最近一次结果、最近一次设定变化值（百分比和绝对值）提示、趋势曲线图、参考值提示、危急值提示等。可有效发现如贴错标签、抽错标本、抗凝不当、标本混合不充分等差错导致的问题。

4.2.5 附加检验

4.2.5.1 当临床医生申请对检验后样品进行附加检验时，应由实验室相应专业组人员确认是否为允许附加检验项目。若非允许附加检验项目，应告知具体原因并拒绝该申请。

4.2.5.2 若符合附加检验要求，应立即查看标本状况。当超过附加检验的时限或者样品量不满足要求时，则亦应通知临床医生重新采样送检；

4.2.5.3 若可以进行附加检验，则应在检验报告中添加"附加检验"备注，以提示临床医护人员。

4.2.6 危急值检验结果的报告

按照程序文件《危急值结果报告程序》的要求处理。

4.2.7 传染病检验结果的报告

按照程序文件《传染病报告管理程序》来管理。

4.2.8 结果的自动选择、审核、发布和报告

按照程序文件《结果的自动选择、审核、发布和报告程序》来管理。

4.2.9 委托检验项目的报告

按照受委托实验室和顾问管理程序来管理。

4.3 报告结果的修正

检验人员在审核和发布检验报告时要认真仔细，检验报告一旦发出不得随意更改。当发现检验

报告的错误时，实验室应立即通知相应的临床人员，并及时修正报告，按照以下流程进行：

4.3.1 已审核未发出的检验报告需要进行补充或更改时，须由原检验者进行，并经原签发报告者审核和批准，并在 LIS 中记录修改的原因。

4.3.2 已发出的检验报告

4.3.2.1 已发出的检验报告需修正时，必须由授权人员修改，未经授权的人员不得修改检验报告。由各科室主任授权修正报告人员：技术负责人、质量负责人、各专业组组长等。

4.3.2.2 修改过的报告仅以追加文件或数据传输的方式发送，LIS 会自动在报告页底部生成标记，以提示为修订版。

4.3.2.3 当有必要发布全新报告时，新报告中的日期和患者识别应参照原报告中的数据，并注明且追溯至所替代的原报告。

4.3.2.4 修改记录：对检验报告所做的修改，LIS 系统自动进行记录报告被更改的日期和时间、更改者、被更改条目及内容等信息。其原始数据应可让用户得到并可用于前后对比，以便临床医生分析和使用。当多次连续对结果报告进行修改时，所有的修改结果应该可被查询和应用。

4.3.2.5 当 LIS 不能显示修改时，应在《检验结果解除确认 / 修改登记表》上进行纸质登记。

4.3.2.6 工作人员在 LIS 中记录修改的原因。如果此原因对临床解释结果必要，还应在修改的报告中标示。

4.3.3 实验室应每年定期对检验报告单的更改情况进行统计（包括：结果不正确、患者信息不正确和标本信息不正确等），作为管理评审的输入项，认真分析原因并采取必要的整改措施，以保证质量管理体系持续改进。

4.4 检验报告的格式要求

检验报告的格式应在广泛征求临床科室的意见后由实验室设计，由实验室管理层与医务处讨论后决定。报告单上必须包含临床所需的完整足够的信息量，报告应格式规范、清晰易懂、填写无误。报告单的格式应根据项目要求统一设计，实验室发出的所有报告单必须清晰显示所有报告单的格式内容。电子版和纸质版的结果要保持一致。检验报告的内容至少应包括以下信息：

4.4.1 患者的唯一性标识（如诊疗卡号或住院号）和申请检验时的部门，如可能，注明报告的送达地（与申请检验时的部门可能不同）。

4.4.2 原始样品的采集日期和时间，实验室接收样品的日期和时间，报告发布的日期和时间；

4.4.3 发布报告的实验室标识（如实验室名称，委托检验结果的标识应是委托实验室）。

4.4.4 检验申请者（临床医生）的姓名或其他唯一性标识（如临床医生代码）和申请者申请检验时的部门。

4.4.5 原始样品的类型（如静脉血、脑脊液等）和任何描述样品的必需信息（如来源、取样部位、大体描述等）。

4.4.6 清晰明确的检验项目名称，适当时还包括测量方法（如果某检验项目存在多种测量方法且各方法所得的检验结果有显著差异时必须提供测量方法）。可能和必要时，可采用被测量和测量原理的电子识别以保证一致性；如观测指标标识符逻辑命名与编码系统（LOINC），命名、属性和单位（NPU、NGC）和 SNOMED CT 为电子识别的示例。

4.4.7 检验报告对检验操作和检验结果的描述应尽可能使用专业术语，同时注意我国本领域专业术语的特点和规定，如适用，参见《中华人民共和国法定计量单位使用方法》，以 SI 单位或可以溯源至 SI 单位的单位和我国的法定计量单位报告结果。

4.4.8 生物参考区间、临床决定值，似然比或支持临床决定限的直方图 / 列线图（诺谟图）

等，可以将生物参考区间列表或表格分发给所有接收检验报告的实验室服务对象（如适用）。

4.4.9　报告中应区别出作为开发新方法的、尚无明确的测量性能声明的检验项目，需要时，应有检出限和测量不确定度资料供参考或查询。

4.4.10　授权发布报告者的标识（姓名、签名或其他标识）。如可能，应有审核或发布报告者的签名或授权。

4.4.11　报告结果为初步结果，应在检验报告单中明确标识，易于识别；声明："本结果仅适用于收到的样品"。

4.4.12　检验结果出现异常甚至危急值时，报告中有规定的符号提示。

4.4.13　将报告中所有部分标记为完整报告一部分的唯一性标识，如电子和纸质版检验报告都应清楚标注检验结果的页数和总页数。

4.5　报告的附加信息

4.5.1　当患者医疗需要时，应包括原始样品采集时间。

4.5.2　报告发布时间（如未包含在报告中），在需要时应可获得。

4.5.3　全部或部分由受委托实验室完成的检验项目要注明，包括顾问提供的意见的识别（不加改变），以及实施检验的实验室名称。

4.5.4　适用时，报告中可添加结果的解释和注释：

4.5.4.1　当原始样品的质量和适宜性对检验结果有影响时，应注明样品的状态，如溶血、脂血等，并在报告中说明可能对结果造成的影响。

4.5.4.2　当采用不同程序（如 POCT）或在不同地点进行检验时产生的差异。

4.5.4.3　当地区或者国家使用不同的测量单位时，错误解释所产生的潜在风险。

4.5.4.4　结果随时间产生的趋势性或显著变化。

4.5.5　其他标注

如需要对原始结果进行修正或校正，此时应在报告单中同时注明原始结果和修正后的结果。

4.6　检验报告的查询管理

为了加强检验报告的管理，检验报告信息传递时必须明确患者信息的接收者和发送者之间的关系以确保信息得到预期应用和保密。原则上所有报告必须发放给申请医生、患者本人或者其他法定授权人等。

医生或护士通过输入个人用户名和密码后可登录相应的工作站，按患者姓名或患者 ID 号查阅患者检验报告。当患者信息在组织间（如医生与医生、科室与科室之间、实验室与临床科室之间）传递时要保持其机密性，不得随意泄露检验报告信息。

在取检验报告或查询检验报告时，需要查询者提供诊疗卡。如果代理他人取检验报告或查询检验报告时，需要代理人提供本人的身份证和被代理人的诊疗卡。

4.6.1　门诊患者自助打印 / 查询系统可通过刷卡和手工输入 8 位数诊疗卡号两种方式查询并打印报告；如不能自助打印，可与实验室对外窗口或咨询台工作人员联系。

4.6.2　体检中心的检验报告由 LIS 系统将结果发送给体检系统。

4.6.3　住院患者的检验报告由临床各科室自行打印或实验室打印后送至各临床科室。

4.6.4　微信接收检验报告，凡是已有 ××× 医院诊疗卡，并绑定了 ××× 医院微信公众号的人员，在检验报告审核后均可通过微信自动接收到检验报告。

4.6.5　若检验结果以临时报告形式（包括口头报告形式）传送（如血培养、脑脊液 / 胸腹水培养阳性结果等，或临床急需知道的患者检验结果）后，还应向检验申请者发布正式报告，正式报告应与临时报告保持一致。

4.6.6 当患者要求或特殊情况需要电话通知患者检验结果或向患者邮寄检验报告时，由咨询台负责办理。

4.7 检验报告的补发

实验室可以根据用户的需要进行报告的补发，但要求用户需要提供合适的补发原因及解释，补发报告要求能保证用户的隐私，补发报告只能给授权的接收人。

补发报告不能对原始报告进行任何修改，补发的报告要有唯一性的辨识标识可与原报告进行区别。

4.8 检验报告的保存

所有报告均以电子形式或结果登记形式存档保存，至少保存 5 年。登记信息应包括标本的唯一性标识、患者信息、检验项目及结果等内容，以备快速检索。已经发布给用户的检验报告按照用户的要求以及病例管理规定进行保存。

4.9 检验报告内容的评审

实验用室应评审和核查电子版和纸质版本的患者报告的内容和格式，以确保它们可以有效地传递患者检测结果，并符合用户的需求。评审不仅要针对纸质和电子版本的报告，还包括 LIS 的数据和连接 LIS 的信息系统、接口。在下列情况下，应评审检验报告：

1）设计新的报告格式。

2）开展新的检测项目。

3）更换新的 LIS 系统。

4）版本更新。

5）定期评审：各专业组组长至少每 12 个月一次评审 1 次。

5 记录

QM-7.4-1-01《检验结果解除确认 / 修改登记表》

（二）QM-7.4-2 危急值结果报告程序

1 目的

规范检验结果危急值报告的相关要求和内容，确保危急值设置科学合理，危急值结果能够准确且及时地通知临床。

2 范围

适合实验室的危急值项目。

3 职责

3.1 技术负责人组织各专业组组长初步制订危急值项目及其判断标准。

3.2 检验医学部技术管理层、医务处和临床医护共同确定危急值项目和判断标准，并进行定期评审。

3.3 实验室全体员工负责危急值报告程序的实施，实行发报告人负责制，并做好记录。

相关职责见图 7-5。

4 工作程序

4.1 定义

4.1.1 危急值

能够提示患者生命处于危险 / 危急状态的检查数据 / 结果。

4.1.2　危急值项目

含危急值的检查项目。

4.1.3　危急值报告限

危急值阈值或危急值边界限，高于或低于该阈值或边界限的检查结果被视为危急值。

4.1.4　危急值确认

危急值识别与确定。

4.1.5　危急值报告

检验/检查或其他相关人员向患者主管医生或危急值使用者报告危急值的过程。

4.2　危急值项目和报告限的制订流程

4.2.1　技术负责人负责组织各专业组组长根据相关专业的标准指南、临床沟通信息、参考书、权威专家意见，或参考其他医院的相关标准，初步制订危急值项目及报告限，上报检验医学部技术管理层审核。

4.2.2　检验医学部技术管理层负责组织与医务处、临床科室代表确定危急值项目和报告限。具体危急值项目和判断标准见附录一检验医学部"危急值"一览表。

4.3　危急值结果的复查

当关键指标的检验结果处于确定的"警告"或"危急"区间内时，需要及时通知有关医生和/或负责患者医护的其他临床工作人员。这也包括了送受委托实验室检验的样品的检验结果。可按以下程序进行处理：

4.3.1　查看标本是否合格，是否有溶血、黄疸、脂血等，标本量是否充足，是否有气泡、凝块等分析前影响因素的存在。

4.3.2　检查室内质控是否在控，操作是否正确，仪器状态是否正常，仪器传输是否有误等。

4.3.3　查看历史结果，对结果进行复核。

4.3.4　如检验者对检验结果有疑问，应及时与临床进行沟通，询问内容包括该结果是否与病情相符、临床标本采集是否规范及其他可能影响该结果的因素等。

4.3.5　必要时重新采集标本进行检测，检测结果与第一次比较，采用留样再测的判断标准比较，若一致则报告第一次结果，若不一致，需查找原因，必要时再次采集标本重新检测。

4.3.6　各专业组对临床出现危急值的患者标本的检验，应本着急中之急，重中之重的原则，在规定的报告时间内尽快发报告。

4.4　患者危急值结果发布后的工作程序

4.4.1　当确认危急值并发布结果后，工作人员应立即电话通知临床，详细告知并记录，包括开单日期和时间、临床患者姓名、住院号或门诊卡号、患者床号（住院患者）、开单医生或诊疗医生姓名、危急值项目、危急值数值、报告人工号和姓名等，并请其复述报告结果和接听者的工号姓名，同时在 LIS 系统危急值报告界面登记接听者的信息和确认危急值报告。当在通知时遇到任何困难时，应详细记录采取的措施。

4.4.2　危急值报告确认：LIS 系统会自动通知临床医护人员查看检验危急值结果，医生确认后系统会自动记录确认者的标识、确认时间等，并反馈给 LIS 系统，自动记录在系统报警记录表中。

4.4.3　当其他科室的标本检测结果出现危急值时，电话告知各科室实验室接收组，由实验室接收组负责报给临床，并按照 4.4.1 的规定详细记录。

4.4.4　送至受委托实验室检验样品结果的危急值，应通过电话通知临床，并按照 4.4.1 的规定详细记录。

4.4.5 当无法联系到临床医生或者护士时，实验室应按照图7-6上报给住院总等，并于危急值报告表上注明情况。

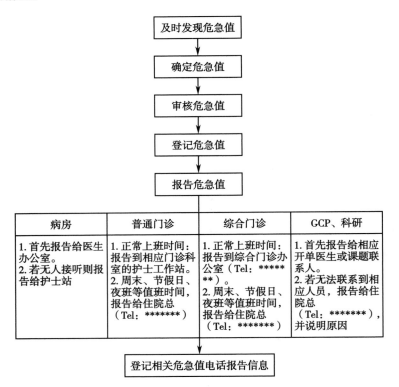

图 7-6 检验医学部危急值报告流程图

4.4.6 科室按照医院文件规定的危急值项目，严格落实医院危急值的"三线四级"闭环管理制度，即"医生工作站弹框提醒、医技科室电话提醒、主管医生短信提醒"三线并行通知，同时在信息闭环中，实现"15分钟无应答报告上级（住院—主治—主任—医务处）"模式。

4.4.7 漏报危急值者按照《医疗缺陷管理办法》处理。

4.5 危急值的评审

在下列情况下，应评审危急值：

1）开展新的检验项目且临床有危急值需求时。

2）改变当前的检测系统，且该项目需要设置危急值。

3）实验室有理由相信某一特定危急值对临床不再适用时。

4）临床提出需求，要求增加危急值时。

5）定期评审：实验室至少每12个月对危急值结果报告评审一次。

5 附录 （表7-7、表7-8）

表 7-7 生化、血气标本"危急值"

项目名称	单位	低值	高值	备注
血钾	mmol/L	2.7	6.0	血清
血钠	mmol/L	120	160	血清

续表

项目名称	单位	低值	高值	备注
血钙	mmol/L	/	3.5	血清
血糖	mmol/L	2.8	25	血清
TCO_2	mmol/L	10	40	血清
血氨	μmol/L	/	176	血清
β- 羟丁酸	mmol/L	/	0.8	血清
pH		7.15	7.55	动脉血
PCO_2	mmHg	10	80	动脉血
PO_2	mmHg	50	/	动脉血
肌钙蛋白	μg/L	/	0.15	血清
地高辛浓度	ng/mL	/	2.2	血清
WBC	/L	中性粒细胞 0.5×10^9	白细胞 50×10^9	静脉血、末梢血，血液病结果第一次以后除外
Hgb	g/L	60	/	静脉血、末梢血，血液病结果第一次以后除外
PLT	/L	30×10^9	$1\,000 \times 10^9$	静脉血、末梢血，血液病结果第一次以后除外
PT	s	8	/	静脉血，口服抗凝药物的患者 PT ≥ 30s
INR	/	/	3.0	静脉血，口服抗凝药物的患者 INR ≥ 2.5
Fg	g/L	1.0	8.0	静脉血，第一次以后除外
APTT	s	/	80	静脉血，第一次以后除外

表 7-8 微生物检测"危急值"

项目	结果	备注
血培养	阳性	
脑脊液培养	阳性	
大便沙门氏菌	阳性	
大便志贺氏菌	阳性	
大便霍乱弧菌	阳性	
大便致病性大肠埃希菌	阳性	
2 号菌培养	阳性	
HIV	阳性	
多重耐药菌	阳性	1. 耐碳青霉烯类肠杆菌科细菌（CRE） 2. 耐甲氧西林金黄色葡萄球菌（MRSA） 3. 耐万古霉素肠球菌（VRE） 4. 耐碳青霉烯鲍曼不动杆菌（CRAB） 5. 耐碳青霉烯铜绿假单胞菌（CRPA）

（三）QM-7.4-3 传染病报告管理程序

1 目的

按照国家的法律和法规制订实验室的传染病的报告程序，规范各级传染病的报告流程，确保传染病的及时上报，有助于及时有效的控制传染病传播。

2 范围

实验室检测可以确诊的甲、乙、丙类传染病的检验项目和传染病种类。

3 职责

3.1 技术负责人组织各专业组长确定传染病报告的项目，上报技术管理层审核。

3.2 质量负责人负责组织制订传染病报告程序，需符合国家、地方和医院的法律法规要求。

3.3 实验室全体员工负责传染病报告程序的实施，实行发报告人负责制，并做好记录。

3.4 临床申请医生负责接收实验室的报告并完成系统上报。

3.5 相关职责见图7-5。

4 工作程序

4.1 传染病报告项目的制订

技术负责人负责组织各专业组长按照《中华人民共和国传染病防治法实施办法》《传染病信息报告管理规范2015》等法律法规、国家、省市以及区疾控的要求，初步确定传染病报告项目，上报检验医学部技术管理层审核。

4.2 传染病结果报告程序

当实验室检验出传染病阳性结果时，工作人员应立即确认传染病报告。确认无误后，尽快电话/纸质登记等方式通知临床，详细告知并填写《传染病/性病检验阳性结果签收登记表》。包括报告时间、临床患者姓名、住院号或门诊卡号、患者床号（住院患者）、开单医生或诊疗医生姓名、传染病项目、报告人工号和姓名等，并请其复述报告结果和接听者的工号姓名。

4.3 申请传染病检查的医生为责任传染病报告人，应按照《中华人民共和国传染病防治法实施办法》《传染病信息报告管理规范（2015）》等要求，在规定时限内上报传染病。

4.4 传染病报告制度纳入科室综合目标管理。对不报、漏报和迟报传染病疫情的责任人进行批评教育，扣除目标分。屡教不改者，要给予行政处分。后果严重者，按传染病防治法有关规定严肃处理。

4.5 传染病报告记录参照《传染病信息报告管理规范（2015）》文件，医疗卫生机构和实验室的纸质《传染病报告卡》及传染病报告记录保存3年。

5 记录

QM-7.4-3-1《传染病/性病检验阳性结果签收登记表》

（四）QM-7.4-4 检验后样品处理程序

1 目的

规范检验后临床样品的处理流程，包括检验后样品的保存时限和储存条件，满足检验标本复核和附加检验的要求，并规范检验后样品的处置方式，符合生物安全等要求。

2 范围

适用于实验室所有检验后样品。

3　职责

3.1　各专业组组长初步制订本专业组检验后样品的保存时限和储存条件。

3.2　技术负责人审核检验后样品的保存时限和储存条件。

3.3　科主任批准检验后样品的保存时限和储存条件。

3.4　质量负责人组织与医务处和临床医护代表进行保存时限服务协议的评审。

3.5　所有人员按程序要求储存、保留和处置检验后样品，并确保符合生物安全要求。

3.6　相关职责见图7-5。

4　工作程序

4.1　临床样品的保存时限和储存条件

4.1.1　检验医学部《临床标本采集手册》应规定检验后样品的保存时限和储存条件，并明确样品用于附加检验的适宜性。样品保存方式应尽可能保证样品的安全性，也便于临床需要时进行复查或附加检验。本实验室常规样品保存时限和温度要求见表7-9。当某些检验项目有特殊要求时，各专业组作业指导书应有详细规定。

表 7-9　常规样品保存时限和温度要求

专业组	标本类型	保存时间	保存温度
临检	血常规，凝血	7 天	2~8℃
	血型	14 天	2~8℃
	骨髓涂片	长期	常温
	尿液，粪便	—	—
	脑脊液，胸腹水等	7 天	2~8℃
生化	全血，血清，血浆	7 天	2~8℃
免疫	全血，血清，血浆	7 天	2~8℃
微生物	微生物接种标本	发布报告前	常温或者 2~8℃
	血培养阳性	发布报告前	常温或者 2~8℃
分子诊断	血液、尿液、痰液等原始标本	7 天	2~8℃
	涉及 RNA 检测的样品	30 天	−20℃及以下
	HBV 等其他项目核酸提取物	7 天	−20℃及以下
	羊水和胎儿脐带血、组织病理切片核酸提取物保存	1 年	−20℃及以下

4.1.2　储存位置

1）检验后样品主要储存在2~8℃冰箱（含流水线后处理冰箱）中，按照已划分的专业区域存放。

2）分子组的检验后标本储存在其实验室内冷冻冰箱中。

3）有特殊要求的样品需储存于−20℃或更低环境中。

4.1.3　储存要求

1）所有检验后样品不得与试剂混合存放。

2）所有样品应尽量加盖保存，不方便加盖的应存放于密封的盒子或袋子里以防样品蒸发及气溶胶对人体产生伤害。

3）标本保存库中的标本应按日期顺序储存。

4.1.4 信息系统要求

实验室在信息系统中设置检验后标本处理模块，包括对样品的识别、收集、保留、定位、检索、访问、储存、维护和安全处置等。

4.2 检验后样品的储存过程

4.2.1 在日常工作中，检测后样品应与未检测样品分区域放置，放在标有"检测后样品"的区域。

4.2.2 检验人员在完成当天／批样品检测后，可执行信息系统的"查漏"程序，防止有漏接收或漏做的样品。

4.2.3 流水线检测样品，流水线控制系统对已检测的样品进行加盖后进入后处理冰箱储存，定位信息通过系统软件进行查找；其他检验后样品，应在信息系统的检验后程序模块中扫描并按照顺序放入专用密封盒，如无密封保存装置可加盖盖子或者保鲜膜以防止蒸发或落入水珠、灰尘等影响标本质量，按照表 7-9 要求保存于相应的检验后样品库中。

4.2.4 应确保所有保存的检验后样品均有唯一识别号（能识别患者和来源）。如果保存取自原始样品的部分样品如血清或血浆，应可以追溯到最初的原始样品。

4.2.5 在保存期内，检验后样品保存的环境条件应得到保障，以尽可能保证标本性能稳定、不变质。应对标本保存的条件进行有效监控。当环境条件失控时，按《设施和环境条件管理程序》进行处理。

4.3 检验后样品的取用

4.3.1 检验后样品应可以被定位和检索，当要查找某一样品时，可通过信息系统确定其存放区域和日期。

4.3.2 实验室仅对在保存期内的标本进行复查或附加检验。

4.3.3 使用检验后样品时要保留原样品容器以便于识别，同时应保留一定的剩余量以备复查使用。

4.3.4 检验后样品在使用后应按 4.2 要求进行储存。

4.3.5 非本实验室授权工作人员，未经批准不得取用检验后样品。

4.3.6 在使用检验后样品作比对、科研、教学等用途时，不得泄露患者的个人资料信息。

4.4 检验后样品的处置

实验室保管到期的检验后样品应按照《实验室医疗废物管理程序》中医疗废物的规定来进行处置。

（何　敏　罗　强　李　沫　徐　宁）

第五节　不符合工作

一、QM-7.5 质量手册

7.5 不符合工作

实验室应制定过程，在实验室活动或检验结果不符合自身程序、质量要求或用户要求时（例如：设备或环境条件超出规定限值，监控结果不能满足规定的标准）实施。该过程应确保：

a）确定管理不符合工作的职责和权限；

b）基于实验室建立的风险分析过程采取应急和长期措施；

c）当存在对患者造成危害的风险时，终止检验并停发报告；

d）评价不符合工作的临床意义，包括在识别不符合工作之前已发出或本来可以发出的检验结果的影响分析；

e）对不符合工作的可接受性作出决定；

f）必要时，修改检验结果并通知用户；

g）规定批准恢复工作的职责。

实验室应采取与不符合工作（见8.7）再次发生的风险相符的纠正措施。

实验室应保存不符合工作和7.5a）～g）中规定措施的记录。

二、对应程序

QM-7.5-1 不符合工作识别和控制程序

1 目的

通过对质量管理体系各方面发生的不符合工作进行识别和控制，保证质量体系有效运行。

2 范围

适用于本实验室不符合工作的识别和控制。

3 职责

3.1 专业组组长/责任人

3.1.1 负责调查、分析、报告不符合工作。

3.1.2 制订和实施应急措施，制订和实施纠正措施。

3.1.3 对不符合工作的可接受性做出决定。

3.1.4 批准一般不符合纠正后的恢复检测活动。

3.1.5 整理不符合工作的记录及处理过程和措施，并形成记录。

3.2 质量主管

3.2.1 协助评估不符合严重性。

3.2.2 协助严重不符合工作的应急处理。

3.2.3 负责不符合工作相关资料和报告的归档保存。

3.3 质量负责人

3.3.1 协助评估不符合严重性。

3.3.2 协助严重不符合工作的应急处理。

3.3.3 负责严重不符合纠正后批准恢复检测活动。

3.4 检验医学部管理层

3.4.1 协助评估不符合严重性。

3.4.2 协助严重不符合工作的应急处理。

3.5 全科人员有责任在日常工作中发现不符合项，提出和落实纠正措施。

4 工作程序

4.1 不符合工作的识别

不符合工作可以出现在实验室活动任何方面，可被识别于日常监督、技术负责人的督导工作、用户的反馈或投诉、内部审核以及外部评审等。

检验医学部所有工作人员都有责任识别实验室活动和实验室质量管理体系中发生的不符合工

作，包括但不限于以下方面：实验室改进活动，文件评审，操作程序评审，患者、用户的投诉或反馈，员工意见，委托方的失误，检验工作过程，人员的管理，仪器设备管理和使用，消耗性材料（含试剂）管理和使用，方法学的运用，环境条件失控，校准溯源失控，证书和报告的核查，原始记录的问题，数据处理的问题，信息系统问题，结果报告问题，室间质量评价情况，外部比对情况，质量控制情况等。

4.2 不符合工作严重性的判定

4.2.1 不符合的分类

分为一般不符合和严重不符合。

4.2.1.1 一般不符合：偶发的、独立的对检测或校准结果、质量管理体系有效运作没有严重影响的不符合项。如果一般不符合项反复发生，则可能上升为严重不符合项。

4.2.1.2 严重不符合：影响实验室诚信或显著影响技术能力、检测或校准结果准确性和可靠性、以及管理体系有效运作的不符合。

4.2.2 一般由不符合工作的识别人判定不符合的严重性。若不符合严重程度不易判定时，不符合工作的识别人应与质量主管和／或质量负责人和／或检验医学部管理层共同商讨判定。

4.3 不符合工作的应急措施

4.3.1 责任专业组组长／相关负责人根据不符合工作所涉及的实验室活动或检验结果的性质、内容、目的，对医疗质量和诊断治疗结果的影响程度、持续时间和可逆性及对患者人体安全的影响等方面的因素，进行风险评估和对可能产生的后果进行评估，制订并落实针对不符合的应急措施，并对不符合工作的可接受性做出决定。

当不符合工作影响严重时，应在质量主管和质量负责人共同指导下对不符合工作进行应急处理，并做出是否可接受的决定。必要时，在检验医学部管理层的指导下进行。

4.3.2 当发现不符合工作会对患者造成伤害的风险时，应立即终止检验并停发报告。待不符合工作纠正后再补发报告或通知服务对象重新检测。

4.3.3 对已经发出的结果的，责任专业组组长／相关负责人应评价不符合工作的临床意义，对于有可能误导患者的诊断和治疗并导致一定临床后果的不符合工作，应迅速通知申请检验的临床医生，若申请医生不在时应告知所在科室的其他医生或护士进行转达，并进行详细登记，需要时由责任人收回检验报告单，或以适当方式进行标记或说明。必要时，通知患者，并做好解释工作。待不符合工作被纠正后，重新检测和发放报告，或修改检验结果重新发布报告，必要时通知相关临床医护人员和患者等用户。

4.4 不符合的整改

不符合工作采取的纠正措施详见《纠正措施管理程序》。

4.5 一般不符合被纠正后由相关专业组长批准恢复检测活动，严重不符合被纠正后由质量负责人批准恢复检测活动。

4.6 责任专业组组长／相关负责人整理不符合工作的记录及处理过程和措施，并形成记录，质量主管按文件资料控制程序归档保存。

5 记录

QM-7.5-1-1《不符合工作报告和纠正措施记录表》

（欧财文 徐 宁）

第六节　数据控制和信息管理

一、QM-7.6 质量手册

7.6　数据控制和信息管理

7.6.1　通用要求

实验室应获得开展实验室活动所需的数据和信息。

注 1：本准则"实验室信息系统"中包括计算机化和非计算机化系统中的数据和信息管理。相比非计算机化的系统，有些要求更适用于计算机系统。

注 2：与计算机化实验室信息系统相关的风险见 ISO 22367：2020，A.13。

注 3：确保信息保密性、完整性和可用性的信息安全控制、策略和最佳实践等见 ISO/IEC 27001：2022 附录 A"信息安全控制参考"。

7.6.2　信息管理的职责和权限

实验室应确保规定信息系统管理的职责和权限，包括可能对患者医疗产生影响的信息系统的维护和修改。实验室最终为实验室信息系统负责。

7.6.3　信息系统管理

用于采集、处理、记录、报告、存储或检索检验数据和信息的系统应：

a）在引入前，经过供应者确认以及实验室的运行验证；在使用前，系统的任何变化，包括实验室软件配置或对商业化软件的修改，均应获得授权、文件化并经验证；

注 1：适用时，确认和验证包括：实验室信息系统和其他系统，如实验室装备、医院患者管理系统及基层医疗系统之间的接口正常运行。

注 2：常用的商业现成软件在其设计的应用范围内使用可被视为已经过充分的确认（例如：文字处理和电子表格软件，以及质量管理软件程序）。

b）形成文件，包括系统日常运行等文件可被授权用户方便获取；

c）考虑网络安全，以防止系统未经授权的访问，并保护数据不被篡改或丢失；

d）在符合供应者规定的环境下操作，或对于非计算机系统，提供保护人工记录和转录准确性的条件；

e）进行维护以保证数据和信息完整，并包括系统故障的记录和适当的应急和纠正措施；应对计算和数据传送进行适当和系统检查。

7.6.4　宕机预案

实验室应制定经策划的过程，以便在发生影响实验室提供服务能力的信息系统故障或宕机期间维持运行。该情况还包括自动选择和报告结果。

7.6.5　异地管理

当实验室信息管理系统在异地或由外部供应者进行管理和维护时，实验室应确保系统的供应者或运营者符合本准则的所有适用要求。

1　总则

为保证实验室信息管理系统（laboratory Information System，LIS）有效，实验室在使用信息管理系统前确认其适用性和安全性。实验室应建立完善的实验室信息系统程序文件，确保该系统满足所有相关要求，包括信息管理要求、环境要求、人员培训、权限应用、信息系统验证和确认、信息系统的安全保证、信息系统评估、应急预案和异地管理等。

2　定义

实验室信息管理系统是指包括计算机化和非计算机化的数据和信息处理和管理的系统，是以数据库为核心的信息化技术与实验室管理需求相结合的信息化管理系统，具有收集、处理、记录、报告、存储或检索检验数据和信息等功能。

3 实验室信息管理系统程序的制订

实验室应制订信息管理系统操作和管理的标准化文件，这些文件应放置在实验室相应位置，方便授权用户的获得和使用。具体要求如下：

3.1 实验室信息的分类和管理

3.1.1 信息的分类

实验室要求使用标准的术语、定义、缩写、计量单位，实验室要提供最新和权威的知识信息资源。实验室信息可以按照承载介质不同分为：电子数据、纸质数据和声音数据。

电子数据包括电子报告、电子签名、电子邮件、网站和网络查询结果、手机短信报告、录像和电子照片及其他个人网络设备等。

纸质数据包括实验室的正式报告、复印件、传真、照片等。

声音数据包括面对面口头说话、电话通知、录音留言等。

3.1.2 电子信息的管理

实验室将计算机按照专业组和公共区划分电子信息管理区域，并指定专人负责管理。安装信息系统的内网电脑严禁使用未经允许的移动设备，受控电子文档只能由被授权人员使用和复制。

3.1.3 纸质信息的管理

纸质信息中的书籍、文件和资料等要参照文件编写与控制要求进行管理，保证纸质信息的准确、避免误用和丢失。实验室的正式报告、复印件、传真和照片的管理要符合实验室的授权职责管理。

3.1.4 声音 / 即时聊天工具信息的管理

面对面口头说话、电话通知、录音留言等实验室声音信息内容一般不作为有效报告。如必须口头报告时，只能由授权的报告发布人员通过声音信息方式告知服务对象，并做好备份或纸质记录。

对于临床咨询、沟通和投诉等声音 / 即时聊天工具中的信息，必要时按要求做好记录并存档。

3.2 计算机和信息系统的环境

计算机及相关设备应放置在环境可控的合适位置，保证通风、防水、防火和防磁等需求。电线、网线、数据传输线、信号线等要被适当的定位和被保护。实验室应配备 UPS 或相似的保证装置，以保护计算机系统免受电源中断和电压波动的影响。计算机存放区域应该有二氧化碳灭火器，在发生漏电或火灾的情况下，可及时切断相应电源，保护重要仪器设备的安全。

3.3 信息系统培训、考核和评估的要求

实验室在新安装信息系统使用前、信息系统变更后、新员工上岗前、其他变化需要培训时。所有操作实验室信息系统的工作人员均需要进行理论和操作培训，并通过考核和能力评估，以证明其已掌握信息系统的相关操作。考核和 / 或能力评估不通过者不允许操作信息系统。

3.4 信息系统管理的职责和权限

实验室要制定政策确保信息系统运行和健康信息的安全，需要规定信息系统管理的职责和权限，包括进入、使用和公开，保证和监控健康信息的完整，防止遗失、毁坏、非授权的修改、无意的改动、意外破坏，控制和处理有意破坏健康信息的情况。

实验室信息系统应对访问、输入、修改、发布数据、结果和报告的职责和权限进行设置，可帮助提高信息的安全性，避免非授权人员使用和防止篡改或丢失数据。应定期对职责和权限等进行安全审查，以发现系统的漏洞和可能出现的违背信息安全政策的行为，并及时制订相应措施进行修补和制止。

3.5　信息系统验证和确认

3.5.1　实验室信息管理系统在投入使用前应进行功能评估、验证和确认，包括实验室信息管理系统中界面的适当运行。

3.5.2　实验室信息管理系统的任何变更，包括修改实验室软件配置或现成的商业化软件，在变更后均应进行功能的评估、验证和确认，必被授权批准后才能使用。

3.5.3　实验室信息系统与其他系统（如第三方实验室系统、基层医疗系统、仪器设备系统、医院患者管理等）进行对接时，需要对系统间的对接情况进行信息安全和功能的验证和确认，保证实验室信息系统和其他系统之间的接口正常运行和信息安全。

3.5.4　一些文字处理、电子表格软件、质量管理软件程序等常用的商业现成软件（注：使用范围没有超出软件设计的应用范围）可被认为已经过充分的确认，使用前可免于验证。

3.6　信息系统安全性和完整性的保证

3.6.1　实验室应确保信息系统所形成的文件（包括所有文件、文档和日志）都能文档化和方便授权用户获取，并应按照认可准则和实验室信息管理的相关要求进行安全管理和控制。

3.6.2　实验室应根据网络安全最佳实践方案和适用的质量管理标准制订的信息系统安全保障相关的程序，保障信息安全，并确保数据不会被篡改或丢失，同时不会被未经授权的访问所侵犯或威胁。

3.6.3　实验室要有书面政策规定数据的获取、展示、传输和保留，当需要时能从实验室的储存和检索系统获取健康信息。实验室传输数据和信息需要在实验室规定和法规要求的时间范围内。以确保信息数据的完整和安全。

3.6.4　在保证数据和信息完整的前提下，实验室需要建立信息系统维护程序，定期进行信息系统维护。在发现故障后应立即记录并采取适当的应急和纠正措施，并应有相应的措施去应对故障时和故障处理后的数据传输，确保数据完整和传输安全。

3.6.5　实验室应定期对计算和数据传送进行系统检查，以便确保计算和数据传送的过程的准确性和可靠性，确保数据和结果的正确性。应有相关文件规范人工录入数据和报告的要求，实行双人双审，确保准确性。

3.6.6　实验室信息系统有一套跟踪审核记录的程序，对接触或修改过患者结果、控制文件、计算机程序等的所有人员进行记录。检测结果修改后，原始结果应能保存并在信息系统报告界面显示。

3.6.7　实验室应该有信息系统的储存备份，如双服务器备份或其他贮存数据的媒介（如磁盘、光碟等）备份，以保证当突发的破坏事件（如火灾、水灾等）、软件破坏和／或硬件破坏发生时，所有数据和服务可及时恢复，同时采取相应措施限制破坏事件的发展。

3.7　计算机和信息系统的评估

实验室应该定期／不定期组织相关人员对计算机、实验室信息系统等进行评估，评估内容包括但不限于计算机软硬件与工作需求的符合性，信息系统操作的实用性，信息系统的功能包括常规使用、统计功能、行政管理、质控应用等功能，信息系统数据、患者信息传输的准确性以及风险评估等。必要时，需信息处、LIS公司人员协助完成。当严重影响患者安全时，应及时处理乃至更换软硬件或信息系统。

3.8　宕机预案的要求

实验室需要建立宕机预案，做好应对突发事件的预案，以应对如服务器故障、系统崩溃、病毒入侵等紧急事件。紧急预案应可减少信息系统中断和故障造成的影响，预案中至少需要包括信息系统中断后供员工使用的替代程序，启动实验室的应急操作的程序，进行数据备份和数据恢复的程序，善后信息故障期间信息补录的程序，以及与自动选择和报告结果相关的程序。

3.9 异地管理的要求

当实验室信息管理系统在异地或由外部服务供应商进行管理和维护时，实验室应确保信息系统的服务供应商或运营商符合实验室质量体系的所有适用的要求；实验室应与供应商签订了公正性、保密性等满足实验室质量体系要求的协议。

二、对应程序

（一）QM-7.6-1 实验室信息系统管理程序

1 目的

对实验室计算机系统和非计算机系统保存的数据和信息进行规范管理，包括对检测数据和信息的采集、处理、记录、报告、储存和检索的管理控制管理，以及规范宕机预案和异地管理，以保证实验室信息的完整性、保密性、安全性和适用性，以及实验室信息系统的正常运行。

2 范围

计算机系统及非计算机系统保存的数据和信息管理。

3 职责

3.1 医院信息管理处负责计算机软硬件的使用环境、安装、维护、升级、管理以及网络安全；负责对计算机软件故障进行维护；负责与信息系统供应公司签订职权使用、公正性和保密性的服务协议，明确供应公司和维护工程师的职责和要求。

3.2 软件开发公司的工程师负责对 LIS 软件进行维修或更新。

3.3 设备处维护人员负责对计算机硬件故障进行维护。

3.4 检验医学部管理层负责信息系统职责授权的管理。

3.5 信息分管主任负责信息系统总体统筹管理。

3.6 信息系统技术负责人和信息系统管理员共同负责信息和 LIS 的管理、监督以及应急处理；负责检验科信息管理授权和职责的落实；负责与信息处、LIS 开发者的联系与沟通；负责 LIS 的维护和保养、检验科信息系统应急预案的制订和实施、LIS 使用中存在问题的收集和解决。

各科室信息系统管理员的具体职责如下：

1）负责编制、审核、执行计算机或自动化设备软件的数据处理、管理规程、数据的安全及保密规程。

2）负责对各种软件的试用验证。

3）负责计算机信息资料管理并进行日常的计算机软硬件维护工作。

4）负责收集各专业组软件修改信息，并与信息部和软件公司联系。

5）负责编写 LIS 管理程序。

6）负责 LIS 系统的培训考核及能力评估。

7）负责各专业组人员计算机权限范围的设置。

8）负责中心内部局域网的安全及保密工作。

3.7 各组组长负责本组数据和信息的正确性、完整性、保密性和适用性，并进行 LIS 的日常保养和维护，收集计算机软、硬件的使用意见和建议，反映给信息管理员和／或信息处和 LIS 开发者进行处理。

3.8 授权检测人员负责检测数据和信息的采集、处理、记录、转录、发布和检索，并负责将信息和 LIS 使用过程中存在的问题及时反映给组长。

4 工作程序

4.1 信息系统使用基本要求

（1）正确开关计算机，减少故障发生，做到不使用时关机。禁止私自插拔计算机连线，禁止擅自打开机箱、插拔板卡。不得擅自拆卸和搬移医疗计算机、卸载和安装计算机软件，不得擅自修改计算机的设置、使用程序和计算机系统密码。

（2）经授权的专用计算机及经授权使用的 LIS 个人用户和密码，必须自行妥善管理，防止他人盗用，必要时更改自己的密码，在不使用 LIS 时，及时退出。服务器密码由系统管理员管理，其他人要用服务器时，需经领导同意后才能开启服务器密码，定期（3 个月）更改服务器的密码并书面记录，严禁泄露服务器上的用户名及密码。密码设置不能使用简单的数字，必须使用字母＋数字的方式，密码长度 6 位以上。

（3）任何人不得超越权限使用医疗计算机和 LIS。

（4）所有工作人员有责任和义务阻止外来人员擅自使用计算机。

（5）对外来软盘、U 盘、硬盘、光盘、软件或文件等不能在内部网络系统上使用，与内部网络之间的数据和文件的拷贝，需要经过信息处审核和执行。对 LIS 系统安装的杀毒软件应定期升级。

（6）当检验科配备的设备含有商业性的应用软件，而使用该设备必须使用该软件时，在设备操作的 SOP 中应就该软件使用和利用该软件发生的数据计算、采集、处理、记录、报告、存储、检索等软件使用、数据处理、管理做出相应规定。

（7）内部网络的工作站电脑和服务器原则上不能连入外部网络，避免病毒侵入系统崩溃或患者信息泄露、丢失等情况出现。部分工作站需对质控数据实时上传参加室间比对和评价时，应由信息处评估批准后，才能开放专用通道。

4.2 信息系统使用的授权

4.2.1 人员培训和考核

新安装信息系统使用前及信息系统变更后，实验室所有需要操作实验室信息系统的工作人员均须接受信息系统的系统培训，并通过考核，掌握信息系统的相关操作。新员工上岗前必须通过培训、考核，掌握信息系统的相关操作。

培训内容包括：信息系统使用说明、信息系统变更内容、新增信息系统内容、信息系统的使用安全和注意事项、信息系统的应急预案等。

4.2.2 人员能力评估

信息系统管理员至少每 12 个月对全体人员实施一次评估，新员工入职后 6 个月内评估两次。评估内容包括：信息系统操作能力、信息系统保护和安全意识、信息系统应急处理能力等。

4.2.3 信息系统使用权限

1）检验医学部主任、科主任、信息系统技术负责人具有操作信息系统所有功能的权限，负责对其他科室和信息系统使用人员的授权。

2）信息系统供应商指定的技术人员负责 LIS 的维护和修改，具有操作 LIS 所有功能的权限，并必须与实验室签订安全、保密和操作等协议。

3）各科室信息系统管理人员，具有操作除"信息系统使用人员授权"外其他功能的权限。

4）其他人员经信息管理员培训后，由科主任授权使用信息系统的相应功能。

5）未经授权的临床医生不能通过 HIS 访问其他患者的结果。

6）本实验室所有终端工作电脑均设置登录密码，此密码可由实验室统一设置，也可由各专业组自行设置，仅允许实验室授权的个人方可访问患者资料或改动系统程序；同样，只有本实验室的授权用户才有登录 LIS 系统的账户名称和密码，所有授权用户按照职位或工作权限的不同对用户权限进行设置，以防止有意的或无意的非授权用户对计算机系统的改动或破坏。

7）所有的计算机系统的授权使用者均应明确被告知对于系统的使用权限。不同用户根据他们的权利在实验室信息系统中按各自的用户名称进行登录访问系统，并实时对用户进行维护（如周期性的更改密码）。工作人员离开工作电脑时应立即关闭自己登录的系统，在某些情况下未关闭系统时，系统已设置为在无人使用 30 分钟后自动锁定，需要重新登录方可使用；而在工作人员岗位变化或离职后，对其权限进行更换或撤销，以保证访问代码的安全性。

8）本实验室的授权工作人员可以根据需要更改患者资料或结果，但在实验室信息系统中这样的修改将会有完整的日志记录。

9）本实验室的服务器有专门的登录密码，只有主任、信息处维护人员和 LIS 管理员才知道此密码，防止其他未授权人员使用；所有工作人员均不得擅自在服务器或终端工作电脑上安装未经授权的软件，一经发现严肃处理。

4.3 维护及管理

实验室信息系统所使用的服务器或工作站电脑出现故障后需向信息科报修，只能由信息处人员或其通知的计算机公司人员专人维修，并有完整的维修记录，用来记录更新或维修。更新或维修后，必须有充分的测试证明该软件运行正常，其他工作软件不会因为此软件的变更而出现运行错误，测试结果必须记录完整。

当实验室信息管理系统在异地或由外部供应者进行管理和维护时，实验室应确保系统的供应者或运营者符合本准则的所有适用要求。

4.3.1 软硬件管理

1）各专业组组长在 LIS 使用过程中根据中心技术的需要提出软件编写和修改的要求和功能描述，交计算机管理员并填写计算机软件编写 / 修改申请表，这种要求和描述应足够清楚和详细，以便软件工作人员能够正确理解。

2）计算机管理员根据各专业组组长提出的要求和功能描述做出是否具有编写或修改该软件的条件的回复，经与科室主任共同研究，获准后，及时与医院信息处和软件公司联系。

3）系统软硬件初次安装或任何变更都应经过验证，以确认该安装是否可接受并且适用。验证应从网络连接、机软对接和数据的输入或采集、数据存储、数据传输、数据处理、数据检索等环节和数据完整性及保密性对未经授权的侵入或修改的防止措施等方面进行验证并记录。

4）改变或修改程序后，对软件进行充分的测试并记录，由信息分管主任批准后方可投入使用。

5）所有工作软件均应清楚说明程序的目的、运行方式和与其他程序的相互关系。

6）当软件版本进行更新时，会有更新内容相关说明以及软件更新记录。

7）在软件初装或更新后由软件工程师对使用软件人员进行培训使计算机系统使用者能及时得知如何使用新系统和对旧系统的修改部分，并有培训记录。

8）利用记录及权限管理的方式限制软件的使用或修改，并能由计算机自动识别和记录使用者或修改者。

4.3.2 软硬件维护

由设备科、信息科或软件开发公司工程师与实验室协商在保证最小地影响系统正常运行的情况下制订信息系统软件及硬件维护计划表。

1）发现故障后如在现有条件下能修理，直接修理并记录。

2）当发现需要购置零配件或需要供应商提供售后维护时，维护人员向实验室人员反映并由实验室向设备科申请采购或由设备科联系供应商提供售后维护工作。

3）需要仪器厂家工程师与软件维护人员同时进行调试的，约定一个合适的时间（最小的影响系统正常运行的情况下）进行维护。

4）系统维护中确保患者数据的完整性、系统重启动后工作正常，LIS管理员应对全过程做详细记录。

5）在购买的硬件或软件的合同或说明书上已经明确规定维护周期的，严格按照该合同或说明书进行硬件、软件的维护。

6）经由信息处和设备科人员判断不能修复后，实验室应对该硬件做报废处理。

4.3.3 网络维护

1）由信息处维护人员定期的检查网络运行情况，检查内容包括网络堵塞率、信息通过量等，也可选择网络负荷较小或影响工作较小的时候停机检查包括交换机、电缆等在内的硬件情况。

2）信息科维护人员应在机房对网络设备进行标记，对网络端口也进行编号，对网络的各个环节均进行监控。一旦发生网络故障，能迅速找出相关设备并进行修复。

4.3.4 服务器管理和维护

1）安排专人负责服务器的管理工作，管理员根据管理计划，对服务器定期进行预防性检查，保证服务器温湿度、UPS供电等工作环境指标正常，未经主管领导同意，其他人不得对服务器进行操作。

2）建立了节假日、门诊繁忙期的检查保障制度，由信息部门负责组织实施，并对制度实施情况进行检查。

3）建立了完整的服务器技术文档和维护方案。

4）所有维护工作按事按人填写维护记录，详细记录服务器的运行状态以及维护工作过程，包括事件、时间、地点、现象、数据、处理经过、责任人、处理人等，保证了记录的真实、准确与齐全。

5）严禁任何人在服务器上做与服务器维护管理不相关的事情，未经允许，绝对禁止在服务器上增加、删除程序及其他内容，严禁私自复制、使用服务器上的数据及其他内容，任何人不得在服务器上制造、传播计算机病毒，不得故意输入计算机病毒以危害服务器运行、网络安全及数据安全。

6）定期对服务器进行杀毒软件的升级及病毒查杀，保证了服务器的正常运行，需要更新程序时，须向相关负责人请示，经同意后方可进行。

7）建立服务器应急预案，包括服务器突发故障以及系统过负荷控制的应急处理流程和人员安排，特别是检查一些容灾系统的有效性。

4.4 计算机和LIS的评估及数据传输验证

检验科信息分管主任每12个月应组织相关人员对计算机、LIS系统等进行评估，评估内容包括但不限于计算机软硬件与工作需求的符合性，信息系统操作的实用性，信息系统的功能包括常规使用、统计功能、行政管理、质控应用等功能，信息系统数据、患者信息传输的准确性以及风险评估等，必要时，需信息处、LIS公司人员协助完成。当严重影响患者安全时，应及时处理乃至更换软硬件或信息系统。

4.4.1 LIS系统开发公司工程师制订通过传输的数据流量限制标准，用于结果报告的输出设备的时间容许范围，并对该参数进行定期监测和记录。对 LIS 系统从医院 HIS 系统调取病员信息的接口等各接口的参数设置进行实时检查及定期监控和记录；LIS 若需随 HIS 改变设置，改变的设置必须不能影响患者资料错误，LIS 系统开发公司工程师应针对性地进行实时检查和记录。

4.4.2　各科室信息系统管理员组织各专业组长定期对 LIS 系统和 HIS 系统之间传递的患者信息和结果的准确性进行验证，包括仪器结果、系统演算结果的复核、LIS 结果和患者信息，HIS 或电子病历系统中相应信息的比较，确保数据传输的完整性，并填写相关记录。

1）验证信息包括但不限于：患者信息、标本信息、项目信息、结果数据、参考区间、备注和外送标本信息等。

2）验证时机包括但不限于：定期年度验证、LIS 软件更新、数据库更新、检验设备更新或传输故障后、信息系统故障后。

3）验证终端包括但不限于：仪器数据、LIS、医护工作站（病房、门诊）、体检中心、自助打印端、移动端（微信、支付宝）等。

4.5　故障处理

1）如果电脑死机采取重新启动电脑，杀毒软件查毒，寻找软件冲突情况或漏洞进行修复。

2）如果网络故障，依次检查 IP 地址冲突、网卡、网线、网点、交换机、服务器故障，并报信息科或设备科进行修复。

3）当系统故障时，在系统恢复前，应按照 LIS 系统应急处理程序保证报告以合适的方式发布，最大限度减少对患者的影响。必要时可手工完整登记患者结果，待系统恢复后，对仪器结果重传 LIS 数据库或手工录入，确保数据和检验报告的完整性。

4）当出现服务器死机、停止响应或其他计算机错误时，在维护人员修复之后必须做好相应的记录：包括该问题出现的原因和解决的方法。

4.6　数据的检索、存储、备份与恢复

为最大限度减少系统崩溃带来的不利影响，由信息处负责制订和施行实验室信息系统服务器双机实时备份。

4.6.1　对患者的结果档案，采取电子备案的方式，以使得副本有一份完整的拷贝（包括原始参考范围和作为说明的解释、脚注）可完全复现已存档的检验结果，此档案信息在符合患者医护需求的时期内随时且能轻易地检索，信息系统的数据（包括检验结果、生物参考区间、检验报告的报告备注、样品备注、技术备注）在距今至少 24 个月，应该可以"在线"检索患者和实验室数据。存储在信息系统中的患者结果数据和档案信息可通过姓名、患者 ID 号等方式查询。

4.6.2　系统数据库每天由系统自行进行一次硬盘的数据备份；另外，数据库或其他需要保存的数据由专人每月一次存储在移动硬盘或其他介质上或备用数据库中，以保证其可用性，贴上标签并安排专人妥善保存在专用地点，以防止损坏及未授权者使用。实验室可采取以下措施足以保证由于突发性事件（如：火灾，水灾）、软件或硬件故障时丢失患者结果数据。

1）备份设备、存储介质

每天备份商用服务器及自带硬盘；每月备份刻录机及刻录光盘、自带硬盘、备用服务器。

2）备份方式：每天自动备份，每月人工备份。

3）备份对象：LIS 系统数据库。

4）备份时间选择网络负荷较小时进行，设置时间为每日凌晨，利用备用数据库进行备份。

5）每次备份都由备份人员填写备份记录表。

6）当数据备份发生错误的时候，马上重新进行备份，并填写相关记录。

7）当数据库出错，可通过备用数据库进行恢复，并填写相关记录。

8）当发生意外事故（如：火灾或不可预计的重大故障），为保护数据的完整性与安全性，应通过备份备用数据库进行恢复。

9）在系统数据恢复后，由信息处维护人员通知实验室，实验室组织专业组通过抽样核对确定恢复数据的正确性，并填写相关抽样记录表格，及时把结果反馈到信息处。

4.6.3 实验室安装新的 LIS 系统之前需要将旧系统的数据备份并进行验证，以保证患者数据不会丢失并且保证随时可以检索。

4.6.4 服务器有实时监控，而且有日志文件记录，且实验室安排专人（如 LIS 管理员）或由信息处维护人员定期监控及测试系统运行功能、报警系统（通常为监控硬件和软件运行的主计算机控制台）、硬盘空间、日志文件等以确保其功能正常。另外，在系统备份时，响应错误信息记录应随系统一起备份，也即是日志的电子文档备份。

4.6.5 报警信息尽可能包括系统错误，磁盘空间不足警告，数据库验证错误，超出环境界限等。当报警信息出现时需要实验室系统管理员或信息处维护人员及时做出回应处理，在此后的一定时期内要对该报警问题做到周期性的监测。

4.6.6 服务器数据备份管理

1）由专人负责对服务器数据定期备份，并认真填写备份日志，管理人员定期检查。

2）数据备份工作严格按照流程执行，数据备份尽量在低医务量的时候执行，备份工作实行一人操作一人检查制，避免了操作失误，数据备份过程中发生问题且操作人员无法解决时，操作人员保护现场，并立即向上级汇报，数据备份工作完成后，在存储体上贴好标签，放置在规定的位置，并采取措施对备份数据进行验证，确保了备份数据准确、有效。

3）数据备份保存在离线的存储介质，如光盘、磁带、硬盘等，原则上禁止保存在运行设备的硬盘上，存放磁盘、磁带的环境有电磁屏蔽措施，新购置磁盘磁带至少在机房放置 24 小时后才使用。

4）数据备份存储体保存在设备现场，由专人管理，保持整齐干净，不得随意取放，其本地保存期不小于一年。

5）检验科的服务器硬盘应有足够空间存储 5 年以上数据，当空间用满时，需要用光盘或移动存储将 2 年前数据导出，并由专人保存以备查询。

（二）QM-7.6-2 结果的自动选择、审核、发布和报告程序

1 目的
规范检验结果的自动选择、审核、发布和报告程序（以下简称自动审核程序）的建立、应用及评审，提高检验效率，确保检验结果准确。

2 范围
适用于实验室采用自动审核程序的检验项目。

3 职责
3.1 技术管理层负责采用自动审核程序的项目的评审。

3.2 专业组长负责选择自动审核程序的数据来源，并设计自动审核规则。

3.3 技术负责人依据数据来源需求验证自动审核规则。

3.4 专业分管主任负责自动审核规则的确认和批准。

3.5 实验室信息管理员负责信息系统的设置和维护。

3.6 实验室检测人员负责自动审核程序的执行。

4 工作程序

4.1 定义

自动审核是指在遵循操作规程的前提下，计算机系统按照临床实验室设置的已通过验证的规则、标准和逻辑，自动对检测结果进行审核并发布检验报告成为医疗记录的行为。在此过程中，与实验室预设的可接受标准相符的结果自动输入到规定格式的患者报告中，无须任何外加干预。

4.2 自动审核程序的建立

4.2.1 自动审核数据来源

4.2.1.1 检验前

样品相关的信息可包括但不限于：样品类型、采集时间、采集部位、接收时间、样品性状（例如溶血、脂血、黄疸、有无凝块等）及其他（例如申请时填写的备注信息如透析前、透析后等）。

4.2.1.2 检验中

检验项目信息、检验项目数据、校准状态、室内质控情况、仪器报警信息、试剂相关信息（如试剂效期，开瓶稳定期）、方法分析性能相关信息及其他数据/信息（例如分析测量范围、样本稀释倍数、干扰等）。

4.2.1.3 检验后

程序至少使用以下来源的数据：

1）结果警告提示符号（例如提示生化反应底物耗尽的警告符号）。

2）同一患者相同检测项目前一次测定结果（用于做差值检查）。

3）该样本其他检测项目的结果（用于不同项目间的相关性或逻辑关系分析，如低密度脂蛋白胆固醇与高密度脂蛋白胆固醇之和不应大于总胆固醇），或该患者同次其他样本的检测结果（如尿白蛋白定量明显异常者其同次尿总蛋白不应正常）。

4）同一检测仪器上不同患者的结果（例如用于计算某些项目的移动均值）。

5）设定的范围，如生物参考区间、分析测量范围、可报告范围、危急值、医学决定水平、实验室自定范围等（用于结果数值与设定范围比较）。

6）不可能的结果数据（用于排除不可能结果）。

7）危急值数据（用于危急值的识别）。

8）临床诊断数据（用于逻辑关联分析）。

4.2.2 自动审核规则的建立

专业组长根据临床需求和自身的情况，选择适宜的数据来源作为自动审核程序分析的对象，建立实验室的自动审核规则。其数据分析包括但不限于以下内容：

4.2.2.1 患者信息分析：将检验结果与患者信息（年龄、性别、送检部门、诊断等）结合进行分析，形成结果与患者信息的逻辑关联规则。

4.2.2.2 样品信息分析：建立能识别采集、送检时间不符合要求的样品的分析规则。对于包含自动样品前处理的全自动检测系统，程序能识别影响检验结果的异常样品性状（例如通过判断血清指数或图像判断系统识别溶血、脂血、黄疸标本）。

4.2.2.3 检测系统状态分析：建立能识别检测系统、LIS、中间件等发送或生成的与检验结果准确性相关的各类警告符号（例如结果超出分析测量范围、受干扰、质控失控等警告符号）的识别规则。

4.2.2.4 数值比较：数值比较应包括但不限于以下几个方面：

1）检验结果与设定的范围进行比较。

2）设定实验室自定义的用于比较的范围（例如根据患者数据分布的百分位数确定）。在自定义比较范围时，应结合本医院的特点和医疗技术水平，充分评估医疗风险，必要时可征求临床医生的意见。

3）针对不同的人群可以设定不同的比较范围，例如体检人群与疾病人群，门诊患者与住院患者。同一个项目的比较范围也可因患者来源科室而不同，例如来源于普通外科与肾内科样本的血肌酐比较范围可分别设置。

4）制订识别不可能的结果的规则（例如丙氨酸氨基转移酶结果为负值或非数字型符号）。

5）制订危急值的识别规则。

4.2.2.5　差值检查：差值检查包括但不限于以下几个方面：

1）制订差值检查规则，以识别不同患者之间标本混淆、手工输入数据错误、仪器分析过程的问题等。

2）对选定的项目设置差值比较的时间间隔和接受规则。时间间隔用于控制程序对多长时间范围内的历史结果进行检索和比较。接受规则可以设置为百分偏差和/或绝对偏差。

3）通过分析患者历史结果的变化并结合临床经验设置差值比较的接受范围，在应用过程中可进行必要的调整。

4.2.2.6　逻辑关系与关联性分析：将不同项目的结果按照一定的方式进行比较，建立比较结果需符合逻辑要求的规则（例如总胆红素不应小于直接胆红素，某一类型的白细胞计数不应超过白细胞总数）；建立将检验结果结合临床诊断进行符合性分析的规则（例如慢性肾功能不全患者的血肌酐水平是否与诊断相符）；建立对项目之间的关联进行分析的规则（例如血肌酐水平与尿素、主要阴离子与阳离子、全血血红蛋白浓度与红细胞计数之间的关联性）。建立结合自身特点定义逻辑关系和关联分析的规则等。

4.2.3　自动审核参数的设置

实验室信息管理员将上述的各种数据和自动审核规则转换成实验室信息系统的各种参数，并在实验室信息管理系统的自动审核模块中进行参数的设置。

4.2.4　自动审核程序的初定

技术负责人对在自动审核模块中设置的参数进行审核，专业分管主任批准，初定自动审核程序。

4.3　自动审核程序使用前的验证

在正式实施自动审核之前，由技术负责人对程序的功能、参数、规则进行验证，确认其符合使用要求。验证的内容与要求应包含但不限于：

1）对自动审核程序涉及的所有功能、规则及参数都进行验证，保证该程序的性能符合实验室对结果审核的要求。

2）验证自动审核程序所涉及的每一个检测项目、每一种样品类型。

3）验证检验报告中的每一个项目均实施了自动判定。

4）验证自动审核的报告无多项或少项。

5）验证程序可识别报告中哪个项目未通过自动审核及其原因。

6）验证包含一定比例的异常标本。

4.4　自动审核程序的确定

验证的正确率达到100%为自动审核程序通过验证，由专业分管主任批准和确定。若正确率未达到 100%，则为验证不通过，由专业组长、技术管理层、信息管理员等进行原因分析，根据发现的具体问题修改程序、调整参数或规则并针对问题进行验证。必要时，重新建立和验证自动审核程序，直到验证通过。验证不通过者绝不允许正式使用。

4.5　自动审核程序的培训和授权

使用前、变更后或需要时，必须对全体员工进行培训、考核、评估和授权，只有通过授权的员工才能应用自动审核程序。新员工入职后也必须通过培训、考核、评估和授权。非授权员工禁止使用自动审核程序。

4.6　自动审核程序的应用

4.6.1　结果自动签发

由通过授权的员工启用自动审核程序，自动审核程序判断的结果符合所有预设规则时，由实验室信息系统直接签发该报告，不再实施人工干预。由自动审核程序签发的报告应有易于识别的标志。并由实验室信息系统根据启用者信息来确定自动签发检验报告单的审核者。

4.6.2　结果人工签发

当报告未满足标准，经自动报告系统筛选后需要人工审核时，系统应该可以识别这些报告，并明确标示筛选的时间，审核人的身份等。

自动签发和人工签发的检验报告内容、格式等均应符合实验室检验报告的要求。

4.7　自动审核程序的日常管理、监控和维护

专业组长负责对自动审核程序日常管理。信息管理员负责对自动审核程序的维护和保养。技术负责人负责对自动审核程序使用的监控。

已授权使用工作人员均有义务发现和上报自动审核程序在使用过程中出现的问题。

4.8　自动审核程序使用时的验证

4.8.1　必要时验证

在使用自动审核程序过程中，若发生仪器设备更新、自动审核参数变更、信息系统升级等可能影响自动审核功能的改变都应由技术管理层组织人员对其进行验证，确保符合要求后方可继续使用。验证的内容、报告数量和时限根据变更内容确定。

4.8.2　定期验证

由专业分管主任指定人员定期对已通过自动审核的报告进行复核，复核结果应与自动审核结果一致。建议定期验证周期为 12 个月。

4.8.3　验证正确率要求

验证的正确率达到 100%，验证通过。若正确率未达到 100%，则应由技术管理层根据发现的具体问题修改程序、调整参数或规则并针对问题进行验证。

4.9　自动审核程序的评审和修订

每年度由技术管理层组织专业人员对自动审核规则进行全面的评审，评估其适用性并提出修改需求。

当报告系统发生变化，并可能影响其正常功能及使患者医疗面临风险时，亦应进行规则评审，必要时对规则进行修订并重新验证。

所有评审、修订和验证过程都必须实时记录。

4.10　应急程序

建立"一键关闭"应急程序、应急处理方案和措施，在需要时可以快速暂停自动审核程序，进行详细的记录，同时采取相关措施对结果报告进行应急处理等。

4.10.1　应急程序启动

出现以下情况时必须启动应急程序：

1）任何人发现自动审核程序运行时出现了结果主动审批错误时。

2）实验室信息系统出现数据传输错误时。

3）实验室信息系统运行硬件故障时。

4）实验室信息系统被入侵时。

5）实验室信息系统运行崩溃时。

6）实验室管理层确认需要启动应急程序时。

由实验室信息管理员或已被授权的员工进行一键关闭"自动审核程序"，并通知实验室所有人员。当自动审核程序停用时，科室主任统筹安排检验报告审核人员，专业组长落实检验报告审核工作，保证有足够的人员完成检验报告审核工作。

4.10.2　自动审核程序重启

经技术负责人、专业组长和信息管理员共同判断自动审核程序符合重启要求时，上报专业分管主任审批后重新启动。必要时，需要对自动审核程序进行验证，验证通过后才能重新启动。

（欧财文　林海标　何　敏　韩　光　李　松　吴子安　黄朝忠　黄海昊　黄景春　林城通）

第七节　投　　诉

一、QM-7.7 质量手册

7.7　投诉

7.7.1　过程

实验室应有处理投诉的流程，至少包括：

a）对投诉的接收、确认、调查以及决定采取处理措施过程的说明；

注：投诉的解决可导致实施纠正措施（见8.7）或作为改进过程的输入（见8.6）。

b）跟踪并记录投诉，包括为解决投诉所采取的措施；

c）确保采取适当的措施。

应可公开获取投诉处理过程的说明。

7.7.2　投诉接收

a）在接到投诉后，实验室应确认投诉是否与其负责的实验室活动相关，如相关，则应处理该投诉（见8.7.1）。

b）接到投诉的实验室应负责收集所有必要的信息，以确认投诉是否属实。

c）只要可能，实验室应告知投诉人已收到投诉，并向其提供处理结果和进程报告，适用时。

7.7.3　投诉处理

调查和解决投诉不应导致任何歧视行为。

投诉决定应由与投诉事项无关的人员做出或审查和批准。资源不允许时，任何替代方案都不应损害公正性。

1. 总则　及时、正确、合理地处理来自临床医护人员、患者、卫生行政部门、实验室员工或其他对本科室工作质量和服务水平不满意的投诉，提高并维护科室的满意度和信誉度。实验室应有处理投诉的流程，并让公众可获得处理投诉流程的说明。投诉处理流程要包括投诉的接收、确认、调查以及决定采取处理措施，及后续跟踪和监督内容。

2．**投诉定义**　所谓对医学实验室的投诉，通常是指临床医护人员、患者或患者家属等服务对象及实验室员工对科室的服务不满意时，所做的各种形式的表达。

3．**投诉分类**

（1）按涉及内容分类，可分为有关质量和服务态度两方面的投诉，科室管理层应将关注重点更多地放在有关质量和结果准确性方面，当然也不能忽视服务态度等方面，建议和表扬也应该作为服务态度方面的内容与投诉统一进行管理。

（2）按照投诉来源分类，投诉可分为外部投诉和内部投诉。管理层重视外部投诉的同时尤其还要重视内部投诉，内部投诉往往是内部沟通无效的结果。

1）外部投诉：服务对象向医院办公室、医务处、门诊办、患者服务中心等管理部门表达的投诉；向科主任表达的申诉；与相关责任人直接沟通时发生的不满和／或意见；问卷和调查中收集的负面信息；极个别情况，如重大质量事故时媒体的报道等。

2）内部投诉：科室成员对管理层表达的内部申诉；主要涉及实验室的环境和设施、检验流程、人员等。

（3）按性质分类，投诉可分为有效投诉和无效投诉两种。

1）有效投诉：接到投诉信息后，经调查后确认被投诉人确实存在检验质量或服务态度等方面的差错时，属有效投诉；

2）无效投诉：接到投诉信息后，若调查后事实与投诉人陈述的内容严重不符，而且不属于科室检验质量或服务态度等内容引起的不满，属无效投诉。

4．**投诉的接收**　接到投诉的实验室，无论投诉者以何种形式表达的不满，均应热情接待、及时接收，确认投诉是否与其负责的实验室活动相关，负责收集所有必要的信息，以确认投诉是否属实。积极与投诉人沟通，妥善安排投诉人，及时提供处理进度和结果。

5．**投诉的处理**

（1）有效投诉处理

1）外部投诉：根据差错原因分类，按质量差错、检验时间、项目不符、服务态度等原因由相应责任人、专业组组长、质量主管或技术管理层与投诉人沟通，采取相应纠正措施，并向投诉人道歉；质量主管将科室和患者的沟通情况、对当事人的处理意见和改进措施等内容安排记录；发生医疗缺陷时，按"医疗缺陷分级管理"进行定性并处理；同时对投诉的问题进行研究、总结，消除投诉的原因，提高服务质量。

2）内部投诉：实验室管理层要关注内部员工检验质量相关的诉求，员工是执行质量管理体系的主体，内部投诉更能确切体现体系运转中的问题，管理层要客观、公正对待内部投诉，并进行解决和记录。

（2）无效投诉处理：科室应根据有则改正，无则加勉的原则，虚心接受提出批评意见或建议，耐心向投诉者解释，尤其是出现内部无效投诉时要做好投诉者的思想工作，调整沟通策略。

（3）处理投诉的人员：投诉的调查和解决不应出现任何歧视行为，应由与投诉事项无关的人员处理投诉，或审查和批准。

6．**投诉的记录与保存**　从投诉的受理到调查取证、被投诉人陈述或检查、科室处理意见、职能主管部门意见、院领导意见等以及科室定期收集的意见和建议、采取的纠正措施或应对风险和改进机遇的措施等，均应形成记录并保存。

7．**投诉的反馈**　当实验室对用户包括临床医生、护士、患者、实验室员工和其他方面提出的投诉受理并解决后，需要将对投诉的解决办法、处理结果以及应对风险和改进机遇的措施等反馈给用户，并同时获得用户对投诉处理的态度，并将反馈的情况记录保存。如果用户对投诉处理的意见存在不满意或提出其他相关意见时，要将此作为新的投诉进行受理和处理，直到最终客户表示接受，接受处理结果为止。实验室管理层要定期对投诉内容进行审核总结，确保投诉的解决持续有效。

二、对应程序

QM-7.7-1 服务对象投诉处理程序

1　目的

为满足实验室服务对象（临床医生、患者等）和实验室内部员工的需求，及时、正确处理实验室服务对象和员工对实验室服务不满意所做的各种形式的诉求和意见，提高综合服务水平，并根据实验室服务对象反馈的意见提高科室的检验质量。

2　范围

适用于本科室所有服务对象和科室员工提出的与检验过程或服务有关投诉的接收、处理过程。

3　职责

3.1　质量主管负责投诉的总受理，科室所有人员均有接收并转达投诉的义务和责任，投诉第一受理人记录投诉内容并转达给质量主管。

3.2　质量主管根据投诉的内容安排人员或专业组长处理投诉，各专业组组长具体负责相应的责任科室、相关部门、患者及其家属等相关方与本专业组有关的投诉或意见的处理和反馈。

3.3　各科主任负责投诉处理的审核，严重影响质量和服务或未能解决的投诉应由科主任和管理层负责投诉的解决。

4　工作程序

4.1　投诉的接收

4.1.1　科室所有员工均有责任接收服务对象以任何方式（上门、电话、传真、电子邮件、书信或医院职能部门转告等形式）向本科室提出的投诉，接到投诉的员工即为投诉受理人。

4.1.2　投诉受理人遇到有服务对象提出投诉，都应热情接待，尽可能向其问明情况和事情经过，进行必要告知和适当的解释及安抚工作。投诉处理人及时填写"服务对象投诉处理记录表"，确认投诉与实验室的相关性和真实性，并报告质量主管。

4.1.3　科室为临床科室建立完善的意见反馈方式，每个专业组负责若干个相关科室，主动到临床科室发放"服务对象意见/建议收集记录表"，倾听临床科室意见，及时收集意见和建议，定期由质量主管负责安排汇总。

4.1.4　对实验室内部员工的投诉，应由各专业组长接收并报告质量主管或直接由质量主管接收。

4.2　投诉的处理

4.2.1　首要注意调查和解决投诉不应导致任何歧视的行为，投诉决定应由与投诉事项无关的人员做出或审查和批准，不能损害公正性。

4.2.2　投诉接收后，质量主管应及时与相关责任部门和/或相关责任人员联系，通过调查核实，确认是否为有效投诉，分析研究，找出投诉原因，然后依据情况采取具体相应措施，处理后向投诉人进行道歉和原因解释，取得投诉人的谅解，由涉及的相应专业组全程具体负责，最终反馈给质量主管。

4.2.3 有关对检验结果和项目有异议或要求复核的投诉，应在报告发出之日起 2 ~ 15 天内（应据样品保留时间不同而定）提出。受理后必须在 3 天内对投诉做出答复，紧急项目的投诉必须在 1 小时内做出答复。

4.2.3.1 要求复核的结果如果使用同一份样品且与原结果一致时可口头回复，不再发报告；同一份样品复查结果与原结果不符时收回原报告，发出更改检测报告。

4.2.3.2 当实验室与服务对象对检测结果的正确性有异议时，可通过双方共同协商选择有资格的第三方进行仲裁测试，以求得共识。

4.2.3.3 由于仪器故障等导致检验延误，超过报告期限而引起的投诉，由责任人或责任专业组向投诉人说明原委，并承诺最迟报告时间，尽快为其进行检测，如有可能采取实现客户利益最大化的措施来处理（如转运或委托检验等）。

4.2.3.4 属检验项目不符，漏做项目或错做的检验项目，由责任人或责任专业组立即为其补做，收回原报告，发出更改检测报告。同时，分析漏做或错做的原因，提出纠正措施，防止类似事件再次发生。

4.2.4 对因服务质量和服务态度而引起的投诉，经调查如确属员工服务态度或操作技能问题，由当事人和专业组长主动向服务对象道歉，取得服务对象谅解，并对当事人进行教育和培训。

4.2.5 对因部门之间、组与组之间协调不够引起的投诉，首先应将服务对象的检验协调处理完毕，然后由相关组长负责进行部门或组间协调并提出解决方法，理顺内部关系。

4.2.6 属实验室服务态度或其他不满导致服务对象向医院职能部门提出的投诉，由职能部门转告，签收接收后，交质量主管及时向被投诉人或相关人员了解情况，后续按照投诉处理流程进行分析和处理，将处理结果按时上交给医院患者服务中心。

4.2.7 当投诉是针对或涉及本科室质量管理体系的适应性、有效性，甚至提出质量体系与认可准则不符，经查证质量体系确实存在重大问题时，质量主管应组织附加评审。

4.2.8 重大过失所致投诉（如媒体报道）的受理，应由质量主管报告科主任，由科主任处理，必要时请示医院领导，科主任按批示执行。

4.2.9 对不能立即回复的投诉，应主动告知服务对象目前的处理进度，同时尽量在最短的时间内完成投诉的处理。

4.2.10 对实验室内部员工的投诉，受理后由质量主管安排进行有效的沟通并采取相应调整措施，及时反馈解决方法和效果，必要时上报科室主任处理，做好记录和归档。

4.3 符合"医疗缺陷管理办法"的投诉，按照"广东省中医院医疗缺陷管理办法"处理。

4.4 所有投诉的受理资料或其他反馈意见，由质量主管负责安排汇总整理。

4.5 关于实验室的公告

4.5.1 实验室检测单、检验项目等的改变，在开展新检测项目或改变前必须发布公告，避免不必要的投诉。

4.5.2 场所、所有权、实验室管理的改变须在改变前 30 天发布公告，对于难以预期的改变，事后两天内必须发布公告，避免不必要的投诉。

4.5.3 实验室需要公告实验室接收和处理投诉的流程和途径。

4.6 记录的保存

实验室应按要求保存投诉、调查及实验室所采取的纠正措施的记录。负责接收投诉的人员应记录好投诉内容，及时上报。投诉处理的负责人应在进行调查、整改时做好记录。

5　记录

QM-7.7-1-1《服务对象投诉处理记录表》

QM-7.7-1-2《服务对象意见 / 建议收集记录表》

QM-7.7-1-3《患者满意度调查表》

QM-7.7-1-4《临床医护人员满意度调查表》

（罗　强　徐　宁）

第八节　连续性和应急预案

一、QM-7.8 质量手册

7.8　连续性和应急预案

实验室应确保已经识别与紧急情况，或者其他导致实验室活动受限或无法开展等状况有关的风险，并制定协调策略，包括计划、程序和技术措施，以便在中断后继续运行。

应定期测试预案，并演练响应能力，可行时。

实验室应：

a）考虑所有相关实验室人员的需要和能力，制定紧急情况响应方案；

b）向相关实验室人员提供适当的信息和培训；

c）对实际发生的紧急情况作出响应；

d）采取与紧急情况的严重程度和潜在影响相符的措施，预防或减轻紧急情况的后果。

注：详细信息见 CLSI GP36-A。

1．**应急预案的建立**　应根据实验室自身条件（充分考虑地理位置、气候、环境和人员因素）建立应对不同类型适用的应急预案，所需应急预案的种类和数量应由实验室管理层对潜在重大风险识别后决定。建立的应急预案需要包含对应的协调策略、计划、程序和技术措施等。应急预案还需要充分考虑当应急情况引起检验中断后，如何让实验室和检验工作快速恢复，充分保障用户的需求。建立必要的预案清单，包括需要的资源以及联系方式等。

建立紧急情况应对方案的同时还应充分考虑到实验室所有相关人员的需要和能力，因此在人员的配置和配套条件上应给予充分支持，如有必要需配备有经验的人员和保障。在应急预案中需要明确人员权责，协调好不同部门之间的关系、做好沟通。

2．**预案的实施**　预案的实施首先一定要明确权责，确定预案的启动、执行、分配等的权限。在紧急预案建立并做好培训之后，一旦出现类似预案的紧急情况，实验室根据权限和指令做出符合预案要求的反应，将紧急情况的损失控制在最小，并充分保障服务客户的需求，尤其对于老年、幼年、残疾和重症的患者更需做好保障工作，提前做好准备。

3．**预案的培训与演练**　实验室应做好应急测试和演练的计划，并定期进行响应能力的训练。如果应急种类训练可行时应做好计划，定期进行测试，如果不可行也需定期进行模拟。培训和演练的周期一定要充分考虑应急预案的有效性和内容更新、人员构成变化等情况。

实验室还应对实验室相关的人员提供适当的信息和培训，做好计划严格执行。培训应该充分考虑实验室建立的应急预案的种类，定期全覆盖，消防和生物安全应急预案需要格外重视。演练的设计需要包括以下的框架：程序（路线图、人员安排）、方针、计划（脚本、方法、角色、场地等）。

4．执行预案的效果　当出现应急预案对应的紧急情况，实验室应采取与紧急情况严重程度和潜在影响相符的行动，最大程度预防或减轻紧急情况的后果。在执行了紧急预案后对执行预案的后果进行评估，分析预案是否存在考虑不周，实验室人员是否执行到位，部门和人员之间的协调和合作效果如何，预案执行后的效果是否达到预防或减轻紧急情况的预期。通过对效果的分析可重新完善和发布新的紧急预案，并在今后的培训和演练中进行加强和改进。

5．医学实验室的应急预案　医学实验室应建立符合自身需要的一系列应急预案，一般包括消防安全应急预案、生物安全应急预案、重大气象灾害应急预案（台风等）、电力系统故障应急预案、信息系统故障应急预案、突发重大传染病应急预案、化学物品和试剂泄漏应急预案、放射物质泄漏应急预案等。应急程序应至少包括负责人、组织、应急通讯、报告内容、个体防护和应对程序、应急设备、撤离计划和路线、污染源隔离和消毒、人员隔离和救治、现场隔离和控制、风险沟通等内容。

6．应急预案的建立　本实验室建立应急预案的职责见图 7-7。

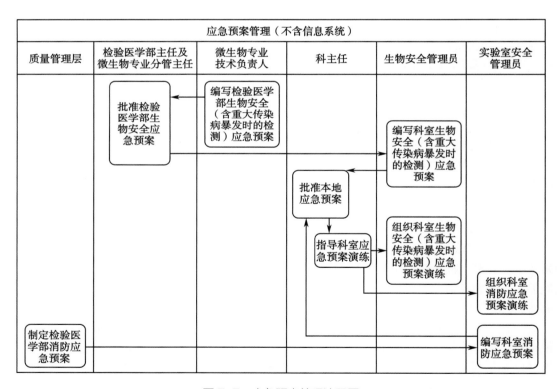

图 7-7　应急预案管理流程图

二、相关程序

（一）QM-7.8-1 实验室消防应急预案

1　目的

根据《广东省中医院突发事件应急处理预案》（卫中字〔2005〕10 号），结合检验科的实际情况，特制订本方案，以预防为主、防消结合的原则，确保实验室人身安全和财产安全。

2　参与人员

消防责任人：×××（检验科主任兼任）

消防管理人：×××

其他人员：全科现场工作人员

3　工作职责

3.1　消防责任人

3.1.1　当责任区域发生火警时，组织指挥本部门员工进行灭火救灾工作。

3.1.2　当其他区域发生火灾，接到支援指示后，带领本科室员工携带灭火抢救器材赶赴现场协同作战。

3.1.3　及时采取救人、灭火、保护门诊患者和贵重物资的措施；向本部门和支援的员工布置灭火任务，检查执行情况；核对疏散患者的数量。根据火场情况，及时调整力量部署。

3.1.4　向医院领导提出需要疏散人员和物资、提供工具及支援力量的请求，及时向医院领导报告火场的情况。

3.1.5　当火险超出现场人员控制能力前，坚决撤离全体人员，保证现场人员的人身安全。

3.2　消防管理人

3.2.1　协助消防责任人完成火警的应急处理工作。

3.2.2　消防责任人不在现场时，承担治安消防责任人的工作职责。

3.3　其他人员职责

坚守各自岗位，服从指挥，坚决执行消防责任人和管理人的命令，遇到超出能力的危险及时撤离，勿贪恋财物。

4　预案程序

4.1　发生火警时，检验科按位置分布分为免疫室区域、生化区域、血液室血库区域、微生物室区域和门急诊检验室等区域分别由相应组长负责火警报告和组织灭火工作，值班期间由值班人员负责报告和现场灭火工作。当科室消防责任人或管理人到达现场，则由他们统一指挥灭火抢救工作。

4.2　发生火警后，立刻打开火警报警器，组长（值班人员）立即报告科室消防责任人、后勤消防及医院总值，报警时要说明起火时间、地点、燃烧物质及火势情况，按报警器后由后勤拨打119报警，也可直接由实验室拨打119报警。其他现场人员应主动携带灭火器材赶到起火位置参与灭火。

4.3　应立刻关闭着火房间的电源，如电器起火，必须先关电，再灭火。

4.4　根据火势大小，由消防负责人或管理人员决定是否开启火警报警器。

4.5　如果有患者在火警区域时，由门诊组长负责组织门诊患者疏散到安全区域；若有被烟熏倒的患者，消防管理员负责组织将患者抢救到安全区域。应把握先救人后救物的原则。

4.6　当火势较大时立刻组织人员撤离，根据安全通道指示灯和消防指示图。从防火楼梯快速撤离到安全地带。发生火警时，严禁乘坐电梯，现场由消防责任人和管理人负责人员疏散。

4.7　采用逐级补位负责制：治安消防责任人和管理人不在现场时，逐级补位顺序分别为：×××、×××、×××。

5　要求

5.1　每年至少进行一次消防应急预案的演练。

5.2　实验室全体人员熟悉消防器材和设施的位置和数量，包括火警报警器、消防栓、灭火器、安全通道、安全出口指示、消防指示图、消防喷淋和烟感报警装置等。

5.3 保持消防通道通畅，保证消防器材和设施在有效期内和功能正常。

（二）QM-7.8-2 生物安全应急预案

1 目的

为确保实验室各项检验工作的有序进行，最大限度地预防和减少生物安全突发事件造成的影响及损害，提高处置突发事件的能力，保障广大患者的利益，促进医院医疗工作顺利进行。

2 范围

本预案适用于检验医学部涉及影响临床医疗和检验工作的生物安全突发事件（包括重大新突发传染疾病防治）的应对工作。

3 定义

重大新发突发传染病：我国境内首次出现或者已经宣布消灭再次发生，或者突然发生，造成或者可能造成公众健康和生命安全严重损害，引起社会恐慌，影响社会稳定的传染病。（《中华人民共和国生物安全法》）

4 依据

本程序依据《中华人民共和国传染病防治法》《中华人民共和国生物安全法》《突发公共卫生事件应急条例》《国家突发公共卫生事件总体应急预案》《卫生部临床实验室管理办法》《病原微生物实验室生物安全管理条例》等编写。

当遇到类似非典疫情、人禽流感疫情传播和流感大流行、新型冠状病毒肺炎疫情等重大传染病事件发生时，应依据国家卫健委、教育部、农业农村部及地方有关政策法规，制订对应预案。

5 预案程序

5.1 领导架构

在医院院长的统一领导下，由医务处指挥协调，检验医学部主任负责处理突发事件的应急管理工作，成立由科主任以及各专业组长组成的应急管理小组，协调管理，保证生物安全防护装备和物资的供应和储备。

5.2 预测与预警

检验医学部各工作人员、各专业组负责人要针对各种可能发生的突发生物安全事件，完善预测预警机制，开展风险分析，做到早发现、早报告、早处置。

生物安全事件发生后，工作人员要立即向所在专业组组长和应急管理小组汇报，实验室应急处理小组经核实及初步处理不能解决后，要立即报告医院医务处。

5.3 应急处置方案

本预案用于处置可能造成事故或者影响临床工作正常开展，危及患者及时、正确诊治，以及院内感染流行、环境污染等紧急生物安全事件，主要针对以下生物安全事件：

5.3.1 高致病病原、危险品泄漏事件：主要包括高致病性病原体微生物的泄漏、意外接触或可能感染、暴发传染病疫情和群体性不明原因疾病，以及毒物、高危害性化学物质、致癌物污染环境等（图7-8）。

5.3.2 院内感染流行事件：主要包括某高致病原（或耐药株）在医院内特定区域发生传播、院内感染等（图7-9）。

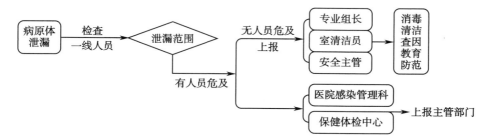

图 7-8　高致病病原、危险品泄漏事件处理流程图

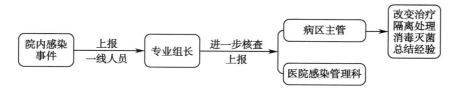

图 7-9　院内感染流行事件处理流程图

5.4　医院感染管理

加强实验室工作环境的空气流通，对照卫生部门有关工作法规和指南，立即查找薄弱环节和隐患，采取严格的综合性措施，杜绝重大传染病的实验室内感染和传播。

加强与医院院感办等职能部门协调配合，指定专人负责消毒隔离工作，保证个人防护物资（防护服、隔离衣、手套、医用防护口罩、面屏、帽子等）充足。加强防护，在窗口、门口和通道等工作环境关键点配备口罩、快速手消毒剂。

检验人员接触患者前后均应做手卫生。

医疗垃圾和污水均按照规范的要求进行消毒处理和交接。

5.5　疫情监测与报告

5.5.1　疫情监测：配合医院对发热患者和肺炎患者的疫情监测。各专业组要做好疫情监测项目的监控和主动搜索，指定专人负责传染病报告工作。同时接受医院管理部门的督促和检查。

5.5.2　疫情报告：执行职务的医务人员发现重大传染病病例或疑似病例后，应按照国家和医院的要求及时上报并做好防护和隔离，妥善安置。

5.5.3　规定的内容、方式、时限、程序向医院临床科室、院感办及医务处等相关行政部门报告疫情。再由医院管理部门向上级医院和校领导报告疫情，并向市卫生局和省卫生厅报告疫情。

5.6　实验室检验工作

实验室处理与重大传染病相关的样品均要按照足够的防护级别和防护装备要求下操作，样品采集、包装、运送、接收和检验均符合对应防护级别的要求，并做好检验后样品的处理和终末消毒。

5.7　预防性接种和用药

与重大传染病患者或携带者密切接触和发生职业暴露的实验室工作人员可应急接种可行的疫苗（流感、新冠等）和服用预防性药物。

（三）QM-7.8-3 信息系统应急预案

1　目的

为了保证在非故障停机检修、故障停机或瘫痪时，实验室日常工作能有序进行，检测工作能按时按量按质完成，能及时向临床及患者提供准确可靠的检测结果。

2 适用范围

实验室工作计算机及网络信息系统的所有应急。

3 职责

3.1 信息科负责计算机软硬件的安装、维护、升级、管理以及网络的安全及故障的维修。

3.2 实验室信息系统（LIS）开发者负责其软件各项功能的开发和完善，并协助信息科进行故障的维修。

3.3 成立信息网络安全故障应急处理小组，由检验医学部主任和各分院检验科主任共同组成，负责检验科信息系统安全领导，检查督促安全责任制和各项安全措施的落实情况，制订网络非故障停机和故障停机应急预案并指挥本科室演练。

3.4 技术负责人负责与实验室外的各相关部门和信息系统供应商进行沟通应急措施。

3.5 各科信息管理员负责网络信息系统应急预案的制订和具体实施。

3.6 各组组长负责本组网络信息系统应急处理，妥善处理各项工作，确保检验程序正常运行。

3.7 检测人员负责检测数据的采集、处理、记录，具体实施应急处理程序。

4 信息系统应急预案程序

4.1 信息系统停机前准备程序

实验室应有信息系统停机风险的意识，充分做好信息系统停机前的准备工作。

4.1.1 非故障停机时，应由信息科提前通过 OA 或其他方式通知实验室、计价处、服务台、门急诊和住院部各临床科室等相关科室，并预计恢复时间。若非必要，非故障停机时间通常安排在零点等标本和数据信息较少的时刻，并尽量缩短非故障停机时间。

4.1.2 门急诊、住院部各临床科室应准备适合的各项检验申请单，以备信息系统故障停机使用，并规范手工检验申请单的填写。

4.1.3 实验室应准备各项检验项目的空白报告单，以备信息系统故障停机时使用。

4.1.4 应急处理小组定期组织关于信息系统故障停机应急预案的培训和考核，让员工形成应急意识，确保信息系统故障停机时能及时启动应急预案。必要时，应联合其他相关科室进行演练，以保证停机时各项工作有序进行。非故障停机前应适当安排演练，确保检验仪器能在无网络情况下正常工作和报告正常输出。

4.1.5 建立科室网络故障应急系统，确保网络故障时可及时响应，落实信息系统故障停机期间处理措施。

4.2 信息系统停机处理程序

4.2.1 信息系统非故障停机时，科室主任和专业组组长应按照非故障停机的通知提前做好停机准备，安排好应急人员和做好各项应对工作，确保快速恢复正常工作。若停机时间较长，则按 4.2.3 ～ 4.2.10 进行处理。

4.2.2 信息系统突发故障停机时，实验室相关人员应及时向科室信息系统管理员和科主任汇报，并立即通知信息科相关人员迅速排查原因，处理故障，评估事故情况和影响，确保快速恢复正常工作。若无法短时间恢复信息系统，立即向科室信息网络安全故障应急处理小组汇报。并由信息技术负责人与信息部、医教部、护理部等相关科室沟通，协调解决与检验流程相关问题。同时，执行以下响应措施。

4.2.3 实验室应在合适位置进行纸质告示或通过其他方式告知患者网络故障具体情况。并及时通知门急诊科室、住院临床科室、抽血处、咨询台等关键部门。必要时，告知故障恢复的预计时间。

4.2.4 科室主任和专业组组长统筹安排检验检测工作人员，确保检验工作有序进行。同时，安排人员负责解释、进行安抚和维持检验秩序。必要时，安排人员协助咨询台分发验单和解释工作。

4.2.5 临床医生进行手工开验单，门急诊患者先交费后检查，住院患者先检查后补收费。安排人员指引门诊支付宝、微信缴费患者，到计价处打印检查清单。抽血处采血或临床采取标本后，清单和标本一起送到实验室。住院患者标本应与检查项目申请单一起送检。

4.2.6 实验室工作人员在接收标本和清单／申请单时，在专用登记本详细记录患者信息、检验项目、送检时间并注明检验编号。并核对检验申请单、采样试管、仪器检验编号与登记本的编号，确保一致。

4.2.7 仪器自动检测项目改为单机模式检测，必要时使用手工模式编号进样，确保仪器编号与标本编号一致。

4.2.8 检测工作人员负责把仪器检测结果填入备用的空白报告单，核对患者信息和结果，确保信息和结果准确无误。

4.2.9 必须实行双人审批结果报告，同时打印临时检验报告单并签名，及时送达临床科室。必要时，由结果审批人员电话通知值班医生或主管医生检测结果（如急诊检验结果和危急值结果）。

4.2.10 若患者需要在信息系统停机期间办理出院手续，由各专业组统计患者欠费项目、金额并交质量主管汇总登记，科主任签字后送至临床科室。

4.3 信息系统恢复后的处理措施

4.3.1 信息系统恢复后，信息系统管理员协助恢复仪器接口通讯，确定 LIS 与 HIS 正常对接，评估信息系统恢复情况，确保系统正常运行。

4.3.2 各岗位工作人员恢复计算机和信息系统操作，按原来正常检验流程进行标本检测。

4.3.3 各专业组安排专人补录在信息系统停机期间产生的各种信息和数据，包括患者信息、检验结果等，同时对住院患者补收费。对信息系统故障停机期间发出的临时报告及时整理并发出最终报告，必要时收回已发出的临时检验报告单。

4.3.4 专业组长协助质量主管及时整理处理结果和记录，形成报告，必要时向应急小组汇报。

4.3.5 质量主管收集和整理专用登记本、检查清单和检查项目申请单等相关记录，以备信息核实之用。

4.3.6 停机期间的标本保存时，应进行特殊标记，妥善保存，以备复查。

4.3.7 质量主管组织相关人员分析和总结经验，善后信息系统停机的影响。必要时，导出处理措施。

4.4 记录保存

信息系统管理员收集和归档保存所有信息系统停机期间的记录。

（罗　强　欧财文　徐　宁）

第八章

管理体系要求

第一节 总体要求

QM-8.1 质量手册

8.1 总体要求

8.1.1 通用要求

实验室应建立、编制、实施和保持管理体系以支持和证明实验室持续满足本准则要求。

实验室管理体系应至少包括：

一职责（8.1）

一目标和方针（8.2）

一成文信息（8.2，8.3及8.4）

一应对风险和改进机遇的措施（8.5）

一持续改进（8.6）

一纠正措施（8.7）

一评估和内部审核（8.8）

一管理评审（8.9）

8.1.2 满足管理体系要求

实验室可通过建立、实施和保持质量管理体系（如，按照 ISO 9001 的要求）（见表 B.1）满足 8.1.1 的要求。该质量管理体系应支持和证明持续符合第 4 章~第 7 章以及 8.2~8.9 规定的要求。

8.1.3 管理体系意识

实验室应确保在实验室控制下从事工作的人员理解以下内容：

a）相关目标和方针；

b）其对于管理体系有效性的贡献，包括提高绩效的获益；

c）不符合管理体系要求的后果。

1．总体要求 实验室应该建立、编制、实施和保持自己的质量管理体系，以支持和证明实验室能持续满足医学实验室能力和质量准则中的全部管理体系要求。管理体系运行的有效性和适应性是确保检测工作准确性和可靠性的先决条件。

实验室管理体系包括以下八方面内容：职责、目标和方针、成文信息、应对风险和改进机遇的措施、持续改进、纠正措施、评估和内部审核、管理评审。

2．满足管理体系要求 实验室需要建立、实施和保持质量管理体系来满足管理体系的要求。质量管理体系的建立来源于对实验室的现状调查和分析，调查分析的目的是合理的选择质量管理要素，并进行质量目标定位。质量管理体系由组织结构、过程、程序和资源四要素组成，其中资源可包括人员、设备、设施、资金、技术和方法等。

依据准则建立起来的质量管理体系是文件化的管理体系。实验室的政策、过程、计划、程序和指导书均应形成文件。实验室制订的文件是行动的依据，首先要求执行文件者能接收到并充分理解文件。

为了保证建立的管理体系运行的有效性，可用下列指标进行判断：患者、医护人员的满意度，检验人员的满意度，检验项目和结果是否对临床有用和对健康结局有最佳影响，是否符合预定的准确度、重复性和溯源性，是否使过失最小化，是否及时、安全、高效、经济，是否能持续改进。

3．**管理体系意识**　实验室应确保在实验室控制下从事工作的员工清楚实验室管理体系的相关目标和方针；理解员工自己对于管理体系有效性的贡献，清楚贡献的价值（如提高科室绩效等）；也要明白出现不符合管理体系要求的后果。

通过提出目标、给予奖惩和明确可能的获益等多种层次的方式和手段，让员工形成完善的管理体系意识，确保管理体系的稳定运行，从而让实验室能持续满足准则的要求。

（罗　强）

第二节　管理体系文件

QM-8.2 质量手册

8.2　管理体系文件

8.2.1　通用要求

实验室管理层应建立、编制和保持实现本准则目的的目标和方针，并确保实验室组织的各层级人员理解和实施该目标和方针。

注：管理体系文件可以（但不要求）纳入质量手册。

8.2.2　能力和质量

目标和方针应能体现实验室的能力、质量和一致运作。

8.2.3　承诺的证据

实验室管理层应提供建立和实施管理体系以及持续改进其有效性承诺的证据。

8.2.4　文件

管理体系应包含、引用或链接与满足本准则要求相关的所有文件、过程、系统和记录等。

8.2.5　员工取阅

参与实验室活动的所有员工应可获得适用其职责的管理体系文件和相关信息。

本科室的管理体系是文件化的管理体系，科室的政策、计划、过程、程序和作业指导书均应形成文件。文件是科室全体人员行动的依据，应让执行文件者容易得到，并能充分理解所有文件，所以科室管理层还应确保这些文件易于理解，以便于真正得到贯彻执行。

1．**能力和质量**　质量方针应由实验室管理层正式发布或由其授权发布。质量目标是在实验室质量方面所追求的目的，是实验室总体目标中最重要的目标之一。通常依据实验室的质量方针制订，且应对组织的相关职能和层次分别做出规定。为实现方针和目标，实验室应系统地识别和管理许多相互关联和相互作用的过程，根据过程要求和资源要求建立管理体系，并按照实验室的方针和政策，对各过程及其相互作用系统地进行规定和管理，从而实现预期目标。

实验室制订的质量目标和方针应能体现实验室的能力、质量和一致运作，所以实验室的管理体系文件为了体现实验室的能力、质量及一致运作必须以质量目标和方针为依据展开，从上而下，高屋建瓴。

2．质量管理体系文件的建立、编制和维持

（1）实验室质量管理体系建立的依据标准是 CNAS-CL02：2023《医学实验室质量和能力认可准则》。质量管理体系过程的建立大致分三步：质量管理体系的策划与准备、组织结构的确定和资源配置、质量管理体系文件的编制。

（2）科室管理层负责质量体系的组织、建立；组织相关人员编写、审核质量手册和作业指导书等文件；组织实施并确保质量体系有效运行和持续改进。

（3）各专业组组长负责领取、保管质量手册和作业指导书，负责传达这些文件至本组所有人员并确保每人均能理解，带领全组人员贯彻实施文件化的质量管理体系。

（4）质量体系贯穿于本科室一切检测工作及与检测工作有关的全过程，适用于检验前、检验、检验后的全部质量活动。

3．承诺的证据　实验室管理层应提供建立和实施管理体系以及持续改进有效性的证据。这些证据通常可从三个方面获取：建立满足准则要求并符合实验室自身情况的管理体系文件的审查记录；实施管理体系过程的有效性记录；实现管理体系持续改进全过程中对分析、识别、监视、评审和实施的全部记录。实验室管理层应对遵循最新认可标准，对持续改进管理体系有效性做出承诺。

4．质量体系文件的结构　管理体系应包含、引用或链接与满足本准则要求相关的所有文件、过程、系统和记录等。实验室质量体系实施文件化可确保检测结果能满足质量要求，经授权人员批准，作为科室的受控文件，分发到各相关岗位，让相关人员有效使用。

管理体系文件通常包括：质量方针和质量目标；质量手册（可以与程序文件整合）、程序文件、作业指导书、表格、规范、外来文件、记录等。管理体系文件可使用任何类型的媒体，如硬件拷贝或其他电子媒体。实验室应结合自身实际情况建立管理体系并编制管理体系文件，所建立的管理体系应与实验室的规模、活动范围、组织结构和运行过程密切相关，能确保管理体系运行达到准则的要求。质量体系文件可分为三级文件：质量手册（一级）、作业指导书（二级）、表格和记录等（三级）。

（1）质量手册：按照新准则要求可以不再保留单独的质量手册，因此本实验室将原来的质量手册和程序文件整合为质量手册，该手册是本科室的纲领性文件，描述本科室的质量体系、组织机构，明确本科室的质量方针和质量目标，各种支持性程序以及在质量体系中人员的责任和相互关系。描述开展质量活动的各个环节和必须满足的要求，以及如何满足准则的要求，是科室各项质量工作应遵循的根本依据。

质量手册按照准则分总体要求、结构和管理要求、资源要求、过程要求、管理体系要求、POCT 要求，共 6 个大条款内容，包括公正性、保密性、患者相关的要求、法律实体、实验室主任、实验室活动、结构和权限、目标与方针、风险管理、资源要求总则、人员、设施和环境条件、设备、设备校准和计量溯源性、试剂和耗材、服务协议、外部提供的产品和服务、过程要求总则、检验前过程、检验过程、检验后过程、不符合工作、数据控制和信息管理、投诉、连续性和应急预案、通用要求、管理体系文件、管理体系文件控制、记录控制、应对风险和改进机遇的措施、改进、不符合和纠正措施、评估、管理评审、即时检验（POCT）的附加要求，共 35 个小条款，按照条款顺序和内容进行各要素的实验室实施细化和具体化阐述。

　　程序文件是质量手册的支持性程序，是相关要素的展开和明细表达，具备较强的操作性，也是质量管理层将手册的全部要素展开成具体可实施的质量活动，由各专业技术负责人分配落实到各科室的操作程序。程序的内容一般包括目的、范围、职责、工作程序、记录五个部分，作为质量手册的重要组成部分。

　　（2）作业指导书：作业指导书应将准则、应用要求及相关行业标准等文件中适用的内容充分引入，以保证实验室工作与准则要求的符合性。作业指导书的内容与上层质量手册的要求保持一致，不应出现互相矛盾的要求，作业指导书大致可分为以下几类：

　　1）各专业组通常对程序文件进一步细化，制订对本专业组的实际工作更有指导价值的通用指导书。包括人员及岗位管理、试剂管理、室内质控、室间质评、项目性能验证（包括结果可比性验证）的操作规范等各专业组内各检验项目均适用的作业指导书。

　　2）组合检测、检验结果的分析及报告复核注意事项类作业指导书。

　　3）仪器操作及维护指导、仪器校准过程规范等仪器操作类的作业指导书。

　　4）各检验项目的作业指导书。

　　（3）表格和记录：各种表格和记录等均是质量体系文件的第三层次文件，这些记录作为可追溯性提供文件和提供验证、应对风险和改进机遇的措施、纠正措施的证据，是证实质量体系有效运行的原始证据及载体，是科室受控和保密的文件。

　　5．管理体系文件的取阅　参与实验室活动的所有人员应可获得与其职责权限和层级相适应的管理体系文件和相关信息，实验室应将管理体系文件化，即将政策、制度、程序和作业指导书等制订成适当的文件形式，为了便于取阅需要保证科室质量体系文件采取唯一性标识。各专业组和员工收到受控文件后，应妥善保管，遵照执行。

（罗　强　徐　宁）

第三节　管理体系文件的控制

一、QM-8.3 质量手册

8.3　管理体系文件控制

8.3.1　通用要求

　　实验室应控制与满足本准则要求有关的内部和外部文件。

　　注：本准则中，"文件"可以是政策声明、程序及相关辅助工具、流程图、使用说明、规范、制造商说明书、校准表格、生物参考区间及其来源、图表、海报、公告、备忘录、软件、图纸、计划、协议和外源性文件如法律、法规、标准和提供检验程序的教科书，描述员工资质（如岗位说明）的文件等。这些文件可用任何形式或类型的媒介，如硬拷贝或数字形式。

8.3.2　文件控制

　　实验室应确保：

　　a）文件有唯一性标识；

　　b）文件发布前，由具备专业知识和能力的授权人员确定其适用性后予以批准；

　　c）定期审查文件，必要时更新；

　　d）在使用地点可获得适用文件的相关版本，必要时，控制其发放；

e）识别文件更改和当前修订状态；

f）防止未经授权修改、删除或移除；

g）防止未经授权获取文件；

h）防止误用作废文件，对因需要而保存的作废文件作适当标识；

i）规定期限内或按照适用的规定要求，每份废止的受控文件至少保存一份纸质或电子版文件。

二、对应程序

QM-8.3-1 文件控制和管理程序

1 目的

规范实验室受控文件的管理和控制，保证实验室使用现行有效的文件，防止误用失效文件，防止未经授权访问、修改或删除文件，保障实验室文件的安全。

2 范围

本程序适用于实验室所有受控文件的控制和管理。

3 职责

3.1 专业组长负责编写本组作业指导书。

3.2 专业技术负责人负责审核本专业的作业指导书和专业性外来文件。

3.3 分管专业主任负责批准本专业的作业指导书和专业性外来文件。

3.4 质量负责人负责组织人员编写质量手册，审核质量手册和非归属专业外来文件。

3.5 分管质量体系主任负责批准质量手册和非归属专业外来文件。

3.6 质量负责人和各专业技术负责人，负责各自职责范围内文件的发布和管理。

4 工作程序

4.1 文件的编写

4.1.1 总体要求

质量手册、作业指导书、记录等组成管理体系文件的内容应描述清楚、规范，各个文件的接口应有效衔接，应具有易读性、完整性、适用性、持续性、可操作性、可追溯性、安全性，能有效地指导实验室质量管理体系运行。

每个内部编写的文件一般包括目的、职责、工作程序或程序性内容、记录，适用时可包括参考文献。

4.1.2 质量手册

检验医学部质量负责人依据检验医学部管理层确定的宗旨、方针以及质量目标，组织相关人员编写质量手册。编写人员还须依据中国合格评定国家认可委员会（CNAS）文件、行业标准／指南、相关法律法规、参考文献等要求，并结合医院的宗旨、管理制度与流程以及实验室具体情况进行各个文件的编写工作。质量手册包含对应的程序性文件。

4.1.3 作业指导书

各专业组长依据实验室的质量手册、制造商说明书／指南、CNAS 文件、行业标准／指南、法律法规、参考文献等要求，并结合实验室具体情况进行各个文件的编写工作。

4.2 受控文件的排版和标识

4.2.1 纸张

页面纸张一般采用 A4 纸，纵向，内容较少的记录表格可以采用 A5 纸（如温度记录表），包括电子化文档，以方便需要时打印。

4.2.2　文件编号和版本标识

4.2.2.1　检验医学部文件

检验医学部制订的文件编号采用"文件类别 – 序号"方式。

文件类别，采用英文单词首字母缩写，如质量手册（QM，Quality Manual），规章制度（RF，Regulation File）等。

序号，按照准则二级条款号编写，如"QM-6.5"；准则二级条款号下属的程序文件，在准则二级条款编号的基础上增加一级，递增编号，如"QM-6.5-1"；程序文件下属的表格，在程序文件编号的基础上增加一级，并递增编号，如"QM-6.5-1-1"。

版本号，内部制订文件的版本号采用括号加"版本 . 修订次数"表示。

例如，"QM-6.5-2-3（V1.3）"，表示质量手册，标准条款 6.5，第 2 号程序文件，第 3 表格，版本号为第 1 版第 3 次修订。

检验医学部外来文件，首选采用原文件自有编号，如"CNAS-CL02-A001（V2021）""WS/T 496-（V2017）""ISBN 978-7-117-20182-7（V2.0）"；原文件无自编号或不适用时，采用"EF- 发布者 – 序号"的实验室编号方式，EF 表示外来文件（EF，External File），发布者用大写字母表示，序号用数字。

4.2.2.2　专业组文件

专业组制订的文件编号采用"专业组 – 文件类别 – 序号"方式。

专业组，采用汉语拼音缩写，血液组采用"XY"，体液组采用"TY"，生化组采用"SH"，免疫组采用"MY"，微生物组采用"WSW"，分子组采用"FZ"，输血组采用"SX"，接收组采用"JS"，信息组采用"XX"等。

文件类别，采用英文单词首字母缩写，作业指导书（SOP，Standard Operation Procedure），规章制度（RF，Regulation File）。

序号，采用阿拉伯数字。文件下属的表格，在对应文件编号的基础上增加一级，递增编号。

版本号，内部制订文件的版本号采用括号加"版本 . 修订次数"表示。

例如，如 XY-SOP-105-3（V1.2），表示血液专业组，第 105 号作业指导书，第 3 表格，版本号为第 1 版第 2 次修订。

专业组外来文件，首选采用原文件自有编号，如"WS/T 779（2021）""CNAS-GL050（V2021）""ISBN 978-7-117-08842-8（V4.0）"；原文件无自编号或不适用时，采用"专业组 –EF– 发布者 – 序号"的实验室编号方式，专业组用大写字母缩写，EF 表示外来文件（EF，External File），发布者用大写字母表示，序号用数字。

4.2.3　页眉与页脚

页眉内容一般为：归属部门的名称、文件编号与版本号、文件名称，如"血液组　　　XY-SOP-106（V1.0）XN-1000 血细胞分析仪操作程序　第 × 页　共 × 页"，页眉内容应有下横线。

页脚内容一般为：编修者、审核者、批准者、生效日期，页脚内容应有上横线。

注：如果是成册文件，可以将编修者、审核者、批准者、生效日期放置在册的前端。

4.2.4　字体和段落

文件正文一般采用宋体，五号字，字间距为标准。较大条款的序号和字体采用黑体。段落首行缩进两个汉字字符，行间距一般为 1.25 ~ 1.50 倍行距。

4.2.5　条款序号

文件内条款的序号采用"1""1.1""1.2""1.2.1"…的形式进行编号，一般尽可能不超过 4 个数字。一个条款内多个内容的序号可采用"a)""b)""c)"…的形式进行编号，每句后采用分号，末句后采用句号。

4.2.6　文件成册

文件一般以其文件编号为独立单元呈现，以便于独立使用、评审和修订。当确实需要时（如需要整体管理和修订），才整理成册。每个专业组、部门应有文件清单，成册文件应有目录。

4.2.7　附加信息

每个文件，必要时，应包括以下信息：相关记录，包括记录表格和非表格形式的记录；参考资料；修订说明。

4.3　外来文件的收集

外来文件主要包括：法律法规、行政指令；行业相关的标准、指南、共识；设备、设施、试剂、耗材、信息与软件等供应方的说明书或指南；CNAS 相关文件；教科书、参考书籍、文献资料；医院发布的、实验室相关的文件。

专业归属外来文件由专业技术负责人负责组织各科专业组长收集，非归属专业外来文件由检验医学部质量负责人负责组织各科质量主管收集。

4.4　文件的审核与批准

4.4.1　属于检验医学部通用的文件（如质量手册、管理制度等）编写完成后，提交给检验医学部质量负责人审核，包括非归属专业外来文件，审核后提交给分管质量主任批准。

4.4.2　属于专业组的文件（如作业指导书、相关记录表格等）编写完成后，提交给本专业技术负责人审核，包括专业归属外来文件，审核后提交给分管专业主任批准。

4.5　文件发布

检验医学部质量负责人负责对批准后的质量手册和非归属专业外来文件加注受控标识，在信息系统中发布，并及时进行公告（如为纸质文件，及时下发各相关部门，填写分发记录）。

专业技术负责人负责对批准后的作业指导书、相关记录表格、专业归属外来文件加注受控标识，在信息系统中发布，并及时进行公告（如为纸质文件，及时下发各相关部门，填写分发记录）。

注1：向实验室用户发放的宣传资料或手册，也是文件受控系统的一部分，同样需要有文件标识和发行日期。对这样的文件加注受控标识和进行分发登记可能不切实际。在新版发行时，尽可能扩大宣传范围，如通过电子显示屏宣传、通过医院内部 OA 向各科室发布公告等，以保障新文件得到有效利用，适用时由临床科室相关负责人签收（如样品采集手册由护士长签收）。检验科也可通过唯一性编号或者其他相关的唯一性标识对文件进行控制，文件控制并不拘泥于受控章或者表格编号，只要有相关标识或者唯一编号即可。

注2：如果发布的文件是电子文件，一般采用便携文件格式（Portable Document Format，PDF）。

4.6　受控文件的使用与管理

4.6.1　检验医学部质量负责人保存批准的质量手册、非归属专业外来文件副本及其文件清单，专业技术负责人保存批准的作业指导书、相关记录表格、专业归属外来文件的副本及其文件清单。

4.6.2　只有授权人员才能获取文件，通过采取加密、设置访问权限、安全审查、员工培训，防止外部人员未经授权访问实验室内部文件，防止员工未经授权访问机密文件，确保文件的安全性。

4.6.3　受控文件应方便授权员工取阅，授权员工应对发布的文件及时和仔细阅读，理解和掌握其内容，并填写已阅读记录。

4.6.4　受控文件的副本和现行文本应安全保管，保证不变质、不涂抹，不破损、不丢失。

4.6.5　受控文件未经文件批准人授权不得复制、外借、外传。如需外借，应限期归还。员工离职或离岗时应交回所持有的文件。

4.7　文件的修改、修订和改版

文件的使用人员或其他员工发现文件不符合时，可向文件审核者提出更改的建议，由文件的批准人确认是否进行修改、修订和改版。一般情况下，批准人应指定原编写者对内容进行修改、修订和改版。

较小内容的改动（如关键性错别字词），可采用临时修改，修改之处应有清晰的标注、批准人签名并注明日期。

当在原文内容和格式上基础上进行适当的修改、删除、增加时，采用修订模式，并附上修订内容。

当对文件进行全面修改（包括文件的结构、内容、格式、样式等）进行大幅度改变时，采用改版模式，并附上改版内容说明。

4.8　文件评审

文件审核者至少每 12 个月组织人员对所审核的文件进行评审，包括文件的完整性、适应性、可操作性、易读性等，并形成记录。必要时，依据情况按照文件的修改、修订和改版处理。

4.9　文件的作废和销毁

文件使用者提出作废要求，文件审核者负责向文件批准者申请作废或销毁，将电子文件从当前使用界面移除，并限制人员访问；如果是纸质文档，标注上"作废"字样的标识，并从工作场所撤离，以防止误用。销毁包括电子文件的彻底删除和纸质文件的碎纸处理，并形成记录。

已作废的每个文件应至少保存 2 年。

4.10　文档电子化管理

电子化管理有利于授权人员取阅、提高工作效率、管理效率、降低纸质成本、减少对环境的影响。当电子化管理满足要求时，应使用电子化管理。

文件电子化管理应采用经过评估适用的信息管理系统。

5　记录

QM-8.3-1-1《文件受控审批记录表》

QM-8.3-1-2《文件分发记录表》

QM-8.3-1-3《内部受控文件清单》

QM-8.3-1-4《外来受控文件清单》

QM-8.3-1-5《文件已阅声明记录表》

QM-8.3-1-6《文件借阅记录表》

QM-8.3-1-7《文件评审记录表》

QM-8.3-1-8《文件更改申请表》

QM-8.3-1-9《文件回收作废申请记录表》

QM-8.3-1-10《文件销毁申请记录表》

（陈　林　林海标）

第四节 记 录 控 制

一、QM-8.4 质量手册

8.4 记录控制

8.4.1 记录建立

实验室应建立和保存清晰的记录以证明满足本准则的要求。

应在执行影响检验质量的每一项活动时进行记录。

注：记录的媒介可采用任何形式或类型。

8.4.2 记录修改

实验室应确保修改的记录可追溯到之前的版本或原始记录。应保留原始的和修改后的数据和文档，包括修改的日期，相关时，修改的时间、修改内容和修改人的标识。

8.4.3 记录保存

a）实验室应实施记录的标识、存放、防止非授权的获取及修改、备份、归档、检索、保存期和处置所需的程序；

b）应规定记录保存时间；

注 1：除要求外，可基于已识别的风险选择记录保存时间。

c）报告的检验结果应能在必要或要求的期限内进行检索；

d）所有记录应在整个保存期间可获取，无论使用何种媒介保存记录，应清晰，并可用于实验室管理评审（见8.9）。

注 2：从法律责任考虑，特定类型程序（如组织学检验、基因检验、儿科检验等）的记录可能需要比其他记录保存更长时间。

二、对应程序

QM-8.4-1 记录控制和管理程序

1 目的

规范实验室记录的管理，确保记录的准确性、完整性、可追溯性、安全性，确保记录清晰，便于检索，并符合法律法规标准，满足实验室用户的需求，以及法定机构、认可机构的要求。

2 范围

本程序适用于实验室所有记录的控制和管理。

3 职责

3.1 岗位人员负责记录的填写。

3.2 专业组长负责本组记录的控制和管理。

3.3 各科质量主管负责本科质量记录的控制和管理。

3.4 检验医学部质量负责人负责跨科室质量记录的控制和管理。

3.5 专业技术负责人负责跨科室技术记录的控制和管理。

4 工作程序

4.1 记录表格的编制、批准按照文件控制和管理程序所规定的流程执行。

4.2 记录填写

4.2.1 岗位人员根据管理体系相应文件的要求填写记录。

4.2.2 填写记录应及时、真实、清晰、准确、完整，包括填写人和日期，确保记录的有效性和可追溯性。

4.2.3 应对影响检验质量的每一项活动进行记录。

4.2.4 电子记录的文件名一般在文件名或表单名后添加日期，以便于识别和检索。

4.3 记录审批

岗位人员完成填写和检查记录后，根据职责提交给上一级人员审批。

4.4 记录管理

4.4.1 由相关责任人对记录进行整理、归类保存，做到齐全、完整、标识正确、清晰，授权人员易于查阅和检索。

4.4.2 记录应存放在适宜环境中，防止损坏、变质或丢失，禁止未经授权获取和访问，并在适用时进行备份。

4.4.3 记录如需外借，应至少获得记录审批者的许可，必要时，应获得更上一级人员的许可。

4.5 记录电子化管理

电子化管理有利于授权人员取阅，提高工作效率、管理效率，降低纸质成本、减少对环境的影响。当电子化管理满足要求时，应使用电子化管理。

记录电子化管理应采用经过评估适用的信息管理系统。

电子化的记录一般采用表单格式和 PDF 文档，非 PDF 文档应转为 PDF 文档保存。并遵从记录管理的要求。

4.6 记录修改

无论是纸质记录，还是电子记录的修改，一般情况下，向记录的批准者申请授权修改，特殊情况除外。应保留或可查询修改者的标识、日期（适用时应包括时间）、修改前的内容。如果记录无法被修改或者不合适时，可采用追加补充说明。

4.7 记录保存期

记录是阐明所取得的结果或提供所完成活动的证据的文件。保存期限依据符合法规、满足客户和上级机构的要求，根据检验的性质或每个记录的特殊情况而定。所有记录（含检验结果）一般至少保存 2 年，其他特殊记录（如传染病上报记录、医疗废物处理记录、基因检测记录等）的保存期限按照相关法律法规确定。记录（含检验结果）在保存期间应可获取或进行检索。

（陈 林 林海标）

第五节 应对风险和改进机遇的措施

QM-8.5 质量手册

8.5 应对风险和改进机遇的措施

8.5.1 识别风险和改进机遇

实验室应识别与实验室活动相关的风险和改进机遇，以：

a）预防或减少实验室活动中的不利影响和潜在问题；

b）通过应对机遇实现改进；

　　c）确保管理体系达到预期结果；

　　d）减轻患者医疗风险；

　　e）帮助实现实验室目的和目标。

8.5.2　应对风险和改进机遇

　　实验室应对识别出的风险进行分级并应对。应对风险的措施应与其对实验室检验结果、患者及员工安全的潜在影响相适应。

　　实验室应记录针对风险和机遇所做的决定及采取的措施。

　　实验室应在其管理体系中纳入并实施针对已识别风险和改进机遇的措施，并评审其有效性；

　　注1：应对风险的选择可包括：识别和规避威胁，消除某一风险源，降低风险概率或后果，转移风险，为寻求改进机遇承担某一风险，或通过知情决策而接受风险。

　　注2：虽然本准则要求实验室识别和应对风险，但并未要求特定的风险管理方法。实验室可使用ISO 22367和ISO 35001作为指南。

　　注3：改进机遇可导致扩展实验室活动范围、应用新技术、或产生其他可能性以满足患者和用户需求。

　　准则中提出医学实验室应有为应对风险和改进机遇而策划和实施行动的要求，因此实验室应有责任明确要应对的风险和改进机遇，需要对检验全过程进行分析和梳理，识别和描述过程中不同环节的风险和改进机遇，策划并采取措施应对风险和改进机遇，将风险降到最低程度，同时把握改进机遇。最终通过实施改进，保证检验结果，提供优质服务，增强用户满意度。

　　风险和机遇的定义：风险是指不确定性对目标的影响，机遇是对实验室有利的时机、境遇、条件、环境。实施应对风险和改进机遇措施的优点包括：提高管理体系的有效性，降低产生无效结果的可能性，减少对患者、实验室员工、公众和环境的潜在伤害。

　　医学实验室的最终目标是为客户提供及时、准确、可靠的结果，在实验室活动的全过程中可能存在许多的不确定性，因此实验室应建立基于风险思维的运作方式和管理体系，与利益相关方进行充分的沟通和协商，通过风险和改进机遇的监测、识别、分析、评价和处理，提出与实验室活动相关联科学合理地应对风险和机遇的措施，不断改进并有效预防负面影响，持续提升管理体系的有效性。

　　实验室应对风险和改进机遇的措施的实施充分融合了5.6　风险管理的要求，依据QM-5.6-1应对风险和改进机遇管理程序的职责和要求实施，不再单独制订程序，对于改进机遇措施的记录在QM-5.6-1-1实验室风险管理记录表格不适用时，可使用QM-5.6-1-2改进机遇措施分析表进行记录归档。

（罗　强　徐　宁）

第六节　改　　进

一、QM-8.6　质量手册

8.6　改进

8.6.1　持续改进

　　a）实验室应按方针和目标声明，持续改进其管理体系的有效性，包括检验前、检验中和检验后过程；

　　b）实验室应识别和选择改进机遇，研究、制定并采取必要措施；改进活动应针对风险评估和识别出的机遇而确定的重点工作（见8.5）；

　　注：可通过风险评估、方针应用、评审操作程序、总体目标、外部评审报告、内审发现、投诉、纠正措施、管

理评审、员工建议、患者和用户的建议或反馈、数据和室间质量评价结果分析等，识别改进机遇。

c）实验室应评审采取措施的有效性；

d）实验室管理层应确保实验室参加覆盖患者医疗相关范围和结果的持续改进活动；

e）实验室管理层应将改进计划和相关目标告知员工。

8.6.2 实验室患者、用户和员工的反馈

实验室应向其患者、用户和员工征求反馈意见。应分析和利用这些反馈以改进管理体系、实验室活动和用户服务。

应保存包括所采取措施在内的反馈记录。应将对其反馈所采取的措施告知员工。

1．总则

实验室应制订和实施全面有效的改进措施，确保质量管理体系得到持续改进，为实验室服务对象提供更多更好的服务，为员工提供适当的教育和培训机会。

2．定义

对于医学实验室，改进是指改变实验室原有不合适的情况，提高实验室的质量和服务水平等。因此，改进不应仅仅是对问题的改正或纠正，而应是提高实验室活动效率和能力的持续循环活动。改进的核心是改变不适宜，是与时俱进，是发展和创新，是实验室能力和水平的持续提升。

3．持续改进要求

持续改进是指实验室连续改进某一或某些活动以提高临床医护、患者或实验室员工的满意度的方法。一般步骤包括获取需要改进信息、分析需要改进方面、确定改进目标、寻找可能的改进方法、采用改进措施、评估改进实施后的效果等。要求实验室全员参与，并主动实施改进，以确保改进过程的有效实施。实验室持续改进的要求如下：

（1）实验室应在质量管理体系运行的任何方面实施持续改进，在相关的程序文件中体现持续改进。

（2）实验室应按方针和目标声明，持续改进包括检验前、检验和检验后全过程的实验室管理体系的有效性。实验室应通过管理评审等活动评价现行确立的质量方针和总体目标的具体情况，适时调整质量方针、总体目标，明确持续改进的方向。

（3）实验室应可通过风险评估、方针应用、评审操作程序、总体目标、外部评审报告、内审发现、投诉、纠正措施、管理评审、员工建议、患者和用户的建议或反馈、数据分析和 EQA 结果分析等识别需要改进的活动或事项，并选择合适的改进机遇，并制订文件化记录和改进措施方案。并规定在实验室需要改进的各种活动或事项中，应优先针对风险评估中得出的高风险事项实行改进措施。

（4）实验室管理层应确保实验室参加覆盖患者医疗相关范围和结果的持续改进活动。这包括改进实验室内部的工作流程和实验室之外的流程，而且需要考虑到患者和用户的医疗结果和结果的质量。并针对需要改进的活动和事项制订持续改进措施。

（5）实验室管理层应将改进计划和相关目标告知所有员工。对于实验室识别出的需要持续改进活动或事项，实验室管理层应就其改进目标以及改进计划与员工进行充分沟通，以便营造一个全员参与的氛围和环境，让所有员工主动实施改进，确保改进措施的有效施行。

（6）实验室应评审采取措施的有效性，包括评估改进实施后的结果和带来的新风险。实验室可通过对采取的措施进行评估和跟踪来实现，确保采取的措施能够为实验室和相关方提供所需的效果。

4．实验室患者、用户和员工反馈的改进要求

（1）实验室应自动向其患者、用户和员工征求反馈意见，以了解员工对实验室的意见和建议，以及患者和用户对实验室服务的评价。实验室应分析和利用这些反馈信息制订和实施持续改进措施，以改进管理体系、实验室活动和用户服务。

（2）实验室应详细保存反馈信息和处理等措施所有的记录，包括反馈的意见来源、反馈意见的内容、实验室对反馈意见的分析讨论、实验室针对反馈意见所采取的措施、措施的实施效果等记录。

（3）实验室应将对其反馈所采取的措施告知实验室所有员工，包括正式职工、临时职工、文员、清洁工人、实习生、进修生等在实验室参与工作的人员。

二、对应程序

QM-8.6-1 持续改进程序

1 目的

通过对质量管理体系和检验全过程的各种活动和事项的分析和评审，评估现行质量方针和质量目标的具体情况，识别持续改进时机，坚持全员参与管理体系的持续改进，使实验室管理体系及实验室活动始终处于持续改进状态，以不断提升管理体系的适宜性、充分性和有效性，以确保实验室更好地服务于临床医护和患者。

2 适用范围

适用于实验室所有改进活动和内容。

3．职责

3.1 检验医学部管理层全面负责管理体系的持续改进工作，确定持续改进目标。

3.2 质量负责人组织评估和验证持续改进措施的有效性。

3.3 质量管理层协助专业组组长／责任人寻找持续改进办法和制订持续改进措施。

3.4 专业组组长／责任人负责寻找持续改进办法，制订持续改进措施。

3.5 技术负责人负责指导技术活动的持续改进，协助评估持续改进措施的有效性。

3.6 质量主管协助质量负责人，收集持续改进机会，监督持续改进措施实施，评估和验证持续改进措施的有效性。

3.7 持续改进负责人落实相应措施并实施质量管理体系的持续改进工作。

3.8 全科人员有责任识别持续改进机会和提出持续改进措施。

4．工作程序

4.1 持续改进机会的识别

4.1.1 通过风险评估活动、方针的应用和评审、目标的评审、操作程序的评审、外部评审、内部审核、投诉处理、纠正措施的实施和评估、员工建议、患者和用户的建议或反馈、数据分析和室间比对结果分析等，识别需要持续改进的机会。

4.1.2 通过定期或不定期开展管理评审，按照整个质量管理体系质量方针和质量目标的要求对质量管理体系的现状进行分析和评价，识别检验前、检验中和检验后过程的持续改进机会。

4.1.3 通过参加非本检验科组织的覆盖患者医疗的相关范围及医疗结果的持续改进活动，识别出检验科质量管理体系及医疗服务需要持续改进的机会。

4.1.4 通过主动向患者、用户和员工征求反馈意见，分析和评估这些反馈意见，识别出管理体系、实验室活动和用户服务等需要持续改进的机会。

质量主管收集需要持续改进的机会并提交给质量负责人，质量负责人对需要持续改进的机会进行审核后上报检验医学部管理层。当持续改进内容涉及技术方面时，质量负责人和技术负责人共同审核后上报检验医学部管理层。

4.2　确定持续改进措施

检验医学部管理层分析针对风险评估和识别出的机遇而确定的重点工作，确定持续改进的目标。质量管理层协助相关专业组组长／责任人寻找可能的持续改进办法，制订相关的持续改进措施的计划和方案。与技术活动持续改进有关时，应与相关技术负责人共同寻找持续改进办法和确定持续改进措施。

制订持续改进措施的计划和方案时，应评估持续改进措施实施后的预期结果和可能会带来的新风险，并制订相应的跟踪验证期限。

4.3　持续改进措施的告知和实施

持续改进责任人应将相关持续改进目标、计划以及措施和相关要求告知相关员工，必要时告知所有员工。将持续改进措施落实到个人。

4.4　持续改进措施的监控

采取持续改进措施后，质量主管负责各科室的持续改进措施实施情况的监督，在规定的跟踪验证期限到期后向质量负责人提交持续改进措施执行情况报告，由质量负责人和技术负责人组织评估和确定采取措施的有效性，判定持续改进的结果。

4.5　实验室患者、用户和员工的反馈

针对来源于实验室患者、用户和员工的反馈而实施的持续改进，持续改进责任人应向提出意见的患者、用户和员工，反馈实验室针对该意见所采取的措施和持续改进结果等信息。

4.6　持续改进记录的保存

持续改进责任人记录持续改进机会的识别、持续改进措施的选择、实施、验证、结果有效性评估等相关资料，质量主管负责上述所有持续改进资料的归档保存。归档保存记录应包括反馈的意见来源、反馈意见的内容、实验室对反馈意见的分析讨论、实验室针对反馈意见所采取的措施、措施的实施效果等记录。

5　相关记录

QM-8.6-1-1《持续改进措施记录表》

（欧财文　徐　宁）

第七节　不符合与纠正措施

一、QM-8.7 质量手册

8.7　不符合及纠正措施

8.7.1　发生不符合时的措施

实验室发生不符合时，应：

a）应对不符合，并且适用时：

1）立即采取措施以控制和纠正不符合；

2）处置后果，特别关注者安全，包括上报给适当人员。

b）确定不符合的原因。

c）评审是否需要采取纠正措施，以消除产生不符合的原因，减少其再次发生或者在其他场合发生的可能性：

1）评审和分析不符合；

2）确定是否存在或可能发生类似不符合；

3）评估若不符合再次发生时的潜在风险和影响。

d）实施所需措施。

e）回顾和评估所采取纠正措施的有效性。

f ）需要时，更新风险和改进机遇。

g）必要时，修改管理体系。

8.7.2 纠正措施有效性

纠正措施应与不符合产生的影响相适应，并应减轻识别出的原因。

8.7.3 不符合和纠正措施记录

实验室应保存记录以证明：

a）不符合的性质、原因和后续所采取的措施；

b）评估纠正措施有效性。

二、对应程序

QM-8.7-1 纠正措施管理程序

1 目的

调查不符合产生的根本原因，分析类似不符合发生或在其他场合发生同样的不符合的可能性，采取合适纠正措施，以确保在实验室内最大程度和最广范围消除产生不符合的原因。

2 范围

适合本实验室所有已发生的不符合工作的控制管理和纠正措施的实施。

3 职责

3.1 不符合项责任人

3.1.1 负责调查问题的根本原因。

3.1.2 制订、组织、实施及控制纠正措施。

3.1.3 形成不符合项报告记录。

3.2 质量主管

3.2.1 协助不符合项责任人分析不符合原因。

3.2.2 评估和审批一般不符合纠正措施。

3.2.3 评估严重不符合纠正措施。

3.2.4 负责非内审和非技术督导的一般不符合纠正措施实施情况和有效性的监督和跟踪评价，决定上述不符合的关闭，并审批相关不符合的报告。

3.2.5 归档保存各自科室所有不符合记录和报告。

3.3 质量负责人

3.3.1 协助分析不符合项原因。

3.3.2 评估严重不符合纠正措施。

3.3.3 批准严重不符合的报告。

3.3.4 负责严重不符合项的纠正措施实施情况和有效性的监督和跟踪评价，决定严重不符合的关闭。

3.4 检验医学部管理层审批严重不符合的纠正措施。

3.5 内审员负责对其发现的内审不符合的纠正措施的执行情况及有效性进行跟踪验证和监控，

决定内审不符合的关闭，并审批相关不符合的报告。

3.6 技术负责人负责对其在技术督导中发现的不符合的纠正措施的执行情况及有效性进行跟踪验证和监控，决定技术督导不符合的关闭，并审批相关不符合的报告。

4 工作程序

4.1 不符合的应急措施

见不符合项工作的识别和控制程序。

4.2 不符合的原因分析

4.2.1 不符合原因分析工作由不符合项责任人组织调查，分析不符合原因时，可根据人、机、料、法、环、测等环节进行分析，如根据员工培训、员工技能、用户要求、设备情况、设备使用、试剂情况、样品情况、检验程序、检测方法、设施和环境条件以及体系文件等进行分析。

4.2.2 质量主管协助不符合项责任人进行举一反三分析和评审不符合，分析可能引起不符合再次出现的原因，以及分析不符合或类似不符合在其他场合出现的可能原因，排查和解决类似问题，评估若不符合再次发生时的潜在风险和影响。必要时，由质量主管上报质量负责人，共同分析不符合原因和潜在原因及类似不符合情况，以确保在实验室内最大程度和最广范围消除同类不符合。

4.3 纠正措施的制订和批准

4.3.1 不符合项责任人根据不符合的原因分析制订纠正措施的计划和方案以及预计完成期限。纠正措施的方案应能消除问题根本原因并防止不符合再发生，同时应确定纠正措施应与不符合的严重性和其带来的风险大小相适应。采用的纠正措施应行之有效，经济合理，简单方便，防止造成资源的浪费。

4.3.2 一般不符合的纠正措施方案由相关质量主管评估和批准。

4.3.3 严重不符合的纠正措施方案由相关质量主管和质量负责人共同评估后提交检验医学部管理层批准实施。必要时由检验医学部管理层请示医院相关领导后批准实施。

4.4 纠正措施的实施

4.4.1 不符合项责任人及其他相关人员实施纠正措施，并按期完成。

4.4.2 由于实验室体系文件不适合的，应由不符合项责任人依照文件编写与控制程序的规定对原程序或其他需要修改的任何方面进行修订或制订文件，并进行培训和考核。

4.4.3 若在规定的时间内不能完成的，应说明原因并提交检验科管理层，由检验科管理层商议并决定处理方法。

4.5 纠正措施的验证和监控

4.5.1 一般是由质量主管对相关科室的纠正措施的执行情况及有效性进行跟踪验证和监控，保证纠正措施的有效性，负责批准不符合整改报告和决定不符合项是否能关闭。

4.5.2 若为内部审核发现的不符合，则由相关内审员对相关的纠正措施的执行情况及有效性进行跟踪验证和监控，保证纠正措施的有效性，负责批准不符合整改报告和决定不符合项是否能关闭。

4.5.3 若为技术督导活动发现的不符合，则由相关技术负责人对相关的纠正措施的执行情况及其有效性进行跟踪验证和监控，保证纠正措施的有效性，负责批准不符合整改报告和决定不符合项是否能关闭。

4.5.4 若为严重不符合，由质量负责人对相关的纠正措施的执行情况及其有效性进行跟踪验证和监控，以保证纠正措施的有效性，批准不符合整改报告和决定不符合项是否能关闭。

4.5.5 若不符合项不能关闭，应重新进行分析原因和采取纠正措施，直到最终关闭不符合项。

4.6 纠正措施记录的保存

不符合项责任人整理不符合工作的记录及处理过程和措施，并形成记录，质量主管按文件资料控制程序对各自科室的报告和记录进行归档保存。

5 记录

QM-7.5-1-01《不符合工作报告和纠正措施记录表》

（欧财文　徐　宁）

第八节 评　估

一、QM-8.8 质量手册

8.8 评估

8.8.1 通用要求

实验室应按照计划时限进行评估，以证明其管理、支持服务、检验前、检验、检验后过程满足患者和实验室用户的需求和要求，并确保符合本准则的要求。

8.8.2 质量指标

应策划监控质量指标［见 5.5d）］的过程，包括建立目的、方法、解释、限值、措施计划和监控周期。应定期评审质量指标以确保其持续适宜。

8.8.3 内部审核

8.8.3.1 实验室应按照计划时限进行内部审核，以提供信息证明管理体系是否：

　　a）符合实验室自己的管理体系要求，包括实验室活动；

　　b）符合本准则的要求；

　　c）有效实施和保持。

8.8.3.2 实验室应策划、制定、实施和保持内部审核方案，包括：

　　a）实验室活动对患者风险的优先考虑；

　　b）日程表，涵盖识别出的风险、外部评审及之前内部审核的输出、不符合的发生、事件、投诉、影响实验室活动的变化等；

　　c）每次审核的具体目标、准则和范围；

　　d）经培训、合格并授权的审核员的选择，对实验室质量管理体系的表现进行审核，只要资源允许，审核员独立于被审核的活动；

　　e）审核过程客观公正的保证；

　　f）将审核结果报告给相关员工的保证；

　　g）适当纠正和纠正措施的及时实施；

　　h）记录的保存，作为审核方案实施和审核结果的证据。

注：审核管理体系相关指南参见 GB/T 19011/ISO 19011。

二、对应程序

QM-8.8-1 内部审核程序

1 目的

证明实验室的管理，支持服务，检验前、检验、检验后过程可以满足患者和实验室用户的需求，确保质量指标持续适宜，确定实验室质量体系各要素运行是否符合标准要求，保证实验室运行质量，对内审发现的不符合工作采取应急或纠正措施，促使质量体系持续地保持其有效性，促进质量体系自我完善。

2 范围

适用于检验医学部的内部审核。

3 职责

3.1 分管质量体系的主任负责对评审报告的批准和审核结果的最终确定。

3.2 质量负责人

3.2.1 负责制订内部审核的计划和批准内部审核实施方案，组织并主持内部审核。

3.2.2 成立内审组，指定内审组长。

3.2.3 批准内审的检查表。

3.2.4 监督内审实施，审核内审报告。

3.3 质量主管

3.3.1 协助质量负责人建立内审组。

3.3.2 监督内审现场评审。

3.3.3 评估和批准纠正措施。

3.4 专业组长

3.4.1 配合内审员进行内部审核工作。

3.4.2 负责相关问题或不符合项的整改，以及应急措施和纠正措施的落实。

3.5 内审组长

3.5.1 制订内部审核实施方案。

3.5.2 组织内审员编制内审检查表，按计划和方案实施内审。

3.5.3 主持首次会议和末次会议。

3.5.4 控制审核全过程。

3.5.5 编写内审报告。

3.6 内审员

3.6.1 编制被审核组或被审核领域的内审检查表。

3.6.2 对被审核组或被审核领域实施现场评审。

3.6.3 提交内审小结报告及不符合工作报告，协助内审组长编写内审报告。

3.6.4 监督内审后采取的纠正和纠正措施的情况，跟踪验证纠正措施有效性。

3.6.5 根据内审情况，提出修改相关文件建议。

3.6.6 负责内审不符合项关闭的决定。

3.7 内审陪同人员

3.7.1 配合内审员进行现场审核工作。

3.7.2 向内审员提供相关记录和文件。

3.8 检验科其他人员

3.8.1 在其工作范围内协助内部审核工作。

3.8.2 实施应急措施、纠正措施。

3.8.3 反馈纠正措施实施的效果。

4 工作程序

4.1 制订年度内审计划

原则上每 12 个月至少进行一次完整的内部审核，可分次重点审核某一特定领域的活动。在发生了严重的质量问题、组织结构改变较大、人员变动较大、发生质量问题或用户有重要的质量投诉等时应针对性地增加内部审核的频次。

质量负责人每年年初制订本年度的质量体系内审计划表，明确审核依据、审核范围、审核时间，并将质量体系内审计划表发放至各专业组。

4.2 建立内审组

根据年度内审计划，于内审前两周组成内审小组，由质量负责人指定内审组长。质量主管协助质量负责人选择内审员，组成内审组。内审员应经过 ISO 15189 标准培训（可包括内部培训与外部培训），有一定资格且得到分管质量体系的主任的授权，一般应独立于被审核的活动。只要资源允许，审核员应独立于被审核的活动。

4.3 内审准备

4.3.1 编制实施方案

内审组长制订当次质量体系内部审核实施方案，重点审核对患者有风险的检验活动。方案内容包括：审核目的、范围、依据、公正性保证的纪律要求、内审员分工、被审核对象以及涵盖已识别出的风险、外部评审及之前内部审核的输出、不符合的发生、事件、投诉、影响实验室活动的变化等的日程表等。

内部审核方案由质量负责人批准实施，批准后的方案应在内审前一周通知被审核组。

4.3.2 编写内审检查表

内审员在内审实施前应熟悉相关文件和资料，对照认可准则和质量管理体系文件以及内部审核方案的要求，结合受审核专业组的特点，制订覆盖质量体系全部要素的内审检查表。

内审检查表内容应包括：内审项目、需要寻找的证据、依据文件要点、抽样方法和数量、完成检查所需时间等。检查表经内审组讨论后，由质量负责人批准使用。

4.3.3 通知被审核部门

内审组应在审核实施前 3 天通知被审核部门，与被审核组组长沟通和确认审核具体事宜，其中应包括审核的具体时间、被审核专业组的陪同人员等。

4.4 内审实施

4.4.1 首次会议

由内审组长主持召开首次会议，内审组成员、被审核专业组组长、质量负责人、质量主管等相关人员参加。会议内容应包括：介绍内审组成员，申明审核的范围和目的，介绍实施审核的程序、方法和时间安排，确认审核工作所需设备和资源，确认审核期间会议安排，澄清审核计划中不明确的内容，申明审核过程客观公正的要求等。首次会议由质量负责人或由其指定人员负责记录。

4.4.2 现场审核

内审组长控制审核全过程，包括审核计划、进度、气氛和审核结果等。质量负责人和相关科室的质量主管严格按照方案的纪律要求监督各自科室内部审核的现场审核过程，确保审核客观公正。

现场审核可通过纵向审核及横向审核相结合的方式进行，内审员按照质量体系内审实施计划表和内部质量体系审核检查表对被审核专业组实施现场审核，重点审核对患者有风险的检验活动，并对内审前已识别出的风险、外部评审及之前内部审核的输出、不符合的发生、事件、投诉、影响实验室活动的变化等情况及采取的改进措施进行审核，调查质量体系执行情况，收集客观证据并做好审核记录。原则上按检查表检查，但切忌机械地按检查表去宣读每一个问题，应将提问、聆听、观察、查验、评价、判断、记录等自然地结合起来。只要发现有不符合质量体系的问题，就应及时记录。

收集客观证据可从以下方面进行：

a）提问或与相关工作人员谈话，注意谈话技巧，可采用"5W1H"（即 what，who，where，when，why 及 how）方式提问。

b）查阅相关文件、记录。

c）观察和审查实验现场。

d）对已完成的工作进行重复验证。但要注意收集客观证据时要随机抽样，只有存在的客观事实才可以成为客观证据，主观分析判断、臆测要发生的及传闻、陪同人员的谈话或其他与被审核的质量活动无关人员的谈话不能成为客观证据。

4.4.3　填写不符合工作报告

内审员发现不符合及问题，应及时做好记录，于内审结束后经内审组内部会议研究确认，判定为不符合后，填写不符合工作报告和纠正记录表。判定为不符合应能够找到质量体系文件或标准中的确切条款，且证据应当充分并应做好记录。同时，不符合识别者应该对其严重性和临床意义进行评价。填写不符合工作报告应注意：写明违反规定的客观事实，切记不可有主观描述或者臆测，并要注明对应的文件或标准条款号并且要有被审核组人员的签名以示了解，文字描述应该便于理解、便于阅读。

4.4.4　内审结果汇总分析

内审组长召开内审组全体会议，依据内审员提交的不符合工作报告和纠正措施记录表进行汇总分析，评价受审核专业组质量体系的符合性和有效性，拟定审核结论。内审员要在末次会议前，与受审核部门负责人就不符合工作进行沟通、确认，以达成共识。对于缺少必要细节的，要予以补充；证据不确切的，要删除；同一事实多次提及，要找出最能反映本质问题的来写。如争论确实难以协调，应提请检验医学部质量管理层解决。

4.4.5　末次会议

由内审组长主持，全体内审员、受审核专业组组长或代表以及质量负责人、质量主管等相关人员参加，必要时可扩大参加人员范围。末次会议上，内审组长报告审核结论，审核结论应包括受审核部门在确保整个组织的质量体系的有效运行、实现质量目标的有效性、该专业组质量工作的优缺点等方面做出客观公正的评价。并宣布不符合工作的数量和分类，要求受审组负责人在不符合工作报告上签名确认，并在规定期限内制订出整改措施、计划。内审组长还应澄清或回答受审专业组提出的问题，并告知内审报告发送的时间。会议由质量负责人或由其指定人员记录。

4.4.6　内审报告的编写与发放

内审员协助内审组长编写内审报告，内审报告内容包括：审核目的、范围、依据；内审组成员名单；受审核组代表名单；审核日期及方法；审核结果包括不符合工作项数、分类、评价及判断依据；质量体系符合性及运行有效性、适合性结论及今后质量改进的建议；附件目录（如内部审核计划、核查表、不符合工作报告、首次会议及末次会议签到表等）；内审报告分发清单。

内审报告编写完成后，由质量负责人审核后上报分管质量体系的主任批准后发布。内审报告的发送范围是检验医学部管理层、质量负责人、质量主管、各专业组组长、内审员等相关人员。需要组员知晓的需告知组员，必要时还需组织培训与考核。

4.5　纠正措施及其跟踪验证

4.5.1　责任专业组组长应根据不符合项工作管理程序将发现的不符合加以控制或消除，并调查分析原因，举一反三，排查其他方面是否存在类似的问题，有针对性地提出应急措施和必要的纠正措施及完成纠正措施的期限。

4.5.2 纠正措施提出后应由质量主管进行评价和审批，确保措施实施的有效性。措施应针对性强，可操作性好，经济有效，无负面效应，能较好地消除和预防问题的发生。

4.5.3 不符合纠正负责人执行纠正措施，并按时完成。

4.5.4 内审员跟踪验证内审后采取的应急措施和纠正措施的有效性，如纠正措施不落实，应及时与受审核专业组长沟通，并向内审组长报告。纠正措施完成后，内审员应及时验证，验证内容包括各项纠正措施落实情况、完成时限及效果。对于没有完成或无法完成的纠正措施，由质量负责人提交检验科管理层进行决策。

4.5.5 内审员需要按照不符合项来源、不符合项类型、不符合项的严重性和临床意义评价、不符合项原因分析、应急措施、纠正措施以及纠正效果评价等对不符合项整改报告进行逐一审批，并决定是否关闭不符合。

4.6 内审材料归档

内审记录和有关资料由内审组长汇总后交给质量负责人审核后归档保存。

5 记录

QM-8.8-1-1《质量体系内审计划表》

QM-8.8-1-2《质量体系内审实施方案》

QM-8.8-1-3《首 / 末次会议签到表》

QM-8.8-1-4《内部审核检查表》

QM-8.8-1-5《内部审核报告》

QM-8.8-1-6《内部审核不符合项汇总及整改实施总表》

QM-7.5-1-1《不符合工作报告和纠正措施记录表》

（欧财文　徐　宁）

第九节　管理评审

一、QM-8.9 质量手册

8.9 管理评审

8.9.1 通用要求

实验室管理层应按照策划的时间间隔对实验室的管理体系进行评审，以确保其持续的适宜性、充分性和有效性，包括为满足本准则而声明的方针和目标。

8.9.2 评审输入

实验室应记录管理评审的输入，并应至少包括以下评审：

　　a）以往管理评审所采取措施的情况，管理体系内外部因素的变化，实验室活动的量和类型的变化及资源的充分性；

　　b）目标实现及方针和程序的适宜性；

　　c）近期评审、使用质量指标监控过程、内部审核、不符合分析、纠正措施、外部机构评审等的结果；

　　d）患者、用户和员工的反馈及投诉；

e）结果有效性的质量保证；

f）实施改进及应对风险和改进机遇措施的有效性；

g）外部供应者的表现；

h）参加实验室间比对计划的结果；

i）POCT 活动的评审；

j）其他相关因素，如监控活动和培训。

8.9.3　评审输出

管理评审的输出应至少是以下相关决定和措施的记录：

a）管理体系及其过程的有效性；

b）实现本准则要求相关的实验室活动的改进；

c）所需资源的供应；

d）对患者和用户服务的改进；

e）变更的需求。

实验室管理层应确保管理评审提出的措施在规定时限内完成。

管理评审得出的结论和措施应告知实验室员工。

二、对应程序

QM-8.9-1　管理评审程序

1　目的

对质量管理体系及其全部的医学活动和服务进行评审，评审质量体系的适宜性、充分性、有效性，不断改进与完善质量体系，确保质量体系持续适用、运行有效，质量方针、质量目标适合于检测工作及检验医学部发展的需要，为患者提供持续适合及有效的支持并能够持续改进。

2　范围

适用于检验医学部定期 / 不定期开展的管理评审。

3　职责

3.1　检验医学部主任

3.1.1　全面负责管理评审，主持管理评审。

3.1.2　确定管理评审的输出内容。

3.1.3　审批管理评审报告和输出关闭。

3.2　质量负责人

3.2.1　协助检验医学部主任进行管理评审。

3.2.2　负责管理评审计划和方案的制订。

3.2.3　负责管理评审资料的收集。

3.2.4　负责管理评审的组织和准备工作。

3.2.5　审批管理评审的输入报告。

3.2.6　负责质量管理体系运行情况的报告。

3.2.7　负责编制输出报告和评审报告。

3.2.8　负责管理评审各输出措施的跟踪检查、监督和验证工作。

3.2.9　审批输出关闭结果和记录。

3.3　质量主管

3.3.1　协助质量负责人准备管理评审。

3.3.2 协助质量负责人整理管理评审输出报告。

3.3.3 协助质量负责人编制管理评审报告。

3.3.4 协助质量负责人对本科室的输出关闭措施进行跟踪检查、监督和验证工作。

3.4 汇报人员

3.4.1 编制汇报报告和进行汇报。

3.4.2 协助整理管理评审输出报告和协助编制管理评审报告。

4 工作程序

4.1 制订管理评审的计划和方案

质量负责人于每次管理评审前两个月制订计划和方案，明确评审会议的评审目的、时间、议程、评审组成员、参加人员及需准备的评审资料等。原则上管理评审每12个月至少进行一次，但当检验科质量体系发生重大变化或出现重要情况如发生重大事故、组织机构或人员发生重大变化、发现工作中质量体系不能有效运行等时，可随时进行管理评审，需要时可增加评审次数，评审时间由检验医学部主任指定。

4.2 评审准备

4.2.1 参加人员

质量负责人在制订管理评审计划和方案时应明确参加管理评审的人员。参加人员应包括检验医学部管理层、质量负责人、技术负责人、质量主管、专业组组长、内审组长、行政秘书、教学秘书、安全管理人员、试剂管理员、青年文明号长及其他相关技术人员等。

4.2.2 资料准备

质量负责人在制订管理评审计划和方案时应明确管理评审资料的提供者和收集要求，质量主管协助质量负责人收集管理评审需要准备的材料或报告。需要收集的材料或报告应至少包括以下内容：

a）以往管理评审所采取措施的情况，包括前几次管理评审的输出，即以往管理评审所采取措施的情况跟踪和有效性判断，上次或者前几次管理评审提出来的改进问题和技术要求的改进建议等。

b）管理体系内外部因素的变化，实验室内部人、机、料、法、环、测的变化，如人员的变动、检验场所的改变、设备设施的更新、新项目的开展、新技术的应用等变化；实验室外部因素的变化，如实验室外部评审准则变化、政策要求变化，新的法律法规的颁布，新标准代替旧标准以及新标准的实施等。

c）实验室活动的量和类型的变化，包括实验室工作类型、工作范围、专业领域、工作量等的动态变化。

d）资源的充分性，包括实验室人力资源、设备资源、环境资源、计量溯源性资源、外部提供的产品和服务资源等，要评估这些资源是否满足实验室质量体系运行的要求。

e）目标实现及方针和程序的适宜性，包括对实验室质量方针、总体质量目标、分项质量目标等的全面系统评审，评价质量方针、总体质量目标、分项质量目标的实现情况。

f）近期评审等其他评审、质量指标监控过程、内部审核、不符合分析、纠正措施以及外部机构评审等的结果。

g）患者、用户和员工的反馈及投诉，包括来自临床医生、患者及其他方的反馈信息、投诉记录及处理措施汇总报告等。

h）结果有效性的质量保证，包括室内质控、仪器设备校准、内部比对、结果临床一致性评估、实验室其他质量检测方案的落实情况等。

i）实施改进及应对风险和改进机遇的措施，包括持续改进措施的落实和有效性的评估报告、内外部风险和机遇的识别和评估报告等。

ｊ）外部供应者的表现，包括对外部供应者的评价及不良事件。

ｋ）参加实验室间比对计划的结果，包括国家卫健委、各省市临床检验中心组织的室间质评、能力验证计划、室间比对等。

ｌ）POCT 活动的评审结果，包括 POCT 测试的准确性和可靠性、POCT 操作人员的技能水平、POCT 质量控制、POCT 改进活动等的评审内容。

ｍ）其他相关因素，如监控活动和培训等，包括人员能力要求、人员选择、人员监督、人员授权、人员能力监控、人员培训和考核等方面总结报告。

各资料提供者应按照要求提供充分的资料，并协助相关汇报人员对评审的内容进行实际情况的调查、分析、总结和编制汇报报告。

4.3 管理评审汇报报告的要求

4.3.1 质量负责人准备质量方针、质量目标的贯彻落实情况及质量体系运行情况的报告。

4.3.2 质量负责人根据准备材料的内容指定相关人员作为汇报人，由相关汇报人负责完成相应的汇报报告。

4.3.3 汇报报告的要求，应包括（不限于）以下内容：

ａ）应尽可能客观地评估实验室质量体系正常运行下实验室对临床和患者医疗贡献的质量情况，包括评估相关内容的适宜性、充分性和有效性。

ｂ）汇报报告应包括对实验室改进机遇和质量管理体系（包括质量方针和质量目标）变更需求的评估。

ｃ）汇报报告应充分分析输入内容，提出存在的问题，分析问题原因。必要时，提出相应整改措施。

4.3.4 各汇报人把汇报资料整理形成报告后提交给质量负责人审批。

4.3.5 质量负责人将汇报报告以及有关文件或资料分发给参加管理评审的人员，以便他们有充分的时间准备意见。

4.4 管理评审的会议

4.4.1 检验医学部主任主持召开管理评审会议（检验医学部主任外出时应委托其代理人以其名义主持会议）。无特殊情况，管理评审计划规定的人员必须参加管理评审。必要时可邀请医院领导及医院相关职能部门参加检验科的管理评审。

4.4.2 质量负责人做质量管理体系运行情况的报告，就质量体系与标准的适宜性，质量体系与质量方针、质量目标的符合性，质量体系运行的有效性等作详细汇报。

4.4.3 管理评审报告汇报者根据评审实施计划和方案的要求对相关内容或报告进行汇报，分析和总结输入内容、存在问题和原因。必要时，可提出相关的改进措施。

4.4.4 与会者应根据汇报者汇报的内容和问题进行逐项分析、研讨和评价，提出管理评审输出和相关改进措施。

4.5 管理评审输出

4.5.1 检验医学部主任根据汇报内容、与会者的讨论和提出的输出内容，确定质量体系改进要求和输出内容，做出评审结论。管理评审的输出应至少包括以下内容：

ａ）管理体系及其过程的有效性。

ｂ）实现认可标准要求相关的实验室活动的改进。

ｃ）所需资源的供应。

ｄ）对患者和用户服务的改进。

ｅ）变更的需求。

4.5.2 质量主管和其他相关人员协助质量负责人根据管理评审汇报内容和确定的输出内容，编制管理评审的输出报告，并交由检验医学部主任进行审批。

4.5.3 管理评审输出报告的要求，应包括（不限于）以下内容：

a）输出问题的描述。

b）详细的关闭措施。

c）关闭措施的负责人。对于质量体系文件的更改或补充、过程的改进和优化、资源的重新配置和充实等比较重要的事项，应由各有关专业组组长及主要负责人实施。

d）关闭措施的预计期限。

4.6 管理评审报告的编制

4.6.1 质量主管和其他相关人员协助质量负责人根据会议记录和输出报告内容编制管理评审报告，经检验医学部主任批准，分发至各专业组。

4.6.2 评审报告内容的要求，应包括（不限于）以下内容：

a）评审概况：包括评审目的、范围、依据、内容、方法、日期、人员等。

b）管理评审输入内容的分析和总结。

c）对质量体系运行情况及效果的综合评价，包括每一评审项目的简述、问题、结论、质量体系的适宜性、符合性和有效性的总体评价、质量方针和目标符合性的评价。

d）采取改进措施的决定及要求。

e）针对检验医学部面临的新形势、新问题、新情况，质量体系存在的问题与原因。

f）管理评审的结论：包括质量体系各要素的审核结果、质量体系达到质量目标的整体效果和对质量体系随着新技术、质量概念、社会要求或环境条件的变化而进行修改的建议。

4.7 管理评审后期措施记录

4.7.1 各整改负责人应根据管理评审输出报告的关闭措施、关闭期限和管理评审报告的改进要求落实改进措施。

4.7.2 质量主管协助质量负责人对相关科室的改进措施的实施过程和效果进行跟踪验证，以防止措施落实不到位或产生负面效应。所有验证的结果应进行记录，并由质量负责人向检验医学部管理层报告。

4.8 检验医学部管理层应将管理评审发现的问题、输出报告、评审报告、改进措施的实施等评审结论通告检验医学部全体人员。

4.9 管理评审的输出内容应作为检验医学部的来年工作目标任务和工作计划及改进措施计划的输入内容。

4.10 评审记录归档保存

质量负责人整理评审有关的报告和记录，并归档保存。

5 记录

QM-8.9-1-1《管理评审计划和方案》

QM-8.9-1-2《管理评审会议记录表》

QM-8.9-1-3《质量体系管理输出报告》

QM-8.9-1-4《质量体系管理评审报告》

QM-8.9-1-5《管理评审改进措施效果验证报告》

（欧财文 黄宪章）

第九章

即时检验要求

一、QM-9.0 质量手册

附录 A 即时检验（POCT）的附加要求（规范性附录）

A.1 总体要求

本附录是对实验室有关 POCT 的附加要求，与正文要求有区别或增加。这些要求规定了实验室对组织、部门及其员工的责任，包括设备选择、员工培训、质量保证及完整 POCT 过程的管理评审。

本附录不包括患者自测，但本准则的要素可适用。

注 1："无实验室支持的服务"的指南见 ISO/TS 22583。

注 2：POCT 安全和风险指南见 ISO 15190 和 ISO 22367。

A.2 管理

组织的管理机构应最终负责确保有适当措施以监督在组织内开展的 POCT 的准确性和质量。

实验室与所有使用实验室支持 POCT 的场所之间的服务协议，应确保对职责和权限做出规定并在组织内部传达。这些协议应获得临床同意，适用时，还应有财务批准。

这些服务协议应包含 POCT 范围，并可由一个医疗专业团队（如医学咨询委员会）管理。

A.3 质量保证方案

实验室应指定一名接受过适当培训及有经验的人员，负责 POCT 质量，包括评审其与本准则中 POCT 相关要求的符合性。

A.4 培训方案

应指定一名受过适当培训及有经验的人员，对 POCT 操作人员的培训和能力评估进行管理。

培训人员应为所有 POCT 人员制定、实施并保持适当的理论和实践培训方案。

文件中 POCT 指在实验室内或者有实验室支持的 POCT 服务，不包括"患者自测"POCT 活动。但"患者自测"和无实验室支持的 POCT 服务可参考本文件的要求。通过服务协议形式明确了医院管理和职能部门、实验室和临床各科室在 POCT 中各自的职责和权限。POCT 的管理要求包括设备选择、员工培训和能力评估、建立作业指导书、操作卡、质量控制和比对方案、室间质评计划、职业防护与职业暴露、患者隐私和公正性、医疗废物处理等内容。

二、对应程序

QM-9.0-1 实验室 POCT 管理程序

1 目的

为了规范实验室内和属于实验室支持的 POCT 仪器和项目的管理，在其职责、服务协议、人员和质量控制等方面建立必要的可操作性程序，指引 POCT 项目和仪器的规范操作和使用。

2 范围

本程序适用于属于实验室管理的所有 POCT 项目和仪器，及操作人员，涵盖实验室内和由实验室支持的实验室外 POCT，不包括患者自测的 POCT。

3 职责

3.1 实验室所在医院医务处负责 POCT 项目开展和建立的批准。

3.2 实验室质量主管负责与使用实验室支持 POCT 的场所（科室）建立服务协议。

3.3 生化专业技术负责人兼任实验室 POCT 负责人。负责实验室内和受实验室支持场所的 POCT 相关质量保证和培训工作。

3.4 实验室所在医院财务部门负责对 POCT 进行财务审核批准。

3.5 实验室 POCT 负责人负责质量保证方案、人员培训能力评估、报告核查。

3.6 场所（科室）POCT 负责人负责本科室 POCT 的质控、比对、报告审核，负责各自场所试剂和耗材的采购。

3.7 POCT 岗位人员负责 POCT 的操作和报告。

4 工作程序

4.1 服务协议的建立

4.1.1 由实验室管理层与使用实验室支持 POCT 的场所部门签订 POCT 的服务协议，签订服务协议的范围需由所在医院医务处协商确定并进行现场监督。

4.1.2 支持场所范围需要包括 POCT 主要的使用科室（急诊科、ICU、内分泌等），并明确需要实验室支持的具体 POCT 项目和仪器的范围。

4.1.3 服务协议中需要明确各自的职责和权限，实验室负责 POCT 的人员培训和能力评估、质控方案、仪器比对、定期审核、接受咨询和解决相关问题，受支持部门负责 POCT 的具体实际操作和结果报告、实施质控方案和项目比对、配合培训和考核。

4.1.4 服务协议如果涉及费用和财务分配等问题，需要由医院财务部分负责审核批准。

4.2 人员

4.2.1 POCT 负责人，需要具备相应的工作经验并接受适当的 POCT 相关管理和操作内容的培训，并保留培训记录。

4.2.2 POCT 负责人制订实验室内和受支持场所操作人员理论和实践培训的方案，明确培训的内容和时间（需要包含 POCT 项目的目的、操作、局限性、样本要求、设备性能特征、干扰因素、样品前处理、试剂保存、质量控制、结果报告方式、结果审核、设备维护、个人防护、生物安全风险、医疗垃圾等内容）；受支持场所需要提供培训后被授权进行 POCT 操作人员的名单。

4.2.3 POCT 负责人定期对实验室内和受支持场所 POCT 操作人员的能力进行评估。

4.2.4 每个场所（科室）指定一名 POCT 的场所（科室）负责人（实验室内的 POCT 可由 POCT 负责人兼任），负责与 POCT 负责人对接和沟通。

4.3 质量保证方案

POCT 负责人规定 POCT 仪器的维护保养程序，确定相应的维护保养项目、频率和记录方式；确定每个 POCT 仪器和项目的质控品、质控频率、质控规则和记录方式；建立每个 POCT 仪器的比对方案，按照规定的周期参加 POCT 的室间质评或者室间比对；对于室内质控和室间比对出现失控的情况需要及时进行原因分析和纠正。

4.4 POCT 操作流程

4.4.1 每台 POCT 仪器和每个 POCT 项目均要建立作业指导书、简易操作卡和报告格式模板，由场所负责人依据仪器和试剂说明书来建立，由 POCT 负责人进行审核和发布实施。

4.4.2　POCT 的场所负责人完成或安排完成场所内的 POCT 仪器的维护保养和质控方案并记录。

4.4.3　场所内所有 POCT 操作人员经过培训合格或能力评估胜任后，按照作业指导书和操作卡要求进行规范操作，如遇困难和异常报告场所负责人和 POCT 负责人解决。

4.4.4　医疗机构宜建立适用的 POCT 信息系统，可用于连接各个 POCT 场所和医学实验室，确保数据实时共享，可以实现快速的场所报告和审核及实验室批准；如果没有可行的信息系统，在各个场所应建立电脑报告系统，场所操作人员按照规定的报告模板格式输入报告系统，由操作人员和场所负责人负责进行报告的审核发布，实验室 POCT 负责人定期进行核查。

4.4.5　POCT 负责人定期对各场所 POCT 仪器和项目进行现场检查和审核，与场所负责人充分沟通了解使用情况，及时发现问题和不到位之处。

4.4.6　POCT 负责人按照计划依次落实对各场所 POCT 仪器项目进行室间比对，确保结果的准确和质量。有条件的项目可由 POCT 负责人申请参加室间质评评价计划并按要求执行。

4.5　POCT 操作过程中注意患者和操作人员的防护和安全，避免职业暴露，注意保护患者的隐私和公正性，合理处理医疗废物。

4.6　POCT 负责人定期（至少每年一次）对机构内受实验室支持的所有 POCT 项目、仪器的管理和使用进行评审，做好记录，作为管理评审的输入内容。

（罗　强　徐　宁）

第十章

质量手册附录

第一节　分析前管理体系及工作流程图

分析前管理体系及工作流程图见图 10-1。

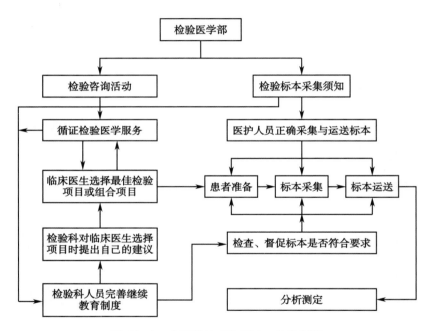

图 10-1　分析前管理体系及工作流程图

第二节　分析中管理体系及工作流程图

分析中管理体系及工作流程图见图 10-2。

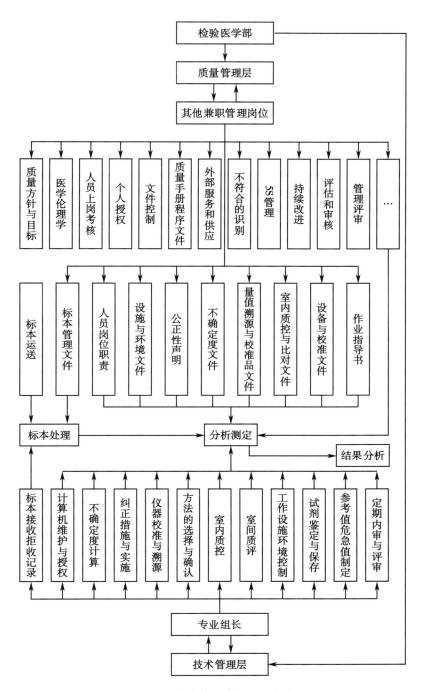

图 10-2 分析中管理体系及工作流程图

第三节 分析后管理体系及工作流程图

分析后管理体系及工作流程图见图 10-3。

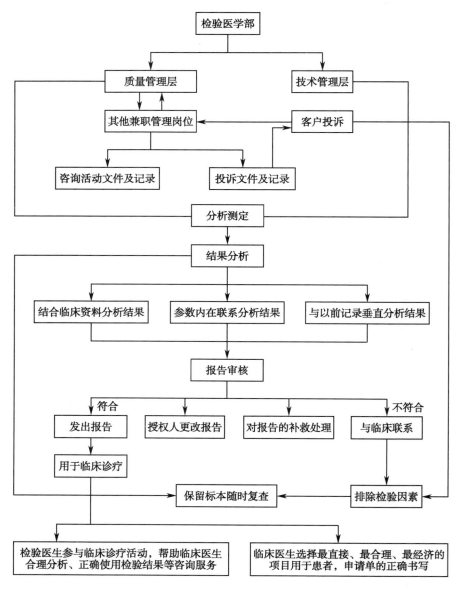

图 10-3 分析后管理体系及工作流程图

第二篇
作业指导书范例

　　作业指导书应将准则、应用要求及相关行业标准等文件中适用的内容充分列出，以保证实验室工作与标准的符合性。作业指导书的内容与上层程序文件的要求应保持一致，不应出现互相矛盾的要求。许多实验室均已建立作业指导书，这些作业指导书大致可分为以下几类：

　　1. 各专业组通常对程序文件进一步细化，制订对本专业组的实际工作更有指导价值的通用指导书。包括人员及岗位管理、试剂管理、室内质控、室间质评、项目性能验证（包括结果可比性验证）的操作规范等各专业组内各检验项目均适用的作业指导书。

　　2. 组合检测检验结果的分析及报告复核注意事项类作业指导书。

　　3. 仪器操作及维护指导、仪器校准过程规范等仪器操作类的作业指导书。

　　4. 各检验项目的作业指导书。

　　本篇不再就各专业领域常用作业指导书的内容提供模板，而是将作业指导书按不同的类型编为四章，意在展示各类型作业指导书的内容如何衔接：既不冗余或矛盾，又能对操作过程的各个要素进行完整规定。

　　限于篇幅，本篇选取了不同专业领域有一定代表性的作业指导书作为示例。我们将血细胞分析的岗位设置及人员管理、血细胞分析项目的质量目标、性能验证操作、室内质控、全血分析项目组合的检测及结果报告流程、血细胞分析仪的操作及校准等作业指导书，分别归入"通用作业指导书""组合检测及结果分析作业指导书""仪器操作及维护类作业指导书"。这种编排方式更有利于读者理解各类型作业指导书之间的逻辑关系，便于读者在自行编写作业指导书时进行参考，以期达到更精确地把握各类作业指导书所应涵盖内容的目的。

第十一章

通用作业指导书示例

第一节　××检验科临检组岗位及人员管理作业指导书

1　职责

1.1　临检组组长负责制订岗位职责和轮岗计划，负责临检组人员的岗位技能培训及定期能力评估。

1.2　临检组人员（含日常临检岗位人员及夜班人员）从事所有拟轮转岗位工作前应有检验科管理层的授权记录。

2　岗位描述及能力要求

2.1　日常岗位设置

临检组设置：凝血岗位1个（A★），负责凝血分析仪及血型仪；血细胞分析岗位2个（B★、C），体液岗位4个（D★、E、F、G），职责见下表。

3个岗位负责人（A★、B★、D★）岗位轮转周期为6个月，其余4个岗位轮转周期为1个月。各仪器对应的职责包括其试剂准备、质控、保养、样品检测及结果审批。所有岗位的职责除样品检测、复检和报告外，还包括保证工作区域整洁、完成相关记录等（表11-1）。

表11-1　临检组岗位设置及职责

职责	B★血液	C血液	D★/E	F/G
血液分析流水线	√			
全血分析、血沉仪	√	√		
血细胞分析	病房样品	门诊样品		
血液检测项目（手工法）	外周血形态，复检结果审批	细胞渗透脆性实验、狼疮细胞检查		
血型及交叉配血		复核		
尿液分析仪				√
粪便分析仪			√	
体液手工项目			质控、检测、报告；试剂检查及配制	

2.2　日常岗位人员能力要求

日常承担A～G岗位的人员需有能力完成以下工作：

日常样品的接收、检测、审批报告；质量控制监测；试剂管理与请购；仪器日常保养；检测后样品管理；每班工作结束后工作场地的整理。

2.3　岗位负责人能力要求

承担 A ★、B ★、D ★岗位的岗位负责人除需有能力完成 2.2 所述工作外，还需具备完成以下工作的能力：监督临时换岗（换班或顶班）人员工作执行情况；对患者及临床医生解释临检常见检验项目结果及相关临床意义、出现异常结果的可能原因等。

2.4　夜班人员能力要求

需掌握临检组所有设备的操作方法、掌握试剂存放位置及更换方法、掌握仪器维护联系方式及常见故障处理方法、掌握血液和尿液分析的复检规则、报告审核注意事项及常见异常结果的复核方法、能识别原始和幼稚细胞（但不要求对其进行分类）。

3　资质要求

3.1　临检组长的专业技术职称应为中级及以上，从事临检专业（血液学检验和体液学检验）工作经历至少为 3 年。

3.2　血液岗位负责人（岗位 B ★）应有专业技术培训（如进修学习、参加形态学检查培训班等）的考核记录（如合格证、学分证及岗位培训证等）。

3.3　从事临检组工作的人员均应具有本科或研究生学历为检验专业的教育经历，同时应有形态学培训经历及定期形态学培训的考核记录。

3.4　有颜色视觉障碍的人员不应从事涉及辨色的血液学和体液学检验。

4　培训

4.1　培训计划

临检组组长每年 6 月和 12 月，制订临检组工作人员岗位技能培训计划，对本组授权工作人员进行培训。针对离开临检组 6 个月以上再返回临检组岗位的人员，列出再培训和考核计划；对尚未获得授权的人员制订专门的培训考核计划。

4.2　培训形式

包括但不限于 SOP 学习、科内授课、工作现场病例分享、交班时特殊样品处理过程分享、微信群疑难病例讨论分享等。

4.3　培训内容

4.3.1　岗位基本能力培训

临检项目的质量保证 / 质量管理及临检组检验结果的咨询服务等。

4.3.2　形态学培训

血液学和体液学形态学培训和考核是临检组培训的重点内容之一，培训方式包括但不限于基本知识讲解、发放学习材料、通过共览显微镜进行疑难样品现场讨论分析、通过微信群讨论疑难病例病史及其细胞形态图片等。考核方式采取至少 50 幅显微摄影照片（包括正常和异常形态细胞）或其他形式进行，正确识别率至少 80%。

4.4　对于尚在进行岗前轮训未经授权的人员，轮训期满后，由临检组长进行培训后考核，并就各项拟授权内容对其做出授权建议，报管理层审批。

5　能力评估

5.1　临检组长每年 3 月评估本组员工在各岗位的工作能力。根据《临检组授权领域培训考核表》考核内容以抽查的形式进行问答或操作考核，由临检组长进行总结评分，并给出授权调整建议。

5.2　初次进入临检组的员工（已经过培训获得授权）需增加能力评估的频率：在工作 1 个月和 4 个月时各进行 1 次能力评估。内容包括细胞形态为主的形态学考核、疑难样品的检测和疑难结果的分析等。

5.3　员工由于科内组间轮转、暂停夜班工作等原因，脱离临检组 6 个月以上再返回时，在培训考核后应进行实际工作能力的评估，评估合格者向管理层提出授权建议。

5.4　修改体系文件（政策、程序、技术有变更）时，应对临检组员工再培训和再评估，合格后才可继续上岗，并记录。

5.5　没有通过岗位职责考核人员取消相应授权，并应列出再培训和考核计划。

6　授权

检验科管理层根据临检组长的授权建议，对所有人员进行授权 / 授权审核。

7　记录

临检组长将所有以上考核材料评分材料统一提交质量主管保存，包括员工的《人员能力评估表》《人员授权书》及相应培训及考核记录等。

8　文件发布 / 修订历史记录

版本	文件编号	新增 / 更改内容	编写 / 审核者	生效日期

（王丽娜　龙一飞）

第二节　血液学检验项目质量目标

本节表 11-2 列出血液学检验项目可比性验证时偏倚要求、检验方法不精密度要求等个性化的质量目标。血液组已开展的其他定性项目，可比性验证的要求为符合率 ≥ 80%，表中不再逐一列出。

本质量目标根据科室程序文件制订和修改，用于血液学检测项目的性能验证、室内质控标准差设定及可比性验证结果判断。

表 11-2　血液学检验项目质量目标

领域分类	项目名称	内部比对要求	重复性	中间精密度
AA001	红细胞计数	靶值 ± 3.0%	≤ 1.5%	≤ 2.0%
AA002	白细胞计数	< 2.0 时：靶值 ± 10.0% ≥ 2.0 时：靶值 ± 7.5%	≤ 3.75%	≤ 5.0%
AA003	血小板计数	< 40 时：靶值 ± 15.0% ≥ 40 时：靶值 ± 10.0%	≤ 5.0%	≤ 6.67%
AA004	血红蛋白量	靶值 ± 3.0%	≤ 1.5%	≤ 2.0%

续表

领域分类	项目名称		内部比对要求	重复性	中间精密度
AA005	红细胞比积		靶值 ±4.5%	≤ 2.25%	≤ 3.0%
AA006	平均红细胞体积		靶值 ±3.5%	≤ 1.75%	≤ 2.33%
AA007	平均红细胞血红蛋白量		靶值 ±3.5%	≤ 1.75%	≤ 2.33%
AA008	平均红细胞血红蛋白浓度		靶值 ±4%	≤ 2.0%	≤ 2.67%
AA009	白细胞分类		比对符合率≥ 80%（相对计数）	CV ≤ 7.0% 或 SD ≤ 0.02 （绝对计数）	CV ≤ 15.0% 或 SD ≤ 0.03 （绝对计数）
AA010	外周血细胞形态学分析		比对符合率≥ 80%（相对计数）	N/A	N/A
AA015	网织红细胞计数		≤ 20.0%	≤ 8.0%	≤ 15.0%
AA018	红细胞沉降率		≤ 10mm/h 时：靶值 ±2.0mm/h ＞ 10mm/h 时：靶值 ±20%	≤ 15.0%	≤ 20.0%
AA011	血红蛋白电泳 （单位：%）	HbA2	＞ 2 时：靶值 ±7.5%	≤ 2.8%	≤ 5%
			≤ 2 时：靶值 ±0.15	SD ≤ 0.07	SD ≤ 0.1
		HbF	＞ 1.5 时：靶值 ±15%	≤ 7.5%	≤ 10%
			≤ 1.5 时：靶值 ±0.23	SD ≤ 0.12	SD ≤ 0.15
AA027	活化部分凝血活酶时间		靶值 ±10%	≤ 3.75%	≤ 5.0%
AA030	凝血酶原时间		靶值 ±7.5%	≤ 3.75%	≤ 5.0%
AA049	纤维蛋白原		靶值 ±15.0%	≤ 5.0%	≤ 6.67%
AA072	凝血酶时间		靶值 ±10.0%	≤ 5.0%	≤ 6.67%
AA073	D- 二聚体		＜ 0.5 时：靶值 ±0.2mg/L	≤ 10.0%	≤ 15.0%
			≥ 0.5 时：靶值 ±25.0%	≤ 7.0%	≤ 10.0%
AA074	纤维蛋白（原）降解产物		＜ 5.0 时：靶值 ±1.25mg/L	≤ 10.0%	≤ 15.0%
			≥ 5.0 时：靶值 ±25.0%	≤ 7.0%	≤ 10.0%
AA001	全血黏度		靶值 ±15.0%	≤ 7.5%	≤ 10.0%
AA002	血浆黏度		靶值 ±15.0%	≤ 7.5%	≤ 10.0%

（陈 林 吴新忠）

第三节 血细胞分析项目验证作业指导书

1 目的

规范血细胞分析项目验证的操作与验证结果评价方式，保证检测系统达到制造商或方法规定的性能要求并符合预期用途，确保检验结果的有效性。

2 范围

适用于新血细胞分析仪项目及检测系统故障后的性能验证、可比性验证及参考区间验证。

3 职责

3.1 临检组长负责指导、协调性能验证，负责审核性能验证报告。

3.2 经授权的岗位负责人负责性能验证的资料收集、实施和撰写报告。

4 工作程序

4.1 检测系统状态的确认

实施验证前，验证人员应核查耗材试剂良好并在有效期内，仪器工作状态良好，室内质控结果在控。

4.2 本底计数验证

4.2.1 验证方法

将稀释液作为样品在分析仪上连续检测 3 次，3 次检测结果的最大值应在要求范围内。

4.2.2 要求

应能同时满足制造商和 WS/T 406—2012 的要求（表 11-3）。

表 11-3 本底计数要求

要求来源	WBC	RBC	Hgb	PLT
×× 制造商	$\leqslant 0.10 \times 10^9/L$	$\leqslant 0.02 \times 10^{12}/L$	$\leqslant 1g/L$	$\leqslant 10 \times 10^9/L$
WS/T 406—2012	$\leqslant 0.50 \times 10^9/L$	$\leqslant 0.05 \times 10^{12}/L$	$\leqslant 2g/L$	$\leqslant 10 \times 10^9/L$

4.3 携带污染率验证

4.3.1 验证方法

取高浓度血液样品，混合均匀后连续测定三次，测定值分别为 H_1、H_2、H_3；再取低浓度血液样品，连续测定 3 次，测定值分别为 L_1、L_2、L_3。按公式计算携带污染率。

$$携带污染率 = \frac{|L_1 - L_3|}{H_3 - L_3} \times 100\%$$

4.3.2 要求

应能同时满足制造商和 WS/T 406—2012 的要求（表 11-4）。

表 11-4 携带污染要求

要求来源	WBC	RBC	Hgb	PLT
×× 制造商	$\leqslant 1.0\%$	$\leqslant 1.0\%$	$\leqslant 1.0\%$	$\leqslant 1.0\%$
WS/T 406—2012	$\leqslant 3.0\%$	$\leqslant 2.0\%$	$\leqslant 2.0\%$	$\leqslant 4.0\%$

4.4 重复性验证

4.4.1 验证方法

取一份浓度水平在检测范围内的临床样品，按常规方法重复检测 11 次，计算后 10 次检测结果的算术平均值和标准差，计算变异系数。

4.4.2 要求

应能满足制造商或实验室自定目标的要求，具体如下：

当实验室未针对该项内容制订目标，或制造商标准小于实验室自定目标时，验证能否满足制造商的要求。当制造商未对某项性能指标进行说明，或经验证某项性能指标不能满足制造商声称的性能要求，或制造商标准大于实验室自定目标时，验证性能能否满足实验室自定目标的要求（表 11-5）。

表 11-5 重复性要求（CV 上限）

来源	WBC	RBC	Hgb	Hct	MCV	MCH	MCHC	PLT
×× 制造商	3.0%	1.5%	1.0%	1.5%	1.0%	2.0%	2.0%	4.0%
质量目标	3.75%	1.5%	1.5%	2.25%	1.75%	1.75%	2.0%	5.0%

4.5 中间精密度验证

4.5.1 验证方法

使用高、中、低三个浓度水平的质控品，在检测当天至少进行一次质控检测，记录同一批号连续 20 个以上室内质控在控数据，计算各项目的中间精密度。

4.5.2 要求

应能满足实验室的要求（表 11-6）。

表 11-6 中间精密度要求（CV 上限）

要求来源	WBC	RBC	Hgb	Hct	MCV	MCH	MCHC	PLT
质量目标	5.0%	2.0%	2.0%	3.0%	2.33%	2.33%	2.67%	6.67%

4.6 线性范围验证

4.6.1 验证方法

高浓度样品应接近制造商声明线性范围上限的样品（可以使用制造商专用的线性验证物质，也采用临床样品离心浓缩），由于部分项目线性范围较宽，为了避免稀释效应误差，可以采用分 3 段线性样品进行试验和分析。

将每个项目的每个线性段的高浓度样品，用仪器稀释液按照 100%、80%、60%、40%、20%、10%、0% 的比例进行稀释，每个稀释度重复测定 3 次，计算每个稀释度测定结果均值，然后进行线性回归分析。

4.6.2 要求

线性回归方程的斜率在 1.0 ± 0.05 范围内，相关系数 $r \geq 0.975$ 或 $r^2 \geq 0.95$，截距要求见表 11-7。

表 11-7 线性范围截距要求

参数	WBC	RBC	Hgb	PLT
低值段	0～10	0～5	0～100	0～100
截距要求	≤ 0.20	≤ 0.05	≤ 1	≤ 5

验证结果应与制造商声明的线性范围一致，才能采用制造商声明的线性范围。

4.6.3 临床可报告范围

因本实验室血细胞分析仪项目的线性范围较宽，能够满足临床检测范围的需要，不需要对超过线性范围的样品进行稀释处理，故将其线性范围作为临床可报告范围，超过则报告大于其上限或小于其下限。

4.7 正确度验证

4.7.1 验证方法

使用至少 10 份结果在参考区间内的新鲜样品。每份样品在待验证仪器上测定 2 次，计算每个项目所有测定结果的均值，以校准实验室的定值或以已知性能可靠的检测系统 / 方法作为标准方法测定每个项目 2 次结果的均值为靶值，计算偏倚。

4.7.2 要求（表 11-8）

表 11-8 正确度要求（偏倚上限）

要求来源	WBC	RBC	Hgb	Hct	PLT	MCV	MCH	MCHC
WS/T 406—2012	5.0%	2.0%	2.5%	2.5%	6.0%	3.0%	3.0%	3.0%

4.7.3 仪器白细胞分类正确性验证

白细胞分类正确性的验证由实验室检验人员进行，应能满足 WS/T 246—2005 的要求。

a）样品选择：选择仪器各项目检测结果在参考区间内的新鲜血细胞分析样品，要求白细胞分类结果无报警，图形和图形参数正常，样品不少于 5 份，作为待验证的样品。

b）验证过程：将上述待验证的样品，依据 WS/T 246—2005《白细胞分类计数参考方法》，涂片、瑞氏染色（宜采用推染片仪），每个血涂片样品在显微镜油镜下分类计数 200 个白细胞，折算为百分比，各项目以实验室血细胞形态经验丰富的检验人员镜检结果为靶值，计算 95% 可信区间（p±1.96SEp）的允许范围，仪器白细胞分类每个项目 ≥ 80% 结果在允许范围内，即为该项目验证通过。

4.8 检测系统启用前可比性验证

4.8.1 检测系统启用前的结果可比性验证

适用于新检测系统启用前或者重新启用前，包括试剂原理或成分、校准品溯源性等改变时，应进行检测系统间结果可比性的验证。该方案不适用于检测系统常规使用期间的定期可比性验证，常规使用期间的可比性验证见"血液组比对管理程序"。

取 20 份含正常和异常浓度各约 50% 的临床样品，分别在待测仪器和内部操作规范、性能良好、质评结果良好的参比仪器各检测 1 次，计算待测仪器结果与参比仪器的相对偏倚。各项目偏倚满足质量目标要求的样品数量 ≥ 80%，即为验证通过。

4.8.2　不同吸样模式可比性

检测系统启用前以及仪器正常使用过程中（见血液组比对管理程序），均应进行不同吸样模式检测结果可比性的验证。

取 5 份临床样品，分别按照不同模式检测，每份样品每个模式各检测 2 次，计算每份样品每个模式均值，以标准模式（采用常规校准、质控、质评的模式）为标准，分别计算与标准模式结果相对偏倚，5 份样品中应至少有 4 份满足下表中相对偏倚的要求（表 11–9）。

表 11–9　不同吸样模式结果可比性要求（偏倚上限）

要求来源	WBC	RBC	Hgb	Hct	MCV	MCH	MCHC	PLT
WS/T 406—2012	5.0	2.0	2.0	3.0	3.0	3.0	3.0	7.0

4.9　参考区间验证

4.9.1　参考区间来源

本实验室使用 WS/T 405—2012 行业标准中血细胞分析的参考区间，并对成年男性和女性的血细胞分析参考区间进行验证（表 11–10）。

表 11–10　血细胞参考区间

项目名称	单位	成年男性	成年女性
白细胞计数（WBC）	$\times 10^9$/L	3.50 ~ 9.50	3.50 ~ 9.50
红细胞计数（RBC）	$\times 10^{12}$/L	4.30 ~ 5.80	3.80 ~ 5.10
血红蛋白测定（Hgb）	g/L	130 ~ 175	115 ~ 150
红细胞比积测定（Hct）	%	40.0 ~ 50.0	35.0 ~ 45.0
平均红细胞体积（MCV）	fL	82.0 ~ 100.0	82.0 ~ 100
平均红细胞血红蛋白量（MCH）	pg	27.0 ~ 34.0	27.0 ~ 34.0
平均红细胞血红蛋白浓度（MCHC）	g/L	316 ~ 354	316 ~ 354
血小板计数（PLT）	$\times 10^9$/L	125 ~ 350	125 ~ 350

4.9.2　验证方法

采用回顾法收集 20 个参考个体数据进行验证，具体方法如下：

a）参考个体的选择：从本院体检中心数据库收集健康体检者的资料，并对候选参考个体进行健康状况评估。由于对"健康状态"的标准理解不同，以及操作的难度等因素，本实验室只建立一个标准将非健康者排除。排除标准为：影像学检查异常，有传染性疾病，其他检验指标明显异常，尿液分析和粪便分析有异常，妊娠期妇女，有明显疾病状态和病史等。

b）采集的数据：选择符合条件参考个体，然后按排除标准进行筛选，收集符合条件的数据。

c）数据分析：对采集的数据首先进行离群值检验，剔除离群值。

在收集的参考个体中，每个指标应不超过 10% 结果的观测值位于引用的参考区间之外，该引用的参考区间才可以接受，否则应检查所用的分析程序，并重新选择参考个体进行验证。

5　结论

结合本底计数、携带污染率、重复性、中间精密度、线性范围、临床可报告范围、正确度、准确度、结果可比性等性能指标，对是否满足制造商/行业标准/实验室要求和参考区间的适用性做出判断，得出该仪器检测性能和参考区间是否满足临床需要的结论。

6 文件发布/修订历史记录

版本	文件编号	新增/更改内容	编写/审核者	生效日期

（王会敏 陈 林）

第四节 临检组室内质控管理程序

1 目的

规范临检组质控品的管理、室内质控操作及失控分析。

2 范围

适用于临检组使用的质控品及开展的室内质控项目。

3 职责

3.1 岗位人员负责所在岗位项目质控品的日常使用及保存，有效期及保存条件的监控。

3.2 临检组组长负责本组质控品与校准品的全面管理，监督保存及使用，不良事件上报，特殊情况处理（质控品短缺时的应急处理等）。

4 工作程序

4.1 质控品的选择

4.1.1 室内质控品宜选用仪器配套的质控品，严格按说明书的要求使用。

4.1.2 当仪器无原装配套质控品或原装质控品实际使用过程中不合适时，可使用经过评估后的其他质控品，评价指标包括操作方便性、结果的稳定性及浓度代表性。

4.1.3 适用时，多台相同功能仪器宜选用相同的质控品，以缩短开启后的使用周期。

4.1.4 血细胞分析仪、凝血仪、微量血糖仪、尿液有形成分分析仪等定量检验项目至少使用2个浓度水平（正常和异常）的质控品进行室内质控；尿液干化学分析仪半定量，妊娠试验、隐血试验等定性体液学检验项目，应至少使用阴性和阳性2个浓度水平质控品进行室内质控。

4.1.5 若质控品需要分装，应按说明书的要求进行处理，并标识明确。

4.2 质控品的使用

4.2.1 反复使用的质控品应标注开始使用日期。

4.2.2 含有细胞成分的质控品（血细胞质控品、尿有形成分质控品）不宜分装，宜使用原装瓶。

4.2.3 含有细胞成分的质控品从冷藏冰箱取出恢复室温后在自动混匀器上混匀15分钟，上机前再次手动上下颠倒混匀8~10次后上机采用自动混匀模式进行检测，检测完毕审核质控合格后，立即将质控品放回冰箱。

4.2.4 未开启使用的含有细胞成分的质控品提前一天，按照4.2.3 常规质控品混匀的方式，进行预先混匀。

4.2.5 尿液质控品需要避光保存，不宜用尖底容器，否则不易混匀。

4.2.6 反复使用的质控品（血细胞、尿液、粪便），取出至放回冰箱宜半小时内完成；凝血冷冻质控品宜在 37℃环境中快速解冻，半小时内检测完毕；凝血干粉质控品室温溶解约半小时，并按照程序文件要求分装冷冻保存。

4.3 分析批长度和质控品位置

每个临床样品的检测日，至少进行 1 次两个浓度水平的质控检测。宜先检测质控品，质控结果在控后，再进行患者样品的检测。质控品宜与患者样品一样的方式和位置进行检测。质控品检测的频率宜基于检测样品数量和检测系统稳定性而定。

4.4 质控品短缺时的应急处理

质控品应提前选购，保证新批号质控品有足够的验证时间。若遇突发事件导致质控品出现短缺情况时，可采用以下质量保证方案，同时积极协调尽快补充质控品：

a）实验室内比对，至少 2 个不同浓度样品。

b）实验室间比对，至少 2 个不同浓度样品（优先选择相同检测系统）。

c）临床样品留样检测。

d）室间质评物留样检测。

如遇质控品可能较长时间短缺或无法估计到货时间，宜尽快开展其他适宜质控品的评价活动，在最短时间内寻找合适的替代质控品。

4.5 质控方案

4.5.1 质控均值设定

a）新批号质控物的测定与旧批号平行检测，在每天不同时段进行检测，至少检测 3 天，取得 10 个检测结果。

b）计算均值前，应去除离群值。宜依据 GB/T 4883—2008《数据的统计处理和解释正态样本离群值的判断和处理》，采用 Grubbs 检验法，使用 P=0.95 可信区间，判断是否存在离群值，以免影响设定均值，如果是离群值则拒绝，拒绝后不足 10 个数据时，需要补充测定。

c）计算平均值，作为暂定均值，累计 20 个以上非离群值数据的均值作为该批号质控品的设定均值。

d）通常实验室质控设定均值应在质控品说明书标示值的允许范围内。

4.5.2 质控标准差设定

a）依据定期的室内质控总结，收集最近至少 6 个批次的变异系数（CV%）。计算前，去除离群的变异系数。宜依据 GB/T 4883—2008《数据的统计处理和解释正态样本离群值的判断和处理》，采用 Grubbs 检验法，使用 P=0.95 可信区间，判断是否存在离群值，如果是离群值则剔除，然后计算平均 CV%，作为常规 CV%（RCV%），并依据 4.5.1 获得新批号质控品的设定均值，按照如下公式计算新批号的理论设定标准差；理论设定标准差 = 设定均值 ×RCV%× 100。可依据实际情况，适当调整设定标准差，但设定标准差 / 理论设定标准差的比值宜控制在 0.8～1.2 之间（实验室自定）。

b）新仪器 / 方法的 RCV% 可参照同品牌 / 同型号的仪器，或者初步按照小于质量指标中间精密度的要求执行。

4.5.3 质控规则

至少要使用 1_{3s} 失控规则和 2_{2s} 失控规则。

a）1_{3s} 失控规则：1 个质控结果超过 $\bar{X}+3s$ 或 $\bar{X}-3s$ 控制限，由于超过 ±3s 是小概率事件，因此常用作失控规则，此规则对随机误差敏感；

b）2_{2s}失控规则：同水平质控2个连续的质控结果或同一天的两个不同水平质控同时超过$\overline{X}+2s$或$\overline{X}-2s$控制限，由于连续同时超过$\pm 2s$是小概率事件，因此常用作失控规则，此规则主要对系统误差敏感。

4.6 质控分析与失控处理

失控信号的出现受多种因素的影响，包括操作上的失误，试剂、校准品或质控品的失效，仪器故障以及采用的质控规则、均值以及标准差设置不合理等。需要注意质控物使用的时间长短，操作时严格按作业指导书进行。

室内质控失控时，岗位人员首先应查明失控原因，对失控做出恰当的判断，规范记录处理过程。

4.6.1 误差类型分析

a）检查质控图和失控规则，评估误差类型。通常情况下，若一个水平连续或者两个水平的质控同方向数据趋势导致的失控，则为试剂、仪器或人员引起的系统误差可能性较大；若只有一个水平的质控失控，另外一个水平结果稳定，则随机误差的可能性较大。具体情况需要具体分析，并进行验证，才能得出结论。

b）造成系统误差的因素主要有：①校准品问题（使用校准曲线错误或者校准品配制处理问题）；②试剂问题（更换试剂批号未进行校准或者试剂变质或试剂配制处理错误）；③仪器问题（加样系统、温控系统、检测系统等故障）；④检验人员不规范的操作习惯等。

c）造成随机误差因素主要有：①质控品溶解处理、放置、标识错误；②试剂瓶内或试剂管道中、取样器或试剂加样器中混入气泡；③偶发机械故障；④检验人员偶然操作失误等。

4.6.2 原因分析

宜从常见的失控原因开始分析，也可按照上述可能的原因逐个分析。若操作人员无法纠正失控，应及时联系专业组长，必要时与厂商沟通，请求技术指导。

4.6.3 纠正措施

a）明确失控原因后，采取相应的纠正措施，必须重新检测质控并在控。

b）如果为系统误差，必须评估失控对患者样品检测结果的影响，必要时采取回顾分析。追溯发现失控前最近的5份样品，采用仪器比对或留样再测的方式进行验证，符合率≥80%，否则要继续扩大追踪样品，直至满足该符合率。每个结果的偏差不得大于允许总误差，否则可能需要收回之前的报告。要评估偏差对临床的影响，以确定是否收回之前的检测报告并重新发布。

c）如果仅仅是质控物问题的失控，则无须评估失控之前检测的样品。

5 文件发布／修订历史记录

版本	文件编号	新增／更改内容	编写／审核者	生效日期

（李 涛 陈 林）

第五节　免疫组自制质控品制备作业指导书

1．目的

临床实验室在使用自制质控品时，应制订制备程序，以保证质控品的稳定性和均一性，满足实验室使用要求。

2．范围

该文件适用于临床免疫组自制质控品。

3．职责

免疫组长协调和组织各岗位工作人员完成自制质控品的配制。

4．自制质控品制备程序

4.1　质控品浓度要求

弱阳性质控物浓度宜在 2～4 倍临界值。

阴性质控物浓度宜在 0.5 倍临界值。

4.2　制备流程

4.2.1　设计方案：明确要自制质控品的浓度和样品量等，设计制备方案。

4.2.2　留取血清

按方案留取患者样品，要求无脂血、黄疸以及相关的干扰因素。可将多份血清混合。如果无合适浓度，也可以用患者血清稀释高浓度样品，达到所需要的浓度。

4.2.3　添加防腐剂

如果对检测项目无影响，可以添加一定浓度的防腐剂，如 0.1% 叠氮钠，以保证质控品的有效期。

4.2.4　分装与保存

将质控品混匀以后，分装成小管，置于低温 –20℃以下低温保存。应定期监测贮存条件并记录，以确保贮存条件（如温度）合适。

4.2.5　记录：自制质控物应有配制记录，包括配制物名称、配制日期、有效期、配制人和储存温度。

4.3　评价方案

自制阳性质控品的检测结果须为阳性、阴性质控品的检测结果须为阴性。对于结果以 S/CO 表示的质控品，可参照定量质控品评价均一性和稳定性的方法。

4.3.1　均一性

1）从样品总体中随机抽取 10 个或 10 个以上的样品用于均匀性检验。若必要，也可以在特性量可能出现差异的部位按一定规律抽取相应数量的检验样品。

2）与常规样品一起进行检测。

3）对检验中出现的异常值，在未查明原因之前，不应随意剔除。

4）可采用单因子方差分析法对检验中的结果进行统计处理。若样品之间无显著性差异，则表明样品是均匀的。

4.3.2　稳定性

1）要求：自制质控品要求稳定性达 6 个月以上。

2）评价：回顾性分析质控品的检测结果，当结果出现偏倚超过 20%，或者呈趋势性变化

时，在排除检测系统错误后，应怀疑质控品的稳定性。稳定性检验的统计方法通常有 t 检验法、$|\bar{x}-\bar{y}| \leqslant 0.3\sigma$ 法［即抽出的样品的检测均值（$\bar{x}$）与样品可能到真实值（$\bar{y}$）之间的偏倚小于 0.3 的总标准差（σ）］。

3）实验室应当了解各检测项目的性能和稳定期，自制质控品有效期不能超过稳定期。

4.3.3 累计靶值

将随机抽取的 5 支质控品，每批检测 1 次，共检测 3～4 批，获得 15～20 个有效数据。

5 文件发布 / 修订历史记录

版本	文件编号	新增 / 更改内容	编写 / 审核者	生效日期

（何　敏）

第六节　分子组结果可比性验证作业指导书

1 目的

实验室内部应用不同检测系统检测同一检验项目时，确保不同检验程序在临床适宜区间内患者样品检验结果的可比性。

2 适用范围

2.1 适用于检验科内部同一检测项目不同检测系统之间的比对。

2.2 人员的操作和结果判读作为人员定期能力考核和授权的一部分，参见人员管理程序。

2.3 经授权人员的手工检验操作作为检验程序的一部分时，该手工检验操作部分应进行可比性验证。

3 职责

3.1 技术负责人负责制订实验室内部比对方案及其实施计划，实验材料准备等，负责审批比对报告。

3.2 组长负责比对计划的实施以及不具有可比性项目的整改。

3.3 组内检验人员负责完成比对样品的检测和结果分析。

4 验证实验准备

4.1 人员

实验操作人员应熟悉检测系统的方法原理与日常操作，包括样品处理、校准、维护程序、质量控制等，确保检测系统工作状态正常。应熟悉比对方案。

4.2 仪器设备

在整个实验中，所用检测系统的关键性能指标应经过验证满足性能要求，对测量结果有重要影响的辅助设备的性能指标应与标称值相符，室内质控在控。

4.3 试剂和校准品

验证过程中，试剂或校准品不宜更换批号。

4.4　样品

4.4.1　应使用患者样品（若为抗凝样品，应使用相同的抗凝剂）；不使用对方法有干扰的样品，如严重脂血、严重溶血等样品。

4.4.2　EB-DNA 和 CMV-DNA 使用 DNA 样品进行比对。

4.4.3　每份样品应有足够的量，以便使实验方法和比较方法都能做双份测定；一份样品不够时可将含量相近的两份样品混合。

4.4.4　样品中被测物浓度、活性等应能覆盖临床适宜区间，包括接近检测下限浓度的样品，样品选择要求见表 11-11。

表 11-11　分子组比对项目样品选择要求

项目	样品选择
HBV-DNA、HCV-RNA、BK-DNA 等定量检测项目	覆盖测量区间
EB-DNA、CMV-DNA、TB-DNA、CT-RNA、NG-RNA、MG-RNA、UU-RNA、HPV 基因分型（37 种）、HPV 高危亚型等病原体定性检测项目	包含阴性及阳性样品（宜包含弱阳性样品）
CYP2C19、ALDH2、MTHFR、CYP2C9&VKORC1 基因检测、地中海贫血基因检测、载脂蛋白 E（ApoE）基因检测、Y 染色体微缺失基因检测等基因型检测项目	包含常见基因突变或基因型

5　验证方案

5.1　验证时机及内容

5.1.1　检测系统启用前，或仪器品牌或型号、试剂原理或成分、校准品溯源性等改变时，进行检测系统间结果可比性的验证。

5.1.2　常规使用期间，每年 2 次对结果可比性进行验证。

5.1.3　分子组人员手工操作的可比性验证范围包括：手工法 DNA 的提取，手工法杂交，结果分析及判读。

5.2　验证方案

5.2.1　使用与参比系统比对的方法，参比系统为大德路院区的检测系统。

5.2.2　比对的样品数量应不少于 5 例，计算每个检测系统结果与参比系统检测结果的偏倚，并依此评价可比性验证结果。

5.3　判断标准

5.3.1　偏倚是否满足要求的判断标准见分子组质量目标。

5.3.2　5 份样品中有 4 份检验结果的偏倚符合实验室制订的判断标准，即为可比性验证通过。

5.3.3　必要时，可适当增加检测样品量（不超过 20 份），如果 90% 以上的样品检测结果偏倚符合实验室制订的判断标准，即为可比性验证通过，否则为不通过。

6　相关措施

6.1　由专人对所有实验数据进行统计分析，填写比对实验分析报告，并将结果反馈给参加比对的人员。

6.2　组长负责根据比对实验分析报告，对不具可比性项目提出整改意见，评估并确定结果偏离较大的检测系统。

6.3　采取有效措施避免向临床发出具有不同临床意义或解释的结果，或与用户讨论不可比结果对临床活动的影响，以及如何正确应用不同测量系统的检测结果（包括结果偏倚情况），并记录。

7 记录的保存

比对实验分析报告、原始数据以及采取的纠正措施均应记录并归档保存，至少保存 2 年。

8 文件发布 / 修订历史记录

版本	文件编号	新增 / 更改内容	编写 / 审核者	生效日期

（王丽娜　王　意）

第十二章

仪器操作及维护类作业指导书示例

第一节　全自动核酸提取仪操作作业指导书

1　目的

规范全自动核酸提取仪的基本操作及维护，保证临床检测质量。

2　设备信息

放置区域：样品制备二区　　　　　维修联系人：××

3　职责

技术人员严格按照规范使用和维护仪器，并做好记录；仪器负责人负责全自动核酸提取仪的定期维护；组长检查相关的校准和维护记录，并进行综合管理。

4　操作

4.1　开启仪器的电源开关，然后开启仪器配套的电脑。

4.2　待仪器蜂鸣器长鸣声结束后，双击应用软件图标，进入软件主界面，点击界面中【初始化】按钮，仪器进行初始化动作，初始化的过程中界面将不能进行任何操作，初始化完成后点击"确定"进入下一步。

4.3　新建实验，按照顺序手动依次将试管架轻柔匀速地往里推动进行样品扫描，扫描完成后可在条码对应的位置双击修改条码，然后依次输入【实验ID】，输入【样品数】，点击【确定】按钮，选择【项目数量】，选择【实验流程】。填充空白【ID】，选择样品所做的【项目】，然后点击"下一步"按钮。

4.4　点击"下一步"按钮进入"提取板排版界面"，该界面显示的是样品加到96孔板的位置，以及提取试剂的摆放位置等；确认无误之后，点击"下一步"按钮。

4.5　在分装（PCR反应液体系＋核酸模板）到8连管的位置，以及对应PCR体系的加液量界面进行各参数的确认，确认无误之后，点击"下一步"按钮。

4.6　在"实验步骤及吸头界面"，根据实际情况勾选对应的1 000μL/200μL枪盘并点击"更新"，然后点击"运行"按钮就可以启动实验（注意：若想从中间步骤开始往后做，可直接在中间步骤打钩，实验将会从打钩的步骤开始往后做，注意两个机芯都要打钩，见图12-1）。

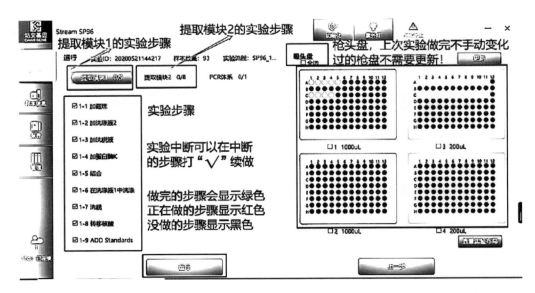

图 12-1　实验步骤选择及吸头位置

4.7　启动实验后软件会弹窗提示"即将开始测试，请确保试剂及耗材已放置好"。此时应检查耗材是否摆放齐全、到位、平整；试剂是否摆放到位、足量。尤其注意确保磁力套放置到位（图 12-2），确认后点击"确定"。仪器开始执行实验步骤。

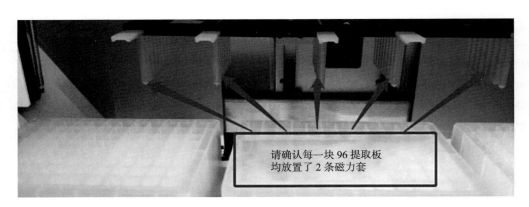

图 12-2　确认磁力套是否有放置到位

4.8　配制扩增体系。如果是手工混合的反应液，则按事先的设置摆放混合管位置，①将复融好的 A 液、B 液等手工混合好放到指定位置；②放置好对应数量的八连管。

4.9　当仪器提取完，分配核酸之前，软件会弹窗提示开门。此时应检查八连管内反应液体系的分装是否有漏分，检查无误后点击确定，仪器将进行核酸分装。

4.10　仪器运行完成之后，软件会弹窗提示"提取完成"。

4.11　清理仪器上的试剂、耗材、实验产生的废物等，在软件主界面有一个紫外开关按钮，点击打开后可设置分钟数，开启即可打开仪器内部紫外线灯，倒计时到达之后，紫外线灯将会自动关闭。开紫外线后仪器会自己切断工作电源，关闭软件，点击"退出"按钮，即可关闭电脑。

5　仪器的维护

5.1　日维护（每次实验后）

5.1.1　用 75% 酒精喷雾打湿无尘纺布后，擦拭仪器工作台表面（注意：正门以及两块侧板为有机玻璃，严禁使用酒精等有机溶剂进行擦洗）。

5.1.2　用 75% 酒精喷雾消毒样品架、试剂架并用无尘纺布擦拭。

5.2　月维护

5.2.1　打开仪器门，用清水擦洗工作台面及仪器内壁。

5.2.2　用清水擦洗仪器两侧外壳及仪器后板。

5.2.3　用清水清洗废料桶的内壁；必要时，可用消毒剂对废料桶进行浸泡；也可以将废料桶换成大的利器盒装满扔掉。

6　文件发布 / 修订历史记录

版本	文件编号	新增 / 更改内容	编写 / 审核者	生效日期

（李婷婷　王　意）

第二节　×× 血细胞分析仪操作作业指导书

1　目的

规范科室人员对 ×× 血细胞分析仪的操作与维护，保障血细胞分析检验工作顺利进行，保证操作和设备的安全；同时为操作人员提供该仪器检测原理、操作步骤、维护保养、故障处理等相关信息。

2　范围

适用于血细胞和网织红细胞的检测，以及体液（胸水、腹水和脑脊液）样品细胞计数及分类。

3　职责

3.1　专业组长负责 ×× 全自动血细胞分析仪操作程序（standard operating procedure，SOP）的编写与定期评审。

3.2　检验科被授权人员按照本程序对仪器进行相关样品检测操作与维护保养。

4　注意事项

警告和安全性注意事项

注 1：仪器硬件

a）仪器运行中勿打开、触碰仪器内部部件，长发、手指和衣服要远离仪器的旋转部分；

b）禁止触摸仪器密封面板后的电路，可能造成电击，尤其是当用湿手触摸时；

c）如果仪器散发出异味或者烟雾，应立即切断电源，拔下电缆插头，并与当地的制造商技术代表联系。否则可能引起火灾或者触电伤亡事故；

---

d）使用专用的工具和零件进行系统的检验和维修，禁止使用替代零件；

e）不可对仪器做任何系统上的修改。

注2：生物安全

a）系统中所有与患者的血样接触或有潜在性接触可能的表面与零件都应被作为污染物考虑，在操作、维护仪器时有必要穿戴保护性的外套和手套；

b）操作人员在处理废弃样品、废液或组装、拆卸仪器零件时不能触摸废弃物。如果操作人员不小心接触了废弃物或其他生物性的危险物时，立即用清水冲洗被感染区域并遵守实验室的清理及排除污染的步骤；

c）仪器操作以及废血废液的处理必须符合所在实验室有关的生物安全规则；

注3：试剂

试剂在使用前应确认包装是否有破损、污染或颜色变化，一经发现，立即更换。避免和眼睛、皮肤接触，一旦接触，用大量流水冲洗，并适当考虑必要的医疗措施。

5 基本信息与性能特征

5.1 仪器运行环境要求

避免把设备安装在可能会受到强烈射频干扰的地方；避免安装在太阳直接照射的地方，选择通风良好的场所。仪器应安装于牢固的桌子或工作台上，防止意外跌损。

温度范围：15～30℃（25℃最佳）。

湿度范围：30%～85%。

电压要求：100～240V，50～60Hz。

5.2 检测原理

各项目检测方法见表12-1。

表12-1 ××血细胞分析仪各项目检测方法

参数	缩写	检测方法
血小板计数	PLT-I/PLT-O	鞘流电阻抗法/核酸染色激光流式细胞术
红细胞计数	RBC	鞘流电阻抗法
血红蛋白	Hgb	SLS-Hgb法
红细胞比积	Hct	RBC累积脉冲法
平均红细胞体积	MCV	由RBC和Hct算出
平均红细胞血红蛋白量	MCH	由RBC和Hgb算出
平均红细胞血红蛋白浓度	MCHC	由Hct和Hgb算出
白细胞计数及分类	WBC	核酸染色激光流式细胞术

5.3 基本参数

样品类型：末梢血、静脉血、体液

样品用量：88μL（CBC）、88μL（CBC+DIFF）

检测速度：100个样品/小时

检测参数：26 项测定项目、2 个散点图、2 个直方图。

分析模式：进样器模式、手动模式、前稀释模式。

5.4　性能特征

重复性、中间精密度、携带污染率等已经过性能验证，符合本实验室要求。经验证 WBC、RBC、Hgb、Hct、PLT 的线性范围分别为：$(0.08 \sim 414.6) \times 10^9/L$、$(0.45 \sim 9.14) \times 10^{12}/L$、$(12 \sim 267)$ g/L、$(4.0 \sim 78.7)$ %、$(2 \sim 3\,776) \times 10^9/L$，与制造商声明的线性范围基本一致，故本实验采用制造商声明的线性范围（表 12-2）。线性范围能够满足临床需要，故将线性范围作为可报告范围。

表 12-2　×× 血细胞分析仪制造商的线性范围

项目	×× 血细胞分析仪线性范围
WBC	$(0.00 \sim 440.00) \times 10^9/L$
RBC	$(0.00 \sim 8.60) \times 10^{12}/L$
Hgb	$(0 \sim 260)$ g/L
Hct	$(0.0 \sim 75.0)$ %
PLT	$(0 \sim 5\,000) \times 10^9/L$

5.5　试剂

所有试剂须存储于干净的环境中，注意防尘，避免阳光直射及热源，适宜温度为 15 ~ 30℃。详细信息见表 12-3。

表 12-3　×× 血细胞分析仪所有试剂名称及用途

英文名称	中文名称	代号	规格	用途	开封后有效期
CELLPACK DCL	稀释液	DCL-300A	20L	用于血细胞分析前，样本的稀释，系统冲洗	60 天
Lysercell WDF	血细胞分析用溶血剂	WDF-200	4L×2	用于血细胞分析前破坏细胞，从而便于细胞分类/计数	90 天
Fluorocell WDF	血细胞分析用染色液	WDF-800A	42mL×2	用于对血细胞进行染色，从而观察其形态与结构，以便于血液分析仪器进行血细胞分类计数	90 天
Lysercell WNR	血细胞分析用溶血剂	WNR-200	4L×2	用于血细胞分析前破坏细胞，从而便于细胞分类/计数	60 天
Fluorocell WNR	血细胞分析用染色液	WNR-800A	82mL×2	用于对血细胞进行染色，从而观察其形态与结构，以便于血液分析仪器进行血细胞分类计数	90 天
SULFOLYSER	血细胞分析用溶血剂	SLS-240A	1.5L×2	用于血细胞分析前破坏红细胞、溶出血红蛋白、从而便于血红蛋白定量测定	60 天
Lysercell WPC	血细胞分析用溶血剂	WPC-200A	1.5L×2	用于血细胞分析前破坏细胞，从而便于细胞分类/计数	90 天

英文名称	中文名称	代号	规格	用途	开封后有效期
Fluorocell WPC	血细胞分析用染色液	WPC-800A	12mL × 2	用于对血细胞进行染色,从而观察其形态与结构,以便于血液分析仪器进行血细胞分类计数	90 天
CELLPACK DFL	血细胞分析用稀释液	DFL-300A	1.5L × 2	用于血细胞分析前,样本的稀释	60 天
Fluorocell RET	血细胞分析用染色液	RET-800A	12mL × 2	用于对血细胞进行染色,从而观察其形态与结构,以便于血液分析仪器进行血细胞分类计数	90 天

6 仪器操作

6.1 开机

6.1.1 开机前检查

检查管道、电线的连接;确认管道无折;确认电源插头插入插座。

6.1.2 开机顺序

打开主机电脑电源→打开控制仪器软件 IPU(正常情况下会自动打开 IPU 并登录)→打开中间系统 laboman →打开仪器传输接口软件→打开仪器电源。

6.1.3 仪器自检

仪器会在被开启后的分析前进行自检,包括自检、下载主机控制程序、机械和液力部件初始化、清洗程序、等待温度稳定以及空白检测。系统将执行三次空白检测。空白满足设定的允许范围后,主机指示灯变绿,表示仪器处于待机状态,可以开始检测样品了。

6.2 仪器质控操作

6.2.1 质控品的设置

在 IPU 软件中选择"质控文件",选择一个空文档号,点击"登记",在"材料"下面选择相应质控水平(control level 1、2、3),录入相应质控品条码号及使用期限,最后点击"OK"即可。

6.2.2 质控品检测

在质控品恢复室温并充分混匀后,按照常规样品检测模式(进样器模式)进行质控检测,检测完毕后,在 IPU 软件中审核质控,输出到电脑,传入 LIS 质控系统,按相关要求处理质控。

6.3 样品分析

6.3.1 手动模式分析样品(静脉血或末梢血)

a)上机样品要求样品量约 200μL 以上。

b)按下转换开关,使黑色的样品托架伸出,主机上的 LED 指示灯将转为绿色,显示其已处于手动抽吸就绪状态。

c)点击打开"手动分析",选择需要的"CBC""DIFF"、或"RET""读取 ID"及"血液吸样传感器",点击"OK"。

d)轻轻混匀样品,打开样品盖子,将样品垂直放置在样品托架。

e)按击绿色进样键,主机上的 LED 指示灯将转为绿色闪烁,样品托架收回并开始扫描吸样。

f）吸样完毕后，样品托架再次伸出，此时可移走样品。

g）如要分析下一个样品，等待蜂鸣器响起，并且 LED 指示灯变成常绿，系统进入准备状态，可检测下一个样品。

6.3.2　进样器模式（静脉血）

当仪器处于准备就绪状态时（LED 指示灯显示绿色），可以执行进样器模式分析。静脉血样品在此模式下，样品的搅拌、抽吸及分析都将自动执行。

a）当主机处于就绪状态时（LED 指示灯显示绿色），样品托架收回。

b）将样品放置在专用架上，放置在进样器的右侧端，仪器会自动感应，并将其推到检测单元，同时 LED 指示灯为绿色闪烁，进行检测样品。

c）一架样品检测完毕后，样品架被推到仪器左侧，所有架上样品被检测完毕后，仪器进入准备就绪状态。

注：进样器模式除可以自动混匀样品外，其吸样和检测与手动模式完全相同。

6.4　试剂更换

当一种试剂使用完毕时，仪器会发出蜂鸣声，并弹出更换试剂对话框，根据报警信息选择合适试剂进行更换，并点击对话框内相应试剂，扫入更换试剂盒上的条形码，点击执行即可。

6.5　关机时的清洗液维护

选择清洗液维护→按"执行"键→仪器弹出关机对话框，同时样品托架伸出→按提示框要求执行 CELLCLEAN 清洗液维护操作→执行清洗液维护的关机过程需要大约 15 分钟，画面上将显示进度条，关机完成时，样品托架自动缩回分析仪。

6.6　关机程序

单击电脑 IPU 控制菜单上的按钮→选择"关机"键，清空废液桶中的废液，并妥善处理废液；依次关闭：仪器主机电源，进样器轨道电源，IPU 控制软件，Laboman 软件、LIS 等软件等，计算机电源。

7　保养维护

7.1　日常保养维护

7.1.1　关机

建议操作者完成一天的测定作业之后，执行关机程序 1 次。

7.2　必要时保养维护

点击控制菜单上的分析仪器菜单按钮，选择"保养"→在弹出的子菜单中，可根据具体需求选择需要保养或清洗的项目，根据弹出的对话框内容要求完成保养操作。

8　故障排除

8.1　当仪器出现故障后，仪器长鸣报警，弹出"帮助"对话框（或按 F1 键），选择"消除报警"，查看"错误记录"，并按照"动作"提示进行相应处理后选择"接受"即可。

8.2　当出现吸样不足或堵孔现象时可在"菜单"→"控制器"→"保养"界面下进行相应处理。

8.3　当出现进样架不移动且进样区指示灯为红色时，可重启仪器左后方的进样器轨道电源。

9　文件发布／修订历史记录

版本	文件编号	新增／更改内容	编写／审核者	生效日期

（王会敏　陈　林）

第三节 ×× 血细胞分析仪校准作业指导书

1 目的
规范 ×× 血细胞分析仪的校准流程，保证检验结果具有良好的量值溯源性。

2 范围
适用于 ×× 血细胞分析仪的校准。

3 职责
临检组长全面负责仪器定期校准的计划、校准过程的监督、校准报告的审核。

4 校准管理

4.1 校准流程概述

4.1.1 校准计划
由临检组长制订下次有效期到期之前的校准计划，并提前联系分析仪的校准工程师。

4.1.2 校准的实施
在临检组长或指定人员的见证下，校准工程师按照既定的校准程序，依次确认仪器状态良好（包括清洁保养、电气检查、参数检查、精密度等）；吸样和试剂分配部件的检查、温控系统的检查；检测项目的校准；校准后的验证。

4.1.3 校准报告的审核
校准报告一般由制造商工程师编写，临检组长负责审核校准报告，并确认校准有效性。

5 校准程序

5.1 校准时机
a）新设备使用前。

b）应至少每 6 个月进行一次校准。

c）经评估存在或可能存在系统误差时，如关键部件维修，室内质控、室间质评、室间比对、室内比对提示趋势性变化。

d）长期停用、搬迁移动、曾脱离了实验室直接控制后，重新投入使用前。

e）实验室认为需要校准的其他情况。

5.2 校准物
制造商提供的配套校准物或定值新鲜全血。

5.3 校准范围
应对所有需要使用不同吸样模式（自动、手动和预稀释模式）的不同吸样针进行校准。

5.4 校准前的准备要求
a）对仪器进行全面的保养维护，并记录。

b）核查电力供应、泵压力、气动阀、机械位置、光源等涉及加样系统、温控系统、检测系统等重要部件的参数，以及白细胞分类图形参数等应满足制造商要求，并记录。

c）核查实验室环境的温度与湿度应满足制造商要求，并记录。

d）背景计数：应满足制造商和实验室要求，并记录。

e）重复性：应满足制造商和实验室要求，并记录。

5.5 校准项目
WBC、RBC、Hgb、PLT、Hct、MCV、Ret。

5.6 校准

首选按制造商规定的程序进行校准，也可按照如下的程序进行校准。

5.6.1 校准物的准备

5.6.1.1 使用仪器制造商推荐的配套校准物

a）将校准物从冰箱内（2~8℃）取出后，要求在室温（18~25℃）条件下放置约15分钟，使其温度恢复至室温。

b）检查校准物是否超出有效期，是否有变质或污染，批号与说明书上的一致性。

c）上下颠倒混匀，并旋转，约需要20次，直至所有细胞完全悬浮，4小时内使用完毕。

d）将两管校准物合在一起，混匀后再分装于2个管内，其中一管用于校准物的检测，另一管用于校准结果的验证。

5.6.1.2 使用新鲜血作为校准物

a）将正常人新鲜血细胞分析样品混匀后，分装于3个血细胞分析试管中，每管约3mL。

b）取其中1管，用标准检测系统连续检测11次，计算第2次至第11次检测结果的均值，以此均值为新鲜血的定值，并记录。

c）取第2管新鲜血作为定值的校准物，用于校准待校仪器。

d）取第3管新鲜血用于仪器校准后的验证。

5.6.2 校准模式的选择和测定

取1管校准物，连续检测。

仪器若有自动校准功能，可采用，仪器直接得出均值，并给出相应的校正系数。

若无自动校准功能，连续检测11次，舍去第1次检测结果，以防止携带污染。将第2次至第11次的各项检测结果记录于表格中，计算均值，均值的小数点后保留位数比日常报告结果多一位数字，计算校准系数。

5.6.3 判别是否需要调整仪器

用上述均值与校准物的定值比较，以判别是否需要调整仪器。

a）计算偏倚

偏倚 = | 均值 − 定值 | × 100% / 定值，参考表 12-4 的标准进行判断。

表 12-4 血细胞分析仪校准的判断标准

参数	偏倚	
	一列	二列
WBC	1.5%	10%
RBC	1.0%	10%
Hgb	1.0%	10%
Hct	2.0%	10%
MCV	1.0%	10%
PLT	3.0%	15%

b）判定

若偏倚等于或小于表中第一列数值时，仪器不需进行调整，记录检测数据即可。

若偏倚大于表中的第二列数值时，需请仪器维修人员检查原因并进行处理。

若偏倚在表中第一列与第二列数值之间时，需对仪器参数进行调整，调整方法可按仪器说明书的要求进行。若仪器无自动校准功能，则按照如下公式，求出新校准系数：

$$新校准系数 = 定值 \times 原校准系数 / 均值$$

将新校准系数输入仪器，更换原来的系数。

记录旧校准系数和新校准系数。

5.6.4 校准后验证

将用于验证的校准物充分混匀，在仪器上重复检测 11 次。去除第 1 次结果，计算第 2 次至第 11 次检测结果的均值，再次计算偏倚，并与表 1 中的数值对照，并记录相关数据。如果各参数的差异全部等于或小于第一列数值，证明校准合格。如果达不到要求，须请维修人员进行检修，然后重新校准。

每次校准完后立即检测常规在用批号的室内质控，质控结果应在允许范围内。

6 校准报告

校准报告一般由厂家工程师编写，并将原始数据（仪器的结果、参数的图片）、所用试剂、耗材、器具的证明或检定证书、校准品说明书 / 溯源材料、校准人资质证明等信息附录在报告正文之后。临检组长审核校准报告后，签名确认校准有效，存档，至少保存 2 年。

7 文件发布 / 修订历史记录

版本	文件编号	新增 / 更改内容	编写 / 审核者	生效日期

（王会敏　陈　林）

第十三章

项目作业指导书示例

第一节　总蛋白检测作业指导书

1　目的

根据国家食品药品监督管理总局（CFDA）发布的总蛋白（total protein，TP）参考测量方法建立本室 TP 的标准测定程序。

2　范围

本参考测定程序（reference measurement procedure）适用于参考实验室测定人血清、质控品、校准品中的 TP 浓度。

3　规范性引用文件

参考测量程序：血清总蛋白参考测量程序（YY/T 1195-2011），发布者：CFDA。

ISO 15193：2009《体外诊断器具 生物源样品中量的测定参考测量程序的表述》。

4　术语和定义

参考测量程序：在校准或参考物质定值时，为提供测量结果所采用的测量程序，它用于评价由同类量的其他测量程序获得的被测量的量值的测量正确度。

5　测定原理和方法

5.1　测定原理

蛋白溶液在碱性条件下与酒石酸络合铜反应生成紫罗兰色的物质，该物质在 540nm 有特殊的吸收峰。此反应是蛋白和多肽的特征性反应。蛋白溶液中的蛋白含量与 540nm 的吸光度成正比。

5.2　测定方法：国家食品药品监督管理总局批准的参考测量方法。

6　试剂

6.1　通用性要求

尽量使用高纯度的反应物，且反应物必须由供货商提供证明以保证其质量。若怀疑其不纯会影响测量，则需做进一步研究，例如比较不同生产商和不同量的商品。推荐使用已被比较证明了的化学品。

6.2　配制要求

制备溶液的物质均指 100% 含量，若不足，应按照纯度进行换算。

换算公式：

$$g_{实际} = \frac{g_{理论}}{z}$$

$g_{实际}$—原料的实际质量，g

$g_{理论}$—原料的理论质量，g

z—原料纯度的百分含量，%

试剂的配制要使用质量与双蒸水相当的高纯度水，电导率 < 2μs/cm，pH6～7，每次称重的扩展不确定度（$k=2$）应该 ≤ 1.5%。

6.3 试剂核查，见表 13-1。

表 13-1 试剂信息

分类	试剂名称	分子式	分子量	CAS 号
试剂	硫酸铜	$CuSO_4 \cdot 5H_2O$	249.69	7758-99-8
	酒石酸钾钠	$KNaC_4H_4O_6 \cdot 4H_2O$	282.22	6381-59-5
	碘化钾	KI	166.01	7681-11-0
	氢氧化钠	$NaOH$	40.00	1310-73-2
溶剂	去离子水（电导率 < 2μS/cm）	—	18.02	—
标准物质	SRM927 或国家有证标准物质	—	—	—
质控品	室间比对留样	—	—	—

6.4 试剂配制

6.4.1 NaOH 溶液（6.0mol/L）

成分：240 ± 2g　　　NaOH

配制步骤：称量所需物质溶于新鲜制备的蒸馏水 800mL，搅拌至试剂完全溶解，平衡到 20℃，转移到容量瓶中定容至 1L。最好使用未开过封的 NaOH，以保证它干燥而且没有 Na_2CO_3。

储存：常温密闭保存于聚乙烯塑料瓶中。

可接受标准：溶液澄清，无明显浑浊。

6.4.2 双缩脲试剂

成分：3.00 ± 0.01g　硫酸铜（$CuSO_4 \cdot 5H_2O$）

　　　9.00 ± 0.01g　酒石酸钾钠（$KNaC_4H_4O_6 \cdot 4H_2O$）

　　　5.0 ± 0.1g　碘化钾（KI）

　　　100mL　　　6mol/L NaOH

配制步骤：称量 $CuSO_4 \cdot 5H_2O$ 溶于 500mL 新鲜制备的去离子水中，加入酒石酸钾钠和 KI，待所有物料完全溶解后，加入 NaOH。平衡到 20℃，转移到容量瓶中定容至 1L。

注：试剂空白的吸光度（5.0mL 双缩脲试剂加 100uL 的去离子水），在 540nm 应在 0.095 和 0.105 之间。如不符合需重新配制。

储存：常温保存，保质期：至少稳定 6 个月。

可接受标准：溶液澄清，无明显浑浊。

6.4.3 碱性酒石酸试剂

成分：9.00g　　　　酒石酸钾钠（$KNaC_4H_4O_6 \cdot 4H_2O$）

　　　5g　　　　　　KI

　　　100mL　　　　6mol/L　NaOH

配制步骤：称量酒石酸钾钠和 KI 溶于 800mL 水中，加入 NaOH。平衡到 20℃，定容至 1L。

储存：常温保存，保质期：约 6 个月，如试剂长菌应弃去重新配制。

可接受标准：溶液澄清，无明显浑浊。

6.5 最终反应混合物的浓度，见表13-2。

表13-2 检测TP的最终反应混合物的浓度

样品测量液	
氢氧化钠	0.59mol/L
硫酸铜	2.94g/L
酒石酸钾钠	8.82g/L
碘化钾	4.90g/L
样品空白液	
氢氧化钠	0.59mol/L
酒石酸钾钠	8.82g/L
碘化钾	4.90g/L

7 仪器

7.1 仪器配置，见表13-3。

表13-3 仪器配置信息

编号	设备名称	型号	出厂编号
RL-01	紫外可见分光光度计	U-3310	1908-017
RL-07	磁力搅拌器	RH-KT/C	07.009492
RL-10	超纯水机	Simplicity UA	F7HN26862C
RL-08	电子分析天平	MCA225P-2CCN-1	0039003941
RL-11	移液器系列	Research & reference	—

7.2 主要仪器的基本性能要求，见表13-4。

表13-4 主要仪器的基本性能要求

仪器名称	计量参数	性能要求
分光光度计	波长准确度/nm	339nm ± 1nm（$k=2$）
	带宽/nm	$\leqslant 2$
	光径/mm	10.00 ± 0.01（$k=2$）
电子分析天平	偏载测试、重复性试验	检定合格

8 采样和样品

8.1 参考实验室不自行采集样品，主要为外检样品，一般不考虑分析前因素对样品特性的影响。

8.2 适用样品包括：参考物质、校准品、质控物质、室间比对样品和血清等。

8.3 对受检样品的管理要求：参照本程序文件《样品核收与保存程序》，并填写《样品核收登记表》，对不符合要求样品应及时与委托方联系，并填写《不合格样品记录表》。

8.4 样品的处理：待测之前，样品应进行正确的处理。具体按照样品说明书进行，冰冻一般需要恢复室温，干粉复融要注意水温，所有样品都需要使用前充分混匀，避免产生大量气泡等。

9 检测程序

9.1 测量仪器的准备：测定前，按各仪器标准操作规程进行仪器的准备工作，紫外分光光度计开机预热 30 分钟以上，检查仪器状态，并填写相应的记录表。分光光度计参数设置，见表 13-5。

表 13-5 设置参数

参数	要求
温度	（37.0 ± 0.1）℃
波长	（540 ± 1）nm
带宽	≤2nm

9.2 在 540nm 空气调 0。

9.3 设定标准液浓度及样品数量

注意：检测过程中使用同一个比色杯，并保证光束通过比色杯的方向是一致的。

9.4 在比色杯中加入碱性酒石酸溶液，任何时候比色杯外壁不得有溶液，参比用空气，记录吸光度 A_1。

9.5 样品空白的检测（A_2）

碱性酒石酸试剂   5.000mL

样品（标准液）   0.100mL

样品加入时需反复吹打 3 次以上。样品加入后马上轻柔并充分混匀。（37 ± 1）℃温浴 10 分钟。

用反应液润洗比色皿 3 次，将反应液装入比色皿，读数 A_2。

9.6 试剂空白的检测（A_3）

双缩脲试剂   5.000mL

去离子水   0.100mL

充分混匀，（37 ± 1）℃温浴 10 分钟。

用反应液润洗比色皿 3 次，将反应液装入比色皿，读数 A_3。

9.7 样品的检测（A_4）

双缩脲试剂   5.000mL

样品（标准液）   0.100mL

样品加入时需反复吹打 3 次以上。样品加入后马上轻柔并充分混匀。（37 ± 1）℃温浴 10 分钟。

用反应液润洗比色皿 3 次，将反应液装入比色皿，读数 A_4。

9.8 为避免残留的问题，先进行样品空白检测，再进行样品检测（包括标准液的检测）。

9.9 样品空白的检测、样品的检测、试剂空白的检测均进行 2 次（包括标准液、质控的检测）。

9.10 每次检测样品前后均需检测两次标准液（SRM927）。

9.11 分光光度计漂移的检测

每间隔 10 个样品，用 1mL 的碱性酒石酸（当读样品空白时）或试剂空白（当检测反应时）清洗比色杯 5 次，第 6 次装入相应的溶液检测 A_1 或 A_3，A_1 或 A_3 首次检测的吸光度 ±0.002ABS 内，如果漂移大于此值，记录新的 A_1 或 A_3，吸光度修正时应减去新的 A_1 或 A_3 吸光度值。

如果漂移是由于不可修复的问题，不要进行分析。直到仪器被修复。

10　原始数据的有效性检查

10.1　血清样品、质控、样品空白、试剂空白所有的两次重复的吸光度读数之差不能超过 0.005A。如果超过，重新分析这些样品。

10.2　前后两次的 4 个标准液读数差异 < 0.007A，而且至少有三个读数差异 < 0.005A。如果不符合，重复四次标准液的测定，但不用重新检测样品。如果两次标准液测定的均值（最初检测值和重新检测值）偏倚超过 0.005A，则漂移不可接受，查明原因，解决后重新测定。

10.3　如果测定符合上面两种情况，说明测定结果可接受。

11　数据处理

11.1　校正吸光度计算公式　　　　　$A=A_4-A_3-(A_2-A_1)$

A—校正后的吸光度，ABS

A_4—样品的检测吸光度，ABS

A_3—试剂空白的检测吸光度，ABS

A_2—样品空白的检测吸光度，ABS

A_1—碱性酒石酸溶液吸光度，ABS

11.2　标准液校正吸光度的计算

以 4 次标准液吸光度的校正吸光度的平均值作为标准液的校正吸光度 A_C。

11.3　样品浓度的计算

$$C = \frac{A}{A_C} \times C_{SRM}$$

C—样品的浓度，g/L

C_{SRM}—标准液 SRM927 的浓度，g/L

12　测量程序可靠性分析

12.1　精密度：CV≤1.5%；

12.2　正确度：偏倚≤2.5%；

12.3　线性范围：19.0~120.0g/L；

12.4　不确定度：U_{rel}=2.9%。

13　特殊事项

本方法是对 CFDA 公布的血清总蛋白参考测量程序（YY/T 1195—2011）方法进行复制，在原理、程序性步骤、结果的计算和表达等方面没有改变。

14　参考区间

健康成人走动后血清总蛋白浓度为 64~83g/L；健康成人静卧时血清总蛋白浓度为 60~78g/L。

15　临床意义

血浆蛋白主要在肝脏，血浆细胞，淋巴结，脾脏，骨髓中合成。在某些疾病中，总蛋白的浓度以及其中某种蛋白所占有的比例都会偏离正常范围。在另一些疾病时，因为某种蛋白的浓度降低，但是其他种类的蛋白浓度升高，致使总蛋白的浓度没有变化。

15.1　TP 升高见于脱水、休克等造成血液浓缩；血清蛋白合成增加，多见于多发性骨髓瘤等。

15.2 TP 降低见于：血液稀释，血浆中水分增加；营养不良和消耗增加；合成障碍，当肝功受损时，蛋白合成减少；蛋白丢失，严重烧伤，大量血浆渗出，大出血等。

16 文件发布/修订历史记录

版本	文件编号	新增/更改内容	编写/审核者	生效日期

（王建兵）

第二节 梅毒螺旋体抗体非特异性反应检测作业指导书

1 检测方法

甲苯胺红不加热血清学试验（syphilis toluidine red unheated-serum test，TRUST）

2 原理

采用性病研究所实验室玻片试验（VDRL）抗原重悬于含有特制的甲苯胺红溶液中制成。将可溶性抗原先吸附于适当大小的颗粒性载体的表面，然后与相应抗体作用，在适当的电解质存在的条件下，出现凝集现象，既可定性检测，又能半定量测定。该方法简便，敏感度较高，在临床检验中被广泛应用。

3 样品要求

用无抗凝管抽取静脉血 2～3mL，3 000r/min 离心 10 分钟分离出血清。

血清样品在 4 小时内检测，可置室温存放；

血清样品在 2～8℃稳定 5 天，否则应置于 –20℃或更低温存放。

4 试剂和仪器

4.1 试剂

4.1.1 来源：试剂由 × × 公司生产。

4.1.2 试剂盒组成

TRUST 抗原悬液 1 瓶　　　　　　试验专用卡片（120 人份）

阳性对照血清 1 瓶　　　　　　　专用滴管及针头 1 套

阴性对照血清 1 瓶

4.1.3 抗原滴针

专用抗原滴针的内外壁宜经硅涂层处理，每次滴出的抗原量是 17μL，或符合（59±1）滴/mL 的技术要求。

4.1.4 试剂盒的保存与有效期

新购试剂保存于 2～8℃，勿冷冻。批号不同的试剂盒不能混用。

4.2 数显振荡器（水平旋转仪）

4.2.1 水平状态转速（100±2）r/min，时间控制精度 ±1s/min；非旋钮式调节。

4.2.2 水平样品托盘附有夹槽用于固定反应板，避免在旋转时反应板滑出。

5　操作步骤

5.1　定性试验

温度的重要性： 过低的环境温度会影响检测结果。若试剂温度未恢复至室温，会导致反应强度降低甚至出现假阴性结果。

▶ 试验区域温度宜在 23～29℃。

▶ 使用前将试剂盒置于室温下平衡至少 30 分钟。

5.1.1　分别吸取 50μL 待检血清或血浆样品，阴阳性对照品和质控品，每个样品置于反应板上的一个圆圈中。

5.1.2　将样品涂布充满整个反应圆圈；涂布样品时移液器吸头与卡片的夹角接近 30°，避免移液头划破反应板表面防水涂层。

5.1.3　滴加抗原前，将试剂瓶沿水平方向旋转混匀抗原，用滴管轻缓的反复吹吸数次，直至抗原充分悬浮，吸入滴管；滴管中的抗原将用尽时，应重新吸取抗原悬液。弃去滴管的第 1 滴抗原，从第 2 滴开始向每个样品圈中滴加 1 滴抗原。

混匀抗原悬液时不可剧烈吸吹，应采用垂直悬滴的方式滴加抗原。

▶ 滴针内的第 1 滴和最后 1 滴抗原不应滴加到样品中。

5.1.4　滴加抗原后，立刻拿起反应板，倾斜 30° 左右旋转数次，让抗原和样品尽快混合。

5.1.5　将卡片置于水平旋转仪上，启动仪器的反应程序（100r/min，8 分钟）。

不可改变振荡器转速。

5.1.6　当仪器停止工作后，3 分钟之内用肉眼观察结果。

若反应结束后放置时间超过 3 分钟，可能导致判读错误。

5.1.7　定性试验呈阳性的样品，应将样品连续倍比稀释后，进行半定量试验（见 5.2）。

5.2　半定量试验

TRUST 半定量试验用于判断梅毒非特异性抗体的相对浓度和 / 或排除前带现象，操作步骤如下：

5.2.1　吸取 50μL 生理盐水，分别加至反应板上数个连续的圆圈中。

5.2.2　吸取 50μL 待检血清样品（或对照品、或质控品），与反应板上第 1 个圆圈的生理盐水充分混合。稀释过程中，样品与生理盐水应反复吸吹 ≥ 6 次，避免气泡，不可将样品吹出反应圆圈。

5.2.3　吸取第 1 个圆圈中倍比稀释的样品 50μL，与反应板上的第 2 个圆圈的生理盐水混合；重复以上操作，直至最后一个生理盐水的圆圈充分混合后，吸出 50μL 的稀释样品，弃用。

5.2.4　从最高稀释度开始往低稀释度方向，逐一将稀释样品均匀的涂满整个圈。

5.2.5　按 5.1.3、5.1.4 给出的描述和步骤滴加抗原。

5.2.6　按 5.1.5、5.1.6 给出的描述和步骤启动反应程序的操作。

5.2.7　当仪器停止工作后，3 分钟以内肉眼观察最高稀释度出现阳性或弱阳性反应做出判断。

若反应结束后放置时间超过 3 分钟，可能导致判读错误。

5.2.8 半定量试验最高检测的稀释度为 1∶128。当患者结果滴度超过 1∶128 时，以 ≥ 1∶128 报告结果。

6 结果判断

6.1 阳性反应（+++ ~ ++++）：可见中等或较大的红色凝集物。

6.2 弱阳性反应（+ ~ ++）：可见较小的红色凝集物。

6.3 阴性反应：可见均匀的抗原颗粒而无凝集物。

7 室内质控

7.1 质控品来源于广东省临检中心，置于 –20℃或更低温存放。

7.2 复融后质控品于 2 ~ 8℃冰箱保存，一周内使用。

7.3 质控品从冰箱取出需在室温放置 30 分钟后，充分混匀再加样。

7.4 把质控品当样品编入每次检测中完成。每检测日或分析批，应使用弱阳性和阴性质控物进行质控。

7.5 阳性质控结果在均值上下一个滴度或稀释度以及阴性质控结果为阴性即为在控，否则为失控。

7.6 质控检测完成后登记质控记录；发现失控时填写失控报告，查出失控原因并作相应的处理。

8 参考值 阴性

9 结果报告

阴性或阳性（滴度）。

本试验系非特异性反应，需结合临床进行综合分析，必要时作特异性密螺旋体试验进行确认。

方法局限性

个别品牌真空采血管中含有的添加剂成分，可干扰检测结果引起假阳性反应。与梅毒感染无关的其他因素也可致 TRUST 呈阳性反应，孕妇、老年人群可发生假阳性反应。系统性红斑狼疮、麻风病、疟疾、传染性单核细胞增多症、病毒性肝炎、肿瘤、其他螺旋体疾病等可引起假阳性反应。

感染梅毒螺旋体后，机体免疫应答需要一定过程，抗类脂类的抗体浓度尚处于实验方法的检测限之下，称为窗口期，可呈假阴性反应。少数早期梅毒和神经梅毒以及部分晚期梅毒，定性试验可呈假阴性反应。

部分早期梅毒（1% ~ 2% 二期梅毒、0.5% ~ 1% 一期梅毒）的样品可出现前带现象。部分晚期潜伏梅毒、少数其他病程的样品可发生血清固定现象。

---

10 临床意义

10.1 辅助诊断

梅毒螺旋体感染后，人体会产生抗类脂物质的抗体。梅毒非特异性抗体检测呈阳性反应，与活动性梅毒有关，是判断"现症感染"的指标；结合梅毒特异性抗体检测结果和临床症状可确诊梅毒。

超过 10% 的静脉药瘾者的滴度＞ 1∶8，部分早期梅毒和潜伏梅毒的滴度＜ 1∶8。低滴度值不可用于排除假阳性反应。

10.2　疗效监测

对监测治疗效果的病例，应采用与初次检测相同的方法和试剂；随访时可将结果与前一次和 / 或出诊时的滴度水平进行动态的比较，给予临床最佳解释。

在连续的疗效监测过程中，抗体滴度水平和变化趋势有着不同的临床意义：

——抗体下降≥ 2 个滴度（例：从 1∶64 下降至 1∶16，4 倍），判断治疗有效。

——抗体下降≥ 2 个滴度，并且连续 2 个检测周期的定性实验呈阴性反应，判断治愈。

——抗体下降＜ 2 个滴度，或上升＜ 2 个滴度，在排除重新感染和实验室技术性误差的情况下，继续随访监测。

——抗体上升≥ 2 个滴度（例：从 1∶16 上升至 1∶64，4 倍），或定性试验从阴性反应转为阳性反应，应结合流行病学史和临床体征，可判断复发、再感染或治疗失败。

11　文件发布 / 修订历史记录

版本	文件编号	新增 / 更改内容	编写 / 审核者	生效日期

（何　敏　王丽娜）

第十四章

组合检测及结果分析作业指导书示例

第一节　血细胞分析检验作业指导书

1　目的

规范血细胞分析的标准操作流程，通过对样品采集、检验、复检、报告等各个过程进行控制，以保证结果的准确可靠。

2　范围

本程序适用于血细胞分析、网织红细胞计数及血细胞分析复检。

3　职责

3.1　组长负责检验项目的操作规程制订并定期评审，以保证本程序的适用性。

3.2　授权的岗位人员负责样品检测，结果编辑，报告审核及发布。

4　检测原理

见各血细胞分析仪操作程序。

5　样品采集

5.1　静脉采血

5.1.1　采血器材

一次性静脉采血针、EDTA·K_2真空抗凝采血管（紫盖）、压脉带、垫枕、碘酊、75%乙醇、消毒棉签。

5.1.2　采血流程

先用安尔碘蘸湿棉签自所选静脉穿刺处从内向外、顺时针方向消毒皮肤，弃去棉签，另用一支安尔碘蘸湿棉签再次以同样方式消毒皮肤，弃去棉签。以左手拇指固定静脉穿刺部位下端，右手拇指和中指持真空采血器的持针器，将真空采血针针头斜面朝上，沿静脉走向使针头与皮肤成30°角斜行快速刺入皮肤，然后以5°角向前穿破静脉壁进入静脉腔。见回血后，将针头顺势探入少许，以免采血时针头滑出，但不可用力深刺，以免造成血肿，同时立即去掉压脉带。将直针插入真空抗凝采血管，待血液自行流入至约2mL，将真空管颠倒混匀8～10次，切勿用力振摇。采血完毕，解开止血带，退针，把采血针放入锐器盒。用棉签压住针眼，请受试人自行轻压棉签3～5分钟。

5.1.3　注意事项

a）静脉采血一般取坐位或卧位，压脉带捆扎时间不应超过1分钟，采血后轻轻颠倒摇匀，切忌用力振荡试管。

b）如果是有出血倾向患者如紫癜、ITP、血液病等要压迫5～10分钟直到无血渗出为止。

c）用静脉血制备血液涂片应在采集后一小时内完成。

d）该采血管可用于血细胞分析、血细胞形态分析、网织红细胞计数、全血CRP、血沉、疟原虫、微丝蚴等的检测。

5.2　末梢采血

5.2.1　采血器材

一次性末梢采血针、75% 乙醇棉球、消毒干棉球、EDTA·K$_2$ 的 0.5mL 末梢血抗凝试管（约含 EDTA·K$_2$ 1.0mg）、一次性手套。

5.2.2　采血流程

采血部位：成人以左手无名指指端内侧为宜，半岁以上儿童以中指为好，半岁以下婴幼儿通常大拇指或足跟部两侧采血。

采血操作：采集人员戴上新的一次性手套，轻轻按摩采血部位，使其自然充血，用 75% 乙醇棉球消毒局部皮肤，再用消毒干棉球擦干。紧捏采血部位，用无菌采血针穿刺取血，动作应迅速，然后，反复适当用力从穿刺部位近心端向远心端挤压，在穿刺位置垂直向下用 EDTA·K$_2$ 抗凝试管取血 0.3 ~ 0.5mL。采血完毕，用消毒干棉球压住伤口片刻。

5.2.3　注意事项

a）末梢采血时，挤压力不能过大，以免过多组织液混入；同时要避开冻疮、发炎、水肿等部位，以避免影响结果。

b）冬天气温低时，由于手指冰凉不利于血液循环，应先使患者暖手后采血或改为采集静脉血。

c）对于晕针、晕血患者，可嘱咐其坐在凳子上采血，如若患者发生晕针、晕血现象，采血人员应立即停止采血，将患者平放于地上，呼叫同事并通知急诊进行处理。

d）到病房协助医生采血，应戴好口罩、手套等防护用品。

e）为了保证结果的准确性，尽可能使用静脉采血方法，而不用末梢血管采血方法。

f）末梢血采血用品的消毒容器需每天消毒，每天更换。

6　样品管理

6.1　样品核收

岗位人员对检验前的样品进行核收。对有凝块、溶血、采血量不符合要求（静脉血少于 1mL，末梢血少于 0.2mL）、无条码或无标识等不合格的样品，按科室程序文件要求退检处理。

6.2　样品保存与检测后处理

静脉血样品采集后室温保存，并在 2 小时内测定。末梢血样品采集后，静置 5 ~ 10 分钟后混匀上机检测。检测后的静脉血和末梢血样品每个班次下班前，扫描入库后放置 2 ~ 8℃保存 7 天，然后按照弃置的医疗垃圾处理。冷藏保存的血样品，主要用于血红蛋白的复查，计数结果在一周内较稳定，对其他项目（白细胞分类、Hct、MCV、MCH、MCHC、RDW、PCT、MPV、PDW）结果冷藏保存后不稳定。

7　仪器试剂

见相应操作程序中的试剂描述。

8　授权操作

检验科所有参与值班的人员均应接受相关理论和实践技术培训、并通过考核获得操作血细胞分析仪、推染片仪、血细胞形态分析仪的操作授权。

9　检测操作

9.1　质控分析

见临检组室内质控程序。

9.2 样品检测

见相应血细胞分析仪操作程序。

10 样品复检

10.1 复检目的

a）血细胞自动分析仪精密度高，检测速度快，仪器的筛检功能越来越完善。但每一类型的血细胞分析仪都有各自的优缺点，对正常细胞能准确识别，对异常细胞识别能力有限，对于某台仪器上的检测结果有怀疑时，可在另一台识别能力强的仪器上复测。

b）由于血细胞形态的多样性和复杂性决定了使用显微镜对血细胞进行复检是必不可少的手段。镜检可以确认仪器状态和样品有无异常，核实仪器出现的各类报警是否真实存在，有无原始及幼稚细胞，有无血细胞形态异常，有无小红细胞、红细胞碎片、微小血凝块、巨大血小板、血小板聚集等，并估计白细胞、血小板数量，必要时对结果进行校正后才能发出报告（如有核红细胞存在时对白细胞计数进行校正，具有自动校正能力的仪器除外）。

c）复检可直观地评估和验证自动化分析结果的可靠性，弥补仪器形态学识别能力的不足。

10.2 人员配置

血细胞分析复检样品的数量在每日 100 份以下时，至少配备 2 人；复检样品量在每日 100 ~ 200 份时，至少配备 3 ~ 4 人；若采用自动阅片机进行筛检，可适当减少人员数量。

10.3 复检条件

血细胞复检包括样品的确认、仪器运行状态的检查、样品的复查、涂片镜检（对外周血涂片做一致性或定性检查，如确认血小板计数，有无血小板或红细胞聚集，尾部有无异常细胞）、人工分类、人工对仪器报告的审核等。

a）医生明确要求涂片镜检的。

b）仪器提示有原始细胞、幼稚细胞、异型淋巴细胞、不成熟粒细胞、有核红细胞，且为首次出现时，提示直方图或散点图出现异常（WDF 通道散点图可能出现的细胞示例见图 14-1），或仪器检测结果各参数之间出现矛盾时，应涂片镜检。

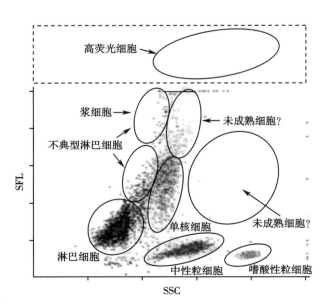

图 14-1 ××型号血细胞分析仪 WDF 通道示意图（白细胞分类）

c）WBC、RBC、PLT、Hgb 没有结果，应首先检查样品是否有凝块，或重新检测样品，或检查仪器是否故障，或检查试剂是否有问题，如果不行，换用其他仪器检测。

d）WBC 小于 3.0 或大于 30.0，且为首次出现时，应涂片镜检。

e）PLT 小于 80 或大于 800，且为首次出现时，应涂片镜检。

f）PLT delta 检验失败时（与上次结果差值百分数的绝对值大于 50%），应检查样品（如需要可重新采血）或涂片镜检。

g）Hgb delta 检验失败时（与上次结果差值百分数的绝对值大于 20%），应结合病史分析，必要时复测。

h）MCV 小于 60fL 或者大于 110fL，且为首次出现时，应涂片镜检。

i）MCV delta 检验失败时（与上次结果差值百分数的绝对值大于 5%），应核对样品或者结合病史分析。

j）MCHC 大于 380g/L，应检查是否有脂血，溶血，RBC 是否有聚集，是否存在球形红细胞。

k）当仪器不分类或者分类不完全时，应涂片镜检，人工分析。

l）中性粒细胞绝对值大于 20.0×10^9/L 或者小于 1.0×10^9/L，且为首次出现时，应涂片镜检。

m）成人淋巴细胞绝对值大于 5.0×10^9/L，或者 12 岁以下儿童大于 7.0×10^9/L，且为首次出现时，应涂片镜检。

n）成人单核细胞绝对值大于 1.5×10^9/L 或者 12 岁以下儿童大于 3.0×10^9/L，且为首次出现时，应涂片镜检。

o）嗜酸性粒细胞绝对值大于 2.0×10^9/L，且为首次出现时，应涂片镜检。

p）嗜碱性粒细胞绝对值大于 0.5×10^9/L，且为首次出现时，应涂片镜检。

q）WBC 散点图形状和颜色异常，应涂片镜检，人工分析。

r）仪器提示 PLT 聚集，首先应检查样品有无凝块，其次应确认是否存在 EDTA 依赖的 PLT 聚集，如果是 EDTA 依赖的 PLT 聚集，处理见本文后续的注意事项。

s）血小板直方图异常（血小板聚集引起的除外），可能引起 PLT 计数较大误差时，应采用光学法计数或者涂片镜检估计 PLT 计数。

注意：满足以上条件之一，必须复检。已明确诊断为血液病患者，可以不对白细胞分类进行镜检，但要注意血小板计数变化。此条例已经在医教处、血液科、检验医学部备案。

10.4　血涂片制备与染色

10.4.1　手工法

10.4.1.1　手工制备血涂片

a）在距载玻片的一端 1cm 的位置滴下一滴抗凝血（约 10μL）。

b）用手拿好载玻片，将血液沿推片边缘展开。

c）将推玻片与载玻片呈 30°~45° 角，快速、平稳地推动推玻片至载玻片的另一端。

d）涂片完成后立即在空气中挥动干燥。

e）一张良好的血片，要求厚薄适宜，边缘整齐，两侧边有空隙，头、体、尾分明，细胞分布均匀。

10.4.1.2　染色试剂

a）染液名称：瑞氏–吉姆萨染色液 A 和 B。

b）染色原理：即瑞氏染色的原理，细胞的染色既有物理的吸附作用又有化学的亲和作用。各种细胞和细胞的各种成分化学性质不同，对各种染料的亲和力也不一样。因此，用染色液染色后，在同一血片上可以看到不同的色彩。例如血红蛋白、嗜酸性颗粒为碱性蛋白质，与酸性染料伊红结合染成粉红色称为嗜酸性物质；细胞核蛋白和淋巴细胞浆为酸性蛋白，与碱性染料亚甲蓝或天青结合，染蓝色或紫色称为嗜碱性物质；中性颗粒成等电状态与伊红和亚甲蓝均可结合，染紫红色，称中性物质。

c）生产公司：珠海 BASO 公司。

d）试剂保存：室温避光放置。

10.4.1.3 染色步骤

将已干燥的血涂片平置于染色架上，滴加瑞 – 姬 A 液（约 0.5 ~ 0.8mL）滴于涂片上，使其迅速盖满整个血膜，约 1 分钟，再将瑞 – 姬 B 液滴加于 A 液上面（滴加之量为 A 液的 3 倍左右），以洗耳球吹动液体使之混匀，染色 5 ~ 10 分钟后先倒去染液再用流水冲（如室内气温较低时可适当延长染色时间），晾干后镜检。

10.4.2 推染片仪器法

操作见相应推片染片仪操作程序。

10.5 镜检要求

a）将湿片在高倍镜下观察涂片、染色是否良好，否则重新涂片染色。

b）选择涂片体尾交界、细胞分布均匀不重叠的部分进行镜检。

c）观察白细胞、红细胞和血小板的形态特点，同时估计细胞的数量。重点是根据镜检的条件，有针对性地进行镜检。

d）当在高倍镜下辨认细胞不清楚时，必须待玻片干后用油镜检查。

注意：pH 对染色影响较大，在酸性环境中细胞蛋白质带正电荷增多，易与伊红染料结合，染色偏红；在碱性环境中细胞蛋白质带负电荷增多，易与亚甲蓝或天青染料结合，染色偏蓝。

10.6 异常细胞形态分类

10.6.1 复检与形态学检查描述要点与要求

需描述白细胞、红细胞、血小板数量是否正常、形态是否正常以及何种异常等。

10.6.2 红细胞异常形态

a）红细胞大小异常（小红细胞、大红细胞、巨红细胞、大小不均）。

b）红细胞内血红蛋白含量改变（低色素性、高色素性、多色性、着色不一）。

c）红细胞形状改变（球形、椭圆形、靶形、口形、镰刀形、棘形、新月形、泪滴形、缗钱形、裂片形、形态不整、有核红细胞）。

d）红细胞内结构异常（嗜碱性点彩、豪周小体、卡波环、寄生虫）。

10.6.3 白细胞异常形态

a）中性粒细胞形态异常（中毒颗粒、空泡、退行性变、巨多分叶核、棒状小体、Pelger-Huet 畸形、Chediak-Higashi 畸形、Alder-Reilly 畸形、May-Hegglin 畸形）。

b）淋巴细胞形态异常（反应性淋巴细胞、异常淋巴细胞）。

c）浆细胞形态异常（Mott 细胞、火焰状、Russell 小体）。

10.6.4 血小板异常形态

a）血小板大小异常（大血小板、小血小板）。

b）血小板形态异常（杆状、逗点状、蝌蚪状、蛇形、丝状突起等）。

c）血小板聚集性和分布异常（血小板卫星现象、片状聚集）。

10.7 血涂片管理

镜检后的血液涂片放置于专用保存盒中，在室温环境下保留 2 周。

11 结果报告

岗位人员依据当前检测结果、图形、报警提示，历史结果，患者资料，审核结果。另外一名岗位人员批准报告。

报告时间：急诊和门诊样品 30 分钟（需复检样品与临床沟通后可延长至 1 小时）；住院样品 2 小时。

报告方式：使用 SI 单位。

12 参考区间

（略）

13 危急值

通常用于患者血液检验的首次结果，见表 14-1。

表 14-1 血细胞分析的危急值（来源于医教处文件）

WBC（$\times 10^9$/L）	$\leqslant 0.5$ 或 $\geqslant 50$
Hgb（g/L）	$\leqslant 60$（消化科为 70）
PLT（$\times 10^9$/L）	$\leqslant 30$ 或 $\geqslant 1\ 000$

14 特殊情况处理

14.1 超出仪器线性范围

血细胞分析的线性范围能够满足临床样品的需要，当超出线性范围报告大于或小于线性范围上限或下限。

14.2 有核红细胞

当仪器报警提示有核红细胞时，首次需进行血涂片确认。

对无自动校正的仪器，需要手工对白细胞计数和分类进行校正。显微镜油镜检查血涂片，记录白细胞分类计数 100 个白细胞过程中有核红细胞的个数 N。按公式校正白细胞数为：校正后白细胞计数＝校正前仪器白细胞计数 ×（100/100+N）。白细胞分类百分比采用手工镜检白细胞分类，白细胞分类绝对值采用校正后白细胞计数和手工白细胞分类百分比进行换算所得。

14.3 红细胞凝集

当仪器报警有红细胞凝集或 MCHC 大于 380g/L 时，依不同情况进行处理。

当室温较低时，可能是冷凝集引起，红细胞凝集可使得 RBC 以及 Hct 假性减低，从而导致 MCHC、MCH 以及 MCV 假性增高，亦可能影响 WBC 检测结果。将血液样品放置 37℃孵育 30 分钟左右直至肉眼无可见的凝集后立即上机检测。

对于使用温育法无法纠正的重度冷凝集样品，及怀疑由于血样中球蛋白、纤维蛋白原含量增高所引起的凝集时，可在温育后稀释或血浆等量置换法重新检测；经血涂片复检未发现其他异常后方可发出报告。

报告描述："可见红细胞凝集现象，此结果为温育和／或稀释和／或血浆等量置换后纠正结果，仅供参考"。血浆等量置换法可对 RBC 等参数进行纠正，但对其他参数检测结果可能会产生影响，故需操作规范、吸样准确，PLT 等参数宜参考首次检测结果。

14.4　红细胞干扰血小板计数

对于小红细胞或红细胞碎片干扰，导致血小板直方图异常时，可采用网织红通道的光学法血小板计数或采用血涂片显微镜下计数红细胞与血小板相对数换算血小板数。

14.5　血小板聚集

a）当有血小板聚集时，若由于采血过程不顺利所引起的血样凝集，则必须重新采血。

b）若怀疑是由于 EDTA·K$_2$ 抗凝剂引起的血小板聚集，可采用枸橼酸钠（1∶9）抗凝管重新采血，上机检测，血小板计数将检测结果乘以稀释倍数 1.1，其他结果仍然采用 EDTA·K$_2$ 管检测结果，并描述："EDTA 抗凝血中血小板呈聚集状态，PLT 为枸橼酸钠抗凝血纠正结果，仅供参考"。此外，干扰 WBC 时亦需要给予适当纠正。二次采血有难度或更换抗凝剂仍然无法纠正的样品，亦可以选取如下方式进行处理：①使用已验证具有血小板解聚功能的血液分析仪进行检测；② 37℃温育、涡旋振荡器高速震荡法或是加入阿米卡星 / 硫酸镁进行解聚后上机检测；③仪器旁采集非抗凝静脉血或末梢血样品，使用仪器的预稀释模式上机检测；④采集非抗凝末梢血直接采用手工血小板稀释液稀释后进行显微镜计数；

c）若不能确定原因或枸橼酸钠也引起血小板聚集时，则参照全国临检操作规程第 4 版，对红细胞、白细胞和血小板数进行手工法计数。

14.6　严重脂血样品

当仪器报警有样品脂血或 MCH、MCHC 明显增高时，会造成红细胞相关参数检测不准，可通过患者同时采集的其他样品离心或离心血细胞分析样品，确认是否存在明显脂血。明显脂血时，可采用以下方法处理：

a）血浆置换：用等量生理盐水反复洗涤置换血浆后检测红细胞相关参数。

b）通过低速离心（离心力 310～550g）2～3 分钟，吸出脂血浆，用脂血浆进行血细胞计数（CBC），检测出脂血浆中假的 Hgb 浓度（Hgb 脂血血浆）。再用以下公式进行换算：

$$Hgb\ 校正值 = Hgb\ 校正前 - Hgb\ 脂血血浆 \times（1 - Hct\ 校正前）$$
$$MCH\ 校正值 = Hgb\ 校正值 / RBC\ 校正前$$
$$MCHC\ 校正值 = Hgb\ 校正值 / Hct\ 校正前$$

14.7　溶血样品

无论是体内还是体外溶血样品，严重时均可导致 MCH 及 MCHC 假性增高，红细胞碎片亦可干扰 PLT 检测结果。对于溶血样品，应首先判断溶血的程度及性质以决定是否需按照不合格样品处理。体内溶血样品以及体外溶血可采取让步检验的样品，血小板计数应采用可排除细胞碎片干扰的方法进行检测，并描述："溶血样品，红细胞相关参数检测结果仅供参考"。

15　临床意义

（略）

16　文件发布 / 修订历史记录

版本	文件编号	新增 / 更改内容	编写 / 审核者	生效日期

（王会敏　陈　林）

第二节 梅毒感染的检测和报告作业指导书

1 目的

明确梅毒感染检测和报告流程，为临床提供更好的服务。

2 范围

临床免疫组梅毒抗体检测和结果解释。

3 梅毒感染的血清学检查

当人体感染梅毒螺旋体后 4 ~ 10 周，血清中可产生一定数量的抗类脂质抗原的非特异性抗体（反应素）和抗梅毒螺旋体抗原的特异性抗体。这些抗体均可用免疫学方法进行检测。血清学检查是辅助诊断梅毒的重要手段。根据检测所用抗原不同，梅毒血清学试验分为两大类：

3.1 梅毒螺旋体血清学试验

又称梅毒特异性抗体试验，感染若干年后仍可为阳性，不能用做疗效观察的指标。其基本原理为：采用梅毒螺旋体提取物（如 TPPA）或其重组蛋白（如 TP-Ab 发光法）作为特异性抗原。该方法检测血清中抗梅毒螺旋体 IgG 和 IgM 抗体，其敏感性和特异性均较高。

3.2 非梅毒螺旋体血清学试验

又称梅毒非特异性抗体试验。其滴度（半定量）可用于梅毒疗效的观察指标。其基本原理为：非梅毒螺旋体试验是使用心磷脂、卵磷脂及胆固醇作为抗原的絮状凝集试验，如甲苯胺红不加热血清学试验（TRUST）等。该方法检测血清中抗类脂抗原（亦称为反应素）抗体，但特异性低，干扰因素多。

3.3 梅毒血清学联合检测的临床意义（表 14-2）

表 14-2 梅毒血清学检测结果的解释

TRUST	TPPA	结果解释
+	−	TRUST 假阳性
+	+	现症梅毒，部分晚期梅毒
−	+	极早期梅毒， 以往感染过梅毒， 早期梅毒治愈后
−	−	排除梅毒感染， 极早期梅毒（尚无任何抗体产生）， 极晚期梅毒， HIV/AIDS 患者合并梅毒感染

4 梅毒感染的实验室报告流程

临床上可根据实验室条件选择任何一类血清学检测方法作为筛查（初筛）试验，但初筛阳性结果需经另一类梅毒血清学检测方法复检确证，才能为临床诊断或疫情报告提供依据。

现症梅毒患者可结合需要选择流程 a（图 14-2）或流程 b（图 14-3）进行辅助诊断。TRUST、TPPA 和 TP-Ab 任何一项阳性者需告知主诊医生加做补充实验，并在传染病登记报告本上登记。

对确诊的梅毒患者可直接选择 TRUST 实验进行疗效观察。

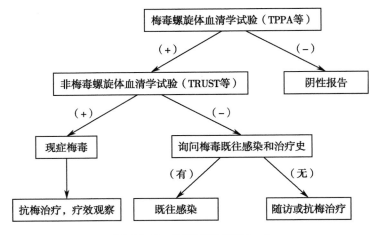

图 14-2 梅毒检测流程（a）

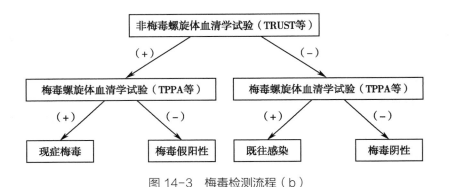

图 14-3 梅毒检测流程（b）

TRUST、TPPA（或 TP-Ab）双阳的初诊患者由临床医生报传染病卡。

5 结果解释

5.1 人类对梅毒无先天免疫性，尚无疫苗接种进行人工免疫，仅能在受感染后产生感染性免疫。已完全治愈的早期梅毒患者仍可以再感染。

5.2 感染梅毒后，首先产生 IgM 型抗梅毒特异性抗体，感染 2 周后即可测出，早期梅毒患者经抗梅治疗 3～9 个月后或晚期梅毒治疗 2 年后，大部分患者 IgM 可转阴性，再感染时又出现阳性，故存在 IgM 型抗体是活动性梅毒的表现。IgG 型抗梅毒特异性抗体在感染梅毒 4 周左右产生，即使经规范抗梅治疗，梅毒螺旋体抗原消失后很长时间，IgG 抗体仍可通过记忆细胞的作用继续产生，甚至终生在血清中可测出。

5.3 梅毒非特异性抗体一般在感染后 5～7 周（或下疳出现后 2～3 周）产生，经正规治疗后可逐渐消失，因此可以作为梅毒感染的活动指标，以及梅毒疗效的观察指标。

6 文件发布/修订历史记录

版本	文件编号	新增/更改内容	编写/审核者	生效日期

（何　　敏）

第三节 甲状腺相关检测的结果分析作业指导书

1 目的

针对甲状腺疾病包括甲状腺功能亢进症、甲状腺功能减退症、自身免疫甲状腺炎以及甲状腺结节和甲状腺癌等，以及在甲状腺手术过程中甲状旁腺保护的相关检验项目，本作业指导书描述了项目的结果分析注意事项，供结果复核及对相关检验结果进行临床咨询时参考。

2 范围

检验医学部开展的甲状腺功能检测项目，及甲状腺手术过程中甲状旁腺保护相关检测项目的结果分析。

3 名词

3.1 甲状腺癌相关疾病

3.1.1 甲状腺非髓样癌（non-medullary thyroid carcinoma，NMTC）

起源于甲状腺滤泡上皮细胞的恶性肿瘤。包括甲状腺乳头状癌（papillary thyroid carcinoma，PTC）、甲状腺微小乳头状癌（papillary thyroid microcarcinoma，PTMC）、甲状腺滤泡癌（follicular thyroid carcinoma，FTC）、甲状腺未分化癌（anaplastic thyroid carcinoma，ATC）、分化型甲状腺癌（differentiated thyroid carcinoma，DTC）。

3.1.2 甲状腺髓样癌（medullary thyroid carcinoma，MTC）

是起源于甲状腺滤泡旁上皮细胞（C细胞）的神经内分泌恶性肿瘤，可合成分泌降钙素及降钙素基因相关肽。

3.2 自身免疫甲状腺炎相关疾病

毒性弥漫性甲状腺肿（Graves病）（Graves' disease，GD）、桥本甲状腺炎（Hashimotos thyroiditis，HT）等。

3.3 其他甲状腺功能异常

亚临床甲状腺功能减退（subclinical hypothyroidism，SCH）、甲状腺功能正常病态综合征（euthyroid sick syndrome，ESS）等。

4 检验项目的临床意义

4.1 甲状腺毒症和甲状腺功能减退诊断相关项目

甲状腺素（thyroxine，T4）、三碘甲状腺原氨酸（triiodothyronine，T3）、游离甲状腺素（free thyroxine，FT4）、游离三碘甲状腺原氨酸（free triiodothyronine，FT3）、促甲状腺刺激激素（thyroid-stimulating hormone，TSH）。

TSH是一种由腺垂体分泌，作用于甲状腺滤泡上皮细胞，促进细胞增生和甲状腺激素合成及释放的激素。TSH是甲状腺功能的间接反映，但单靠TSH是不能明确诊断的，不能单纯因为TSH异常就开始治疗，在开始治疗之前，必须证实TSH的异常并同时检查有无甲状腺激素浓度的异常。血清TSH水平是分化型甲状腺癌（非微小癌）预后的独立危险因素。

T3的血清浓度很低，但其生理功效远远大于T4。外周组织中T4可向具有生物活性的T3转换。FT4具有代谢活性，它也是T3的前体。FT4、T4是诊断原发性甲状腺功能减退（甲减）的第一线指标。T3浓度变化在某些甲状腺疾病下较T4更为迅速和明显，T3的浓度更有利于鉴别甲状腺功能亢进。

T4和T3对TSH的分泌进行负反馈调节，血清游离T4浓度和TSH对数之间存在线性反比关系。垂体 TSH 的分泌对血浆游离甲状腺激素非常敏感。

4.1.1 甲状腺功能减退

临床甲减时 FT4 减低，TSH 升高。补充左旋甲状腺素片（L-T4）治疗初期，每间隔 4~6 周测定血清 TSH 和 FT4。根据 TSH 和 FT4 水平调整 L-T4 剂量，直至达到治疗目标。继发于下丘脑和垂体的甲减，以血清 FT4、TT4 达到参考范围为治疗目标。

原发性甲状腺功能减退患者体内，TSH 的浓度会出现显著升高；但是在继发性（脑下垂体性）和三发性（下丘脑性）甲状腺功能减退患者体内，其 TSH 浓度正常或降低，可能出现如表 14-3 所示的结果。

表 14-3 甲状腺功能减退检测结果示例

检验项目	结果	单位	参考值 / 区间
三碘甲状腺原氨酸（T3）	0.41 ↓	nmol/L	0.92~2.79
甲状腺素（T4）	31.8 ↓	nmol/L	58.10~140.60
游离三碘甲状腺原氨酸（FT3）	1.82 ↓	pmol/L	3.50~6.50
游离甲状腺素（FT4）	8.25 ↓	pmol/L	11.50~22.70
促甲状腺激素（TSH）	0.764	mU/L	0.55~4.78

4.1.2 亚临床甲状腺功能减退

亚临床甲状腺功能减退（subclinical hypothyroidism，SCH）时，TSH 高于参考值范围上限，而 FT4 水平在参考值范围内。下丘脑 – 垂体 – 甲状腺轴反馈调控的特点为血中甲状腺素水平发生轻微变化时，对应的 TSH 将发生显著的（指数级）反向变化，因此可以理解为 SCH 仅代表甲状腺合成和分泌甲状腺素功能的轻微下降。

根据 TSH 水平，将亚临床甲减分为两类，即轻度亚临床甲减（TSH < 10mU/L）和重度亚临床甲减（TSH ≥ 10mU/L）。

4.1.3 TSH 腺瘤及甲状腺激素抵抗

当出现血清 FT4、FT3 高于正常范围，且血清 TSH 水平不被抑制时，例如表 14-4 中的检测结果，有 TSH 腺瘤存在的可能。

表 14-4 TSH 腺瘤结果示例

检验项目	结果	单位	参考值 / 区间
三碘甲状腺原氨酸（T3）	4.27 ↑	nmol/L	0.92~2.79
甲状腺素（T4）	168.2 ↑	nmol/L	58.10~140.60
促甲状腺激素（TSH）	6.25 ↑	mU/L	0.55~4.78

甲状腺激素抵抗综合征（RTH）的实验室检查也可表现为血清 FT4、FT3 高于正常范围，且血清 TSH 水平不被抑制，临床表现上也可有甲状腺毒症及甲状腺肿的表现，但鞍区 MRI 未见明确垂体腺瘤表现。但有些 RTH 也可表现为甲减症状。

4.1.4　甲状腺功能正常病态综合征

甲状腺功能正常病态综合征（euthyroid sick syndrome，ESS）也称低 T3 综合征，是老年人常见的由于重病、饥饿、营养不良、大型手术和创伤等非甲状腺本身疾病造成的甲状腺激素改变，是机体的一种保护性反应。特征为血清 T3 减低、T4 正常或者轻度减低、TSH 水平正常或轻度异常，rT3 水平上升。特殊情况下，当出现低 T3 综合征合并甲亢时，甚至可能出现表 14-5 所示的结果。

表 14-5　低 T3 综合征合并甲亢检测结果示例

检验项目	结果	单位	参考值 / 区间
三碘甲状腺原氨酸（T3）	0.9 ↓	nmol/L	0.92～2.79
甲状腺素（T4）	146.5 ↑	nmol/L	58.10～140.60
游离三碘甲状腺原氨酸（FT3）	3.34 ↓	pmol/L	3.50～6.50
游离甲状腺素（FT4）	24.08 ↑	pmol/L	11.50～22.70
促甲状腺激素（TSH）	0.007 ↓	mU/L	0.55～4.78

4.2　自身抗体相关项目

抗甲状腺球蛋白抗体（anti-thyroglobulin antibody，TGAb）、抗甲状腺过氧化物酶抗体（anti-thyroperoxidae antibody，TPOAb）、抗促甲状腺激素受体抗体（anti-thyroid stimulating hormone receptor antidoby，TRAb）。

TPOAb、TgAb 滴度明显升高是桥本甲状腺炎的特征之一。TPOAb 有更高的亲和力，浓度也更高，因此如果只能选择一项检查，TPOAb 是最佳选择。

TgAb 会影响 Tg 的测定结果，使其错误偏高或偏低。因此抗 Tg 抗体检测经常被推荐用于所有 Tg 样品，以排除这种干扰。如部分低危 PTMC 患者经过手术（全切 / 腺叶切除）治疗后，若 Tg 水平低于可检测水平且甲状腺球蛋白抗体 TgAb 阴性，相关影像学检查未见明确的复发或转移病灶等情况，则 TSH 抑制目标可设定为 0.5～2mU/L。

TRAb 可用于分析甲亢的病因。TRAb 阳性是 GD 诊断的重要指标。Graves 病患者 90%～100% 出现 TRAb 阳性，TPOAb、TGAb 亦可轻度升高，尤其以 TRAb 升高明显。

Graves 病中甲状腺功能亢进（自身免疫性甲亢）通常由 TSH 受体（TSHR）的自身免疫抗体引起，所以促甲状腺受体抗体监测用于疾病的诊断和管理。

1）自身免疫性甲亢的诊断或排除，以及与功能自主性甲状腺多发结节的鉴别诊断。TRAb 存在提示患者甲亢是由于自身免疫引起而不是毒性结节性甲状腺肿。

2）监测 Graves 病患者治疗和复发情况，药物治疗后 TRAb 低浓度或消失可能提示疾病缓解，可以考虑终止治疗。

3）怀孕最后三个月期间的 TRAb 测定，因为 TRAb 是 IgG 类抗体，可通过胎盘并引起新生儿甲状腺疾病。因此有甲状腺疾病史的患者在怀孕期间测定 TRAb 对于评估新生儿甲状腺疾病危险程度非常重要。

4.3　甲状腺癌相关项目

4.3.1　甲状腺球蛋白（thyroglobulin，Tg）

甲状腺滤泡状腺癌和未分化癌的标志是甲状腺球蛋白指标明显升高，Tg 是甲状腺全切的患者能灵敏预测肿瘤残留或复发的重要手段，但不用于诊断。包括 TSH 抑制状态下的基础 Tg 测定和

TSH 刺激后（TSH ＞ 30mU/L）的 Tg 测定。对最小直径＞ 8～10mm 的可疑淋巴结行超声引导下的细针穿刺抽吸，进行细胞学检查及冲洗液 Tg 水平测定，Tg ≥ 1μg/L 为可疑转移。

部分低危 PTMC 患者经过手术（全切 / 腺叶切除）治疗后，若 Tg 水平低于可检测水平且甲状腺球蛋白抗体 TgAb 阴性，相关影像学检查未见明确的复发或转移病灶等情况，可据此设定 TSH 抑制目标（Tg 的分泌是 TSH 依赖的）。

4.3.2　降钙素（calcitonin，CT/Ctn）

降钙素（CT）是一类多肽类激素，主要由甲状腺的滤泡旁 C 细胞表达并分泌释放。它是在肝脏和肾脏中代谢，受到血清钙水平调节。在 MTC 患者中特征性地表达。对于诊断 MTC 的灵敏度、特异度均较高。

甲状腺髓样癌的标志是降钙素明显升高。对甲状腺结节患者常规筛查血清 Ctn 能提高 MTC 的检出率及总体存活率。术后持续性 Ctn 升高并不一定提示肿瘤复发，但进行性升高的 Ctn 则与复发转移相关。Ctn 倍增时间是该研究多因素分析中唯一可作为独立预后因素的指标。

4.4　甲状旁腺素（parathyroid hormone，PTH）

甲状旁腺功能低下是甲状腺手术常见的并发症，甲亢患者术前、术后常规测定血清钙、PTH 和维生素 D 水平，根据结果评估术前是否需要预防性补钙及维生素 D 制剂，并制订术后钙剂和维生素 D 类药物的治疗方案。

术后监测血清 PTH 及血钙水平术后监测血清 PTH 及钙水平有利于诊断甲状旁腺功能低下及低钙血症，指导临床补钙。术后 30 分钟至 5d 检测血清 PTH 水平有利于预测低钙血症及永久性甲状旁腺功能低下的发生。

同时通过检测中央区引流液中 PTH 水平，结合血清 PTH 水平进行分析，可能更好地帮助预测手术后甲状旁腺的功能情况。

5　检测结果复核注意事项

用做诊断用途时，应始终结合患者病历、临床检查和其他检测结果评估结果。在收到临床反馈的特殊结果时，应同时应充分沟通、讨论，仔细阅读试剂说明书和相关文献资料，分析导致检测结果和临床不一致的可能原因。以下列出分析相关项目检验结果时需考虑的一些因素。

5.1　甲状腺素结合球蛋白（TBG）的影响

健康人体内的甲状腺素结合球蛋白（TBG）水平相对保持恒定，血浆中其浓度的半衰期约 5d。

正常怀孕、过量雌激素、雄激素、合成代谢类固醇以及肾上腺糖皮质激素可以影响 TBG 的水平。苯妥英钠、水杨酸盐、双水杨酯、呋塞米、芬氯酸和米托坦抑制 T4、T3 与 TBG 结合。

在上述情形中，T3、T4 等的水平不能准确地反映出甲状腺的真正状态，当 TBG 降低时，可能出现表 14-6 所示的结果。

表 14-6　低 TBG 患者检测结果示例

检验项目	结果	单位	参考值 / 区间
三碘甲状腺原氨酸（T3）	0.62 ↓	nmol/L	0.92～2.79
甲状腺素（T4）	49.5 ↓	nmol/L	58.10～140.60
游离三碘甲状腺原氨酸（FT3）	5.2	pmol/L	3.50～6.50
游离甲状腺素（FT4）	18.9	pmol/L	11.50～22.70
促甲状腺激素（TSH）	2.12	mU/L	0.55～4.78

不建议妊娠期进行 T3、T4 的检测。当由于 TBG 等结合蛋白的水平或 TBG 与 T4、T3 的结合力发生变化，而使 T4、T3 的检测结果受影响时，对 FT4、FT3 的测定就十分重要。

5.2 注意相关激素的生物学特征

甲状腺有巨大的激素储存量和缓慢的激素代谢周转率（每天 1%）。正常人服用抗甲状腺药 2 周对血清中 T4 浓度影响很小。正常人每 20g 甲状腺含 5 000μg T4，此含量至少可以维持甲状腺功能正常达 50 天。T4 的半衰期约 6.7 天。在亚急性或无痛性甲状腺炎时，快速释出的 T4 的量足以引起明显的一过性甲状腺毒症，示例 1 及表 14-7 中的检测结果为该类情况的例子。

示例 1：

某桥本甲状腺炎患者初次检测结果及一个月后复查（期间未经任何治疗）结果见表 14-7。根据甲状腺破坏的程度，本病早期甲状腺功能可正常，部分患者可有一过性甲状腺功能亢进；发生甲状腺功能损伤时可出现亚临床甲状腺功能减退，FT4 正常，TSH 升高；出现临床甲减时 FT4 减低，TSH 升高。部分患者可出现甲亢与甲减交替的病程。

表 14-7 某桥本甲状腺炎患者检测结果

该患者首次检查结果			
检验项目	结果	单位	参考值 / 区间
三碘甲状腺原氨酸（T3）	2.47	nmol/L	0.92 ~ 2.79
甲状腺素（T4）	172.2 ↑	nmol/L	58.10 ~ 140.60
游离三碘甲状腺原氨酸（FT3）	7.00 ↑	pmol/L	3.50 ~ 6.50
游离甲状腺素（FT4）	24.52 ↑	pmol/L	11.50 ~ 22.70
促甲状腺激素（TSH）	0.031 ↓	mU/L	0.55 ~ 4.78
该患者未经任何治疗，一个月后复查结果			
检验项目	结果	单位	参考值 / 区间
三碘甲状腺原氨酸（T3）	0.61 ↓	nmol/L	0.92 ~ 2.79
甲状腺素（T4）	28.9 ↓	nmol/L	58.10 ~ 140.60
游离三碘甲状腺原氨酸（FT3）	1.86 ↓	pmol/L	3.50 ~ 6.50
游离甲状腺素（FT4）	5.02 ↓	pmol/L	11.50 ~ 22.70
促甲状腺激素（TSH）	88.52 ↑	mU/L	0.55 ~ 4.78

T3 与 TBG 的亲和力比 T4 低 10 ~ 15 倍，平均浓度比 T4 低约 50 倍。

血清 TSH 的半衰期大约 30 分钟，人的产生速率为 40 ~ 150mU/d。循环中的 TSH 水平显示出脉冲性和昼夜节律性变化。TSH 临界的异常值要在 1 周左右复查，以确定其是否具有代表性，如果在较短时间内重复抽血检测 TSH，则可能出现示例 2 中的情况。

示例 2：

某患者，6:00 抽血检测 TSH 浓度为 6.8mU/L，11:00 抽血检测 TSH 浓度为 2.9mU/L，次日晨检测 TSH 浓度为 3.6mU/L。

尽管该患者临床资料不完整，在分析该检测结果时，亦不能忽视 TSH 的半衰期、脉冲性及昼夜节律特征。

TSH 的脉冲性表现为每间隔 1~2 小时出现规律波动。TSH 脉冲的振动幅度在饥饿、疾病或术后患者中降低。昼夜节律的特征表现为下午出现最低值，傍晚达到峰值。先于入睡的夜间水平升高，并独立于 T4、T3 血清浓度的变化。当入睡时间推后时，夜间促甲状腺激素升高的幅度增强且持续时间延长，而入睡时间提前时则表现为幅度降低且持续时间变短。

Ctn 半衰期长，术后过早检测 Ctn 可能对手术疗效评估不准确，尤其是当患者存在肝肾基础疾病或术前 Ctn 水平较高的情况下。淋巴结转移程度不同的患者，术后 Ctn 降至正常范围的时间存在差异，伴有淋巴结转移且术前 Ctn > 1 000ng/L 的患者，Ctn 降至正常的平均时间为 57.7 天。

Tg 生物半衰期会影响血清 Tg 测定结果。

5.3 注意相关自身抗体对检测的影响

甲状腺球蛋白抗体（TGAb）水平会影响血清 Tg 测定结果，因此在慢性淋巴细胞性甲状腺炎的患者测定 TG 没有意义。

疾病所引起的抗 T3 抗体可能会影响 T3 的检测结果。抗 T3 抗体是一种抗人 TT3 的 IgG，存在抗 T3 抗体时，可能出现表 14-8 所示的结果。

表 14-8　存在抗 T3 抗体时检测结果示例

检验项目	结果	单位	参考值 / 区间
三碘甲状腺原氨酸（T3）	5.69 ↑	nmol/L	0.92 ~ 2.79
甲状腺素（T4）	25.6 ↓	nmol/L	58.10 ~ 140.60
游离三碘甲状腺原氨酸（FT3）	9.86 ↑	pmol/L	3.50 ~ 6.50
游离甲状腺素（FT4）	6.21 ↓	pmol/L	11.50 ~ 22.70
促甲状腺激素（TSH）	7.25 ↑	mU/L	0.55 ~ 4.78

游离 T4 的检测也会受到内源性 T4 抗体的影响，当游离 T4 的检测结果与临床表现以及 TSH 不符时要特别注意。

5.4 钩状效应

对于肿瘤负荷较大（实际血清 Ctn 可能大于 1μg/mL 甚至更高），而血清 Ctn 阴性的患者，须注意免疫分析法的"钩状效应"导致的假阴性可能。

5.5 检测平台的差异

尽管经过了标准化处理，不同的商品化测定方法仍然有很大的区别。如血清 Ctn 尚无统一的参考范围。2015 年 ATA 颁布的 MTC 诊治指南建议各诊疗单位可根据大样品对比研究确定各自的参考值范围，并强调对于同一患者病情判断，应采用与基线一致的检测方法。

多数项目不同检测方法或不同设备制造商的检测结果有差异，如 PTH 等，所以在对患者血清

PTH 等水平进行检测时，根据不同方法得到的 PTH 值不可混用。

测定抗体滴度时，最好使用相同的自身抗体测定方法。

5.6　参考区间的适用性

诊断妊娠期甲状腺功能异常，本单位或者本地区需要建立方法特异和妊娠期（早、中、晚期）特异的血清甲状腺功能指标（TSH、FT4、T4）参考范围。根据妊娠特异性 TSH 和 FT4 参考范围诊断妊娠期甲减和亚临床甲减。

6　文件发布 / 修订历史记录

版本	文件编号	新增 / 更改内容	编写 / 审核者	生效日期

（王丽娜　石　文）

第四节　真菌鉴定作业指导书

1　目的与意义

规范各种来源样品的真菌检测，为临床真菌感染性疾病提供依据。

真菌按其侵犯的部位不同分为浅部真菌和深部真菌。浅部真菌是指侵犯皮肤、毛发和指（趾）甲的病原真菌和条件致病性真菌，包括毛癣菌属、表皮癣菌属和小孢子菌属。深部真菌是指侵犯表皮以外组织和器官的病原性真菌和条件致病真菌，包括念珠菌、隐球菌、曲霉菌、毛霉菌、双相真菌等。

警告和安全性注意事项

注 1：如果怀疑是毛霉病的样品或组织，剪碎进行培养，一定不可研磨。

注 2：丝状真菌样品处理均需在生物安全柜中进行。

注 3：VITEK MS 对丝状真菌的鉴定应该按照《VITEK MS 标准操作程序》的要求进行操作，避免鉴定错误。

注 4：粗球孢子菌、马皮疽组织胞浆菌、荚膜组织胞浆菌和巴西副球孢子菌是《人间传染的病原微生物名录》中危害程度第二类的病原体，应作为潜在的生物恐怖菌处理并上报。

2　样品

2.1　常见的临床样品类型

疑似中枢系统感染时留取的脑脊液，疑似肺部感染时的支气管肺泡灌洗液或痰，手术或活检取得的组织样品、脓肿、溃疡的壁部和基底部、渗出物的组织块等均可作为样品来源，其他无菌部位的样品还包括血，骨髓，无菌体液等。表 14-9 列出了从不同的样品类型中可能得出的某些病原体感染的信息。

表 14-9　病原体感染类型及可用于检测的样品类型

病原体	样品类型
念珠菌病	痰、脑脊液、尿、血、粪、活检组织
隐球菌病	脑脊液、痰、血、尿、脓、骨髓
地霉病	痰、气管冲洗液
双相真菌	脓、窦道、尿、痰、气管冲洗液、血
曲霉病	痰、脑脊液、尿、血
结合菌病	痰、气管冲洗液
透明丝孢霉病	痰、脓、活检组织

2.2　样品收集注意事项

1）样品的收集需用无菌的器皿，以防污染。

2）尽量不采用拭子收集样品。

3）取材后及时检查，否则样品中细菌或酵母菌的繁殖将影响病原菌的检出。

4）液体样品离心沉淀后再进行检查；活体组织取下后用生理盐水保湿，剪成小块后接种。

5）样品的量将影响真菌的检出，所以样品要充足，各样品类型建议收集的量见表 14-10。

表 14-10　不同样品类型的建议收集量

样品类型	量
抽吸液	尽量多
血	10～20mL（成人）；1～5mL（婴儿）抗凝血
骨髓	0.2mL 涂片镜检；1mL 培养
气管冲洗液	10～20mL
脑脊液	3～5mL，可分别加入 2 支无菌试管送检。一管做真菌培养或墨汁染色，另一管可用于隐球菌抗原检测或其他病原菌培养
胃冲洗液	10～20mL
黏膜	2 个拭子，所有的冲洗液
脓或渗出液	3～5mL
痰	5～15mL
尿	10～20mL
组织	尽量多的活检组织

3　临床样品直接镜检

对临床样品的直接显微镜检查简便、快速，阳性结果可高度提示真菌感染，缺点是阳性率较低，阴性结果亦不能排除诊断。直接镜检阴性又高度怀疑为真菌感染时，可反复取可疑样品送检直至确认。

3.1　检查方法

样品置于载玻片上，加一滴浮载液，盖上盖玻片，放置片刻或微加热，即在火焰上快速通过2~3次，不应使之沸腾，以免结晶。然后轻压盖玻片，驱逐气泡并将样品压薄，用吸纸吸去周围溢液，置显微镜下检查。检查时应遮去强光，先在低倍镜下检查有无菌丝和孢子，然后用高倍镜观察孢子和菌丝的形态、特征、位置、大小和排列等。采集的样品也可涂在载玻片上，空气干燥，经染色后观察。

3.2　浮载液

3.2.1　KOH 压片

将痰液、分泌物及无菌体液（离心后取沉淀）样品置于清洁玻片上，滴加 10%~40% KOH，加盖玻片后放置数秒，置于显微镜下观察。观察时，先用低倍视野，再用高倍视野，观察是否有孢子、菌丝等。

KOH 可消化蛋白质残余并使角化组织透明，因而样品中的真菌可以更清楚地观察到。真菌细胞壁的几丁质对实验浓度的 KOH 有一定的抵抗作用，但一定时间之后真菌也会溶解。若 KOH 溶液浓度过浓则涂片易干而形成结晶。为了使涂片不易干燥，延长涂片保存时间，可在 KOH 中加入甘油。KOH 也可加入蓝墨水，使真菌着色，镜下更易于辨认。为使溶解液更透明，可在 KOH 中加入二甲亚砜。

3.2.2　荧光染色

采用化学发光剂如钙荧光白（calcofluor white）等对样品进行染色，在荧光显微镜下观察，用以检查痰、皮肤和其他临床样品中的真菌成分，可提高阳性率。

3.2.3　墨汁染色

墨汁不能使荚膜多糖着色，但可提供黑色背景而使新型隐球菌（*Cryptococcus neoformans*）的透明多糖荚膜更亮，从而易于观察。

操作方法：将离心后的脑脊液样品与 1~2 滴印度墨汁混匀，加盖玻片后镜检，真菌不着色而背景着色。此法主要应用于检查新型隐球菌。

3.2.4　乳酸酚苯胺蓝（棉蓝）染液

乳酸酚苯胺蓝染液是真菌镜检的标准浮载剂。苯胺蓝又名棉蓝，系酸性染料，能使真菌着色呈蓝色；染液中的乳酸对真菌有杀灭作用；染液中含有甘油，能使涂片保存相当的时间，也是常用的封固保存液。若检查材料角质层过厚，可先用 KOH 液处理，然后在盖玻片的一端加乳酸酚苯胺蓝染液，另一端吸水缓缓地将 KOH 液吸去，直至真菌染色，最后封固检查。

3.3　染色检查

3.3.1　革兰染色

操作详见《革兰染色的标准操作程序》。适用于酵母菌、孢子丝菌、组织胞浆菌感染的检测。几乎所有纯培养真菌均为革兰阳性，染色呈蓝黑色。特殊情况下，真菌细胞壁遭到破坏并影响到染色特性，故在某些痰样品和组织样品中可能被染色成革兰阴性而呈紫红色。

3.3.2　抗酸染色

酵母菌的子囊孢子和链球菌的芽孢也有抗酸性质。改良 Kinyoun 染色可用来检测酵母培养中出现的子囊孢子。

3.3.3　吉姆萨染色

吉姆萨染色可用于骨髓涂片和其他样品中荚膜组织胞浆菌的检测。瑞氏染色同样可以用。用吉姆萨染色必须有质控涂片。

3.3.4 过碘酸–希夫染色

在过碘酸–希夫（PAS）染色中真菌细胞壁中碳水化合物上的羟基被氧化为醛。醛基与复红形成淡紫红色化合物，这种复合物的颜色不被偏亚硫酸钠脱色。如果同时采用适当的组织染色形成对比可使组织中的真菌易于区别。建议用淡绿色（孔雀绿）复染。采用这种染色方法菌丝或酵母被染成鲜红色，背景染成青色。如果过碘酸变质会致使菌丝不能着色，这是因为细胞壁上的 C-C 基团不能醛化，同样的重硫酸盐会导致背景着色深，因为其失去脱色作用。染色过程可用已知的阳性临床样品做质控。

3.4 临床样品直接镜检的意义

3.4.1 某些真菌直接镜检可以确定属或种

如隐球菌、念珠菌等，例如丰富的假菌丝和单细胞芽生孢子都是念珠菌属的常见特征，假菌丝可与隐球菌属区别。毛孢子菌属和地丝菌属产生大量的关节孢子，区别于念珠菌属。

3.4.2 帮助确定真菌的临床意义

如果反复从相同样品中镜检出大量类似形态的真菌，可排除污染菌；念珠菌酵母型一般不致病，但在体内转变为菌丝型有致病性，可避免白细胞的吞噬作用，如怀疑念珠菌感染时，并有假丝侵入组织，可以证明为念珠菌感染。

3.4.3 指导实验室正确采用真菌分类培养方法

如发现特殊形态真菌，用普通培养方法不生长，提示需要采用特殊培养方法及培养基，或用非培养方法检测。

3.4.4 确立深部真菌病的诊断

在无菌体液的直接镜检中发现真菌成分，例如在 CSF 中检测到带荚膜的新型隐球菌细胞，或外周血涂片中检测到荚膜组织胞浆菌细胞等，应及时重复检查，并结合临床症状确诊。

在有菌部位则只有发现大量真菌菌丝方可做出诊断，通过直接镜检一般可以区分念珠菌、隐球菌、毛霉（接合菌）等菌的感染。目前真菌实验室及微生物实验室所见真菌 80% 以上为酵母菌，其中念珠菌又占绝大多数。直接镜检中约 60% 样品来自呼吸道，而念珠菌常常是上呼吸道、口腔、肠道和阴道的正常菌群，故其临床意义应结合临床症状分析确定。

4 临床样品分离培养

尽管样品的直接镜检可得出有关病原真菌的重要信息，样品还应培养以鉴定真菌。从临床样品中对致病真菌进行培养，可进一步提高对病原体检出的阳性率，同时确定致病菌的种类。从无菌部位如血液或脑脊液中分离出条件致病菌常提示肯定的感染，但对来自于脓、痰或尿的样品则应谨慎解释结果，单靠一次培养阳性往往不能确定诊断。有时还需结合直接镜检的结果。因此强调直接镜检与培养检查相结合的重要性。

另外一旦发现肯定的致病原如红色毛癣菌或新型隐球菌时，诊断即可确立。但如果分离出条件致病菌如白念珠菌或烟曲霉时，应结合临床情况进行判断。

4.1 培养基

常规分离鉴定使用的培养基为沙氏葡萄糖琼脂（SDA）斜面培养基，加 0.05% 氯霉素等用于抑制细菌生长。还有多种性质的培养基以满足各种不同的需要，可以酌情选用。有时加入放线菌酮用于抑制腐生真菌生长。

4.2 培养条件

双相真菌在 37℃ 或组织中可以以酵母或小球体形式生长，双相真菌的这种性质常用于区别其他真菌。尽管这些微生物于 37℃ 时也生长，但它们生长很慢。因而起初分离时 30℃ 培养为好。

如起初用 35 ~ 36℃培养，因其不如 30℃分离培养有利，所以不值得这么做。尽管培养皿封上口、试管也盖上盖，如果湿度不够，长期培养仍会干燥，故培养箱应有湿度控制或在培养箱中放一盘水。

真菌培养于 30℃（或室温 22 ~ 25℃）。建议使用 30℃，在这种温度下几乎所有致病性真菌生长较快较好。基础分离时不要用 35 ~ 36℃，这种温度实际上会抑制或很大程度上妨碍一些病原性真菌的生长。但在某些情况下，做高温辅助培养也许很有用。如烟曲霉就耐高温，在 45℃培养时可用来区别其他曲霉。同一批分离样品可于 –70℃长时间保存，以用于质控。

4.3 样品接种

将临床样品接种于沙氏平板或斜面进行分离培养。

骨髓、血液、关节液等无菌体液均用血培养瓶进行培养。

痰、分泌物、脓液、组织液、组织块的研磨悬液等液体样品，用接种针或环划线接种于培养基表面。

接种两块平板用封口胶封口后，分别置于 25℃和 37℃培养。

4.4 纯化菌落

划线平皿培养：将试管内酵母菌菌落挑取少量，用灭菌生理盐水制成菌悬液，用接种环取悬浮液在 SDA 平皿上划线，28 ~ 30℃培养 2 ~ 3 天，观察菌落形态，并且挑取少量样品显微镜下观察以确定是否为纯菌落。

5 分离培养后的鉴定

真菌鉴定是相当复杂和谨慎的工作，往往很难一下把致病菌鉴定至某一种的水平，需要借助多种工具。

5.1 菌落形态的观察

观察真菌菌落时注意几个方面：菌落大小、形态、色素、颜色和质地。根据菌种的生物学特性、培养基、培养时间和温度的不同，菌的颜色可以不同：从灰黑到鲜红、绿或者红色等。

因酵母较霉菌生长快，所以酵母常培养 2 ~ 3 天后可以观察到。酵母菌落转种于其他培养基后，原培养继续培养以观察是否有其他真菌的生长。除非可转种的初始培养时间已到极限，真菌培养至少 4 周才能确认为阴性，千万不要丢弃。

暗色孢科是指橄榄、棕或黑色，其他颜色均不认为是暗色孢科。黑色是菌丝体、分生孢子、胞壁中黑色素所致。真菌如青霉属可在菌落表面形成带色的液滴，有些真菌可产生可扩散的色素并使培养基着色，这些均不认为是暗色孢科。

5.2 酵母菌可根据不同念珠菌培养后菌落颜色不同来鉴定菌种。

转种的培养基，本室常用科玛嘉念珠菌显色培养基，该培养基可以鉴定几种常见念珠菌。不同念珠菌在此平板上显示出不同颜色以此进行鉴别，其中白念珠菌为绿色、热带念珠菌为蓝灰色、光滑念珠菌为紫红色、克柔念珠菌为粉红色、其余的念珠菌属多为白色。

挑取少量活化好的念珠菌划线接种于显色琼脂平皿上，30 ~ 37℃培养 48 小时，观察菌落颜色变化。白念珠菌：绿色，热带念珠菌：蓝灰色，克柔念珠菌：粉红色，边缘模糊有微毛刺。用白念珠菌对照，表现为绿色菌落。

5.3 培养物的显微镜检查

通过观察并记录菌落，通常可把鉴定范围限定在某几个属的范围。为充分地研究孢子和分生孢子，培养物的显微镜检查必不可少。常用乳酸酚苯胺蓝（棉蓝）对挑取的部分菌落染色。小培养、覆盖培养、透明胶带法等均是常用的方法。

5.3.1 直接玻片检查

菌落必须用分离针之类工具挑出一部分，用以观察镜下酵母的形态。此项操作必须在生物安全柜中进行。通常在菌落中心与其边缘之中点取样，若看不到结构，可向中心侧取样。

方法：放一滴生理盐水或者乳酸酚棉蓝溶液至一个干净载玻片上；挑取少量酵母菌加入液滴中，并用针分开样品，使之呈悬浮；放干净的盖玻片在悬浮液上，显微镜观察，可看到摄取棉酚蓝的真菌成分。如用相差显微镜可用不加棉蓝的乳酸酚。涂有样品的玻片应高压灭菌后处理。

5.3.2 小培养

本法是研究真菌结构的有效方法，便于观察孢子和分生孢子的形成及位置。需要观察孢子或分生孢子时可用小培养：在消毒的载玻片上均匀浇上熔化的培养基，凝固后接种待检菌株孵育。待真菌生长后盖上无菌盖玻片，置于显微镜下直接观察。适用于酵母菌及酵母样真菌的鉴定。

5.3.3 透明胶带法

是一不破坏分生孢子结构的快捷、临时方法，用非形态学方法鉴定放线菌和酵母，但不可用于疑似双相真菌。因胶带无法灭菌，培养物可能在操作过程中被污染，所以用该方法时应先分纯培养做一备份。方法为在一玻片上滴一滴乳酸酚棉蓝，把胶带粘的一面按在菌落上，然后蘸一下乳酸酚棉蓝，观察后丢弃。

5.4 其他鉴定方法

VITEK 2 YST 和 VITEK MS 适用于念珠菌、隐球菌、地霉、毛孢子菌、红酵母等深部真菌的进一步鉴定。详细操作见相应设备的作业指导书。

6 文件发布/修订历史记录

版本	文件编号	新增/更改内容	编写/审核者	生效日期

（邓光远 屈平华）

第三篇

仪器检定与校准报告范例

第十五章

通用设备的检定与校准报告范例

第一节 电子天平的检定证书

×× 计量检测技术研究院检定证书

证书编号	LE202133698	第 × 页 共 × 页
器具名称	电子天平	
规格型号	MCA225P-2CCN-1，Max：220g，d：0.01mg/0.02mg/0.05mg	
制造者	Sartorius	
出厂编号	0039003941	
结论	Ⅰ级合格	
	主管	何 × ×
	审核	何 × ×
	检定	陈 × ×
检定日期 ××××-××-××	有效期至 ××××-××-××	
地址：××市××区×路×号	邮编：××××	电话：×××××××

×× 计量检测技术研究院检定证书说明

证书编号	LE202133698	第 × 页 共 × 页

1. 本院是政府依法设置的法定计量检定机构，通过法定计量检定机构考核［粤法计（2019）01001 号］，所出具的计量检定 / 检测证书具有法律效力。

2. 本院的质量管理体系符合 ISO/IEC 17025：2017 标准的要求。

3. 本院出具的数据均可溯源到国家计量基准和 SI 单位标准。

4. 本次检定所依据的技术文件是 JJG 1036—2008 电子天平检定规程。

5. 本次检定所使用的计量标准是：

设备名称 / 型号	管理编号	证书号	有效日期	技术特征
E2，等级砝码 1～500g，1～500mg AN210	21061	LE202032030	××××-××-××	准确度等级：E2 等级

6. 依据 JJF 1059.1—2012《测量结果不确定度评定与表示》，本次检定中部分测量结果的不确定度为：天平最大秤量示值误差的测量结果扩展不确定度 U=0.20mg，k=2

7. 本次检定的地点与检定的环境条件：

地点：客户实验室	温度：19.1℃	相对湿度：54%

××计量检测技术研究院检定结果

证书编号	LE202133698	第 × 页 共 × 页

最大秤量：60g/120g/220g

实际分度值：d：0.01mg/0.02mg/0.05mg

检定分度值：e：0.1mg/0.2mg/0.5mg

1　外观检查：正常

2．天平示值误差：

载荷 m	实测误差	允差 MPE
0 ≤ m ≤ 5g	0.02mg	± 0.05mg
5g < m ≤ 20g	0.08mg	± 0.10mg
20g < m ≤ 60g	0.10mg	± 0.15mg
60g < m ≤ 120g	0.10mg	± 0.30mg
120g < m ≤ 220g	0.20mg	± 0.75mg

3．天平偏载误差（试验载荷=100g）：

位置示意图

①		②
	⑤	
④		③

正面

实测误差
① 0.16mg
② 0.14mg
③ 0.04mg
④ 0.08mg
⑤ 0.10mg

允差 MPE
± 0.30mg

4．天平重复性（试验载荷 =200g）：

实测误差：0.10mg　　　　允差 MPE：0.75mg

注 1：此结果只与受检定的仪器有关。

注 2：未经本院书面批准，不得部分复制此证书。

注 3：此证书无本院盖章无效。

（王建兵）

第二节　酸度计（pH 计）的检定报告

×××计量检测计量研究院检定报告

报告编号	pH 检定报告 20220626	第 × 页 共 × 页
器具名称	pH（酸度）计	
规格型号	StarA211	
制造者	×××公司	
出厂编号	310-01N	
结论	见检定结果	
	检定	张××
	审核	张××
	批准	陈××
检定日期　×××年××月××日	有效期至	×××年××月××日

1. 所用主要计量标准器具

仪器名称：×××酸度计		仪器编号：RL-06		型号：A211	
检定地点：××		检定日期：××年×月×日		检定周期：1 年	
所用主要计量标准器具	1	标准温度计	证书编号：RZD202263580	有效期：×年×月×日	
	2	混合磷酸盐 pH 标准物质	GBW（E）130071	有效期：×年×月×日	
	3	硼砂	GBW（E）130072	有效期：×年×月×日	

2. 外观　pH 计的外表应光洁平整，紧固件无松动。通电后，各功能键、显示部分工作正常。

3. 电极检查　玻璃电极的玻璃泡无裂纹、爆裂现象；电极接线或插头清洁干燥；参比电极内部充满电解质溶液，液接界无吸附杂质，电解质溶液能正常渗透。

4. 温度探头测温误差

测量位置	编号	pH 计测温结果℃	标准温度计测温结果℃	测温误差 ΔT/℃	结果	0.001 级性能要求 /℃
	1	24.89	24.92	—		
测温点 1	2	24.92	24.94	—		
	均值	24.91	24.93	−0.02	0.02	≤ 0.3
	1	24.91	24.92	—		
测温点 2	2	24.93	24.93	—		
	均值	24.92	24.925	−0.01		

5. 仪器示值误差（环境温度：24.91℃；环境湿度：62%）

测量	1	2	3	4	5	6	均值	标识值 25℃	示值误差	0.01 级 性能要求
混合磷酸盐 pH 标准物质	6.84	6.84	6.85	6.84	6.83	6.84	6.84	6.86	−0.02	≤ 0.03
硼砂	9.18	9.15	9.16	9.16	9.17	9.16	9.16	9.18	−0.02	

6. 仪器示值重复性（环境温度：24.91℃；环境湿度：62%）

测量	1	2	3	4	5	6	示值重复性	0.01 级 性能要求
混合磷酸盐 pH 标准物质	6.84	6.84	6.85	6.84	6.83	6.84	0.01	≤ 0.01
硼砂	9.18	9.15	9.16	9.16	9.17	9.16	0.01	

7. 结论　0.01 级合格。

8. 检定所依据的技术文件　JJG 119—2018《实验室 pH（酸度）计计量检定规程》

（王建兵）

第三节　紫外可见分光光度计的校准报告

×××医院检验医学部校准报告

报告编号	紫外可见分光光度计校准报告 20220627	第 × 页 共 × 页
器具名称	紫外可见分光光度计	
规格型号	U-3310	
制造者	×××公司	
出厂编号	1908-018	
结论	见校准结果	
	校准	张××
	审核	张××
	批准	陈××
校准日期　××××年××月××日　有效期至		××××年××月××日

仪器编号： RL-××	校准日期（Time）： ×××年××月××日	校准地点（Place）：××	
型号（Type）：××	生产厂家（Manufacturer）：××		
环境温度（Temperature）：××℃		相对湿度（Humidity）：××%	
所用主要计量标准器具 （Major standards of appara- tuses of measurement used in the verification）：	氧化钬滤光片	编号（Serial No）： RL-BZQ-××	证书号（Certificate No）： HYQ202305××× 有效期（Due date）： ××××年××月××日
	紫外光区透射比标准滤光片	编号（Serial No）： RL-BZQ-××	证书号（Certificate No）： YQ202305××× 有效期（Due date）： ××××年××月××日
	可见光区透射比标准滤光片	编号（Serial No）： RL-BZQ-××	证书号（Certificate No）： YQ202305××× 有效期（Due date）： ××××年××月××日
	杂散光滤光片	编号（Serial No）： RL-BZQ-××	证书号（Certificate No）： HYQ202305××× 有效期（Due date）： ××××年××月××日

校准结果

1．外观　正常。

2．基线平直度

波长范围 /nm	测定值			均值
210～850	0.001 4	0.002 2	0.001 5	0.001 7

3．噪声与漂移

项目	透射比为 0%	透射比为 100%	漂移（30min）/%
测定值	0.01	0.10	0.12

4．杂散光

测量波长 /nm	测量值 /%			平均值 /%
220	0.01	0.01	0.01	0.01
330	0.00	0.00	0.00	0.00
420	0.01	0.01	0.01	0.01

5. 波长示值误差与重复性（nm）

标准物质	标准波长	测量值			平均值	误差	重复性
	807.7	807.0	807.4	807.4	807.3	−0.43	0.40
	739.6	739.6	739.3	739.4	739.3	−0.17	0.30
	684.9	684.2	684.2	684.2	684.2	−0.70	0.00
P643	585.6	585.6	585.2	585.6	585.5	−0.13	0.40
（810～420）	572.7	572.4	572.4	572.6	572.5	−0.23	0.20
	529.7	529.6	529.6	529.6	529.6	−0.10	0.00
	513.5	513.4	513.4	513.6	513.5	−0.03	0.20
	431.2	431.0	430.8	431.0	430.9	−0.27	0.20
	638.1	638.0	638.2	638.2	638.1	0.00	0.20
	536.5	536.4	536.2	536.4	536.3	−0.17	0.20
	459.8	459.8	459.8	459.6	459.7	−0.07	0.20
	453.4	453.4	453.4	453.4	453.4	0.00	0.00
H643	445.9	445.8	445.8	445.8	445.8	−0.10	0.00
（650～235）	418.5	418.2	418.2	418.2	418.2	−0.30	0.00
	360.9	360.8	360.8	360.8	360.8	−0.10	0.00
	287.9	287.8	287.8	287.8	287.8	−0.10	0.00
	279.4	279.2	279.2	279.2	279.2	−0.20	0.00
	241.7	241.6	241.6	241.6	241.6	−0.10	0.00

6. 透射比示值误差与重复性（%）

波长/nm	标准值	测量值			平均值	误差	重复性/%
	8.79	8.76	8.74	8.76	8.75	−0.04	0.02
235	18.56	18.72	18.66	18.69	18.69	0.13	0.06
	31.05	31.42	31.48	31.43	31.44	0.39	0.06
	10.16	10.14	10.12	10.12	10.13	−0.03	0.02
257	20.52	20.65	20.63	20.64	20.64	0.12	0.02
	33.16	33.53	33.48	33.50	33.50	0.34	0.05
	10.93	10.93	10.92	10.92	10.92	−0.01	0.01
313	20.94	21.07	21.12	21.06	21.08	0.14	0.06
	32.72	33.06	33.00	33.00	33.02	0.30	0.06
	11.63	11.59	11.56	11.62	11.59	−0.04	0.06
350	21.34	21.43	21.51	21.47	21.47	0.13	0.08
	32.31	32.54	32.53	32.67	32.58	0.27	0.14

续表

波长/nm	标准值	测量值			平均值	误差	重复性/%
	11.01	11.04	11.02	11.00	11.02	0.01	0.04
440	21.56	21.55	21.59	21.56	21.57	0.01	0.04
	31.01	31.09	31.04	31.10	31.08	0.07	0.06
	10.28	10.31	10.30	10.26	10.29	0.01	0.05
546	20.94	20.91	21.03	21.03	20.99	0.05	0.12
	30.43	30.46	30.54	30.51	30.50	0.07	0.08
	7.22	7.23	7.24	7.23	7.23	0.01	0.01
635	15.80	15.79	15.78	15.80	15.79	−0.01	0.02
	23.78	23.76	23.77	23.79	23.77	−0.01	0.03

校准结论：

计量参数	测定值	性能要求	结论
波长准确度	−0.7 ~ 0nm	± 1nm	合格
波长重复性	0 ~ 0.40nm	≤ 0.5nm	合格
透射比准确度	−0.04 ~ 0.39%	± 0.5%	合格
透射比重复性	0.01 ~ 0.14%	≤ 0.2%	合格
基线平直度	0.001 7nm	± 0.002nm	合格
仪器噪音	0.055%	≤ 0.2%	合格
杂散光	0.00% ~ 0.01%	≤ 0.2%	合格

校准依据：JJG 178—2007《紫外、可见、近红外分光光度计检定规程》。

（展　敏）

第四节　常用玻璃量器的检定报告

×××计量科学研究院检定证书

报告编号	容量瓶检定报告 20220628	第 × 页共 × 页
器具名称	容量瓶	
规格型号	20mL	
制造者	×××公司	
出厂编号	01DE-M 20	
结论	见检定结果	
	检定	张 × ×

审核		张 × ×
批准		陈 × ×
校准日期	× 年 × × 月 × × 日	有效期至　　　　× 年 × × 月 × × 日

1. 基本信息

量具名称：容量瓶	校准地点：准备室	校准日期：× × × × 年 × × 月 × × 日
型号：	规格：20mL	生产厂家：× × ×
环境温度 / 湿度： 20.5℃ /42.5%	水温：20.5℃	k 值：1.002 737
所用主要计量标准器具：	电子天平： 赛多利斯 CP225D	编号： RL-× ×	证书号：LE-202210 × × × 有效期：× × × 年 × × 月 × × 日
	标准温度计： Fluke 1521	编号： RL-× ×	证书号：RZD202206 × × × 有效期：× × × 年 × × 月 × × 日

2. 玻璃量具外观检查：正常

3. 标称值（V）

标称值（V）	① 20（mL）		② --（mL）		③ --（mL）	
可接受范围	容量允许误差： ± 0.03mL		容量允许误差： —		容量允许误差： —	
称量次数	称量重量（g）	实际容量（mL）	称量重量（g）	实际容量（mL）	称量重量（g）	实际容量（mL）
1	19.962 11	20.017	—	—	—	—
2	19.960 08	20.015	—	—	—	—
两次称量差值：0.002mL，在允差 1/4 范围内						
容量误差	0.016		—		—	
检定结论：☑ 在允许误差范围内　□ 在允许误差范围外						
检定依据：JJG 196—2006《常用玻璃量器检定规程》						

（张鹏伟）

第五节　移液器的检定报告

× × × 计量科学研究院检定证书

报告编号	移液器检定报告 20220629	第 × 页 共 × 页
器具名称	移液器	
规格型号	（500 ～ 5 000）μL	
制造者	× × × 公司	

出厂编号	N21393L	
结论	见检定结果	
	检定	张××
	审核	张××
	批准	陈××

校准日期 ××××年××月××日　　　　有效期至　　　　　　××××年××月××日

1. 基本信息

移液器编号：RL-××-××	校准地点：准备室	校准日期：××××-××-××
型号：research	规格：（500～5 000）μL	生产厂家：×××
环境温度：18.4℃	环境湿度：45.0%	K（t）：1.003 184

所用主要计量标准器具	电子天平： 赛多利斯 CP225D	编号： RL-××	证书号：LE-202210××× 有效期：××××-××-××
	标准温度计： Fluke 1521	编号： RL-××	证书号：RZD202206××× 有效期：××××-××-××

2. 移液器外观检查：正常

3. 标称值（V）

标称值（V）	① 5 000（μL）		② 2 500（μL）		③ 500（μL）	
可接受范围	容量允许误差：±0.6% 容量重复性 CV：1.0%		容量允许误差：±0.5% 容量重复性 CV：1.0%		容量允许误差：±1.0% 容量重复性 CV：1.0%	
称量次数	称量重量 /g	实际容量 /μL	称量重量 /g	实际容量 /μL	称量重量 /g	实际容量 /μL
第一次	4.980 23	4 996.1	2.486 60	2 494.5	0.499V63	501.2
第二次	4.988 51	5 004.4	2.486 29	2 494.2	0.502 76	504.4
第三次	4.984 42	5 000.3	2.488 57	2 496.5	0.500 23	501.8
第四次	4.983 25	4 999.1	2.486 88	2 494.8	0.498 46	500.0
第五次	4.979 6	4 995.5	2.485 65	2 493.6	0.501 21	502.8
第六次	4.980 62	4 996.5	2.490 75	2 498.7	0.498 93	500.5
均值（μL）	4 998.6		2 495.4		501.8	
标准差 S_d	3.4		1.9		1.6	
变异系数 CV%	0.1		0.1		0.3	
容量相对误差	0.0		−0.2		0.4	
检定结论：☑ 在允许误差范围内　□ 在允许误差范围外						
检定依据：JJG 646—2006《移液器检定规程》						

（张鹏伟）

第六节　温度计 / 温湿度计的校准报告

××× 医院检验医学部校准报告

报告编号	温湿度计校准报告 20220701	第 × 页 共 × 页
器具名称	温湿度计	
规格型号	S400W-TH	
制造者	××× 公司	
出厂编号	LS-207	
结论	见校准结果	
	校准	张 × ×
	审核	张 × ×
	批准	陈 × ×
校准日期　×××× 年 ×× 月 ×× 日　　有效期至		×××× 年 ×× 月 ×× 日

1．基本信息

温湿度计编号：RL-××-××	校准地点：准备室	校准日期：×××× 年 ×× 月 ×× 日
型号：S400W-TH	规格：—	生产厂家：×××
环境温度：23 ~ 24℃	环境湿度：46.0% ~ 47.2%	
所用主要计量标准器具 （经广东省计量科学研究院校准）	数字温湿度计： HUATO	出厂编号： HS400CN096	校准证书编号： RSD202215792 有效期：× 年 × 月 × 日

2．温湿度计外观检查：正常

3．温度校准结果

	参比温湿度计结果℃	待评温湿度计结果℃	示值偏差℃	允许误差范围℃
1	23.5	24.1		
2	23.6	24.1	0.6	± 2℃
3	23.5	24.2		
均值	23.5	14.1		

4．湿度校准结果

	参比温湿度计结果 %RH	待评温湿度计结果 %RH	示值偏差 %RH	允许误差范围 %RH
1	46.0	47.6		
2	46.5	47.9	2.9	± 5%
3	47.2	48.2		
均值	46.6	47.9		

5．校准结论：☑ 在允许误差范围内　□ 在允许误差范围外

6．校准依据：JJG 1076—2020《数字式温湿度计校准规范》

（王建兵）

第七节 冰箱温度校准报告

×××医院检验医学部校准报告

报告编号	医用冰箱温度校准报告 20220702	第 × 页共 × 页
器具名称	医用冰箱	
规格型号	HYCD-282C	
制造者	×××公司	
出厂编号	BE0F100AR00QGH74X433	
结论	见校准结果	
	校准	张××
	审核	张××
	批准	陈××
校准日期　　×××× 年 ×× 月 ×× 日　　有效期至		×××× 年 ×× 月 ×× 日

1. 基本信息

冰箱名称	超低温冰箱	冰箱编号	RL-28	校准日期	×-××-××
校准地点	冰箱储存室	冰箱型号 / 规格	HYCD-282C	环境温度	22.6℃
依据技术规范	JJF 1101：2019 环境试验设备温度、湿度参数校准规范			环境湿度	52%RH

2. 标准器信息

名称	标准温度测量仪	型号 / 规格	−80～300℃	准确度等级	0.01℃
证书编号	HNJL015684	证书有效期	2023.10.20	最大允许误差	±0.15℃

3. 校准结果

（1）外观检查：正常

（2）测量点布置示意图：

（3）校准结果

校准参数	温度 /℃	判断标准	是否合格
设定值	−65	/	/
最大偏差	0.94	分度值 1℃：±1.0℃	合格
最小偏差	0.53	分度值 2℃：±2.0℃	合格
均匀度	0.41	2.0℃	合格
波动度	±0.47	分度值 1℃：±0.5℃ 分度值 2℃：±1.0℃	合格
校准不确定（k=2）	0.01℃		

附表：实测温度记录

次数	实测温度值 /℃								
	1	2	3	4	5	6	7	8	9
1	−65.12	−65.21	−65.01	−64.92	−65.32	−64.92	−65.00	−64.82	−64.79
2	−65.20	−65.15	−65.22	−64.91	−65.26	−64.29	−65.01	−64.75	−64.89
3	−65.01	−65.12	−64.89	−64.85	−65.28	−64.56	−65.12	−64.69	−64.59
4	−65.06	−65.08	−64.85	−64.75	−65.24	−64.38	−65.03	−64.67	−64.57
5	−65.24	−65.24	−64.76	−64.64	−65.01	−64.89	−64.99	−64.52	−64.53
6	−65.33	−64.96	−64.82	−64.86	−64.49	−64.92	−64.87	−64.89	−64.29
7	−64.98	−64.95	−64.91	−64.96	−64.38	−64.51	−64.69	−64.92	−64.37
8	−64.61	−64.82	−65.0	−65.02	−64.59	−64.29	−64.52	−64.59	−64.59
9	−64.89	−65.01	−65.31	−65.11	−64.68	−64.38	−64.87	−65.01	−64.68
10	−64.79	−65.08	−65.46	−65.03	−64.52	−64.97	−65.01	−65.12	−64.39
11	−64.96	−64.92	−65.16	−64.89	−64.78	−64.84	−65.08	−64.87	−64.56
12	−65.06	−64.78	−64.67	−64.75	−64.89	−64.56	−64.96	−64.86	−64.88
13	−65.24	−64.92	−64.76	−64.69	−64.99	−64.65	−64.95	−64.56	−65.01
14	−65.37	−65.07	−64.89	−64.58	−64.82	−64.49	−64.59	−65.02	−65.21
15	−65.08	−65.23	−65.02	−64.67	−65.01	−64.82	−64.57	−65.14	−65.04
16	−64.95	−65.42	−64.69	−64.99	−65.08	−65.01	−64.88	−65.02	−64.89
最大值	−65.37	−65.42	−65.46	−65.11	−65.32	−65.01	−65.12	−65.14	−65.21
最小值	−64.61	−64.78	−64.67	−64.58	−64.38	−64.29	−64.52	−64.52	−64.29
最大偏差		0.94	最小偏差			0.53	均匀度	0.41	波动度	± 0.47
不确定度			0.01		不确定度			0.01	
校准人：×× ×				审核人：×× ×					

（韩丽乔）

第八节　分光光度计检定 / 校准验收范例

1. 设备 / 量具名称：×× × 紫外可见分光光度计。

2. 设备出厂编号：1908-017。

3. 计划检定时间：×× × × 年 × × 月 × × 日。

4. 测量参数、测量范围、允许误差（测量不确定度）技术Ⅱ级要求如下：

（1）波长示值误差及重复性

1）波段：190～340nm；示值误差：±0.5nm；重复性：≤0.2nm。

2）波段：341～900nm；示值误差：±1.0nm；重复性：≤0.5nm。

（2）透射比示值误及重复性：透射比示值误差±0.5%，重复性：≤0.2%。

（3）杂散光≤0.2%。

（4）噪声与漂移：0%线噪声≤0.1%，100%线≤0.2%，30分钟漂移≤0.2%。

（5）基线平直度：±0.002。

5. 检定/校准单位：××计量检测技术研究院。

6. 检定/校准报告编号：NW202106253。

7. 使用的主要计量校准器具

（1）氧化钬滤光片标准物质 GBW（E）130112，证书编号，NH202116843，U（λ）=0.30nm。

（2）紫外光区透射比标准滤光片：证书编号：NH202116851，U（τ）=0.20%。

（3）可见光区透射比标准滤光片：证书号，NH202116855，一级。

（4）标准物质 GBW（E）130112，证书编号，NH202116843，U（λ）=0.30nm。

（5）镨钕滤光片 GBW（E）130111，证书编号，NH202116848，U（λ）=0.30nm。

8. 检定/校准结果

（1）波长示值误差及重复性见表15-1。

表15-1 波长示值误差及重复性结果

标准值	示值	误差	重复性
287.66	287.4	−0.3	0.0
360.86	360.6	−0.3	0.0
445.84	445.4	−0.4	0.0
536.42	536.0	−0.4	0.0
684.77	684.4	−0.4	0.0
807.50	807.0	−0.5	0.0

（2）透射比示值误差及重复性见表15-2。

表15-2 透射比示值误差及重复性结果

波长	示值误差	重复性
235nm	0.2%	0.1%
313nm	0.2%	0.0%
350nm	0.3%	0.2%
546nm	−0.2%	0.1%

（3）杂散光：0.0%。

（4）噪声与漂移：0%线噪声：0.1%；100%线：0.2%；30分钟漂移：0.2%。

（5）190～340nm，基线平直度 ±0.002；340～900nm，基线平直度 ±0.001。

9. 检定/校准结论：Ⅱ级合格。

10. 完成日期：××××年××月××日。

总结人：×××　　　批准人：×××

（王建兵）

第十六章
临床血液学检验仪器校准报告范例

第一节 血细胞分析仪校准报告

一、校准信息

略。

二、校准依据

WS/T 347—2011 血细胞分析的校准指南

WS/T 406—2012 临床血液学检验常规项目分析质量要求

×××血细胞仪校准指南

XY-SOP-201（V1.0）血细胞分析仪校准管理程序

三、校准内容

（一）校准前准备

1．维护保养 略。

2．试剂和耗材 略。

3．校准物

×××为仪器配套校准物，批号为×××，有效期至××××年××月××日，在有效期内。

4．仪器状态核查

（1）仪器工作环境核查：略。

（2）仪器参数核查：表16-1。

表16-1 仪器参数核查结果

参数	测量值	范围		结论
		下限	上限	
0.25MPa	0.257 2	0.210 0	0.290 0	合格
0.16MPa	0.160 2	0.130 0	0.190 0	合格
0.07MPa	0.072 2	0.060 0	0.080 0	合格
−0.04MPa	−0.044 4	−0.030 0	−0.050 0	合格
41℃试剂加热器	42.3	39	43	合格

续表

参数	测量值	范围		结论
		下限	上限	
41℃ FCM 反应室	40.9	39	43	合格
34℃ 试剂加热器	34.1	32	36	合格
34℃ FCM 反应室	33.8	32	36	合格
FCM 检测器加热器	39.8	38	42	合格
FCM 鞘流温度	31.2	20	40	合格
APD 温度	34.8	34	38	合格
环境温度	26.1	20	40	合格
Hgb 转换值	5 535	3 500	9 500	合格
血液吸样传感器转换值	6 926	3 500	9 500	合格

结论：仪器参数满足制造商的要求。

（3）本底计数：表 16-2。

用稀释液作为样本在仪器上连续检测 3 次，WBC、RBC、Hgb 和 PLT 的最大值均在仪器制造商和 WS/T 406—2012 的允许范围内。

表 16-2　仪器背景计数结果

参数	WBC	RBC	Hgb	PLT
第 1 次	0.01	0.00	0	1
第 2 次	0.00	0.00	0	0
第 3 次	0.00	0.01	0	0
最大值	0.01	0.01	0.00	1
制造商	≤ 0.1	≤ 0.02	≤ 1	≤ 10
WS/T 406—2012	≤ 0.5	≤ 0.05	≤ 2	≤ 10
结论	合格	合格	合格	合格

结论：仪器本底计数满足要求。

注：项目和单位，WBC（$\times 10^9$/L），WBC-N（$\times 10^9$/L），WBC-D（$\times 10^9$/L），RBC（$\times 10^{12}$/L），Hgb（g/L），Hct（%），MCV（fL），MCH（pg），MCHC（g/L），PLT（$\times 10^9$/L），下同。

（4）重复性：表 16-3。

方案：取 1 份 WBC、RBC、Hgb、Hct 和 PLT 浓度在参考区间内的新鲜 EDTA·K_2 抗凝静脉血样本，在仪器上重复检测 11 次，计算后 10 次检测结果的算术平均值（$\bar{x}$）和标准差（SD），并计算变异系数（CV），CV 即为重复性。

表 16-3　重复性结果

参数	WBC-N	WBC-D	RBC	Hgb	Hct	MCV	MCH	MCHC	PLT
第 2 次	7.01	7.07	4.54	131	40.1	88.2	29.0	328	270

续表

参数	WBC-N	WBC-D	RBC	Hgb	Hct	MCV	MCH	MCHC	PLT
第 3 次	7.50	7.15	4.64	133	40.9	88.2	28.7	326	287
第 4 次	7.13	7.17	4.65	134	40.8	87.8	28.8	328	284
第 5 次	7.23	7.43	4.62	133	40.6	88.0	28.9	328	275
第 6 次	7.37	7.07	4.65	134	40.9	88.0	28.7	327	286
第 7 次	7.15	7.35	4.57	133	40.0	87.7	29.2	333	281
第 8 次	7.09	7.29	4.56	135	40.3	88.2	29.6	335	284
第 9 次	7.30	7.01	4.58	133	40.2	87.8	29.1	331	284
第 10 次	7.48	7.28	4.69	134	41.1	87.7	28.6	326	276
第 11 次	7.35	7.45	4.50	132	39.4	87.7	29.4	336	269
均值	7.26	7.23	4.60	133.20	40.43	87.93	29.00	329.80	279.60
SD	0.166	0.156	0.059	1.135	0.525	0.216	0.327	3.706	6.620
CV	2.29%	2.16%	1.29%	0.85%	1.30%	0.25%	1.13%	1.12%	2.37%
制造商	≤ 3.0%	≤ 3.0%	≤ 1.5%	≤ 1.0%	≤ 1.5%	≤ 1.0%	≤ 2.0%	≤ 2.0%	≤ 4.0%
WS/T 406—2012	≤ 4.0%	≤ 4.0%	≤ 2.0%	≤ 1.5%	≤ 3.0%	≤ 2.0%	≤ 2.0%	≤ 2.5%	≤ 5.0%
结论	合格	合格	合格	合格	合格	合格	合格	合格	合格

结论：仪器重复性满足制造商和 WS/T 406—2012 标准的要求。

（二）校准过程

1．常规项目校准

（1）校准物的准备

1）将校准物从冰箱内（2～8℃）取出后，要求在室温（18～25℃）条件下放置约 15 分钟，使其温度恢复至室温。

2）检查校准物是否超出有效期，是否有变质或污染，批号与说明书上的一致性。

3）上下颠倒混匀，并旋转，约需要 20 次，直至所有细胞完全悬浮，4 小时内使用完毕。

4）将两管校准物合在一起，混匀后再分装于 2 个管内，其中一管用于校准物的检测，另一管用于校准结果的验证。

（2）校准物检测及校准因子调整

1）取 1 管校准物，连续检测。

2）仪器若有自动校准功能，可采用，仪器直接得出均值，并给出相应的校正系数。

3）若无自动校准功能，连续检测 11 次，舍去第 1 次检测结果，以防止携带污染。将第 2 次至第 11 次的各项检测结果手工记录于表格中，计算均值，均值的小数点后保留位数较日常报告结果多一位数字，计算校准系数。

4）取一管校准物在开管检测模式下，连续测量 11 次，计算第 2～11 次检测结果的均值，与制造商校准物定值比较后计算相对偏差，并与允许偏差比较，判断是否需要进行校准系数的调整，结果见表 16-4。

表16-4　校准物检测结果

参数	WBC-N	WBC-D	RBC	Hgb	Hct	PLT
定值	7.353	7.499	4.368	123.6	36.21	254.3
第2次	7.38	7.7	4.37	125	36.0	247
第3次	7.51	7.39	4.4	123	36.1	241
第4次	7.31	7.5	4.34	124	35.5	248
第5次	7.53	7.65	4.36	125	35.9	248
第6次	7.39	7.74	4.43	124	36.4	249
第7次	7.46	7.35	4.34	123	35.7	248
第8次	7.26	7.55	4.40	123	36.1	240
第9次	7.50	7.59	4.42	124	36.2	248
第10次	7.46	7.58	4.37	124	35.8	241
第11次	7.47	7.44	4.41	123	36.1	246
均值	7.427	7.549	4.384	123.8	35.98	245.6
SD	0.089	0.130	0.032	0.789	0.262	3.502
CV	1.20%	1.72%	0.74%	0.64%	0.73%	1.43%
偏倚	1.01%	0.67%	0.37%	0.16%	−0.64%	−3.42%
偏倚要求	≤ 1.5%	≤ 1.5%	≤ 1.0%	≤ 1.0%	≤ 2.0%	≤ 3.0%
校准判断	无须调参数	无须调参数	无须调参数	无须调参数	无须调参数	需调参数
原校准系数	98.3	98.2	103.5	103.8	103.0	100.5
新校准系数	98.3	98.2	103.5	103.8	103.0	102.6

结论：××分析仪校准项目PLT在允许范围之外，需要调整校准系数，需要做校准验证。

（3）校准验证：因调整了参数，则需要做校准验证，调整仪器校准参数后，保存，关闭仪器和电脑，重启后稳定20分钟后，按照常规项目校准实验的处理流程重新检测校准品，然后进行判断（表16-5）。

表16-5　校准物验证结果

参数	WBC-N	WBC-D	RBC	Hgb	Hct	PLT
定值	7.353	7.499	4.368	123.6	36.21	254.3
第2次	7.30	7.30	4.36	122	36.1	253
第3次	7.27	7.50	4.43	124	36.8	255
第4次	7.35	7.39	4.39	123	36.4	259
第5次	7.48	7.47	4.36	124	36.2	252
第6次	7.31	7.49	4.36	123	36.2	254
第7次	7.38	7.54	4.33	123	35.9	254
第8次	7.61	7.51	4.35	122	36.2	250

续表

参数	WBC-N	WBC-D	RBC	Hgb	Hct	PLT
第 9 次	7.50	7.44	4.29	121	35.6	252
第 10 次	7.16	7.53	4.37	123	36.1	254
第 11 次	7.19	7.21	4.34	123	36.1	263
均值	7.355	7.438	4.358	122.8	36.16	254.60
SD	0.141	0.108	0.037	0.919	0.310	3.777
CV	1.92%	1.45%	0.84%	0.75%	0.86%	1.48%
偏倚	0.03%	−0.81%	−0.23%	−0.65%	−0.14%	0.12%
偏倚要求	≤ 1.50%	≤ 1.50%	≤ 1.00%	≤ 1.0%	≤ 2.00%	≤ 3.00%
校准判断	验证合格	验证合格	验证合格	验证合格	验证合格	验证合格

结论：所有项目测量均值与校准物定值的偏倚均在允许范围内，校准验证通过。

2．白细胞分类正确性验证　依据 WS/T 246—2005《白细胞分类计数参考方法》，至少选择 5 例白细胞分类正常的临床样本，涂片、瑞氏染色（宜用推染片仪）以实验室血细胞形态经验丰富的检验人员进行显微镜检查分类，每个涂片标本需要在显微镜油镜下分类计数 200 个白细胞，折算为百分比，以人工结果为标准，以 95% 可信区间（p ± 1.96SEp）为判断标准，计算允许范围，每个分类项目结果符合性率 ≥ 80% 为合格（表 16-6）。

表 16-6　白细胞分类正确性验证结果

项目名称	标本号	仪器结果	人工结果	允许范围	是否符合（Y/N）
NEUT%	400231539900	58.3	56.0	49.1 ~ 62.9	Y
NEUT%	400231543300	50.7	47.5	40.6 ~ 54.4	Y
NEUT%	400231543900	56.0	53.5	46.6 ~ 60.4	Y
NEUT%	400231540400	45.1	48.0	41.1 ~ 54.9	Y
NEUT%	400231539700	52.9	48.5	41.6 ~ 55.4	Y
LYM%	400231539900	31.9	33.5	27.0 ~ 40.0	Y
LYM%	400231543300	39.5	41.0	34.2 ~ 47.8	Y
LYM%	400231543900	30.9	30.0	23.6 ~ 36.4	Y
LYM%	400231540400	42.0	41.0	34.2 ~ 47.8	Y
LYM%	400231539700	38.2	39.5	32.7 ~ 46.3	Y
MOYO%	400231539900	6.6	4.5	1.6 ~ 7.4	Y
MOYO%	400231543300	6.0	7.5	3.8 ~ 11.2	Y
MOYO%	400231543900	9.6	11.0	6.7 ~ 15.3	Y
MOYO%	400231540400	8.2	7.5	3.8 ~ 11.2	Y
MOYO%	400231539700	6.6	8.0	4.2 ~ 11.8	Y
EOSIY%	400231539900	2.8	5.0	2.0 ~ 8.0	Y
EOSIY%	400231543300	3.7	3.5	1.0 ~ 6.0	Y

续表

项目名称	标本号	仪器结果	人工结果	允许范围	是否符合（Y/N）
EOSIY%	400231543900	3.4	4.5	1.6 ~ 7.4	Y
EOSIY%	400231540400	4.5	3.0	0.6 ~ 5.4	Y
EOSIY%	400231539700	2.1	3.0	0.6 ~ 5.4	Y
BASO%	400231539900	0.4	1.0	0.0 ~ 2.4	Y
BASO%	400231543300	0.1	0.5	0.0 ~ 1.5	Y
BASO%	400231543900	0.1	1.0	0.0 ~ 2.4	Y
BASO%	400231540400	0.2	0.5	0.0 ~ 1.5	Y
BASO%	400231539700	0.2	1.0	0.0 ~ 2.4	Y

结论：仪器的白细胞分类准确性满足 WS/T 246—2005 的要求。

四、校准结论

经确认，×××血细胞分析仪状态正常，基本性能满足要求，使用制造商配套的校准物对×××血细胞分析仪进行了校准和校准验证，校准参数符合要求，仪器校准成功。

五、附录

1. 校准人员资质证书图片
2. 仪器状态参数图片
3. 试剂和耗材包装批号图片（含校准说明书和溯源证明材料）
4. 本底计数实验仪器数据图片
5. 重复性实验仪器数据图片
6. 常规项目校准实验仪器数据图片
7. 校准验证实验仪器数据图片
8. 白细胞分类正确性实验原始数据图片

六、审核确认

已对校准过程、数据处理、校准表述进行了审核确认。

审核人：　　　　日期：　　年　月　日

（王会敏）

第二节　凝血分析仪校准报告

一、校准信息

略。

二、校准依据

　　JJF 1945—2021　凝血分析仪校准规范

　　YY/T 0659—2017　凝血分析仪

　　×××凝血仪校准指南

　　XY-SOP-301（V1.0）　凝血分析仪校准管理程序

三、校准内容

（一）校准前检查

　　1．**仪器维护保养**　略。

　　2．**仪器状态核查**

　　（1）仪器工作环境核查：略。

　　（2）气动系统核查：略。

　　3．**试剂和耗材核查**　略。

（二）仪器校准

　　1．**机械位置校准**　机械位置校准，按照制造商手册要求，用专业调整工具放入仪器，启动仪器自动检查和调整程序。调整后的位置参数见附录截图。仪器自动执行完毕后，观察机械运作位置是否正常。

　　结论：仪器机械运作位置符合制造商的要求。

　　2．**温控系统校准**

　　（1）校准方案

　　1）仪器自测和标准温度计测定的孵育部、检测部、试剂仓温度均值与标准设定值温度的差值应≤0.3℃；仪器自测的环境温度均值与标准温度计应≤1.0℃。

　　2）准备标准温度计（精密温度测量仪，经计量检定合格），并使用修正值。

　　3）孵育部、检测部：准备2个反应杯，分别加入200μL去离子水，然后分别放入检测部、孵育部任意位置，等待20分钟测量。

　　4）试剂仓：准备GW15试剂瓶，加入4mL去离子水，然后将瓶子放入试剂仓任意位置，2小时后测量瓶子中液体温度。

　　5）分别将标准温度计的探头放入上述反应杯和试剂瓶中，环境温度计放置在仪器环境温度感应器附近，每个检测点测定3个数据，每个数据间隔1分钟，同时记录仪器显示的温度和标准记录仪的温度。对不符合要求的仪器温控进行修正，直至符合要求，填写结果。

　　6）试剂针温度无法用标准温度计校准，采用仪器的自动校准程序，记录3个数据，每个数据间隔1分钟。

　　（2）校准结果（表16-7、表16-8）

表16-7　孵育部温度校准结果

参数	仪器显示温度	标准温度	标准温度修正值	修正后标准温度
1	37.0	37.1	0.1	37.2

续表

参数	仪器显示温度	标准温度	标准温度修正值	修正后标准温度
2	37.1	37.1	0.1	37.2
3	37.0	37.0	0.1	37.1
均值	37.03	37.07	0.1	37.17
均值－标准值	0.03	/	/	0.17

结论：仪器自测孵育部温度均值与标准温度计测定温度均值的差值≤ 0.3℃，并在仪器要求的（37.0±1.0）℃范围内。

注：表中温度的单位为℃，本报告以下同理。

检测部温度，试剂仓温度，环境温度等温度校准结果的处理方式与孵育部相同。

表16-8　试剂针A、B、C温度校准结果

参数	试剂针A温度	试剂针B温度	试剂针C温度
1	37.4	37.5	37.3
2	37.4	37.3	37.4
3	37.5	37.4	37.4
均值	37.43	37.40	37.37

结论：仪器自测试剂针A、B、C温度在仪器要求的（37.5±0.5）℃范围内。

（3）校准结论

×××凝血仪孵育部、检测部、试剂仓、试剂针、环境温度的准确性符合要求。

3．光路系统校准

（1）实验方案

1）确保灯泡使用少于1 000小时，否则更换新灯泡。

2）主界面"菜单－维护－检测灯校准"，执行灯泡的校准程序。

3）主界面"输入登录工程师用户名和密码－服务－服务-Detector Block Adustment"，记录光源值。

4）光源值要求：405nm、575nm、660nm、800nm、340nm每个波长每个通道的Gain D/A Value、Off-set D/A Value、D/A Value结果应分别在（7～180）、（0～255）、（3 000～3 400）范围内。

（2）校准结果：见原始数据截图。

（3）校准结论：仪器光源系统参数符合制造商的要求。

4．加样系统校准

（1）校准方案

1）总体要求

①准备一台精密天平（精密度0.1mg，经计量检定合格），并使用修正值；空试管，反应杯，去离子水。

②对所有需要使用的样本针、试剂针进行校准，校准的加样量需要覆盖实际使用的范围。

③为了防止挥发，预先在反应杯中加入约100μL去离子水，放置在天平上调零，去除空白，然后根据要求立即放入仪器加样。

④根据室温条件下，去离子水的密度 ρ 和质量 m，采用公式 V=m/ρ 计算去离子水的体积。

2）样本 A 针（表 16-9、表 16-10）

表 16-9　样本 A 针 100μL 加样校准结果

参数	实测质量	质量修正值	修正后质量	加样体积
1	98.1	−0.1	98.0	98.3
2	99.0	−0.1	98.9	99.2
3	99.0	−0.1	98.9	99.2
4	98.6	−0.1	98.5	98.8
5	99.0	−0.1	98.9	99.2
6	98.3	−0.1	98.2	98.5
7	98.7	−0.1	98.6	98.9
8	98.7	−0.1	98.6	98.9
9	98.7	−0.1	98.6	98.9
10	98.6	−0.1	98.5	98.8
均值	/	/	/	98.87
制造商体积要求	/	/	/	98.5 ± 2.0
SD/mg	/	/	/	0.30
CV/%	/	/	/	0.30
制造商要求 CV/%	/	/	/	≤ 1.0
结论	/	/	/	合格

注：表中质量的单位为 mg，体积的单位为 μL，本报告以下同理。

表 16-10　样本 A 针 200μL 加样校准结果

参数	实测质量	质量修正值	修正后质量	加样体积
1	197.1	−0.1	197.0	197.6
2	197.7	−0.1	197.6	198.2
3	197.5	−0.1	197.4	198.0
4	197.2	−0.1	197.1	197.7
5	197.5	−0.1	197.4	198.0
6	197.0	−0.1	196.9	197.5
7	197.3	−0.1	197.2	197.8
8	197.1	−0.1	197.0	197.6
9	197.2	−0.1	197.1	197.7
10	197.3	−0.1	197.2	197.8
均值		/	/	197.79
制造商体积要求		/	/	195.0 ± 3.0

续表

参数	实测质量	质量修正值	修正后质量	加样体积
SD（mg）	/	/	/	0.22
CV（%）	/	/	/	0.11
制造商要求 CV%	/	/	/	≤ 2.0
结论	/	/	/	合格

样本 B 针的 10μL、50μL、100μL，试剂针 A 的 10μL、50μL、100μL，试剂针 B 的 50μL、100μL，试剂针 C 的 50μL、100μL 等加样量校准结果的处理方式与样本 A 针相同。

①准备一个空试管，加入去离子水放到试管架 1 号位，将试管架放到样本 A 针吸样位置。

②拿一个空反应杯，然后放到样本分配 A 盘 1 号位置。

③进入针注液量程序，选择样本 A 针，容量 100μL，执行测试，测质量，计算其前后质量差值即为加液质量。

④重复①~③步骤，测量 10 次，记录其数据。

⑤测量容量 200μL，参照①~④步骤，记录其数据。

注：样本 A 针主要用于穿刺试管塞和初步分杯样品。

3）样本 B 针

①准备一个空试管加入去离子水，然后放到试管架 1 号位，将试管架放到样本 B 针吸样位置。

②拿一个空反应杯，然后放到样本分配 A 盘 1 号位置。

③进入针注液量程序，选择样本 B 针，容量 10μL，执行测试，测质量，计算其前后质量差值即为加液质量。

④重复①~③步骤，测量 10 次，记录其数据。

⑤测量容量 50μL、100μL，参照①~④步骤，记录其数据。

4）试剂针 A

①准备一个样品杯加入去离子水，然后放到试剂仓 A 盘一号架 1 号位。

②拿一个空反应杯，然后放到样本分配 A 盘 1 号位置。

③进入针注液量程序，选择试剂 A 针，容量 10μL，执行测试，测质量，计算其前后质量差值即为加液质量。

④重复①~③步骤，测量 10 次，记录其数据。

⑤测量容量 50μL、100μL，参照①~④步骤，记录其数据。

5）试剂针 B、C

①准备一个样品杯加入去离子水，然后放到试剂仓 A 盘一号架 1 号位。

②拿一个空反应杯，然后放到样本分配 A 盘 1 号位置。

③进入针注液量程序，选择试剂 B、C 针，容量 50μL，执行测试，测质量，计算其前后质量差值即为加液质量。

④重复①~③步骤，测量 10 次，记录其数据。

⑤测量容量 100μL，重复①~④步骤，记录其数据。

（2）校准结果：校准时室温 26℃，对应水密度为 0.996 813mg/μL。

（3）校准结论：×××凝血仪样本针 A、样本针 B、试剂针 A、试剂针 B、试剂针 C 的加样准确性符合制造商的要求。

（三）项目校准

1. 项目重复性（表 16-11）

（1）实验方案：正常或接近正常浓度的临床样本；检查并确保有充足的试剂；连续检测 10 次，计算重复性。

（2）校准结果

表 16-11　项目重复性实验

参数	PT	APTT	INR	Fg	TT	DD
1	11.9	25.6	1.16	2.36	18.9	1.26
2	11.6	25.5	1.14	2.37	19.4	1.22
3	11.9	25.2	1.17	2.39	19.9	1.27
4	11.6	25.3	1.14	2.33	19.5	1.20
5	11.8	25.3	1.16	2.30	19.4	1.26
6	11.7	25.2	1.15	2.37	19.8	1.23
7	11.8	25.1	1.16	2.35	19.4	1.27
8	11.7	25.2	1.15	2.32	19.9	1.25
9	11.8	25.0	1.16	2.35	20.1	1.20
10	11.7	25.2	1.15	2.37	19.4	1.25
均值	11.75	25.26	1.15	2.35	19.57	1.24
SD	0.108	0.178	0.010	0.027	0.353	0.027
CV	0.92%	0.70%	0.84%	1.16%	1.80%	2.16%
要求	≤ 3.0%	≤ 4.0%	≤ 5.0%	≤ 6.0%	≤ 10.0%	≤ 15.0%（< 0.5 时），≤ 10.0%（≥ 0.5 时）
结论	合格	合格	合格	合格	合格	合格

注：本表要求为满足 YY/T 0659—2017、JJF 1945—2021、WS/T 406—2012、WS/T 477—2015 制定。表中单位为 PT（s），APTT（s），Fg（g/L），TT（s），DD（mg/L），本报告以下同理。

（3）实验结论：×××凝血仪项目的重复性符合行业标准 YY/T 0659—2017、JJF 1945—2021、WS/T 406—2012、WS/T 477—2015 的要求。

2. 项目校准

（1）校准物的准备

1）将校准物从冰箱内（2~8℃）取出，检查校准物是否超出有效期，是否有变质或污染，批号与说明书上的一致性。

2）按容器上标识的量用去离子水溶解，室温（18~25℃）条件下放置约 20 分钟，使其充分溶解。

3）将校准物置于两手掌间慢慢搓动，使校准物充分混匀。

（2）校准操作：按照仪器操作程序进行。

（3）校准结果（图 16-1 ~ 图 16-3，表 16-12）。

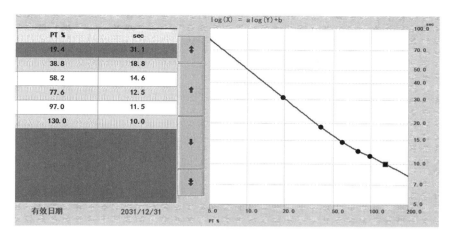

图 16-1　PT% 校准结果

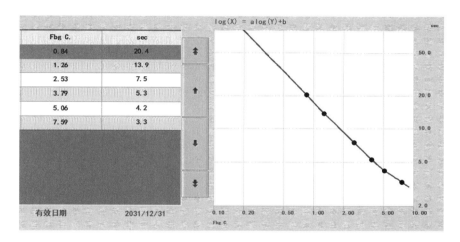

图 16-2　Fg 校准结果

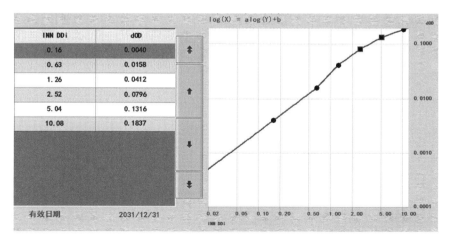

图 16-3　DD 校准结果

表 16-12　计时项目校准参数

项目	a	b
PT	1.02	−1.00
APTT	1.00	0.00
TT	1.00	−1.50

3．项目校准结论　×××凝血仪项目校准参数和图形良好，与上次接近，可以用于检测。

（四）质控验证

1．实验方案　使用 2 个水平的定值质控品测定 PT、APTT 和 DD，1 个水平测定 Fg 和 TT，每个质控品每个项目测定 2 次，结果应符合制造商提供的定值范围。

2．验证结果　（表 16-13～表 16-15）

表 16-13　水平 1 质控验证结果

参数	PT	APTT	Fg	TT
测定值 1	12.2	27.7	2.61	21.4
测定值 2	12.3	27.7	2.53	20.4
测定均值	12.25	27.70	2.57	20.90
标示均值	12.2	27.8	2.60	21.0
允许范围	11.2～13.2	26.9～29.6	2.38～2.82	19.3～22.7
结论	合格	合格	合格	合格

表 16-14　水平 2 质控验证结果

参数	PT	APTT
测定值 1	38.2	45.7
测定值 2	38.0	45.8
测定均值	38.10	45.75
标示均值	37.5	45.2
允许范围	34.5～40.5	43.6～47.8
结论	合格	合格

表 16-15　DD 质控验证结果

参数	DD 水平 1	DD 水平 2
测定值 1	0.71	2.73

续表

参数	DD 水平 1	DD 水平 2
测定值 2	0.71	2.67
测定均值	0.71	2.70
标示均值	0.74	2.81
允许范围	0.66 ~ 0.82	2.37 ~ 3.25
结论	合格	合格

3．验证结论　质控结果在允许范围内，并在标示均值附近，×××仪校准后质控验证合格。

四、校准结论

本次校准对仪器做了全面检查和维护，对仪器机械位置、压力系统、温控系统、光路系统和加样系统进行校准，仪器各部件工作状态良好，符合检测要求。按要求对仪器项目进行了重复性实验、项目定标或参数调整，精密度、定标曲线、校准验证符合要求。

仪器和项目校准成功，可以正常使用。

五、附录

1．天平计量机构检定证书图片
2．标准温度计计量机构校准证书图片
3．校准人员资质证明图片
4．仪器状态参数图片
5．试剂和耗材包装批号图片（含校准说明书和溯源证明材料）
6．机械位置校准仪器数据图片
7．温控系统校准仪器数据图片
8．光路系统校准仪器数据图片
9．加样系统校准天平测量数据图片
10．重复性仪器数据图片
11．项目校准仪器数据图片
12．项目校准验证仪器数据图片

六、审核确认

已对校准过程、数据处理、校准表述进行了审核确认。

审核人：　　　日期：　　年　月　日

（王会敏）

第三节　血型分析仪校准报告

一、校准信息

略。

二、校准依据

JJG 646—2006　移液器检定规程

YY/T 1245—2014　自动血型分析仪行业标准

×××血型仪校准指南

SX-SOP-416（V1.0）　×××全自动血型分析仪校准程序

三、校准内容

（一）校准前准备

1．校准材料

1）经过检定/校准并符合测量要求的万用表、转速表、温湿度计、电子天平、电子秒表（表16-16）。

表 16-16　血型仪器校准所需设备及其功能

设备名称/型号	序列号	功能用途
万用表/FLUKE 116C	44986256WS	测量电压
转速表/AR926	04100827	测试离心机转速
移液量定标板/6902145	11828	测试移液量
温湿度计/DT-2	A04210	测试孵育盘温度
电子秒表	PC2810	测试离心时间
电子分析天平	B947652745	移液量称重校准

2）仪器配套的移液量定标板、移液臂/抓取臂调整工具。

3）仪器配套微柱卡和各项目相应的质控品。

4）×××仪校准记录单。

5）防护装备：消毒酒精、橡胶手套、一次性手套、清洁用纸巾或抹布、护目镜等。

2．校准前维护　略。

3．仪器状态核查　略。

（二）仪器校准

1．加样系统自动校准

（1）校准程序

1）在诊断模式初始化后，按顺序依次执行 Pipetting Volume Test for Probe 1-4 的移液量质控程序。

2）根据操作步骤提示使用随机附带移液量定标板按要求完成通过测试。

3）在 Action Report 里可以查看结果并记录，见下表。

（2）校准结果（表 16-17）

表 16-17　加样系统校准结果

项目	加样针 1	加样针 1	加样针 2	加样针 2
移液量	40μL	50μL	40μL	50μL
测量平均值	41.547	52.276	40.911	51.374
偏倚（%）	3.87	4.55	2.28	2.75
允许范围（%）	≤ 5	≤ 5	≤ 5	≤ 5
标准差	0.726 1	0.775 4	1.022	1.151 8
变异系数（%）	1.75	1.48	2.50	2.24
允许范围（%）	≤ 5	≤ 5	≤ 5	≤ 5
判定	☑通过　□不通过	☑通过　□不通过	☑通过　□不通过	☑通过　□不通过

（3）校准结论：仪器 1 号、2 号加样针的 40μL 和 50μL 的移液量偏倚和不精密度符合制造商的要求。

2．加样系统手动校准

（1）校准程序

1）将待检血型仪、新开瓶的生理盐水、电子分析天平等置于恒温、恒湿的实验室内平衡至少 2 小时后开始试验。

2）用 10mL 量筒去皮后加入 10mL 生理盐水进行检测质量，用质量除以体积得到生理盐水密度。

3）样本准备：新开一瓶生理盐水，倒入洁净的干燥试管中。

4）共计 40 张抗人球蛋白（IgG，C3b C3d）试剂卡。

5）将抗人球蛋白（IgG，C3b C3d）卡按 1 ~ 40 顺序标记称重并记录，依次单盒放入仪器。

6）将添加了生理盐水的样本试管上机检测，样本类型选择 "3% 红细胞悬液"。

7）选择实验项目 "DAT"。

8）待第一张试剂卡加样完成并判读完成后，马上取出并称重。

9）再次选择之前装载的样本重复添加 DAT 测试，以此方式循环直至所有试剂卡完成测试（每卡打孔一人份）。

10）每根针进行 10 次操作，记录数据。

（2）校准结果（表 16-18）

表 16-18　加样系统校准结果

1 号加样针	加样前（g）	加样后（g）	质量差值（g）	体积（μL）
1	6.113 98	6.123 32	0.009 34	9.369 04
2	6.152 59	6.163 27	0.010 68	10.713 21

续表

1 号加样针	加样前（g）	加样后（g）	质量差值（g）	体积（μL）
3	6.162 19	6.172 49	0.010 3	10.332 03
4	6.145 55	6.155 08	0.009 53	9.559 63
5	6.162 87	6.173 74	0.010 87	10.903 80
6	6.196 54	6.206 78	0.010 24	10.271 84
7	6.120 02	6.132 29	0.012 27	12.308 16
8	6.144 22	6.155 33	0.011 11	11.144 55
9	6.200 01	6.209 8	0.009 79	9.820 44
10	6.247 77	6.256 88	0.009 11	9.138 33
测量平均值（μL）			10.36	
标准差 SD			0.957	
偏倚（%）			3.56	
变异系数（%）			9.24	

偏倚（%）、不精密度（%）结果分别 ≤ 10%、≤ 10% 的允许范围，加样量校准通过。

（3）校准结论：仪器 1 号加样针 10μL 的移液量偏倚和不精密度符合制造商的要求。

3. 温控系统校准

（1）校准方案

1）执行程序 CINC Temperature Verification Instrument Assembly。

2）按提示使用专用的 ××× temperature measurement card（××× P/N：J42109）及校准过的万用表按程序要求完成测试。

3）在 Action Report 里查看校准数据并记录。

（2）校准结果（表 16-19）

表 16-19 温控系统校准结果

项目	室温保持区	37℃孵育区
30min 需达到温度范围	23.0 ± 2.0℃	37.0 ± 2.0℃
温度计测量温度	22.5℃	37.6℃
恒温保持 4min 温度范围	23.0 ± 1.0℃	37.0 ± 1.0℃
温度计测量温度	22.6℃	37.5℃
判定	☑ 通过 □ 不通过	☑ 通过 □ 不通过

（3）校准结论：仪器室温保温区和 37℃孵育区温度测量范围符合要求。

4. 离心系统校准

（1）校准程序

1）诊断模式两个离心机分别执行 Speed Control Range Test 程序。

2）离心机满载（每台离心机十张微柱卡）。

3）离心机低速转动 30s，测量低速转速，高速转动 30s，测量高速转速。

4）使用转速表测量高低速转速并记录。

5）用电子秒表测量低速及高速离心时间并记录。

（2）校准结果（表 16-20、表 16-21）

表 16-20　离心机 1 校准结果

项目		要求范围	测量结果	判定
低速	转速（r/min）	783.3 ~ 803.3	793.8	☑ 通过　□ 不通过
	时间（s）	70.0 ~ 80.0	75.3	☑ 通过　□ 不通过
高速	转速（r/min）	1 499.9 ~ 1 519.9	1 510	☑ 通过　□ 不通过
	时间（s）	220.0 ~ 230.0	225.3	☑ 通过　□ 不通过

表 16-21　离心机 2 校准结果

项目		要求范围	测量结果	判定
低速	转速（r/min）	783.3 ~ 803.3	794.0	☑ 通过　□ 不通过
	时间（s）	70.0 ~ 80.0	75.2	☑ 通过　□ 不通过
高速	转速（r/min）	1 499.9 ~ 1 519.9	1 509.0	☑ 通过　□ 不通过
	时间（s）	220.0 ~ 230.0	225.4	☑ 通过　□ 不通过

（3）校准结论：仪器离心机 1、离心机 2 离心转速、时间测量结果符合要求范围。

5．成像系统校准

（1）校准程序

1）清洁仪器成像系统，执行 Calibration 程序。

2）仪器利用机上自带检查工具自动完成成像系统校准。

3）执行 Health Check，检查光路是否正常。

4）在 Action Report 里可以报告并记录结果。

（2）校准结果：成像系统校准结果通过。

（3）校准结论：仪器成像系统校准结果符合要求。

四、校准结论

经确认该仪器状态正常，基本性能满足制造商要求，仪器校准通过。

五、附录

1．天平计量机构检定证书图片

2．标准温度计计量机构校准证书图片

3．非接触式转速表校准证书图片

4．电子秒表校准证书图片

5．校准人员资质证明图片

6．仪器状态参数图片

7．试剂和耗材包装批号图片（含校准说明书和溯源证明材料）

8．加样系统校准仪器数据图片

9．温控系统校准仪器数据图片

10．光路系统校准仪器数据图片

六、审核确认

已对校准过程、数据处理、校准表述进行了审核确认。

审核人：　　　　日期：　　年　月　日

（梁　铮　吕玉华）

第十七章

临床体液学检验仪器校准报告范例

第一节 尿液干化学分析仪校准报告

一、校准信息

略。

二、校准依据

JJF 1129—2005 尿液分析仪校准规范

GB/T 22576.3—2021 医学实验室质量和能力的要求第 3 部分：尿液检验领域的要求

三、校准前检查

1．仪器工作环境 略。

2．仪器工作状态 略。

3．传送带检测 略。

4．光学校准

（1）目的和原理：使用灰白校验条在质控模式下对光源进行校验。灰白校验条被仪器内部发出的白光照射，然后通过内置的 CCD 传感器拍摄试纸条图片，内部拍摄的数字图像通过内置程序进行处理，内置程序对每个测试垫进行自动定位，并根据反射的光波信息计算每个参数的结果。

（2）判断标准：校验条检测结果与内置参考试纸条值相比，差值在允许范围内则屏幕显示灰白条检测通过。

（3）结果：仪器显示光学校准通过。

四、空白液和工作标准溶液的准备

（一）试剂配制

1．人工原尿 称取 20.0g 尿素、10.0g 氯化钠、1.0g 肌酐、2.0g 氯化钾、3.5mg 食用色素柠檬黄，溶解后定容至 250.0mL。

2．尿酸钠溶液 称取 0.75g 尿酸钠，溶解后定容至 500.0mL。

3．560mmol/L 葡萄糖溶液 称取 25.222 5g 无水葡萄糖，溶解后定容至 250.0mL。

4．10mmol/L 亚硝酸钠水溶液 称取 0.344g 亚硝酸钠，溶解后定容至 500.0mL。

5．2mmol/L 胆红素溶液 称取 0.375g 胆红素，溶解后定容至 500.0mL。

6．5mmol/L 尿胆原溶液 称取 0.485g 尿胆原冻干粉，溶解后定容至 500.0mL。

（二）空白溶液

取人工原尿 25.0mL，尿酸钠溶液 18.0mL，缓冲液约 20mL，加入适量水使其约为 90mL，摇匀，然后边用 pH 计测量，边调节 pH 至 5.5，用氯化钠调密度至 1.005，加水至 100.0mL。

（三）工作标准溶液

1. 1 号工作标准溶液 称取牛血清白蛋白 0.2g，8 000 个 /μL 白细胞溶液 5mL，5 000 个 /μL 红细胞溶液 3mL，560mmol/L 葡萄糖溶液 5mL，10mmol/L 亚硝酸钠水溶液 3mL，丙酮 0.1mL，2mmol/L 胆红素溶液 5mL，5mmol/L 尿胆原 5mL，人工原尿 150.0mL，尿酸钠溶液 90.0mL，缓冲液 150.0mL，0.1mol/L 氢氧化钠溶液 50.0mL，摇匀，然后边用 pH 计测量，边加入 0.1mol/L 氢氧化钠溶液，使 pH 至 6.5，用氯化钠调密度至 1.015，加水至 1 000.0mL。

2. 2 号工作标准溶液 称取牛血清白蛋白 2.0g，8 000 个 /μL 白细胞溶液 25mL，5 000 个 /μL 红细胞溶液 30mL，560mmol/L 葡萄糖溶液 75mL，10mmol/L 亚硝酸钠水溶液 10mL，丙酮 0.6mL，2mmol/L 胆红素溶液 37.5mL，5mmol/L 尿胆原 20mL，人工原尿 150.0mL，尿酸钠溶液 90.0mL，缓冲液 150.0mL，0.1mol/L 氢氧化钠溶液 50.0mL，摇匀，然后边用 pH 计测量，边加入 0.1mol/L 氢氧化钠溶液，使 pH 至 7.5，用氯化钠调密度至 1.025，加水至 1 000.0mL。

五、仪器校准

1. 仪器准备 接通仪器电源，预热 10 分钟。

2. 试纸条准备 试纸条批号：2048/0507，与仪器配套使用的试纸条，切口整齐，无变色、无分层、基片平直、无掉块现象，在使用保质期内。

3. 空白计数 按照仪器和试纸条的说明书要求，取适量空白液倒入一试管中，将一试纸条浸入空白溶液中（所有色块必须全部浸入空白溶液），2 秒后取出沥干多余液体，置于仪器上进行测量，连续测量 3 次，观察测量值。测量结果和允许范围见表 17-1。

表 17-1 空白溶液检测结果

参数	SG	pH	WBC/ μL	NIT μmol/L	PRO g/L	GLU mmol/L	KET mmol/L	URO μmol/L	BIL μmol/L	RBC/ μL
测量结果 1	1.005	5.5	0	0	0	0	0	3.4	0	0
测量结果 2	1.005	5.5	0	0	0	0	0	3.4	0	0
测量结果 3	1.005	5.5	0	0	0	0	0	3.4	0	0
允许范围	1.000 ~ 1.010	5.0 ~ 6.0	0	0	0	0	0	≤ 3.4	0	0

从表 17-1 可知，空白计数结果符合要求。

4. 标示值的校准 分别取适量的 1 号和 2 号工作标准溶液，按空白计数操作方法，连续测量 5 次，5 次测量值结果和允许范围见表 17-2。

表17-2 工作标准溶液检测结果

参数		SG	pH	WBC 个/μL	NIT μmol/L	PRO g/L	GLU mmol/L	KET mmol/L	URO μmol/L	BIL μmol/L	RBC 个/μL
1号溶液	1	1.015	6.50	15	40	0.1	2.8	1.5	33	17	10
	2	1.015	6.50	75	40	0.3	2.8	1.5	33	17	25
	3	1.015	6.50	75	40	0.3	2.8	1.5	33	17	10
	4	1.015	6.50	15	40	0.3	2.8	0.5	33	17	25
	5	1.015	6.00	15	40	0.1	2.8	1.5	33	17	25
	均值	1.015	6.4	39	40	0.22	2.8	1.3	33	17	19
	标示值	1.015	6.50	40	30	0.2	2.8	1.0	25	10	15
2号溶液	1	1.025	7.5	125	100	1	28	4	131	50	200
	2	1.025	7.5	500	100	3	28	4	131	100	200
	3	1.025	7.5	500	100	3	56	4	131	100	200
	4	1.025	7.5	125	100	1	28	8	66	100	200
	5	1.02	7.5	125	100	3	56	4	131	100	80
	均值	1.024	7.5	275	100	2.2	39.2	4.8	118	90	176
	标示值	1.025	7.50	200	100	2.0	42	6.0	100	75	150

从表17-2可知，1号和2号工作标准溶液的5次检测结果的均值与标示值比较符合或接近，不需要调整各项目的灵敏度。

5．质控品检测结果验证

（1）质控品生产厂家：上海伊华医学科技有限公司，批号：22030902，质控品参考值由上海市临床检验中心定值。

（2）检测方法：用多项目尿液化学分析质控品进行四次测试，取后三次测试结果，三次检测结果与质控参考值比较。

（3）判断标准：阳性质控品检测结果不超过1个等级，且不可为阴性，阴性样本检测结果不可为阳性。

（4）实验数据：见表17-3。

表17-3 质控品检测结果

测试项目	实际检测结果			允许范围	是否合格
	第一次	第二次	第三次		
SG	1.010	1.010	1.010	1.005~1.015	合格
pH	5.0	5.0	5.0	4.5~5.5	合格
GLU	4+	4+	4+	3+~4+	合格
PRO	3+	3+	3+	2+~4+	合格
BIL	3+	3+	3+	2+~4+	合格

续表

测试项目	实际检测结果			允许范围	是否合格
	第一次	第二次	第三次		
UBG	2+	2+	2+	1+ ~ 3+	合格
KET	2+	2+	2+	1+ ~ 3+	合格
BLD	3+	3+	3+	2+ ~ 4+	合格
WBC	3+	3+	3+	2+ ~ 4+	合格
NIT	+	+	+	+	合格

六、校准结论

　　×××型尿液干化学分析仪开机能通过自检，环境条件符合要求，光学校准通过，空白溶液、1号和2号工作标准溶液的检测结果与标示值比较接近或符合，不需要调整各项目的灵敏度，仪器校准完成。

七、附录

　　1．校准人员资质证明图片
　　2．仪器状态参数图片
　　3．试剂、质控品和耗材等包装批号图片
　　4．机械位置校准仪器数据图片
　　5．光路系统校准仪器数据图片
　　6．仪器校准检测原始数据图片

八、审核确认

　　已对校准过程、数据处理、校准表述进行了审核确认。

　　　　　　　　　　　　　　审核人：　　　　日期：　　年　月　日

（何文军）

第二节　尿液有形成分分析（数字成像）仪校准报告

一、校准信息

　　略。

二、校准依据

　　JJF 1129—2005　尿液分析仪校准规范
　　JJF 1823—2020　全自动尿沉渣分析仪校准规范

GB/T 22576.3—2021　医学实验室质量和能力的要求第 3 部分：尿液检验领域的要求

三、校准前检查

1．仪器工作环境　略。
2．仪器工作状态　略。

四、校准前性能验证

1．空白计数　用纯水作为样本，在仪器上连续进行 4 次检测，舍去第 1 次，其余 3 次检测结果如表 17-4。RBC、WBC 后 3 次检测结果的最大值均在厂家规定的允许范围内。

表 17-4　×××尿液有形成分分析空白计数结果

检测次数	WBC（个 /μL）	RBC（个 /μL）
计数 2	0.0	0.9
计数 3	0.0	0.0
计数 4	0.0	0.0
判定标准	＜ 1	＜ 1
结论	☑合格　□不合格	☑合格　□不合格

2．精密度
（1）检测项目：RBC 低值、RBC 高值、WBC 低值、WBC 高值。
（2）测试方法：取红细胞和白细胞高、低浓度的新鲜临床尿液标本，按仪器操作说明书要求混匀后，分别将两个标本进行连续 11 次检测，计算后 10 次检测结果的算术平均值（ $\bar{x}$ ）和标准差（ SD ），并计算变异系数（CV），CV 即为批内不精密度。检测结果见表 17-5。

表 17-5　×××尿液有形成分分析仪的不精密度

序号	RBC 低值（个 /μL）	RBC 高值（个 /μL）	WBC 低值（个 /μL）	WBC 高值（个 /μL）
1	21.12	221.76	18.48	237.60
2	19.80	225.72	18.48	231.00
3	19.80	223.08	19.80	232.32
4	18.48	223.08	19.80	233.64
5	18.48	223.08	18.48	234.96
6	19.80	221.76	19.80	232.32
7	19.80	224.40	19.80	233.64
8	19.80	225.72	19.80	233.64
9	19.80	225.72	18.48	232.32
10	19.80	223.08	19.80	231.00
$\bar{x}$	19.67	223.74	19.27	233.24
SD	0.75	1.56	0.68	1.97

续表

序号	RBC 低值（个 /μL）	RBC 高值（个 /μL）	WBC 低值（个 /μL）	WBC 高值（个 /μL）
CV%	3.81%	0.70%	3.54%	0.85%
CV 要求	≤ 25%	≤ 15%	≤ 25%	≤ 15%
结论	通过	通过	通过	通过

（3）判断标准：依据 YY/T 0996—2015《尿液有形成分分析仪（数字成像自动识别）》。

3．携带污染率

（1）验证方法：取 RBC 或 WBC 浓度为 5 000 个 /μL 的样本和生理盐水，先对浓度为 5 000 个 /μL 的样本混匀后连续检测 3 次，检测结果分别为 i_1、i_2、i_3；紧接着对生理盐水连续检测 3 次，检测结果分别为 j_1、j_2、j_3；计算携带污染率。

$$携带污染率 = \frac{j_1 - j_3}{i_3 - j_3} \times 100\%$$

（2）判定标准：红细胞和白细胞的携带污染率均应 ≤ 0.05%。

（3）验证结果：结果见表 17-6。

表 17-6　RBC、WBC 参数携带污染率

项目	i_1	i_2	i_3	j_1	j_2	j_3	携带污染率 %	允许范围 %
RBC（个 /μL）	4 332.0	4 374.7	4 327.9	0.0	0.0	0.0	0.0	≤ 0.05
WBC（个 /μL）	4 697.0	4 705.0	4 629.0	0.0	0.0	0.0	0.0	≤ 0.05

五、仪器校准

（一）注样系统校准

操作步骤：systest → set up position → pipetting → adjust position → check → save

结果：注样针是否正好对准计数池注样孔 （√）通过 （ ）未通过

（二）光学校准

1．校准前准备　显微镜台以及显微镜臂保持清洁、干净。

2．使用厂家提供的标准计数校正板校正　让显微镜聚焦到计数池尿液中的单层有形成分上面拍照，要求能清晰分辨出尿液所包含的各种有形成分。

校准结果：（√）通过 （ ）未通过

（三）校准物测量

校准物从 2 ~ 8℃冰箱取出后，室温静置约 15 分钟恢复至室温，充分颠倒混匀，然后按仪器操作说明书连续检测 5 次，计算 5 次结果的均值。比较均值与校准物的标识值，若均值超出标示值的 3%，则按照尿液有形成分分析仪用校准物使用说明书的要求将校准品充分混匀后进行校准，否则无须进行校准，保持原有校准系数（校准物批号 S3036，有效期 ××××年××月××日）。结果见表 17-7。

表 17-7　校准物参数（RBC）检测结果及允许范围

检测次数	结果（个 /μL）
1	1 010.33
2	1 001.38
3	1 036.50
4	993.11
5	1 004.82
MEAN（均值）	1 009.23
校准物标示值	1 028 ± 207
是否需要校准	否

校准物测量结果在标定的允许范围内，无须调整参数灵敏度，本次校准合格。

六、质控品检测结果

1．**检测项目**　白细胞（WBC）、红细胞（RBC）、结晶（CRY）。

2．**检测方法**　取质控，置于清洁尿管中进行测量，得到各项目检测数据。

3．**检测所使用的材料情况**

（1）质控 Liquichek™　水平 1，批号：87731　失效日期：略

（2）质控 Liquichek™　水平 2，批号：87732　失效日期：略

4．**判断标准**　质控说明书。

5．**质控品检测结果**　质控水平 1 和水平 2 两个水平的质控品检测结果见表 17-8、表 17-9，均在允许范围内。

表 17-8　质控水平 1 检测结果（单位：个 /μL）

项目	WBC	RBC	CRY
实测结果	0	0	0
靶值范围	0 ~ 5	0 ~ 5	偶见
结论	通过	通过	通过

表 17-9　质控水平 2 检测结果（单位：个 /μL）

项目	WBC	RBC	CRY
实测结果	60.72	295.68	22.44
靶值范围	30 ~ 150	200 ~ 1 200	可见
结论	通过	通过	通过

七、实验室比对

1.检测项目 白细胞计数（WBC）、红细胞计数（RBC）

2.检测方法 用 5 份新鲜临床尿液样本（含正常和异常标本），以另一台通过性能验证及参加室间质评的同类型尿液有形成分分析仪为靶机，分别在两台尿液分析仪上进行检测，取得比对结果数据。检测结果见表 17-10。

表 17-10 ×××尿液有形成分分析仪的室内比对检测结果

标本号	检测项目	仪器 2	仪器 1	偏差 /%	允许范围 /%	可比性判断（Y/N）
1	RBC	0.00	0.00	/	参考范围内	Y
	WBC	2.64	2.64	/	参考范围内	Y
2	RBC	0.00	0.00	/	参考范围内	Y
	WBC	1.32	0.00	/	参考范围内	Y
3	RBC	0.00	0.00	/	参考范围内	Y
	WBC	1.32	0.00	/	参考范围内	Y
4	RBC	0.00	0.00	/	参考范围内	Y
	WBC	31.68	30.36	4.35	≤ 15%	Y
5	RBC	66.00	62.04	6.38	≤ 15%	Y
	WBC	2.64	1.32	/	参考范围内	Y

3.判断标准 结合参考范围，RBC 为 0~5，WBC 为 0~10，结果均在参考范围内即为符合；阳性标本对比偏差允许范围应该 ≤ 15%，总体符合率应大于 80%。

从表 17-10 可见，本次比对 5 个标本，项目符合率 100%，比对通过。

八、校准结论

×××型尿液有形成分分析仪开机能通过自检，环境条件及仪器性能符合要求，经注样系统、光学校准及校准物测量，实验室比对及质控品检测均在允许范围内，仪器校准完成。

九、附录

略。

十、审核确认

已对校准过程、数据处理、校准表述进行了审核确认。

审核人： 日期： 年 月 日

（余锦旗 何文军）

第三节　粪便分析仪校准报告

一、校准信息

略。

二、校准依据

YY/T 1745—2021　自动粪便分析仪

JJF 1823—2020　全自动尿沉渣分析仪校准规范

三、校准前检查

1．**仪器工作环境**　略。

2．**仪器硬件及软件检查**　略。

四、校准前准备

各种浓度模拟样本的配制方法：

1．如采用新鲜血常规（EDTA 抗凝）标本，为降低后续稀释比例，可以预先稀释 10 倍后作为待用样本，在经过校准的血球分析仪上检测 5 次，取均值作为理论靶值（若采用参考物质作为样本，可以直接进入下一步）。

2．将上述已知浓度的样本按适当比例稀释至各自目标浓度模拟样本。

注：如模拟样本浓度太低时，可以考虑稀释至合适浓度再稀释至目标浓度，减少误差。

3．**示例**　假定经过预稀释的血常规标本在血球分析仪上测得的红细胞浓度（测试 5 次取均值）为 $4.0 \times 10^5/\mu L$（原液），则配制各理论浓度模拟标本的方法见表 17–11。

表 17–11　模拟样本配制方法

序号	模拟样本浓度（个 /μL）	配制方法	稀释倍数	浓度代码
1	4 000	原液 500μL+ 生理盐水 39 500μL	80	A
2	200	A 液 1 000μL+ 生理盐水 24 000μL	25	B
3	50	A 液 200μL+ 生理盐水 19 800μL	100	C
4	10	B 液 1 000μL+ 生理盐水 191 000μL	20	D

4．配制好的模拟样本测试时应注意以下事项：

（1）模拟样本上机前充分混匀，但不宜剧烈混匀，以免造成细胞破碎。

（2）如采用新鲜血常规标本配制，应尽量在 4 小时内完成测试。

五、仪器校准

（一）空白试验

1．**实验方案**　取四个空采集管依次放于管架，上机加液稀释后进行镜检和试剂卡测试，对测试结果进行分析，测试结果需与厂家所给的性质判断一致方为合格。

2．空白试验结果　见表 17-12。

表 17-12　空白试验检测结果

序号	1	2	3	4	判断标准	结论
WBC（/HP）	0	0	0	0	0	合格
RBC（/HP）	0	0	0	0	0	合格
真菌	0	0	0	0	≤ 1	合格
脓细胞（/HP）	0	0	0	0	0	合格
虫卵（/LP）	0	0	0	0	0	合格
隐血	－	－	－	－	－	合格

注：隐血（FOB）试验阴性标注"－"，阳性标注"+"。

（二）重复性实验

1．实验方案　按照表 17-13 模拟样本配制方法配制模拟样本，浓度分别为 50 个 /μL 和 10 个 /μL 的模拟样本，使用同一阳性样本取 10 次样（分别标记 1 号至 10 号样本），分别在自动粪便处理分析系统中测试，分析 10 次测试结果。

2．判断标准　测试结果阳性不能判断为阴性，且 90% 以上的测量结果阳性为符合，隐血试剂卡结果 100% 为阳性为符合。

3．重复性实验结果　见表 17-13。

表 17-13　重复性实验检测结果

检验样本	WBC（50 个 /μL）	RBC（50 个 /μL）	隐血（10 个 /μL）
1	8 ~ 12/HP	9 ~ 14/HP	+
2	6 ~ 10/HP	8 ~ 13/HP	+
3	5 ~ 11/HP	10 ~ 15/HP	+
4	7 ~ 11/HP	8 ~ 12/HP	+
5	8 ~ 14/HP	7 ~ 12/HP	+
6	7 ~ 10/HP	6 ~ 13/HP	+
7	8 ~ 13/HP	8 ~ 15/HP	+
8	9 ~ 15/HP	6 ~ 11/HP	+
9	6 ~ 12/HP	7 ~ 13/HP	+
10	6 ~ 11/HP	8 ~ 14/HP	+
CV% 或符合率	100%	100%	100%
结论	符合	符合	符合

（三）携带污染实验

1．实验方案　按照表 17-13 模拟样本配制方法配制含有高浓度异常成分 5 000 个 /μL 的模拟样本，分别放入 9 个不同的大便采集管中（记为 P1，P2，P3，P4，P5，P6，P7，P8，P9），然后取 9 个空采集管加入样本稀释液（记为 N1，N2，N3，N4，N5，N6，N7，N8，N9）作为阴性样本。将上述样本管分别交叉放置在试管架上进行上机双通道检测镜检项目和便隐血试剂卡项目。

2．判断标准　所有阴性对照样本 FOB 隐血试剂卡结果为阴性为合格，预期阳性结果不能变为阴性结果，预期阴性结果不能变为阳性结果。

3．携带污染实验检测结果　见表 17-14。

表 17-14　携带污染实验检测结果

参数	镜检	隐血	试管架位置	检测通道
N1	–	–	1-1	1
N2	–	–	1-2	2
N3	–	–	1-3	3
P1	RBC+；WBC+	+	1-4	1
P2	RBC+；WBC+	+	1-5	2
P3	RBC+；WBC+	+	1-6	3
N4	–	–	1-7	1
N5	–	–	1-8	2
N6	–	–	1-9	3
P4	RBC+；WBC+	+	2-1	1
P5	RBC+；WBC+	+	2-2	2
P6	RBC+；WBC+	+	2-3	3
N7	–	–	2-4	1
N8	–	–	2-5	2
N9	–	–	2-6	3
P7	RBC+；WBC+	+	2-7	1
P8	RBC+；WBC+	+	2-8	2
P9	RBC+；WBC+	+	2-9	3
结论		合格		

（四）试剂卡测试项目检测

1．实验目的　评价 ××× 公司生产的便隐血（FOB）检测试剂盒（胶体金法）的性能。

2．实验方案　取 A mL 新鲜全血（HIV、HCV、HBsAg、TP 阳性患者的除外），参考血常规中血红蛋白的含量 B mg/mL，加入 C mL 的蒸馏水或纯化水（其中 C=（A × B/20）–A）后混匀得到 20mg/mL 的高浓度血红蛋白溶液，上下倒置 1 分钟。通过对血红蛋白母液进行稀释后分别制备得到以下浓度的血红蛋白参考品：4 000μg/mL、2 000μg/mL、1 000μg/mL、100μg/mL、10μg/mL、1.6μg/mL、

0.8μg/mL、0.4μg/mL、0.2μg/mL、0.1μg/mL、0μg/mL，配制好后分别取 100μL 样本滴加至 FOB 试剂卡上，4 分钟后观察结果，重复测试 3 次。

3．判断标准　对检测结果进行判读，最低检测限应不高于 0.2μg/mL，出现钩状（HOOK）效应时血红蛋白的最低浓度应不低于 2 000μg/mL，在 0.2 ~ 2 000μg/mL 的浓度下测试结果为阳性为合格。

4．试剂卡测试项目检测结果　见表 17-15。

表 17-15　试剂卡测试项目检测结果

浓度	第一次测试	第二次测试	第三次测试
4 000μg/mL	−	−	−
2 000μg/mL	+	+	+
1 000μg/mL	+	+	+
100μg/mL	+	+	+
10μg/mL	+	+	+
1.6μg/mL	+	+	+
0.8μg/mL	+	+	+
0.4μg/mL	+	+	+
0.2μg/mL	+	+	+
0.1μg/mL	±	−	±
0μg/mL	−	−	−
结论	合格		

注：试剂卡测试结果中：+ 为阳性，− 为阴性，± 为弱阳性。

（五）镜检有形成分检测

1．实验方案　配制 1 ~ 3 个 /HP 红细胞大便悬液及 1 ~ 3 个 /HP 白细胞大便悬液，分别取两种悬浊液各加入 3 个采集管中，前者记为 R1 ~ R3，后者记为 W1 ~ W3，再分别取两种悬浊液各制作 3 个涂片，前者记为 R4 ~ R6，后者记为 W4 ~ W6，取采集管 R1 ~ R3 和 W1 ~ W3 在待校准设备上机测试，取玻片 R4 ~ R6 和 W4 ~ W6 进行手工镜检，统计最终测试结果。

2．判断标准　以手工镜检为参考，校准设备和对比设备有阳性检出物检出且检出项目一致为合格。

3．镜检有形成分检测结果　见表 17-16。

表 17-16　镜检有形成分检测结果（个 /HP）

类型	红细胞		白细胞	
	R1	2	W1	2
仪器镜检	R2	3	W2	2
	R3	3	W3	3

续表

类型		红细胞		白细胞	
	R4	2		W4	3
手工镜检	R5	3		W5	2
	R6	3		W6	3
数据评估		合格		合格	

（六）镜检有形成分检出限的校准

1．**实验方案**　按照表 17-13 模拟样本配制方法中所述的方法准备浓度为 10 个 /μL 的模拟样本，在 ××× 自动粪便处理分析系统中测试 10 次，统计结果大于 0 的次数 N，计算阳性检出率 D_r。

$$D_r = \frac{N}{10} \times 100\%$$

2．**判断标准**　阳性检出率 $D_r \geqslant 90\%$

3．**镜检有形成分检出限检测结果**　见表 17-17。

表 17-17　镜检有形成分检出限检测结果（个 /μL）

参数	红细胞	白细胞
1	2	0
2	3	1
3	3	2
4	2	3
5	2	2
6	1	1
7	3	1
8	2	2
9	2	3
10	4	1
阳性检出率 D_r	100%	90%
要求 D_r	$\geqslant 90\%$	$\geqslant 90\%$
结论	合格	合格

六、校准结论

　　××× 型粪便分析仪开机能通过自检，环境条件符合要求，空白试验及携带污染实验符合要求，仪器重复性、试剂卡测试及镜检有形成分等各项指标均在允许范围内，仪器校准完成。

七、附录

略。

八、审核确认

已对校准过程、数据处理、校准表述进行了审核确认。

审核人：　　　日期：　年　月　日

（鄂顺梅　何文军）

第四节　阴道分泌物检测仪校准报告

一、校准信息

略。

二、校准依据

阴道分泌物自动化检测与报告专家共识（2023）

GB/T 22576.3—2021　医学实验室质量和能力的要求第 3 部分：尿液检验领域的要求

WS/T 662—2020　临床体液检验技术要求

三、校准前检查

1．仪器工作环境　略。

2．工作电源检测　略。

3．仪器检测保养项　略。

四、仪器校准

1．干化学校准调试　依据仪器制造商校准说明书使用标准卡对干化学模块进行校准，截图并记录数据。

2．镜检校准调试　依据仪器制造商校准说明书使用标准卡对镜检区进行调试校准，确保镜检环节可以顺利自动对焦并拍出清晰照片，截图并记录数据。

3．温度校准　开机后，检测仪进入自动检查及预热程序，各机构复位应准确，用电子温度计检测温育装置温度为 42℃。温度准确度不大于 ±0.5℃，波动度应不大于 1℃，检测仪开机 8h 内，温育装置温度能满足制造商说明书规定温度准确度及波动度的要求。

五、校准验证

1．干化学质控品检测

检测方法：用仪器配套质控品进行检测，并记录检测结果，结果见表 17–18。

表 17-18 质控检测结果

质控项目	仪器判读	肉眼判读	仪器与肉眼判读符合情况	仪器与质控靶值符合情况
SNA	+	+	符合	符合
	−	−	符合	符合
H2O2	−	−	符合	符合
	+	+	符合	符合
PIP	+	+	符合	符合
	−	−	符合	符合
LE	+	+	符合	符合
	−	−	符合	符合
NAG	+	+	符合	符合
	−	−	符合	符合
PH	5.4	5.4	符合	符合
	3.8	3.8	符合	符合
总符合率			100%	
要求			符合率应为 100%	
结论			是否符合要求：☑ 符合 □ 不符合	

2. 形态学计数准确性测试

检测方法：使用人工显微镜镜检法和仪器法分别对同一份样本进行细胞计数判读，以人工显微镜法为标准，计算两种方法的结果符合率，判断标准：同为阴性或阳性时相差 ±1 个等级；上皮细胞梯度分别为："−""少量""1/2 视野""满视野"。结果见表 17-19、表 17-20。

表 17-19 形态学白细胞准确性测试结果

样本号	人工镜检	仪器	是否符合
1	−	−	符合
2	1+	−	不符合
3	2+	1+	符合
4	−	−	符合
5	3+	3+	符合
6	1+	1+	符合
7	3+	2+	符合
8	2+	1+	符合
9	−	−	符合
10	3+	3+	符合
11	2+	2+	符合
12	1+	1+	符合

续表

样本号	人工镜检	仪器	是否符合
13	1+	1+	符合
14	3+	2+	符合
15	2+	2+	符合
16	3+	2+	符合
17	1+	1+	符合
18	3+	2+	符合
19	3+	3+	符合
20	1+	1+	符合
符合率		95%	
要求		符合率≥80%。	
结论		是否符合要求：☑符合 □不符合	

表17-20 形态学上皮细胞准确性测试结果

样本号	人工镜检	仪器	是否符合
1	少量	1/2 视野	符合
2	1/2 视野	1/2 视野	符合
3	少量	1/2 视野	符合
4	1/2 视野	1/2 视野	符合
5	少量	1/2 视野	符合
6	1/2 视野	1/2 视野	符合
7	满视野	满视野	符合
8	少量	少量	符合
9	1/2 视野	少量	符合
10	满视野	满视野	符合
11	1/2 视野	满视野	符合
12	少量	少量	符合
13	1/2 视野	少量	符合
14	满视野	1/2 视野	符合
15	1/2 视野	少量	符合
16	1/2 视野	1/2 视野	符合
17	1/2 视野	1/2 视野	符合
18	1/2 视野	1/2 视野	符合
19	1/2 视野	少量	符合
20	少量	少量	符合
符合率		100%	

续表

样本号	人工镜检	仪器	是否符合
要求		符合率≥ 80%。	
结论		是否符合要求：☑ 符合 □ 不符合	

3．形态学结果符合率测试

检测方法：使用人工显微镜镜检法和仪器法分别对同一份样本进行形态学结果判定，以人工显微镜镜检法为标准，计算两种方法的结果符合率。测试结果见表17-21。

表17-21 形态学符合率测试结果

参数	清洁度		是否符合	芽生孢子		是否符合	菌丝		是否符合	线索细胞		是否符合	滴虫		是否符合	白细胞		是否符合	上皮细胞		是否符合
	人工	仪器		人工	仪器		人工	仪器		人工	仪器		人工	仪器		人工	仪器		人工	仪器	
1	I	II	是	−	−	是	−	−	是	−	−	是	−	−	是	−	−	是	2+	1+	是
2	II	II	是			是			是			是			是	1+	1+	是	1+	1+	是
3	II	II	是			是			是			是			是	1+	1+	是	2+	1+	是
4	I	II	是			是			是			是			是			是	−	−	是
5	I	II	是			是			是			是			是			是			是
6	II	II	是			是			是			是			是			是			是
7	III	II	否			是			是			是			是	2+	2+	是	2+	2+	是
8	II	II	是			是			是			是			是			是			是
9	II	II	是			是			是			是			是			是			是
10	IV	III	是			是			是			是			是	3+	3+	是	2+	2+	是
11	IV	III	是			是			是			是			是	4+	2+	否	2+	3+	是
12	II	II	是			是			是	+	+	是			是	2+	1+	是	1+	1+	是
13	II	II	是			是			是			是			是	1+	−	否	2+	2+	是
14	II	II	是			是			是			是			是	1+	1+	是	1+	1+	是
15	II	II	是			是			是			是	+	+	是	1+	1+	是	1+	1+	是
16	I	II	是			是			是			是			是			是	1+	1+	是
17	II	II	是	+	+	是	+	+	是			是			是	1+	−	否	4+	2+	否
18	IV	IV	是			是			是			是			是	4+	4+	是	4+	2+	否
19	IV	IV	是			是			是			是			是	4+	3+	是	1+	2+	是
20	IV	IV	是	−	−	是	−	−	是			是	−	−	是	4+	3+	是	4+	4+	是
符合率	95%			100%			100%			100%			100%			85%			90%		

续表

参数	清洁度		是否符合	芽生孢子		是否符合	菌丝		是否符合	线索细胞		是否符合	滴虫		是否符合	白细胞		是否符合	上皮细胞		是否符合
	人工	仪器		人工	仪器		人工	仪器		人工	仪器		人工	仪器		人工	仪器		人工	仪器	
要求	1. 清洁度：实验仪器与对照仪器结果同为Ⅰ、Ⅱ度（正常）或者同为Ⅲ、Ⅳ度（异常）为符合； 2. 其他项目：实验仪器与对照仪器定性结果间，上下相差不超过一个等级为符合，且阳性结果不能为阴性，阴性结果不能为阳性； 3. 符合率应≥80%																				
是否通过	通过			通过			通过			通过			通过			通过			通过		

4．携带污染测试

检测方法：分别取高浓度的白细胞、芽生孢子样本及阴性样本，高浓度样本连续检测 3 次，结果依次为 H1、H2、H3，再取阴性样本连续检测 3 次，结果依次为 L1、L2、L3，按照公式 $CR=|L1-L3| \times 100\%/|H3-L3|$ 计算携带污染率（CR）。测试结果见表 17-22。

表 17-22　携带污染率测试结果

样本号	白细胞（个/HP）	芽生孢子（个/HP）
H1	427	136
H2	570	104
H3	511	103
L1	0.00	0.00
L2	0.00	0.00
L3	0.00	0.00
携带污染率	0.00%	0.00%
要求	≤ 0.05%	≤ 0.05%
结论	是否符合要求：☑ 符合　□ 不符合	

六、校准结论

×××阴道分泌物检测仪开机能通过自检，环境条件符合要求，显微镜检、干化学检测及温度校准通过，经配套干化学质控品检测、形态学计数准确性及结果符合性、携带污染率等测试均符合要求，仪器校准完成。

七、附录

略。

八、审核确认

已对校准过程、数据处理、校准表述进行了审核确认。

审核人：　　　日期：　年　月　日

（钟伟国　何文军）

第五节　精子分析仪校准报告

一、校准信息

略。

二、校准依据

YY/T 1795—2021　精子质量分析仪
精液分析质量控制方法专家共识（2023）
WHO 人类精液检验与处理实验室手册（2021）

三、校准前检查

1．工作环境检测　略。
2．工作电源检测　略。
3．各部件状况检测及维护保养　略。
4．耗材信息　一次性精液分析玻片（批号：204220622　有效期：××××-××-××）。

四、仪器校准

具体检测情况见一览表 17-23。

表 17-23　仪器校准情况一览表

序号	检测校准项目	检测校准标准	检测校准结果
1	镜基（机架）	1）电压调节器：能正常转动和显示电压，不超过 12V； 2）光强预置按钮：约 9V； 3）滤色片：LBD 做色度平衡，日光型滤色镜	合格
2	聚焦装置	1）粗微调焦旋钮：调节顺畅，能正常聚焦； 2）粗调焦旋钮张力调节环：张力适中，载物台不会自动下滑； 3）粗调焦限位杆：能把粗调焦旋钮移动的下限设定到锁定位置	合格
3	载物台	1）放置样品：能放置标准的载玻片 2 张（大小为 26×76mm，厚度为 0.9 至 1.2mm，盖玻片厚度为 0.17mm）； 2）X 轴和 Y 轴：能正常移动； 3）X 轴和 Y 轴旋转的张力：能调节 X 轴和 Y 轴旋转的松紧度； 4）旋转载物台：顺时针能旋转 270°，逆时针能旋转 20°； 5）调节载物台高度：能调节载物台高度，适应不同厚度的样品	合格

续表

序号	检测校准项目	检测校准标准	检测校准结果
4	观察筒	1）瞳间距：能正常调节各人的瞳间距； 2）屈光度：能正常调节屈光度使左右眼都清晰； 3）眼罩：能正常使用： 4）分光拉杆：三个位置都能正常分光使用	合格
5	聚光镜	1）光路对中：光路能做柯拉照明对中调节； 2）孔径光阑：能正常转动； 3）高度调节：能正常调节，不会自动下滑	光路对中有少许偏，经调整后，正常使用
6	物镜	各个倍数的物镜能正常使用，没有灰尘和裂痕	有少许灰尘，经擦拭后镜体干净
7	光路校正	1）整机光路：明亮、居中、均匀，不闪烁； 2）绝对中心（整机光轴）：各个部件的光轴与主光轴要安全合轴； 3）左右中心：观察筒左眼和右眼的光轴与绝对中心的光轴要重合，不能出现左右眼双像的情况； 4）旋转中心：瞳间距调节时，左右眼光轴不能偏移，要与主光轴合轴； 5）光瞳：物镜的出光口不能过大偏心和倾斜，偏心率在10%以下； 6）同焦：转换各个物镜时，焦平面必须在同一个平面	合格

五、技术性能符合程度

1. 显微图像

（1）精子静态图像清晰率

1）检测方法：分析仪自动聚焦采集100幅精子形态学样本片图像并进行分析，目视检查，记录模糊图像数目，计算精子静态图像清晰率。

2）检测所使用的材料：临床精液样本。

3）判断标准：精子静态图像清晰率 ≥ 95%。

4）检测结果：见表17-24。

表 17-24 精子静态图像清晰结果

静态图像数目（幅）	模糊图像数目（幅）	清晰图像数目（幅）	静态精子图像清晰率（%）	结论
100	3	97	97	通过

（2）精子运动视频图像

1）检测方法：取一份正常体检的精液样本，按正常操作混匀后加样到精子计数池中，静置5分钟，启动SCA精液分析仪的精子动力学分析功能，完成精子的运动轨迹检测，然后用秒表计时精子视频图像的拍摄时长。并且查看分析后的视频轨迹图，轨迹的起止点正好是视频的第一帧和最后一帧。

2）检测所使用的材料：临床正常体检的精液样本。

3）判断标准：精子运动视频图像清晰，每个运动视频拍摄时长 ≥ 1s，且视频被完整分析。

4）检测结果：精子运动视频图像清晰，每个运动视频拍摄时长为 1.5s，且视频被完整分析，合格。

2.恒温板温度

（1）检测方法：分析仪开机 5 分钟后，用温度测试仪测量和计数池底面接触的恒温板表面的温度，每隔 1 分钟测量温度一次，在恒温板多个不同区域的位置点测量，共测量 10 次。

（2）检测所使用的材料：经校准后的温度测试仪。

（3）判断标准：每次测量结果温度偏差不超过 $37 \pm 0.5℃$。

（4）检测结果：见表 17-25。

表 17-25　恒温板温度检测结果

检测次数	1	2	3	4	5	6	7	8	9	10
检测结果（℃）	36.8	37.0	37.0	36.7	36.8	37.3	37.0	37.0	37.2	36.6
结论	通过									

3.识别分析

（1）浓度分析准确度

1）检测方法：取 10μL 混匀的 QC-Beads 质控株高值测试液，在两个计数池内分别加样，分别进行浓度分析，每个样本至少分析 200 个微粒，两个计数池的计数结果在 95% 可信区间内，取两次计数结果的平均值分析精子浓度作为精子浓度测量值；两个计数池的计数结果不在 95% 可信区间的重做以上操作。取 10μL 混匀的实验室自制的高值精子质控品，重复以上操作，分别计算两种质控品的浓度分析相对偏差。

2）检测所使用的材料：美国 BioScreen QC-Beads 质控株测试液（高值），批号：045826，有效期：× × × ×-× ×-× ×；自制精子质控品（高值），有效期：× × × ×-× ×-× ×。

3）判断标准：浓度在（25～70）× 10^6/mL 范围，允许相对偏差为 ±10%；浓度在（10～25）× 10^6/mL 范围，允许相对偏差为 ±25%。

4）检测结果：见 17-26。

表 17-26　精子质控株检测结果

实验室自制高值精子质控品（10^6/mL）			QC-Beads 高值质控株（10^6/mL）			浓度分析相对偏差（%）	结论
1	2	均值	1	2	均值		
38.6	41.4	40.0	36.2	37.6	36.9	8.40	通过

（2）精子动力学分析

1）检测方法：选取正常的精子标本制备精子动力学测试视频图像，使用分析仪采集 8 个视野图像，且总精子数为 350 条，拍摄的样本中包含 PR、NP、IM 精子及其他非精子成分（细胞及细胞碎片），拍摄时长为 1.5 秒，可回放，将制作好的 8 个视频图像用于精子动力学分析符合率的试验。

将 8 个"精子动力学测试视频图像"导入分析仪进行精子动力学分析，得到各精子活力分级数值，分别计算各精子活力分级的符合率。

2）检测所使用的材料：临床正常体检的精液样本。

3）判断标准：前向运动 PR ≥ 80%；非前向运动 NP ≥ 80%。

4）检测结果：见表 17-27。

表 17-27　精子活力分级的符合率检测结果

精子活力分级	分析仪对"精子动力学测试视频图像"进行精子动力学分析的数值（条）	医学专业人员对"精子动力学测试视频图像"确认各精子活力分级的数值（条）	精子活力分级的符合率（%）	结论
前向运动 PR	173	186	93.0	通过
非前向运动 NP	39	36	91.7	通过

六、质控品符合程度

1．重复性

（1）检测方法：使用 SCA 精液分析仪对 QC-Beads 质控株低值和高值的测试液分别进行浓度分析，每种测试液重复分析 10 次，计算 10 次浓度分析结果的变异系数（CV）。

（2）检测所使用的材料：美国 BioScreen QC-Beads 质控株测试液（低值和高值），批号：045826，有效期：××××-××-××。

（3）判断标准：浓度分析检测结果的变异系数（CV）不大于 7%。

（4）检测结果：见表 17-28。

表 17-28　仪器质控株浓度分析重复性检测结果

参数	QC-Beads 质控株测试液（10^6/mL）	
	低值	高值
1	18.2	34.9
2	18.6	36.0
3	17.6	37.5
4	17.6	34.1
5	16.6	36.2
6	16.9	35.9
7	18.2	35.2
8	16.1	33.4
9	18.4	38.1
10	16.2	36.7
X	17.4	35.8
SD	0.93	1.45
CV%	5.34	4.06
CV 要求	≤ 7%	≤ 7%
结论	通过	通过

2．稳定性

（1）检测方法：使用精液分析仪对 QC-Beads 质控珠低值和高值的测试液分别进行浓度分析，

每种测试液重复分析 10 次，记录浓度值。间隔 4 小时、8 小时，分析仪分别进行如上分析，记录分析结果，分别计算 30 次测试液的浓度值变异系数（CV）。

（2）检测所使用的材料：美国 BioScreen QC-Beads 质控珠测试液（低值和高值），批号：045826，有效期：××××-××-××。

（3）判断标准：开机 8 小时内，分析仪进行浓度分析，检测结果的变异系数（CV）不大于 10%。

（4）检测结果：见表 17-29。

表 17-29 仪器质控株浓度分析稳定性检测结果

| 序号 | QC-Beads 质控珠测试液（10^6/mL） | | | | | |
	低值（0h）	低值（4h）	低值（8h）	高值（0h）	高值（4h）	高值（8h）
1	18.2	18.4	16.8	34.9	36.3	35.7
2	18.6	17.8	18.6	36.0	37.8	36.2
3	17.6	19.2	17.5	37.5	38.4	35.8
4	17.6	18.4	17.6	34.1	36.2	34.9
5	16.6	19.3	16.4	36.2	36.0	35.7
6	16.9	16.8	20.0	35.9	38.2	38.2
7	18.2	19.4	15.1	35.2	37.6	37.2
8	16.1	20.1	17.9	33.4	37.4	37.6
9	18.4	18.2	19.9	38.1	36.1	36.9
10	16.2	17.6	18.7	36.7	37.3	37.1
X		17.94			36.49	
SD		1.23			1.24	
CV%		6.84%			3.41%	
CV 要求		≤ 10%			≤ 10%	
结论		通过			通过	

七、校准结论

×××精子分析仪环境条件符合要求，经过显微镜光路、载物台、聚光镜等重要部件校准，仪器显微图像、恒温板温度、精子识别分析和质控品符合性等各项指标均在允许范围内，仪器校准完成。

八、附录

略。

九、审核确认

已对校准过程、数据处理、校准表述进行了审核确认。

审核人：   日期：   年 月 日

（陈颖婷 何文军）

第十八章

临床化学检验仪器校准报告范例

第一节 全自动生化分析仪校准报告

一、校准信息

略。

二、校准依据

YY/T 0654—2017 全自动化分析仪

三、校准内容

（一）工作环境检测（略）

（二）仪器各组成单元工作检测（略）

（三）校准前工作准备

1．材料及工具准备

（1）杂散光标准物质 1 套。

（2）国家线性标准物 1 套。

（3）去离子水足量。

（4）吸光度值为 5 000 ± 5% 的标准物质溶液 1 套。

（5）吸光度值为 10 000 ± 5% 的标准物质溶液 1 套。

（6）色素溶液 OrangeG 原液 1 瓶。

（7）实验项目 ALT、UREA、TP 试剂（或其他）各 1 套（备用校准品）。

（8）系统试剂 1 套。

（9）定标液、质控血清 1 套。

（10）InstrumentCheck、橘红原液试剂 1 套。

（11）温度计 1 支。

（12）加样器 1 支（500mL 可调）。

（13）光源灯 1 套（备用）。

（14）比色杯 1 套（备用）。

（15）维修工具箱 1 套（备用）。

2．校准前确认项目

（1）供电 UPS 工作正常。

（2）供水水机打开并工作正常。

（3）维护保养执行。

（4）确认仪器电源开启，处于正常待机状态。

（5）确认开机后孵育池换水已执行，且换水后温度已达到 37℃。

（6）确认光源灯已稳定 30 分钟以上。

（四）杂散光

1．说明 以去离子水做参比，340nm 处测定 50g/L 的亚硝酸钠溶液标准物质的吸光度。

2．方法 将溶液加入一个比色杯中，进行杯空白（Cell Blank）检测。

3．要求 吸光度不小于 23 000。

4．结果 见表 18-1。

表 18-1 杂散光测定结果

模块	杯号	Cell blank 1	Cell blank 2	吸光度结果	是否可接受
AU1	1	53 205	7 667	45 538	是
AU2	1	53 842	7 686	46 156	是
AU3	1	51 678	9 393	42 285	是

（五）吸光度

1．线性范围

（1）说明：采用国家一级线性标准物质 C1、C2、C3、C4、C5 作为色素液，测定线性范围，并在分析仪上测定上述溶液 505nm 时的吸光度，每个浓度测定 5 次，计算平均值和线性相关系数。

（2）方法：将色素液注入比色杯中，进行 Cell blank 检测。

（3）要求：相关系数大于 0.995。

（4）结果：见表 18-2。

表 18-2 吸光度线性范围测定结果

模块	浓度 1	浓度 2	浓度 3	浓度 4	浓度 5	相关系数	是否可接受
AU1	1 722.8	3 368.6	5 054.0	6 740.8	8 404.8	0.999 982	是
AU2	1 749.4	3 403.8	5 085.2	6 862.2	8 450.4	0.999 770	是
AU3	1 812.2	3 451.2	5 080.1	6 770.3	8 555.6	0.999 642	是

2．吸光度准确性

（1）说明：以去离子水作参比，在分析仪上测定 340nm 处吸光度分别为 5 000 和 10 000 的国家标准物质溶液的吸光度。重复测定三次，计算三次的算术平均值与标准值之差。

（2）方法：将标准物质连续加入 3 个比色杯中，进行 Cell Blank 检测。

（3）要求：吸光度 4 870 的允许误差为 ±250。吸光度 9 750 的允许误差为 ±700。

（4）结果：见表 18-3。

表 18-3　吸光度准确性测定结果

模块	标液 1-1	范围	标液 1-2	范围	结论
AU1	5 074	+204	9 791	+41	合格
AU2	5 051	+181	9 879	+129	合格
AU3	5 036	+166	9 921	+171	合格

3．吸光度稳定性

（1）说明：在 340nm 处测定国家一级吸光度标准物质 1，连续测定 20 个读数 10 分钟，测定间隔为仪器读数间隔。

（2）方法：将国家一级吸光度标准物质 1 加入比色杯中，进行 Cell Blank 检测。检测时间 10 分钟，测量波长为 340nm。

（3）要求：最大值与最小值之差小于 100。

（4）结果：见表 18-4。

表 18-4　吸光度稳定性测定结果

模块	最大值	最小值	差值	是否可接受
AU1	5 102	5 030	72	是
AU2	5 154	5 123	31	是
AU3	5 194	5 167	27	是

4．吸光度重复性

（1）说明：在 340nm 处测定国家一级吸光度标准物质 2，连续测定 20 个读数 10 分钟，测定间隔为仪器读数间隔。

（2）方法：将国家一级吸光度标准物质 2 加入比色杯中，进行 Cell Blank 检测。检测时间 10 分钟，测量波长为 340nm。

（3）要求：CV < 1.5%。

（4）结果：见表 18-5。

表 18-5　吸光度重复性测定结果

模块	吸光度均值	标准差	吸光度精密度	是否可接受
AU1	9 821.4	18.132 26	0.184 62	是
AU2	9 895.8	95.485 24	0.964 90	是
AU3	9 912.0	18.132 26	0.184 62	是

（六）样品携带污染率

1. **说明** 去离子水为试剂，以橘红原液与去离子水作为样品，反应体积为仪器规定最大，按照原液、原液、原液，去离子水、去离子水、去离子水的顺序为一组，测定吸光度；共进行 5 组检测。

2. **方法** 设计试剂通道，试剂为蒸馏水，编辑样本：3 个原液、3 个蒸馏水，连续加样 5 组后，测得吸光度，计算携带污染率。

3. **要求** 携带污染率不大于 0.5%，其计算公式如下。

$$Ki = (Ai4 - Ai6)/[A 原 \times Vs/(Vr+Vs) - Ai6]$$

携带污染率 $= (K1+K2+K3+K4+K5)/5$

Vs：样品加入体积；Vr：试剂加入体积。

4. **结果** 见表 18-6。

表 18-6 样品携带污染率测定结果

模块	样本量（μL）	试剂量（μL）	平均交叉污染率	是否在控
A1-A	2	150	0.004 4	在控
A1-B	2	150	0.066 0	在控
A2-A	2	150	0.004 4	在控
A2-B	2	150	0.060 0	在控
A3	2	150	0.186 0	在控

（七）加样系统的准确性与重复性

1. **说明** 点击分析仪上 Instrument Check 进入仪器检测程序，对样本针、试剂针 1、试剂针 2 加样的准确性及重复性进行检测。

2. **方法** 采用 sample solution（特定吸光度的橘红原液）作为样本，进行 Instrument check 检测。其中每根加样针加样 21 次。系统自动计算加样的准确性和重复性。

3. **要求**

（1）CHKS 的吸光度应位于规定范围，且 CV 应小于 1.5%。

（2）CHKR1 的吸光度应位于规定范围，且 CV 应小于 0.5%。

（3）CHKR2 的吸光度应位于规定范围，且 CV 应小于 1.0%。

4. **结果** 见表 18-7。

表 18-7 加样系统准确性与重复性测定结果

项目	n	均值	SD	CV/%	CV 要求	是否在控
AU1-A						
试剂针 A1	21	737.49	2.11	0.29	< 0.5%	在控
试剂针 A2	21	379.49	1.81	0.48	< 1.0%	在控
样本针 A	21	300.59	1.37	0.46	< 1.5%	在控

续表

项目	n	均值	SD	CV/%	CV 要求	是否在控
AU1-B						
试剂针 B1	21	727.18	3.31	0.46	< 0.5%	在控
试剂针 B2	21	377.31	1.50	0.40	< 1.0%	在控
样本针 B	21	306.13	1.76	0.57	< 1.5%	在控
AU2-A						
试剂针 A1	21	734.09	3.46	0.47	< 0.5%	在控
试剂针 A2	21	378.61	1.84	0.49	< 1.0%	在控
样本针 A	21	304.77	2.15	0.70	< 1.5%	在控
AU2-B						
试剂针 B1	21	735.74	2.50	0.34	< 0.5%	在控
试剂针 B2	21	373.50	2.36	0.63	< 1.0%	在控
样本针 B	21	309.86	1.69	0.55	< 1.5%	在控
AU3						
试剂针 1	21	730.40	3.17	0.43	< 0.5%	在控
试剂针 2	21	384.03	1.34	0.35	< 1.0%	在控
样本针	21	300.14	1.32	0.44	< 1.5%	在控

（八）孵育池温度准确度及波动

1. 说明　将经过定标，精度为 0.1℃的温度检测仪探头放入孵育池中进行测定。
2. 方法　在温度显示稳定后，每隔 30 秒钟测定一次温度，检测 10 分钟。
3. 要求　温度值在 37±0.3℃内，波动度不大于 ±0.2℃。
4. 结果　见表 18-8。

表 18-8　孵育池温度准确度及波动测定结果（℃）

模块	N	平均温度	温度波动	温度设定值	是否在控
AU1	20	36.9	0.1	37	是
AU2	20	36.9	0.1	37	是
AU3	20	36.9	0.1	37	是

（九）试剂舱温度准确度及波动

1. 说明　将经过定标，精度为 0.1℃的温度检测仪探头放入试剂舱中进行测定。
2. 操作　在温度显示稳定后，每隔 30 秒钟测定一次温度，检测 10 分钟。
3. 要求　温度值在（4~15）±0.3℃内（不同机型略有不同），波动度不大于 ±0.2℃。
4. 结果　见表 18-9。

表 18-9　试剂舱温度准确度及波动测定结果（℃）

模块	N	平均温度	温度波动	温度设定值	是否在控
AU1-A	20	9.7	0.1	10	是
AU1-B	20	10.3	0.1	10	是
AU2-A	20	11.2	0.1	10	是
AU2-B	20	10.0	0.2	10	是
AU3	20	13.1	0.2	10	是

（十）临床项目的批内精密度和准确度

1．说明　使用指定的试剂、校准品及相应的测定程序，使用正常值质控或新鲜患者血清进行重复性检测，每个项目重复测定 20 次计算变异系数。使用不同批号校准品或卫生部室间质评样品检测，观察结果是否在允许范围内。

2．方法

（1）执行 ALT、TP、UREA 项目的校准，检查校准结果。

（2）执行 ALT、TP、UREA 项目的正常值质控（或新鲜患者血清）重复性实验，重复测定 20 次。

（3）计算变异系数。

3．要求　ALT、TP、UREA 的变异系数分别要求 ≤ 5.0%，≤ 2.5%，≤ 2.5%；准确度结果要求在允许总误差范围内。

4．结果　精密度结果见表 18-10，准确度结果见表 18-11。

表 18-10　精密度测定结果

模块	项目	N	均值	精密度	变异系数 CV 要求	结论
A1-A	ALT	20	46.4	1.60%	≤ 5.0%	合格
	TP	20	50.3	1.27%	≤ 2.5%	合格
	UREA	20	6.620	1.05%	≤ 2.5%	合格
A1-B	ALT	20	47.4	2.03%	≤ 5.0%	合格
	TP	20	53.8	1.02%	≤ 2.5%	合格
	UREA	20	6.985	1.31%	≤ 2.5%	合格
A2-A	ALT	20	47.1	1.54%	≤ 5.0%	合格
	TP	20	54.5	1.52%	≤ 2.5%	合格
	UREA	20	7.154	1.52%	≤ 2.5%	合格
A2-B	ALT	20	44.8	1.80%	≤ 5.0%	合格
	TP	20	50.6	1.74%	≤ 2.5%	合格
	UREA	20	6.603	1.51%	≤ 2.5%	合格
A3	ALT	20	44	1.02%	≤ 5.0%	合格
	TP	20	50.4	0.97%	≤ 2.5%	合格
	UREA	20	6.402	1.20%	≤ 2.5%	合格

表 18-11 准确度测定结果

项目	结果	靶值	偏倚 /%	允许范围	结论
TP（g/L）					
201131	58.2	56	3.93	50.4 ~ 61.6	合格
201132	47.3	45	5.11	40.5 ~ 49.5	合格
201133	68.9	66	4.39	59.4 ~ 72.6	合格
201134	90	86	4.65	77.4 ~ 94.6	合格
201135	80.3	76.9	4.42	69.2 ~ 84.6	合格
UREA（mmol/L）					
201131	9.75	9.71	0.41	8.84 ~ 10.58	合格
201132	5.01	5.08	−1.38	4.37 ~ 5.79	合格
201133	14.31	14.12	1.35	12.85 ~ 15.39	合格
201134	23.54	22.98	2.44	20.91 ~ 25.05	合格
201135	19.31	18.8	2.71	17.11 ~ 20.49	合格
ALT（U/L）					
201131	190	196	−3.06	157 ~ 235	合格
201132	244	250	−2.40	200 ~ 300	合格
201133	139	141	−1.42	113 ~ 169	合格
201134	35	36	−2.78	29 ~ 43	合格
201135	85	89	−4.49	71 ~ 107	合格

（十一）ISE 项目检测

1. ISE EMF 检测

（1）方法：执行 ISE Check 30 次。

（2）要求：K/NA/CL/REF EMF 相邻检测值偏差不大于 0.2。

（3）结果：见表 18-12。

表 18-12 ISE EMF 检测结果

NO.	Na^+ EMF	K^+ EMF	CL^- EMF	REF EMF
1	−38.0	−37.9	137.7	−0.1
2	−38.0	−37.9	137.7	0.0
3	−38.0	−37.9	137.7	−0.1
4	−38.1	−37.9	137.7	−0.1
5	−38.1	−37.9	137.7	0.0
6	−38.1	−37.9	137.7	0.0
7	−38.1	−37.9	137.7	−0.1

续表

NO.	Na⁺ EMF	K⁺ EMF	CL⁻ EMF	REF EMF
8	−38.1	−37.9	137.7	−0.1
9	−38.1	−37.9	137.7	−0.2
10	−38.1	−38.0	137.7	−0.2
11	−38.1	−38.0	137.7	−0.1
12	−38.1	−38.0	137.7	−0.1
13	−38.1	−38.0	137.6	0.0
14	−38.1	−38.0	137.7	−0.1
15	−38.2	−38.0	137.6	0.0
16	−38.2	−37.9	137.7	−0.2
17	−38.2	−38.0	137.7	0.0
18	−38.2	−38.0	137.7	−0.2
19	−38.2	−38.0	137.6	−0.1
20	−38.2	−38.0	137.7	−0.1
21	−38.2	−38.0	137.7	0.0
22	−38.2	−38.0	137.6	−0.1
23	−38.2	−38.0	137.7	0.0
24	−38.2	−38.0	137.6	0.0
25	−38.2	−38.0	137.7	−0.1
26	−38.2	−38.0	137.7	−0.2
27	−38.2	−38.0	137.7	0.0
28	−38.2	−38.0	137.6	0.0
29	−38.2	−38.0	137.7	0.0
30	−38.2	−38.0	137.7	0.0

（4）结论：符合要求。

2．ISE 准确度

（1）方法：采用不同批号罗氏校准品 Standard Low、Standard High 或室间质评样品作为样本，首先对 ISE 进行校准。然后对 Standard Low、Standard High 各连续测定 5 次，计算均值，并计算测定值与靶值的偏差。

（2）要求：钾离子、钠离子和氯离子的偏差均应小于 3.0%。

（3）结果：见表 18-13。

表 18-13　ISE Standard Low 和 Standard High 测定结果（mmol/L）

项目	测量值（5 次平均值）	靶值	偏差
Standard Low（批号：11183974）			
钠离子	112.04	111	0.94

续表

项目	测量值（5次平均值）	靶值	偏差
钾离子	3.618	3.57	1.34
氯离子	76.68	75.6	1.43
Standard High（批号：11183982）			
钠离子	136.16	136	0.12
钾离子	6.428	6.48	−0.80
氯离子	104.36	103	1.32

（4）结论：符合要求。

3．ISE 精密度

（1）方法：将 ISE 校准品低、高值按 1/2 Low、1/2High、3/4 Low+1/4High、1/2 Low+ 1/2 High、High 配制 5 个浓度的测试液，见表 18-14。

表 18-14　5 个系列测试液浓度结果

项目	含量 /（mmol/L）				
	1 号	2 号	3 号	4 号	5 号
Na$^+$	60	80	130	140	160
K$^+$	1.50	3.50	4.00	5.00	7.00
Cl$^-$	40.0	60.0	90.0	100.0	120.0

仪器在正常工作条件下，先进行校准，然后对 3 号测试液连续测定 10 次，计算均值、SD 和 CV。

（2）要求：钾离子、钠离子和氯离子的 CV 均小于 1.5%

（3）结果：见表 18-15。

表 18-15　ISE 精密度测定结果（mmol/L）

	钠离子	钾离子	氯离子
均值	128.9	3.953	88.9
SD	0.3	0.011	0.3
CV	0.23%	0.28%	0.34%

（4）结论：符合要求。

4．ISE 线性

（1）方法：将 5 个浓度的测试液作为样品，依次分别连续测定 3 次，计算均值 Yn。每组 Yn 与标定值 X 之间，进行线性回归。计算 a（斜率）和 b（截距）。

并获得公式 Y=aX+b。然后计算实测值与回归值之间的离散百分误差 D（式 18-1）。

$$D = \frac{|Yn - Y|}{Y} \times 100\% \qquad （式 18-1）$$

Yn 为实测值，Y 为线性回归值。

（2）要求：钾离子、钠离子和氯离子的离散百分误差应小于 3.0%。

（3）结果：见表 18-16。

表 18-16　ISE 线性测定结果（mmol/L）

	1	2	3	4	5
钠					
实测值	60.3	79.7	129.0	139.7	160.0
回归值	60.0	79.9	129.7	139.6	159.5
偏差 %	0.60	−0.27	−0.51	0.03	0.29
钾					
实测值	1.60	3.49	3.98	4.97	6.93
回归值	1.57	3.51	4.00	4.97	6.91
偏差 %	1.65	−0.72	−0.43	−0.02	0.26
氯					
实测值	40.0	58.0	90.0	100.0	120.7
回归值	39.0	59.4	89.9	100.0	120.4
偏差 %	2.51	−2.29	0.15	−0.04	0.24

（4）结论：符合要求。

5．ISE 稳定性

（1）方法：采用 3 号测试液作为样品，在 10 分钟内连续测定 6 次，计算最大值与最小值的差值（式 18-2）。

$$S = \frac{X_{max} - X_{min}}{T} \times 100\% \qquad （式 18-2）$$

（2）要求：钾离子、钠离子和氯离子的波动百分比应小于 2.0%。

（3）结果：见表 18-17。

表 18-17　ISE 稳定性测定结果（mmol/L）

	钠离子	钾离子	氯离子
1	129	3.95	89
2	130	3.97	89
3	128	3.93	88
4	128	3.93	88
5	129	3.96	89
6	128	3.93	88
波动度	1.55	1.01	1.13

（4）结论：符合要求。

6．ISE 携带污染

（1）方法：采用测试液 1 与测试液 5 作为样品。对 1 号和 5 号测试液交替进行检测，首先对 1 号液连续测 4 次，接着对 5 号液连续测 4 次，最后再对 1 号液连续测 4 次。按照（式 18-3）和（式 18-4）测定。

$$C_{LH} = \frac{(H_2 + H_3 + H_4)/3 - H_1}{(H_2 + H_3 + H_4)/3 - (L_2 + L_3 + L_4)/3} \times 100\%$$ （式 18-3）

$$C_{HL} = \frac{L_1 - (L_2 + L_3 + L_4)/3}{(H_2 + H_3 + H_4)/3 - (L_2 + L_3 + L_4)/3} \times 100\%$$ （式 18-4）

计算从低浓度到高浓度的携带污染率 C_{LH} 和从高浓度到低浓度的携带污染率 C_{HL}。

L1～L4：每组低浓度溶液的第 1 次至第 4 次测量值。

H1～H4：每组高浓度溶液的第 1 次至第 4 次测量值。

（2）要求：钾离子、钠离子和氯离子的携带污染率均小于 1.5%。

（3）结果：见表 18-18。

表 18-18　ISE 携带污染测定结果（mmol/L）

	钠离子	钾离子	氯离子
低	61	1.55	38
低	60	1.53	38
低	60	1.54	38
低	61	1.54	38
高	159	6.93	119
高	159	6.95	120
高	159	6.92	119
高	159	6.93	119
低	61	1.56	38
低	60	1.54	38
低	60	1.54	38
低	61	1.55	38
CLH	0.00	0.06	0.41
CHL	0.68	0.31	0.00

（4）结论：符合要求。

四、校准结论

通过对某品牌型号全自动生化分析仪的光路系统、温控系统、加样系统、离子模块等全面检测和校准，各指标及其参数均在可接受范围，校准合格，能满足临床需要，符合要求。

五、附录

1. 校准人员资质证明图片
2. 仪器状态参数图片
3. 试剂和耗材包装批号图片（含校准说明书和溯源证明材料）
4. 校准原始数据图片

六、审核确认

已对校准过程、数据处理、校准表述进行审核确认。

审核人：　　　日期：　　年　月　日

（万泽民）

第二节　血气分析仪校准报告

一、校准信息

略。

二、校准依据

YY/T 1784—2021 血气分析仪

三、校准内容

（一）校准前确认（略）

（二）外观及正常工作性检查（略）

（三）电极检测

1. **方法**　进入电极检测程序，查看电极"Signal"数值。
2. **结果**　见表18-19。

表 18-19　电极检测结果

项目	信号	0V reference/mv	2.5V reference/mv
pH（mv）	−75.07	2 172.093	2 985.982
Reference（mv）	2 500.00	22.597	22.587
PO_2（pA）	2 426.58	2 888.029	4 069.414
PCO_2（mv）	−75.59	2 162.201	2 970.142
Cl^-（mv）	−647.54	2 176.000	2 989.957
Ca^{2+}（mv）	−43.71	2 229.39	3 063.607

续表

项目	信号	0V reference/mv	2.5V reference/mv
K^+（mv）	−641.80	2 227.547	3 060.086
Na^+（mv）	−651.75	2 232.363	3 066.046
Glu（pA）	0.10	402.068	2 230.415
Lac（pA）	236.86	395.658	2 196.609

3. 结论 符合要求。

（四）加热器检测

1. 方法 进入加热器检测程序，查看"Temperature"数值。
2. 结果 见表18-20。

表18-20 加热器检测结果

部件	状态	温度 /℃	可接受范围 /℃
进样口预热器（inlet preheater）	OK	37.00	36.50 ~ 40.00
pH/BG 测量池（pH/BG meas.chamber）	OK	37.14	36.89 ~ 37.39
血氧检测溶血池（oximetry hemolyzer）	OK	37.00	36.50 ~ 37.50
血氧检测光电管（oximetry photodiode）	OK	44.96	44.70 ~ 45.30
EI/Met 测量池（EI/Met meas.chamber）	OK	37.06	36.7 ~ 37.4

3. 判断标准 参考状态栏，"status"显示"OK"，表示温度检测正常，"status"显示"ERROR"表示温度检测故障。
4. 结论 符合要求。

（五）血氧单元检测

1. 方法 进入血氧单元检测程序，记录数值。
2. 结果 见表18-21。

表18-21 血氧单元检测结果

参数	结果	可接受范围
卤素电压（halogen voltage）	4.00V	3.90 ~ 4.10V
卤素强度（halogen intensity）	3 200	2 000 ~ 3 900
氖素电压（neon voltage）	300V	275 ~ 325V
氖素强度（neon intensity）	97.5%	＞ 50%

3. 结论 符合要求。

（六）液体传感器检测

1．**方法**　进入液体传感器检测程序，记录当前实测数值。
2．**结果**　见表18-22。

表18-22　液体传感器检测结果

参数	光强度值	可接受范围
入口处下部（inlet lower）	23	< 40
入口处（inlet）	24	< 40
pH/BG 上部（pH/BG upper）	24	< 40
血氧测定处（oximetry）	28	< 40

3．**结论**　符合要求。

（七）液体阀检测

1．**方法**　依次开关电磁阀，并观察和记录其工作状态。
2．**结果**　见表18-23。

表18-23　液体阀检测结果

名称	状态	名称	状态
V1-Cleaning	正常	V5-Option2	正常
V2-Cal2	正常	V6-Rinse	正常
V3-Call	正常	V7-Air	正常
V4-Rinse Ⅱ	正常	V8-Waste	正常

3．**结论**　符合要求。

（八）准确度

1．**材料与方法**　测试配套 3 个不同浓度水平的质控品，同时打印测量结果，并与质控品靶值单进行核对，确认测量结果是否均在靶值范围内，如各水平质控各项参数均在范围内，视为合格。所需材料见表18-24。

表18-24　所需的试剂、质控品等

试剂	名称	批号	有效期	生产厂家
1	Ⅰ号定标液	ML03	2023/04	
2	Ⅱ号定标液	MC03	2023/08	
3	清洁液	NE58	2023/05	
4	冲洗液	NA50	2024/07	
5	自动质控 5+ 高值	0951	2024/01	

试剂	名称	批号	有效期	生产厂家
6	自动质控 5+ 中值	0896	2024/09	
7	自动质控 5+ 低值	0745	2024/07	×××

2．结果　高值结果见表 18-25，中值结果见表 18-26，低值结果见表 18-27。

表 18-25　自动质控高值结果

项目	测量值	范围	是否可接受
pH	7.575	7.552 ~ 7.596	是
PCO_2（mmHg）	12.6	10.6 ~ 14.6	是
PO_2（mmHg）	71.3	63.6 ~ 83.6	是
tHB（g/L）	193	186 ~ 200	是
SO_2（%）	70.5	69.3 ~ 71.3	是
FO_2Hb	48.3	47.5 ~ 49.5	是
FCOHb	21.4	19.4 ~ 22.4	是
FMetHb	10.1	9.1 ~ 11.1	是
Ca^{2+}（mmol/L）	0.36	0.27 ~ 0.47	是
Lac（mmol/L）	9.7	8.5 ~ 12.1	是

表 18-26　自动质控中值结果

项目	测量值	范围	是否可接受
pH	7.396	7.376 ~ 7.416	是
PCO_2（mmHg）	40	36.6 ~ 42.6	是
PO_2（mmHg）	97.2	93 ~ 113	是
tHB（g/L）	131	124 ~ 136	是
SO_2（%）	97.3	96 ~ 98	是
FO_2Hb	92	91.1 ~ 93.1	是
FCOHb	3.5	1 ~ 5	是
FMetHb	2	1.0 ~ 3.0	是
Ca^{2+}（mmol/L）	0.53	0.42 ~ 0.62	是
Lac（mmol/L）	1.7	1.1 ~ 2.1	是

表 18-27　自动质控低值结果

项目	测量值	范围	是否可接受
pH	7.102	7.081 ~ 7.121	是
PCO_2（mmHg）	63.6	61.8 ~ 71.8	是

续表

项目	测量值	范围	是否可接受
PO$_2$（mmHg）	147	136～156	是
tHB（g/L）	81	76～86	是
SO$_2$（%）	50.1	49.0～51.0	是
FO$_2$Hb	44.3	43.4～45.4	是
FCOHb	6.6	4.7～7.7	是
FMetHb	5.0	4.0～6.0	是
Ca^{2+}（mmol/L）	0.31	0.26～0.36	是
Lac（mmol/L）	1.0	0.5～1.5	是

3. 结论　符合要求。

（九）精密度

1. 方法　仪器在正常工作条件下先按常规测试程序进行校准，采用不同水平质控品连续测定 20 次，分别求取测试样品内各分析物测定值的均值（$\bar{x}$）和标准差（SD），计算各分析物的变异系数（CV）。

2. 结果　质控品检测结果分别见表 18-28、表 18-29。

表 18-28　质控品 1 检测结果

项目	pH	PCO$_2$（mmHg）	PO$_2$（mmHg）	Ca^{2+}（mmol/L）	Lac（mmol/L）
1	7.396	39.4	94.7	0.53	1.7
2	7.396	40	97.2	0.53	1.7
3	7.397	39.1	99.8	0.53	1.6
4	7.398	38.5	101	0.53	1.6
5	7.394	38.3	99.4	0.54	1.7
6	7.397	38.2	101	0.53	1.6
7	7.396	38.6	100	0.54	1.6
8	7.392	38.1	98.8	0.55	1.6
9	7.393	39.2	102	0.54	1.7
10	7.398	38	99.3	0.53	1.6
11	7.394	38.6	101	0.54	1.7
12	7.397	38.9	98.7	0.54	1.6
13	7.396	40.6	101	0.53	1.6
14	7.388	39.1	98.8	0.55	1.6
15	7.393	38.8	98.9	0.52	1.6
16	7.389	38.5	104	0.52	1.7

续表

项目	pH	PCO₂（mmHg）	PO₂（mmHg）	Ca²⁺（mmol/L）	Lac（mmol/L）
17	7.393	39	100	0.51	1.6
18	7.395	40.9	99.5	0.51	1.6
19	7.391	39.4	99	0.59	1.6
20	7.393	39.1	99.3	0.57	1.6
平均值	7.394	39.015	99.670	0.537	1.630
SD	0.003	0.773	1.866	0.019	0.047
CV	0.04%	1.98%	1.87%	3.49%	2.88%
CV 范围	≤ 0.3%	≤ 3%	≤ 3%	≤ 0.062 5mmol/L 或 ≤ 1.25%（取大者）	≤ 6.25%
是否接受	是	是	是	是	是

表 18-29　质控品 2 检测结果

项目	pH	PCO₂/mmHg	PO₂/mmHg	Ca²⁺/（mmol/L）	Lac/（mmol/L）
1	7.573	21.5	66.5	0.36	9.3
2	7.571	21.7	69.1	0.36	9.7
3	7.569	22.1	72.9	0.37	10.8
4	7.569	21.4	72.2	0.38	10.7
5	7.567	21	70.4	0.36	10.5
6	7.567	21.2	73.4	0.37	10.2
7	7.566	21.1	71.1	0.37	10.6
8	7.568	21.9	70.7	0.37	10.1
9	7.567	21.2	70.3	0.37	10.1
10	7.574	21.2	69.5	0.35	9.9
11	7.577	22.1	71	0.34	9.7
12	7.576	22.1	69.3	0.34	9.5
13	7.576	21.5	71.1	0.38	9.7
14	7.571	21.7	69.9	0.39	10.1
15	7.574	21	70.2	0.39	10.1
16	7.575	21.6	70.3	0.38	10.2
17	7.575	21.1	69.8	0.39	10.3
18	7.577	21.5	69.5	0.38	10.4
19	7.578	22.5	72.8	0.38	10.4
20	7.577	21.7	71.5	0.38	10.6
平均值	7.572	21.555	70.575	0.371	10.145
SD	0.003	0.424	1.567	0.015	0.412

续表

项目	pH	PCO₂/mmHg	PO₂/mmHg	Ca²⁺/（mmol/L）	Lac/（mmol/L）
CV	0.05%	1.97%	2.22%	4.06%	4.06%
CV 范围	≤ 0.3%	≤ 3%	≤ 3%	≤ 0.062 5mmol/L 或 ≤ 1.25%（取大者）	≤ 6.25%
是否接受	是	是	是	是	是

3．结论　符合要求。

（十）稳定性

1．方法　仪器在正常工作条件下先按常规测试程序进行校准，然后对精密度所示浓度范围内的质控品，分别在 0h、4h、8h，测试一次并记录下个分析物的测定值，各分析物均分别得到 3 个测定值，挑出其中最大值（X_{max}）和最小值（X_{min}），按照如下公式分别计算各分析物的波动百分比（R）：$R=（X_{max}-X_{min}）/T_3 \times 100\%$

式中：

T_3—标称参考值。

2．结果　见表 18-30。

表 18-30　高值质控品稳定性结果

项目	pH	PCO₂/mmHg	PO₂/mmHg
0h	7.575	12.6	71.3
4h	7.576	12.5	72.3
8h	7.577	12.7	72.8
T_3	7.576	12.6	73.6
R	0.03%	1.59%	2.04%
R 允许范围	≤ 0.5%	≤ 4%	≤ 4%
是否接受	是	是	是

3．结论　符合要求。

（十一）携带污染率

1．方法　仪器在正常工作条件下按常规测试程序先行校准，选用接近线性上限的质控品作为高值样品和接近线性下限的质控品作为低值样品，分别交替进行测试。先对低值样品连续测定四次，接着对高值样品连续测定四次，然后再对低值样品连续测定四次，每一杯分析物均得到 3 组测量值（即 2 组低浓度值和 1 组高浓度值），然后按如下公式将每相邻两组数值进行计算，得到一个从低浓度到高浓度的携带污染率（C_{LH}）和一个从高浓度到低浓度的携带污染率（C_{HL}）。

$$C_{LH}=[（H_2+H_3+H_4）/3-H_1]/[（H_2+H_3+H_4）/3-（L_2+L_3+L_4）/3] \times 100\%$$

$$C_{HL}=[L_1-（L_2+L_3+L_4）/3]/[（H_2+H_3+H_4）/3-（L_2+L_3+L_4）/3] \times 100\%$$

式中：

$H_1 \sim H_4$—每组高浓度溶液的第 1 次至第 4 次测量值；

$L_1 \sim L_4$—每组低浓度溶液的第 1 次至第 4 次测量值。

2．结果 见表 18-31。

表 18-31 携带污染率实验结果

项目	次	pH	PCO₂/mmHg	PO₂/mmHg
低浓度（第一组）	L_1	7.102	12.6	72.3
	L_2	7.103	12.7	72.5
	L_3	7.102	12.5	72.7
	L_4	7.104	12.7	72.1
高浓度	H_1	7.575	63.6	147
	H_2	7.576	63.8	148
	H_3	7.573	64.0	147
	H_4	7.571	63.7	149
低浓度（第二组）	L_1	7.104	12.8	72.8
	L_2	7.103	12.7	72.5
	L_3	7.105	12.5	72.7
	L_4	7.104	12.6	72.4
C_{LH}	/	0.35%	0.46%	1.3%
C_{HL}	/	0	0.39%	0.35%
判断标准	/	≤ 1.0%	≤ 3.0%	≤ 3.0%
是否接受	/	是	是	是

3．结论 符合要求。

四、校准结论

通过对某品牌型号血气分析仪的电极、加热器、血氧单元、液体传感器、液体阀等模块全面检测和校准，同时对准确度、精密度、稳定性和携带污染率四个性能指标进行评价，各指标及其参数均在可接受范围，校准合格，能满足临床需要，符合要求。

五、附录

略。

六、审核确认

已对校准过程、数据处理、校准表述进行了审核确认。

审核人： 日期： 年 月 日

（罗燕芬 万泽民）

第三节　特定蛋白仪校准报告

一、校准信息

略。

二、校准依据

特定蛋白分析仪校准规范

YZB/GEM BNP—2014　医疗器械注册产品标准

三、校准内容

（一）光路检查

运行 BN ProSpec ISP，程序，将固态的光学调整器替代反应杯，所测得读数与固态标准品的靶值进行比较，示值误差 ≤ 15%（表 18-32）。

表 18-32　光路检查记录表

光路读数	靶值	实测值	误差
固态标准品	8 250	7 740	−6.18%

（二）温度示值与稳定性

1. 反应杯温度应为（37±1.5）℃；仪器达到稳定的工作温度后，反应杯加 300μL 蒸馏水，等待 10 分钟后，用精度为 0.1℃的温度计每隔 30 秒测量一次反应杯内液体温度，连续记录 5 分钟，所有测量结果均应符合要求。

2. 反应杯温度波动 ≤ 1℃。反应杯温度达到规定的温度后，用精度为 0.1℃的温度计每隔 30 秒测量一次反应杯内液体温度，连续记录 5 分钟，温度的最大值与最小值差应符合要求。具体见表 18-33。

表 18-33　温控系统检查记录表

检测次数	测定温度	平均值	最大值最小值之差	允许范围	允许波动
1	37.4				
2	37.4				
3	37.4				
4	37.4	37.4	0.1	（37±1.5）℃	±1.0℃
5	37.4				
6	37.4				
7	37.4				

续表

检测次数	测定温度	平均值	最大值最小值之差	允许范围	允许波动
8	37.4				
9	37.3	37.4	0.1	（37±1.5）℃	±1.0℃
10	37.4				

（三）相对示值误差

分别选取 IgG 高、低两个浓度特定蛋白标准物质，每个浓度在仪器上连续测量 3 次，记录每次测定值，计算平均值，得出相对示值误差 δ 值 ≤ 15%。见表 18-34。

表 18-34　相对示值误差表

标准物质	测定值	平均值	标准值	相对示值误差
高值	7.50			
	7.53	7.52	7.47	0.67%
	7.52			
低值	13.80			
	13.78	13.79	13.72	0.51%
	13.80			

（四）重复性

选取高值 IgG 标准物质在仪器上连续测量六次，记录每次的测定值 x_i，重复性 R，CV 应小于 10%。试剂针、样品针加样检测系统的重复性见表 18-35。

表 18-35　检测系统重复性检测结果

标准物质	测定值		
低值	0.60	0.62	0.61
	0.59	0.63	0.62
	平均值	0.61	
	相对标准偏差	1.23%	

（五）线性

选取 IgG 高值、低值标准物质，按 4:0、3:1、2:2、1:3、0:4 比例混合得 5 个不同浓度的标准溶液，得出各个浓度标准物质的标准值，再分别测定各个浓度的平均值，将测量结果的平均值与标准物质的标准值（或校准溶液的配制值）进行线性回归，得出相关系数 r 值。见表 18-36。

表 18-36　检测系统线性检测结果

标准物质	测定值	平均值	标准值	线性相关系数
1	1.42	1.44	1.50	
	1.43			
	1.48			
2	12.41	12.37	12.37	
	12.31			
	12.38			
3	23.14	23.22	23.25	0.999 8
	23.29			
	23.22			
4	34.11	34.11	34.13	
	34.07			
	34.16			
5	45.14	45.09	45.00	
	45.20			
	44.94			

（六）携带污染

选取 IgG prot.Standard sL 高浓度和低浓度样本，按照从高值到低值的测量顺序，分别连续测量高值和低值特定蛋白标准物质各 3 次，计算仪器的携带污染率 CO，$CO \leqslant 5\%$，则验证通过。携带污染结果见表 18-37。

表 18-37　检测系统携带污染检测结果

标准物质	测定值	携带污染率
高值	18.40	
	19.40	
	18.50	
低值	4.65	3.25%
	4.78	
	4.72	

四、校准结论

通过对全自动特定蛋白分析仪的光路系统、温控系统、加样系统等全面检测和校准，各指标及其参数均在可接受范围，校准合格，能满足临床需要，符合要求。

五、附录

略。

六、审核确认

已对校准过程、数据处理、校准表述进行了审核确认。

审核人： 日期： 年 月 日

（王云秀 万泽民）

第四节 电泳分析仪校准报告

一、校准信息

略。

二、校准依据

JJF 1654—2017 平板电泳仪校准规范
设备使用手册

三、校准内容

（一）仪器环境要求检测（略）

（二）电气部分检测（略）

（三）电泳槽温度检测

1．检测目的 检测电泳槽温度，提供电泳项目所需标准温度。

2．检测结果 （表18-38）

表18-38 电泳槽温度检测结果

检测项目	检测结果	允许范围	是否符合要求	
10℃	10.15℃	±1℃	☑ 符合	□ 不符合
20℃	19.89℃	±1℃	☑ 符合	□ 不符合

（四）电泳电压检测

1．检测目的 校准机器电压参数，提供电泳项目所需标准电压。

2．检测结果 （表18-39）

表18-39 电泳槽温度检测结果

示值	检测结果均值	$_\Delta V$	允许范围	是否符合要求	
50V	100.2VDC	0.2VDC	±5V	☑符合	☐不符合
100V	100.4VDC	0.4VDC	±5V	☑符合	☐不符合
150V	151.1VDC	1.1VDC	±5V	☑符合	☐不符合
250V	250.3VDC	0.3VDC	±5V	☑符合	☐不符合
400V	401.2VDC	1.2VDC	±5V	☑符合	☐不符合

（五）电泳电流检测

1．检测目的 校准机器电流参数，提供电泳项目所需标准电流。

2．检测结果 （表18-40）

表18-40 电泳槽温度检测结果

示值	检测结果均值	$_\Delta I$	允许范围	是否符合要求	
10mA	10.1mA	±1mA	±1mA	☑符合	☐不符合
20mA	20.1mA	±1mA	±1mA	☑符合	☐不符合
30mA	30.2mA	±1mA	±1mA	☑符合	☐不符合
50mA	50.3mA	±1mA	±1mA	☑符合	☐不符合
80mA	80.4mA	±1mA	±1mA	☑符合	☐不符合

（六）电压／电流漂移检测

1．检测目的 校准机器电压／电流参数，提供电泳项目所需稳定的电场环境。

2．检测结果 （表18-41）

表18-41 电压／电流漂移检测结果

示值	Min	Max	$_\Delta X$	允许范围	是否符合要求	
150V	149.9V	150.1V	0.2V	±5V	☑符合	☐不符合
50mA	49.9mA	50.1mA	0.2mA	±1mA	☑符合	☐不符合

（七）迁移距离重复性

1．检测目的 校准电泳槽和支持介质参数，提供符合电泳项目要求的电泳环境和介质。

2．检测结果 （表18-42）

表 18-42　迁移距离重复性

泳道	迁移距离	RSD	允许范围	是否符合要求	
1	24mm				
2	24mm				
3	24mm				
4	24mm				
5	24mm				
6	24mm				
7	24mm	0	2%	☑ 符合	☐ 不符合
8	24mm				
9	24mm				
10	24mm				
11	24mm				
12	24mm				
平均值	24mm				

（八）携带污染率

1．**检测目的**　校准加样针冲洗参数，提供符合电泳项目要求的加样系统要求。

2．**检测方法**　取临床"单克隆免疫球蛋白"明显阳性患者血样 3 份，体检正常人血样 3 份，标本按"阳性－阴性－阳性－阴性－阳性－阴性"排序，按正常电泳程序进行电泳操作，计算携带污染率。

3．**检测结果**　（表 18-43）

表 18-43　携带污染率检测结果

样本	检测结果	K	允许范围	是否符合要求	
+	+				
−	−				
+	+	0	0	☑ 符合	☐ 不符合
−	−				
+	+				
−	−				

四、校准结论

通过对电泳分析仪的仪器环境、电气部件、电泳槽温度、电泳的电压和电流、电压和电流漂移、迁移距离重复性、携带污染率等全面检测和校准，各指标及其参数均在可接受范围，校准合格，能满足临床需要，符合要求。

五、附录

略。

六、审核确认

已对校准过程、数据处理、校准表述进行了审核确认。

审核人：　　　　日期：　　年　月　日

（黄　迪　万泽民）

第五节　液相色谱分析仪校准报告

一、校准信息

略。

二、校准依据

JJG 705—2014　液相色谱仪检定规程

三、校准内容

1．仪器外观　正常。

2．泵耐压、泵流量设定值误差（S_S）和泵流量稳定性误差（S_R）　表 18-44。

表 18-44　泵校准记录表

耐压 /MPa			流动相			密度		
F_S（mL/min）	F_{S1}	$t_1=$		F_{S2}	$T_2=$		F_{S3}	$T_3=$
W_1								
W_2								
W_2-W_1								
（W_2-W_1）/ρ								
F_m								
$\overline{F_m}$								
S_S（%）								
S_R（%）								

3．梯度误差 （表 18-45）

表 18-45 梯度误差记录表

A 溶液				B 溶液		
B 溶液比例	0%	20%	40%	60%	80%	100%
L_i						
$L_{1i}-L_{1(i-1)}$						
L_{2i}						
$L_{2i}-L_{2(i-1)}$						
$\bar{L}_i$						
$\bar{\bar{L}}_l$						
$\bar{L}_i - \bar{\bar{L}}_l$						
G_i						

4．柱箱温度设定值误差 ΔT_S 和柱箱温度稳定性 T_C （表 18-46）

表 18-46 柱箱温度记录表

T_{S1}/℃	序号	1	2	3	4	5	6	7	均值
	读数								
	ΔT_{S1}				T_{C1}				
T_{S2}/℃	序号	1	2	3	4	5	6	7	均值
	读数								
	ΔT_{S2}				T_{C2}				

5．定性和定量测量重复性 （表 18-47）

表 18-47 定性和定量测量重复性记录表

标物名称		浓度 /（g/mL）				进样量		检测波长	
流动相		流量				灵敏度		波长范围	
序号	1	2	3	4	5	5		平均值	RSD%
保留时间									
峰面积									

6．紫外 – 可见光检测器 / 二极管阵列检测器性能 （表18–48）

表18–48　紫外 – 可见光检测器 / 二极管阵列检测器性能记录表

型号				波长范围			
波长示值误差	标准值	235nm	257nm		313nm		350nm
	测量值						
	平均值						
	示值误差						
波长重复性							
基线噪声			基线漂移				

	最小检测浓度（萘 – 甲醇）/（g/mL）										
线性范围	丙酮 %	0.1	0.2	0.3	0.4	0.5	0.6	0.7	0.8	0.9	1.0	C_H
	读数										
	平均值										
	最小检测浓度（丙酮）C_L				线性范围						

7．荧光检测器性能 （表18–49）

表18–49　荧光检测器性能记录表

型号			波长范围	
波长示值误差	标准值	激发 290nm		发射 330nm
	测量值			
	平均值			
	示值误差			
波长重复性				
基线噪声		基线漂移		

	最小检测浓度（萘 – 甲醇）/（g/mL）										
线性范围	萘 – 甲醇	1	2	3	4	5	6	7	8	9	1.0	C_H
	读数										
	平均值										
	最小检测浓度（萘 – 甲醇）C_L				线性范围						

8．示差折光率检测器性能 （表 18-50）

表 18-50　示差折光率检测器性能记录表

	型号					折光率检测范围					
	基线噪声					基线漂移					
	最小检测浓度（甲醇中胆固醇）/（g/mL）										
线性范围	胆固醇（10^{-4}）	1	2	3	4	5	6	7	8	9	1.0	C_H
	读数											
	平均值											
	最小检测浓度（甲醇中胆固醇）C_L					线性范围					

9．蒸发光散射检测器性能 （表 18-51）

表 18-51　蒸发光散射检测器性能记录表

型号		检测范围	
基线噪声		基线漂移	
最小检测浓度（甲醇中胆固醇）/（g/mL）			

四、校准结论

校准结果符合 / 不符合 JJG 705—2014《液相色谱仪检定规程》相关要求。

五、附录

略。

六、审核确认

已对校准过程、数据处理、校准表述进行了审核确认。

审核人：　　　日期：　年 月 日

（吴晓宾　万泽民）

第六节　液相色谱－质谱联用分析仪校准报告

一、校准信息

略。

二、校准依据

JJF 1317—2011　液相色谱 – 质谱联用仪校准规范

三、校准内容

1. 外观检查　正常。
2. 分辨力　0.7u（技术要求：≤ 1u）。
3. 信噪比
（1）ESI+：526/1（技术要求：≥ 30：1）。
（2）ESI–：32/1（技术要求：≥ 10：1）。
4. 质量准确性　0.0u（技术要求：≤ 0.5u）。
5. 峰面积重复性　4.4%（技术要求：≤ 10%）。
6. 保留时间重复性　0.3%（技术要求：≤ 1.5%）。
7. 灵敏度　符合要求。

四、校准结论

所校项目结果符合 JJF 1317—2011 的计量性能要求。

五、附录

略。

六、审核确认

已对校准过程、数据处理、校准表述进行了审核确认。

审核人：　　　　日期：　　年　月　日

（韩丽乔　李思挺）

第七节　四极杆电感耦合等离子体质谱仪校准报告

一、校准信息

略。

二、校准依据

JJF 1159—2006　四极杆电感耦合等离子体质谱仪校准规范

三、校准内容（表18-52）

表18-52 校准结果

序号	计量项目	技术要求	校准结果
1	外观检查	见规范	符合要求
2	背景噪声	≤ 5cps	Be：0 cps In：0 cps Bi：2 cps
3	灵敏度 S［Mcps/（mg·L）］	Be ≥ 5 In ≥ 30 Bi ≥ 20	Be：5.3 In：90.5 Bi：57.2
4	检出限（ng/L）	Be ≤ 30 In ≤ 10 Bi ≤ 10	Be：1.23 In：0.14 Bi：0.10
5	氧化物离子产率	≤ 3%	0.07%
6	双电荷离子产率	≤ 3%	1.55%
7	质量稳定性 u/8h	± 0.05	Be：0 In：0.03 Bi：0.04
8	分辨率	≤ 0.8u	0.1u
9	短期稳定性	≤ 3%	Be：0.82% In：2.13% Bi：2.66%
10	长期稳定性	≤ 5%	Be：1.40% In：1.62% Bi：1.92%

注：检出限的校准不确定度（$k=2$）：Be：Urel=13%；In：Urel=12%；Bi：Urel=11%。

四、校准结论

所校项目结果符合 JJF 1159—2006 的计量性能要求。

五、附录

略。

六、审核确认

已对校准过程、数据处理、校准表述进行了审核确认。

审核人： 日期： 年 月 日

（张乔轩 李思挺）

第十九章
临床免疫学检验仪器校准报告范例

第一节 化学发光免疫分析仪校准报告

一、校准信息

略。

二、校准依据

YY/T 1155—2019 全自动发光免疫分析仪

三、校准内容

（一）校准前核查

1.校准工具和试剂

（1）已经标化的温度检测器。

（2）试剂：见表 19-1。

表 19-1 试剂准备材料

项目	试剂
BCR1/BCR2	BlankCell R1/ BlankCell R2
BCR2 Dilution	BlankCell R2
Cell check	Cell check
携带污染（CO）	SAP Test/iSAP/ProCell M
检测项目	TSH 试剂与定标液

2.工作环境监测（略）

3.仪器状态检测（略）

4.仪器维护检测（略）

（二）仪器参数检测

1.试剂舱温度测定准确度及波动 （表 19-2）

（1）说明：将经过定标，精度为 0.1℃的温度检测仪探头放入试剂舱中进行测定。

（2）操作：在温度显示稳定后，每隔 1 分钟测定一次温度，检测 10 分钟。

（3）要求：温度准确性应在设定值 ±0.5℃内，波动度不超过 0.5℃。

表 19-2 试剂舱温度测定

检测时间	温度 /℃
1min	20.0
2min	20.0
3min	20.0
4min	19.9
5min	20.0
6min	20.0
7min	20.1
8min	20.0
9min	20.1
10min	20.1
平均温度	20.02
温度设定值	20.0
温度准确性	0.02
温度波动	0.2
在控否	在控

结论：试剂舱温度测定准确性及波动度符合要求。

2．孵育盘温度测定准确性及波动（表 19-3）

（1）说明：将经过定标，精度为 0.1℃的温度检测仪探头放入孵育盘小孔中进行测定。

（2）操作：在温度显示稳定后，每隔 1 分钟测定一次温度，检测 10 分钟。

（3）要求：温度准确性应在设定值 ±0.5℃内，波动度不超过 0.5℃。

表 19-3 孵育盘温度测定

检测时间	孵育单元 1 号孔温度 /℃	孵育单元 4 号孔温度 /℃	孵育单元 45 号孔温度 /℃
1min	37.1	37.0	37.1
2min	37.0	37.0	37.0
3min	37.0	37.0	37.0
4min	37.0	37.0	37.0
5min	37.1	37.0	37.0
6min	37.1	37.1	37.0
7min	37.1	37.1	37.1
8min	37.0	37.1	37.1

续表

检测时间	孵育单元 1 号孔温度 /℃	孵育单元 4 号孔温度 /℃	孵育单元 45 号孔温度 /℃
9min	37.0	37.0	37.0
10min	37.1	37.1	37.1
平均温度	37.05	37.03	37.04
温度设定值	37.0	37.0	37.0
温度准确性	0.05	0.03	0.04
温度波动	0.1	0.05	0.05
在控否	在控	在控	在控

结论：孵育盘温度测定准确性及波动度符合要求。

3．测量池温度测定准确性及波动

（1）说明：将经过定标，精度为 0.1℃的温度检测仪探头放入测量池中进行测定。

（2）操作：在温度显示稳定后，每隔 1 分钟测定一次温度，检测 10 分钟。

（3）要求：温度准确性应在设定值 ±0.5℃内，波动度不超过 0.5℃（表 19-4）。

表 19-4　测量池温度测定

检测时间	温度 /℃
1 分钟	28.1
2 分钟	28.1
3 分钟	28.1
4 分钟	28.0
5 分钟	28.0
6 分钟	28.1
7 分钟	28.1
8 分钟	27.9
9 分钟	28.1
10 分钟	28.0
平均温度	28.05
温度设定值	28.0
温度准确性	0.05
温度波动	0.1
在控否	在控

结论：测量池温度测定准确性及波动度符合要求。

4．试剂针 / 样品针加样检测系统准确度及重复性

（1）说明：点击分析仪上 Assay Performance Check（APC Test）进入仪器检测程序，对样本针 / 试剂针加样的准确性，重复性，灵敏度，携带污染等进行检测。

（2）方法：采用 BCR1/BCR2、iSAP 等试剂进行仪器检测（Instrument check），其中每根加样针加样 5～10 次，系统自动计算加样的准确性和重复性。其中：

BCR1 的检测结果说明仪器在最低检测信号值的准确度和稳定性；

BCR2 的检测结果说明仪器在 10 万左右信号值的准确度和稳定性；

BCR2-D 的检测结果说明仪器稀释效果的稳定、可靠性；

携带污染（carry over，CO）的检测情况说明仪器的交叉污染状况。

（3）要求

BCR1 的吸光度应位于规定范围，且 CV 应小于 5%；

BCR2 的吸光度应位于规定范围，且 CV 应小于 2%；

BCR2-D 的吸光度应位于规定范围，稀释 20 倍以后 CV 应小于 2.5%。

（4）试剂针加样的准确度与重复性（表 19-5）

表 19-5　测量池 E1/2 加样测定

数量	E1		E2	
	BCR1	BCR2	BCR1	BCR2
1	245	83 820	265	91 245
2	246	83 932	268	91 598
3	238	83 932	259	91 659
4	241	84 499	269	91 379
5	254	84 497	256	91 728
6		84 366		91 371
7		84 158		91 540
8		84 262		90 892
9		83 680		91 551
10		84 861		91 627
平均	245	84 201	263	91 459
SD	6.1	366.1	5.7	202.3
CV	2.5%	0.4%	2.2%	0.3%
CV 允许范围	≤ 5%	≤ 2%	≤ 5%	≤ 2%
结论	合格	合格	合格	合格

（5）加样针加样准确度与重复性（BCR2-D）：见表 19-6。

表 19-6　测量池 E1/2 加样测定（BCR2-D）

次数	E1		E2	
	原始数值	稀释 20 倍后	原始数值	稀释 20 倍后
1	83 820	4 503	91 245	4 937
2	83 932	4 604	91 598	4 961

续表

次数	E1		E2	
	原始数值	稀释 20 倍后	原始数值	稀释 20 倍后
3	83 932	4 574	91 659	5 013
4	84 499	4 544	91 379	4 945
5	84 497	4 583	91 728	4 962
6	84 366	4 533	91 371	4 980
7	84 158	4 593	91 540	4 976
8	84 262	4 578	90 892	5 050
9	83 680	4 595	91 551	5 058
10	84 861	4 577	91 627	4 996
均值	84 201	4 568	91 459	4 987
SD	366.1	39.2	202.3	29.6
CV	0.4%	0.7%	0.3%	0.8
CV 允许范围	≤ 2%	≤ 2.5%	≤ 2%	≤ 2.5%
结论	合格	合格	合格	合格
所得稀释倍数		18.39		
允许范围		17 ~ 21		
结论		合格		

（6）交叉污染（表 19-7）

表 19-7　测量池 E1/2 加样交叉污染测定

次数	E1			E2		
	Cell Check	iSAP Cell Check	Carry over（ppm）	Cell Check	iSAP Cell Check	Carry over（ppm）
1	257	852 908		282	938 081	
2	258	355	118	282	341	68
3	256	843 462		271	931 327	
4	247	354	118	274	326	53
5	255	847 618		275	944 832	
		328	87		331	57
均值	255		107	277		60
SD	4.4			5.0		
CV	1.7%			1.8%		
CV 允许范围	≤ 5%			≤ 5%		
交叉污染值（ppm）		107			60	

次数	E1			E2		
	Cell Check	iSAP Cell Check	Carry over（ppm）	Cell Check	iSAP Cell Check	Carry over（ppm）
允许范围	−10 ~ 150ppm			−10 ~ 150ppm		
结论	合格	合格	合格	合格	合格	合格

5．临床项目的批内精密度

（1）说明：使用指定的试剂，校准品及相应的测定程序，每个项目重复测定 5 ~ 10 次计算变异系数，观察结果是否在允许范围。

（2）方法：执行 TSH 项目的校准，检查校准结果，计算变异系数。

（3）要求：TSH 的变异系数分别要求 ≤ 5.0%。

（4）结果：精密度结果见表 19–8 和表 19–9。

表 19–8　测量池 E1 精密度检测结果

次数	TSH		TSH + PW	
	Cal 1	Cal 2	Cal 1	Cal 2
1	720	23 924	458	23 248
2	708	23 942	462	23 389
3	709	23 913	457	23 424
4	693	24 020	462	23 599
5	691	23 981	467	23 615
6	693	23 915		
7	701	23 700		
8		23946		
均值	699	29 826	462	23 455
SD	8	95	4	154
CV	1.1%	0.4%	0.9%	0.7%
CV 允许范围	≤ 5%	≤ 5%	≤ 5%	≤ 5%
结论	合格	合格	合格	合格

表 19–9　测量池 E2 精密度检测结果

次数	TSH		TSH + PW	
	Cal 1	Cal 2	Cal 1	Cal 2
1	743	26 397	458	25 369
2	702	25 847	434	25 518
3	704	26 111	436	25 242
4	701	25 943	447	25 669

续表

次数	TSH		TSH ＋ PW	
	Cal 1	Cal 2	Cal 1	Cal 2
5	691	26 082	440	25 364
6	702	25 946		
7	688	25 828		
8		25 781		
均值	698	25 992	439	25 432
SD	7	201	6	165
CV	1.0%	0.8%	1.3%	0.6%
CV 允许范围	≤ 5%	≤ 5%	≤ 5%	≤ 5%
结论	合格	合格	合格	合格

四、校准结论

通过对 ×××全自动免疫分析仪的光路系统、温控系统、加样系统等全面检测和校准，各指标及其参数均在可接受范围，校准合格，能满足临床需要，符合要求。

五、附录

1. 仪器状态参数图片
2. 标准温度计计量机构校准证书图片
3. 校准人员资质证明图片
4. 试剂和耗材包装批号图片（含校准说明书和溯源证明材料）
5. 机械位置校准仪器数据图片
6. 温控系统校准仪器数据图片
7. 光路系统校准仪器数据图片
8. 重复性仪器数据图片
9. 项目校准仪器数据图片
10. 项目校准验证仪器数据图片

六、审核确认

已对校准过程、数据处理、校准表述进行了审核确认。

审核人：　　　日期：　年　月　日

（李国华　何　敏）

第二节　全自动样品处理系统校准报告

一、校准信息

略。

二、校准依据

YY/T 1529—2017　酶联免疫分析仪

JJF ××××—202×　全自动酶联免疫分析仪校准规范（征求意见稿）

三、校准内容

（一）校准前核查

1．校准工具和试剂

（1）电子天平。

（2）天平配件 ××× Balance Set-up Kit 619010。

（3）××× 服务软件 Instrument Service & Setup。

（4）控制电脑及打印机。

（5）甲基橙指示剂。

（6）蒸馏水。

2．工作环境监测　略。

3．仪器状态检测　略。

（二）仪器参数检测

1．加样针准确度和重复性检测

（1）说明：点击分析仪上服务软件（Instrument Service & Setup）进入仪器检测程序，对加样针的准确性和重复性等进行检测。

（2）方法

1）在控制电脑上安装服务软件 Instrument Service & Setup。

2）安装天平配件（Balance set-up kit 619010）。

3）安装加盖的电子天平（Mettler AG245），连接天平到控制电脑的 Com 口上。

4）在服务软件（Instrument Service & Setup）上设置相应的工作台面，并放置蒸馏水。

5）运行 Instrument 软件，执行其中的 Gravimetric test 进行称重检测，选择所要完成的检测项目（Single Pipetting 10μL，Single Pipetting 100μL）。

6）仪器自动根据软件设定，自动执行所有校准测试，包括自动计算和统计。

（3）结果：原始数据见表 19-10 和表 19-11。

表 19-10 蒸馏水称重法加样准确度和重复性测定（10μL）

次数	针								汇总
	Tip1	Tip 2	Tip 3	Tip 4	Tip 5	Tip 6	Tip 7	Tip 8	
1	10.180	10.100	9.900	10.100	9.820	10.160	10.240	10.360	—
2	10.100	10.080	10.020	9.980	10.000	10.100	10.200	10.400	—
3	10.440	9.980	10.120	9.780	9.720	10.120	10.160	10.320	—
4	10.200	10.040	10.000	9.900	10.100	10.320	9.980	10.080	—
5	10.180	10.060	10.140	9.940	9.720	10.280	10.080	10.180	—
6	10.300	9.900	10.400	9.900	10.300	10.100	10.100	10.180	—
7	10.380	10.300	10.060	10.000	10.200	10.400	10.400	10.080	—
8	10.120	10.000	10.300	10.000	9.880	10.800	9.900	10.180	—
9	10.100	10.140	10.320	10.000	10.100	10.240	10.300	9.900	—
10	10.120	10.100	10.200	10.000	9.820	10.100	10.200	9.900	—
11	10.120	10.080	10.020	9.980	10.380	10.440	10.100	10.000	—
12	10.200	10.200	10.120	10.000	10.000	10.280	10.160	10.100	—
均值 /mg	10.203	10.082	10.133	9.965	10.003	10.278	10.152	10.140	10.120
均值 /μL	10.203	10.082	10.133	9.965	10.003	10.278	10.152	10.140	10.120
CV/%	1.105	1.027	1.463	0.790	2.195	1.970	1.327	1.620	1.732
MaxCV/%	≤ 3.5	≤ 3.5	≤ 3.5	≤ 3.5	≤ 3.5	≤ 3.5	≤ 3.5	≤ 3.5	≤ 3.5
结论	合格	合格	合格	合格	合格	合格	合格	合格	合格

表 19-11 蒸馏水称重法加样准确度和重复性测定（100μL）

次数	针								汇总
	Tip1	Tip 2	Tip 3	Tip 4	Tip 5	Tip 6	Tip 7	Tip 8	
1	100.560	99.180	99.180	98.720	99.600	99.380	98.960	98.800	—
2	100.500	99.120	99.580	98.640	99.780	99.580	99.100	98.820	—
3	99.380	99.160	99.220	98.800	99.800	99.500	99.080	98.900	—
4	100.080	99.080	99.340	98.580	99.720	99.300	98.900	99.000	—
5	99.780	98.920	99.140	98.540	99.680	99.180	98.980	98.740	—
6	99.700	99.020	99.420	98.600	99.640	99.140	99.000	98.660	—
7	99.840	99.220	99.200	98.460	99.920	99.260	99.220	98.740	—
8	99.800	99.080	99.300	98.640	99.600	99.140	99.040	98.700	—
9	99.800	99.200	99.160	98.600	99.840	99.120	98.940	98.740	—
10	99.800	98.840	99.320	98.600	99.980	99.240	98.840	98.800	—
11	100.100	98.920	99.320	98.640	99.320	99.220	98.860	98.780	—
12	99.900	98.900	99.080	98.720	99.700	99.220	98.820	98.620	—
均值 /mg	99.937	99.053	99.272	98.628	99.715	99.273	98.978	98.775	99.204

续表

次数	针								汇总
	Tip1	Tip 2	Tip 3	Tip 4	Tip 5	Tip 6	Tip 7	Tip 8	
均值 /μL	99.937	99.053	99.272	98.628	99.715	99.273	98.978	98.775	99.204
CV/%	0.332	0.132	0.139	0.090	0.173	0.146	0.120	0.104	0.454
MaxCV/%	≤ 0.75	≤ 0.75	≤ 0.75	≤ 0.75	≤ 0.75	≤ 0.75	≤ 0.75	≤ 0.75	≤ 0.75
结论	合格	合格	合格	合格	合格	合格	合格	合格	合格

2．携带污染率测试

说明：将不同浓度（0.120g/L 和 0.012g/L）的甲基橙试剂作为样本进行加样处理，用酶标仪比色以后经过计算，得出每根针的携带污染率。

（1）方法

1）将分装好的高浓度和低浓度溶液按以下顺序分配：1～24 号样本位分配为高浓度溶液，25～48 号样本分配为低浓度溶液，49～72 号样本分配为高浓度溶液，73～96 号样本分配为低浓度溶液。

2）在仪器的应用程序上设定好加样程序（96 孔，每孔 100μL），待仪器自动加样完毕后，得到如表 19-12 所示样本排序，每一行代表每一根加样针的结果，表中 A1、A2、A3、A7、A8、A9 格为 1 号针的高值结果，记为 H1、H2、H3、H4、H5、H6；A4、A5、A6、A10、A11、A12 格为 1 号针的低值结果，记为 L1、L2、L3、L4、L5、L6；其余各行如此类推。

表 19-12　样本排序

	1	2	3	4	5	6	7	8	9	10	11	12
A	H1	H2	H3	L1	L2	L3	H4	H5	H6	L4	L5	L6
B	H1	H2	H3	L1	L2	L3	H4	H5	H6	L4	L5	L6
C	H1	H2	H3	L1	L2	L3	H4	H5	H6	L4	L5	L6
D	H1	H2	H3	L1	L2	L3	H4	H5	H6	L4	L5	L6
E	H1	H2	H3	L1	L2	L3	H4	H5	H6	L4	L5	L6
F	H1	H2	H3	L1	L2	L3	H4	H5	H6	L4	L5	L6
G	H1	H2	H3	L1	L2	L3	H4	H5	H6	L4	L5	L6
H	H1	H2	H3	L1	L2	L3	H4	H5	H6	L4	L5	L6

3）设定测定波长为 450nm，参比波长为 620nm，进行酶标仪比色，得出测试结果。

4）根据如下公式计算携带污染率

低值样本对高值样本的稀释：$k1=|H4-Mean（H1, H2, H3）|/Mean（H1, H2, H3）$；

高值样本对低值样本的污染：$k2=|L4-Mean（L1, L2, L3）|/Mean（L1, L2, L3）$。

（2）判断标准：携带污染率 k 应小于 2%。

（3）结果：各孔比色的 OD 值结果见表 19-13。

表 19-13 比色结果（OD 值）

	1	2	3	4	5	6	7	8	9	10	11	12
A	3.262	3.224	3.271	0.389	0.390	0.388	3.303	3.268	3.253	0.385	0.383	0.380
B	3.202	3.161	3.186	0.386	0.387	0.385	3.248	3.200	3.182	0.385	0.380	0.384
C	3.277	3.178	3.196	0.384	0.387	0.388	3.279	3.163	3.230	0.385	0.381	0.379
D	3.246	3.189	3.221	0.390	0.388	0.389	3.281	3.247	3.189	0.384	0.386	0.382
E	3.235	3.177	3.223	0.380	0.381	0.381	3.229	3.208	3.221	0.380	0.378	0.377
F	3.241	3.221	3.223	0.385	0.386	0.387	3.264	3.126	3.176	0.384	0.383	0.379
G	3.273	3.206	3.196	0.386	0.384	0.384	3.283	3.208	3.190	0.382	0.380	0.379
H	3.204	3.181	3.221	0.384	0.388	0.388	3.261	3.143	3.215	0.381	0.381	0.377

携带污染率计算原始数据见表 19-14，该仪器的携带污染率测定均小于 2%，符合要求。

表 19-14 各加样针的携带污染率一览

	1 号针	2 号针	3 号针	4 号针	5 号针	6 号针	7 号针	8 号针
k1	1.56%	1.82%	1.93%	1.94%	0.54%	1.10%	1.80%	1.84%
k2	1.03%	0.26%	0.35%	1.29%	0.18%	0.52%	0.69%	1.47%
Max CV	≤ 2%	≤ 2%	≤ 2%	≤ 2%	≤ 2%	≤ 2%	≤ 2%	≤ 2%
结论	合格	合格	合格	合格	合格	合格	合格	合格

四、校准结论

通过对 ××× 全自动样品处理系统的加样系统、液路系统和携带污染率等全面检测和校准，各指标及其参数均在可接受范围，能满足临床需要。

五、附录

略

六、审核确认

已对校准过程、数据处理、校准表述进行了审核确认。

审核人： 日期： 年 月 日

（李国华 何 敏）

第三节 全自动酶免分析仪校准报告

一、校准信息

略。

二、校准依据

JJG 861—2007 酶标分析仪

YY/T 1529—2017 酶联免疫分析仪

JJF ×××—202× 全自动酶联免疫分析仪校准规范（征求意见稿）

三、校准内容

（一）校准前核查

1. 校准工具和试剂

（1）××× 校准板 5126（20220109）

（2）清洗板

（3）××× 校准参考试剂 48938（20220109，包含测试试剂 A，B，C）

（4）温度计（已校准）

2. 仪器外周环境检测 略。

3. 执行仪器保养 略。

4. 仪器状态监测 略。

（二）校准内容

1. 孵育仓温度测定准确度

（1）说明：将经过定标，精度为 0.1℃的温度检测仪探头放入孵育仓中进行测定。

（2）要求：温度在（37.0±1）℃内，波动度不大于 1℃（表 19-15）。

表 19-15 孵育仓温度

功能	测量值	s
内部感应器温度	37.30	√
外部感应器温度	36.86	√
差异：≤ 1.000	0.44	√

2. 校准程序操作

（1）说明：××× 仪器校准通过其控制软件 BES 的内置校准（Validation）程序完成。

（2）操作步骤

1）在试剂转盘中放入三种不同的测试试剂（A，B，C），并在相应的试剂架上放上 ××× 仪器专用注射器。

2）依次打开电脑、×××、供应单元及打印机的电源。

3）双击 BES 文件夹下的"Validation"，打开"××× Validation"窗口。

4）点击"Init Analyzer"进行初始化。

5）初始化结束后，在弹出的对话框输入操作者等信息，点击"OK"，对话框关闭。

6）点击"Start"按钮开始进行校准。

7）根据屏幕提示依次将测试板、清洗板放入 ××× 仪器，仪器将自动进行检测。

8）检测完毕，××× 仪器自动弹出测试板和清洗板。

9）校验结束，打印出校验结果报告。

10）退出 Validation 程序。

11）关闭电脑、××× 仪器、供应单元及打印机的电源。

（3）结果（表 19-16 ~ 表 19-23）

表 19-16 滤光轮测量

波长 /nm	可接受范围	测量值								s
		ch1	ch2	ch3	ch4	ch5	ch6	ch7	ch8	
340	≥ 2.500	3.489	3.453	> 4.000	3.652	> 4.000	> 4.000	> 4.000	> 4.000	√
405	0.987 ~ 1.256	1.057	1.058	1.060	1.060	1.063	1.063	1.064	1.065	√
450	0.604 ~ 0.725	0.647	0.647	0.648	0.648	0.650	0.650	0.651	0.650	√
492	0.499 ~ 0.603	0.560	0.560	0.561	0.561	0.563	0.562	0.563	0.563	√
570	0.298 ~ 0.379	0.336	0.336	0.337	0.337	0.338	0.338	0.339	0.338	√
650	0.173 ~ 0.213	0.196	0.195	0.197	0.196	0.197	0.196	0.197	0.197	√
620	0.214 ~ 0.261	0.233	0.233	0.234	0.233	0.235	0.234	0.235	0.234	√

表 19-17 405nm 滤光片线性检测

可接受范围	测量值								s
	ch1	ch2	ch3	ch4	ch5	ch6	ch7	ch8	
st 2：-0.003 ~ 0.003	0.000	0.000	0.000	0.000	0.000	0.000	0.000	0.000	√
st 8：0.533 ~ 0.572	0.551	0.553	0.554	0.555	0.556	0.557	0.563	0.563	√
st 11：2.343 ~ 2.512	2.408	2.407	2.414	2.415	2.415	2.405	2.419	2.411	√
m：0.950 ~ 1.050	1.008	1.009	1.006	1.006	1.006	1.011	1.005	1.009	√
Cor.coeff：≥ 0.999	1.000	1.000	1.000	1.000	1.000	1.000	1.000	1.000	√

表 19-18 450nm 滤光片线性检测

可接受范围	测量值								s
	ch1	ch2	ch3	ch4	ch5	ch6	ch7	ch8	
st2：-0.003 ~ 0.003	0.000	0.000	0.000	0.000	0.000	0.000	0.000	0.000	√
st8：0.492 ~ 0.528	0.505	0.507	0.509	0.510	0.510	0.511	0.517	0.516	√
st11：2.063 ~ 2.212	2.131	2.134	2.135	2.132	2.130	2.130	2.134	2.133	√

可接受范围	测量值								s
	ch1	ch2	ch3	ch4	ch5	ch6	ch7	ch8	
m: 0.950 ~ 1.050	1.003	1.001	1.001	1.003	1.004	1.004	1.003	1.003	√
Cor.coeff: ≥ 0.999	1.000	1.000	1.000	1.000	1.000	1.000	1.000	1.000	√

表 19-19 492nm 滤光片线性检测

可接受范围	测量值								s
	ch1	ch2	ch3	ch4	ch5	ch6	ch7	ch8	
st2: −0.003 ~ 0.003	0.000	0.000	0.000	0.000	0.000	0.000	0.000	0.000	√
st8: 0.508 ~ 0.544	0.525	0.527	0.528	0.529	0.530	0.531	0.537	0.536	√
st11: 2.016 ~ 2.162	2.090	2.095	2.094	2.097	2.094	2.090	2.093	2.089	√
m: 0.950 ~ 1.050	0.999	0.997	0.998	0.997	0.998	1.000	0.999	1.002	√
Cor.coeff: ≥ 0.999	1.000	1.000	1.000	1.000	1.000	1.000	1.000	1.000	√

表 19-20 570nm 滤光片线性检测

可接受范围	测量值								s
	ch1	ch2	ch3	ch4	ch5	ch6	ch7	ch8	
st2: −0.003 ~ 0.003	0.000	0.000	0.000	0.000	0.000	0.000	0.000	0.000	√
st8: 0.515 ~ 0.552	0.532	0.534	0.535	0.536	0.537	0.538	0.543	0.542	√
st11: 1.969 ~ 2.112	2.045	2.044	2.044	2.045	2.044	2.043	2.045	2.041	√
m: 0.950 ~ 1.050	0.998	0.998	0.999	0.998	0.999	1.000	0.999	1.001	√
Cor.coeff: ≥ 0.999	1.000	1.000	1.000	1.000	1.000	1.000	1.000	1.000	√

表 19-21 650nm 滤光片线性检测

可接受范围	测量值								s
	ch1	ch2	ch3	ch4	ch5	ch6	ch7	ch8	
st2: −0.003 ~ 0.003	0.000	0.000	0.000	0.000	0.000	0.000	0.000	0.000	√
st8: 0.547 ~ 0.586	0.562	0.564	0.565	0.567	0.568	0.569	0.573	0.573	√
st11: 1.818 ~ 1.949	1.879	1.879	1.880	1.877	1.877	1.874	1.879	1.876	√
m: 0.950 ~ 1.050	1.002	1.003	1.002	1.004	1.004	1.006	1.004	1.005	√
Cor.coeff: ≥ 0.999	1.000	1.000	1.000	1.000	1.000	1.000	1.000	1.000	√

表19-22　620nm 滤光片线性检测

可接受范围	测量值								s
	ch1	ch2	ch3	ch4	ch5	ch6	ch7	ch8	
st2：-0.003 ~ 0.003	0.000	0.000	0.000	0.000	0.000	0.000	0.000	0.000	√
st8：0.534 ~ 0.573	0.550	0.552	0.553	0.554	0.555	0.556	0.561	0.561	√
st11：1.891 ~ 2.028	1.961	1.960	1.960	1.959	1.958	1.957	1.959	1.958	√
m：0.950 ~ 1.050	0.998	0.999	0.999	1.000	1.001	1.002	1.001	1.002	√
Cor.coeff：≥ 0.999	1.000	1.000	1.000	1.000	1.000	1.000	1.000	1.000	√

表19-23　分液，吸液，洗板

功能	测量值	可接受范围	s
分液	1.546	CV：≤ 2.000%	√
	3.780	$\dfrac{均值 - 最低值}{均值} \times 100 < 4.500$	√
	4.462	$\dfrac{均值 - 最低值}{均值} \times 100 < 4.500$	√
圆底板吸液	0.253	平均值≤ 0.500	√
	0.626	最高值≤ 0.800	√
洗板	0.096	≥ 0.030	√

四、校准结论

通过对 ×××全自动酶联免疫分析仪的检测系统（405，450，492，570，650，620nm）、分液系统、圆底板吸液、洗板和孵育系统等全面检测和校准，各指标及其参数均在可接受范围，校准合格，能满足临床需要，符合要求。

五、附录

略。

六、审核确认

已对校准过程、数据处理、校准表述进行了审核确认。

审核人：　　　　日期：　　年　月　日

（李国华　何　敏）

第四节 流式细胞分析仪校准报告

一、校准信息

略。

二、校准依据

JJF 1665—2017 流式细胞仪校准规范

YY/T 0588—2017 流式细胞仪

三、校准内容

（一）校准前核查

1. 校准工具和试剂 单峰彩虹微球（rainbow beads）；6峰彩虹微球（6 peaks rainbow beads）；去离子水；0.1mol/L 磷酸钠缓冲液 pH（7.2～7.4）；经检定合格的移液器。

2. 工作环境监测 略。

（二）仪器参数检测

1. 分辨力 流式细胞仪前向角散射光（forward scatter，FSC）和荧光信号的荧光通道全峰宽结果如表19-24所示。

表19-24 各通道分辨力结果

标准物质	FSC	FITC	PE
单一荧光强度微球标准物质	1.86%	2.85%	2.27%
要求	≤ 3.0%	≤ 3.0%	≤ 3.0%
是否符合	符合	符合	符合

2. 线性相关系数（r）与检出限（LOD） 如表19-25、表19-26所示。

表19-25 FITC 线性相关系数与检出限

标准物质	FITC 荧光强度值	FITC 等量荧光分子（MESF）	相关系数 r/%	检出限 LOD（MESF）
多重荧光强度混合微球标准物质	201	2 664		
	1 120	14 291		
	4 685	65 953	0.999 8	119.24
	15 484	237 895		
	63 044	923 716		
要求	/	/	≥ 0.98	≤ 200
是否符合	/	/	符合	符合

表19-26 PE线性相关系数与检出限

标准物质	PE荧光强度值	PE等量荧光分子（MESF）	相关系数r/%	检出限LOD（MESF）
多重荧光强度混合微球标准物质	234	443	0.995 0	18.77
	1 253	2 297		
	6 836	13 994		
	20 557	41 711		
	67 739	137 169		
要求	/	/	≥ 0.98	≤ 100
是否符合	/	/	符合	符合

3．漂移（D） 见表19-27。

表19-27 各通道漂移数据

检测项目	FSC	FITC	PE
起始信号强度	124 373	11 758	21 328
2h后信号强度	122 876	12 243	21 974
相对漂移率D（%）	−1.20	4.12	3.03
要求	± 10%	± 10%	± 10%
是否符合	符合	符合	符合

4．重复性（相对标准偏差，RSD） 见表19-28。

表19-28 淋巴细胞标准物质检测重复性数据

标准物质	CD4阳性细胞数占总淋巴细胞数的百分比	测量平均值	淋巴细胞标准物质CD4阳性细胞所占比例的标准值	重复性RSD/%
淋巴细胞计数标准物质	58.12	57.68	58.10	1.58%
	57.30			
	58.06			
	57.49			
	58.66			
	56.42			
要求				≤ 8%
是否符合				符合

四、校准结论

通过对 ××× 流式细胞仪的分辨力、线性相关系数、检出限、漂移、重复性等方面进行测定和校准，各指标及参数均在可接受范围，能满足临床需要。

五、附录

略。

六、审核确认

已对校准过程、数据处理、校准表述进行了审核确认。

审核人： 日期： 年 月 日

（涂晓欣 何 敏）

第五节 多功能流式点阵分析仪校准报告

一、校准信息

略。

二、校准依据

×××校准试剂盒说明书（Calibration Kit Package Insert）

×××性能验证试剂盒说明书（Performance Verification Kit Package Insert）

JJF 1665—2017 流式细胞仪校准规范

三、校准内容

（一）校准前核查

1. 校准工具和试剂 ×××校准/性能验证试剂盒："校准试剂盒（Calibration Kit）"和"性能验证试剂盒（Performance Verification Kit）"，试剂详见表 19-29。

表 19-29 ×××校准/性能验证试剂盒标准微球

序号	标准微球	
1	CAL1	分类校准微球
2	CAL2	报告校准微球
3	CON1	分类验证微球
4	CON2	报告验证微球
5	MCAL1	磁珠分类校准微球
6	MCON1	磁珠分类验证微球
7	F1	携带污染测试微球 1
8	F2	携带污染测试微球 2

1）分类校准微球（CAL1/MCAL1）包含 1 种微球，用于校准微球直径（doublet discriminator，DD）、荧光素染料 1 的发光值（classification 1，CL1）和荧光素染料 2 的发光值（classification 2，CL2）三个参数。DD：与微球直径相关的参数，DD 偏小或者偏大的微球都是无效微球，结果都会舍去。CL1 和 CL2 是确定微球位置的两个参数，CL1 在 X 轴，CL2 在 Y 轴，微球的这两个参数决定了微球位置和编码。

2）报告校准微球（CAL2）包含 1 种微球，用于校准微球报告的荧光值（RP1），包括正常电压下的荧光值和高电压下的荧光值。

3）分类验证微球（CON1/MCON1）包含 5 种不同位置信号的微球，均是空白微球（未结合藻红蛋白），用于验证微球的位置和检出限是否符合要求。

4）报告验证微球（CON2）包含 4 种不同梯度荧光微球，用于验证微球的报告荧光值和线性是否符合要求。

5）携带污染测试微球（F1/F2）是用于验证仪器携带污染率的微球，F1 和 F2 分别包含 1 种微球。

2．工作环境监测　略。

（二）仪器参数检测

1．校准原始数据　见表 19-30。

表 19-30　应用分类校准微球和报告校准微球校准的检测结果

序号	校准微球	校准项目	校准结果	靶值	结论
1		微球直径（DD）	10 440.00	10 300.00	通过
2	CAL1	染料 1 发光值（CL1）	3 575.58	3 575.00	通过
3		染料 2 发光值（CL2）	3 688.22	3 683.00	通过
4		微球直径（DD）	4 826.00	4 902.00	通过
5	MagCAL1	染料 1 发光值（CL1）	3 572.15	3 566.00	通过
6		染料 2 发光值（CL2）	3 783.21	3 790.00	通过
7	CAL2	荧光值（RP1）（1）	3 631.00	3 635.00	通过
8		荧光值（RP1）（2）	16 564.00	16 539.25	通过

2．性能验证结果

（1）检测性能验证结果　见表 19-31 ～ 表 19-33。

表 19-31　应用分类验证微球（CON1）开展性能验证的检测结果

		微球数	背景信号	微球直径（DD）	染料 1 发光值（CL1）		染料 2 发光值（CL2）	
					荧光强度	CV 值	荧光强度	CV 值
R1	测量值	1.051	1.1	11 339	747.8	6.3	215.4	6.6
	允许范围	≥ 1.000	≤ 100.0	9 210 ~ 12 588	683.2 ~ 806.8	≤ 8.5	197.8 ~ 232.2	≤ 9.6
R2	测量值	1.000	1.0	11 812	73.5	7.7	68.5	7.2
	允许范围	≥ 1.000	≤ 100.0	9 183 ~ 12 147	45.3 ~ 95.3	≤ 9.5	63.9 ~ 75.1	≤ 9.8

续表

		微球数	背景信号	微球直径（DD）	染料 1 发光值（CL1）		染料 2 发光值（CL2）	
					荧光强度	CV 值	荧光强度	CV 值
R3	测量值	1.177	1.8	11 355	22 875.6	5.9	5 550.4	6.4
	允许范围	≥ 1.000	≤ 100.0	9 142 ~ 13 376	20 822.7 ~ 25 347.3	≤ 7.6	4 905.4 ~ 6 068.6	≤ 9.1
R4	测量值	1.199	2.1	10 892	2 398.8	6.0	17 280.9	6.5
	允许范围	≥ 1.000	≤ 100.0	9 008 ~ 12 414	2 172.6 ~ 2 581.4	≤ 7.7	16 059.9 ~ 18 256.1	≤ 8.6
R5	测量值	1.136	1.5	11 335	234.9	6.2	5 616.7	6.3
	允许范围	≥ 1.000	≤ 100.0	8 942 ~ 12 198	203.9 ~ 262.1	≤ 8.7	5 250.8 ~ 5 909.2	≤ 9.1
结论		通过	通过	通过	通过	通过	通过	通过

表 19-32 应用分类验证微球（MCON1）开展性能验证的检测结果

		微球数	背景信号	微球直径（DD）	染料 1 发光值（CL1）		染料 2 发光值（CL2）	
					荧光强度	CV 值	荧光强度	CV 值
R1	测量值	1.000	1.1	5 444	734.7	6.1	214.6	6.6
	允许范围	≥ 1.000	≤ 100.0	4 515 ~ 6 171	683.2 ~ 806.8	≤ 8.5	197.8 ~ 232.2	≤ 9.6
R2	测量值	1.033	1.1	5 448	71.9	7.7	68.1	7.2
	允许范围	≥ 1.000	≤ 100.0	4 501 ~ 5 955	45.3 ~ 95.3	≤ 9.5	63.9 ~ 75.1	≤ 9.8
R3	测量值	1.226	1.8	5 454	22 544.4	6.0	5 550	6.5
	允许范围	≥ 1.000	≤ 100.0	4 481 ~ 6 557	20 822.7 ~ 25 347.3	≤ 7.6	4 905.4 ~ 6 068.6	≤ 9.1
R4	测量值	1.177	2.2	5 026	2 365.6	5.7	17 294.9	6.0
	允许范围	≥ 1.000	≤ 100.0	4 415 ~ 6 085	2 172.6 ~ 2 581.4	≤ 7.7	16 059.9 ~ 18 256.1	≤ 8.6
R5	测量值	1.068	1.6	5 447	230.8	6.7	5 570.3	6.6
	允许范围	≥ 1.000	≤ 100.0	4 383 ~ 5 979	203.9 ~ 262.1	≤ 8.7	5 250.8 ~ 5 909.2	≤ 9.1
结论		通过	通过	通过	通过	通过	通过	通过

表 19-33 应用报告验证微球（CON2）开展性能验证的检测结果

		微球数	荧光值（RP1）		平均残差百分比
			荧光强度	CV 值	
R1	测量值	1.000	30.4	20.7	
	允许范围	≥ 1.000	24.8 ~ 33.6	≤ 28.0	
R2	测量值	1.040	189.8	12.0	测量值：0.1
	允许范围	≥ 1.000	167.4 ~ 204.6	≤ 15.0	允许范围：≤ 2.0
R3	测量值	1.107	1 896.3	9.4	
	允许范围	≥ 1.000	1 666.8 ~ 2 037.2	≤ 13.0	

续表

	微球数	荧光值（RP1）		
		荧光强度	CV 值	平均残差百分比
R4 测量值	1.047	16 206.6	8.9	测量值：0.1
R4 允许范围	≥ 1.000	14 297.4 ~ 17 474.6	≤ 12.0	允许范围：≤ 2.0
结论	通过	通过	通过	通过

（2）携带污染率性能验证结果（表 19-34）

表 19-34　应用携带污染测试微球（F1、F2）开展性能验证的检测结果

测量微球数				携带污染率		结论
F1		F2				
测量值	允许范围	测量值	允许范围	测量值	允许范围	
2 708	≥ 2 000	2 768	≥ 2 000	0.6	≤ 4.0	通过

四、校准结论

通过对 ××× 多功能流式点阵分析仪全面校准和性能验证，各指标及其参数均在可接受范围，校准和性能验证合格，能满足临床需要，符合要求。

五、附录

略。

六、审核确认

已对校准过程、数据处理、校准表述进行了审核确认。

审核人：　　　日期：　　年　月　日

（吴行贵　何　敏）

第二十章

临床微生物学检验仪器校准报告范例

第一节　微生物鉴定和药敏分析系统校准报告

一、校准信息

略。

二、校准依据

JJF 2034—2023　微生物鉴定与药敏分析仪校准规范

三、校准内容

（一）校准前检查

1. 仪器维护保养　略。
2. 仪器状态核查　略。

（二）仪器校准

1. 温控系统校准

（1）校准设备：分析系统校准装置由校准组件、数据接收终端和适配的系列套板组成。校准组件应包含温度光学校准单元，偶联有温度传感器和光学传感器，且可将监测的光学和温度参数无线传输给数据接收终端。温度测量范围满足 20～50℃，最大允许误差为 ±0.1℃。

（2）校准方案：系统开机进行预热，设定目标温度，当达到目标温度且稳定 2 小时后，选取代表性位置（如中心孔和四周至少 5 个孔位），插入分析系统校准装置，对所有测试孔的温度每 2 分钟进行记录，在 30 分钟内共测量 16 次。

（3）校准测量结果：温控系统校准包括温度示值误差、波动度和均匀度校准，具体结果见表 20-1。

表20-1 温控系统校准测量结果

时间（min）	不同位置孔测量值$\overline{T}_i$/℃（其中1为中心孔）				
	1	2	3	4	5
0	35.48	35.53	35.24	34.66	35.35
2	35.48	35.52	35.24	34.63	35.37
4	35.48	35.52	35.25	34.61	35.37
6	35.48	35.52	35.25	34.73	35.33
8	35.48	35.52	35.25	34.80	35.31
10	35.48	35.51	35.26	34.86	35.30
12	35.47	35.51	35.23	34.90	35.28
14	35.46	35.51	35.27	34.94	35.27
16	35.46	35.51	35.28	34.97	35.25
18	35.46	35.51	35.28	34.98	35.27
20	35.44	35.48	35.24	35.02	35.37
22	35.43	35.47	35.24	35.02	35.39
24	35.42	35.47	35.23	35.03	35.41
26	35.41	35.45	35.23	34.97	35.45
28	35.41	35.43	35.24	34.88	35.47
30	35.41	35.44	35.24	34.92	35.46
仪器温度设定值 T_0/℃				35.0	
温度示值误差 ΔT/℃				−0.45	
温度波动度 ΔT_f/℃				±0.04	
温度均匀度 ΔT_u/℃				0.05	

结论：仪器温度示值误差≤±1.0℃，温度波动度在仪器要求的（35.0±1.0）℃范围内，温度均匀度≤2℃，温控系统符合要求。

2．光照系统校准

（1）校准设备：分析系统校准装置同前，光源照度测量范围满足（0～10 000）lx，最大允许误差为±5.0%。

（2）校准方案：待光源照度稳定后，选取代表性位置（如中心孔和四周至少5个孔位）测量，插入分析系统校准装置，每个位置孔分别测量6次，记录测量结果。

（3）光源照度测量结果：温控系统校准包括光源照度均匀度和光源照度精密度，具体结果见表20-2。

表 20-2　光照系统校准测量结果

不同位置孔（1为中心孔）		1	2	3	4	5
光源照度（lx）	测量值	59.10	58.84	56.98	68.14	66.08
		58.15	55.03	55.89	68.14	65.81
		57.74	60.06	57.79	71.68	65.00
		56.25	59.25	57.79	67.87	65.00
		57.74	59.38	61.19	71.82	66.49
		58.15	60.20	61.10	72.09	66.62
	平均值	57.86	58.79	58.29	69.96	66.33
光源照度重复性		1.6%	3.3%	3.4%	3.0%	2.6%
		3.4%				
光源照度均匀度		13.4%				

结论：光源照度均匀度≤30%，光源照度重复性≤10%，均处于仪器要求范围内，光照系统符合要求。

（三）项目校准验证

1．实验方案　选择仪器供应商建议的处于对数生长期的新鲜标准菌株阴沟肠杆菌 ATCC 700323 和大肠埃希菌 ATCC 25922，制备菌悬液；按照厂家说明书要求，选取正在使用的鉴定卡和药敏卡，加样后进行上机鉴定及药敏分析。

2．验证结果　阴沟肠杆菌 ATCC 700323 菌种鉴定和生化试验结果和预期结果和一致性为 100%，大肠埃希菌 ATCC 25922 药敏试验结果和预期结果和一致性为 100%。

3．验证结论　质控结果在允许范围内，微生物鉴定和药敏分析仪校准验证合格。

四、校准结论

本次校准对仪器做了全面检查和维护，对仪器机械位置、温控系统、光路系统进行校准，仪器各部件工作状态良好，符合检测要求。按要求对仪器项目进行了菌种鉴定和药敏试验，结果符合要求。仪器和项目校准成功，可以正常使用。

五、附录

略。

六、审核确认

已对校准过程、数据处理、校准表述进行了审核确认。

审核人：　　　　　　日期：　　年　月　日

（屈平华）

第二节　全自动快速微生物质谱鉴定仪校准报告

一、校准信息

略。

二、校准依据

JJF 1528—2015　飞行时间质谱仪校准规范

YYT 1740.2—2021　医用质谱仪　第 2 部分：基质辅助激光解吸电离飞行时间质谱仪

三、校准内容

（一）仪器状态核查（略）

（二）标准物质及设备

1. **标准菌株**　大肠埃希菌 ATCCC 8739。用于鉴定准确度分析的标准菌株：大肠埃希菌 ATCC 25922、金黄色葡萄球菌 ATCC 25923、铜绿假单胞菌 ATCC 27853、肺炎链球菌 ATCC 49619、脓肿分枝杆菌 ATCC 19977、脆弱拟杆菌 ATCC 25285、白念珠菌 ATCC 10231、烟曲霉 ATCC 96918。标准菌株代次可溯源。

2. **移液器**　量程范围 10μL，经检定合格。

3. **配套试剂**　由标准品制备的基质液和甲酸等。

（三）校准项目及校准方法

1. **质荷范围**　使用确认的 1 号混合标准物质（含混合 1 760、1 854、1 942、2 036 和 2 150m/z）进行测试，可检出的质荷比最小值为 1 853.58，信噪比 108.3；使用确认的 2 号混合标准物质（含 18 662、19 825、20 506、21 630 和 22 830m/z）进行测试，可检出的质荷比最大值为 21 635.41，信噪比 255.4。

结论：可检出质荷范围为 1 854 ~ 21 630m/z，符合设定质比荷范围为 2 000 ~ 20 000m/z。

2. **质荷准确度**　使用提取好的大肠埃希菌 ATCC 8739 混合标准蛋白物质（含 4 365、6 255 和 9 742m/z），重复测试 3 次相应质谱峰的质荷比。质荷比的示值误差绝对值为质荷准确度，具体结果见表 20-3。

表 20-3　质荷准确度校准测量结果

检测次数	4 365m/z	6 255m/z	9 742m/z
第 1 次	4 366.80	6 257.17	9 740.85
第 2 次	4 365.45	6 255.98	9 739.40
第 3 次	4 365.58	6 256.13	9 740.03
平均值	4 365.94	6 256.43	9 740.09
相对示值误差	2.16×10^{-4}	2.28×10^{-4}	1.96×10^{-4}
仪器最大相对示值误差		2.28×1^{-4}	

结论：质荷比最大允许相对示值误差 $\leqslant 5 \times 10^{-4}$，符合要求。

3．**质荷稳定性** 使用提取好的大肠埃希菌 ATCC 8739 混合标准蛋白物质（含 4 365、6 255 和 9 742m/z），连续测量 3 次质荷比，取均值。保持环境温度波动在 ±2℃内，每隔 1 小时重复一次上述测定过程，进行不少于 8 小时的连续监测，计算每个时间段各质荷比的相对偏差（测试过程中不允许进行重新校准），具体结果见表 20-4。

表 20-4　质荷稳定性校准测量结果

测量时间	4 365m/z	6 255m/z	9 742m/z
0h（第 1 次）	4 364.00	6 253.95	9 736.90
0h（第 2 次）	4 364.71	6 254.64	9 738.97
0h（第 3 次）	4 364.32	6 254.96	9 739.17
1h（第 1 次）	4 365.12	6 255.45	9 738.98
1h（第 2 次）	4 365.56	6 255.45	9 738.56
1h（第 3 次）	4 365.50	6 255.27	9 737.89
2h（第 1 次）	4 365.78	6 255.49	9 738.08
2h（第 2 次）	4 365.49	6 254.97	9 738.51
2h（第 3 次）	4 364.88	6 255.20	9 737.92
3h（第 1 次）	4 364.81	6 255.72	9 737.21
3h（第 2 次）	4 365.10	6 255.60	9 738.12
3h（第 3 次）	4 365.08	6 254.38	9 738.24
4h（第 1 次）	4 365.89	6 255.67	9 737.94
4h（第 2 次）	4 365.29	6 255.45	9 738.45
4h（第 3 次）	4 365.10	6 254.88	9 738.08
5h（第 1 次）	4 365.68	6 255.23	9 738.09
5h（第 2 次）	4 365.99	6 255.60	9 738.65
5h（第 3 次）	4 365.05	6 255.02	9 737.88
6h（第 1 次）	4 364.88	6 253.23	9 736.98
6h（第 2 次）	4 364.99	6 254.26	9 738.09
6h（第 3 次）	4 365.12	6 254.78	9 739.65
7h（第 1 次）	4 365.32	6 253.88	9 737.45
7h（第 2 次）	4 364.58	6 254.32	9 738.92
7h（第 3 次）	4 365.11	6 254.98	9 739.43
8h（第 1 次）	4 365.32	6 253.88	9 737.45
8h（第 2 次）	4 364.58	6 254.32	9 738.92
8h（第 3 次）	4 365.11	6 254.98	9 739.43
0h 平均值	4 364.34	6 254.51	9 738.35
1h 平均值	4 365.39	6 255.39	9 738.48
2h 平均值	4 365.38	6 255.22	9 738.17

续表

测量时间	4 365m/z	6 255m/z	9 742m/z
3h 平均值	4 365.00	6 255.23	9 737.86
4h 平均值	4 365.42	6 255.33	9 738.16
5h 平均值	4 365.57	6 255.28	9 738.21
6h 平均值	4 365.00	6 254.09	9 738.24
7h 平均值	4 365.00	6 254.39	9 738.60
8h 平均值	4 364.97	6 254.20	9 738.59
最大相对偏差	2.82×10^{-4}	1.31×10^{-4}	0.50×10^{-4}
仪器最大相对偏差		2.82×10^{-4}	

结论：8h 内的质荷比相对偏差不超过 $\pm 3 \times 10^{-4}$，符合要求。

4．信噪比　按照仪器操作说明运行，检测制造商确定的牛血清白蛋白（66 447m/z）标准物质，重复 3 次，测得的信噪比分别为 273.4、348.6 和 373.4。

结论：仪器信噪比 > 10，符合要求。

5．分辨能力　使用提取好的大肠埃希菌 ATCC 8739 混合标准蛋白物质（含 4 365、6 255 和 9 742m/z），测量质荷比 M 对应的质谱峰 50% 峰高处的峰宽（W1/2），计算相应质峰的质量分辨力，重复测定 3 次，取均值，具体结果见表 20-5。

表 20-5　分辨能力校准测量结果

测量次数	4 365m/z	6 255m/z	9 742m/z
第 1 次	815.2	1 156.8	1 134.0
第 2 次	767.4	1 115.5	1 257.3
第 3 次	815.3	1 115.5	1 343.9
平均值	799.3	1 129.3	1 245.1
最大相对偏差	2.82×10^{-4}	1.31×10^{-4}	0.50×10^{-4}
仪器最大相对偏差		2.82×10^{-4}	

结论：对大肠埃希菌 ATCC 8739 混合标准蛋白物质（4 365、6 255 和 9 742m/z）进行检验，分辨能力 R > 600，符合要求。

6．重复性　使用提取好的大肠埃希菌 ATCC 8739 混合标准蛋白物质（含 4 365、6 255 和 9 742m/z），制备 10 个点样，每个点样进行一次检测，记录相应质谱峰的质荷比，计算相应谱峰质荷比测量值的变异系数（CV），具体结果见表 20-6。

表 20-6　重复性校准测量结果

检测次数	4 365m/z	6 255m/z	9 742m/z
第 1 次	4 366.80	6 257.17	9 740.85
第 2 次	4 365.45	6 255.98	9 739.40

续表

检测次数	4 365m/z	6 255m/z	9 742m/z
第 3 次	4 365.58	6 256.13	9 740.03
第 4 次	4 364.78	6 256.66	9 740.93
第 5 次	4 364.21	6 256.56	9 740.21
第 6 次	4 365.48	6 256.23	9 740.24
第 7 次	4 365.38	6 255.20	9 739.88
第 8 次	4 364.67	6 256.32	9 740.97
第 9 次	4 364.83	6 256.51	9 740.87
第 10 次	4 365.40	6 255.21	9 739.70
平均值	4 365.26	6 256.20	9 740.31
相对标准偏差	0.016 1%	0.009 8%	0.005 8%
仪器最大相对标准偏差		0.016%	

结论：对大肠埃希菌 ATCC 8739 混合标准物质（4 365、6 255、9 742m/z）进行检测，仪器最大相对标准偏差为 0.016%，符合要求。

7. 菌种鉴定准确度 对于处于对数生长期的标准菌株，包括大肠埃希菌 ATCC 25922、金黄色葡萄球菌 ATCC 25923、铜绿假单胞菌 ATCC 27853、肺炎链球菌 ATCC 49619、脓肿分枝杆菌 ATCC 19977、脆弱拟杆菌 ATCC 25285、白念珠菌 ATCC 10231 和烟曲霉 ATCC 96918，按厂商说明书进行菌种鉴定，鉴定试验准确度的符合性 100%，符合要求。

四、校准结论

本次校准对仪器做了全面检查和维护，仪器各部件工作状态良好，符合检测要求。并按要求对仪器项目进行了质荷范围、质荷准确度、质荷稳定性、信噪比、分辨能力、重复性和鉴定准确度等项目的校准。仪器和项目校准成功，可以正常使用。

五、附录

1. 标准温度计计量机构校准证书图片
2. 校准人员资质证明图片
3. 仪器状态参数图片
4. 标准菌株溯源证明图片
5. 各项目校准质谱指纹图截屏以及各项目原始数据表

六、审核确认

已对校准过程、数据处理、校准表述进行了审核确认。

审核人： 日期： 年 月 日

（程招敏）

第三节 全自动血培养分析仪校准报告

一、校准信息

略。

二、校准依据

JJF 1937—2021 全自动血液细菌培养分析仪校准规范

JJF 1101—2003 环境试验设备温度、湿度校准规范

CLSI M47-A 血培养的原则和规程；批准指南

三、校准内容

（一）校准前检查

1. 仪器维护保养 略。

2. 仪器状态核查 略。

（二）仪器校准

1. 温控系统校准

（1）校准设备：检定合格的校准装置温度测量范围满足 20 ~ 50℃，最大允许误差为 ±0.1℃。

（2）校准方案：系统开机进行预热，设定目标温度，当达到目标温度且稳定 2 小时后，根据仪器加热模块的组成，选取具有代表性的位置（例如检测舱的中心孔和四周选取 8 个孔位），将全自动血液细菌培养仪校准装置插入分析系统校准装置，温度均匀度为在 30 分钟内（每 2 分钟测试一次）对所有测试孔进行测量并及记录，共测量 16 次。

（3）校准测量结果：温控系统校准包括温度示值误差、波动度和均匀度校准，具体结果见表 20-7。

表 20-7 温控系统校准测量结果

时间 （min）	不同位置孔测量值 $\overline{T}_i$ /℃（其中 1 为中心孔）								
	1	2	3	4	5	6	7	8	9
0	34.16	34.02	34.44	34.53	34.54	34.58	34.96	34.51	34.6
2	33.79	33.65	34.07	34.16	34.17	34.21	34.59	34.14	34.35
4	35.19	34.08	34.81	34.23	33.78	34.99	34.92	34.13	34.11
6	34.06	34.12	34.85	34.18	33.66	34.12	35.03	34.11	34.08
8	34.91	34.16	34.97	34.13	33.8	34.16	34.97	34.18	34.14
10	34.95	34.18	34.85	34.16	33.81	34.15	34.93	34.15	34.13
12	34.93	34.08	34.83	34.03	33.77	34.08	34.86	34.22	34.07
14	35.09	34.14	34.88	34.02	33.8	34.14	34.93	34.21	34.13
16	34.97	34.18	34.89	34.01	33.77	34.18	34.95	34.26	34.25
18	35.16	34.15	34.98	34	33.76	35.06	34.96	34.28	34.23

续表

| 时间
（min） | 不同位置孔测量值 $\overline{T_i}$ /℃（其中 1 为中心孔） | | | | | | | | |
	1	2	3	4	5	6	7	8	9
20	34.92	34.16	34.99	34.07	33.78	35.07	34.93	34.3	34.18
22	34.94	34.2	35	34.07	33.67	35.09	34.88	34.23	34.1
24	34.98	34.05	34.88	34.05	33.69	35.16	34.81	34.19	34.15
26	34.9	34	34.87	34.15	33.87	35.19	34.85	34.24	34.08
28	34.91	34.07	34.86	34.11	33.85	35.18	35.1	34.22	34.06
30	34.16	34.02	34.44	34.53	34.54	34.58	34.96	34.51	34.6
仪器温度设定值 T_0/℃					35.0				
温度示值误差 ΔT/℃					0.2				
温度波动度 ΔT_f/℃					± 0.7				
温度均匀度 ΔT_u/℃					0.8				

结论：仪器温度示值误差 ≤ ±1.5℃，温度波动度在仪器要求的（35.0±3.0）℃范围内，温度均匀度 ≤ 3℃，温控系统符合要求。

2．光源照度均匀度和重复性

（1）校准设备：检定合格的校准装置，光源照度测量范围满足（0 ~ 10 000）lx，最大允许误差为 ±5.0%。

（2）校准方案：待仪器光源照度稳定后，在血培养区域均匀选择 9 个分布孔（包括血培养区域中心孔）进行光源照度均匀度校准。采用全自动血液细菌培养仪校准装置对 9 个分布孔的光源照度分别测量 6 次。

（3）校准测量结果：温控系统校准包括光源照度均匀度和光源照度精密度，具体结果表 20-8 所示。

表 20-8 光源照度均匀度和重复性校准结果

不同位置孔		1	2	3	4	5	6	7	8	9
光源照度（lx）	测量值	37.09	39.78	33.80	36.02	39.51	33.80	41.79	38.07	35.65
		36.80	38.82	34.17	37.53	37.58	34.26	42.07	37.60	35.68
		39.84	37.55	34.47	35.58	38.89	35.15	39.48	39.24	36.71
		36.97	37.08	33.89	35.56	39.36	34.71	40.82	37.13	36.82
		37.16	39.76	34.71	35.84	39.27	33.93	41.60	38.57	35.51
		37.49	39.78	35.15	36.09	38.87	35.72	41.41	39.55	35.55
	平均值	37.56	38.79	34.36	36.10	38.91	34.59	41.20	38.36	35.99
光源照度重复性		3.0%	3.1%	1.5%	2.0%	1.8%	2.1%	2.3%	2.4%	1.7%
		3.1%								
光源照度均匀度		10.9%								

结论：光源照度均匀度 ≤ 30%，光源照度重复性 ≤ 10%，均处于仪器要求范围内，光照系统符合要求。

（三）项目校准验证

1．**实验方案**　选择仪器供应商建议的处于对数生长期的新鲜标准菌株大肠埃希菌 ATCC 25922 和金黄色葡萄球菌 ATCC 25923，制备菌悬液，按照 CLSI M47-A《血培养的原则和规程；批准指南》的相关要求进行稀释，注入厂家有效期内的血培养中，对血培养仪性能进行验证。

2．**验证结果**　大肠埃希菌 ATCC 25922 和金黄色葡萄球菌 ATCC 25923 均报警阳性，和预期结果一致。

3．**验证结论**　质控结果在允许范围内，全自动血培养分析仪校准验证合格。

四、校准结论

本次校准对仪器做了全面检查和维护，对仪器温控系统、光路系统进行校准，仪器各部件工作状态良好，符合检测要求。

五、附录

略。

六、审核确认

已对校准过程、数据处理、校准表述进行了审核确认。审核人：　　　　日期：　　年　月　日

（屈平华）

第四节　麦氏浊度分析仪校准报告

一、校准信息

略。

二、校准依据

JJG 880—2006　浊度计

JJF 1825—2020　麦氏细菌浊度分析仪校准规范

三、校准内容

（一）校准前检查

1．**仪器状态核查**　略。

2．**检查仪器工作环境检查**　略。

3．**校准物质准备**　量值范围涵盖 0.0McF、0.5McF、1.0McF、2.0McF、3.0McF 和 4.0McF 的有证标准物质，恢复至室温 15~30℃，摇匀，目测其外观浊度均匀一致。相应管号的浊度标准在一定波长下的吸光度值是一定的，浊度标准的正确浓度应在使用前通过以分光光度计测定其吸光度值的方式予以核实。

（二）仪器校准

1. **零点漂移** 以 0.0McF 的细菌浊度标准物质调零，待仪器稳定后读取示值，持续观测 30 分钟，每隔 5 分钟记录仪器示值，并根据公式计算仪器零点漂移值（表 20-9）。

表 20-9 零点漂移测量结果

时间（min）	0	5	10	15	20	25	30
仪器示值（McF）	0.003	0.005	0.003	0.005	0.006	0.003	0.008
最大漂移	0.08%						

结论：比浊仪的零点漂移不超过 ±1.5%，处于仪器要求范围内。

2. **示值稳定性** 以 0.0McF 的细菌浊度标准物质调零后，使用标称值为 3.0McF 的细菌浊度标准物质进行测量，持续观测 30 分钟，每隔 5 分钟记录仪器示值，并根据公式计算仪器示值稳定性（表 20-10）。

表 20-10 示值稳定性测量结果

时间（min）	0	5	10	15	20	25	30
仪器示值（McF）	2.728	2.726	2.735	2.739	2.741	2.718	2.724
示值稳定性	0.22%						

结论：比浊仪的示值稳定性不超过 ±1.5%，处于仪器要求范围内。

3. **重复性** 以 0.0McF 的细菌浊度标准物质调零后，分别使用 0.5McF、1.0McF、2.0McF、3.0McF 和 4.0McF 细菌浊度标准物质进行测量，连续重复测量 6 次，记录每次测量值。按公式计算测量平均值、标准偏差以及相对标准偏差，取相对偏差的最大值作为仪器重复性，具体测量结果见 20-11。

表 20-11 重复性测量结果

标称值（McF）		0.5	1	2	3	4
仪器示值（McF）	1	0.456	0.917	1.828	2.765	3.591
	2	0.466	0.923	1.839	2.777	3.634
	3	0.451	0.919	1.833	2.759	3.683
	4	0.467	0.926	1.826	2.749	3.687
	5	0.456	0.929	1.832	2.756	3.696
	6	0.465	0.933	1.815	2.786	3.632
测量平均值		0.459	0.925	1.829	2.765	3.654
相对标准偏差		1.4%	0.7%	0.4%	0.5%	1.1%
重复性		1.4%				

比浊仪的相对标准偏差 ≤ 2%，即重复性符合要求。

4．示值误差　以 0.0McF 的细菌浊度标准物质调零后，分别使用 0.5McF、1.0McF、2.0McF、3.0McF 和 4.0McF 细菌浊度标准物质进行测量，连续重复测量 6 次，记录每次测量值。按公式计算测量示值误差，取最大值作为仪器示值误差，具体测量结果见 20–12。

表 20-12　重复性测量结果

标称值（McF）		0.5	1	2	3	4
仪器示值（McF）	1	0.458	0.926	1.838	2.759	3.583
	2	0.466	0.921	1.836	2.756	3.684
	3	0.461	0.931	1.835	2.757	3.679
	4	0.469	0.936	1.828	2.745	3.687
	5	0.458	0.928	1.823	2.751	3.696
	6	0.459	0.928	1.835	2.767	3.621
测量平均值		0.462	0.928	1.833	2.756	3.658
示值误差		−7.6%	−7.2%	−8.4%	−8.1%	−8.5%
仪器示值误差		−8.5%				

比浊仪的示值误差 ≤ 10%，符合要求。

四、校准结论

本次校准对仪器做了全面检查，对仪器零点漂移、示值稳定性、重复性和示值误差进行检测，均符合要求。

五、附录

略。

六、审核确认

已对校准过程、数据处理、校准表述进行了审核确认。

审核人：　　　日期：　　年　月　日

（屈平华）

第五节　游标卡尺检定报告

一、检定信息

略。

二、检定依据

JJG 30—2012　中华人民共和国国家计量检定规程：通用卡尺

三、检定内容

（一）检定前检查

1．仪器状态核查

（1）仪器工作环境核查（略）

（2）平衡温度时间核查：检定前将游标卡尺及量块等检定用设备置于平板上进行温度平衡，平衡时长如表 20-13 所示。

表 20-13　仪器平衡温度时间

测量范围上限	要求范围	结果	结论
300mm	1h	1h	合格
500mm	1.5h	1.5h	合格
2 000mm	2h	2h	合格

结论：仪器温度平衡时间符合要求。

（3）核查结论：仪器工作环境、温度平衡时间符合检定要求。

（二）仪器检定

1．外观

（1）卡尺表面镀层均匀、标尺标记清晰。无锈蚀、碰伤毛刺、镀层脱落及明显划痕，无目力可见的断线及粗细不匀，以及影响外观质量的其他缺陷。

（2）卡尺上有制造厂名及商标、分度值和出厂编号。

2．各部分相互作用

（1）尺框沿尺身移动手感平稳，无阻滞或松动现象。数字显示清晰、完整无黑斑和闪跳现象。各按钮功能稳定、工作可靠。

（2）各紧固螺钉和微动装置的作用可靠。

（3）主尺尺身有足够的长度余量，可保证在测量范围上限时尺框及微动装置在尺身之内。

3．各部分相对位置

（1）游标尺刻线与主标尺刻线平行，无目力可见的倾斜。

（2）游标尺标记表面棱边至主标尺标记表面的距离不大于 0.30mm。

（3）卡尺两外量爪合并时，无目力可见的间隙。

4．标尺标记的宽度和宽度差

（1）用工具显微镜或读数显微镜测量。分别在游标卡尺的主标尺和游标尺上各抽测 3 条标记测量其宽度，标记宽度差以受测所有标记中的最大与最小宽度之差确定。

（2）游标卡尺的主标尺和游标尺的标记宽度和宽度差如表 20-14 所示。

表 20-14 游标卡尺标记宽度和宽度差

分度值 /mm	标尺标记宽度 /mm		标尺标记宽度差 /mm		结论
	要求范围	测量值	要求	测量值	
0.02		0.12	0.02	0.02	合格
0.05	0.08 ~ 0.18	0.13	0.05	0.05	合格
0.10		0.15	0.10	0.10	合格

（3）检定结论：标尺标记的宽度和宽度差符合要求。

5. 测量面的表面粗糙度

（1）用表面粗糙度比较样块比较测量。进行比较时，所用的表面粗糙度样块和被检测量面的加工方法相同，表面粗糙度样块的材料、形状、表面色泽等也基本与被检测量面一致。

（2）测量面的表面粗糙度如表 20-15 所示。

表 20-15 游标卡尺测量面的表面粗糙度

分度值（分辨力）/mm	表面粗糙度（R_a/μm）				结论
	外量爪测量面		内量爪测量面		
	要求	测量值	要求	测量值	
0.01，0.02	0.2	0.2	0.4	0.4	合格
0.05，0.10	0.4	0.4			合格

（3）检定结论：测量面的表面粗糙度符合要求。

6. 测量面的平面度

（1）卡尺外量爪测量面的平面度用刀口形直尺以光隙法测量。测量时，分别在卡尺外量爪测量面的公共面的长边、短边和对角线位置上进行。其平面度根据各方位的间隙情况确定。当所有检定方位上出现的间隙均在中间部位或两端部位时，取其中一方位间隙量最大的作为平面度。当其中有的方位中间部位有间隙，而有的方位两端部位有间隙，则平面度以中间和两端最大间隙量之和确定。

（2）测量面的平面度如表 20-16 所示。

表 20-16 游标卡尺测量面的平面度

测量范围 /mm	外量爪测量面的平面度 /mm		结论
	要求	测量值	
0 < L ≤ 1 000	0.003	0.003	合格
1 000 < L ≤ 2 000	0.005	0.005	合格

（3）检定结论：测量面的平面度符合要求。

7. 刀口内量爪的平行度

（1）将 1 块尺寸为 10mm 量块的长边夹持于两外测量爪测量面之间，紧固螺钉后，该量块能在量爪测量面间滑动而不脱落。用外径千分尺沿刀口内量爪在平行于尺身方向测量，以刀口内量爪全长范围内最大与最小尺寸之差确定。

（2）测量结果：刀口内量爪的平行度应未超过 0.01mm，符合要求。

8．零值误差

（1）移动尺框，使游标卡尺量爪两外测量面接触。分别在尺框紧固和松开的情况下，用目力观察其重合度。必要时，用工具显微镜或读数显微镜测量。

（2）游标卡尺量爪两测量面相接触时，游标上的"零"标记和"尾"标记与主标尺相应标记相互重合。其重合度如表 20-17 所示。

表 20-17 "零"标记和"尾"标记与主标尺相应标记重合度

分度值 /mm	"零"标记重合度 /mm		"尾"标记重合度 /mm		结论
	要求	测量值	要求	测量值	
0.02	± 0.005	0.003	± 0.010	0.002	合格
0.05		−0.001	± 0.020	−0.011	合格
0.10	± 0.010	0.006	± 0.030	0.016	合格

（3）检定结论：游标卡尺的零值误差符合要求。

9．示值变动性

（1）在相同条件下，移动尺框，使数显卡尺量爪两外测量面接触。重复测量 5 次并读数。示值变动性以最大与最小读数的差值确定。

（2）数显卡尺的示值变动性未超过 0.01mm，符合要求。

10．漂移

（1）目力观察。在测量范围内的任意位置紧固尺框，在 1 小时内每隔 15 分钟观察 1 次，记录实测值，取最大漂移的绝对值作为测量结果。

（2）数显卡尺的数字漂移在 1 小时内不大于一个分辨力，符合要求。

11．示值误差

（1）用 3 级量块测量。均匀分布 3 个测量点，本次取测量点为 60.30mm，120.60mm，180.90mm，可根据实际使用情况可以适当增加测量点位。对每一测量点均应在量爪的里端和外端两个位置分别测量，量块工作面的长边和卡尺测量面长边垂直。

（2）游标卡尺外量爪、刀口内量爪的示值误差如表 20-18 所示。

表 20-18 示值最大允许误差

测量范围上限 /mm	分度值（分辨力）0.01mm		结论
	要求	测量值	
200	± 0.03	0.01	合格

结论：游标卡尺外量爪示值误差在里外端两位置测量时，其读数之差未大于相应测量范围内最大允许误差的绝对值。

（3）检定结论：示值误差符合要求。

四、检定结论

本次检定对仪器做了全面检查和维护，仪器各部件工作状态良好，符合检测要求。并按要求对仪器项目进行了外观、各部分相互作用、各部分相对位置、示值变动性、示值误差等项目的检定。仪器和项目检定成功，可以正常使用。

五、附录

1. 标准量块／样块计量机构检定证书图片
2. 工具显微镜／读数显微镜计量机构检定证书图片
3. 检定人员资质证明图片
4. 仪器外观状态图片
5. 标尺标记的宽度和宽度差检定仪器数据图片
6. 测量面的表面粗糙度、平面度检定仪器数据图片
7. 刀口内量爪的平行度检定仪器数据图片
8. 零值误差和示值变动性检定仪器数据图片
9. 示值误差检定仪器数据图片

六、审核确认

已对检定过程、数据处理、检定表述进行了审核确认。

审核人：　　　　日期：　　年　月　日

（孙　琦）

第二十一章

分子诊断仪器校准报告范例

第一节　核酸提取仪校准报告

一、校准信息

略。

二、校准依据

JJF 1874—2020　（自动）核酸提取仪校准规范

JL Stream SP96-2019　Stream SP96 型全自动核酸提取仪校准检验规程

三、校准内容

（一）校准前准备

1．环境条件　略。

2．校准设备　电子天平；高斯计；带温度传感器的万用表；紫外辐射计；百分表；数字风速计。

（二）仪器校准方法

1．外观检查　略。

2．加样准确度与重复性校准

（1）加样准确度与重复性，应符合以下的规定（表 21-1）。

表 21-1　加样准确度与重复性要求

加样量（μL）	允许误差	变异系数
5~20（<20）	±5%	不超过 3%
20~100（<100）	±1%	不超过 0.6%
100~1 000	±0.8%	不超过 0.5%

（2）校准方法

1）将全自动核酸提取仪、纯水等置于同一环境的实验室内平衡 4 小时后开始试验。准备适当的容器（可以防止容器内的水分挥发），在分度值为 0.01mg 的电子天平上调零。

2）将容器放到合适位置，控制移液器往该容器中加入 10μL 的纯水，然后在电子天平上称量其质量。

3）按照规定加入量重复进行加样、称量 12 次，每次的实际加入量等于加入纯水的质量除以当时温度下纯水的密度。

4）按（式 21-1）计算加样误差，按（式 21-2）计算加样变异系数。

5）将规定加入量分别定为 50μL、100μL，重复 2）→ 4）步骤，计算各种规定加入量的加样误差及加样变异系数。

6）每种规定加入量的加样误差及加样变异系数应符合上表的"加样准确度与重复性"要求。加样误差按照式 21-1 计算，加样重复性 CV 按照式 21-2、式 21-3 计算。

$$\text{加样误差} = \frac{\text{实际加入量} - \text{规定加入量}}{\text{规定加入量}} \times 100\% \qquad （式 21\text{-}1）$$

$$CV = \frac{S}{\overline{X}} \times 100\% \qquad （式 21\text{-}2）$$

$$S = \sqrt{\frac{1}{n-1} \sum_{i=1}^{n} (x_i - \overline{x})^2} \qquad （式 21\text{-}3）$$

式中：

x_i—每次的实测值；

$\overline{x}$—1 ~ 12 次的实测值；

n—测试次数；n=12。

3．磁通量的校准检验

（1）要求：磁棒的磁通量均大于 380mT。

（2）校准方法

1）高斯计按说明安装好探头，选择测量模式为 DC*1，并调零。

2）将高斯计探头的测量点贴紧磁棒底端进行测量，按高斯计上"HOLD"键得出最高磁通量值，记录当前值。

3）重复 1）→ 2）步骤，依次测量 96 根磁棒的磁通量值。

4）96 根磁棒的磁通量中最小的测量值应大于 380mT。

4．提取模块温度控制允差校准

（1）要求：温度控制允差：±1℃。

（2）校准方法

1）在提取加热模块上选取一个靠近内部传感器的检测孔进行检测。

2）将温度传感器的感温探头涂上适量的导温介质，放入加热模块的检测孔内，确保感温探头与加热模块贴紧。

3）控制提取仪，对所选的加热模块进行温度控制，通过仪器的测试软件，将目标温度设置为：56℃。

4）从测试软件发送加温指令。

5）温度稳定后用精度不低于 0.1℃的温度计测量检测孔的温度，间隔 1 分钟取值 1 次，共 3 次。

6）计算 3 个测量温度值的平均值；计算测量温度平均值与目标温度的差值，即为允差。

7）要求温度允差为 ±1℃。

8）如果检验的数据不符合温度控制允差要求，技术人员应对仪器设备进行调试校准，必要时更换影响性能关键的元器件：控制温度的温度传感器或加热器件，以保证仪器设备参数符合产品技术要求。

5．冷藏模块温度控制允差校准

（1）要求：温度控制允差：±2℃。

（2）校准方法

1）在冷藏模块上选取一个靠近内部传感器的检测孔进行检测。

2）将温度传感器的感温探头涂上适量的导温介质，放入冷藏模块的检测孔内，确保感温探头与冷藏模块贴紧。

3）控制仪器，对所选的冷藏模块进行温度控制，通过仪器的测试软件，将目标温度设置为：2℃。

4）从测试软件发送控温指令。

5）温度稳定后用精度不低于0.1℃的温度计测量检测孔的温度，间隔1分钟取值1次，共3次。

6）计算3个测量温度值的平均值；计算测量温度平均值与目标温度的差值，即为允差。

7）要求温度允差为±2℃。

8）如果检验的数据不符合温度控制允差要求，技术人员应对仪器设备进行调试校准，必要时更换影响性能关键的元器件：控制温度的温度传感器等器件，以保证仪器设备参数符合产品技术要求。

6．紫外线灯辐射强度检验

（1）将紫外线辐射计的探头光敏面分别置于仪器提取模块的紫外线辐射检测点上，打开紫外线辐射计开关，控制仪器打开提取模块的紫外线灯，稳定2分钟后，读取紫外线辐射计的测量值，每个辐射强度实测值达到要求：$\geq 95\mu W/cm^2$。

（2）将紫外线辐射计的探头光敏面置于仪器样本、试剂分配区的紫外线辐射检测点上，打开紫外线辐射计开关，控制仪器打开样本、试剂分配区的紫外线灯，稳定2分钟后，读取紫外线辐射计的测量值，每个辐射强度实测值达到要求：$\geq 95\mu W/cm^2$。

7．排风系统排气流量的校准检验　将风速表的探测器（风扇）置于仪器提取模块的出风口处，探测器平面垂直对准风向，打开风速表开关，选择气流速率单位为M/S，控制仪器打开排风系统，记录风速表测量的最大风速，重复测量3次。每次风速的实测值根据式21-4计算出排风口排风量应符合要求：$\geq 100m^3/h$。

$$L=V_0F \tag{式21-4}$$

式中：

$F=\pi r^2$；

L—表排风量；

V_0—气流速率；

F—圆形出风口面积。

8．移液模块X/Y/Z三个方向位置误差校准。

（1）要求：误差不超过±0.1mm。

（2）校准方法

1）控制仪器移液模块X/Y/Z三个方向进行复位。

2）控制移液模块机械臂，按X轴远端位移一段行程（约四分之三行程）后，在Y臂右侧的X轴滑轨上固定百分表或千分表，将表针轻预压接触Y臂，记录电机步数××。

3）百分表或千分表归零，电机从百分表零点位移 ××+200 微步记录百分表读数为 X1；百分表或千分表归零，电机从百分表零点位移 ××+400 微步记录百分表读数为 X2；百分表或千分表归零，电机从百分表零点位移 ××+600 微步记录百分表读数为 X3。

4）百分表或千分表读数最大值与最小值的差值不超过 0.1mm。

5）控制移液模块机械臂，按 Y 轴远端位移一段行程（约四分之三行程）后，在 Z 臂右侧的 Y 轴滑轨上固定百分表或千分表，将表针轻预压接触 Z 臂，记录电机步数 YY，重复步骤 3）→ 4）步骤，记录表读数 Y1、Y2、Y3，表读数最大值与最小值的差值不超过 0.1mm。

6）控制移液模块机械臂，按 Z 轴远端位移一段行程（约四分之三行程）后，在 Z 臂右侧的 Y 轴滑轨上固定百分表或千分表，将表针轻预压接触 Z 臂 ADP 座，记录电机步数 ZZ，重复步骤 3）→ 4）步骤，记录表读数 Z1、Z2、Z3，表读数最大值与最小值的差值不超过 0.1mm。

7）如果检验的数据不符合《移液模块 X/Y/Z 三个方向位移误差》要求，技术人员应对仪器设备进行调试校准，必要时更换影响性能关键的元器件：移液模块 X/Y/Z 三个方向位置的滑动导轨，以保证仪器设备参数符合产品技术要求。

（三）校准结果

将仪器校准填入表 21-2。

表 21-2 ×××核酸提取仪校准记录

序号	项目名称	标准要求				实测数据		结论
1	外观要求	略				符合要求		☑ 合格
2	ADP1	加样准确度	10μL			最大误差	1.759%	☑ 合格
		加样重复性				变异系数	1.052%	☑ 合格
		加样准确度	100μL			最大误差	0.761%	☑ 合格
		加样重复性				变异系数	0.466%	☑ 合格
	ADP2	加样准确度	10μL			最大误差	1.825%	☑ 合格
		加样重复性				变异系数	1.432%	☑ 合格
		加样准确度	100μL			最大误差	0.534%	☑ 合格
		加样重复性				变异系数	0.434%	☑ 合格
3	磁通量	大于 380mT				Min：420mT		☑ 合格
4	核酸提取模块温度控制允差	温度允差为 ±1℃	检测项目			温度允差		\
			50 机芯模块 1	目标温度 56℃	通道 1（裂解）	−0.1℃		☑ 合格
					通道 2（洗脱）	−0.1℃		☑ 合格
			50 机芯模块 2	目标温度 56℃	通道 1（裂解）	−0.1℃		☑ 合格
					通道 2（洗脱）	−0.4℃		☑ 合格
			50 机芯模块 2	目标温度 56℃	通道 1（裂解）	−0.3℃		☑ 合格
					通道 2（洗脱）	−0.3℃		☑ 合格

续表

序号	项目名称	标准要求				实测数据	结论
4	核酸提取模块温度控制允差	温度允差为 ±1℃	50机芯模块1	目标温度56℃	通道1（裂解）	−0.3℃	☑合格
					通道2（洗脱）	−0.3℃	☑合格
			50机芯模块2	目标温度56℃	通道1（裂解）	−0.2℃	☑合格
					通道2（洗脱）	−0.2℃	☑合格
			50机芯模块3	目标温度56℃	通道1（裂解）	−0.2℃	☑合格
					通道2（洗脱）	0.0℃	☑合格
5	冷藏模块温度控制允差	温度允差为 ±2℃			目标温度2℃	/	☑合格

四、校准结论

本次校准对仪器做了全面检查和维护，对仪器工作环境核查、加样准确度、磁通量、温控系统、紫外强度、排风系统以及移液模块定位准确性进行校准，仪器各部件工作状态良好，符合检测要求。并按要求对校准进行验证，符合要求。仪器校准成功，可以正常使用。

五、附录

1. 天平计量机构检定证书图片。
2. 高斯计计量机构校准证书图片。
3. 温度传感器万用表计量机构检定证书图片。
4. 数字风速计计量机构检定证书图片。
5. 校准人员资质证明图片。

六、审核确认

已对校准过程、数据处理、校准表述进行了审核确认。

审核人：　　　　日期：　年 月 日

（王 意 张 成）

第二节　荧光定量基因扩增仪校准报告

一、校准信息

略。

二、校准依据

JJF1527—2015　聚合酶链反应分析仪校准规范

JJF（津）04—2020　实时荧光定量 PCR 仪校准规范

JJF×××—201×　基因扩增仪（PCR 仪）测温系统校准规范（征求意见稿）

三、校准内容

（一）校准前准备

1. **环境条件**　略。

2. **校准设备**

（1）温度校准装置：由若干个（通常为 15 个）精密温度传感器、数据采集分析模块组成，测温范围 0~120℃，温度校准装置测量不确定度 < 0.1℃，且需要通过计量检定。

（2）标准物质：校准时应采用国内外有证标准物质，包括：质粒 DNA 标准物质、核糖核酸标准物质，其特性量值（拷贝数 ≥ 10^9 copies/μL，相对扩展不确定度 ≤ 5%）。

（3）电子天平：精度 ≤ 0.01mg，且需要通过计量检定。

（4）移液器：规格：2μL，10μL，100μL，200μL，1 000μL，且需要通过计量检定。校准前按照附录 A（见 JJF 1527—2015 附录 A）配制校准时使用的溶液。

（5）其他物质：ROI 校正反应板、背景反应板及 ABI 7500 实时定量 PCR 仪光谱校正套件、TaqMan RNase P 仪器验证反应板套件、TaqMan RNase P 仪器验证反应板。

（二）仪器校准方法

1. **外观检查**　略。

2. **温控系统校准**　主要测试仪器温度示值误差、温度均匀性、平均升 / 降温速率。将 PCR 分析仪及温度校准装置各部件连接完好，在温度探头表面上涂抹适量导热油，将温度探头置于 PCR 分析仪加热模块中进行测试。设定温度控制程序，启动温度校准装置实时采集软件，按软件提示步骤填好相关仪器参数，记录整个数据采集过程并保存。由软件根据偏差设置参数，调整仪器温度。

3. **光路系统校准**

（1）目标区 ROI 校正：准备 ROI 校正，执行 ROI 校正并生成 ROI 数据，校正期间生成的数据，允许 SDS 软件映射样本块上反应孔的位置，从而在仪器操作期间，使软件可判断出反应板上特定反应孔中荧光强度的增量。

（2）背景校正：准备背景反应板，创建背景校正反应板文件，运行背景反应板，分析背景数据，查看原始数据中是否有超过 72 000 荧光标准单位的异常光谱峰值，如有超过，则说明背景反应板或样本块中包含荧光污染物，按相关说明确定存在污染的荧光源并解决之后，执行荧光校正步骤。

（3）纯荧光校正：准备纯荧光反应板文件，运行纯荧光反应板，分析纯荧光数据，如果荧光峰值在同一滤光器的荧光分组范围之内，只是与其他波长稍微偏离，则荧光光谱一般而言是可接受的，SDS 软件通过将不可接受反应孔中的荧光信号替换为附近反应孔的荧光信号，从而补偿某种程度上的荧光差异。

4. **仪器功能验证**　仪器功能验证一般不作为常规校准的一部分来执行，除非仪器移动了位置。首先准备所需材料及工具，准备 RNase 验证反应板，准备反应板文件，运行 RNase P 验证反应板，分析 RNase P 数据，通过比较不同分组的 Ct 值，验证每个重复孔的一致性。在标准曲线选项卡上，验证 R^2 值为 ≥ 0.997。比较 10 000 copies 和 5 000 copies 的验证值。10 000 验证值大于

5 000 验证值则仪器已通过验证。

（三）校准结果

将仪器校准填入表 21-3。

表 21-3 ×××荧光定量 PCR 仪校准记录

项目	内容	结果
仪器所在单位：	×××	
仪器序列号：	×××	
验证完成日期：	2022-08-08	
验证过期日期：	2023-08-07	
环境与电源检查	室温：<u>25.5℃</u>，湿度：<u>52%</u>，电压：<u>220V</u>，频率：<u>50Hz</u>	☑ 通过 □ 未通过
外观	外观整洁，无划痕，文字和标识清晰	☑ 通过 □ 未通过
	紧固件连接牢固可靠，无松动	
光路系统	确认光路校正：96 孔可见，且位于中间	☑ 通过 □ 未通过
	检查光路无污染	☑ 通过 □ 未通过
	ROI 校正通过，通过校正的曝光时间： 滤光片 A：80 滤光片 B：128 滤光片 C：256 滤光片 D：128 滤光片 E：150	☑ 通过 □ 未通过
扩增系统	采用 MTS 虚拟键盘，检查软件版本号：1.4	☑ 通过 □ 未通过
	确认样本模块温度： 45℃：<u>45.0℃</u> 标准：44.5～45.5℃ 85℃：<u>85.1℃</u> 标准：84.5～85.5℃	☑ 通过 □ 未通过
	均一性测试	☑ 通过 □ 未通过
	升降温速度测试： 升温速度：<u>2.1℃/s</u> 降温速度：<u>2.1℃/s</u>	☑ 通过 □ 未通过

均一性测试表：

模块孔位	95℃	60℃
A1/7	95.1℃	60.2℃
A12/1	94.9℃	59.9℃
C4/5	95.0℃	60.2℃
C9/3	94.8℃	60.2℃
F4/6	94.8℃	59.7℃
F9/4	94.9℃	59.8℃
H1/8	95.2℃	60.1℃
H12/2	95.1℃	60.2℃

检测 95℃点最大值与最小值之差：<u>0.18 ℃</u>

检测 60℃点最大值与最小值之差：<u>0.18 ℃</u>

续表

系统功能	专用软件操作产品和数据读取及分析	☑通过　□未通过
	检测波长范围 500～700nm，允许在单一反应重复使用多色荧光	
	分析功能：自动调整孔扩增效率、定性分析、定量分析	
	在线显示检测全过程，实时反映检测结果	
	提供动态定量方程、阳性样品的扩增效率及初始靶序列含量、阴阳性结果、目的基因和参照基因的相对量	
	可储存用户信息、试验数据	
标准曲线线性	标准曲线的 $R^2 = 0.997$	☑通过　□未通过
系统检测准确性	在 99.7% 置信水平可区分 5 000 和 10 000 模板拷贝数	☑通过　□未通过

四、校准结论

本次校准对仪器做了全面检查和维护，对仪器工作环境核查、温控系统、光学系统及其功能进行校准，仪器各部件工作状态良好，符合检测要求。并按要求对校准进行验证，符合要求。仪器校准成功，可以正常使用。

五、附录

1．天平计量机构检定证书图片。
2．移液器计量机构校准证书图片。
3．温度传感器万用表计量机构检定证书图片。
4．ROI 校正反应板、背景反应板及实时定量 PCR 仪光谱校正套件、TaqMan RNase P 仪器验证反应板套件及证书图片。
5．校准人员资质证明图片。
6．仪器校准原始结果图片。

六、审核确认

已对校准过程、数据处理、校准表述进行了审核确认。

审核人：　　　　日期：　年 月 日

（王　意　张　成）

第三节　梯度基因扩增仪校准报告

一、校准信息

略。

二、校准依据

JJF 1527—2015　聚合酶链反应分析仪校准规范

基因扩增仪（PCR 仪）测温系统校准规范

三、校准内容

（一）校准前准备

1．环境条件　略。

2．校准用标准器及其他设备　温度校准装置：由若干个精密温度探头、传感器、数据采集分析模块组成，探头测温在 0 ~ 120℃范围内，温度精度不低于 0.01℃，且需进行过计量校准。

（二）仪器校准方法

1．外观检查　略。

2．温控系统校准

（1）要求

1）温度均一性测试：Max Temp 95℃ -Min Temp 95℃ ≤ 1.0℃；Max Temp 37℃ -Min Temp 37℃ ≤ 1.0℃。

2）升、降温速度标准：＞ 1.5 ~ 2.5℃ /s。

3）平均循环时间：≤ 160s。

（2）校准方法

1）将 PCR 分析仪及温度校准装置各部件连接完好，在温度探头表面上涂抹适量导热油，将温度探头置于 PCR 分析仪加热模块中进行测试。设定温度控制程序，启动温度校准装置实时采集软件，按软件提示步骤填好相关仪器参数，记录整个数据采集过程并保存。由软件根据偏差设置参数，调整仪器温度。

2）如果检验的数据不符合温度控制允差要求，技术人员应对仪器设备进行调试校准，必要时更换影响性能关键的元器件：控制温度的温度传感器或加热器件，以保证仪器设备参数符合产品技术要求。

（三）校准结果

将校准结果填入表 21-4。

表 21-4　×××梯度 PCR 仪校准记录

项目	内容	标准	结果
仪器所在单位	×××	校准日期：	2022 年 09 月 01 日
仪器名称	×××梯度 PCR 仪	制造商：	×××
仪器型号	×××	序列号：	×××
环境温度	23℃	相对湿度：	56%
项目	内容	标准	结果
外观检查	外观完整，无可见机械损伤，各部件连接正常	完整	通过（ √ ） 未通过（　）

续表

项目	内容		标准	结果
确认模块温度	45℃：<u>45.01℃</u> 85℃：<u>85.03℃</u>		45℃：44.75～45.25℃ 85℃：84.75～85.25℃	通过（√） 未通过（　）
温度均一性测试		37℃　　95℃		
	A1	36.77　94.42		
	A12	36.84　94.59	Max Temp 95℃ -Min Temp 95℃ ≤ 1.0℃	
	C4	36.91　95.05		
	C9	36.95　95.10		通过（√）
	E4	36.95　95.33	Max Temp 37℃ -Min Temp 37℃ ≤ 1.0℃	未通过（　）
	E9	36.98　95.28		
	H1	36.90　95.18		
	H12	36.95　94.94		
升降温速度测试	升温速度：<u>4.25℃/s</u> 降温速度：<u>4.70℃/s</u>		升温速度标准：> 1.5～2.5℃/s 降温速度标准：> 1.5～2.5℃/s	通过（√） 未通过（　）
循环测试	平均循环时间：<u>134.2s</u>		平均循环时间：≤ 160s	通过（√） 未通过（　）

四、校准结论

本次校准对仪器做了全面检查和维护，仪器各部件工作状态良好，符合检测要求。并按要求对校准进行验证，符合要求。仪器校准成功，可以正常使用。

五、附录

1. 温度传感器万用表计量机构检定证书图片。
2. 校准人员资质证明图片。

六、审核确认

已对校准过程、数据处理、校准表述进行了审核确认。

审核人：　　　　日期：　　年　月　日

（王　意　张　成）

第四节 核酸分子杂交仪校准报告

一、校准信息

略。

二、校准依据

JJF 1030—2010 恒温槽技术性能测试规范

×××全自动核酸分子杂交仪校准程序（×××公司）

三、校准内容

（一）校准前准备

1．**校准工具** 测温表：德图测温仪 1 台（配套测量块，使用前需用标准调块进行定位）；100mL 量筒：1 个；秒表 1 个。

2．**环境条件** 略。

3．**仪器准备** 仪器连接电源，安装废液桶，开机，点击运行杂交软件，进入程序主界面。点击"Service"选项，进入"Service"操作界面，安装反应室配件：从右到左依次为反应室 A、B、C。依次放入探针膜、硅胶圈、分隔室，分别点击 Clamp 1～Clamp 3 进行夹扣。

（二）仪器校准

1．**定位测试** 仪器将进行取枪头、打枪头动作，目测枪头定位是否正常，定位一定要准确。

2．**移杂交液过程中**，观察枪头内是否有滴漏现象，无滴漏则符合要求。

3．**反应室温度检测** 在安装好的反应室 A、B、C，每孔分别注入 1mL 的水，反应室测温点分别设置为 25℃、36℃、45℃三个温度点，达到设定点并稳定 10 分钟开始测量。用温度测量仪测分隔室四角及中心分隔孔的中点，结果应符合技术指标要求设定温度与实际温度相差应在：±0.5℃。

4．**反应室升温速度测试** 从 25℃开始，设目标温度为 50℃，观察显示温度，用秒表记录温度从 30℃升至 45℃的时间，求出每分钟的升温度数，结果应符合技术指标要求，升温速度要求：≥ 10.0℃ /min。

5．**反应室降温速度测试** 从 50℃开始，设目标温度为 25℃，观察显示温度，用秒表记录温度从 45℃降至 30℃的时间，求出每分钟的升温度数，结果应符合技术指标要求：≥ 5.2℃ /min。

6．**排液量的检测** 在反应室 A/B/C 中加入 100mL 水，启动排液泵，从液体进入量筒时开始，计时 30 秒钟，停止排液，量筒测量液体量，计算出每分钟排液量，结果应符合技术指标要求：蠕动泵的抽取速度应符合：（85±10）mL/min。

（三）校准结果

将校准结果填入表 21–5。

表 21-5 ×××杂交仪校准记录

设备名称	×××全自动核酸分子杂交仪				
生产厂家及型号	×××	设备编号		×××	
枪头定位情况	正常	移液精度〔（500±15）μL〕		正常	
温度检测（恒温10分钟，温控精度 ±0.5℃）		环境温度			
序号	设置温度	测温点 1	测温点 2	测温点 3	测温点 4	测温点 5
反应室 A	25.0	25.1	24.9	25.1	24.9	25.1
	36.0	36.0	36.0	36.1	36.0	36.0
	45.0	45.0	45.1	45.0	45.0	44.9
反应室 B	25.0	25.0	24.9	24.9	24.9	24.9
	36.0	36.0	36.0	36.1	36.0	36.1
	45.0	45.0	45.1	45.1	44.9	45.0
反应室 C	25.0	24.9	25.1	24.9	25.0	24.9
	36.0	36.0	35.9	36.0	36.1	35.9
	45.0	44.9	45.1	45.1	44.9	44.9
其他检测	反应室 A	反应室 B		反应室 C	
升温速度（≥10.0℃/min）	符合	符合		符合	
降温速度（≥5.2℃/min）	符合	符合		符合	
排液量（（85±10）mL/min）	符合	符合		符合	
测试结果	☑合格 □不合格				

四、校准结论

经检验，产品机械臂定位系统、移液密封系统、温控系统符合产品技术参数要求。仪器校准成功，可以正常使用。

五、附录

1. 校准人员资质证明。
2. 德图测温仪计量机构校准证明。
3. 量筒计量机构校准证明。

六、审核确认

已对校准过程、数据处理、校准表述进行了审核确认。

审核人： 日期： 年 月 日

（王红梅 李婷婷）

第五节　芯片扫描仪校准报告

一、校准信息

略。

二、校准依据

GB/T 33805—2017　激光共聚焦生物芯片扫描仪技术要求

×××生物芯片识读仪使用技术说明书（×××公司）

三、校准内容

（一）校准前准备

1．环境条件　略。

2．校准工具　标准格式芯片。

（二）仪器校准内容

1．**透光率**　用生物芯片识读仪对计量过的高、中、低3级灰阶透射灰度板进行透光率（T）的测量，重复测量3次，记录在校准记录表中，每个透射灰度板的测量误差（误差 =3次均值 − 标定值）均不超过 ±5% 为合格。

2．**最低响应值**　用生物芯片识读仪对标准格式芯片进行测试，其三个点的平均值结果应不小于0。

3．**线性范围**　用生物芯片识读仪对标准格式芯片进行测试，分析报告中各探针浓度的对数值与信号值的线性相关系数 R^2 不小于0.95。

4．**重复性**　用生物芯片识读仪对标准格式芯片进行测试，重复测量5次，计算5次测量值的CV值≤ 10% 为合格。

（三）校准结果

将校准结果填入表21-6。

表21-6　×××生物芯片识读仪校准记录表

×××生物芯片识读仪校准记录表				
设备名称	生物芯片识读仪		型号	×××
设备编号	×××/×××		厂家	×××
校准环境	温度：22℃	湿度：60%RH		
校准依据	GB/T 33805《激光共聚焦生物芯片扫描仪技术要求》《×××生物芯片识读仪使用技术说明书》			
校准设备 / 器具	标准格式芯片			

续表

校准项目	校准结果				要求	
	编号	标定值	测量值	均值	误差	
透光率	4#	76.6	76.0	76.0	−0.6	3级灰阶的透光率测量误差均 ≤ ±5%
	6#	58.1	57.9	57.9	−0.2	
	8#	36.2	37.5	37.5	−1.3	
最低响应值	探针	1	2	3	信号均值	1号探针信号均值 ≥ 0
	1	32	23	21	25	
线性范围	探针	均值	探针	均值	探针	均值	要求
	1	25.3	5	121.3	标识列	223	格式芯片上，各探针浓度的对数与信号值的线性相关系数 R^2 不小于0.95
	2	44.7	6	161.3	线性相关系数 R^2：0.982 1		
	3	76.7	7	179.0			
	4	92.3	8	189.0			
重复性	1	2	3	4	5	均值	CV	5号探针CV值 ≤ 10%
	121.3	123.0	123.0	123.0	121.0	121.0	0.88%	
校准结论	☑合格　☐不合格					

四、校准结论

经我公司计量检测和校准，各项性能参数和功能正常，符合我公司校准报告对 ××× 生物芯片识读仪技术要求。

五、附录

1. 校准人员资质证明。
2. 仪器校准结果图片。
3. 标准芯片证书。

六、审核确认

已对校准过程、数据处理、校准表述进行了审核确认。

审核人：　　　　日期：　年　月　日

（王红梅　李婷婷）

第六节　即时检验核酸分析仪校准报告

一、校准信息

略。

二、校准依据

JJF 1821—2020　聚合酶链反应分析仪校准规范

JJF×××—201×　基因扩增仪（PCR 仪）测温系统校准规范（征求意见稿）

SOP-UC0102-005　×××核酸扩增检测分析仪校准程序

三、校准内容

（一）校准前检查

1．**仪器维护保养**　略。

2．**仪器状态核查**　略。

3．**试剂和耗材**　略。

（二）仪器校准

1．**温度检查**　检查扩增仪各通道平均升温速度、控温精度、温度准确度和温度持续时间准确度是否满足要求。

（1）校准方案

1）将测温工装连接到 CPA 仪器模块 1 的上部，进入 root 权限，进入"温度系统"→"单元一"→"通道 1"→目标温度输入为"950"，观察测温仪器的读数，调节 KB 值，使温度平衡在（95±0.2）℃。

2）将测温工装连接到 CPA 仪器模块 1 的中部，进入 root 权限，进入"温度系统"→"单元一"→"通道 1"→目标温度输入为"650"，观察测温仪器的读数，调节 KB 值，使温度平衡在（65±0.2）℃。

3）将测温工装连接到 CPA 仪器模块 1 的下部，进入 root 权限，进入"温度系统"→"单元一"→"通道 1"→目标温度输入为"580"，观察测温仪器的读数，调节 KB 值，使温度平衡在（58±0.2）℃。

4）模块 2~4 的上中下，对应的为单元一的模块 2~4，模块 5~8 的上中下，对应的为单元二的模块 5~8，单元三的模块 9~12，单元四的模块 13~16，校准方法同模块 1。

（2）校准结果：将校准结果填入表 21-7。

表 21-7　仪器温度校准结果

序号	检查项目	标准	检查结果							
			通道1	通道2	通道3	通道4	通道5	通道6	通道7	通道8
1	平均升温速率	上部：≥0.8℃/s	0.86	1.06	1.16	0.88	1.00	0.88	0.89	1.07
		中部：≥0.5℃/s	0.92	1.32	0.60	0.82	1.27	1.16	0.74	0.64
		下部：≥0.5℃/s	0.79	1.85	1.00	2.08	1.58	1.98	1.74	0.70
2	控温精度	≤0.5℃	0.11	0.37	0.18	0.25	0.08	0.22	0.43	0.43
			0.02	0.14	0.41	0.09	0.39	0.25	0.30	0.42
			0.07	0.11	0.23	0.36	0.38	0.42	0.18	0.07
3	温度准确度	≤0.5℃	0.36	0.32	0.14	0.21	0.01	0.34	0.27	0.27
			0.36	0.22	0.06	0.47	0.36	0.46	0.24	0.11
			0.10	0.08	0.13	0.36	0.02	0.11	0.27	0.28
4	温度持续时间准确度	≤10%	4.44%	0.83%	−6.11%	−9.44%	5.00%	7.78%	−1.94%	7.50%
			5.56%	−9.72%	0.83%	5.28%	9.17%	−1.67%	5.56%	−8.61%
			−4.17%	1.94%	3.61%	4.44%	−2.78%	−6.39%	−7.22%	−9.44%

结论：仪器温度校准合格。

2．荧光检查　检查 FAM 高、低浓度标准荧光染料和 CY5 高、低浓度标准荧光染料各通道扩增曲线是否满足要求。

（1）校准方案

1）取检验合格的空检测管，对两个管脚各加入 40μL FAM 0.071μM 和 CY5 0.17μM 浓度荧光标准品，将其甩至检测管底部，并用 100μL 硅油封住液面。

2）取检验合格的空检测管，分别对两个管脚各加入 40μL 纯化水，将其甩至检测管底部，并用 100μL 硅油封住液面。

3）将装有纯化水的检测管放入仪器的测试通道内，随机选取两个模块，荧光检测出曲线 1.5 分钟后，从仪器的通道中取出装有水的检测管，立即在该通道中放入荧光标准品的检测管，仪器直接开始荧光检测（约 4.5 分钟），程序结束后，观察扩增是否正常，曲线是否平滑，结果是否正常。

（2）校准结果：将校准结果填入表 21-8。

表 21-8　仪器荧光校准结果

试剂名称	批号	有效期	试剂名称	批号	有效期
FAM 高浓度标准荧光染料	20220804	24h	CY5 高浓度标准荧光染料	20220804	24h
FAM 低浓度标准荧光染料	20220805	24h	CY5 低浓度标准荧光染料	20220805	24h
检查项目	FAM 荧光染料		CY5 荧光染料		
标准要求	正常扩增，曲线平滑，出阳性结果		正常扩增，曲线平滑，出阴性结果		

续表

通道	结果	
通道 1	正常	正常
通道 2	正常	正常
通道 3	正常	正常
通道 4	正常	正常
通道 5	正常	正常
通道 6	正常	正常
通道 7	正常	正常
通道 8	正常	正常

结论：仪器荧光校准合格。

（三）校准验证

（1）实验方案：重测校准前检测的 3 例阳性和 2 例阴性新鲜的临床样本，观察校准前后结果是否一致。

（2）校准结果：将校准结果填入表 21-9。

表 21-9　仪器校准验证结果

标本编号	校准前结果	校准后结果	结果是否一致
1	阳性	阳性	一致
2	阳性	阳性	一致
3	阳性	阳性	一致
4	阴性	阴性	一致
5	阴性	阴性	一致

（3）校准结论：校准前后结果符合率 100%，×××仪校准验证合格。

四、校准结论

对仪器做了全面检查和维护，对仪器工作环境核查、温度和荧光进行校准，仪器各部件工作状态良好，符合检测要求。对校准进行验证，符合要求。仪器校准成功，可以正常使用。

五、附录

1. 天平计量机构检定证书图片
2. 标准温度计计量机构校准证书图片
3. 校准人员资质证明图片
4. 仪器状态参数图片
5. 试剂和耗材包装批号图片（含校准说明书和溯源证明材料）

6．温度检查校准仪器数据图片
7．荧光检查校准仪器数据图片
8．校准验证仪器数据图片

六、审核确认

已对校准过程、数据处理、校准表述进行了审核确认。

审核人：　　　日期：　　年　月　日

（王红梅　李婷婷）

第四篇

检测系统性能验证与确认报告范例

第二十二章
定量检验方法性能验证与确认报告范例

第一节　精密度评价试验范例

一、测量重复性评价范例

1．实验名称——血清葡萄糖测量重复性评价

实验项目：血清葡萄糖。

实验仪器：×××生化分析仪，配套试剂盒校准品。

实验样本：病理水平质控。

2．实验方法　采用病理水平质控品，在2小时内重复检测20次。计算均值、标准差、变异系数。变异系数与目标精密度比较，葡萄糖的重复性精密度CV或标准差应小于或等于TEa的1/4，葡萄糖的TEa为7%。

3．实验结果　见表22-1。

表22-1　血清葡萄糖检测精密度评价结果（mmol/L）

测量序号	测量结果	测量序号	测量结果	均值	标准差	CV%	判断标准	结论
1	13.6	11	13.5					
2	13.5	12	13.7					
3	13.6	13	13.5					
4	13.6	14	13.6					
5	13.5	15	13.6	13.59	0.07	0.5	≤ 1.75%	合格
6	13.6	16	13.7					
7	13.6	17	13.6					
8	13.7	18	13.6					
9	13.5	19	13.6					
10	13.6	20	13.5					

注：EQA的允许总误差≤7%。

二、期间（中间）测量精密度评价范例

1．实验名称——血清丙氨酸氨基转移酶（ALT）、天冬氨酸氨基转移酶（AST）活性测量期间精密度评价

实验项目：ALT、AST。

实验仪器：×××生化分析仪，配套试剂盒校准品。

实验样本：水平1质控、水平2质控。

2．**实验方法** 统计临床实验室ALT、AST各两个水平6个月测量结果，计算均值、标准差、变异系数。变异系数与目标精密度比较，ALT、AST的期间精密度CV或标准差应小于或等于TEa的1/3，ALT、AST的TEa分别为16%、15%。

3．**实验结果** 结果见表22-2。

表22-2 血清ALT、AST期间精密度评价结果（U/L）

项目	水平	测试数	均值	标准差	CV	判断标准	结论
ALT	水平1	156	79.7	2.4	3.0%	5.3%	合格
	水平2	156	172.5	4.1	2.4%	5.3%	合格
AST	水平1	156	105.8	2.3	2.2%	5.0%	合格
	水平2	156	237.5	5.0	2.1%	5.0%	合格

三、EP05-A3评价范例

1．**实验名称——血清葡萄糖浓度测量**

实验项目：血清葡萄糖。

实验仪器：×××生化分析仪，配套试剂盒校准品。

实验样本：病理水平质控血清。

2．**实验方法** 采用正常值质控品，每天分2批检测，每批重复检测2次，共进行20天。

3．**实验结果**

（1）原始结果：见表22-3。

表22-3 血清葡萄糖检测精密度评价实验记录表（mg/dL）

测试天数	第一批		第二批	
	结果1	结果2	结果1	结果2
1	242	246	245	246
2	243	242	238	238
3	247	239	241	240
4	249	241	250	245
5	246	242	243	240
6	244	245	251	247
7	241	246	245	247
8	245	245	243	245
9	243	239	244	245
10	244	246	247	239

测试天数	第一批		第二批	
	结果 1	结果 2	结果 1	结果 2
11	252	251	247	241
12	249	248	251	246
13	242	240	251	245
14	246	249	248	240
15	247	248	245	246
16	240	238	239	242
17	241	244	245	248
18	244	244	237	242
19	241	239	247	245
20	247	240	245	242

（2）离群值检验：参照"EP15-A3　评价方案"中的"离群值检验"部分进行计算。

格拉布斯（Grubbs'）限 = $\bar{x} \pm G \times SD$

根据样本个数查询 Grubbs' 常数 G，n=80 时，Grubbs' 参数 G=3.673，代入公式得：

Grubbs' 上限 =244.2+3.673 × 3.58=257.4（mg/dL）

Grubbs' 下限 =244.2－3.673 × 3.58=231.0（mg/dL）

由表 22-3 数据可以看出，所有结果均在 231.0 ~ 257.4，无离群值。

（3）精密度评价：对所有结果进行 Two-way ANOVA 统计分析，结果见表 22-4。

表 22-4　Two-way ANOVA 分析统计结果表

不精密度来源	平方和（SS）	自由度（DF）	均方和（MS）
天间不精密度（day）	415.8	19	21.88
批间不精密度（run）	281.0	20	14.05
批内不精密度（error）	316.0	40	7.90
总不精密度（total）	1 012.8	79	

根据表 22-4 中的数据，代入下列公式中分别求得批内、批间、天间这几个变异因素的方差分量（V_{error}、V_{run}、V_{day}）。

$$V_{error} = MS_{error} = 7.90$$
$$V_{run} = \left(MS_{run} - MS_{error}\right) / n_{rep} = (14.05 - 7.90) / 2 = 3.08$$
$$V_{day} = \left(MS_{day} - MS_{run}\right) / n_{run}n_{rep} = (21.88 - 14.05) / (2 \times 2) = 1.96$$

以 SD 表示的重复性（S_R）即批内精密度和实验室内精密度（S_{WL}）即总精密度计算公式如下：

$$S_R = \sqrt{V_{error}} = \sqrt{7.90} = 2.81 \text{mg/dL}$$
$$S_{WL} = \sqrt{V_{day} + V_{run} + V_{error}} = \sqrt{1.96 + 3.08 + 7.90} = 3.60 \text{mg/dL}$$

以 $CV\%$ 表示的批内精密度及总精密度的计算公式如下：

$$CV_R\% = \left(S_R / \overline{X}\right) \times 100 = \left(2.81 / 244.2\right) \times 100 = 1.2\%$$
$$CV_{WL}\% = \left(S_{WL} / \overline{X}\right) \times 100 = \left(3.60 / 244.2\right) \times 100 = 1.5\%$$

在评估或验证精密度性能时，通常也计算精密度的 95% 置信区间。计算过程如下：

1）批内、室内自由度（DF_R、DF_{WL}）的计算：

$$DFR = \mathrm{n} - n_{\mathrm{day}} n_{\mathrm{run}} = 80 - 20 \times 2 = 40$$

$$
\begin{aligned}
DF_{WL} &= \frac{\left(\alpha_{\mathrm{day}} MS_{\mathrm{day}} + \alpha_{\mathrm{run}} MS_{\mathrm{run}} + \alpha_{\mathrm{error}} MS_{\mathrm{error}}\right)^2}{\dfrac{\left(\alpha_{\mathrm{day}} MS_{\mathrm{day}}\right)^2}{DF_{\mathrm{day}}} + \dfrac{\left(\alpha_{\mathrm{run}} MS_{\mathrm{run}}\right)^2}{DF_{\mathrm{run}}} + \dfrac{\left(\alpha_{\mathrm{error}} MS_{\mathrm{error}}\right)^2}{DF_{\mathrm{error}}}} \\[2mm]
&= \frac{\left(0.25 \times 21.88 + 0.25 \times 14.05 + 0.5 \times 7.90\right)^2}{\dfrac{\left(0.25 \times 21.88\right)^2}{19} + \dfrac{\left(0.25 \times 14.05\right)^2}{20} + \dfrac{\left(0.50 \times 7.90\right)^2}{40}} \\[2mm]
&= \frac{167.250}{1.575 + 0.617 + 0.390} = 64.8 \approx 65
\end{aligned}
$$

2）根据自由度数据利用 SPSS 软件进行卡方检验，所得卡方值上限 $\left[\chi^2_{(\alpha/2), DF}\right]$ 及卡方值下限 $\left[\chi^2_{(1-\alpha/2), DF}\right]$ 的结果见表 22-5。

表 22-5　卡方检验结果

	批内精密度	室内精密度
S（mg/dL）	2.81	3.60
DF	40	65
$\chi^2_{(1-\alpha/2), DF}$	59.3	89.2
$\chi^2_{(\alpha/2), DF}$	24.4	44.6

3）以 SD 表示的精密度 95% 置信区间（$\alpha=0.05$）如下：

批内精密度：

下限：$S\sqrt{\dfrac{DF}{\chi^2_{(1-\alpha/2),DF}}} = S\sqrt{\dfrac{DF}{\chi^2_{0.975,DF}}} = 2.81\sqrt{\dfrac{40}{59.3}} = 2.31\mathrm{mg/dL}$

上限：$S\sqrt{\dfrac{DF}{\chi^2_{(\alpha/2),DF}}} = \mathrm{S}\sqrt{\dfrac{DF}{\chi^2_{0.025,DF}}} = 2.81\sqrt{\dfrac{40}{24.4}} = 3.60\mathrm{mg/dL}$

室内精密度：

下限：$S\sqrt{\dfrac{DF}{\chi^2_{(1-\alpha/2),DF}}} = \mathrm{S}\sqrt{\dfrac{DF}{\chi^2_{0.975,DF}}} = 3.60\sqrt{\dfrac{65}{89.2}} = 3.07\mathrm{mg/dL}$

上限：$S\sqrt{\dfrac{DF}{\chi^2_{(\alpha/2),DF}}} = \mathrm{S}\sqrt{\dfrac{DF}{\chi^2_{0.025,DF}}} = 3.60\sqrt{\dfrac{65}{44.6}} = 4.35\mathrm{mg/dL}$

4）以 $CV\%$ 表示的精密度 95% 置信区间为：

批内精密度：

下限：$CV\%=2.31/244.2\times100=0.95\%$

上限：$CV\%=3.60/244.2\times100=1.5\%$

室内精密度：

下限：$CV\%=3.07/244.2\times100=1.3\%$

上限：$CV\%=4.35/244.2\times100=1.8\%$

根据上述所求得的结果，各项精密度数据总结见表 22-6。

表 22-6　血清葡萄糖精密度评价结果汇总表

项目	均值（mg/dL）	批内精密度			总精密度		
		SD	CV%	95%CI, CV	SD	CV%	95% CI, CV
血清葡萄糖	244.2	2.81	1.2%	0.95% ~ 1.5%	3.60	1.5%	1.3% ~ 1.8%

4．结果判断　葡萄糖的 TEa 为 7%，葡萄糖的重复性精密度 CV 或标准差应小于或等于 TEa 的 1/4 即 ≤ 1.75%；葡萄糖的期间精密度 *CV* 或标准差应小于或等于 TEa 的 1/3 即 ≤ 2.3%。

本实验结果小于判断标准，精密度符合要求。

四、EP15-A3 评价范例

1．实验名称——血清铁蛋白（ferritin）检测精密度评价

实验项目：血清铁蛋白。

实验仪器：×××化学发光分析仪。

实验样本：质控水平 1/ 质控水平 2/ 质控水平 3。

2．实验方法　采用商用质控品，3 个浓度水平样本，每个水平每日检测 1 批，每批重复检测 5 次，共进行 5 天。

3．实验结果

（1）原始结果：见表 22-7。

表 22-7　血清铁蛋白密度评价实验记录表（μg/L）

天数	重复数	质控水平 1	质控水平 2	质控水平 3
1	1	26.6	140	606
1	2	25.2	139	627
1	3	30.2*	138	621
1	4	27.6	138	606
1	5	25.6	140	620
2	1	24.3	140	612
2	2	25.7	143	610
2	3	23.8	141	611
2	4	25.3	143	595
2	5	24.1	137	630

天数	重复数	质控水平 1	质控水平 2	质控水平 3
3	1	26.1	140	649
3	2	24.0	138	626
3	3	25.4	136	636
3	4	26.0	141	639
3	5	24.3	136	648
4	1	26.5	141	615
4	2	27.1	144	633
4	3	25.9	142	605
4	4	25.5	143	616
4	5	25.5	144	625
5	1	24.5	139	622
5	2	26.4	140	632
5	3	25.8	141	646
5	4	26.0	138	619
5	5	25.1	141	623

（2）离群值检验参照"EP15-A3 评价方案"中的"离群值检验"部分中的公式进行离群值检验，计算格拉布斯限，计算结果见表 22-8。

表 22-8 离群值分析统计表

	质控水平 1	质控水平 1*	质控水平 2	质控水平 3
N（样本数）	25	24	25	25
$\overline{\overline{X}}$（总平均值，μg/L）	25.7	25.5	140.1	622.9
SD（μg/L）	1.35	0.99	2.30	14.1
$CV\%$	5.2%	3.9%	1.6%	2.3%
最小值（μg/L）	23.8	23.8	136	595
最大值（μg/L）	30.2	27.6	144	646
格拉布斯限下限	21.5	N/A	132.9	578.7
格拉布斯限上限	29.9	N/A	147.3	667.1

注：样本 1* 为删除样本 1 中的离群值（30.2μg/L）后重新统计分析后的结果。

（3）精密度评价：将进行离群值检验后的数据利用 SPSS 软件进行 One-way ANOVA 统计分析，所得结果如表 22-9 所示。

表 22-9　One-way ANOVA 统计分析结果及估计的精密度汇总表

铁蛋白（μg/L）	样本 1	样本 1*	样本 2	样本 3
N	25	24	25	25
MS_B（between）	4.24	2.09	15.86	626.56
MS_W（within）	1.33	0.74	3.16	113.52
n_0	5	4.79	5	5

将所得到的结果带入"EP05-A3　实验案例"中相同的公式，以水平 1 为例进行精密度计算说明。

$$V_W = MS_W = 1.33$$

$$V_B = （MS_B - MS_W）/n_0 = （4.24 - 1.33）/5 = 0.58$$

$$S_R = \sqrt{V_W} = \sqrt{1.33} = 1.15\mu g/L$$

$$S_B = \sqrt{V_B} = \sqrt{0.58} = 0.76\mu g/L$$

$$S_W = \sqrt{V_W + V_B} = \sqrt{1.33 + 0.58} = 1.38\mu g/L$$

$$CV_R\% = S_R / X \times 100 = 1.15 / 25.7 \times 100 = 4.5\%$$

$$CV_W\% = S_W / X \times 100 = 1.38 / 25.7 \times 100 = 5.4\%$$

式中：MS_B 为批间变异因素的均方差；MS_W 为室内变异因素均方差；n_0 为每批样本中重复测量次数；X 为所有结果的平均值；S_R、S_W 分别为以 SD 表示的批内精密度（即重复度）及室内精密度（即总不精密度）；$CV_R\%$、$CV_W\%$ 分别为以 CV% 表示的批内精密度及总不精密度。

（4）估计的实验室内精密度与厂家声明精密度比较：查询厂商说明书中声明的各个浓度的精密度值如表 22-10 所示。

表 22-10　厂商声明的精密度

水平	均值（μg/L）	批内精密度 SD（CV%）	室内精密度 SD（CV%）
水平 1	13.2	0.4（3.3%）	0.7（5.3%）
水平 2	102	2.0（2.0%）	3.5（3.4%）
水平 3	211	2.9（1.4%）	5.1（2.4%）
水平 4	429	6.9（1.6%）	12.0（2.8%）
水平 5	878	15.8（1.8%）	23.7（2.7%）

精密度评价实验结束后，将计算得到的 S_R、S_{WL} 与厂商提供的批内精密度 σ_R 及总精密度 σ_{WL} 分别比较。

1）若 $S_R < \sigma_R$ 及 $S_{WL} < \sigma_{WL}$，则表示精密度验证实验通过。本实验的水平 1 的标准差或 CV 大于厂家提供的标准差或 CV，验证未通过。

2）反之，若 $S_R > \sigma_R$ 或 $S_{WL} > \sigma_{WL}$，则需进一步通过 EP15-A3 评价方案中的"4. 厂家声明的精密度验证"部分介绍的三步查表法计算验证上限值 UVL（upper verification limit），结果见表 22-11。

表 22-11　根据厂商声明的精密度值计算 *UVL* 结果汇总表

	水平 1	水平 2	水平 3	水平 4	水平 5
均值（μg/L）	13.2	102	211	429	878
批内不精密度					
σ_R^{a}（μg/L，CV%）	0.43（3.3%）	2.0（2.0%）	2.9（1.4%）	6.9（1.6%）	15.8（1.8%）
k^{b}	5	5	5	5	5
N^{c}	25	25	25	25	25
df_R^{d}	20	20	20	20	20
F^{e}	1.34	1.34	1.34	1.34	1.34
UVL_R^{f}（μg/L，CV%）	0.58（4.4%）	2.7（2.6%）	3.9（1.8%）	9.2（2.2%）	21.2（2.4%）
总不精密度					
σ_{WL}^{g}（μg/L，CV%）	0.70（5.3%）	3.5（3.4%）	5.1（2.4%）	12.0（2.8%）	23.7（2.7%）
ρ^{h}	1.63	1.75	1.76	1.74	1.50
df_{WL}^{i}	8	7	7	7	9
F^{e}	1.53	1.56	1.56	1.56	1.50
UVL_{WL}^{f}（CV%，μg/L）	1.07（8.1%）	5.5（5.4%）	8.0（3.8%）	18.7（4.4%）	35.6（4.0%）

注：σ_R^{a} 为厂商声明的批内精密度；k^{b} 为检测批数；N^{c} 为总样本个数；df_R^{d} 为批内精密度自由度（=N−k）；F^{e}：为 *UVL* 常数，根据自由度及样本个数，查厂商声明的精密度比值 ρ 与总精密度自由度 df_{WL} 对应函数表获得；UVL_R^{f} 及 UVL_{WL}^{f} 为批内精密度或总精密度上限值（=F·%CV）；σ_{WL}^{g} 为厂商声明的总精密度；ρ^{h}=CV_{WL}%/CV_R%；df_{WL}^{i} 为通过计算得到的 ρ 值及样本个数，查样本个数及自由度对应的 *UVL* 常数表获得。

将表 22-11 中计算的厂商声明精密度上限与用户估计精密度比较，数据总结见表 22-12、表 22-13。

表 22-12　血清铁蛋白项目厂商声明批内精密度验证结果

样本	均值（μg/L）	估计值	声明值	*UVL*	结果
试剂说明书水平 1	13.2		3.3%	4.4%	
质控水平 1*	25.5	3.4%			通过
质控水平 1	25.7	4.5%			不通过
试剂说明书水平 2	102		2.0%	2.6%	
质控水平 2	140	1.3%			通过
试剂说明书水平 3	211		1.4%	1.8%	
试剂说明书水平 4	429		1.6%	2.2%	
质控水平 3	623	1.7%			通过
试剂说明书水平 5	878		1.8%	2.4%	

表 22-13 血清铁蛋白项目厂商声明总精密度验证结果

样本	均值（μg/L）	估计值	声明值	UVL	结果
试剂说明书水平 1	13.2		5.3%	8.1%	
质控水平 1*	25.5	4.0%			通过
质控水平 1	25.7	5.4%			通过
试剂说明书水平 2	102		3.4%	5.4%	
质控水平 2	140	1.7%			通过
试剂说明书水平 3	211		2.4%	3.8%	
试剂说明书水平 4	429		2.8%	4.4%	
质控水平 3	623	2.4%			通过
试剂说明书水平 5	878		2.7%	4.0%	

由表 22-12 可以看出样本 1 中因为存在一个离群值，因此批内精密度验证结果不通过，将离群值剔除后得到的样本 1* 的批内精密度验证通过。其他样本的批内及总精密度验证结果通过，符合厂商声明精密度范围。

（王建兵）

第二节 正确度评价试验范例

一、血清葡萄糖测量的偏倚评估 - 测量有证标准物质

1. **样本** 冰冻人血清葡萄糖标准物质，编号 GBW（E）091043，标示值 8.18 ± 0.19（mmol/L），$k=2$。

2. **验证方法** 每天重复测定 2 次，连续测定 5 天，记录检测结果。

3. **偏倚评估** 测量结果见表 22-14。

偏倚（%）=（8.15-8.18）÷ 8.18 × 100= -0.3%

4. **结果判断** 与 EQA 的允许总误差（TEa）要求比较，一般偏倚 < 1/2TEa 时，被认为属于可接受水平。葡萄糖的允许总误差为 7%，|-0.3%| < 3.5%，结果判断为合格。

表 22-14 冰冻人血清葡萄糖标准物质测量结果（mmol/L）

	测量次数	结果	均值	靶值	偏倚	判断标准	结论
第一天	测量 1	8.12					
	测量 2	8.14	8.15	8.18	0.4%	3.5%	合格
第二天	测量 1	8.16					
	测量 2	8.15					

续表

	测量次数	结果	均值	靶值	偏倚	判断标准	结论
第三天	测量 1	8.15					
	测量 2	8.15					
第四天	测量 1	8.14	8.15	8.18	0.4%	3.5%	合格
	测量 2	8.15					
第五天	测量 1	8.16					
	测量 2	8.14					

二、血清葡萄糖测量正确度评价 – 回收试验

1．**样本**　临床样本，血糖浓度 4.2mmol/L；被测量标准品：NIST-917c，纯度 99.7%。

2．**样本配制**

（1）标准溶液的配制：溶解 2.70g D- 葡萄糖在 1.0g/L 苯甲酸溶液于 100mL 容量瓶中，定容至刻度，最终浓度 150mmol/L。

（2）样本 1 配制：2mL 临床样本 +0.1mL 标准溶液。

（3）样本 2 配制：2mL 临床样本 +0.2mL 标准溶液。

3．**验证方法**　每个样本重复测定 3 次，计算均值浓度和回收率。结果见表 22–15。

表 22-15　回收实验结果

样本	结果 1	结果 2	结果 3	均值	回收率（%）	判断标准	结论
样本 1	11.2	11.2	11.4	11.3	102.2	90% ~ 110%	合格
样本 2	17.5	17.7	17.4	17.5	100.3	90% ~ 110%	合格

三、EP9–A2 评价范例

1．**样本**　某项目 40 例临床检测剩余样本，浓度分布于线性范围内。

2．**参比系统或方法的选择**　符合性能要求的 CNAS 认可的实验室检测系统，其参加 EQA 成绩合格。

3．**试验方法**　参比方法、待评方法同时测量，每天测定 8 个样本，每个样本重复测定 2 次，共测定 5 天。

4．**数据的收集、处理与统计分析**

（1）试验数据记录：已完成的试验见表 22–16。

表 22-16　试验测量数据

样本编号	试验方法（Y）				参比方法（X）			
	结果 1	结果 2	均值	差值	结果 1	结果 2	均值	差值
1	87	82	84.5	5	86	80	83.0	6
2	165	158	161.5	7	155	158	156.5	−3

样本编号	试验方法（Y）				参比方法（X）			
	结果 1	结果 2	均值	差值	结果 1	结果 2	均值	差值
3	197	208	202.5	−11	202	194	198.0	8
4	43	45	44.0	−2	47	50	48.5	−3
5	68	70	69.0	−2	72	72	72.0	0
6	184	180	182.0	4	176	177	176.5	−1
7	227	220	223.5	7	218	222	220.0	−4
8	140	140	140.0	0	136	138	137.0	−2
9	168	173	170.5	−5	175	170	172.5	5
10	87	86	86.5	1	79	78	78.5	1
11	144	152	148.0	−8	147	150	148.5	−3
12	264	248	256.0	16	250	245	247.5	5
13	45	49	47.0	−4	45	44	44.5	1
14	92	87	89.5	5	98	96	97.0	2
15	74	73	73.5	1	69	73	71.0	−4
16	63	60	61.5	3	53	57	55.0	−4
17	147	154	150.5	−7	149	155	152.0	−6
18	204	209	206.5	−5	200	211	205.5	−11
19	106	97	101.5	9	110	108	109.0	2
20	125	120	122.5	5	123	120	121.5	3
21	132	124	128.0	8	136	132	134.0	4
22	101	104	102.5	−3	98	102	100.0	−4
23	211	204	207.5	7	199	206	202.5	−7
24	67	68	67.5	−1	72	70	71.0	2
25	184	176	180.0	8	192	193	192.5	−1
26	97	92	94.5	5	95	98	96.5	−3
27	143	145	144.0	−2	132	130	131.0	2
28	106	117	111.5	−11	113	122	117.5	−9
29	84	80	82.0	4	86	90	88.0	−4
30	201	199	200.0	2	207	205	206.0	2
31	154	153	153.5	1	147	141	144.0	6
32	76	79	77.5	−3	75	70	72.5	5
33	55	53	54.0	2	62	59	60.5	3
34	181	174	177.5	7	179	184	181.5	−5
35	243	256	249.5	−13	261	254	257.5	7
36	127	124	125.5	3	128	126	127.0	2

续表

样本编号	试验方法（Y）				参比方法（X）			
	结果1	结果2	均值	差值	结果1	结果2	均值	差值
37	84	87	85.5	−3	85	82	83.5	3
38	62	62	62.0	0	68	66	67.0	2
39	137	135	136.0	2	138	143	140.5	−5
40	104	111	107.5	−7	106	107	106.5	−1

（2）数据作图：将表22-16数据作散点图和偏倚图（图22-1～图22-4）。

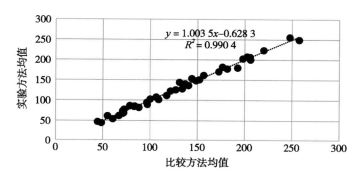

图 22-1　试验方法均值 $\overline{Y}_i$ 对比较方法 $\overline{X}_i$ 散点图

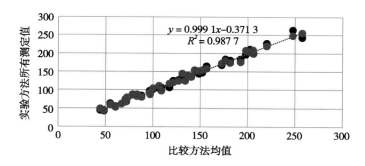

图 22-2　单个试验方法结果 Y_{ij} 对比较方法 $\overline{X}_i$ 散点图

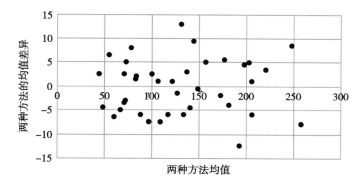

图 22-3　均值差值与两种方法均值的偏倚图

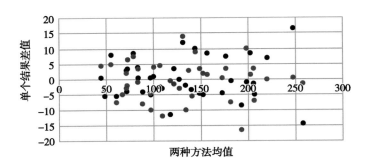

图 22-4　单个结果差值与两种方法均值的偏倚图

（3）方法内离群值检验

$x_{i1} = 86$，$x_{i2} = 80$

$y_{i1} = 87$，$y_{i2} = 82$

$DX_1 = |x_{i1} - x_{i2}| = |86 - 80| = 6$，$\overline{x_1} = \dfrac{(x_{i1} + x_{i2})}{2} = 83$

$DY_1 = |y_{i1} - y_{i2}| = |87 - 82| = 5$，$\overline{y_1} = \dfrac{(y_{i1} + y_{i2})}{2} = 84.5$

$DX' = \left| \dfrac{x_{i1} - x_{i2}}{\overline{x_i}} \right| = \dfrac{6}{83} = 0.072\,3$

$DY' = \left| \dfrac{y_{i1} - y_{i2}}{\overline{y_i}} \right| = \dfrac{5}{84.5} = 0.059\,2$

类似计算，可得出所有样本方法内离群值检验的相关数据。

$\overline{DX} = 3.775$，控制限 $= 4\overline{DX} = 15.1$ 四舍五入后 $= 16$；

$\overline{DY} = 4.975$，控制限 $= 4\overline{DY} = 19.9$ 四舍五入后 $= 20$；

$\overline{DX'} = 0.032\,0$，控制限 $= 4\overline{DX'} = 0.128\,0$；

$\overline{DY'} = 0.039\,2$，控制限 $= 4\overline{DY'} = 0.156\,7$。

结果可见没有双份差值超出两种控制限，故方法内没有离群值。

（4）方法间离群值检验

$x_{i1} = 86$，$x_{i2} = 80$

$y_{i1} = 87$，$y_{i2} = 82$

$E_{i1} = |y_{i1} - x_{i1}| = |87 - 86| = 1$

$E_{i2} = |y_{i2} - x_{i2}| = |82 - 80| = 2$

$E'_{i1} = \left| \dfrac{E_{i1}}{x_{i1}} \right| = \dfrac{1}{86} = 0.011\,6$

$E'_{i2} = \left| \dfrac{E_{i2}}{x_{i2}} \right| = \dfrac{2}{80} = 0.025\,0$

类似计算，可得出所有样本方法间离群值检验的相关数据。

$$E = \frac{1}{80} \times \sum_{i=1}^{40} \sum_{j=1}^{2} E_{ij} = \frac{1}{80} \times 428 = 5.35$$

$$E' = \frac{1}{80} \times \sum_{i=1}^{40} \sum_{j=1}^{2} E_{ij} = \frac{1}{80} \times 3.683\,9 = 0.047\,23$$

E 的控制限 $=4E=21.4$ 四舍五入后 $=22$

E' 的控制限 $= 4E' = 0.189\,2$

结果可见，没有双份差值超出两种控制限，故方法间没有离群值。

（5）合适范围的检验：将所有数据录入计算机，得出：

$$\bar{x} = 129.34, \quad \bar{y} = 129.16$$

$$\sum\sum(x_{ij} - \bar{x})^2 = 254\,531.90, \quad \sum\sum(y_{ij} - \bar{y})^2 = 259\,160.86$$

$$r = \frac{\sum\sum(x_{ij} - \bar{x})(y_{ij} - \bar{y})}{\sqrt{\sum\sum(x_j - \bar{x})^2}\sqrt{\sum\sum(y_j - \bar{y})^2}} = \frac{255\,032.61}{\sqrt{254\,531.90}\sqrt{259\,160.86}} = 0.993$$

相关系数 > 0.975，X 数据通过合适范围检验。

（6）回归参数的估计：使用前面的数据计算斜率（b）和截距（a）。

$$b = \frac{\sum_{i}^{N}\sum_{j}^{2}(x_{ij} - \bar{x})(y_{ij} - \bar{y})}{\sum_{i}^{N}\sum_{j}^{2}(x_{ij} - \bar{x})^2} = \frac{255\,032.61}{254\,531.895} = 1.001\,967 = 1.002$$

$$a = y - b \times \bar{x} = 129.162\,5 - 1.001\,967 \times 129.337\,5 = -0.429$$

（7）残差和回归标准误的计算

期值：$y_{ij} = a + bx_{ij} = -0.429 + 1.002x_{ij}$

残差 $_{ij} = y_{ij} - \hat{y}_{ij}$

残差的平方和 $= \sum_{i}\sum_{j}(y_{ij} - \hat{y}_{ij})^2 = 3\,626.565$

回归标准误 $S_{yx} = \sqrt{\dfrac{3\,626.565}{78}} = 6.818 \approx 6.8$

（8）预期偏倚的计算和比较：假设该项目的医学决定水平为 $X_c = 150$，CLLA'88 允许误差为 15%，按照 1/2 允许误差的标准，允许偏倚为 7.5%。

在给定医学决定水平 X_c 处，预期偏倚 $\hat{B}_c$ 的估计值为：

$$\hat{B}_c = a + (b-1)X_c = -0.429 + (1.002 - 1) \times 150 = 0.129$$

其 95% 置信区间为：

$$\left[\hat{B}_{c,\text{下限}}, \quad \hat{B}_{c,\text{上限}}\right], \quad \hat{B}_c \pm 2S_{y\cdot x}\sqrt{\frac{1}{2N} + \frac{(X_c - \bar{x})^2}{\sum\sum(x_{ij} - \bar{x})^2}}$$

$$= 0.129 \pm 2 \times 6.8\sqrt{\frac{1}{80} + \frac{(150 - 129.34)^2}{254\,531.90}} = [-1.753, \quad 1.495]$$

此范围与允许偏倚比较，预期偏倚的上限小于允许偏倚，试验方法正确度性能可以接受。

四、EP9-A3 评价范例 – 仪器 1 与仪器 2 检测 IgA 方法比对范例

1．**样本** 血清 IgA 检测，40 例临床检测剩余样本，浓度分布于线性范围内。

2．**参比系统或方法的选择** 符合性能要求的 CNAS 认可的实验室检测系统，其参加 EQA 成绩合格。

3．**试验方法** 参比方法（X）、待评方法（Y）同时测量，每天平均检测 8 例不同浓度标本，重复测定 2 次，共 5 天，随机顺序测定每批标本。

4．**判断标准** 如果偏差在 ±12.5%（1/2 CLIA'88）以内，则可得出两种检测方法无明显差异，测定结果具有可比性。

5．**测量结果与分析**

（1）测量数据：仪器 1 与仪器 2 IgA 检测数据见表 22-17。

表 22-17　仪器 1 与仪器 2 IgA 检测数据

仪器 1 均值 x（g/L）	仪器 2 均值 y（g/L）	两种方法的均值	排序	差值	% 差值	$(y-x)/x$	ESD
0.325	0.340 0	0.332 50	1	0.015 0	4.51%	0.046 2	2.071 5
0.575	0.481 5	0.528 25	2	−0.093 5	−17.70%	−0.162 6	−1.303 2
0.585	0.516 5	0.550 75	3	−0.068 5	−12.44%	−0.117 1	−0.567 5
0.705	0.640 5	0.672 75	4	−0.064 5	−9.59%	−0.091 5	−0.153 6
0.895	0.918 0	0.906 50	5	0.023 0	2.54%	0.025 7	1.740 8
0.980	0.800 5	0.890 25	6	−0.179 5	−20.16%	−0.183 2	−1.635 5
1.090	1.016 5	1.053 25	7	−0.073 5	−6.98%	−0.067 4	0.235 4
1.285	1.270 0	1.277 50	8	−0.015 0	−1.17%	−0.011 7	1.136 7
1.590	1.425 0	1.507 50	9	−0.165 0	−10.95%	−0.103 8	−0.352 1
1.630	1.400 0	1.515 00	10	−0.230 0	−15.18%	−0.141 1	−0.955 6
1.665	1.930 0	1.797 50	11	0.265 0	−12.09%	0.159 2	3.898 3
1.710	1.515 0	1.612 50	12	−0.195 0	−19.27%	−0.114 0	−0.518 0
2.105	1.735 0	1.920 00	13	−0.370 0	−5.56%	−0.175 8	−1.516 0
2.125	2.010 0	2.067 50	14	−0.115 0	−10.46%	−0.054 1	0.450 6
2.415	2.175 0	2.295 00	15	−0.240 0	−7.31%	−0.099 4	−0.281 1
2.625	2.440 0	2.532 50	16	−0.185 0	−15.01%	−0.070 5	0.186 1
2.650	2.280 0	2.465 00	17	−0.370 0	−16.26%	−0.139 6	−0.931 7
2.860	2.430 0	2.645 00	18	−0.430 0	−10.81%	−0.150 3	−1.105 1
3.120	2.800 0	2.960 00	19	−0.320 0	−14.21%	−0.102 6	−0.332 6
3.240	2.810 0	3.025 00	20	−0.430 0	−4.48%	−0.132 7	−0.820 0
3.420	3.270 0	3.345 00	21	−0.150 0	−11.17%	−0.043 9	0.616 4
3.545	3.170 0	3.357 50	22	−0.375 0	−6.73%	−0.105 8	−0.384 6
3.610	3.375 0	3.492 50	23	−0.235 0	−10.85%	−0.065 1	0.273 1
4.080	3.660 0	3.870 00	24	−0.420 0	−4.98%	−0.102 9	−0.338 7
4.325	4.115 0	4.220 00	25	−0.210 0	−8.32%	−0.048 6	0.540 5

续表

仪器 1 均值 x （g/L）	仪器 2 均值 y （g/L）	两种方法的 均值	排序	差值	% 差值	（$y-x$）/x	ESD
4.445	4.090 0	4.267 50	26	−0.355 0	−8.21%	−0.079 9	0.034 4
4.500	4.145 0	4.322 50	27	−0.355 0	−10.90%	−0.078 9	0.050 1
4.645	4.165 0	4.405 00	28	−0.480 0	−5.59%	−0.103 3	−0.345 1
4.690	4.435 0	4.562 50	29	−0.255 0	−13.51%	−0.054 4	0.446 5
4.820	4.210 0	4.515 00	30	−0.610 0	−8.64%	−0.126 6	−0.720 4
4.890	4.485 0	4.687 50	31	−0.405 0	−6.16%	−0.082 8	−0.013 5
5.270	4.955 0	5.112 50	32	−0.315 0	−9.12%	−0.059 8	0.359 2
5.390	4.920 0	5.155 00	33	−0.470 0	−10.95%	−0.087 2	−0.084 2
5.540	4.965 0	5.252 50	34	−0.575 0	−8.51%	−0.103 8	−0.352 4
5.820	5.345 0	5.582 50	35	−0.475 0	−9.52%	−0.081 6	0.006 1
5.835	5.305 0	5.570 00	36	−0.530 0	−7.55%	−0.090 8	−0.142 9
5.910	5.480 0	5.695 00	37	−0.430 0	−4.74%	−0.072 8	0.149 2
6.160	5.875 0	6.017 50	38	−0.285 0	−3.34%	−0.046 3	0.577 5
7.150	6.915 0	7.032 50	39	−0.235 0	−13.47%	−0.032 9	0.794 1
7.965	6.960 0	7.462 50	40	−1.005 0	−6.20%	−0.126 2	−0.714 3
4.740	4.455 0	4.597 50		−0.285 0	4.51%	−0.060 1	0.577 6

（2）结果分析

1）离群值检查

①散点图目测检查：以仪器 1 均值为 X 轴，仪器 2 均值为 Y 轴，以散点图形式对数据进行绘图（图 22–5），通过目测散点图，并未观察到明显的离群点，故通过 EP9-A3 中提供的离群值检测方法进行离群值检验。

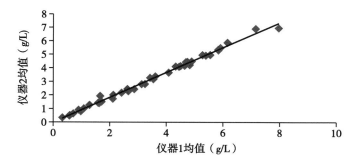

图 22-5　仪器 1 和仪器 2 IgA 检测结果散点图

②ESD 方法离群值检验：计算上表 [（$y-x$）/x] 列中 40 个数据的平均值（$\bar{d}$）和 SD，经计算 $\bar{d}$ =−0.082 0，SD=0.061 9。

设定为 α=0.01，N=40，通过查询 t 界值表，单侧 $t_{98,0.999\,95}$=4.05，i=1 时，λ=3.05，ESD=3.89，$ESD_1 > \lambda_1$，故将该离群值剔除（样本排序为 11 的样本，见表 22–17）。i=2 时，λ=3.04，ESD=2.766 3，$ESD_2 < \lambda_2$，计算结果见表 22–18，表 22–17 中只包含一个离群值。

表 22-18 仪器 1 和仪器 2 IgA 检测结果离群值判断表

参数	$i=1$	$i=2$
平均值	−0.082 0	−0.088 2
SD	0.061 9	0.048 6
ESD	3.898 3	2.766 3
λ	3.05	3.04
偏差	0.159 2	0.046 2
	$j=11$	$j=1$

将该离群点剔除，并补充一份数据（表 22-17 中样本最后样本）再进行分析。

2）排除离群值后数据目测检查：以散点图、恒定差值偏差图、百分比偏差图、排序偏差图的形式对数据进行绘图。图 22-6 为仪器 1 与仪器 2IgA 数值偏差图，图 22-7 为百分比偏差图，图 22-8 为排序数值偏差图，图 22-9 为排序百分比偏差图。

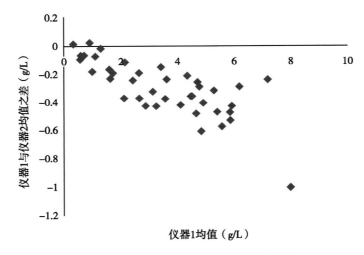

图 22-6 仪器 1 与仪器 2 IgA 数值偏差图

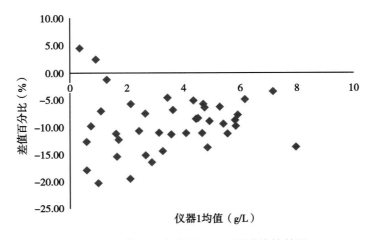

图 22-7 仪器 1 与仪器 2 IgA 百分比偏差图

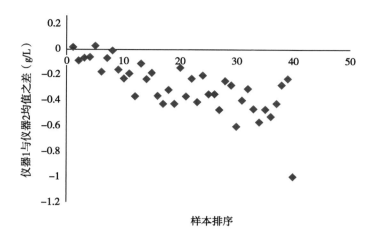

图 22-8　仪器 1 与仪器 2 IgA 排序数值偏差图

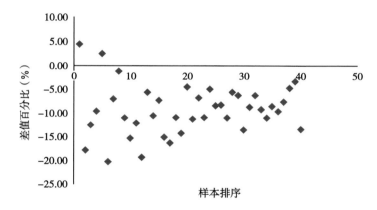

图 22-9　仪器 1 与仪器 2 IgA 排序百分比偏差图

3）回归分析：目测上述偏差图，仪器 1 与仪器 2 IgA 检测结果的差值随浓度变化而变化，且呈线性关系。但在高浓度时有个别标本差值变化较大，为减少其对回归分析的影响，选择 Passing-Bablok 方法进行回归分析，其线性拟合见图 22-10。

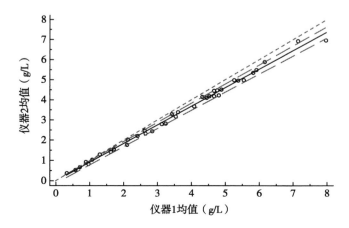

图 22-10　仪器 1 与仪器 2 IgA Passing-Bablok 线性拟合图

回归分析结果见表 22-19 和表 22-20。

表 22-19 仪器 1 与仪器 2 IgA Passing-Bablok 回归参数表

回归方程: $y=-0.041\,6+0.925\,6x$	
系统偏差	
截距 A	$-0.041\,6$
95% CI	$-0.122\,4 \sim 0.040\,7$
比例偏差	
斜率 B	$0.925\,6$
95% CI	$0.901\,1 \sim 0.949\,4$
随机偏差	
残余标准偏差（RSD）	$0.095\,35$
$\pm 1.96\,RSD$ 区间	$-0.186\,9 \sim 0.186\,9$

表 22-20 Passing-Bablok 回归方程及可接受性能评价结果

项目	Passing-Bablok 回归方程	Xc（g/L）	估计值（g/L）	Bc%	可接受范围
		0.4	0.33	-17.83%	靶值 ±12.5%
IgA	$y=-0.041\,6+0.925\,6x$	4.5	4.12	-8.36%	靶值 ±12.5%
		10	9.21	-7.86%	靶值 ±12.5%

6. 评价结论 Passing-Bablok 算法计算的截距为 $-0.041\,6$g/L（95%CI，$0.122\,4 \sim 0.040\,7$g/L）；斜率为 $0.925\,6$（95%CI，$0.901\,1 \sim 0.949\,4$），与比例偏差 95%CI（$-9.89\% \sim -5.06\%$）是等效的。可接受范围靶值 ±12.5% 覆盖了该 CI。因此，可以得出（95% 置信度）仪器 1 与仪器 2 IgA 检测方法等效。表 22-20 中计算了 IgA 三个医学决定水平点处的偏倚，靶值 ±12.5% 可接受标准覆盖了 4.5g/L 和 10g/L 两个医学决定水平点处的偏倚，但 0.4g/L 医学决定水平点处的偏差超出了可接受范围标准。

仪器 1 与仪器 2 IgA 检测结果的差值随浓度变化而变化，且呈线性关系，仪器 2 检测结果低于仪器 1，以可接受范围靶值 ±12.5% 为标准时，两种方法基本等效，但在低值时偏差较大，可比性差。

五、EP15-A3 评价范例

用两种不同来源且已赋值的参考物质验证 6 个临床常用生化项目肌酐（Cr）、尿素（Urea）、尿酸（UA）、总胆固醇（TC）、三酰甘油（TG）、葡萄糖（Glu）的正确度，并评价两种不同参考物质在正确度验证实验中的应用价值。按照 EP15-A3 文件要求，2 个样品，每天 1 批，每批重复 5 次，共 5 天，每个样品得到 25 个数据，具体流程见图 22-11：

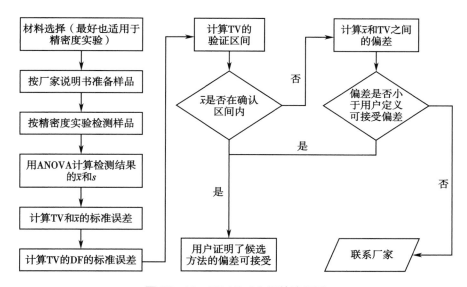

图 22-11　EP15-A3 评价流程图

ANOVA，单因素方差分析；DF，自由度；TV，靶值

1. 离群值检验结果　EP15-A3 用 Grubbs' 法判断离群值，首先计算 6 个项目的 Grubbs' 上下限，然后与各项目的最小值和最大值比较，最小值与最大值在 Grubbs' 上下限值之间，则无离群值，否则需排除后再进一步统计分析。本研究无离群值，见表 22-21 和表 22-22。

表 22-21　NIST 909C 标准物质 6 个项目正确度验证离群值结果（n=25）

项目	$\bar{x}$	s	CV（%）	最小值	最大值	Grubbs' 下限	Grubbs' 上限	是否有离群点
Cr（μmol/L）	74	0.82	1.10	73	76	71	77	否
Urea（mmol/L）	4.48	0.08	1.79	4.38	4.59	4.23	4.73	否
UA（μmol/L）	278	1.44	0.52	276	282	274	283	否
TC（mmol/L）	3.55	0.032	0.91	3.45	3.60	3.45	3.65	否
TG（mmol/L）	1.18	0.007 5	0.64	1.17	1.19	1.15	1.20	否
Glu（mmol/L）	5.10	0.025	0.49	5.05	5.14	5.02	5.18	否

注：n，测试数；$\bar{x}$，平均值；s，标准差；CV，变异系数。

表 22-22　RELA 样品 6 个项目正确度验证离群值结果（n=25）

项目	浓度水平	$\bar{x}$	s	CV（%）	最小值	最大值	Grubbs' 下限	Grubbs' 上限	是否有离群点
Cr（μmol/L）	水平 1	162	1.69	1.04	159	166	156	167	否
	水平 2	293	1.55	0.53	291	296	288	298	否
Urea（mmol/L）	水平 1	5.00	0.05	0.98	4.92	5.08	4.84	5.16	否
	水平 2	19.34	0.15	0.78	19.06	19.72	18.87	19.81	否

续表

项目	浓度水平	$\bar{x}$	s	CV（%）	最小值	最大值	Grubbs' 下限	Grubbs' 上限	是否有离群点
UA（μmol/L）	水平 1	293	0.98	0.33	291	295	290	296	否
	水平 2	592	1.80	0.31	588	596	586	597	否
TC（mmol/L）	水平 1	4.85	0.033	0.68	4.75	4.90	4.75	4.95	否
	水平 2	3.67	0.03	0.83	3.61	3.72	3.58	3.76	否
TG（mmol/L）	水平 1	1.83	0.008	0.45	1.81	1.84	1.80	1.86	否
	水平 2	1.45	0.013	0.87	1.42	1.49	1.41	1.49	否
Glu（mmol/L）	水平 1	6.16	0.027	0.44	6.12	6.23	6.08	6.24	否
	水平 2	11.62	0.09	0.76	11.36	11.79	11.32	11.90	否

注：n，测试数；$\bar{x}$，平均值；s，标准差；CV，变异系数。

2. 两种参考物质的确认区间（VI）　首先分别计算每种参考物质每个水平的 $\bar{x}$ 及其 $se_{\bar{x}}$，再计算参考物质靶值的 se_{RM}，其中 NIST 909c 标准物质的 se_{RM} 由厂家给出，然后用 $se_{\bar{x}}$ 和 se_{RM} 计算 se_c，NIST 909c 标准物质通过 se_x 计算 df_c，进而计算 VI，Rela 样品则通过 se_x 查表得 df_c 进而计算 VI。各样品确认区间具体结果见表 22-23 和表 22-24。

表 22-23　NIST 909C 标准物质 6 个生化项目确认区间结果

项目	Cr（μmol/L）	Urea（mmol/L）	UA（μmol/L）	TC（mmol/L）	TG（mmol/L）	Glu（mmol/L）
$\bar{x}$	74	4.48	278	3.55	1.18	5.1
TV	73	4.32	278	3.7	1.12	5.05
S_R	1.22	4.32	1.39	0.023	0.001	0.058
S_{WL}	1.55	0.2	3.76	0.089	0.003	0.14
$se_{\bar{x}}$	0.49	0.05	1.59	0.039	0.000 6	0.057
se_{RM}	0.81	0.044	3	0.041	0.008	0.072
se_c	1.06	0.067	3.39	0.056	0.008	0.072
$df_{\bar{x}}$	4	4	4	4	4	4
df_c	87	13	83	18	＞1 000	10
m	1.99	2.16	1.99	2.1	1.96	2.23
VI	71.0～75.0	4.18～4.46	271～284	3.58～3.82	1.18～1.23	4.89～5.21
$\dfrac{\bar{x}-TV}{TV}$	1.37%	3.70%	0.00%	−4.05%	−2.48%	0.55%
1/2 TEa	±6%	±4%	±6%	±4.5%	±7%	±3.5%

注：$\bar{x}$，均值；TV，靶值；S_R，用户估算的批内不精密度；S_{WL}，用户估算的实验室内不精密度；$se_{\bar{x}}$，平均值的标准误差；se_{RM}，参考物质标准误差；se_c，合成标准误差；$df_{\bar{x}}$，检测批自由度；df_c，合成自由度；m，t 分布的分位数值；VI，确认区间。

表 22-24 RELA 样品 6 个生化项目确认区间结果

项目	Cr（μmol/L）		Urea（mmol/L）		UA（μmol/L）		TC（mmol/L）		TG（mmol/L）		Glu（mmol/L）	
浓度水平	RelaA	RelaB	RelaA	RelaB	RelaA	RelaB	RelaA	RelaB	RelaA	RelaB	RelaA	RelaB
$\bar{x}$	162	293	5.00	19.27	293	590	4.85	3.73	1.83	1.43	6.16	11.76
TV	164	293	5.07	19.34	293	592	4.91	3.67	1.85	1.45	6.15	11.62
S_R	1.61	1.52	0.045	0.095	1	1.88	0.032	0.03	0.022	0.012	0.027	0.089
S_{WL}	1.71	1.55	0.055	0.16	1	1.88	0.032	0.03	0.022	0.012	0.027	0.089
$se_{\bar{x}}$	0.41	0.33	0.017	0.06	0.2	0.37	0.009	0.006	0.005	0.003 2	0.006	0.018
se_{RM}	0.32	0.3	0.017	0.06	0.2	0.37	0.009	0.006	0.004	0.002	0.005	0.018
se_c	0.52	0.44	0.019	0.063	0.28	0.53	0.011	0.009	0.006 4	0.004	0.008 1	0.18
df_c	10	13	7	5	15	15	9	15	12	10	12	20
tau	0.78	0.92	0.54	0.32	1	1.01	0.71	1	0.88	0.75	0.9	1.02
m	2.23	2.16	2.36	2.57	12.71	2.13	2.26	12.71	2.18	2.23	2.18	2.09
VI	162 ~ 165	292 ~ 294	5.00 ~ 5.12	19.11 ~ 19.43	289 ~ 196	589 ~ 592	4.85 ~ 4.93	3.62 ~ 3.84	1.83 ~ 1.87	1.41 ~ 1.45	6.13 ~ 6.17	11.38 ~ 12.14
$\dfrac{\bar{x}-TV}{TV}$	−1.22%	−1.02%	−1.38%	−0.36%	0.00%	−0.34%	−1.22%	1.63%	−1.08%	−1.38%	0.16%	1.20%
1/2 TEa	± 6%		± 4%		± 6%		± 4.5%		± 7%		± 3.5%	

注：$\bar{x}$，均值；TV，靶值；S_R，用户估算的批内不精密度；S_{WL}，用户估算的实验室内不精密度；$se_{\bar{x}}$，平均值的标准误差；se_{RM}，参考物质标准误差；se_c，合成标准误差；df_c，合成自由度；tau，平均值标准误差与参考物质标准误差比值；m，t 分布的分位数值；VI，确认区间。

3．两种参考物质结果 $\bar{x}$ 与 VI 的比较 分别比较参考物质样品每个水平的 $\bar{x}$ 与其靶值 VI 情况，若均值在 VI 内，则证明该方法检测结果与参考物质靶值没有显著性偏差；若不在 VI 内，则计算均值和靶值的相对偏差，观察相对偏差是否小于用户定义的可接受范围，一般以小于 1/2 TEa 为标准（TEa 可为国家临检中心可接受水平）。若是则证明候选方法相对偏差可接受。否则，需查找原因或与厂家联系。表 22-23 结果显示，除 NIST 909C 标准物质样品 TC 的均值不在 VI 内，但其相对偏差均小于 1/2 TEa，其他水平的均值都在 VI 内。结果证明，实验室现用的 6 个罗氏生化项目的正确度验证通过，可满足临床需要。

（王建兵）

第三节 准确度评价试验范例

1．**实验目的** 对 6 个实验室某系统的某个项目进行准确度（精密度和正确度）评定。

2．**实验样本** 该项目的标准物质，浓度 425mol/L，重复性标准差和复现性标准差为 σ_r=16；

$\sigma_R=25$。6 个实验室同一时间段检测，每个实验室检测 2 次。

3．**检测结果** 见表 22-25。

表 22-25 各实验室检测结果

实验室 i	检测结果（mol/L）			
	y_{i1}	y_{i2}	检测均值	极差
1	406	431	418.5	25
2	443	455	449	12
3	387	431	409	44
4	502	486	494	16
5	434	456	445	22
6	352	399	375.5	47

4．**实验室内精密度评定** 将表 22-25 中的极差与重复性标准差进行比较，使用下面的公式：

$$\frac{(yi1-yi2)^2}{2\sigma_r^2} \leq x_{(1-\alpha)}^2 \quad (v)$$

当 $\sigma=0.05$ 且 $v=1$ 时，查卡方表，$x_{0.95}^2$（1）=3.841，6 个实验室计算得到的检验值为：

第 1 个实验室：$\dfrac{(y11-y12)^2}{2\sigma_r^2}=\dfrac{25^2}{2\times16^2}=1.22$

第 2 个实验室：$\dfrac{(y21-y22)^2}{2\sigma_r^2}=\dfrac{12^2}{2\times16^2}=0.28$

第 3 个实验室：$\dfrac{(y31-y32)^2}{2\sigma_r^2}=\dfrac{44^2}{2\times16^2}=3.78$

第 4 个实验室：$\dfrac{(y41-y42)^2}{2\sigma_r^2}=\dfrac{16^2}{2\times16^2}=0.50$

第 5 个实验室：$\dfrac{(y51-y52)^2}{2\sigma_r^2}=\dfrac{22^2}{2\times16^2}=0.95$

第 6 个实验室：$\dfrac{(y61-y62)^2}{2\sigma_r^2}=\dfrac{47^2}{2\times16^2}=4.31$

第 6 个实验室的结果大于可接受标准值，因此该实验室为离群实验室。

5．**偏倚的评定** 偏倚的接受标准为：$|\bar{y}-\mu| < 2\sqrt{\sigma_R^2-\frac{1}{2}\sigma_r^2}$，即 $|\bar{y}-425| <$
$2\sqrt{25^2-\frac{1}{2}\times16^2}$ =44.59。

第 1 个实验室 $|\bar{y}-425|=6.5$
第 2 个实验室 $|\bar{y}-425|=24$
第 3 个实验室 $|\bar{y}-425|=16$
第 4 个实验室 $|\bar{y}-425|=69$

第 5 个实验室 $|\bar{y}-425|=20$

第 6 个实验室 $|\bar{y}-425|=49.5$

因此第 4 个和第 6 个实验室的偏倚不能满足要求。

6．实验结论　使用标准物质（靶值 425mol/L）对某 6 个实验室某系统的某个项目进行准确度评定，结果表明第 4 个和第 6 个实验室的准确度不能满足要求。

（韩丽乔）

第四节　分析测量范围与临床可报告范围评价试验范例

一、分析测量范围评价范例

（一）CLSI EP6-A ／WS/T408-2012 评价范例

以 ××× 化学发光仪测定甲状腺激素 T3 的线性范围评价为例。

1．实验材料

（1）仪器与试剂：××× 化学发光仪，配套试剂，校准品和质控品。

（2）标本：为 ××× 医院住院及门诊甲状腺功能亢进和甲状腺功能减退患者血清样本，T3 值为试剂盒给定线性范围的上下限，且无溶血、黄疸和脂血。

2．实验方案

（1）确定实验室允许的不精密度和线性偏离的范围分别为 5% 和 7.5%。

（2）参考 EP6-A 文件，将高（H）、低（L）浓度水平血清，按比例 L、0.8L+0.2H、0.60L+0.40H、0.40L+0.40H、0.20L+0.80H、H 配制成 6 个浓度样本。每个样本重复 2 次检测。检查是否有明显离群值，如有则查找原因并解决。

（3）利用 SPSS 17.0 软件进行多项式回归统计，将所得数据拟合为一次（$Y=b_0+b_1X$）、二次（$Y=b_0+b_1X+b_2X^2$）和三次（$Y=b_0+b_1X+b_2X^2+b_3X^3$）多项式，根据 t 值判断拟合曲线的非线性系数（b2 和 b3）与 0 是否有统计学差异，如有，则判断为非线性，否则为线性。当存在非线性时，根据回归标准误的大小，以最小者确定为最适拟合模型。

3．实验结果　六个稀释浓度样本重复测定的不精密度为 2.68%，在允许范围内，检测结果见表 22-26。多项式回归结果见表 22-27，非线性系数（b2 和 b3）与 0 相比均有统计学意义，但三次模型的回归标准误小于二次模型，因而三次多项式更适合于该组测量数据。拟合三次模型和线性模型的线性偏离，见表 22-28。第一个稀释浓度的线性偏倚达到 42.3%，超过 5% 的实验室允许范围，为临床不可接受。去掉此浓度点后，将其他五个浓度重做多项式回归，二次多项式为最适拟合模型，每个稀释浓度是线性偏离均在允许范围内，为临床可接受线性。

表 22-26　线性样本测量结果

稀释样本编号	测量值 1	测量值 2	均值	差值
1	0.50	0.48	0.49	0.02
2	2.11	2.28	2.20	−0.17

续表

稀释样本编号	测量值 1	测量值 2	均值	差值
3	3.92	3.95	3.94	−0.03
4	5.71	5.83	5.77	−0.12
5	7.86	7.80	7.83	0.06
6	10.00	10.20	10.10	−0.20

注：测量单位：nmol/L。

表 22-27 多项式回归统计结果

阶别	系数	结果	系统误差	t 检验	自由度	回归标准误
2	b2	0.073	0.009	7.88*	9	0.057
3	b2	−0.052	0.019	−2.7*	8	0.015
3	b3	0.012	0.002	6.56*		

注：*$P < 0.05$（$t_{0.05,8}=2.306$，$t_{0.05,9}=2.262$）。

表 22-28 拟合三次模型与一次模型的线性偏倚

稀释样本编号	三次拟合模型预期值	线性模型预期值	线性偏倚（%）
1	0.491	0.284	42.34
2	2.193	2.192	0.06
3	3.934	4.100	−4.22
4	5.785	6.008	−3.87
5	7.818	7.916	−1.26
6	10.103	9.825	2.76

4．评价结论 本实验室内×××化学发光仪测定甲状腺激素 T3 的线性范围为 2.20～10.10nmol/L。对于甲状腺功能减退患者，其 T3 的测定结果将可能有较大误差。

（二）线性范围评价实验范例（CLSI EP06-Ed2）

1．实验材料

（1）仪器与试剂：某品牌配套仪器、试剂、校准品和质控品。

（2）标本：患者新鲜血清，且无溶血、黄疸和脂血，传染性指标阴性。

2．实验方案 某血清标志物，一测量程序报告的线性检测区间为 10～300ng/mL，临床可接受线性偏差（ADL）为 ±10%，医学决定水平为 40ng/mL 和 200ng/mL，本实验室该项目的不精密度 ≤ 5%。

按照实验方案中的比例（1、0.9、0.75、0.6、0.5、0.4、0.25、0.15、0.08、0.05、0.03），用空白稀释液按比例配制成系列浓度的 11 个样本，每个样本重复检测 5 次，记录数据，与期望值（理论计算值）利用 SPSS 17.0 软件进行最小二乘法回归统计分析，将所得数据拟合为一次（$Y=AX$）方程，计算每个点的线性预测值，将预测值与实测均值比较计算偏差或百分偏差，判断各浓度点的线性偏离是否在允许范围内。

3．**实验结果** 检测结果见表 22-29。统计结果显示，随机误差（CV_r）均未超过本实验室设定的不精密度允许误差，经散点图检查无离群值，数据可用于线性评价。测量均值与期望值进行最小二乘法回归统计分析拟合方程为 $Y=0.991\ 2X$（$R=0.999\ 3$），各点预测值及线性偏差结果见表 22-30，拟合方程见图 22-12。

表 22-29　线性评估检测结果

样本	浓度比	测量均值（$n=5$）	SD	CV（%）
1	1	311.62	9.52	3.05
2	0.9	275.80	4.02	1.46
3	0.75	226.94	6.40	2.82
4	0.6	193.72	4.21	2.17
5	0.5	154.62	3.25	2.11
6	0.4	117.02	2.36	2.02
7	0.25	80.70	1.66	2.05
8	0.15	43.54	1.47	3.52
9	0.08	23.34	0.32	1.38
10	0.05	14.66	0.27	1.99
11	0.03	8.90	0.23	2.64

表 22-30　线性评估分析结果

样本	浓度比	测量均值（$n=5$）	期望值（E）	预测值（$Y=0.991\ 2E$）	偏差	% 偏差	是否在 ADL 范围内（$\pm10\%$）
1	1	311.62	311.62	308.88	2.74	0.89	是
2	0.9	275.80	280.46	277.99	−2.19	−0.79	是
3	0.75	226.94	233.72	231.66	−4.72	−2.04	是
4	0.6	193.72	186.97	185.33	8.39	4.53	是
5	0.5	154.62	155.81	154.44	0.18	0.12	是
6	0.4	117.02	124.65	123.55	−6.53	−5.29	是
7	0.25	80.70	77.91	77.22	3.48	4.51	是
8	0.15	43.54	46.74	46.33	−2.79	−6.03	是
9	0.08	23.34	24.93	24.71	−1.37	−5.55	是
10	0.05	14.66	15.58	15.44	−0.78	−5.08	是
11	0.03	8.90	9.35	9.27	−0.37	−3.95	是

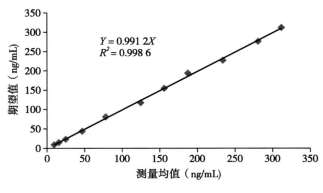

图 22-12　线性拟合散点图

4．评价结论　评估结果与报告的线性范围一致。

二、临床可报告范围评价范例

以 ××× 电化学发光法测定 NT-proBNP 的可报告范围评价实验为例。

1．实验材料

（1）仪器与试剂：××× 电化学发光免疫分析仪；配套试剂、校准品、低值质控品和高值质控品。

（2）样本：患者的新鲜血浆，无溶血、黄疸、脂血，传染性指标阴性。

2．实验方案

（1）线性验证评价（需要知道线性范围上限）：参考 EP6-A 文件进行，设定实验室线性的允许误差范围均为 5%，选择低（L）、高（H）浓度水平混合血浆，按比例配制成系列浓度的 5 个样本，每个样本重复检测，5 个系列浓度制备方案：L、1L+3H、2L+2H、3L+1H、H。记录数据，利用 SPSS 17.0 软件进行最小二乘法回归分析，将所得数据拟合为一次（$Y=b_0+b_1X$）方程式，判断各浓度点线性偏差是否在运行范围内。

（2）临床可报告范围验证实验：临床可报告范围为患者样本经稀释、浓缩或其他处理后，向临床所能报告的结果范围。首先进行稀释回收实验，稀释回收率 =（实测值 / 预期值）× 100%。选择一份初检为 31 369pg/mL 的高浓度样本，用 0.9%NaCl 分别做 5、10、20、50、100、200 倍稀释。参考仪器说明书，回收率在 90% ~ 110% 结果为可接受。实验得到最大稀释度，结合线性范围上限来确定临床可报告范围。

3．实验结果

（1）线性验证实验结果：NT-proBNP 的低值和高值分别为 5.86pg/mL 和 31 557.5pg/mL，经计算得出 NT-proBNP 的重复检测集合方差（SDr）未超过实验室设定允许误差范围 5%，检测结果可用于线性评价。SPSS 17.0 统计软件拟合线性方程为 $Y=7\ 908.1X-8\ 837.5$（$P<0.05$），线性范围为 5.86 ~ 31 557.5pg/mL。

（2）可报告范围验证结果：选择接近线性范围上限的高浓度样本（测定均值为 31 369pg/mL 的高浓度样本），用 0.9%NaCl 分别做 5、10、20、50、100、200 倍稀释，测定结果见表 22-31。当稀释倍数达到 1∶200 时，回收率为 113.23%，未在 90% ~ 110% 的可接受范围内。根据实验结果判断，其最大稀释度为 1∶100。

表 22-31　稀释回收实验结果

稀释倍数	实测平均值（pg/mL）	理论值（pg/mL）	回收率（%）	是否通过
0	31 369	31 369	100	通过
1∶5	5 957	6 273.8	94.95	通过
1∶10	2 901	3 236.9	92.48	通过
1∶20	1 565	1 568.45	99.78	通过
1∶50	654.6	627.38	104.34	通过
1∶100	306.67	313.69	97.761	通过
1∶200	177.6	156.85	113.23	不通过

4. 评价结论　结果显示，线性偏离在允许误差范围内，线性评价有意义。SPSS 17.0 统计软件最小二乘法回归分析拟合一次线性方程有统计学意义（$P < 0.05$），线性范围为 5.86 ~ 31 557.5pg/mL。实验线性范围与厂家声明的线性范围基本一致。

NT-proBNP 的 CRR 实验结果表明，最大稀释度可达到 1∶100，与仪器自动稀释的最大稀释倍数一致。结合线性范围上限、最大稀释度和医学决定水平，本检测系统测定 NT-proBNP 的 CRR 为 5.86 ~ 3 155 750pg/mL，CRR 范围可满足临床检测要求。

（韩丽乔）

第五节　检出能力评价试验范例

EP17-A2 检出能力评价实验范例

（一）范例 1：用经典法建立空白限和检出限

本范例数据来自于某雌二醇检测程序的检测限研究。由于精密度测量结果数据表明样品浓度在测量区间下限的重复性比较一致，因此使用了经典法去建立空白限（LoB）和检出限（LoD），默认值 α=β=0.05 被用于计算Ⅰ类和Ⅱ类错误。

以下设计方案用于满足经典方案实验设计的最低要求：2 个批号试剂（1 和 2）；1 个仪器系统；3 个检测日；5 个空白样本；5 个低浓度样本；每个样本 4 次重复（每个试剂批号和天数结合）；每个试剂批号 60 个空白样本重复和低浓度样本重复（3 天 ×5 个样本 ×4 次重复）。

通过免疫吸附法处理患者血清样品，去除内源性雌二醇，从而制备空白样品。对空白样品进行重复性研究（n=20）。观察到的最大测量结果为 7pg/mL。这被用做初始的 LoB 估计，并用于确定选择低水平样品的理想范围，即 7 ~ 35pg/mL。选择在方法学比对实验中确认浓度处于这一区间内的 5 个低浓度样本。

测量结果是以离线校准的形式将仪器信号转化成分析数值，从而避免了空白样本删失数据。表 22-32 至表 22-35 列出了 2 个试剂批号相关的空白样本和低浓度样本的测量结果。

表 22-32 试剂批号 1 的空白样本测量结果（pg/mL）

日期	重复次数	空白 1	空白 2	空白 3	空白 4	空白 5
1	1	2.6	1.0	−4.4	1.5	1.2
	2	−0.8	2.9	−3.4	−1.9	−0.7
	3	5.5	4.9	7.0	5.1	6.1
	4	6.0	8.0	6.9	5.7	5.1
2	1	4.5	6.9	4.3	4.1	4.8
	2	0.6	5.0	3.2	4.5	3.3
	3	−2.3	3.4	−1.4	−0.6	−2.8
	4	3.4	1.2	−4.2	0.5	−1.4
3	1	5.9	6.5	5.9	5.4	8.7
	2	7.6	5.6	7.6	7.6	3.6
	3	4.1	−2.2	3.8	4.4	5.1
	4	−1.4	2.3	5.8	6.6	3.5

表 22-33 试剂批号 1 的低浓度样本测量结果（pg/mL）

日期	重复次数	低值 1	低值 2	低值 3	低值 4	低值 5
1	1	21.0	13.3	12.8	17.3	19.2
	2	22.8	12.6	12.9	19.2	22.7
	3	28.2	18.2	17.4	21.5	28.3
	4	25.9	14.7	16.0	22.2	26.2
2	1	26.4	17.8	15.9	24.1	25.1
	2	28.3	14.0	14.1	25.8	30.3
	3	20.7	14.1	11.3	16.0	23.4
	4	21.9	12.5	9.4	16.4	19.2
3	1	24.7	11.3	10.6	24.9	26.3
	2	22.5	12.2	13.6	23.8	23.1
	3	28.5	16.2	17.6	22.1	27.5
	4	29.2	13.9	14.9	26.1	30.1

表 22-34 试剂批号 2 的空白样本测量结果（pg/mL）

日期	重复次数	空白 1	空白 2	空白 3	空白 4	空白 5
1	1	4.6	9.2	6.1	4.0	4.0
	2	4.1	8.3	3.2	11.5	6.2
	3	1.6	4.8	3.9	4.5	−0.2
	4	3.7	5.4	1.4	3.6	2.3

续表

日期	重复次数	空白 1	空白 2	空白 3	空白 4	空白 5
2	1	2.2	4.8	3.1	4.4	1.6
	2	0.7	6.3	4.1	6.8	2.6
	3	4.6	5.4	1.0	7.1	6.4
	4	2.6	9.6	3.4	4.2	5.7
3	1	1.1	7.7	0.1	3.7	4.2
	2	−4.4	3.1	0.4	3.7	3.7
	3	0.9	6.1	2.9	5.3	1.4
	4	0.7	10.0	−1.6	4.5	1.5

表 22-35　试剂批号 2 的低浓度样本测量结果（pg/mL）

日期	重复次数	低值 1	低值 2	低值 3	低值 4	低值 5
1	1	22.0	15.6	13.0	18.8	32.9
	2	22.5	21.2	15.9	17.6	30.4
	3	21.8	14.8	9.0	14.1	29.4
	4	22.1	14.9	7.0	14.9	27.6
2	1	20.3	16.0	13.4	19.2	27.7
	2	21.0	15.8	8.5	15.8	30.6
	3	25.3	21.6	16.3	19.8	31.4
	4	26.0	22.8	18.1	21.4	30.4
3	1	27.2	15.3	12.4	18.0	32.5
	2	25.1	18.7	11.1	18.0	28.9
	3	25.3	18.3	11.3	19.6	29.8
	4	25.3	19.5	10.1	23.1	35.1

1. **非参数法**　数据选用非参数方式计算。这是最常采用的方式，因为它对数据分布不做任何假设，而且对删失和非删失的空白样品数据分析都一致。

（1）LoB 评价：由于存在两个批号的试剂，所以 LoB 估计对每一批号是分开进行的。将 5 个空白样本用同一批号试剂得到的检测结果按从小到大的方式进行排序。

Ⅰ 类错误 α=0.05 计算空白样本结果分布的百分位数（Pct_B）：

Pct_B=1−α=0.95；

根据 Pct_B 计算空白样本的排列位置：

$$排列位置 =0.5+（B \times Pct_B）=0.5+（60 \times 0.95）=57.5$$

本范例中对于每一实际批号空白样本结果的 B=60。由于排列位置必须是整数，通过插入至 57.5 相邻的整数 57 和 58 计算该排列位置对应的值即相邻结果的平均值，是 LoB 估计值。表 22-36 中列出了排列好的空白样品测量结果的最大几个数据，两个批号试剂对应的 LoB 估计值分别为 7.6pg/mL 和 9.4pg/mL。取两个批号的较大值作为最终的 LoB 估计值，即 9.4pg/mL。

表 22-36 空白样本结果的排列位置和 LoB 值

排列位置	LoB 值（批号 1）	LoB 值（批号 2）
56	7.6	8.3
57	7.6	9.2
58	7.6	9.6
59	8.0	10.0
60	8.7	11.5
LoB	7.6	9.4

（2）LoD 评价：分别用两个批号试剂检测低浓度样本，表 22-37 中分别列出各低浓度样本计算得到标准差（SDs）。然后将这些结果汇总，根据公式 $SD_L = \sqrt{\dfrac{\sum_{i=1}^{J}(n_i-1)SD_i^2}{\sum_{i=1}^{J}(n_i-1)}}$，计算得到总标准差（$SD_L$）。所乘系数 Cp 是根据公式 $C_p = \dfrac{1.645}{1-\left[\dfrac{1}{4(L-J)}\right]}$ 计算得来。其中 $L=60$，代表所有检测低浓度样本的数目；$J=5$，代表低浓度样本的数目。每个 LoD 估计值引用以上得到的 LoB，根据公式 LoD=LoB+$C_p \times SD_L$ 计算得到。两个批号的 LoD 估计值分别为 14.5pg/mL 和 13.8pg/mL，取较大的 14.5pg/mL 作为测量程序的最终 LoD 估计值。

表 22-37 低浓度样本的 SDs 和 LoD 估计值（pg/mL）

	批号 1		批号 2	
标本	n	SD	n	SD
低值 1	12	3.15	12	2.27
低值 2	12	2.17	12	2.87
低值 3	12	2.62	12	3.37
低值 4	12	3.61	12	2.59
低值 5	12	3.73	12	2.18
SD_L		3.11		2.69
C_P		1.653		1.653
LoD		14.5		13.8

依据 CLSI EP17 指南文件计算，雌二醇的 LoD 估计值为 14.5pg/mL。该值是基于假阳性率（α）和假阴性率（β）均小于 5% 的前提；总共检测 240 个数据，120 个空白样本和 120 个低浓度样本，LoB 是 9.4pg/mL。

2. 参数法

（1）LoB 评价：用参数法对上述数据分析以得到 LoB 估计值时，需要对空白样本数据进行正态性分布确定，尤其是当数据有删失的时候。将 2 个试剂批号得到的 120 个空白样本数据生成一个柱状图该图形看上去呈正态分布（图 22-13）。Shapiro-Wilk w 检验结果 $P=0.083$，不否定正态分布假设。因此用参数法来进行数据分析是合适的。

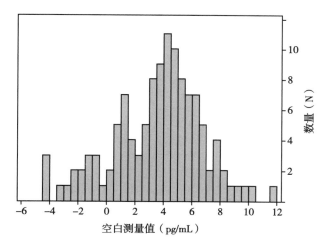

图 22-13　空白样本测量值的柱状图

分别计算每个试剂批号的空白样本检测结果均值和标准差。这些值跟 Cp 值（Cp=1.653，由 B=60 和 K=5 计算得到）一起得到两个批号的 LoB 估计值分别为 8.8pg/mL 和 8.6pg/mL。取较大的 8.8pg/mL 作为测量程序的最终 LoB 估计值。见表 22-38。

表 22-38　参数法计算 LoB 估计值（pg/mL）

	批号 1	批号 2
M_B	3.15	3.90
SD_B	3.11	2.85
Cp	1.653	1.653
LoB	8.8	8.6

（2）LoD 评价

采用非参数法对低浓度样本的数据重新分析，得到两个批号的 LoD 估计值分别为 13.9pg/mL 和 13.2pg/mL。取较大的 13.9pg/mL 作为测量程序的最终 LoD 估计值。

值得说明的是：由于空白样本数据呈正态分布，用参数法与用非参数法得到的 LoB 估计值（8.8pg/mL vs 9.4pg/mL）是可比的。如果数据呈非正态分布时，用两种不同方法产生的 LoB 估计值之间有可能会产生差异。此时推荐使用非参数法。

（二）范例 2：用精密度曲线方案建立检出限

本范例数据来自于一种新的心脏标志物免疫方法的检出限研究。由于初步精密度实验显示该测量程序变异度随着分析物浓度增加而增大，采用精密度分布图评价 LoD。

1．LoB 评价　采用免疫吸附法去除血清中的内源性分析物，制备 5 个空白血清样本。参照经典方案实验流程，分别用 2 个批号的试剂对这些标本重复检测，每天检测 4 次，连续检测 3 天。采用非参数法进行数据分析，计算 LoB 估计值为 0.51ng/mL。

2．LoD 评价　以下实验设计方案用于满足精密度曲线方案的最低实验要求。默认值 α=β=0.05 被用于计算 I 类和 II 类错误。

　　根据以下实验方案进行测量：2 个批号试剂（1 和 2）；1 个仪器系统；1 个校准品和每个试剂批号进行校准（在实验第一天）；6 个低浓度样本；20 天，每天 2 个分析批；每一试剂批号，每个分析批样本重复检测 2 次；每一样本，每个试剂批号均获得 80 个测量值。

　　按照 CLSI EP05 文件中描述的方法，按试剂批号分别计算各样本的均值和实验室内精密度（SD_{WL}）的估计值，如表 22-39 所示。

表 22-39　各样本测量均值和实验室内精密度

样品编号	试剂批号 1		试剂批号 2	
	均值（ng/mL）	SD_{WL}（ng/mL）	均值（ng/mL）	SD_{WL}（ng/mL）
A	0.69	0.39	0.78	0.29
B	1.42	0.39	1.73	0.54
C	2.65	0.46	2.89	0.55
D	4.08	0.55	3.82	0.63
E	6.08	0.64	6.33	0.82
F	10.36	1.12	10.92	1.38

　　本研究中有 2 个试剂批号，因此对每一试剂批号进行独立数据分析。绘制精密度分布图（如图 22-14 所示），两条曲线都趋向于平滑。尽管不同拟合模型都适用于该数据，初步观察二阶多项式适用于该分布图。

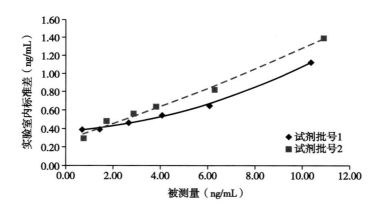

图 22-14　以实验室内精密度（SD_{WL}）和测量浓度绘制精密度分布图
（用拟合二阶多项式曲线进行叠加）

　　用另一工作表进行多项式模型拟合，相关输出系数模型为：

$$SD_{WL}=C_0+C_1X+C_2X^2$$

$$SD_{WL}=0.374\ 1+0.014\ 9X+0.005\ 5X^2（批号 1）$$

$$SD_{WL}=0.280\ 1+0.081\ 7X+0.001\ 7X^2（批号 2）$$

　　根据这些回归模型，从 LoB 浓度开始，按以下公式对每一试剂批号计算 LoD 估计值：

$$LoD=LoB+CpSD_{WL}$$

$$c_p = \frac{1.645}{1 - \left[\dfrac{1}{4(N_{TOT} - K)}\right]}$$

其中，N_{TOT}＝总测量数（每样本测量数 × 总样本数），K＝样本数。

$$c_p = \frac{1.645}{1 - \left[\dfrac{1}{4(80 \times 6 - 6)}\right]} = \frac{1.645}{1 - \dfrac{1}{4 \times 474}} = 1.646$$

批号 1：LoD=0.51ng/mL+1.646［0.374 1+0.014 9（0.51）+0.005 5（0.51）²］=1.14ng/mL

批号 2：LoD=0.51ng/mL+1.646［0.280 1+0.081 7（0.51）+0.001 7（0.51）²］=1.04ng/mL

由于批号 1 和批号 2 的 LoD 估计值（1.14ng/mL 和 1.04ng/mL）都不等于起始分析物浓度 0.51ng/mL，因此有必要逐渐增加分析物浓度计算起始 LoD 值直到得到一个拟合的 LoD 估计值的分析物浓度（即 0 偏倚）。对每一试剂批号依次计算浓度从 0.50ng/mL 至 1.30ng/mL 相关的 LoD 值，每次增加 0.1ng/mL。对于相应的被测量浓度（measurand concentration，MC），以实验 LoD 值减去 MC 值得到两者的偏倚，如表 22–40 所示。

表 22-40　实验 LoD 值和 MC

被测量浓度 （ng/mL）	试剂批号 1			试剂批号 2		
	SD_{WL} （ng/mL）	实验 LoD （ng/mL）	偏倚 （ng/mL）	SD_{WL} （ng/mL）	实验 LoD （ng/mL）	偏倚 （ng/mL）
0.50	0.383	1.14	0.64	0.348	1.08	0.58
0.60	0.385	1.14	0.54	0.355	1.10	0.50
0.70	0.387	1.15	0.45	0.363	1.11	0.41
0.80	0.390	1.15	0.35	0.371	1.12	0.32
0.90	0.392	1.16	0.26	0.379	1.13	0.23
1.00	0.395	1.16	0.16	0.387	1.15	0.15
1.10	0.397	1.16	0.06	0.394	1.16	0.06
1.20	0.400	1.17	−0.03	0.402	1.17	−0.03
1.30	0.403	1.17	−0.13	0.410	1.19	−0.11
1.10	0.397	1.16	0.06	0.394	1.16	0.06
1.11	0.397	1.16	0.05	0.395	1.16	0.05
1.12	0.398	1.16	0.04	0.396	1.16	0.04
1.13	0.398	1.17	0.04	0.397	1.16	0.04
1.14	0.398	1.17	0.03	0.398	1.16	0.03
1.15	0.399	1.17	0.02	0.398	1.17	0.02
1.16	0.399	1.17	0.01	0.399	1.17	0.01
1.17	0.399	1.17	0.00	0.400	1.17	0.00
1.18	0.399	1.17	−0.01	0.401	1.17	−0.01
1.19	0.400	1.17	−0.02	0.401	1.17	−0.02
1.20	0.400	1.17	−0.03	0.402	1.17	−0.03

对数据进行分析，当分析物浓度为 1.17ng/mL 时，试剂批号 1 的计算 LoD 值也为 1.17ng/mL。相似的，试剂批号 2 的 LoD 值也为 1.17ng/mL。对于本范例而已，两个估计值相当，最后报告该测量程序的 LoD 为 1.16ng/mL。

（三）范例 3：用概率单位方案建立检出限

研究设计以细菌 DNA 检测为例，分别收集 3 个试剂批号的数据，用概率单位法建立 LoD。本范例只采用了一个患者标本，而非操作流程中所要求的至少三个标本。对该患者样本进行系列稀释得到 5 个稀释度，分别用 3 个试剂批号进行重复检测。该范例是分子诊断检测，其 LoB 相当于 0。此外，实验设计中也包含用天然阴性标本重复检测以证实 LoB=0。对于每一种实验情况，阳性结果数，总结果数以及计算得到的命中率如表 22-41 所示。

表 22-41　各既定稀释度下得到的阳性结果比例

浓度 (CFU/mL)	观察到的阳性 / 总结果			命中率		
	批号 1	批号 2	批号 3	批号 1	批号 2	批号 3
0.000	0/22	0/22	0/22	0.000	0.000	0.000
0.025	23/32	28/32	27/32	0.719	0.875	0.844
0.050	29/32	32/32	32/32	0.906	1.000	1.000
0.150	32/32	32/32	32/32	1.000	1.000	1.000
0.300	32/32	32/32	32/32	1.000	1.000	1.000
0.500	32/32	32/32	32/32	1.000	1.000	1.000

注：CFU，colony-forming unit，集落形成单位。

对各浓度水平分析，只有 1 或者 2 个低浓度水平的命中率 < 1.000，表明这些数据不适合概率单位法模型。因此，增测了 2 个低浓度水平的标本，并将其结果补充到上述数据中，如表 22-42 所示。

表 22-42　新增稀释度下得到的阳性结果比例

浓度 (CFU/mL)	观察到的阳性 / 总结果			命中率		
	批号 1	批号 2	批号 3	批号 1	批号 2	批号 3
0.000	11/30	12/30	22/34	0.367	0.400	0.647
0.025	15/30	22/30	31/34	0.500	0.733	0.912

注：CFU，colony-forming unit，集落形成单位。

进行 Probit 回归分析，Pearson 卡方检验和对数似然比卡方检验分析表明 Probit 模型不缺乏吻合性，即适用于 LoD 的预估。结果如表 22-43 所示。图 22-15 为模拟的 Probit 曲线图，包含 3 个试剂批号每一个浓度的 95% 置信区间。

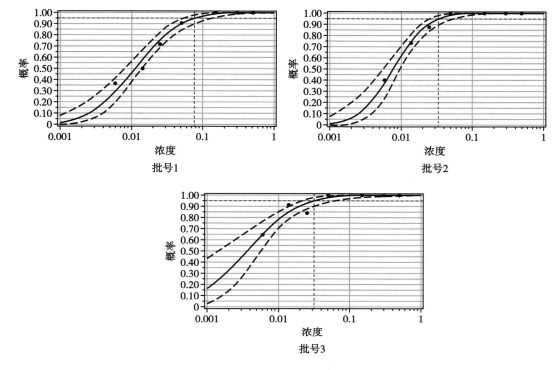

图 22-15　试剂批号 1~3 Probit 曲线

表 22-43　Probit 法分析结果

	批号 1	批号 2	批号 3
LoD（CFU/mL）	0.077	0.033	0.031

注：CFU，colony-forming unit，集落形成单位。

将最大值 0.077CFU/mL（批号 1）作为测量程序的最终 LoD 估计值。

（四）范例 4：建立定量限

1．定量限（LoQ）的评价　本范例中评估了心肌肌钙蛋白 I 的 LoQ。准确度目标确定为实验室内精密度为 10%CV，参照 CLSI EP05 中 20 天流程来评估室内精密度。实验设计方案用于满足定量限检测的最低实验要求，2 个试剂批号，1 个仪器系统，9 个低浓度混合血清池标本，20 个检测日，每天 2 个分析批，每分析批重复检测 2 次（每标本共 80 个重复数据）。

在实验开始第一天校准 2 个批号试剂。收集 9 个浓度覆盖测量区间低值区域的血清池标本。在实验开始之前将血清池标本分装后冻存在 –70℃。收集 20 个连续工作日的数据，在每一个分析批中均用两种试剂随机检测每一个新鲜复融的分装标本。计算每一个试剂批号的均值和实验室内精密度（SD_{WL}），见表 22-44，并对每一个试剂批号做精密度分布图，如图 22-16 所示。

表 22-44　精密度估计值数据汇总表

血清池标本	试剂批号 1			试剂批号 2		
	Mean（ng/mL）	SD_{WL}（ng/mL）	CV（%）	Mean（ng/mL）	SD_{WL}（ng/mL）	CV（%）
标本池 1	0.040	0.016	40.2	0.041	0.018	44.1
标本池 2	0.053	0.016	29.6	0.047	0.014	28.8
标本池 3	0.080	0.016	19.5	0.077	0.012	15.1
标本池 4	0.111	0.017	15.1	0.106	0.019	17.8
标本池 5	0.137	0.014	10.0	0.136	0.016	11.4
标本池 6	0.164	0.012	7.4	0.159	0.015	9.2
标本池 7	0.190	0.011	6.0	0.182	0.015	8.4
标本池 8	0.214	0.016	7.5	0.205	0.016	7.8
标本池 9	0.245	0.013	5.4	0.234	0.014	6.2

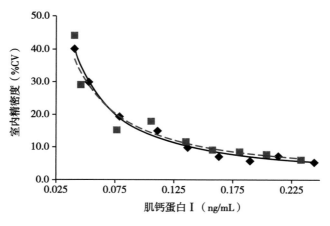

图 22-16　精密度分布图

　　精密度分布图以室内精密度（为 %CV）和被测量浓度绘制，用合适的回归模型叠加，在拟合曲线中，准确度目标为 10%CV 对应的被测量浓度即为每一批号的 LoQ 估计值。基于精密度分布图的形状，幂函数回归模型适用于数据集：

$$\%CV = C_0 X^{C1}$$

　　对每一种试剂进行回归分析，计算各自的幂函数回归模型参数。结果如下：

批号 1：C_0=1.093 7，$C1$=−1.128；

批号 2：C_0=1.511 8，$C1$=−1.003 3。

　　将以上数据代入 D1，当理想的准确度目标 Y=10%CV 时，X 为：

$$X = \left(\frac{Y}{C_0}\right)^{1/C_1} = \left(\frac{10}{1.093\,7}\right)^{-1/1.128} = 0.14\,\text{ng/mL}（批号 1）$$

$$X = \left(\frac{Y}{C_0}\right)^{1/C_1} = \left(\frac{10}{1.5118}\right)^{-1/1.0033} = 0.15 \text{ng/mL}（批号 2）$$

以上结果也能直接在精密度分布图上直接得到，即各精密度曲线中，精密度目标为10%所对应截点的浓度。取较大的0.15ng/mL（批号2）作为测量程序的最终LoQ估计值。

2. 以允许总误差建立定量限　仍以免疫法雌二醇测量程序为例，在范例1中用于建立空白限/检出限（LoB/LoD）。其准确度目标允许总误差 =21.6%。

通过以下方案建立定量限：2个批号试剂（A和B）；1个仪器系统；3个检测日，5个低浓度样本；每个样本重复检测4次（每个试剂批号和天数结合）；每一个试剂批号60个空白样本重复和低浓度样本重复（3天 ×5个样本 ×4次重复）。结果见表22-45。其中，参考值为每个低浓度样本用参考测量程序同位素稀释 – 气相色谱 – 质谱（ID-GC/MS）检测得到。

表22-45　低浓度样本的观察均值、标准差和总误差

样品	参考值	均值（pg/mL）		SD（pg/mL）	
	pg/mL	试剂 A	试剂 B	试剂 A	试剂 B
低值 1	26.1	25.0	23.7	3.1	2.3
低值 2	16.9	14.2	17.9	2.2	2.9
低值 3	13.1	13.9	12.2	2.6	3.4
低值 4	20.4	21.6	18.4	3.6	2.6
低值 5	27.8	25.1	30.6	3.7	2.2

对每一试剂批号，偏倚为低浓度样本的观察均值减去参考值。将该值与观察SD值一起计算得到TE。TE以参考值的百分位数表示，见表22-46。

表22-46　低浓度样本的TE计算值

样品	参考值	Bias（pg/mL）		TE（%）		
	pg/mL	试剂 A	试剂 B	试剂 A	试剂 B	平均值
低值 1	26.1	−1.1	−2.4	28.3	26.6	27.5
低值 2	16.9	−2.7	1.0	41.7	39.9	40.8
低值 3	13.1	0.8	−0.9	46.1	58.3	52.2
低值 4	20.4	1.2	−1.0	41.2	30.3	35.8
低值 5	27.8	−2.7	2.8	36.5	25.7	31.1

尽管精密度随着分析物浓度升高有改进，但是本例中所有样本的TE都不满足精密度目标21.6%。以平均TE与参考值做分析物浓度总误差分布图，如图22-17所示，推测准确度目标21.6%对应的浓度约为35pg/mL。

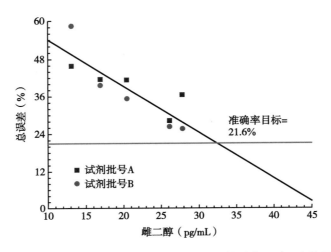

图 22-17　计算 TE 与参考值做分析物浓度总误差分布图（2 个批号试剂）

　　基于此结果，制备靶浓度为 40pg/mL 的 5 个混合样本，用 ID-GC/MS 参考方法得到参考值，并确认其在期望分析物浓度范围内 [（40±10）pg/mL]。5 个标本均在一个仪器上用 2 个试剂批号进行重复检测，每天检测 3 次，连续检测 3 天。每个试剂批号累积 45 个数据。这些样本的测量结果和参考值如表 22-47 和表 22-48 所示。

表 22-47　试剂批号 A 的测量结果

日期	重复次数	样品 1	样品 2	样品 3	样品 4	样品 5
第一天	1	36.7	49.9	46.1	33.3	42.9
	2	37.9	50.0	43.1	34.2	41.8
	3	38.3	48.1	39.4	34.5	43.8
第二天	1	36.8	47.8	47.3	43.1	46.3
	2	33.5	43.9	45.8	34.0	43.3
	3	39.2	45.6	44.8	37.1	46.0
第三天	1	41.3	45.4	44.6	35.3	42.6
	2	37.9	51.5	47.3	32.4	41.4
	3	34.9	45.8	38.9	36.0	42.8
参考值		38.2	47.1	44.7	36.5	42.8

表 22-48　试剂批号 B 的测量结果

日期	重复次数	样品 1	样品 2	样品 3	样品 4	样品 5
第一天	1	38.5	45.8	46.7	35.5	42.0
	2	41.0	47.8	43.6	40.0	44.1
	3	43.2	46.6	42.4	34.0	43.2

日期	重复次数	样品 1	样品 2	样品 3	样品 4	样品 5
	1	36.8	46.9	46.5	32.9	46.6
第二天	2	42.1	51.3	47.9	33.1	45.5
	3	35.8	50.5	42.7	38.6	43.5
	1	36.8	44.3	42.1	36.2	41.4
第三天	2	44.1	47.5	43.4	41.4	48.2
	3	39.5	52.4	44.7	33.0	45.7
	参考值	38.2	47.1	44.7	36.5	42.8

对每一试剂批号，5 个标本分别计算均值，SD，偏倚，TE，并以参考值的百分位数表示，计算数值详见表 22-49。

表 22-49　试剂批号 A 和试剂批号 B 的 LoQ 计算过程

样品	参考值	Mean（pg/mL）	SD（pg/mL）	Bias（pg/mL）	TE（pg/mL）	TE（%）
1	38.2	37.4	2.3	−0.8	5.4	14.1
2	47.1	47.6	2.6	0.5	5.7	12.1
3	44.7	44.1	3.1	−0.6	6.8	15.2
4	36.5	35.5	3.2	−1.0	7.4	20.3
5	42.8	43.4	1.7	0.6	4.0	9.3
			试剂批号 A 的 LoQ：35.5pg/mL			
1	38.2	39.8	3.0	1.6	7.6	19.9
2	47.1	48.1	2.7	1.0	6.4	13.6
3	44.7	44.4	2.1	−0.3	4.5	10.1
4	36.5	36.1	3.2	−0.4	6.8	18.6
5	42.8	44.5	2.2	1.7	6.1	14.3
			试剂批号 B 的 LoQ：36.1pg/mL			

每个试剂批号所有样本的 TE 满足准确度目标（TE ≤ 21.6%），因此满足了 LoQ 的标准。选择满足标准的最低浓度作为该批号 LoQ 的估计值，即试剂批号 A LoQ 为 35.5pg/mL，试剂批号 B LoQ 为 36.1pg/mL，选择较大值 36.1pg/mL 作为该测量程序的 LoQ 最终估计值。

（五）范例 5：确认空白限和检出限

厂家声称某药物测量程序 LoB 为 20ng/mL，LoD 为 45ng/mL，风险 α=β=0.05。使用者想要确认这两种检测限声明。

如果要确认 LoB，两个空白样本（不含药物）每天重复检测 4 次，连续检测 3 天。要确认 LoD，取另一分装的同样的空白样本，调整其靶浓度为 45ng/mL，同样每天重复检测 4 次，连续检测 3 天。只用同一个检测系统和同一批号试剂获得所有数据（所有空白样本和低浓度样本均可以获得 24 个数据）。将这些检验结果按照从小到大的顺序排列，如表 22-50 所示：

表 22-50　确认 LoB/LoD 所观察到的空白和阳性结果（ng/mL）

排序	空白	阳性	排序	空白	阳性
1	0.00	18.80	13	3.80	47.99
2	0.00	19.02	14	4.78	48.83
3	0.00	26.63	15	7.30	54.67
4	0.00	26.91	16	8.81	57.30
5	0.00	31.08	17	10.31	59.10
6	0.00	33.99	18	11.29	61.17
7	0.00	35.11	19	13.48	61.96
8	0.00	35.90	20	14.39	62.97
9	1.08	41.67	21	16.97	66.44
10	1.92	43.90	22	17.40	73.44
11	2.38	46.32	23	18.01	73.80
12	2.98	47.77	24	22.65	75.71

将这些结果与厂家声称的 LoB 值（20ng/mL）做比较，发现除一个数据（22.65ng/mL）以外，其他值均小于或者等于声称值。百分比为 23/24=98.5%。由于得到百分位值超过了置信区间为 95% 时（标本量为 24）的要求，因此厂家的 LoB 声明得到了确认。因为本确认研究标本量 n=24，因此选择表 22-51 中更大标本量（20 和 30）对应的值。

相似的，阳性结果中大于或者等于 LoB 声称值的比例为 22/24=91.7%。将此百分比与表 22-51 中的最低百分比（理由同上）比较，观测值超过了表 22-51 的值，因此厂商的 LoD 声称得到了确认。

表 22-51　测量结果总数与临界值观察比例对照表

研究中测量结果总数（N）	临界值观察比例
20	85
30	87
40	88
50	88
60	90
70	90
80	90
90	91
100	91
150	92
200	92
250	92
300	93
400	93
500	93
1 000	94

（六）范例 6：确认定量限声明

厂家声称某药物测量程序 LoQ 为 50pg/mL，准确度目标为 15% 总误差，使用者想要在假设 I 类和 II 类错误风险为 5% 时（α=β=0.05），确认定量限。

为了确认 LoQ，在 5 个空白患者标本（不含药物）中加入药物至估计浓度为 50pg/mL。采用参考测量程序（已知定 LoQ < 50pg/mL）去确认靶值。每个标本分别以 ±15%TE 计算上限和下限。每个标本连续检测 3 天，每天重复检测 3 次，只用同一个检测系统和同一批号试剂获得所有数据（每样本 9 个数据，总共 45 个数据）。检测完以后，将每个标本的结果与可接受的上下限做比较，统计超过上下限的结果数目。检测结果，靶值，可允许的误差限，以及超出范围的结果数目被列于表 22-52。

表 22-52　LoQ 确认得到的相关结果（pg/mL）

	标本 1	标本 2	标本 3	标本 4	标本 5
靶值	46.4	45.8	49.1	46.3	49.7
误差限					
上限	39.4	38.9	41.7	39.4	42.2
下限	53.4	52.7	56.5	53.2	57.2
测试天数					
1	47.8	47.3	49.7	50.4	53.7
2	44.6	48.8	51.2	49.5	52.7
3	47.1	47.6	57.3	44.0	55.9
1	50.8	54.7	54.6	51.5	55.1
2	48.2	50.7	49.3	51.4	55.5
3	52.5	50.8	53.3	49.8	57.3
1	49.4	52.5	58.0	46.1	51.8
2	52.0	50.4	49.5	45.7	48.8
3	46.3	49.6	52.2	50.9	51.7
离群值	0	1	2	0	1

总共有 4 个结果超过了允许总误差范围，满足准确度结果的百分率为 91%，当标本量为 45 时的最低百分位数为 88%（当 N=40 和 N=50 时的最大值）。由于观测到的百分位数大于最低要求值，厂商的 LoQ 声称值被确认。

（展　敏）

第六节 分析干扰评价试验范例

一、计算"干扰值"方案的范例

（一）范例1——胆红素对胆固醇测定方法干扰实验

1. 实验材料

（1）对照样本：0.9mL 患者样本 +0.1mL 生理盐水

（2）干扰样本：0.9mL 患者样本 +0.1mL 100mg/dL 胆红素标准液。

2. 实验方法 准备 5 个不同的患者样本（1~5 号）。每个患者样本制成 2 个测试样本（对照组，添加组）。每个测试样本分析 2 次。

3. 实验结果 见表 22-53。

表 22-53 胆红素对胆固醇测定方法干扰实验结果

序号	对照样本（mg/dL）			干扰样本（mg/dL）			干扰值（mg/dL）	干扰率（%）
	结果 1	结果 2	均值	结果 1	结果 2	均值		
1	167	168	167.5	180	183	181.5	14	8.36
2	213	215	214	230	222	226	12	5.61
3	221	224	222.5	237	242	239.5	17	7.64
4	248	252	250	265	271	268	18	7.20
5	287	299	293	302	306	304	11	3.75
均值	227.2	231.6	229.4	242.8	244.8	243.8	14.4	6.28

注：胆固醇单位：mg/dL×0.025 86=1mmol/L。

4. 评价结论 干扰值和干扰率结果显示，浓度为 100mg/dL 胆红素对胆固醇测定方法有一定的干扰，但未超过允许总误差 10% 水平。干扰引起的偏倚可接受。

（二）范例2——维生素C（VitC）对血糖（GOD-POD 法）测定干扰实验

1. 实验材料

（1）3g/L 的 Vc 溶液。

（2）实验血清。

（3）GOD-POD 法血糖试剂。

（4）全自动生化分析仪。

2. 实验方法 将实验血清用与干扰实验相同的方法测定 10 次，确定血糖含量，然后加入不同浓度的 VitC 进行干扰实验，观察 VitC 对血糖测定的干扰情况，记录干扰后各血糖含量，并计算干扰率。

3. 实验结果 见表 22-54。

表 22-54 VitC 对血糖（GOD-POD 法）干扰实验结果

项目	1	2	3	4	5	6	7
VitC 浓度（g/L）	0	0.03	0.10	0.15	0.20	0.30	0.50
实测值（mmol/L）	4.82	4.61	4.05	3.49	2.87	1.95	1.12
干扰值	0	−0.21	−0.77	−1.33	−1.95	−2.87	−3.7
干扰率（%）	0	−4.36	−15.98	−27.59	−40.46	−59.54	−76.76

4. 评价结论 血糖检验的 GOD-POD 法通过 Trinder 反应完成比色，但易被一些还原性物质干扰。以 VitC 的干扰最为明显，干扰原理是 VitC 与 4- 氨基安替比林竞争 H_2O_2，从而使红色的醌亚胺生成减弱，颜色变浅而发生干扰。因此，检测血糖（GOD-POD）如发现血糖明显降低或与临床症状不符时，应以 HK 法或 OTB 法复查，HK 法不受 VitC 及一些还原性物质的干扰，当 VitC 浓度为 0.20g/L 时（约快速输液 1.20g VitC），GOD-POD 法检测血糖的干扰率为 40.46%，可见干扰较明显。

二、"配对差异"范例

EP7-A2 文件方案

分析物两个浓度水平（0.50mg/dL 和 5.00mg/dL），包含最大浓度的干扰物（500mg/dL），采用配对差异进行评价。通过系统的检测配对的测试样本（含干扰物）和对照样本（无干扰物），进行干扰的评价。测试组和对照组样本间的偏倚以浓度单位和相对偏倚来计算。

表 22-55 分析物浓度为 0.50mg/dL 和 5.00mg/dL 且包含 500mg/dL 的干扰物的配对差异实验。

表 22-55A 低浓度样本

低浓度样本（0.50mg/dL）	检测结果（mg/dL）					均值（mg/dL）	SD	偏倚（mg/dL）	95% 置信区间（mg/dL）
	1	2	3	4	5				
对照组	0.45	0.56	0.48	0.54	0.47	0.50	0.047	−0.20	（−0.28，−0.12）
测试组	0.24	0.28	0.35	0.37	0.26	0.30	0.057		

表 22-55B 高浓度样本

高浓度样本（5.00mg/dL）	检测结果（mg/dL）					均值（mg/dL）	SD	相对偏倚（%）	95% 置信区间（%）
	第一次	第二次	第三次	第四次	第五次				
对照组	4.82	5.00	5.21	4.95	5.02	5.00	0.141	−9.0	（−4.6，−13.4）
测试组	4.42	4.47	4.41	4.69	4.76	4.55	0.163		

注：患者样本中可能存在的两个测量浓度水平和最大干扰浓度（即最坏的情况）。因此，在表 22-55 范例中，在 0.50mg/dL 和 5.00mg/dL 的测量水平上，推荐最大干扰浓度为 500mg/dL 进行干扰的评价。

若体外诊断厂家申明在低浓度分析物（0.50mg/dL）的允许干扰值（δ）为 ±0.10mg/dL，在高浓度分析物（5mg/dL）的允许干扰值（δ）为 ±10%。

本范例中，低浓度分析物（0.50mg/dL）的"点估计"值：

$$d_{obs}=Interference= \bar{X}_T - \bar{X}_C =0.30-0.50=-0.20mg/mL$$

则 $d_{obs} > \delta$，说明在低浓度分析物中观察到干扰。

高浓度分析物（5mg/dL）采用的是相对干扰进行分析，

$$\%d_{obss}=\%Interference= \frac{\bar{X}_T - \bar{X}_C}{\bar{X}_C}\times100 = \frac{4.55-5.00}{5.00}\times100 =-9.0\%$$

则 $d_{obs} < \delta$，且在95%置信区间内，说明干扰物导致的偏倚在最大允许干扰值范围内。

注：不是所有的分析物浓度都适合用相对偏倚来表示。对于一些分析物，考虑以绝对偏倚表示（例如浓度、活性单位）。对于判断是否存在干扰，特别是在分析物浓度水平很低时，一个小的绝对偏倚值可能其相对偏倚会比较大。

三、"剂量效应"范例

EP7-A2文件方案

1. 实验程序 "剂量效应"干扰测试程序如下：

（1）确定最高浓度和最低浓度。

（2）确定"有临床意义"的偏倚，如果曾做过"配对差异"实验，这一步已经完成。

（3）确定每个浓度水平的重测次数n（可根据EP7-A2统计公式计算），常为3次。

（4）准备高浓度和低浓度标本。

（5）吸等体积的低浓度和高浓度标本到另外一个适当的容器中，充分混匀，制备中浓度标本。

（6）吸等体积的低浓度和中浓度标本到另外一个适当的容器中，充分混匀，制备25%浓度标本。

（7）吸等体积的中浓度和高浓度标本到另外一个适当的容器中，充分混匀，制备75%浓度标本。

（8）按照第三步重测次数n的大小准备标本量。

（9）在同一分析批内测定5个标本，为了平均系统漂移影响，第一组按照升序测定，第二组按降序，第3组按照升序等。另一种可以最小化漂移效应的方法是，按照随机的顺序检测所有标本，顺序安排按照随机数字发生器或者随机数字表进行。

（10）计算低浓度标本的平均值，其他各组结果中减去该低浓度标本的平均值，然后把最终结果填入表格中进行数据分析。

2. 数据分析 将结果点在图上，Y轴为获得的干扰效应，X轴上为干扰物浓度，观察剂量效应图形。

（1）线性效应：如果数据随机分布，大约呈一条直线，可用最小二乘法进行回归分析，确定其斜率、截距、标准误（$S_{y,x}$）（每个点而非平均值），在图上绘制回归线，确定其适合所有数据点并且成线性。一个与干扰物浓度相关的线性干扰的例子见表22-56、图22-18、图22-19。

表22-56 5个系列浓度线性效应实验结果（mmol/L）

序号	干扰物浓度	干扰效应		
		第1次	第2次	第3次
1	5.00	4.82	5.85	2.89
2	13.75	5.86	11.05	10.41

序号	干扰物浓度	干扰效应		
		第 1 次	第 2 次	第 3 次
3	22.50	14.77	14.11	12.70
4	31.25	16.34	18.43	21.08
5	40.00	28.21	24.35	22.44

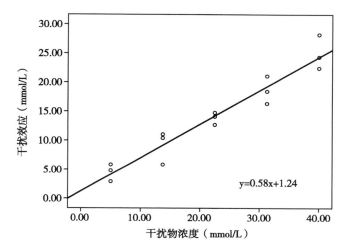

图 22-18　干扰试验的线性效应图（数据来源于表 22-56）

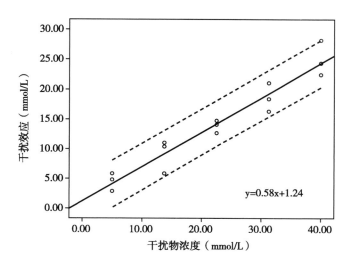

图 22-19　干扰试验剂量效应线性回归线的 95% 置信区间（数据来源于表 22-56）

从干扰物浓度与置信区间改变大小的函数可以看出，在置信区间内结果最可信的是中间干扰物浓度范围。统计学软件有助于计算回归方程和置信区间。

（2）非线性效应：干扰物浓度的干扰可能不是一个线性函数，如果绘图的数据显示是弯曲的，那么对一个给定的干扰物浓度的干扰度也可用非线性二次多项式公式计算。具体应用见表 22-57。

表22-57　5个系列浓度非线性效应实验结果（mmol/L）

序号	干扰物浓度	干扰效应		
		第1次	第2次	第3次
1	5.00	−1.42	1.54	0.06
2	13.75	8.76	13.95	10.31
3	22.50	19.87	19.21	17.83
4	31.25	20.24	22.38	24.95
5	40.00	29.51	25.65	23.74

当数据被绘制成图之后，如图22-20所示，干扰物在不同浓度的干扰度能够从图中被估计，也可以用非线性回归方程计算。

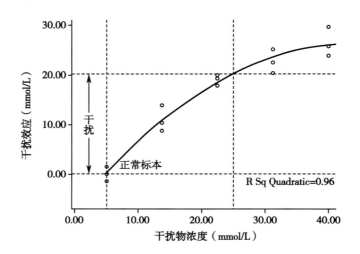

图22-20　干扰试验的非线性效应图（数据来源于表22-57）

为了确定在25mmol/L处的干扰，通过实验数据绘制最适曲线，在X轴上读取干扰物浓度为25mmol/L时所对应的干扰效应大小。本例中，估计的干扰效应大小为20mmol/L。用合适的非线性回归分析方程也可以计算其置信区间。

3．结果解释　回归线斜率代表每单位干扰物的偏倚，Y轴上的截距表示内源性干扰浓度的校正，通过回归方程，不管线性还是非线性，任何干扰物浓度水平的干扰度都可被估计。图22-18中线性数据分析表明斜率是正的，因此该干扰物质引起正向干扰。

当干扰物浓度在30mmol/L时，干扰度的大小可根据回归方程（$y=0.58x+1.24$）得到：

$$y=0.58 \times 30+1.24=18.64\text{mmol/L}$$

利用"剂量效应"评价干扰时，也可对分析物和干扰物进行联合评价，通过干扰物的浓度和分析物的浓度在检测过程中通过有组织的设置，两个或更多潜在的干扰物能被更有效的同时检测，单一成分的干扰效应可通过单因素分析方法评估。联合评价可提高效率和得到更多的信息，例如评价干扰物之间及干扰物与分析物之间的相互作用。其不足之处是标本准备更加复杂，有可能会增加人为误差。

表 22-58　"剂量效应"范例 1

| 样本 | \multicolumn{5}{c}{检测结果（nmol/L）} | 均值（nmol/L） | CV（%） | 加入的干扰物质（mg/dL） | 偏倚（nmol/L） | 偏倚（%） |
	第一次	第二次	第三次	第四次	第五次					
1	201.4	199.1	197.8	199.6	202.2	M0:200.02	0.9	0	0.00	0.00
2	217.8	226.0	228.9	226.5	220.3	223.90	2.1	10	23.88	11.94
3	237.3	236.4	239.7	243.2	243.8	240.08	1.4	20	40.06	20.03
4	247.0	251.2	248.5	239.1	242.8	245.72	1.9	30	45.70	22.85
5	255.4	244.4	253.7	254.6	251.3	251.88	1.8	40	51.86	25.93
图 22-21 坐标轴						Y3		X	Y1	Y2

注：1：以下几点可帮助理解表 22-58：

1）M0 为样本 1 检测结果的平均值。M0 表示，基于剂量-反应研究数据，一个干扰物质浓度为 0 的样本期望的分析物浓度。上面例子中，M0 是 200.02，是样本 1（$n=5$）以原来检测单位表示的平均值。

2）Y3：当 $n=5$ 时，每个样本以检测单位表示的平均值。

3）CV%：变异系数（$SD \times 100 /$ 均值）。

4）Y1（偏倚）：以检测单位表示的绝对偏倚，为每个样本均值减去 M0：偏倚 = 检测结果均值 −M0。

5）Y2：每个样本均值相对 M0 的相对偏倚（也就是相对而言干扰物质的效应）。

6）相对偏倚：为每个样本以检测单位表示的偏倚除以 M0 再乘以 100：相对偏倚 = 偏倚 ×100/M0。

7）表中显示绿色的值对应于图 22-21 中的 X，Y 数据点（绿色空心圆）。如果这 25 个检测结果重新表示为偏倚或相对偏倚，它们将会绘制在相同的位置。

2：对于表 22-58 所示数据集，某个特定样本的偏倚（Y1）和相对偏倚（Y2）的均值也可以计算出来，方法是先对单个测量结果进行转换，然后对每个特定样本转换后的值的子集进行平均。用这种方法处理范例 1 的原始数据将得到与表 22-58 最右边列数据相同的偏倚和相对偏倚。将原始数据制表或转换为表 22-58 还是表 22-59 部分取决于是使用点对点方法曲线拟合和内插法还是基于回归的方法。

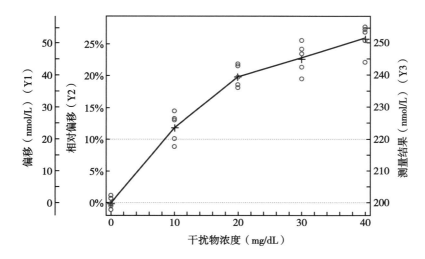

图 22-21　"剂量效应"范例 1：点对点拟合（四条线段）

在图 22-21 中蓝色的直线连接连续的特定样本的均值（"+"符号）。上面虚线那个水平是随意设置的一个相对偏倚 10%，这仅仅是代表一个假定的目标水平；较低的水平虚线是 M0。

注：1：图中显示了所有 3 种垂直轴，以证明他们的内在关系；在实际操作中，这三种中的任意一种足够用于绘制散点图。

2：不管使用的是偏倚（Y1）还是相对偏倚（Y2），连接相邻的均值可得到完全相同的线段。也可以连接相邻的中位数，因为这将获得相似的轨迹。但是，通常依据均值分析更好，除非原始数据集中存在真正关心的异常检测结果。

3：为了更加充分地描述干扰物质的特征，这种剂量-反应试验可重复使用更加低浓度的干扰物质（例如使用低浓度 12mg/dL 而不是 40mg/dL）。另外，可使用不同的试剂批号、仪器运行和不同形式的干扰物质进行重复试验。

表 22-59 "剂量效应"范例 2（nmol/L）

样本	重复检测	结果	均值	CV%	加入的干扰物	绝对偏倚	相对偏倚 %
1	1	199.6			0	−1.84	−0.91
1	2	200.3			0	−1.14	−0.57
1	3	203.4	M0 201.44	1.5	0	1.96	0.97
1	4	198.1			0	−3.34	−1.66
1	5	205.8			0	4.36	2.16
2	1	211.5			10	10.06	4.99
2	2	213.5			10	12.06	5.99
2	3	209.1	212.28	1.1	10	7.66	3.80
2	4	212.1			10	10.66	5.29
2	5	215.2			10	13.76	6.83
3	1	224.9			20	23.46	11.65
3	2	230.7			20	29.26	14.53
3	3	233.3	226.56	2.3	20	31.86	15.82
3	4	222.6			20	21.16	10.50
3	5	221.3			20	19.86	9.86
4	1	240.7			30	39.26	19.49
4	2	239.8			30	38.36	19.04
4	3	234.9	239.20	1.2	30	33.46	16.61
4	4	242.7			30	41.26	20.48
4	5	237.9			30	36.46	18.10
5	1	245.1	249.60	1.2	40	43.66	21.67

续表

样本	重复检测	结果	均值	CV%	加入的干扰物	绝对偏倚	相对偏倚 %
5	2	248.1			40	46.66	23.16
5	3	251.7	249.60	1.2	40	50.26	24.95
5	4	252.2			40	50.76	25.20
5	5	250.9			40	49.46	24.55
图 22-22 坐标轴：		Y3			X	Y1	Y2

注：表 22-59 中，M0= 样本 1 检测结果的均值。偏倚 = 检测结果 -M0，相对偏倚 = 偏倚 ×100/M0。表中显示绿色的值对应于图 22-22 中的 X，Y 数据点（色空心圆）。

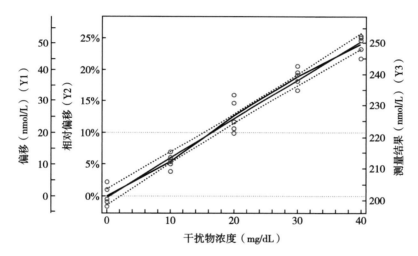

图 22-22 "剂量效应"范例 2：回归直线拟合
红色虚线表示 95% 置信区带，蓝色线表示作为对照的点对点拟合

结果解释：

①回归线斜率代表每单位干扰物的偏倚，Y 轴上的截距表示内源性干扰浓度的校正，通过回归方程，不管线性还是非线性，任何干扰物浓度水平的干扰度都可被估计。

②图 22-22 显示斜率是正的，表示该物质引起正干扰。当干扰物浓度在 30mmol/L 时干扰度的大小可根据回归方程（$y=0.58x+1.24$）计算得到：

$$y=0.58 \times 30+1.24=18.64 \text{mmol/L}$$

（张乔轩）

第七节 基质效应评价试验范例

一、EP14-A2 互通性评价范例

1. **检测系统** 比对方法为肌酐（Cr）参考测量程序。

发布者：国际检验医学溯源联合委员会（JCTLM）。

临床待评价方法：临床某品牌酶法肌酐测量系统。

2. **临床患者血清样本** 20 份新鲜单供体的含有一定浓度或活性分析物的患者和健康体检者血清，所选择的标本也要具有代表性，避免溶血、黄疸和脂血等干扰因素对分析的影响，临床样本的浓度范围覆盖标准物质浓度范围。

3. **制备物质** 4 个待评价的制备物质。

4. **测量** 样本准备：将新鲜血清和标准物质从储存冰箱中取出，检测前将其置于室温 30～60 分钟，溶化后轻轻颠倒混匀 10 次。

用参考方法和临床待评价系统分别测量 20 份新鲜标本，同样随机在这 20 份新鲜标本之间插入待评价制备物。并在同一时间分析这些新鲜标本和待评价标准物质。重复测量 3 批，每批每个样品测量 1 次，每批测量都需校准。

5. **统计学分析** 采用最小二乘法进行线性回归。以标准物质定值方法即参比检测系统所得到的结果作为 X 轴，用临床评价检测系统重复检测 20 份新鲜标本所得到的平均值作为 y 轴，利用下列公式获得回归曲线在 95% 置信水平下的预测区间（α=0.05），结果见表 22-60、图 22-23：

$$\bar{y}_{pred} \pm t(0.975, \text{n}-2)S_{y.x}\sqrt{1+\frac{1}{n}+\frac{(\bar{x}_i-\bar{\bar{x}})^2}{\sum(\bar{x}_i-\bar{\bar{x}})^2}}$$

表 22-60 数据分析－酶法肌酐测量系统基质效应评估－线性回归

样本号	参考方法		待评价方法			95% 下限	95% 上限
	均值 $\bar{x}_i$	$(\bar{x}_i-\bar{\bar{x}})^2$	均值 $\bar{y}_i$	$\bar{y}_{pred}$	$(y_{pred}-\bar{y}_i)^2$		
1	60.8	65 521.4	66.5	65.9	0.4	49.0	82.7
2	288.9	773.6	285.5	286.4	0.8	270.1	302.7
3	336.4	386.5	338.0	332.3	32.6	316.0	348.6
4	55.8	68 120.4	55.5	61.0	30.3	44.1	77.9
5	621.8	93 038.0	593.5	608.1	213.7	591.0	625.2
6	426.7	12 095.2	424.0	419.6	19.4	403.2	436.0
7	63.5	64 159.3	66.2	68.4	5.1	51.6	85.3
8	149.7	27 892.1	152.5	151.9	0.4	135.3	168.4
9	706.0	151 549.3	684.5	689.6	25.8	671.9	707.2
10	543.0	51 188.9	542.5	532.0	110.7	515.2	548.7
11	228.2	7 842.2	227.5	227.7	0.0	211.3	244.1

样本号	参考方法		待评价方法			95% 下限	95% 上限
	均值 $\bar{x}_i$	$\left(\bar{x}_i - \bar{\bar{x}}\right)^2$	均值 $\bar{y}_i$	$\bar{y}_{pred}$	$\left(y_{pred} - \bar{y}_i\right)^2$		
12	57.7	67 097.4	59.5	62.9	11.6	46.0	79.8
13	316.7	0.0	307.5	313.2	32.8	296.9	329.5
14	354.2	1 405.0	358.5	349.5	80.7	333.2	365.8
15	45.6	73 522.5	48.0	51.2	10.2	34.2	68.1
16	631.2	98 886.6	617.0	617.2	0.1	600.1	634.4
17	395.1	6 137.4	385.5	389.0	12.3	372.7	405.4
18	51.0	70 649.0	54.0	56.4	5.6	39.4	73.3
19	201.5	13 289.5	214.5	201.9	159.9	185.4	218.3
20	517.4	40 278.3	510.5	507.3	10.4	490.6	523.9
制备样本							
制备样本 1	152.3	/	146	154.4	/	137.8	170.9
制备样本 2	319.3	/	292.5	315.8	/	299.5	332.1
制备样本 3	78.6	/	76.3	83.1	/	66.3	99.9
制备样本 4	535.7	/	528.9	524.9	/	508.2	541.6

注：制备样本 1，制备样本 3 和制备样本 4 在两个系统中互通性良好，无基质效应，而制备样本 2 超出了 95% 的置信区间，说明存在基质效应。

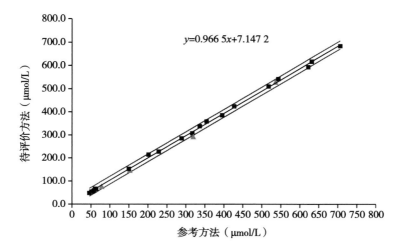

$y=0.966\ 5x+7.147\ 2$

图 22-23　使用普通线性回归评价制备物在酶法肌酐测量系统中的互通性

二、EP14-A3 互通性评估范例

分别使用 2 个测量程序进行胆固醇的检测，共检测 20 个患者样本和 5 个制备样本。在这些数据中，单位是 mg/dL，检测结果如表 22-61 所示。

表 22-61 范例原始数据

患者样本	检测顺序	测量程序 A, mg/dL (X 轴)			测量程序 B, mg/dL (Y 轴)		
		$N1$	$N2$	$N3$	$N1$	$N2$	$N3$
1	21	206.27	213.13	204.53	217.43	208.78	219.86
2	10	143.71	146.45	144.76	161.57	161.95	163.32
3	22	118.59	117.81	126.21	127.43	133.14	129.01
4	8	224.56	231.18	222.17	246.47	236.57	245.42
5	9	249.09	248.05	247.22	266.61	274.72	261.04
6	25	206.03	205.6	202.75	217.59	215.63	222.02
7	5	220.74	224.57	217.09	236.31	241.65	240.33
8	1	175.12	173.99	181.63	182.33	191.41	195.36
9	3	242.66	245.04	245.72	269.62	272.5	265.39
10	14	162.58	158.43	162.55	177.67	169.33	173.15
11	18	131.18	137.38	128.5	137.68	131.66	144.67
12	3	242.84	247.71	250.34	264.58	270.42	268.85
13	19	133.99	140.23	138.34	155.64	153.43	150.03
14	15	226.87	209.17	216.33	238.32	241.54	242.92
15	24	259.22	257.44	254.87	285.09	283.05	282.53
16	20	180.03	178.13	182.35	188.97	200.6	196.3
17	17	99.39	106.08	103.99	110.16	108.02	111.61
18	12	276.38	279.19	276.34	284.93	298.46	304.16
19	6	126.17	132.06	123.88	135.89	138.1	138.66
20	4	181.95	173.08	181.81	192.45	201.37	193.65
制备样本							
a	2	107.17	106.39	113.02	117.6	107.32	105.53
b	13	122.86	124.04	122.47	131.54	140.26	139.05
c	11	150	143.63	147.22	182.85	170.44	172.81
d	16	198.39	200.01	196.92	215.74	221.86	210.35
e	7	221.84	221.94	223.17	250.75	241.86	239.59

注：N：表示重复次数。

为了评估两个测量程序中患者结果的平均值差异 $(\bar{Y}_i - \bar{X}_i)$ 是否随浓度变化，进行散点图的绘制，如果测量程序 A 是参考方法，则可以将差异与方法的平均值绘图。患者样本的普通线性回归和差值图显示，差异的可变性似乎与浓度无关，见图 22-24 和图 22-25。

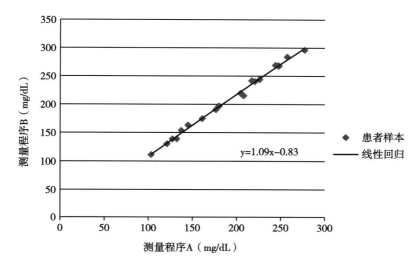

图 22-24　使用普通线性回归进行方法间患者样本的比较

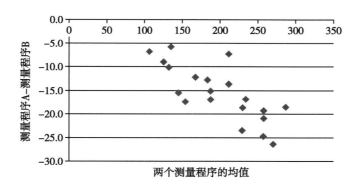

图 22-25　差值图：测量程序 A- 测量程序 B vs 两个测量程序的均值

　　普通的线性回归，如最小二乘法（OLS）认为误差主要来自于整个过程的不稳定性，与自变量无关，因此将误差分配给因变量（Y）。而 Deming 回归的典型特征是：承认自变量（X）和因变量（Y）之间均存在误差，希望采用二者的真实值进行统计分析。

　　使用患者血清样本进行回归分析，按照如下公式进行计算：

　　普通线性回归的回归方程如下：

$$Y = \alpha_H + \beta_H X$$

其中，H 表示患者样本。

　　使用 Deming 回归评估每个测量程序结果的重复平均数。其回归方程为：

$$Y = \alpha_H + \beta_H (X + \varepsilon_X) + \varepsilon_Y$$

使用斜率和截距最小误差得到的 Deming 回归曲线为 $Y = \hat{\alpha}_H + \hat{\beta}_H X$

其中，ε_X，ε_Y 分别代表自变量（X）和因变量（Y）的随机误差。

下文中，用 $\hat{\sigma}$ 代表标准差，$\hat{\sigma}^2$ 代表方差。

（1）Deming 回归方程的计算：

$$\hat{\beta}_H = \frac{\hat{\sigma}_{\bar{Y}}^2 - \hat{\lambda}\hat{\sigma}_{\bar{X}}^2 + \sqrt{\left(\hat{\sigma}_{\bar{Y}}^2 - \hat{\lambda}\hat{\sigma}_{\bar{X}}^2\right) + 4\hat{\lambda}\hat{\sigma}_{\overline{XY}}^2}}{2\hat{\sigma}_{\overline{XY}}}$$

$$\hat{\alpha}_H = \overline{\overline{Y}} - \hat{\beta}_H \overline{\overline{X}}$$

式中各分量按照如下公式计算：

计算自变量（X）和因变量（Y）每组数值的均值（$\overline{X}$和$\overline{Y}$）和总均值（$\overline{\overline{X}}$和$\overline{\overline{Y}}$）

$$\overline{\overline{X}} = \frac{1}{n}\sum_{i=1}^{n}\overline{X}_i = 190.7$$

$$\overline{\overline{Y}} = \frac{1}{n}\sum_{i=1}^{n}\overline{Y}_i = 206.3$$

其中，i 表示样本号。

$$\hat{\sigma}_{\overline{X}}^2 = \frac{1}{n}\sum_{i=1}^{n}(\overline{X}_i - \overline{\overline{X}})^2 = 2\,541$$

$$\hat{\sigma}_{\overline{Y}}^2 = \frac{1}{n}\sum_{i=1}^{n}(\overline{Y}_i - \overline{\overline{Y}})^2 = 3\,011$$

$$\hat{\sigma}_{\overline{X}\overline{Y}} = \frac{1}{n}\sum_{i=1}^{n}(\overline{X}_i - \overline{\overline{X}})(\overline{Y}_i - \overline{\overline{Y}}) = 2\,760$$

计算自变量（X）和因变量（Y）随机误差的方差：

$$\hat{\sigma}^2(\varepsilon_X) = \frac{1}{n(N_H - 1)}\sum_{i=1}^{n}\sum_{j=1}^{N_H}(X_{ij} - \overline{X}_i)^2 = 15.06$$

$$\hat{\sigma}^2(\varepsilon_Y) = \frac{1}{n(N_H - 1)}\sum_{i=1}^{n}\sum_{k=1}^{N_H}(Y_{ik} - \overline{Y}_i)^2 = 22.08$$

其中：

$N_H =$ 为每个样本检测的重复次数，在本范例中 $N_H = 3$；

$i=$ 得到 $\overline{X}_i$ 的第 i 次重复；

$k=$ 得到 $\overline{Y}_i$ 的第 k 次重复。

计算自变量（X）和因变量（Y）随机误差的方差的比值 $\hat{\lambda}$：

$$\hat{\lambda} = \hat{\sigma}^2(\varepsilon_Y)/\hat{\sigma}^2(\varepsilon_X) = 1.146$$

将各分量计算结果代入公式：

$$\hat{\beta}_H = \frac{\hat{\sigma}_{\overline{Y}}^2 - \hat{\lambda}\hat{\sigma}_{\overline{X}}^2 + \sqrt{\left(\hat{\sigma}_{\overline{Y}}^2 - \hat{\lambda}\hat{\sigma}_{\overline{X}}^2\right) + 4\hat{\lambda}\hat{\sigma}_{\overline{X}\overline{Y}}^2}}{2\hat{\sigma}_{\overline{X}\overline{Y}}} = 1.088$$

$$\hat{\alpha}_H = \overline{\overline{Y}} - \hat{\beta}_H \overline{\overline{X}} = -1.281$$

则得到 Deming 回归曲线为 $Y = \hat{\alpha}_H + \hat{\beta}_H X = 1.088X - 1.281$

（2）置信区间的计算

$$[U, L] = \overline{Y}_{P\_pred} \pm t\left(1 - \frac{\gamma}{2},\ n(N_H - 1)\right) * \hat{\sigma}\left(\overline{Y}_{P\_pred}\right)$$

其中，

U 表示置信区间上限；

L 表示置信区间下限；

P 是指制备样本；

$\bar{Y}_{P\_pred}$ 通过 Deming 回归计算得到的 $\bar{X}_P$ 对应的因变量值，$\bar{Y}_{P\_pred} = 1.088\bar{X}_P - 1.281$；

$t\left(1 - \dfrac{\gamma}{2},\ n(N_H - 1)\right)$ 为双侧检验 $p=0.05$ 以及自由度为 $n(N_H - 1) = 40$ 时的值，$t=2.021$。

$$\hat{\sigma}\left(\bar{Y}_{P\_pred}\right) \approx \sqrt{(\bar{X}_P - \overline{\overline{X}})^2 \hat{\sigma}_{\beta H}^2 + \left(\hat{\beta}_H^2 \hat{\sigma}^2(\varepsilon_X) + \hat{\sigma}^2(\varepsilon_Y)\right)(1 + 1/n)/N_P}$$

其中，

$$\hat{\sigma}_{\beta H}^2 = \frac{\hat{\beta}_H^2}{n\hat{\sigma}_{\overline{XY}}^2}\left(\hat{\sigma}_{\overline{X}}^2 \hat{\sigma}_{\overline{Y}}^2 - \hat{\sigma}_{\overline{XY}}^2\right) = 0.000\,29\ ;$$

$\bar{X}_P$ 制备样本重复检测的均值；

N_P 制备样本的重复检测次数，此范例 $N_P = 3$；

将 $\bar{X}_P$ 和上述计算的各分量代入公式可计算得到 $\hat{\sigma}\left(\bar{Y}_{P\_pred}\right)$，再代入

$$[U, L] = \bar{Y}_{P\_pred} \pm t * \hat{\sigma}\left(\bar{Y}_{P\_pred}\right)$$

即可得到置信区间上限和下限值，如表 22-62。

表 22-62　置信区间计算表

制备样本	$\bar{X}_P$	$\bar{Y}_P$	$\bar{Y}_{P\_pred}$	$\hat{\sigma}\left(\bar{Y}_{P\_pred}\right)$	$t * \hat{\sigma}\left(\bar{Y}_{P\_pred}\right)$	L	U
a	108.9	110.2	117.2	3.99	8.06	109.1	125.2
b	123.1	136.9	132.7	3.91	7.90	124.8	140.6
c	147.0	175.4	158.6	3.81	7.70	150.9	166.3
d	198.4	216.0	214.6	3.74	7.56	207.1	222.2
e	222.3	244.1	240.6	3.78	7.63	233.0	248.2

将范例中的患者样本均值与制备样本均值点绘制成散点图进行 Deming 回归，如图 22-26 所示。

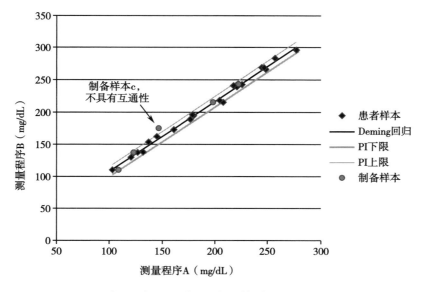

图 22-26　测量程序 B 和测量程序 A 检测结果的 Deming 回归图

从表 22–62 和图 22–26 中可以发现，制备样本 c 的值在置信区间外，说明该制备样本存在基质效应，在两个检测系统中不具有互通性。

（张乔轩）

第八节 携带污染的评估及其解决方案范例

一、样本针引起的携带污染案例

1. **故障现象** 仪器校准免疫球蛋白 G（IgG）项目，IgG 多次校准，经常出现低浓度点校准品报警"DUP.E"。IgG 为自动稀释的多点校准模式。排查试剂因素、光路系统、加样系统、混匀系统、冲洗系统，未发现问题，疑似样本针携带污染，开启样本针引起携带污染的实验方案。

2. **实验方案** 分别收集评价项目高浓度样本 H 和低浓度样本 L。将高浓度样本 H 等体积分成 10 个高浓度样本；另将低浓度样本 L 等体积分成 11 个低浓度样本，共得到 21 个样本。按照 L、L、L、H、H、L、H、H、L、L、L、L、H、H、L、H、H、L、H、H、L 顺序进行检测。

"L-L"为紧跟在低值标本后的低值标本的结果，"H-L"为紧跟在高值标本后的低值样本的结果。携带污染指标 = "H-L"结果平均值 – "L-L"结果平均值。携带污染指标小于"L-L"结果的 3SD 为符合要求，结果见表 22–63。

表 22–63 样本针引起的携带污染实验

顺序	样本	结果	L-L	H-L
1	L	1.24		
2	L	1.21	1.21	
3	L	1.13	1.13	
4	H	28.11		
5	H	28.09		
6	L	3.28		3.28
7	H	28.12		
8	H	28.14		
9	L	2.98		2.98
10	L	1.24	1.24	
11	L	1.21	1.21	
12	L	1.15	1.15	
13	H	28.12		
14	H	28.08		
15	L	2.85		2.85
16	H	28.11		

续表

顺序	样本	结果	L-L	H-L
17	H	28.13		
18	L	3.22		3.22
19	H	28.13		
20	H	28.12		
21	L	3.18		3.18
平均			1.19	3.08
SD			0.04	0.18

3. 结果判定

携带污染指标 = "H-L"结果平均值 – "L-L"结果平均值 =3.08–1.19=1.89。

"L-L" 3SD=0.12。

携带污染指标＞"L-L"3SD，证明存在样本针携带污染。

4. 解决方案　彻底清洁管路系统，考虑样本针使用时间长更换样本针。然后按照实验方案重新测试，计算实验结果，样本针携带污染情况得以解决。

二、试剂针引起的携带污染案例

1. 故障现象　多个项目一起检测，某个项目结果异常。这个项目单独检测，项目结果正常。

2. 实验方案　假设被污染项目为 X，可能发生携带的项目为 A、B、C、D……，则可以按照 X、A、X_A、B、X_B、C、Xc、D、X_D……设计基本检测菜单，分别计算携带污染率（X_A–X）/X，（X_B–X）x……并根据预设判定标准，初步判断哪些项目发生携带污染。例如，怀疑 HDL-C（mmol/L）、AST（U/L）、CK（U/L）、TBA（μmol/L）对 Ca^{2+}（mmol/L）的检测结果有影响，结果见表 22-64。

表 22-64　试剂针携带污染实验结果

事项	测量结果								
样本号	1	2	3	4	5	6	7	8	9
项目测量顺序	Ca^{2+}	HDL–C	Ca^{2+}	AST	Ca^{2+}	CK	Ca^{2+}	TBA	Ca^{2+}
测量结果	2.52	2.16	2.62	68	2.56	249	2.48	116	2.87
携带污染率（%）			4.0		1.6		–1.6		13.9

3. 结果判定　参照室间质量评价计划允许误差 5.0%，证明 TBA 对 Ca^{2+} 的检测结果存在试剂针携带污染情况。

4. 解决方案　保养试剂针和清洗系统，在 Ca^{2+} 检测前有 TBA 测量时，增加清洗试剂针 2次，再次进行按照上述顺序进行测量，测量实验结果均在允许误差范围，试剂针携带污染情况得以解决。

三、搅拌棒引起的携带污染案例

1. **故障现象** 多个项目一起检测，某个项目结果异常。这个项目单独检测，项目结果正常。

2. **实验方案** 把混合血清分到 10 个样品杯中，做 A 项目和 B 项目的相互影响。这 10 份样品按如下方法测定，见表 22–65。

表 22–65 搅拌棒携带污染试验方案

事项	试验方案									
样本号	1	2	3	4	5	6	7	8	9	10
项目	A	B	B	B	A	A	B	B	B	B
搅拌棒 1 污染	N	N	参照	A→B	N	N	A→B	N	N	N
搅拌棒 2 污染	N	N	参照	N	N	N	N	A→B	N	N
搅拌棒 3 污染	N	N	参照	N	N	N	N	N	A→B	N

4 号和 7 号 B 项目是受到 A 试剂通过搅拌棒 1 的污染，8 号 B 项目是受到 A 试剂通过搅拌棒 2 的污染，9 号 B 项目是受到 A 试剂通过搅拌棒 3 的污染。如果受污染结果与参照结果的差值百分比小于室内质控 CV 的 2 倍，可以认为无搅拌棒引起的携带污染。例如，怀疑搅拌棒影响对 GLU 的检测，结果见表 22–66。

表 22–66 多项目检测 GLU 与单独检测 GLU 结果

事项	测量结果				
编号	1	2	3	4	5
多项目检测 GLU	5.73	5.71	5.67	5.73	5.72
单独检测 GLU	5.29	5.25	5.23	5.24	5.24

发现多项目检测中 GLU 与单独检测 GLU 差异明显。实验方案结果见表 22–67。

表 22–67 搅拌棒携带污染试验结果（ALP 对 GLU 结果的影响）

事项	测量结果									
样本号	1	2	3	4	5	6	7	8	9	10
项目	ALP	GLU	GLU	GLU	ALP	ALP	GLU	GLU	GLU	GLU
结果	60.3	6.19	6.13	6.71	60.1	59.6	6.88	6.21	6.24	6.27

3. **结果判定** 4 号受污染结果 6.71，参照结果 6.13，两者差值 0.58。受污染结果与参照结果的差值百分比 =0.58/6.13=9.46%，大于室内质控 CV 值 2 倍。证明存在搅拌棒携带污染情况。

4. **解决方案** 清洗或更换搅拌棒，然后按照实验方案重新测试，观察再次实验结果判定搅拌棒携带污染情况是否解决。

四、比色杯引起的携带污染案例

1．故障现象　每天发现几例 Cr 异常高值，复查后结果正常。保养仪器，更换试剂针和搅拌棒没有改善。

2．实验过程

（1）查看反应曲线，所有 Cr 异常高值的反应曲线都显示在连续监测点 20 点之后有明显的不规则吸光度升高。

（2）以水做标本，做重复性实验，测定 100 次，发现有 3 个高值，说明有比色杯污染存在。

（3）把与 Cr 同单元同圈的所有项目试剂当标本测量 Cr，发现 CK-MB 的 R2 试剂测定值是 1 893μmol/L，遂判定比色杯的污染来源。

3．解决方案　保养仪器，特别是比色杯的清洗单元，把污染源 CK-MB 移到另一圈，设置 Cr 的数据检查参数，把异常的反应曲线做自动复检。若仪器无内外两圈，则根据仪器和试剂公司推荐进行特殊清洗。

（王建兵）

第二十三章

定性检验方法性能验证与确认报告范例

第一节　精密度评价试验报告

一、两种 HBeAb 试剂不精密度曲线的建立试验

1．目的　比较 A、B 两种定性检测 HBeAb 的试剂在接近临界值处的精密度。

2．方法

（1）取 HBeAb 强阳性的混合血清 1 份。

（2）用 0.9% 生理盐水对 HBeAb 强阳性混合血清做一系列稀释，使之接近 C_{50}。

（3）稀释后标本用 A 或 B 试剂重复检测 40 次或以上，记录每次阳性结果百分数。

（4）以样本稀释度为横坐标，以 HBeAb 阳性结果百分数为纵坐标，拟合 A 和 B 试剂检测 HBeAb 的不精密度曲线。

（5）比较 A、B 试剂定性检测 HBeAb 的 C_{50}、$C_5 \sim C_{95}$ 区间以及不精密度曲线。

3．结果

（1）A、B 两种试剂的 C_{50} 结果见表 23-1。根据 C_{50} 的判断标准，得到 A 试剂 C_{50} 的稀释度是 1：380，B 试剂 C_{50} 的稀释度是 1：240。A 试剂 C_{50} 小于 B 试剂 C_{50}，所以 A 试剂比 B 试剂的灵敏度更高。

表 23-1　A 和 B 试剂定性检测 HBeAb 的 C_{50} 估计

试剂	强阳性标本的稀释度	检测数 n	阳性结果个数	阳性结果百分数（%）	浓度 C
A	1：310	40	40	100	C_{100}
	1：340	40	34	85	C_{85}
	1：370	40	31	77.5	$C_{77.5}$
	1：380	40	16	40	C_{40}
	1：400	40	2	5	C_5
	1：430	40	0	0	C_0
B	1：150	45	45	100	C_{100}
	1：180	45	41	91.1	$C_{91.1}$
	1：200	45	30	66.7	$C_{66.7}$
	1：240	40	23	57.5	$C_{57.5}$
	1：250	40	6	15	C_{15}
	1：260	40	0	0	C_0

（2）A、B 两种试剂的不精密度曲线和 $C_5 \sim C_{95}$ 区间大小见图 23-1。由图可观察到，A 试剂的不精密度曲线陡峭，B 试剂的不精密度曲线相对平滑；A 试剂的 $C_5 \sim C_{95}$ 区间比 B 试剂的 $C_5 \sim C_{95}$ 区间窄，所以，在接近各自的 C_{50} 处，A 试剂的精密度优于 B 试剂。

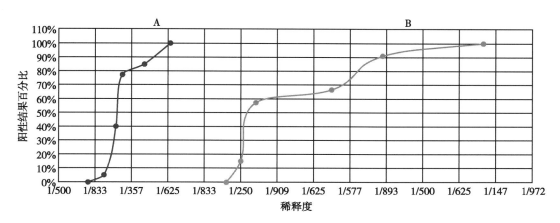

图 23-1　A 和 B 试剂定性检测 HBeAb 的不精密度曲线图

4．结论　A 试剂的敏感度和精密度均优于 B 试剂。

二、两种 HBsAg 试剂的不精密度试验

1．目的

判断两种定性检测 HBsAg 试剂的某一特定浓度范围（如 $C_{50} \pm X\%$），是否包含了 $C_5 \sim C_{95}$ 区间。

2．方法

（1）取 HBsAg 强阳性的混合血清 1 份。

（2）用 0.9% 生理盐水对 HBsAg 强阳性混合血清作一系列稀释，使之接近 C_{50}。

（3）稀释后标本用 A 或 B 试剂重复检测 40 次，记录每次阳性结果百分数。同时，所有稀释后标本分别在 ××× 仪器检测发光值。

（4）以样本 HBsAg 发光值浓度为横坐标，阳性结果百分数为纵坐标，拟合 A 和 B 试剂检测 HBsAg 的不精密度曲线。

（5）计算 A、B 定性试剂检测 HbsAg 的 C_{50}、$C_5 \sim C_{95}$ 区间。

（6）若两试剂的 $C_5 \sim C_{95}$ 区间等宽，应进一步下面的试验。

（7）以 C_{50}、C_{95}、C_5 和 $C_{50} \pm 15\%$ 共 5 个浓度点作样本，用 A 或 B 试剂重复检测 40 次，记录每次阳性结果百分数。同时，5 个浓度点样本分别在 ××× 仪器检测发光值。

（8）观察两种试剂的某一特定浓度范围 $C_{50} \pm 15\%$，是否包含了 $C_5 \sim C_{95}$ 区间。

3．结果

（1）A、B 两种试剂的 C_{50}、C_{95} 和 C_5 结果见表 23-2。A 试剂的 C_{50} 为 10.34，B 试剂的 C_{50} 为 4.64，所以 B 试剂的灵敏度比 A 试剂的高。

表 23-2　HBsAg 试剂的 C_{50}、C_{95} 和 C_5 结果

试剂	电化学发光检测 COI	检测数 n	阳性结果个数	阳性结果百分数（%）	浓度 C
	9.63	40	2	5	C_5
A	10.34	40	18	45	C_{50}
	10.91	40	38	95	C_{95}
	3.78	40	2	5	C_5
B	4.64	40	21	52.5	C_{50}
	5.06	40	38	95	C_{95}

（2）A、B 两种试剂的 $C_5 \sim C_{95}$ 区间宽度及不精密度曲线的形状见图 23-2。由图可见两种试剂的 $C_5 \sim C_{95}$ 区间等宽，均为 1.28，不精密度曲线的陡峭程度也一致，所以，两种试剂在检测各自 $C_5 \sim C_{95}$ 区间内浓度的标本时，精密度是一致的。

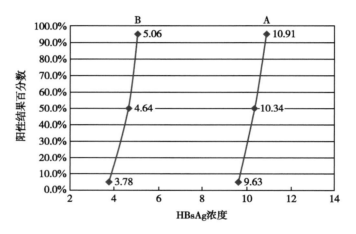

图 23-2　A 和 B 试剂的不精密度曲线图

（3）两种试剂对各自 C_{50}、C_{95}、C_5 和 $C_{50} \pm 15\%$ 共 5 个浓度点的样本重复性检测的结果见表 23-3。结果显示，A 试剂的 $C_{50} \pm 15\%$ 包含了 $C_5 \sim C_{95}$ 区间，B 试剂的 $C_{50} \pm 15\%$ 部分落在 $C_5 \sim C_{95}$ 区间内（$C_{50}+15\%$ 包含了 $C_5 \sim C_{95}$ 区间，但 $C_{50}-15\%$ 在 $C_5 \sim C_{95}$ 区间内）。所以，这两种试剂在检测各自 $C_{50} \pm 15\%$ 区间以外浓度的标本时，A 试剂的精密度优于 B 试剂。

表 23-3　两种试剂对各浓度点 HBsAg 的检测结果

试剂	电化学发光检测 COI	检测数 n	阳性结果个数	阳性结果百分数（%）	浓度 C
	8.71	40	1	3.3	$C_{50}-15\%$
	9.63	40	4	10.0	C_5
A	10.34	40	21	53.3	C_{50}
	10.91	40	36	90.0	C_{95}
	11.81	40	40	100.0	$C_{50}+15\%$

续表

试剂	电化学发光检测 COI	检测数 n	阳性结果个数	阳性结果百分数（%）	浓度 C
	3.78	40	1	3.3	C_5
	3.90	40	3	6.6	$C_{50}-15\%$
B	4.64	40	19	46.6	C_{50}
	5.06	40	37	93.3	C_{95}
	5.34	40	39	96.6	$C_{50}+15\%$

4．结论　B 试剂的灵敏度比 A 试剂的高；两种试剂在检测各自 $C_5 \sim C_{95}$ 区间内浓度的标本时，精密度是相同的，但在检测各自 $C_{50} \pm 15\%$ 区间以外浓度的标本时，A 试剂的精密度优于 B 试剂。

三、HBsAb 试剂精密度验证试验

1．目的　厂家在定性检测 HBsAb 的试剂盒说明书中给出了该试剂的精密度 CV 值 ≤ 15%（$n=10$），实验室对该厂家提供的精密度进行验证。

2．方法

（1）准备两份不同浓度的 HBsAb 弱阳性混合血清，分别为样本 A1、B1，两份 HBsAb 浓度阴性的混合血清，分别为样本 A2、B2。

（2）样本 A1、A2 当天检测 10 次，记录结果，计算所得 S/CO 值的均值（$\bar{x}$）和标准差（SD），计算 CV%，作为重复性评估（批内精密度）。

（3）样本 B1、B2 每天检测一次，连续检测 10 天，记录结果，计算所得 S/CO 值的均值（$\bar{x}$）和标准差（SD），计算 CV%，作为中间精密度验证（批间精密度）。

3．结果　样本 A1、A2、B1、B2 的检验结果见表 23-4。

表 23-4　HBsAb 试剂盒的精密度验证结果

重复性评估			中间精密度		
一天检测 10 次	每次检测结果（S/CO）		每天检测一次连续检测 10 天	每次检测结果（S/CO）	
	样本 A1	样本 A2		样本 B1	样本 B2
1	1.3	0.36	2.67	2.67	0.52
2	1.32	0.32	2.56	2.56	0.54
3	1.47	0.32	2.4	2.4	0.53
4	1.51	0.39	2.27	2.27	0.58
5	1.46	0.33	2.64	2.64	0.54
6	1.46	0.31	2.28	2.28	0.52
7	1.41	0.35	2.03	2.03	0.56
8	1.42	0.37	2.58	2.58	0.55
9	1.42	0.36	2.87	2.87	0.52
10	1.51	0.32	2.5	2.5	0.58

续表

重复性评估			中间精密度		
一天检测 10 次	每次检测结果（S/CO）		每天检测一次连续检测 10 天	每次检测结果（S/CO）	
	样本 A1	样本 A2		样本 B1	样本 B2
$\bar{x}$	1.42	0.34	$\bar{x}$	2.48	0.544
SD	0.07	0.02	SD	0.24	0.02
CV%	4.99	7.78	CV%	9.72	4.26

4．结论　该试剂两个标本浓度的重复性变异系数 4.99% 和 7.78%，均小于 10%，同时不大于试剂盒说明书给出的批内 CV%，验证通过。两个浓度的中间变异系数为 9.72% 和 4.26%，均小于 15%，同时不大于试剂盒说明书给出的批间 CV%，验证通过。

第二节　符合率评价试验报告

一、HBsAg 试剂的方法符合率验证报告

1．目的　用国家标准血清盘对新购入的 HBsAg 试剂盒进行验证，观察两者的符合率。

2．方法

（1）购买 HBsAg 标准血清盘，由国家生物制品检定所提供。

（2）标准血清盘有阴性参考品 20 份，阳性参考品 20 份，灵敏度参考品 9 份（adr 亚型，adw 亚型，ay 亚型），精密度参考品 1 份。

（3）用待评价的 HBsAg 试剂盒对标准血清盘的阴性参考品、阳性参考品、灵敏度参考品进行检测，记录结果，计算符合率。

（4）用待评价的 HBsAg 试剂盒对标准血清盘的精密度参考品进行检测，试验方法和结果判断参照精密度的验证试验。

3．结果　结果见表 23-5。

表 23-5　HBsAg 试剂盒检测结果与标准血清盘的比较

	阴性参考品		阳性参考品		灵敏度参考品	
	试剂盒检测结果	标准血清盘	试剂盒检测结果	标准血清盘	试剂盒检测结果	标准血清盘
1	−	−	+	+	+	+
2	−	−	+	+	+	+
3	−	−	+	+	+	+
4	−	−	+	+	+	+
5	−	−	+	+	+	+
6	−	−	+	+	+	+

续表

	阴性参考品		阳性参考品		灵敏度参考品	
	试剂盒检测结果	标准血清盘	试剂盒检测结果	标准血清盘	试剂盒检测结果	标准血清盘
7	−	−	+	+	+	+
8	−	−	+	+	+	+
9	−	−	+	+	+	+
10	−	−	+	+		
11	−	−	+	+		
12	−	−	+	+		
13	−	−	+	+		
14	−	−	+	+		
15	−	−	+	+		
16	−	−	+	+		
17	−	−	+	+		
18	−	−	+	+		
19	−	−	+	+		
20	−	−	+	+		

4．结论　从上表可看出，该试剂盒检测结果与国家标准血清盘的阴性、阳性符合率均达到100%，灵敏度也符合最低检出量，验证通过。

二、幽门螺杆菌抗体检测试剂的诊断符合率验证报告

1．目的　比较两种幽门螺杆菌抗体检测试剂对幽门螺杆菌感染的临床诊断效能。

2．方法

（1）待评价方法（候选方法）和目前在用方法（参比方法）分别检测 102 份幽门螺杆菌感染患者的血清，将检测结果与临床诊断进行比较。

（2）新方法与明确诊断的比较结果见表 23−6。

表 23−6　候选方法与临床诊断比较的 2×2 列联表

候选方法	明确诊断：幽门螺杆菌		合计
	阳性	阴性	
阳性	57	2	59
阴性	4	39	43
合计	61	41	102

1）候选方法的灵敏度和特异性

灵敏度（sens）=100%[A/（A+C）]=100%（57/61）=93.4%

特异性（spec）=100%[D/（B+D）]=100%（39/41）=95.1%

患病率 =100%（A+C）/N=100%（61/102）=59.8%

阳性预测值（PVP）=100%[A/（A+B）]=100%（57/59）=96.6%

阴性预测值（PVN）=100%[D/（C+D）]=100%（39/43）=90.7%

诊断效能 =100%[（A+D）/N）]=100%（96/102）=94.1%

2）候选方法灵敏度的 95% 可信区间：

$Q_1 = 2 \times 57 + 3.84 = 117.84$

$Q_2 = 1.96 \sqrt{3.84 + 4 \times 57 \times 4 / 61} = 8.496$

$Q_3 = 2 \times 61 + 7.68 = 129.68$

100%（$Q_1 - Q_2$）/Q_3 =100%（117.84-8.496）/129.68=84.3%

100%（$Q_1 + Q_2$）/Q_3 =100%（117.84+8.496）/129.68=97.4%

灵敏度的 95% 可信区间是（84.3%，97.4%）。

3）候选方法特异性的 95% 可信区间：

$Q_1 = 2 \times 39 + 3.84 = 81.84$

$Q_2 = 1.96 \sqrt{3.84 + 4 \times 39 \times 2 / 61} = 6.632$

$Q_3 = 2 \times 41 + 7.68 = 89.68$

100%（$Q_1 - Q_2$）/Q_3 =100%（81.84-6.632）/89.68=83.9%

100%（$Q_1 + Q_2$）/Q_3 =100%（81.84+6.632）/89.68=98.7%

特异性的 95% 得分可信区间是（83.9%，98.7%）。

（3）参比方法与明确诊断的比较结果见表 23-7。

表 23-7 参比方法与临床诊断之间比较的 2×2 联表

参比方法	临床诊断：幽门螺杆菌感染		合计
	阳性	阴性	
阳性	54	7	61
阴性	7	34	41
合计	61	41	102

1）参比方法的灵敏度和特异性

灵敏度（sens）=100%[A/（A+C）]=100%（54/61）=88.5%

特异性（spec）=100%[D/（B+D）]=100%（34/41）=82.9%

患病率 =100%（A+C）/N=100%（61/102）=59.8%

阳性预测值（PVP）=100%[A/（A+B）]=100%（54/61）=88.5%

阴性预测值（PVN）=100%[D/（C+D）]=100%（34/41）=82.9%

效能 =100%[（A+D）/N]=100%（88/102）=86.3%

2）参比方法灵敏度的 95% 可信区间：

$Q_1 = 2 \times 54 + 3.84 = 111.84$

$Q_2 = 1.96 \sqrt{3.84 + 4 \times 54 \times 7 / 61} = 10.487$

$Q_3 = 2 \times 61 + 7.68 = 129.68$

100%（$Q_1 - Q_2$）/Q_3 =100%（111.84-10.487）/129.68=78.2%

$100\%（Q_1+Q_2）/Q_3=100\%（111.84+10.487）/129.68=94.3\%$

灵敏度的 95% 可信区间是（78.2%，94.3%）。

3）参比方法特异性的 95% 可信区间：

$Q_1=2×34+3.84=71.84$

$Q_2=1.96\sqrt{3.84+4×34×7/61}=10.196$

$Q_3=2×41+7.68=89.68$

$100\%（Q_1-Q_2）/Q_3=100\%（71.84-10.196）/89.68=68.7\%$

$100\%（Q_1+Q_2）/Q_3=100\%（71.84+10.196）/89.68=91.5\%$

特异性的 95% 可信区间是（68.7%，91.5%）。

（4）两种方法与明确诊断之间进行比较见表 23-8。

表 23-8　两种方法与明确诊断之间的比较

方法结果		样本总数	明确诊断	
候选方法	参比方法		阳性	阴性
阳性	阳性	55	53	2
阳性	阴性	4	4	0
阴性	阳性	6	1	5
阴性	阴性	37	3	34
合计		102	61	41

1）计算两种方法灵敏度差异的 95% 可信区间

D= 灵敏度（候选方法）- 灵敏度（参比方法）=93.4%-88.%=4.9%；

$l_1=84.3\%$，$u_1=97.4\%$（由候选方法灵敏度的 95% 可信区间可知）；

$l_2=78.2\%$，$u_2=94.3\%$（由参比方法灵敏度的 95% 可信区间可知）；

$Q_1=（53+4）（1+3）（53+1）（4+3）=（57）（4）（54）（7）=86\,184$；

$Q_2=（53×3）-（4×1）=155$；

$n_1/2=61/2=30.5<155=Q_2$；

$Q_3=Q_2-n_1/2=155-30.5=124.5$；

$Q_4=Q_3/\sqrt{Q_1}=124.5/\sqrt{86\,184}=124.5/293.57=0.424\,1$；

$Q_5=（93.4-84.3）^2-2（0.424\,1）（93.4-84.3）（94.3-88.5）+（93.4-88.5）^2=71.68$；

$Q_6=（88.5-78.2）^2-2（0.424\,1）（88.5-78.2）（94.3-93.4）+（97.4-93.4）^2=114.23$；

$D-\sqrt{Q_5}=4.9-\sqrt{71.68}=3.6$；

$D+\sqrt{Q_6}=4.9+\sqrt{114.23}=15.59$。

灵敏度差异的 95% 可信区间是（-3.6%，15.59%）。

2）计算两种方法特异性差异的 95% 可信区间

D= 特异性（候选方法）- 特异性（参比方法）=95.1%-82.9%=12.2%；

$l_1=83.9\%$，$u_1=98.7\%$（由候选方法特异性的 95% 可信区间可知）；

$l_2=68.7\%$，$u_2=91.5\%$（由参比方法特异性的 95% 可信区间可知）；

$Q_1=（2+0）×（5+34）×（2+5）×（0+34）=18\,564$；

Q_2=（2×34）–（0×5）=68；

$n_2/2$=41/2=20.5＜68=Q_3；

Q_3=Q_2–$n_1/2$=68–20.5=47.5；

Q_4=Q_3/$\sqrt{Q_1}$=47.5/$\sqrt{18\,564}$=47.5/136.25=0.348 6；

Q_5=（95.1–83.9）^{2}–2（0.348 6）×（95.1–83.9）×（91.5–82.9）+（91.5–82.9）^{2}=132.55；

Q_6=（82.9–68.7）^{2}–2（0.348 6）×（82.9–68.7）×（91.5–95.1）+（98.7–95.1）^{2}=250.24；

D–$\sqrt{Q_5}$=12.2–$\sqrt{132.55}$=0.7

D+$\sqrt{Q_6}$=12.2+$\sqrt{250.24}$=28.02

特异性差异的 95% 可信区间是（0.7%，28.02%）。

3．结论　两种方法灵敏度差异的 95% 可信区间是（–3.6%，15.59%），该区间包含零，两种方法的灵敏度无统计学差异。两种方法特异性差异的 95% 可信区间是（0.7%，28.02%），该区间不包括零，由此推测两种方法的特异性在统计学上有显著性差异。

三、两种 HBeAb 定性检测试剂的方法学比对报告

1．目的　实验室目前使用 HBeAb 定性检测的 ELISA 试剂为 A，即将引入 ELISA 试剂 B，判断两种试剂检测结果的一致性。

2．方法

（1）用 A 和 B 试剂同时检测 910 份临床样品的 HBeAb，记录结果，做 2×2 表。

（2）计算两种方法一致程度的 95% 可信区间（100%×（Q_1–Q_2）/Q_3，100%×（Q_1+Q_2）/Q_3）。其中：

Q_1=2（$a+d$）+1.96^2

Q_2=1.96×$\sqrt{3.84+4(a+d)(b+c)/n}$

Q_3=2（n+1.96^2）

（3）计算卡帕值（Kappa）评价一致性。$k<0.4$，两者一致性较差；$0.4\leqslant k<0.75$，两者一致性中等；$k\geqslant 0.75$，两者一致性较好。

3．结果

（1）两种试剂检测 HBeAb 结果的 2×2 列联表见表 23–9。

表 23-9　A 和 B 试剂检测相同标本 HBeAb 的结果

		B 试剂		合计
		+	–	
A 试剂	+	217（a）	31（b）	248
	–	16（c）	646（d）	662
	合计	233	677	910（n）

（2）计算两种试剂检测 HBeAb 一致程度的 95% 可信区间为（93.2%，96.1%）。

（3）根据公式 $Kappa$=（P_0–P_e）/（1–P_e）计算 $Kappa$ 值。具体计算过程如下：试剂 A 的阳性结果比例是 248/（248+662）=0.272，试剂 B 的阳性结果比例是 233/（233+677）=0.256。预期阳性模式为 0.272×0.256×910=63.36 例。类似地，预期阴性模式为（1–0.272）×（1–0.256）×

910=492.88 例。预期总的一致性 P_e 是（63.36+492.88）/910=0.61。实际观测到总的一致性是 P_0=（217+646）/910=0.95。因此，

$$Kappa=（0.95-0.61）/（1-0.61）=0.87$$

4．结论　Kappa=0.87，$k \geqslant 0.75$，表明两种试剂对 HBeAb 检测结果的一致性较好。

第三节　检出限评价试验报告

乙型肝炎病毒表面抗原试剂的检出限验证

1．目的　乙型肝炎病毒表面抗原 ELISA 试剂盒说明书提供的检出限为 1NCU/mL，实验室对该检出限进行验证。

2．方法

（1）购买乙型肝炎病毒表面抗原的国家参考品，参考品浓度为 2NCU/mL。

（2）对参考品进行测定，参考品用生理盐水 2 倍稀释后，测定 5 天，每天各测定 4 份样品。

3．结果　乙型肝炎病毒表面抗原 ELISA 试剂盒的检出限验证结果见表 23-10。

表 23-10　乙型肝炎病毒表面抗原的检出限验证结果

样本编号	检测结果	样本编号	检测结果
1	+	11	+
2	+	12	+
3	+	13	+
4	+	14	+
5	+	15	+
6	+	16	+
7	+	17	+
8	+	18	+
9	+	19	+
10	+	20	+

注："+"表示结果阳性。

4．结论　结果显示，1NCU/mL 浓度 $\geqslant$ 95% 的样品检出乙型肝炎病毒表面抗原阳性，该方法的检出限 1NCU/mL 验证通过。

第四节 Cut-off 值评价试验报告

抗人类免疫缺陷病毒抗体试剂的 Cut-off 值验证

1．目的 验证本实验室抗人类免疫缺陷病毒（HIV）抗体 ELISA 检测试剂的临界值。

2．方法 阴性来源的临界值验证方法。

3．步骤

（1）选择 60 份健康人新鲜血清和 60 份抗 HIV 阴性而有其他免疫标志物阳性的患者新鲜血清，共 120 份，分三批进行检测。

（2）计算所有标本检测结果 OD 值的均值（$\bar{x}$）和标准差（SD），计算 $\bar{x}+3SD$ 并与试剂盒说明书提供的 Cut-off 值进行比较，若小于试剂盒说明书提供的 Cut-off 值，验证通过，反之则不通过。

4．结果 试验原始数据见表 23-11。

表 23-11 抗 HIV 试剂盒的 Cut-off 值验证原始数据

标本号	OD 值	标本号	OD 值	标本号	OD 值	标本号	OD 值
1	0.016	31	0.017	61	0.028	91	0.023
2	0.021	32	0.017	62	0.017	92	0.016
3	0.018	33	0.017	63	0.019	93	0.016
4	0.025	34	0.016	64	0.021	94	0.025
5	0.017	35	0.035	65	0.015	95	0.021
6	0.018	36	0.025	66	0.012	96	0.023
7	0.017	37	0.016	67	0.015	97	0.019
8	0.018	38	0.017	68	0.018	98	0.018
9	0.016	39	0.020	69	0.021	99	0.021
10	0.017	40	0.013	70	0.023	100	0.02
11	0.017	41	0.021	71	0.018	101	0.016
12	0.017	42	0.029	72	0.018	102	0.017
13	0.015	43	0.027	73	0.016	103	0.013
14	0.020	44	0.029	74	0.014	104	0.013
15	0.017	45	0.024	75	0.013	105	0.020
16	0.022	46	0.031	76	0.017	106	0.016
17	0.042	47	0.020	77	0.019	107	0.015
18	0.023	48	0.021	78	0.030	108	0.012
19	0.021	49	0.024	79	0.020	109	0.012
20	0.022	50	0.027	80	0.014	110	0.018
21	0.022	51	0.020	81	0.024	111	0.017

续表

标本号	OD 值	标本号	OD 值	标本号	OD 值	标本号	OD 值
22	0.022	52	0.026	82	0.017	112	0.011
23	0.023	53	0.023	83	0.018	113	0.013
24	0.043	54	0.025	84	0.015	114	0.011
25	0.017	55	0.025	85	0.021	115	0.010
26	0.014	56	0.030	86	0.019	116	0.011
27	0.016	57	0.040	87	0.017	117	0.012
28	0.020	58	0.019	88	0.026	118	0.009
29	0.012	59	0.024	89	0.023	119	0.013
30	0.017	60	0.026	90	0.017	120	0.017

5．结论　由表中数据计算 $\bar{x}$ +3SD=0.038，小于试剂盒 Cut-off 值 0.209，验证通过。

第五节　分析特异性试验报告

一、人巨细胞病毒核酸检测试剂的抗干扰能力评价试验报告

1．目的　判断血红蛋白、甘油三酯、胆红素对人巨细胞病毒核酸检测（PCR- 荧光探针法）是否有干扰。

2．方法

（1）取 3 例弱阳性样本，编号为 G1，G2，G3。

（2）每例一分为二，其中一份为加入一定比例干扰物质作为试验组，使得终浓度分别为血红蛋白 28g/L，甘油三酯 13.8mmol/L，总胆红素 360μmol/L；另一份不加任何干扰物作为对照组。

（3）每份样本用待验证试剂盒重复检测 3 次。

3．评价标准　加入干扰物质与未加干扰物的试验结果进行比对，符合率为 100%。

4．结果　试验原始数据见表 23-12。

表 23-12　人巨细胞病毒核酸检测（PCR- 荧光探针法）试剂盒干扰物质验证原始数据

标本编号	干扰物质	重复检测	检测值
G1	对照组	重复 1	阳性
		重复 2	阳性
		重复 3	阳性
	血红蛋白	重复 1	阳性
		重复 2	阳性
		重复 3	阳性

续表

标本编号	干扰物质	重复检测	检测值
G2	对照组	重复 1	阳性
		重复 2	阳性
		重复 3	阳性
	胆红素	重复 1	阳性
		重复 2	阳性
		重复 3	阳性
G3	对照组	重复 1	阳性
		重复 2	阳性
		重复 3	阳性
	甘油三酯	重复 1	阳性
		重复 2	阳性
		重复 3	阳性

5．结论　试验组和对照组结果符合率为 100%，该试剂盒对血红蛋白 28g/L，甘油三酯 13.8mmol/L，总胆红素 360μmol/L 对检测结构无干扰，干扰能力验证通过。

二、人巨细胞病毒核酸检测试剂的交叉反应评价试验报告

1．目的　判断试剂盒声明的 EB、HPV6 型、HPV11 型、HSV-1、HSV-2 病毒与人巨细胞病毒核酸检测（PCR- 荧光探针法）试剂盒无交叉反应。

2．方法

（1）取 5 例人巨细胞病毒阴性的样本。编号为 J1，J2，J3，J4，J5。

（2）每例一分为二，其中一份分别加入一定浓度的 EB、HPV6 型、HPV11 型、HSV-1、HSV-2 病原体作为试验组；另一份不加任何病原体作为对照组。

（3）每份样本用待验证试剂盒重复检测 3 次。

3．评价标准　试验组与对照组结果进行比对，符合率为 100%。

4．结果　试验原始数据见表 23-13。

表 23-13　人巨细胞病毒核酸检测（PCR- 荧光探针法）试剂盒交叉反应原始数据

标本编号	加入病原体	重复检测	检测值
J1	对照组	重复 1	阴性
		重复 2	阴性
		重复 3	阴性
	EB 病毒	重复 1	阴性
		重复 2	阴性
		重复 3	阴性

续表

标本编号	加入病原体	重复检测	检测值
J2	对照组	重复 1	阴性
		重复 2	阴性
		重复 3	阴性
	HPV6 型病毒	重复 1	阴性
		重复 2	阴性
		重复 3	阴性
J3	对照组	重复 1	阴性
		重复 2	阴性
		重复 3	阴性
	HPV11 型病毒	重复 1	阴性
		重复 2	阴性
		重复 3	阴性
J4	对照组	重复 1	阴性
		重复 2	阴性
		重复 3	阴性
	HSV-1 病毒	重复 1	阴性
		重复 2	阴性
		重复 3	阴性
J5	对照组	重复 1	阴性
		重复 2	阴性
		重复 3	阴性
	HSV-2 病毒	重复 1	阴性
		重复 2	阴性
		重复 3	阴性

5．结论　试验组和对照组结果符合率为 100%，该试剂盒对 EB、HPV6 型、HPV11 型、HSV-1、HSV-2 病毒无交叉反应，交叉反应验证通过。

第六节 其他性能评价试验报告

核酸提取效率性能验证报告

1．目的 验证本实验室核酸提取试剂盒的核酸提取效率，包括核酸纯度和浓度、核酸提取产率和完整性。

2．方法

（1）准备 20 份 EDTA 抗凝全血，按照说明书操作步骤进行 DNA 提取。

（2）核酸纯度和浓度：将核酸提取液用分光光度计测定 A260/A280 比值以及核酸浓度。

（3）核酸提取产率：按照购买的 Marker 的浓度按一定比例稀释成一定浓度，实际浓度应直接用紫外分光光度计测定，记录为 A。将小牛血清按等体积分为 2 份，每份体积为 V_2，本实验中 V_2=60μL；其中一份加入体积为 V 的已知浓度的标记物，另一份加入同体积的洗脱液，本实验中 V=20μL，按照试剂盒要求提取核酸，完成后，将产物用紫外分光光度计测定浓度，记录为 A_1 和 B_1。按以下公式计算核酸提取产率，重复三次测定，计算平均值，公式中 V_1 为等体积小牛血清加入已知浓度的标记物或洗脱液后的总体积，V_1=V_2+V。

$$核酸提取产率 = \frac{A_1 \times V_1 - B_1 \times V_1}{A \times V} \times 100\%$$

（4）核酸完整性：取一定量的核酸提取液进行琼脂糖凝胶电泳，与标准分子量 Markers 做对照。

3．判断标准

（1）核酸纯度：待测物为 DNA，A260/A280 比值在 1.7 ~ 2.0；核酸浓度不低于 10ng/μL。

（2）核酸提取产率：核酸提取产率应不低于 95%。

（3）核酸完整性：获得的 DNA 片段约为 20 ~ 30kb，在期待分子量相应的位置可观察到清晰或弥散的条带，无明显降解。

4．结果

（1）核酸提取效率和提取产率鉴定原始数据见表 23-14 和表 23-15。

表 23-14 核酸提取试剂盒的提取效率验证结果

标本编号	A260/A280 比值	核酸浓度（ng/μL）
1	1.823	121.23
2	1.923	35.67
3	1.856	45.89
4	1.876	102.56
5	1.789	123.58
6	1.856	156.87
7	1.853	98.23
8	1.844	78.56
9	1.856	56.23

续表

标本编号	A260/A280 比值	核酸浓度（ng/μL）
10	1.859	52.36
11	1.786	69.87
12	1.768	102.36
13	1.895	112.89
14	1.869	106.98
15	1.879	107.55
16	1.869	98.56
17	1.956	78.45
18	1.858	68.23
19	1.836	46.98
20	1.857	57.89

表 23-15　核酸提取试剂盒的提取产率验证结果

重复检测	编号	核酸浓度（ng/μL）	V（μL）	A（ng/μL）	V_1（μL）	核酸提取产率
重复 1	A1	22.472				97.89%
重复 1	B1	4.51				
重复 2	A1	17.80	20	73.4	80	97.0%
重复 2	B1	0.00				
重复 3	A1	20.30				97.33%
重复 3	B1	2.44				

核酸提取产率平均值为（97.89%+97.0%+97.33%）/3=97.41%

（2）核酸完整性验证：琼脂糖凝集电泳在 20kb 分子量位置可观察到清晰的条带。

5．结论　该试剂盒提取的核酸 A260/A280 比值均在 1.7～2.0 之间，核酸浓度均大于 10ng/μL，核酸提取产率大于 95%，核酸完整性验证在期待的分子量位置可观察到清晰条带，无明显降解，验证通过。

（何　敏　李婷婷）

第二十四章
半定量检验方法性能验证与确认范例

半定量检验方法在临床上常用于尿液干化学分析、尿液沉渣镜检（半定量）、李凡他试验、潘氏试验、隐血试验等以有序分类变量报告的项目，以及梅毒螺旋体抗体 TRUST 法、肺炎支原体抗体检测、自身抗体检测、肥达试验、外斐试验等以滴度报告的项目。本章将以尿液干化学分析仪为例进行半定量检验方法的性能验证。

第一节　尿蛋白试带法批内精密度验证范例

一、目的

对 ××× 型号尿液分析仪尿蛋白批内精密度（重复性）进行验证。

二、方法

准备不同蛋白浓度的新鲜尿液四份，分别重复测定 10 次，记录结果。阳性结果已出现频率最高的结果作为参比结果。

1. **重复性计算**　阴、阳性结果一致，阳性测定结果与参比结果等级一致，计算阴、阳性结果重复性。

2. **不相似系数计算**　计算 $CU\%$，作为重复性验证结果。

三、结果

四个样本检测结果见表 24-1，对应的列联表见表 24-2。

表 24-1　尿蛋白批内精密度验证结果

测量次数	样本号			
	1 号	2 号	3 号	4 号
1	阴性	1+	2+	3+
2	阴性	1+	2+	3+
3	阴性	1+	2+	3+
4	阴性	1+	2+	3+
5	阴性	1+	2+	3+
6	阴性	1+	2+	3+

测量次数	样本号			
	1号	2号	3号	4号
7	阴性	1+	2+	3+
8	阴性	1+	1+	3+
9	阴性	1+	2+	3+
10	阴性	1+	2+	3+

表 24-2 尿蛋白批内精密度验证列联表

候选方法	参比结果				合计
	阴性	1+	2+	3+	
阴性	10	0	0	0	10
1+	0	10	1	0	11
2+	0	0	9	0	9
3+	0	0	0	10	10
合计	10	10	10	10	40

（一）重复性计算

1. 阴性结果重复性

1 个阴性标本重复测定 10 次，均为阴性，重复性为 100%。

2. 阳性结果重复性

3 个阳性标本每个重复测定 10 次，有 1 次结果与参比结果不一致，重复性为 96.7%。

（二）不相似系数计算

精密度 $CU\%$ 根据以下公式进行计算：

$$CU\%_i = \left[1 - \sum_{i=1}^{k} \left(\frac{k_i}{n} \right)^2 \right] \times 100\%$$

各等级不相似系数如下：

$$CU\%_{阴性} = \left\{ 1 - \left[\left(\frac{10}{10} \right)^2 + \left(\frac{0}{10} \right)^2 + \left(\frac{0}{10} \right)^2 + \left(\frac{0}{10} \right)^2 \right] \right\} \times 100\% = 0\%$$

$$CU\%_{1+} = \left\{ 1 - \left[\left(\frac{0}{10} \right)^2 + \left(\frac{10}{10} \right)^2 + \left(\frac{0}{10} \right)^2 + \left(\frac{0}{10} \right)^2 \right] \right\} \times 100\%$$

$$CU\%_{2+} = \left\{1-\left[\left(\frac{0}{10}\right)^2+\left(\frac{1}{10}\right)^2+\left(\frac{9}{10}\right)^2+\left(\frac{0}{10}\right)^2\right]\right\}\times100\% = 18\%$$

$$CU\%_{3+} = \left\{1-\left[\left(\frac{0}{10}\right)^2+\left(\frac{0}{10}\right)^2+\left(\frac{0}{10}\right)^2+\left(\frac{10}{10}\right)^2\right]\right\}\times100\% = 0\%$$

总精密度 $CU\%_{total}$：

$$CU\%_{total} = \frac{\sum_{i=1}^{k}CU\%_i}{k} = \frac{0\%+0\%+18\%+0\%}{4} = 4.5\%$$

四、结论

1. **重复性** ×××型号尿液分析仪尿蛋白阴性结果的重复性为100%，阳性结果的重复性为96.7%，大于实验室可接受目标90%，验证通过。

2. **不相似系数** ×××型号尿液分析仪尿蛋白批内精密度为4.5%，小于实验室可接受目标9.0%，验证通过。

第二节 尿葡萄糖试带法符合率验证范例

一、目的

对新采购×××型号尿液分析仪与实验室在用×××型号尿液分析仪（参加室间质评100%通过）的尿葡萄糖符合率进行验证。

二、方法

在用尿液分析仪（A仪器）检测的不同葡萄糖浓度的新鲜尿液50份（每个等级10份标本），同时在新采购尿液分析仪（B仪器）上进行检测，分别记录两台仪器的尿葡萄糖检验结果。以A仪器作为参比方法，B仪器作为候选方法。

1. **符合率计算** 阴、阳性结果一致，候选方法与参比方法结果相差不超过1个等级，计算两台仪器阴、阳性结果符合率。

2. **Kappa系数计算** 鲍克尔对称性检验判断候选方法与参比方法检测结果有无显著性差异，如无显著性差异，再计算一致性系数 κ_w，作为两台仪器方法学一致性的评价结果。

三、结果

50个样本检测结果见表24-3，对应的列联表见表24-4。

表 24-3　尿葡萄糖符合率验证结果

标本号	A 仪器	B 仪器	标本号	A 仪器	B 仪器
1	阴性	阴性	26	2+	2+
2	阴性	阴性	27	2+	2+
3	阴性	阴性	28	2+	2+
4	阴性	阴性	29	2+	1+
5	阴性	阴性	30	2+	2+
6	阴性	阴性	31	3+	3+
7	阴性	阴性	32	3+	3+
8	阴性	阴性	33	3+	3+
9	阴性	阴性	34	3+	2+
10	阴性	阴性	35	3+	3+
11	1+	1+	36	3+	3+
12	1+	1+	37	3+	2+
13	1+	1+	38	3+	3+
14	1+	阴性	39	3+	3+
15	1+	1+	40	3+	3+
16	1+	1+	41	4+	4+
17	1+	1+	42	4+	4+
18	1+	1+	43	4+	4+
19	1+	1+	44	4+	4+
20	1+	1+	45	4+	4+
21	2+	2+	46	4+	4+
22	2+	1+	47	4+	4+
23	2+	2+	48	4+	4+
24	2+	2+	49	4+	4+
25	2+	2+	50	4+	4+

表 24-4　尿葡萄糖符合率验证列联表

B 仪器 （候选方法）	A 仪器（参比方法）					合计	比率
	阴性	1+	2+	3+	4+		
阴性	10	1	0	0	0	11	0.22
1+	0	9	2	0	0	11	0.22
2+	0	0	8	2	0	10	0.20
3+	0	0	0	8	0	8	0.16

B 仪器	A 仪器（参比方法）					合计	比率
（候选方法）	阴性	1+	2+	3+	4+		
4+	0	0	0	0	10	10	0.20
合计	10	10	10	10	10	50	
比率	0.20	0.20	0.20	0.20	0.20		

（一）符合率计算

1．阴性符合率　A 仪器检测的 10 个阴性标本在 B 仪器上检测均为阴性，符合率为 100%。

2．阳性符合率　A 仪器检测的 40 个阳性标本在 B 仪器上检测，有 1 个检测结果超出判断标准，符合率为 97.5%。

（二）Kappa 系数计算

1．鲍克尔对称性检验　应用 *SPSS 19.0* 统计软件，计算鲍克尔对称性检验 $P=0.172 > 0.05$，候选方法与参比方法不存在系统偏差，可进行一致性系数 κ_w 计算。

2．一致性系数 κ_w 采用线性加权，应用以下公式计算：

$$W_{ij} = 1 - |i - j|/(k-1)$$
$$W_{11} = W_{22} = W_{33} = W_{44} = W_{55} = 1 - 0/(5-1) = 1$$
$$W_{12} = W_{21} = W_{23} = W_{32} = W_{34} = W_{43} = W_{45} = W_{54} = 1 - 1/(5-1) = 3/4$$
$$W_{13} = W_{31} = W_{24} = W_{42} = W_{35} = W_{53} = 1 - 2/(5-1) = 2/4$$
$$W_{14} = W_{41} = W_{25} = W_{52} = 1 - 3/(5-1) = 1/4$$
$$W_{15} = W_{51} = 1 - 4/(5-1) = 0$$

加权后，

$$P_o(W) = \sum\sum A_{ij}W_{ij}/N$$
$$= \frac{1 \times (10+9+8+8+10) + 3/4 \times (0+1+0+2+0+2+0+0) + 2/4 \times 0 + 1/4 \times 0 + 0 \times 0}{50}$$
$$= 0.975$$

$$P_e(W) = \sum\sum a_i b_j W_{ij}$$
$$= 0.22 \times (0.20 \times 1 + 0.20 \times 3/4 + 0.20 \times 2/4 + 0.20 \times 1/4 + 0.20 \times 0) +$$
$$0.22 \times (0.20 \times 3/4 + 0.20 \times 1 + 0.20 \times 3/4 + 0.20 \times 2/4 + 0.20 \times 1/4) +$$
$$0.20 \times (0.20 \times 2/4 + 0.20 \times 3/4 + 0.20 \times 1 + 0.20 \times 3/4 + 0.20 \times 2/4) +$$
$$0.16 \times (0.20 \times 1/4 + 0.20 \times 2/4 + 0.20 \times 3/4 + 0.20 \times 1 + 0.20 \times 3/4) +$$
$$0.20 \times (0.20 \times 0 + 0.20 \times 1/4 + 0.20 \times 2/4 + 0.20 \times 3/4 + 0.20 \times 1)$$
$$= 0.597$$

注：括号内数据为 $\sum b_j W_{ij}$，计算后再与 a_i 相乘，得出每一个等级的一致率。

$$\kappa_w = \frac{P_o(W) - P_e(W)}{1 - P_e(W)} = \frac{0.975 - 0.597}{1 - 0.597} \approx 0.94$$

四、结论

1. 符合率　×××型号尿液分析仪与实验室在用尿液分析仪尿葡萄糖检测结果比较，阴性符合率100%，阳性符合率97.5%，大于实验室可接受目标90%，验证通过。

2. Kappa 系数　×××型号尿液分析仪尿葡萄糖与实验室在用方法比较，一致性系数 κ_w 为0.94，大于实验室可接受目标0.80，验证通过。

（吴新忠　高云龙　晁　艳）

第五篇

检验过程质量管理范例

第二十五章

检验前质量控制范例

规范的检验前标本采集、处理、运送、接收、处理及保存等过程，可以大大减少检验前因素对检验结果的影响，保证检验结果的质量。

第一节　血液样品采集、处理及运送要求

一、血液标本的采集

1．采集时间　一般主张在禁食 12 小时后空腹取血，采血时间有特殊要求的检测项目包括（不限于）：

（1）血培养：寒战或发热初起时，抗生素应用之前采集最佳。

（2）促肾上腺皮质激素及皮质醇：生理分泌有昼夜节律性，常规采血时间点为 8:00、16:00 和 24:00。

（3）女性性激素：生理周期的不同阶段有显著差异，采血日期需遵循医嘱，采血前与患者核对生理周期。

（4）药物浓度监测：具体采血时间需遵循医嘱，采血前与患者核对末次给药时间。

（5）口服葡萄糖耐量试验：试验前 3 天正常饮食，试验日先空腹采血，随后将 75g 无水葡萄糖（相当于 82.5g 含一水葡萄糖）溶于 300mL 温水中，在 5 分钟内喝完。在第一口服糖时计时，并于 2 小时采血，其他时间点采血需遵循医嘱。

（6）其他功能试验：根据相关临床指南推荐的功能试验方案所设定的时间采血。

（7）血液疟原虫检查：最佳采血时间为寒战发作时。

2．采集过程其他控制要点

（1）如在一侧手臂输液时应从对侧手臂采血，禁止在手臂输液同侧采血，以免影响血糖、血钾等的浓度，同时须在检验申请单上注明"输液时采血"。

（2）止血带使用时间应少于 1 分钟（建议在针头穿刺进入血管后即可松开止血带），以免引起血液淤滞，造成血管内溶血或血液某些成分的改变，特别是测定乳酸时不可使用止血带，否则结果偏高。

（3）防止溶血：引起溶血的原因有血管内溶血（如使用止血带时间过长），抽吸力太猛，抗凝剂使用不当或与抗凝剂混合时过度振荡，注射器或盛血容器带水，容器污染，全血放置时间长，全血突然冷却或受热，血液中的泡沫注入试管，离心力过大等。因血液中细胞内外成分有很大差异，溶血后细胞内的物质向细胞外转移，导致 K^+ 及某些酶类如乳酸脱氢酶（LDH）、天冬氨酸氨基转

移酶（AST）、酸性磷酸酶（ACP）等的升高；还可干扰某些化学项目如总胆红素（TBIL）、结合胆红素（DBIL）、总胆固醇（TC）等的测定，严重影响结果的准确性。

（4）正确使用抗凝剂：通常情况下临床检验多采用血清作标本（不需抗凝），一些特殊检验项目需要使用抗凝剂时，应注意选择合适的抗凝剂并注意抗凝剂与血液的比例，防止标本凝血或红细胞形态的改变；采血后立即充分摇匀，防止凝血。肝素主要用于血氨、血气测定时抗凝，抗凝剂比例为 50~61 单位肝素 /5mL 血。肝素锂用于一些常规生化测定。

真空负压采血管类型及适用检测范围见表 25-1。

表 25-1　真空负压采血管类型及适用检测范围

试管类型（管盖颜色）	添加剂	作用方式	适用检测范围
无添加剂的试管（白色）	无	无	临床生化、临床免疫学检测
促凝管（红色）	血凝活化剂	促进血液凝固	临床生化、临床免疫学检测、交叉配血
血清分离管（深黄色）	血凝活化剂、分离凝胶	促进血液凝固、凝胶用以分离血清	临床生化、临床免疫学检测
肝素锂抗凝管（深绿色）	肝素锂	灭活凝血因子Ⅹa、Ⅱa	血氨、血液流变学检测
血浆分离管（浅绿色）	肝素锂、分离凝胶	灭活凝血因子Ⅹa、Ⅱa 凝胶用于分离血浆	临床生化检测
肝素钠抗凝管（棕色）	肝素钠	灭活凝血因子Ⅹa、Ⅱa	临床生化检测、细胞遗传学检测
乙二胺四乙酸二钾或乙二胺四乙酸三钾抗凝管（紫色）	乙二胺四乙酸二钾（EDTA-K$_2$）或乙二胺四乙酸三钾（EDTA-K$_3$）	螯合钙离子	血液学检测、交叉配血
草酸盐或乙二胺四乙酸或肝素 / 氟化物（浅灰色）	氟化物和抗凝剂	抑制葡萄糖酵解	葡萄糖检测
凝血管（浅蓝色）	柠檬酸钠 1∶9	螯合钙离子	凝血功能、血小板功能检测
红细胞沉降率管（黑色）	柠檬酸钠 1∶4	螯合钙离子	红细胞沉降率检测
ACD 管（黄色）	柠檬酸、葡萄糖	灭活补体	HLA 组织分型、亲子鉴定、DNA 检测等
CPDA 管（黄色）	柠檬酸、磷酸、葡萄糖、腺嘌呤	灭活补体、细胞营养	细胞保存
微量元素检测管（深蓝色）	乙二胺四乙酸或肝素锂或血凝活化剂	因添加物不同而异	微量元素检测

（5）采血顺序：使用真空采血管采血时，应按以下先后顺序进行：

1）血培养瓶。

2）柠檬酸钠抗凝采血管。

3）血清采血管，包括含有促凝剂和 / 或分离胶。

4）含有或不含分离胶的肝素抗凝采血管。

5）含有或不含分离胶的 EDTA 抗凝采血管。

6）葡萄糖酵解抑制采血管，如果做血培养则先采培养瓶标本，防止污染。

用于分子检测的采血管宜置于肝素抗凝采血管前采集，避免可能的肝素污染引起 PCR 反应受抑。用于微量元素检测的采血管宜充分考虑前置采血管中添加剂是否含有所检测的微量元素，必要时单独采集；使用蝶翼针且仅采集柠檬酸钠抗凝标本时，宜弃去第一支采血管。被弃去的采血管用于预充采血组件的管路，无须完全充满。

（6）摇匀方式：颠倒混匀 180 度 5 ~ 8 次。

（7）标本应避免日光直接照射，防止如胆红素、尿酸等对紫外线敏感的物质因曝光分解而含量降低。

（8）标本采集后应及时送检，否则由于血细胞的代谢、气体交换及物质转移使血细胞内外多种成分发生变化，导致分析结果出现误差，如血氨（AMON）、二氧化碳结合力（CO_2CP）测定的标本放置时间长后，氨和二氧化碳（CO_2）会挥发，影响测定结果。血液中的酶在室温下放置，活性会逐渐降低。未用氟化钠抗凝的血液，葡萄糖浓度会以每小时 7% 的速度下降。

（9）其他控制要点

1）当对检验结果的医学解释至关重要时，宜规定采集前的休息时间：为尽量减少姿势和体力活动对测试检测结果的影响，建议患者在采血前静坐或休息 15 分钟。

2）应确认符合饮食限制，如禁食，或其他患者准备要求。

3）除非采取了适当的预防措施并记录，否则不应从输液的手臂上采集血液。

4）宜避免持续握紧拳头或反复握紧和打开手掌，以防止血钾水平假性升高。

5）选择静脉穿刺的部位宜尽量减少神经损伤的风险。

6）尝试静脉穿刺的次数宜有限制。

7）采集血培养样品时，应进行严格的无菌操作，并遵循制造商对成套的需氧 / 厌氧血培养瓶的使用说明。

8）应避开有瘘管的区域。

9）宜避免出现水肿、血肿、大面积瘢痕、新文身、烧伤、损伤或闭塞静脉的区域。

10）宜避免在乳房切除同侧或麻醉的手臂采集。

3．**采集量** 在确定标本采集量时，应考虑到检测所需量，复查或备份所需量。通常标本的采集量是由检验人员根据检验目的及检测方法确定事先告知临床医护人员，由护士采集或患者自行留取。对标本量的要求应满足以下条件：①能满足检测所需标本量。②还要考虑需做两份平行测试，或者对有疑问的结果进行必要的复查，甚至对一些特殊检验项目进行标本备份的量（比如在做 HBV 标志物、HIV 等传染病检测时的量）。为了避免和解决医疗纠纷中或医疗事故举证倒置的问题，临床实验室的日常工作都应进行标本备份。③另有一些特殊情况应考虑其采集量可酌情增减（如严重贫血、肺心病、高海拔居民、运动员等的血液标本，在使用血清或血浆做检测标本时，其血细胞比容与普通人群相比有差别）。总之，对易得标本的采集量宜做硬性规定。

二、血液标本的运送

标本自采集后到达检验部门的过程即标本的运送。标本的运送应由经培训合格的人员按规定程序进行。送往委托实验室的标本，如外院或委托实验室有专人接收或输送，人员也必须经过专业培训及授权。

1．运送的监控　实验室应监控样品向实验室的运送过程，确保及时、有效和安全。根据检验项目的性质和实验室的相关规定，在采集样品后在规定的时间内送达实验室。运送过程（含送至委托实验室的标本）应以纸质或电子的记录，记录从标本采集到实验室接收全过程关键环节的时间和人员信息。

2．运送条件及方式　标本传送过程中应密闭、防震、防污染、防止标本及唯一标识的丢失和混淆。原则上检验申请单与标本应同时送达。对于需远程或特殊条件下运送的标本，还需要记录标本送达时的状态（如温度等），确保保存剂及样品运送的温度范围符合要求。运送方式应确保运送人员、公众和接收实验室的安全，并遵循相关法律法规的要求。

3． 对需紧急送检的标本应立即电话通知运送人员收取。急查标本必须有明显标识，在签收时应单独交给运送人员，运送人员在标本运送至实验室时也应单独呈给检验人员，以防止延误检测。

三、血液标本的处理

1．标本的处理　标本在水平离心机上以 2 500～3 000r/min 离心 10 分钟，分离血清或血浆，上机测定。

2．样本的分杯　每份分杯的样本必须能够清楚其来源于哪份样本，即其能够溯源到上一级样本。

3．待测标本的保存：若标本不能及时测定，常规类标本应将分离的血清或血浆冷藏于 2～8℃ 的冰箱内，检测 Glu、CK 的标本保存不超过 48 小时，肝功能、肾功能、血脂及血清酶类标本保存不超过 3 天，保存超过 1 周的标本应将分离的血清冷藏于 −20℃ 的冰箱内。

4．不合格标本的处理　生化组收到化验单和标本后应仔细核对，属于下列情况之一者视为不合格标本，电话及时通知送检方处理，并在不合格标本记录本上记录。每月对不合格标本进行统计，并上报护理部，作为各临床科室护理质量评价的内容之一。

（1）标本量少。

（2）化验单上姓名或联号与标本上姓名或联号不一致；或标本上条码与化验单上条码不一致。

（3）检验项目与标本类型不符，或抗凝剂不符；或抗凝剂比例不符合。

（4）标本送检时已放置时间过久。

（5）输液时在同侧血管抽血，或做血液透析的患者从透析管中采血。

（6）标本溶血或严重脂血。

（7）已贴患者信息标签的空样本容器。

（8）其他情况下不合格样本。

注：并非所有不合格标本均不测量或丢弃，如果临床医生需要此样本的结果，实验室就要记录谈话内容和谈话人，并在检验报告单上标记样本状态等提示性内容。

5．保密性　属保密性的标本检验完毕，结果向科主任报告，不得向无关人员泄露。其标本未经上级批准，任何人不得取走。

四、血液检验项目送检时间要求

1．采样后须立即送检的常规项目如血氨、血沉、血气分析、酸性磷酸酶、乳酸。此外，还有凝血因子的测定，找红斑狼疮细胞等。

2．采样后 0.5 小时内送检的常规项目，如血糖、电解质、血液细胞学等。

3. 采样后 1~2 小时内送检的常规项目，如各种蛋白质类、色素类，激素类、脂类、酶类、抗原、抗体测定等。

4. 采样后 2 小时以上才能送检者应对标本采取必要的保存手段，对血氨或乳酸可直接分离血清后冷冻保存，或用 NaF 做稳定剂 2~8℃密封保存；K⁺ 必须分离血清后密封 2~8℃存放；ACP 须加稳定剂后分离血清冷冻保存；对其他一般项目，可加盖密封后直接 2~8℃存放，但血沉和细胞学检查不能采用此方法。

5. 标本保存 1 个月，检测物分离后 –20℃存放。

6. 标本需长期保存者（3 个月以上），检测物分离后 –70℃保存，避免反复冻融。

第二节　体液样品采集、处理及运送要求

一、尿液

1. **尿液标本的采集**　实验室应制订并实施正确收集和处理尿标本的指导手册，并使负责收集尿标本的人员方便获得这些资料或向患者告知收集说明。

（1）患者自己收集的尿标本：分为随机尿、晨尿和计时尿标本（包括 24 小时尿）。患者留取标本前，医务人员应对患者进行指导，给患者介绍留取标本的正确方法及有关注意事项，如语言无法交流，应给予书面指导，指导内容如下：

a）患者留取标本前要洗手，以及实施其他必要的清洁措施。

b）交给患者的尿液收集容器应贴有标签，并要求核对姓名。

c）告知患者留取所需实验的最小标本量。

d）指导患者留取标本时避免污染。

e）指导患者留取标本后，将容器盖好，防止尿液外溢，并记录标本留取时间。

（2）医务人员收集的尿标本：导管尿是采用无菌技术，将导管通过尿道插入膀胱后收集的尿液，从导出的尿液中取一部分作为尿标本。耻骨上穿刺抽取尿标本由医务人员采用无菌技术进行耻骨上穿刺，直接从膀胱抽取尿标本。特殊标本采集后需在采样管上标注标本来源或采样部位。

2. **尿标本的运送**

（1）运送尿标本时，容器须有严密的盖子以防尿液渗漏。

（2）标本收集后应减少运送环节并缩短保存时间，病房标本的传送应由经过培训的专人负责且有制度约束。如使用轨道传送或气压管道运送时，应尽量避免标本因震荡产生过多泡沫，以防引起细胞破坏。

（3）用于微生物学检查的标本如不能立即送达实验室，可将新鲜尿液立即置冰箱保存，是较好的尿液保存方法，能抑制微生物生长，维持尿液 pH 的恒定，保持尿内有形成分形态不变，但冷藏时间不要超过 8 小时。

二、粪便

1. 实验室应向患者提供标本采集说明（口头或书面）和符合要求的标本采集容器。应使用一次性、有盖、可密封、洁净、干燥、不渗漏、不易破损、开口和容量适宜的容器。用于细菌培养检

查的标本应使用无菌容器，且有明显标识。

2. 应挑取新鲜含有黏液、脓血等病变成分的粪便标本盛于洁净、干燥无吸水性的有盖容器内，不得混有尿液、水或者其他物质。标本采集后一般情况下应于 1 小时内检查完毕。

3. 粪便隐血试验宜连续 3 天每天送检标本（适用时），每次采集粪便 2 个部位的标本送检（置于同一标本容器中）。不可使用直肠指检标本。进行细菌检查的标本应在发病初期和使用抗生素前采集，腹泻患者标本应在急性期（3 天内）采集。进行厌氧菌培养的标本应尽快送检，必要时在床旁接种。查原虫滋养体的标本应留取含脓血的稀软粪便，排便后立即检查，冬季需要采取保温措施送检；查蛲虫卵时，在子夜或早晨排便前用肛拭子在肛周皱襞处采集标本；查血吸虫毛蚴时，应至少采集 30g 新鲜粪便；查寄生虫虫体及虫卵计数时，应收集 24 小时粪便。

三、脑脊液

1. 实验室应与临床共同讨论并制订脑脊液标本采集和处理的标准操作程序。临床医生应在申请单上注明脑脊液标本采集部位（如腰椎或脑室）的相关信息。

2. 脑脊液采集一般用腰椎穿刺术，必要时用小脑延髓池穿刺术或侧脑室穿刺术。穿刺后将脑脊液分别收集于 3 个无菌小瓶或试管中，每瓶 1~2mL，第 1 瓶做细菌学检查，第 2 瓶做化学或免疫学检查，第 3 瓶做细胞计数。标本采集后立即送检，立即检验，一般不能超过 2 小时。

3. 若无法采集足量标本，可不进行分装，由医生决定检查项目；若需要进行微生物学检查，宜优先进行，再尽快进行其他检查。脑脊液标本应在室温条件下尽快运送，细胞计数和分类计数宜在 1 小时内完成检查，以免细胞破损。微生物学检查标本不可冷藏，在室温条件下立即送检或在患者床旁接种。只有用于蛋白质和核酸分析的标本，可贮存于冷冻条件下（−20℃以下）。

四、浆膜腔积液

浆膜腔积液包括胸水、腹水、心包腔积液等，实验室应与临床共同制订标本采集和处理的标准操作程序，并向临床提供正确的标本采集容器和抗凝剂（必要时）。

浆膜腔积液的采集分胸腔穿刺术、腹腔穿刺术、心包腔及关节穿刺术等方式采集标本。采集后立即送检，立即检验，标本应在室温条件下尽快送检，一般不能超过 2 小时。细胞计数和分类计数的标本应尽快检测，若无法及时检测，染色后的标本置于 2~8℃条件下保存，宜 48 小时内完成检测。葡萄糖测定应在标本采集后 1 小时内完成，无法及时检测的标本应用氟化钠抗凝管采集；其他化学检查宜在 2 小时内完成；适用时，宜同时检测血清标本中的相应物质进行比较。

五、关节腔积液

实验室应与临床共同制订关节腔积液标本采集和处理的标准操作程序，并向临床提供正确的标本采集容器和抗凝剂。

采集多管标本时，第 1 管应使用无抗凝剂试管，宜采集 4~5mL，并观察是否凝固，离心取上清液做化学和免疫学检查（如葡萄糖、白蛋白和脂类，类风湿因子和补体测定等）；第 2 管应使用肝素钠（25U/mL）或 EDTA 溶液抗凝，用于细胞计数、分类计数和结晶鉴定时宜采集 1~3mL，如同时做细胞病理学检查时宜采集 4~5mL，使用肝素锂、草酸盐或 EDTA 粉末抗凝，可能影响结晶检查结果；第 3 管应使用肝素（25U/mL）抗凝、也可以采用多聚茴香脑磺酸钠（SPS）抗凝剂或无抗凝剂试管，宜采集 4~5mL，用于微生物学检查。

当标本量较少难以完成所有检查时，应及时与临床进行沟通，不宜拒收标本。

关节腔积液化学检查主要包括葡萄糖、尿酸、乳酸、脂类和蛋白质测定等，免疫学检查主要包括自身抗体和类风湿因子等；进行化学和免疫学检查时宜同时检测血清标本中的相应物质进行比较。葡萄糖测定应在 1 小时内完成，无法及时检测的标本应使用氟化钠抗凝管采集。

关节腔积液较为黏稠，宜使用等渗盐水或透明质酸酶缓冲液对标本进行处理，如每毫升关节腔积液加透明质酸酶 400 单位，置于 37℃ 孵育 10 分钟。细胞数量过多、浑浊或血性标本宜用等渗盐水进行稀释；进行有核细胞计数时，可使用低渗性盐水（0.3%）破坏红细胞，但不可使用乙酸，以免形成黏蛋白凝块影响镜检。

六、精液

实验室应向患者提供精液标本采集说明和符合要求的标本采集容器。标本采集应使用清洁干燥、对精子无毒性、广口的玻璃或塑料容器，进行微生物培养的标本应保持无菌。

标本采集后应记录采集方法、采集时间、标本完整性及禁欲时间等信息。标本采集后应在室温条件下立即送检。标本采集后 1 小时内，评估精液液化状况和外观、测量精液体积，制备湿片并进行精子活力和精子存活率检查，制备精液涂片（用于评估精子形态），稀释精液并进行精子计数，进行混合抗球蛋白反应试验等检查（需要时），离心处理精液（用于化学检查）；采集后 3 小时内，进行微生物学检查；采集后 4 小时内，完成精液涂片固定、染色和精子形态检查，进行精液化学检查。对于无法液化的精液标本，可采用机械混匀（如加入适量磷酸盐缓冲液，使用移液器轻轻反复吹打）或酶消化（如淀粉酶、菠萝蛋白酶）的方法进行处理。

采集精液的最好方法是让患者本人手淫采集，如有困难可用取精器采集，禁止用性交中断法采集。标本采集后在实验室存放或在运送过程中，温度应保持在 25～35℃，并在 1 小时内送达实验室。

七、阴道分泌物

实验室应与临床共同讨论并制订阴道分泌物标本采集和处理的标准操作程序。标本采集宜使用 1 个或多个灭菌拭子（头部包有聚酯棉球）或灭菌圈（棉球对淋病奈瑟菌有影响，木质器材对沙眼衣原体有影响）。应根据检查目的采集不同部位的标本，如细菌性阴道炎检查时应采集阴道侧壁分泌物，滴虫性阴道炎检查时应采集后穹隆分泌物。标本应在室温条件下尽快送检，检查滴虫时，标本宜保温送检。冷藏标本不利于淋病奈瑟菌复苏和影响阴道毛滴虫滋养体动力识别，但可用于沙眼衣原体或病毒（如单纯疱疹病毒）检查。

（刘振杰 罗 强 徐 宁）

第二十六章

医学实验室测量不确定度评定范例

第一节　单个测量系统测量不确定度评定范例

范例名称：己糖激酶法测量人血清葡萄糖浓度测量结果不确定度的评定

1．定义被测量

系统：血清。

被测量：葡萄糖浓度。

单位：mmol/L。

测量方法：己糖激酶法。

被测量定义为：己糖激酶法测量人血清葡萄糖浓度（mmol/L）。

2．不精密度引入测量不确定度分量

（1）某测量系统测量室内质量控制数据

质控水平 1（L1）	质控水平 2（L2）
均值（M_1）=10.15mmol /L	均值（M_2）=5.22mmol /L
标准差（SD_1）=	标准差（SD_2）=
u_{Rw1}=0.16mmol/L	u_{Rw2}=0.07mmol /L
相对标准差（RSD_1）=1.58%	相对标准差（RSD_2）=1.34%
测试数（n_1）=280	测试数（n_2）=276

（2）由不精密度引入的总不确定度

$$u_{Rw} = \sqrt{\frac{RSD_{L1}^2 \times (n_{L1}-1) + RSD_{L2}^2 \times (n_{L2}-1)}{n_{L1} + n_{L2} - 2}}$$

$$= \sqrt{\frac{1.58^2 \times (280-1) + 1.34^2 \times (276-1)}{280 + 276 - 2}}$$

$$= 1.47\%$$

注：实验室也可以不合并，按照不同水平测量结果单独评定。

3．偏倚引入测量不确定度分量

（1）临床校准品定值引入的不确定度（u_{CAL}）：IVD 生产商提供的校准品不确定度（8.68 ± 0.24）mmol/L（k=2），并声称可溯源到国际单位。校准品的相对标准不确定度为 1.38%。

（2）参加 EQA，平均偏倚在最大允许范围内即室间质量评价合格。

4．计算合成不确定度

$$u_c = \sqrt{u_{cal}^2 + u_{Rw}^2} = \sqrt{1.38^2 + 1.47^2} = 2.02\%$$

5．计算扩展不确定度

$$U = ku_c = 2 \times 2.02\% = 4.04\%$$

6．测量不确定度的报告 患者在该系统的单个测量结果 =8.62mmol/L，则扩展不确定度 = $8.62 \times 4.04\%$=0.35mmol/L（k=2），即测量结果 =（8.62 ± 0.35）mmol/L（k=2）。

7．结论 扩展不确定度 =4.04% < 7%（EQA 最大允许偏倚范围），实验室已糖激酶法测量人血清葡萄糖浓度的性能符合要求。

第二节 多个测量系统测量不确定度评定范例

工作量大的临床实验室可能使用几个相同的测量系统检测相同的被测量，所以同一个人体样品可能在其中任何一个系统上进行分析。此种情况下，评定单一 $u(y)$ 是有用的，该 $u(y)$ 可以合理地应用于由其中任一系统产生的结果。

多个测量系统通常用同一批次的 IQC 同时监控。分别计算每个测量系统的 u_{Rw} 值。对于相同的 IQC 批次，每个系统可能得到不同的 IQC 均值。因此，必须计算多个测量系统该 IQC 批次的标准不确定度平均值，并用于计算合成平均不确定度。

范例名称： 多系统已糖激酶法测量人血清葡萄糖浓度测量结果不确定度的评定

1．定义被测量

系统：血清。

被测量：葡萄糖浓度。

单位：mmol/L。

测量方法：已糖激酶法。

被测量定义为：多系统已糖激酶法测量人血清葡萄糖浓度（mmol/L）。

2．不精密度引入测量不确定度分量

（1）3 个测量系统测量室内质量控制数据见表 26-1。

表 26-1 3 个测量系统测量室内质量控制结果

测量系统	A	B	C
测试数量	280	276	282
均值（mmol /L）	10.15	10.22	10.08
标准差（SD）或 u_{Rw}	0.16	0.14	0.18
相对标准差（RSD）	1.58%	1.37%	1.79%

（2）计算 3 个系统平均值的方差

均值（A、B、C）=（10.15+10.22+10.08）÷3=10.15mmol/L

$$SD（A、B、C）^2 = \left(\sum\left(x-\bar{x}\right)^2\right)/(n-1)$$
$$= \left[（10.15-10.15）^2+（10.22-10.15）^2+（10.08-10.15）^2\right]/2$$
$$=0.049\text{mmol/L}$$
$$=u^2_{（A、B、C）}$$

（3）计算测量系统内平均不精密度的方差

$$u^2_{Rw（A、B、C）}=（0.16^2+0.14^2+0.18^2）/3=0.025\ 87\text{mmol/L}$$

（4）将 3 个系统平均值的方差和测量系统内平均不精密度的方差合并

$$u_{（pooled）}=\sqrt{u^2_{A、B、C}+u^2_{Rw(A、B、C)}}=\sqrt{0.049+0.025\ 87}=0.175\ 4$$
$$u_{rel（pooled）}=0.175\ 4/10.15\times100=1.728\%$$

3．总不确定度评定 厂家提供的校准品相对标准不确定度为 1.38%。实验室参加 EQA 成绩合格，扩展不确定度计算如下：

$$U_{rel}=\sqrt{1.728^2+1.38^2}\times2=4.5\%$$

如果厂家未提供校准品的不确定度，则总不确定度可以计算为：

$$U_{rel}=u_{rel（pooled）}\times2=1.728\times2=3.456\%=3.5\%（k=2）。$$

4．测量不确定度的报告 患者在该系统的单个测量结果 =8.62mmol/L，则扩展不确定度 =8.62×4.5%=0.39mmol/L（$k=2$），即测量结果 =（8.62±0.39）mmol/L 或测量结果 =（8.62±4.5）%。

5．结论 扩展不确定度 =4.5% < 7%（EQA 最大允许偏倚范围），实验室多个测量系统已糖激酶法测量人血清葡萄糖浓度的性能符合要求。

第三节 计算结果测量不确定度评定范例

对一个完整的测量过程，两个或更多不同来源的不确定度分量可能对结果的总 MU 有显著影响，因此需要合成这两个或更多个标准不确定度分量来评定测量结果的总（合成）不确定度。

不同来源的 $SDs（u）$ 不能加、减、乘或除。为了合成整个测量过程中不同分量产生的标准不确定度，必须首先将每个有贡献分量的标准不确定度转换为方差，其中方差 $=SD^2（u^2）$。注意，u 值始终为正。

一、计算公式为加减的测量不确定度评定

范例名称：阴离子间隙计算结果不确定度的评定
1．计算公式（mmol/L）

$$AG=（[Na^+]+[K^+]）-（[Cl^-]+[HCO_3^-]）$$

设血浆：$[Na^+]=143\text{mmol/L}$
$[K^+]=4.0\text{mmol/L}$
$[Cl^-]=104\text{mmol/L}$
$[HCO_3^-]=22\text{mmol/L}$

$$AG=（143+4.0）-（104+22）=21\text{mmol/L}$$

2．首先评定公式中单个被测量的标准不确定度。
单个被测量 Y 的标准不确定度 u_y 的计算，包含校准品标准不确定度 u_{cal}、长期精密度条件下的

不精密度引入的不精密度 u_{Rw}。如果有偏倚修正，还包括偏倚修正不确定度 u_{bias}。

$$u_y = \sqrt{u_{cal}^2 + u_{Rw}^2 + u_{bias}^2}$$

式中：

u_y——标准不确定度；

u_{cal}——校准品定值的不确定度；

u_{Rw}——长期精密度条件下的不精密度；

u_{bias}——偏倚修正引入的不确定度。

设：

$u(Na^+)=0.90mmol/L$；$u(K^+)=0.040mmol/L$；$u(Cl^-)=0.78mmol/L$；$u(HCO_3^-)=1.22mmol/L$

3．将单个被测量的标准不确定度表示为方差

$u^2(Na^+)=0.81$；$u^2(K^+)=0.001\,6mmol/L$；$u^2(Cl^-)=0.608\,4mmol/L$；$u^2(HCO_3^-)=1.488\,4mmol/L$

4．计算标准不确定度　在 AG 的计算中，无论是加上还是减去被测量的绝对值，方差都相加。方差和即为计算的 AG 的合并方差。方差和的平方根给出了计算阴离子间隙的总体不确定度 $u(AG)$。

$$u(AG) = \sqrt{0.81 + 0.001\,6 + 0.608\,4 + 1.488\,4} = 1.705\,4\,(mmol/L)$$

5．计算扩展不确定度

$$U(AG) = 1.705\,4 \times 2 = 3.41mmol/L$$

6．结果报告

$$AG = (21 \pm 4)\,mmol/L$$

二、计算公式为乘除的测量不确定度评定

当测量公式要求将不确定度分量相乘或相除时，合成独立评定的绝对标准不确定度分量。

如果一个测量公式要求标准不确定度的分量相乘或相除时，那么在应用标准不确定度之前，必须将不确定度分量表示为相对标准不确定度。

范例名称：内生肌酐清除率计算结果不确定度的评定

1．计算公式

$$内生肌酐清除率（Ccr）= \frac{[U_{cr}] \times U_{vol}}{[P_{cr}] \times t}\,（mL/min）$$

假设：$[P_{cr}]=146\mu mol/L$；$[U_{cr}]=2\,900\mu mol/L$；$U_{vol}=2\,421mL$；$t=24h \times 60min=1\,440min$

$$内生肌酐清除率（Ccr）= \frac{2\,900 \times 2\,421}{146 \times 1\,440} = 33.4\,（mL/min）$$

2．测量值必须表示为相对标准不确定度（u_{rel}）

肌酐清除率的计算包含测量值的乘法和除法，测量值的标准不确定度必须首先表示为相对标准不确定度（u_{rel}）。

假设每个测量值的来自 IQC 数据的标准不确定度（u）是：

（1）血浆肌酐（Pcr）：

——IQC 平均值为 70μmol/L 时，$u_{(Pcr)}=1.438\mu mol/L$，$\%u_{rel\,(Pcr)}=（1.438/70）\times 100=2.05\%$

（2）尿肌酐（Ucr）：

——IQC 平均值为 6 060μmol/L 时，$u_{(Ucr)}=138.0\mu mol/L$，$\%u_{rel\,(Ucr)}=138.0/6\,060）\times 100=2.28\%$

（3）尿液体积（Uvol）：

——实验室主观评估的测量误差为（2 421 ± 100）mL

上述体积误差的评估值为 ±100mL（可能值的范围为 200），是实验室基于专业的"评估值"，而不是实验研究得到的标准不确定度。因此，需要确定实际测量体积是否可能为：

——测量值 ±100mL（矩形分布）范围内的任意值；

——更可能接近于上述的测量值（三角分布）。

在不明确分布的情况下，实验室认为第一种选择更可信。

一个矩形分布的 SD=（可能值的范围 /2）/ $\sqrt{3}$

u（Uvol）=（200/2）/ $\sqrt{3}$ =57.7mL，%u_{rel}（U_{vol}）=57.7/2 421=2.40%

（4）t（时间）：实验室评定误差为 24h ±0.5h，假设为矩形分布

0.5h=30min，范围 =60min u（t）=（60/2）/ $\sqrt{3}$ =17.32min

$$\% u_{rel}（t）=17.32/1\ 440=1.20\%$$

$$\%u_{rel}(Ccr)=\sqrt{\left(u^2_{rel}\left(Pcr\right)+u^2_{rel}\left(Ucr\right)+u^2_{rel}\left(Uvol\right)+u^2_{rel}\left(t\right)\right)}$$
$$=\sqrt{\left(2.05^2+2.28^2+2.40^2+1.20^2\right)}=4.074\ 4\%=4.1\%$$

3．扩展不确定度计算

$$\%U_{rel}（Ccr）=8.148\ 8\%=8.1\%，k=2$$
$$U（Ccr）=33.4\times（8.148\ 8/100）=2.721\ 7mL/min=2.72mL/min$$

4．结果报告

患者结果：33.4 ± 2.8mL/min（k=2）

第四节　定性结果测量不确定度评定范例

定性检验指只提供反应结果的检测方法（即阳性 / 阴性或者是 / 否）。阳性结果只说明分析信号超过了分析阈值（检出限）或临界值（临界值的设定给出简要的敏感性和特异性组合）。

范例名称： 风疹病毒 IgG 抗体测量不确定度评定

风疹病毒 IgG 抗体测量采用直接化学发光法，通过光电倍增器测量发光强度，与校准品比较，计算结果，结果报告：< 5.0IU/mL——未检出即阴性；5.0 ~ 9.9IU/mL——可疑；≥ 10.0IU/mL——检出即阳性。

其不确定度的评定，采用的方法同定量方法，表 26-2 展示了完整的示例和不确定度计算方法。

表 26-2　风疹病毒 IgG 抗体测量不确定度评定

组分（分析物）	风疹病毒 IgG 抗体
被测量	血清 / 血浆中风疹病毒 IgG 抗体对风疹抗原的反应性
测量方法	免疫夹心法（直接化学发光法）
测量程序	制造商 E，根据制造商的说明，见方法手册
测量单位	kIU/L- 任意单位
校准品溯源	WHO 1ˢᵗIS 用于人体抗风疹免疫球蛋白国际标准品（RUBI-1-94）
偏倚	0.28kIU/L——相对每组室间质评均值进行评估（周期 15/01/01 ~ 15/06/30）； 可接受——不处理

续表

组分（分析物）	风疹病毒 IgG 抗体		
参考值	< 5.0IU/mL——未检出；5.0～9.9IU/mL——可疑；≥ 10.0IU/mL——检出		
最大允许标准测量不确定度	在 EQA 组内最佳检测结果的 20% 以内		
长期精密度			
时间	2015.12.11-2016.03.14		
校准品批号 378 试剂批号 640	校准品 1：7.0，u_{cal}=0.188kIU/L，$\%u_{cal}$=2.685 71=2.7%，k=2， 校准品 2：400，u_{cal}=5.607kIU/L，$\%u_{cal}$=1.401 75=1.4%，k=2		
IQC	水平 1	水平 2	水平 3
监测区间	5.0～9.9kIU/mL	10.0～50.0kIU/mL	> 50.0kIU/mL
IQC 批号	51 333	53 655	54 778
数量	68	68	68
均值，kIU/mL	8.11	19.97	122.33
u_{Rw}（Rub）kIU/mL	0.610	1.440	8.440
U_{Rw}；k=2	1.220	2.880	16.880
$\%U_{Rw}$	（1.22/8.11）×100=15.043 16=15.0%	（2.88/19.97）×100=14.421 63=14.4%	（16.88/122.33）×100=13.798 74=13.8%
$\%U$（Rub）=$\sqrt{（\%U^2cal+\%U^2Rw）}$≈95% 置信水平	$\sqrt{（2.685\ 71^2+15.043\ 16^2）}$=15.281 00%=15.3%	$\sqrt{（2.685\ 71^2+14.421\ 63^2）}$=14.669 58%=14.7%	$\sqrt{（1.401\ 75^2+13.798\ 74^2）}$=13.869 76%=13.9%
时间	2016/03/15-2016/06/13		
校准品批号 413 试剂批号 765	校准品 1：7.4，Ucal=0.198kIU/L，%Ucal=2.675 68=2.7%，k=2 校准品 2：357，Ucal=5.311kIU/L，%Ucal=1.487 68=1.5%，k=2		
IQC 批号	52 661	53 690	54 394
N	85	85	76
均值，kIU/mL	7.5	21.3	118.9
uRw（Rub）kIU/mL	0.53	1.75	10.36
URw；k=2	1.06	3.50	20.72
%URw	（1.06/7.46）×100=14.133 33=14.1%	（3.5/21.3）×100=16.431 92=16.4%	（20.72/118.9）×100=17.426 41=17.4%
%U（Rub）=$\sqrt{（\%U^2cal+\%U^2Rw）}$≈95% 置信水平	$\sqrt{（2.675\ 68^2+14.133\ 33^2）}$=14.384 38=14.4%	$\sqrt{（2.675\ 68^2+16.431\ 92^2）}$=16.648 34=16.6%	$\sqrt{（1.487\ 68^2+17.426\ 41^2）}$=17.489 80=17.5%
2 个试剂批号合并的 %U（Rub）	$\sqrt{[（15.281\ 00^2+14.384\ 38^2）/2]}$=14.839 46=14.8%	$\sqrt{[（14.669\ 58^2+16.64\ 834^2）/2]}$=15.690 18=15.7%	$\sqrt{[（13.869\ 76^2+17.489\ 80^2）/2]}$=15.783 91=15.8%
应用于患者结果	± 14.8%	± 15.7%	± 15.8%

应用于患者结果即 %U 的选择取决于患者结果相对于 IQC 的覆盖区间。当校准曲线基于多个校准品值时，u_{cal} 的统计处理是很复杂的。在实际工作中遇到上述情况，可以对校准品进行专业评估以选择最适合每一水平的 IQC 的校准品。这表明 u_{cal} 对 %U（Rub）的影响微不足道。

第五节　"自下而上"方法评定测量不确定度范例

范例名称：肌酸肌酶（CK）测量结果不确定度的评定

1．定义被测量

被测量：国际参考实验室比对（RELA）样本 CK 活性。

单位：U/L。

测量方法：速率法。

被测量定义为：速率法测量比对样本 CK 活性（U/L）。

2．影响因素和数学模型

（1）影响因素：①波长；②温度；③pH；④冻干粉溶解时水的温度；⑤不同批号或不同厂家试剂；⑥加样准确性即样本分数；⑦冻干粉保存方式；⑧比色杯光径等。

（2）测量模型

$$C_{CK} = \frac{1}{\varepsilon L} \times \frac{V_{R1} + V_{R2} + V_S}{V_S} \times \frac{\Delta A}{\Delta T} \times 10^6 \times \delta(temp) \times \delta(wl) \times \delta(pH)$$

C_{ck} 为 CK 催化活性浓度；$\Delta A / \Delta T$ 为每秒吸光度变化值；V_{R1} 为试剂 1 体积，V_{R2} 为试剂 2 体积，V_s 为样本体积；ε 为 NADPH 摩尔吸光系数；L 为光径（10mm）。δ（temp）、δ（wl）、δ（pH）分别为温度、波长、pH、等对测量结果的影响因素，均具有不确定度。

3．单一输入量引入测量不确定度分量的量化

（1）实验室内测量复现性引入的测量不确定度分量评定

共测量 RELA-A、RELA-B 两份样本，每天测量 5 次，测量 3 天，计算均值和变异系数如表 26-3：

表 26-3　实验室内测量复现性结果

测量次数	RELA-A 测量结果	RELA-B 测量结果
1	351.76	613.93
2	349.87	608.94
3	354.55	609.85
4	349.93	603.40
5	349.22	601.79
6	352.48	613.62
7	352.88	612.51
8	349.78	609.68
9	346.37	609.41
10	344.68	611.37
11	351.62	620.98
12	358.04	618.27
13	349.79	617.45
14	348.91	618.57

续表

测量次数	RELA-A 测量结果	RELA-B 测量结果
15	350.54	616.94
均值	350.69	612.45
标准差	3.18	5.51
CV%	0.91	0.90

（2）与正确度有关的各输入量引入的测量不确定度分量的评定

1）温度变化引入的不确定度的评定：以三种不同浓度的混合血清为实验样本，分别在 36℃、37℃、38℃进行 CK 催化活性浓度的测量，根据测量结果分析温度变化对于 CK 催化活性浓度测量的影响，建立测量温度与 CK 催化活性浓度变化的函数关系，据此计算温度变化对 CK 测量影响的灵敏系数，将温度作为 CK 测量不确定度评定的独立因素参与 CK 测量不确定度的评定与合成。

根据温度变化对 CK 催化活性浓度影响的函数关系，得方程 Y=5.530 9X-104.62。温度每变化 1℃，CK 催化活性浓度变化为 5.53%（灵敏系数）。

仪器的年度检定结果为（37.0±0.1）℃，函数分布类型为矩形，则温度变化引入的不确定度：

$$u_{温度} = \frac{a}{\sqrt{3}} = \frac{0.1 \times 5.53\%}{\sqrt{3}} = 0.319\%$$

2）波长变化引入的不确定度的评定：以三个浓度的混合血清为样本，分别采用 337nm、339nm、341nm 进行 CK 催化活性浓度的测量，根据测量结果分析波长变化对于 CK 催化活性浓度的影响，建立测量波长与 CK 催化活性浓度变化的函数关系，据此计算波长变化对 CK 测量影响的灵敏系数，将波长作为 CK 测量不确定度评定的独立因素参与 CK 测量不确定度的评定与合成。

根据波长变化对 CK 催化活性浓度影响的函数关系，得方程 $Y=0.028\ 5X^2-0.135\ 9X+100.16$。波长每变化 1nm，CK 催化活性浓度变化为 0.58%（灵敏系数）。

仪器的年度检定结果为 ±0.3nm，函数分布类型为矩形，则波长变化引入的不确定度为：

$$u_{波长} = \frac{a}{\sqrt{3}} = \frac{0.3 \times 0.58\%}{\sqrt{3}} = 0.100\%$$

3）pH 变化引入的不确定度的评定：以三种不同浓度的混合血清为样本，分别采用三种不同的反应液：pH 分别为 6.4、6.5、6.6 进行样本中 CK 的催化活性浓度的测量，根据测量结果分析 pH 变化对于 CK 催化活性浓度的影响，建立 pH 与 CK 催化活性浓度变化的函数关系，据此计算 pH 变化对 CK 测量影响的灵敏系数，将 pH 作为 CK 测量不确定度评定的独立因素参与 CK 测量不确定度的评定与合成。

根据 pH 变化对 CK 催化活性浓度影响的函数关系，得方程 $Y=-246x^2+3\ 182.3x-10\ 191$。pH 向下每变化 0.1，CK 催化活性浓度变化为 0.44%（灵敏系数）。pH 向上每变化 0.1，CK 催化活性浓度变化为 3.58%，平均变化为 2.46%（灵敏系数）。

仪器的年度检定结果为 ±0.05，函数分布类型为矩形，则 pH 变化引入的不确定度为：

$$u_{pH} = \frac{a}{\sqrt{3}} = \frac{0.05 \times 2.46\%}{\sqrt{3}} = 0.071\%$$

4）加样量变化引入的不确定度的评定

①加试剂 1（2 000μL）引入的不确定度的评定

重复性：加试剂 1 引起的不确定度可由重复性实验评估。每 10 个为一系列重复加样标准偏差为 0.65μL，这可以直接作为一个标准不确定度表示。

温度：移液管的校准温度为 20℃，实验室的变化限制为 ±4℃，这个不确定度可从温度范围的评估和体积的膨胀系数计算所得。

水的体积膨胀系数为 0.000 21/℃。

因此，温度对体积膨胀效应的不确定度（假设温度变化为矩形分布）为：

$$\frac{0.000\,21 \times 4 \times 2\,000}{\sqrt{3}} = 0.971 \mu L$$

这两者合成的标准不确定度为：

$$u(V_1) = \sqrt{0.65^2 + 0.971^2} = 1.168 \mu L$$

其他条件不变，观察试剂 1 变化对结果的影响。根据试剂 1 变化对 CK 催化活性浓度影响的函数关系，得方程 y=−0.095x+289.96。试剂 1 每变化 1μL，CK 催化活性浓度变化为 0.095%（灵敏系数）。

加试剂 1 引入的不确定度为：

$$u_{V1} = \frac{a}{2} = \frac{1.168 \times 0.095\%}{2} = 0.055\%$$

②加样本（100μL）引入的不确定度的评定

重复性：加样本引起的不确定度可由重复性实验评估。每 10 个为一系列重复加样标准偏差为 0.07μL，这可以直接作为一个标准不确定度表示。

温度：移液管的校准温度为 20℃，实验室的变化限制为 ±4℃，这个不确定度可从温度范围的评估和体积的膨胀系数计算所得。

水的体积膨胀系数为 0.000 21/℃。

因此，温度对体积膨胀效应的不确定度（假设温度变化为矩形分布）为：

$$\frac{0.000\,21 \times 4 \times 100}{\sqrt{3}} = 0.049 \mu L$$

这两者合成的标准不确定度为：

$$u(S) = \sqrt{0.07^2 + 0.049^2} = 0.085 \mu L$$

其他条件不变，观察样本变化对结果的影响。根据样本变化对 CK 催化活性浓度影响的函数关系，得方程 y=0.425x²−83.995x+4 249.5。样本每变化 1μL，CK 催化活性浓度变化为 1.00%（灵敏系数）。

加样本引入的不确定度为：

$$u_S = \frac{a}{2} = \frac{0.085 \times 1.00\%}{2} = 0.043\%$$

③试剂 2（200μL）变化引入的不确定度的评定

重复性：加试剂 2 引起的不确定度可由重复性实验评估。每 10 个为一系列重复加样标准偏差为 0.94μL，这可以直接作为一个标准不确定度表示。

温度：移液管的校准温度为 20℃，实验室的变化限制为 ±4℃，这个不确定度可从温度范围的评估和体积的膨胀系数计算所得。

水的体积膨胀系数为 0.000 21/℃。

因此，温度对体积膨胀效应的不确定度（假设温度变化为矩形分布）为：

$$\frac{0.000\,21 \times 4 \times 200}{\sqrt{3}} = 0.098 \mu L$$

这两者合成的标准不确定度为：

$$u(V_2) = \sqrt{0.94^2 + 0.98^2} = 1.358\mu L$$

其他条件不变，观察开始试剂变化对结果的影响。根据开始试剂变化对 CK 催化活性浓度影响的函数关系，得方程 y=−0.003 3x²+1.299 5x−25.9。开始试剂每变化 1μL，CK 催化活性浓度变化为 0.003%（灵敏系数）。

加试剂 2 引入的不确定度为：

$$u_{V2} = \frac{a}{2} = \frac{1.358 \times 0.003\%}{2} = 0.002\%$$

④由于计算酶催化活性浓度的公式比较复杂，既有乘除项，又有加减项，按 QUAM 规定，此类复杂情况应：先评定计算公式加减项的合成标准不确定度，即：

$$u_c(V_{总}) = \sqrt{u_{V1}^2 + u_S^2 + u_{V2}^2} = \sqrt{0.055^2 + 0.043^2 + 0.002^2} = 0.070\%$$

5）摩尔消光系数引入的不确定度：摩尔消光系数根据文献资料，其不确定度为 < 1.00%，评定函数分布类型为三角分布，则摩尔消光系数变化引入的不确定度为：

$$u_\varepsilon = \frac{a}{\sqrt{6}} = \frac{1\%}{2.449} = 0.408\%$$

6）比色杯光径（L）引入的不确定度：比色杯光径根据年度检定报告，其不确定度为 < 0.01，评定函数分布类型为矩形，则比色杯光径变化引入的不确定度为：

$$u_l = \frac{a}{\sqrt{3}} = \frac{0.001}{1.73} \times 100\% = 0.058\%$$

7）其他输入量：与正确度相关的标准不确定度来源还包括实验室温度、湿度、磁场等因素，但目前评定尚存在一定的困难。对于这些因素，目前实验室只能通过采取有效方法尽量控制这些因素的变化条件，以减少其对测量的影响。

4. 合成标准不确定度 $u_c(y)$ 计算方法为：合成标准不确定度等于各分量的方差和的正平方根（方和根法）。影响 CK 参考测量程序测量结果不确定度分量的因素见表 26-4。

$$u_c(A_1) = \sqrt{u_{样本A}^2 + u_\varepsilon^2 + u_l^2 + u_c(V_{总}) + u_{温度}^2 + u_{波长}^2 + u_{pH}^2}$$
$$= \sqrt{0.91^2 + 0.408^2 + 0.058^2 + 0.070^2 + 0.319^2 + 0.100^2 + 0.071^2}$$
$$= 1.06\%$$

$$u_c(B_1) = \sqrt{u_{样本B}^2 + u_\varepsilon^2 + u_l^2 + u_c(V_{总}) + u_{温度}^2 + u_{波长}^2 + u_{pH}^2}$$
$$= \sqrt{0.90^2 + 0.408^2 + 0.058^2 + 0.070^2 + 0.319^2 + 0.100^2 + 0.071^2}$$
$$= 1.05\%$$

为了减少不确定度的重复计算，同时临床工作中也不需要对所有影响因素引起的不确定度均进行评估和合成，在计算合成不确定度时，舍去那些不确定度分量小于最大分量 1/10 的不确定度，然后进行合成，结果如下：

$$u_c(A) = \sqrt{u_{样本A}^2 + u_\varepsilon^2 + u_{温度}^2 + u_{波长}^2}$$
$$= \sqrt{0.91^2 + 0.408^2 + 0.319^2 + 0.100^2}$$
$$= 1.05\%$$

$$u_c(B) = \sqrt{u_{样本B}^2 + u_\varepsilon^2 + u_{温度}^2 + u_{波长}^2}$$
$$= \sqrt{0.90^2 + 0.408^2 + 0.319^2 + 0.100^2}$$
$$= 1.04\%$$

表 26-4　CK 测量各种不确定度分量

输入量 Xi	变量参数	不确定度	来源	函数分布类型	灵敏系数	相对标准不确定度（%）
A	标本 A	3.18U/L	实验	正态		0.91
B	标本 B	5.51U/L	实验	正态		0.90
ε	摩尔消光系数	< 1.00%	文献	三角		0.408
L	光径	0.01	校准证书	矩形		0.058
V	试剂 1 体积	0.65μL	实验	正态	0.095%	0.070
	试剂 2 体积	0.94μL	实验	正态	0.003%	
	样本体积	0.07μL	实验	正态	1.002%	
temp	温度	0.1℃	IFCC 方法	矩形	5.53%/1℃	0.319
wl	波长	0.3nm	校准证书	矩形	0.58%/1nm	0.100
pH	酸碱度	0.05	IFCC 方法	矩形	2.46%/0.1	0.071

5. **扩展不确定度**　将合成标准不确定度 u_c 和所选的包含因子 k 相乘得到扩展不确定度 U，即 $U=ku_c$。k 值一般取 $2\sim3$，在大多数情况下取 $k=2$，当取其他值时，应说明其来源。

$$U_A = ku_c = 2 \times 1.05\% = 2.10\%$$
$$U_B = ku_c = 2 \times 1.04\% = 2.08\%$$

6. **测量不确定度的报告**　一个完整的测量结果应包括被测量估计值 y 及其相应的扩展不确定度 U，用（y±U）表示。

RELA-A 的测量结果为：350.69 ± 7.36（U/L）（$k=2$）

RELA-B 的测量结果为：612.45 ± 12.74（U/L）（$k=2$）

第六节　测量不确定度应用于结果解释的范例

当人体样品结果接近医学决定限，或者监测指标结果随时间变化较小，可以考虑采用测量不确定度（MU）帮助解释。

范例 1：确定测量值是否超过医学决定限

患者 A 血清样品测量结果：血清前列腺特异性抗原（PSA）浓度 =4.3μg/L。

医学解释：对于 61 岁的患者，其检测结果高于医学决定水平 4.0μg/L 是否有 95% 以上的置信水平？

u（PSA）估算为 0.14μg/L 是基于校准品 u_{cal} 的不确定度（由制造商提供）和根据室内质量控制（IQC）均值 3.6μg/L 得到的期间不精密度 u_{Rw} 合成。

如果在可重复条件下对该样品进行多次检测，会有 > 5% 的结果低于 4.0μg/L 吗？这种单侧分布，其 ≈95% 置信水平要求 z 分布值为 1.65。

如果检测结果为 ≥ 4.0+（165×0.14）= ≥ 4.23μg/L，则实验室检测结果高于 4.0μg/L，置信水平 ≈ 95%。为了确保 ＞ 95% 的置信水平，不确定度修约为下一较大有效数值，例如：4.23 修约为 4.3。前列腺特异性抗原检测流程能可靠的区分 4.0μg/L（医学决定限）和 ≥ 4.3μg/L 之间的被测量值。

注：这个示例仅考虑测量值的不确定度。确定两个值是否有生理学差异还必须考虑个体内的生物学变异（见下文范例 3）。

范例 2：确定同一患者的连续测量值是否有差异

患者 A 间隔一年的 PSA 结果分别为 4.4μg/L 和 4.8μg/L。是否有 ＞ 95% 的置信水平说明这两个 PSA 值是不同的？

注：该示例仅考虑了测量值的不确定度。决定同一受试者的两个连续测量值是否有生理学差异还必须考虑个体内的生物学变异（见下文范例 3）。

由于重新测量值升高或降低的机会相同，所以每个结果的其他可能值的分布是双向的。双向分布的 Z 检验 95% 置信水平对应的值为 1.96。由于每个结果的 $u_{(PSA)}$ 是一样的，如果两个测量值相差 $>z×\sqrt{2}×u_{PSA}$，那么两次测量结果是不同的。

范例 1 中，$u_{(PSA)}$ 评定值为 0.14μg/L。

计算公式：$z×\sqrt{2}×u_{PSA}=1.96×\sqrt{2}×\dfrac{0.14μg}{L}=0.39μg/L$。

因此，第二个结果应 ≥ 4.4+0.39= ≥ 4.79μg/L，与第一次检测结果存在差异。两次结果是有明显不同的（≈95% 置信水平）。

范例 3：合成测量和预测量的不确定度

对于一些被测量，同时考虑 MU 和个体内生物学差异对最佳的结果解释是有用的。因此，将 $\mu(y)$ 和个体内生物学差异（CV_I）的 SD 合成。

患者 A 血清 PSA 浓度是 4.3μg/L，同时考虑 MU 和个体内生物学差异，在 ≈95% 置信水平时，结果高于参考标准上限 4.0μg/L 是否可靠？

在 IQC 均值 3.6μg/L 时，$\mu_{MU}(PSA)$=0.14μg/L，此时 $\mu_{MU}(PSA)$ 仅为 MU。

个体内生物学差异均值 $CV_W(PSA)$：18.1%；

患者 A 样品结果的 SD_W 为：4.3×18.1/100=0.778 3=0.78μg/L。

$u_{TOT}(PSA)$：$\sqrt{0.14^2+0.778 3^2}$=0.790 8=0.79μg/L。

当 $u_{TOT}(PSA)$ 为合成的总不确定度，包括 MU 和生物学不确定度。

如案例 1，95% 置信水平对应的 z 分数为 1.65。为了在测量和生物学上（单侧分布）有 ≈95% 的可能性高于决定值上限 4.0μg/L，人体样品的结果必须 ＞（1.65 × 0.79）+4.0 ≥ 5.3μg/L。在分析和生理学上，PSA 值 4.3μg/L 的结果都不高于决定限。在这个示例中，个体内的生物学差异通常是结果解释不确定度的重要部分。

对于来自同一患者的两个 PSA 结果，其差异的概率 ≈95%，超过了 MU 和个体内生物变异（双向分布），对每个患者结果的合成效能所能解释的程度，z 分数是 2.77（1.96×$\sqrt{2}$）。因此，两个结果一定是不同的，至少是 2.77 × 合成不确定度 0.79μg/L=2.2μg/L。这种差异是统计学上两个结果的差异超过 MU 和个体差异的组合效应所能解释的最小区分。如案例 2，患者 A，间隔一年的 PSA 结果分别是 4.4μg/L 和 4.8μg/L；PSA 的浓度增加了 0.4μg/L。第二个结果增加幅度远低于 2.2μg/L，因此与第一个结果在测量和生物学变异上没有差异，置信水平 ≈95%。

（王建兵 韩丽乔）

第二十七章

参考区间建立和验证报告范例

临床检验项目的结果变化能灵敏地反映机体的生理和病理状况，并因人种、性别、年龄、生长发育而异，同时受人群所处的地域、经济水平、职业、生活习惯、饮食结构等诸多因素影响。临床检验项目的参考区间是临床医生判断患者健康与否以及疾病诊断、治疗、预后判断的重要依据。实验室向临床提供的参考区间应准确适用，否则可能会导致误诊甚至错误的治疗。目前我国大部分临床检验项目的参考区间仍主要引用或参考国外人群的资料，也有部分参考区间数据来自小样本局部地区的人群研究。由于方法学和检测技术的不断更新以及人民生活方式和水平的改变，许多数据已不再适用，因而在全国范围内逐步建立我国人群的常规临床检验项目的参考区间，对我国疾病诊断和治疗、评估健康状况具有重要意义。此外，参考区间建立的研究工作量和成本巨大，临床实验室也可转移和验证参考区间。

第一节　参考区间的建立报告范例

"十一五"期间，中华医学会检验医学分会主任委员尚红教授主持了卫生部的指令性任务，开展了临床血细胞分析项目和部分临床生化项目的参考区间的多中心研究。该研究调查的对象来自全国有代表性的六个区域（东北、华北、西北、华东、西南、华南）的汉族人群，年龄为 18 ~ 79 岁之间。课题组包括中国医科大学附属第一医院（主持单位）、北京大学第三医院、复旦大学附属中山医院、第四军医大学附属西京医院、四川大学华西医院、广东省中医院、卫生部临检中心。研究结果显示，中国人群大部分检验项目的参考区间与国内目前所用的及国外人群的参考区间存在差异。该研究项目及相应研究结果得到相关临床专科学会的高度肯定和充分认可。基于参考区间项目研究意义的重大和前期研究工作的圆满完成，课题组获得了"十二五"国家科技支撑计划课题的资助，继续进行我国人群常用肿瘤标志物、心肌标志物、贫血标志物、感染免疫类、甲状腺激素类检验项目参考区间研究。到目前为止该研究已经发布了 10 个《临床常用生化检验项目参考区间》行业标准（WS/T 404.1-WS/T 404.10），2 个《临床免疫学检验项目参考区间》行业标准（WS/T 645.1-WS/T 645.2），1 个《血细胞分析参考区间》（WS/T 405）。此系列卫生行业标准已开始在全国医疗机构推广使用，为我国人群疾病诊断、治疗、预后判断和健康评估提供科学依据，为全国各级医院提供可以参照使用的标准，减低患者转诊后的重复检查费用，推动国家医改推行的医疗机构间检验结果互认的进程，促进医疗卫生资源的有效利用。

2016 年，受国家卫生健康委医政医管局委托，国家儿童医学中心、北京儿童医院牵头实施开展"建立中国儿童临床常规检验指标参考区间"项目工作。该研究结果形成了 1 个《儿童临床常用生化检验项目参考区间》（WS/T 780）和 1 个《儿童血细胞分析参考区间》（WS/T 779），推动了我国儿童参考区间的建立工作。

2022 年，由中国医科大学附属第一医院、国家医学检验临床医学研究中心牵头的"十四五"国家重点研发计划项目"老年人群临床常用检验项目参考区间的建立与应用研究"获得立项资助，该项目将建立我国健康老年人群信息数据库和生物样本库，并建立适宜我国老年人群的检验参考区间，为老年人群常见疾病诊治、健康评估和预防保健以及健康管理、国家卫生政策制定提供科学的实验诊断依据，填补本领域的研究空白。

由于募集新生儿至 2 岁参考人群存在困难，目前国内尚未开展针对此年龄阶段的全国范围参考区间项目。

临床实验室检验项目参考区间的建立和制定可参照我国相关卫生行业标准，如 WS/T 402—2022《临床实验室定量检验项目参考区间的制定》等。以尚红教授主持的卫生部"中国人群重要常规临床检验项目参考区间的建立"为例，其简要流程如图 27-1 所示。参考区间建立过程的相关信息参照 WS/T 404.1—2012《临床常用生化检验项目参考区间 第 1 部分》等行业标准。表 27-1 为 2012 年行业标准发布的生化项目参考区间结果。

表 27-1　中国成人肝脏功能项目和电解质项目的参考区间（湿化学法）

项目	单位	性别	参考区间
血清丙氨酸氨基转移酶（ALT）	U/L	男	9 ~ 50
		女	7 ~ 40
血清丙氨酸氨基转移酶（ALT）[a]	U/L	男	9 ~ 60
		女	7 ~ 45
血清天冬氨酸氨基转移酶（AST）	U/L	男	15 ~ 40
		女	13 ~ 35
血清天门冬氨酸氨基转移酶（AST）[a]	U/L	男	15 ~ 45
		女	13 ~ 40
血清 γ- 谷氨酰转移酶（GGT）	U/L	男	10 ~ 60
		女	7 ~ 45
血清碱性磷酸酶（ALP）	U/L	男	45 ~ 125
		女	20 ~ 49 岁：35 ~ 100
			50 ~ 79 岁：50 ~ 135
血清总蛋白（TP）	g/L	男 / 女	65 ~ 85
血清白蛋白（ALB）	g/L	男 / 女	40 ~ 55
血清球蛋白（GLB）	g/L	男 / 女	20 ~ 40
白蛋白 / 球蛋白（A/G）		男 / 女	（1.2 ~ 2.4）：1
血清钾离子（K$^+$）	mmol/L	男 / 女	3.5 ~ 5.3
血清钠离子（Na$^+$）	mmol/L	男 / 女	137 ~ 147
血清氯离子（Cl$^-$）	mmol/L	男 / 女	99 ~ 110

注：[a]ALT 或 AST 试剂中加有 5'- 磷酸吡哆醛。

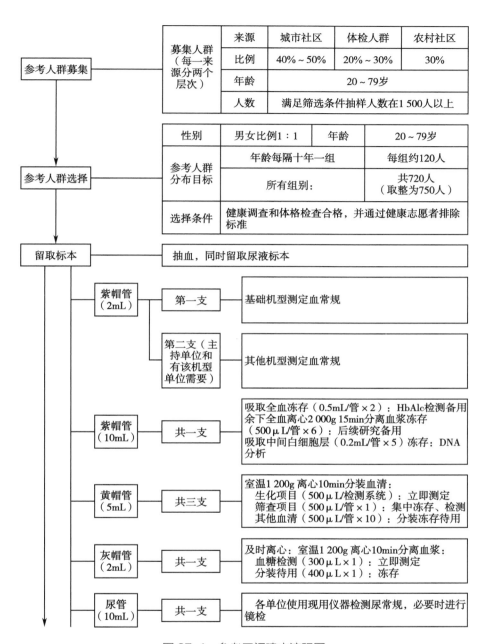

图 27-1　参考区间建立流程图

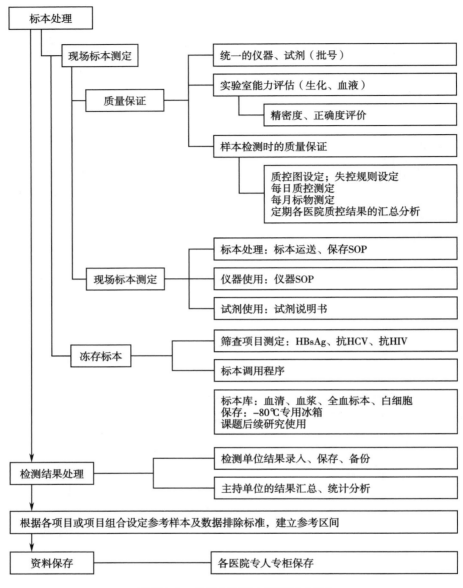

图 27-1 参考区间建立流程图（续）

第二节　参考区间的转移报告范例

一、分析系统的可比性

（一）分析系统完全可比

根据 CLSI EP 9 文件，对两种方法做线性回归，回归方程如下：

$y=1.004x-0.628$，$r^2=0.990$。

相关系数较大，斜率和截距的偏倚较小，表明两种方法之间可比。

假设当前采用的方法的参考区间为 50～150。根据下面给出的公式，新的参考区间仍然是 50～150：

50 → 50×1.004-0.628=50.2-0.628=49.27，取整为 50。

150 → 150×1.004-0.628=150.6-0.628=149.97，取整为 150。

（二）分析系统高度相关

分析系统高度相关，但是由于某一条件的改变会导致结果偏高或者偏低（例如：检测酶活性的温度是 37℃而不是 30℃）。

假设新的回归方程是：

$y=1.57x-0.832$，$r^2=0.990$

通过以下公式计算可以将参考区间转化为 78～235。

50 → 50×1.571-0.832=78.55-0.832=77.72，取整为 78。

150 → 150×1.571-0.832=235.65-0.832=234.82，取整为 235。

二、受试人群的可比性

如果临床实验室希望转移另一个实验室的参考区间，或者诊断仪器生产商用可比分析系统建立的参考区间，那么转移的问题就变成参考人群是否具有可比性。此外，参考区间研究的其他有关分析前因素也必须是可比的，如参考个体准备、标本收集和处理程序等。实验室进行这一类型参考区间转移日益普遍，已经成为大部分临床实验室制订参考区间所采用的方式。

三、转移参考区间的注意事项

使用转移获得参考区间时，应注意的事项有：

1. 比对设计应使用适当浓度分布范围的样本进行比对：如果比对标本的浓度范围分布过窄，相关性可能较差；如果比对样本浓度分布范围过大（如有许多极端低值和极端高值样本），可能会高估其相关性。

2. 当使用线性回归分析时，相对于比对数据的范围和参考区间，评估截距的大小是至关重要的。如果与参考区间相比，截距相对较大时，则不能进行简单的转移。在这种情况下，实验室应使用从参考个体采集的样本建立参考区间。

3. 线性回归并不一定是最佳的或最合适的转移方法。例如，血清钠浓度值范围窄，整体分布离散后增加。在这种情况下，可通过两种方法的均值偏倚的校正来获得新的参考区间。

4. 即使能够通过参考区间转移方式获得新的参考区间，实验室仍必须使用一定数量的参考个体来验证参考区间。

第三节 参考区间的验证报告范例

参考区间的验证范例

（一）验证卫生行业标准提供的参考区间范例

卫生行业标准 WS/T 404.1《临床常用生化检验项目参考区间 第 1 部分》提供了血清丙氨酸氨基转移酶、天冬氨酸氨基转移酶、碱性磷酸酶和 γ- 谷氨酰基转移酶的参考区间，实验室是否可以直接转移使用？

虽然 WS/T 404.1 参考区间标准基于中国成年人群多中心研究结果，研究中的检验结果可溯源至国际公认参考方法。但外部参考区间在实验室的适用性主要取决于实验室检验结果和服务人群与建立参考区间时的检验结果和参考人群的可比性，因此使用本文件的参考区间前也应进行必要的验证或评估。其具体方法如下。

1. 按 WS/T 402 的有关规定进行参考区间评估和验证。

2. 对本实验室分析质量和服务人群进行评估，若有理由认为与参考区间研究的分析质量和参考人群有足够可比性，可直接使用本文件的参考区间（主观评定）。

3. 若对分析质量和人群可比性不确定或实验室管理体系要求对引用的参考区间进行验证，可按下列步骤进行：

1）筛选合格参考个体不少于 20 名，筛选标准主要包括：通过问卷调查、体格检查、实验室检查、肝胆脾超声检查筛选参考个体，满足以下要求：

a）自觉健康。

b）无消化系统疾病（肝硬化、肝炎、脂肪性肝病、胆石症、胆囊炎、慢性腹泻、炎症性肠病等）、急慢性感染（急性上呼吸道感染、肺炎、肺结核等）、肾脏疾病（慢性肾脏病、急性肾损伤等）、代谢和营养疾病（糖尿病、代谢综合征、血脂异常和脂蛋白异常血症、高尿酸血症与痛风等）、风湿性疾病（类风湿性关节炎、系统性红斑狼疮等）、甲状腺疾病（甲状腺功能亢进症、甲状腺功能减退症等）、血液系统疾病（贫血、白血病等）、肥胖（BMI > 28kg/m^2）、高血压（收缩压 ≥ 140mmHg 和 / 或舒张压 ≥ 90mmHg）、烧伤和肌肉创伤。

c）近期未曾献血、输血、大量失血、手术或服用药物。

d）无营养不良、素食、酗酒（长期饮酒或 2 周内大量饮酒）、嗜烟（吸烟量 > 20 支 /d）。

e）近期无剧烈运动或重体力劳动。

f）女性未处于怀孕或哺乳期。

2）按本实验室操作程序采集、处理、分析样品。

3）按 Dixon 方法检查并剔除离群值（若有，则另选参考个体补足）。

4）如选择 20 个合格的参考个体，将 20 个检验结果与参考区间比较，若超出参考区间的数据不超过 2 个，则通过验证；若超过 2 个，则另选 20 名合格参考个体重新按照上述判断标准进行验证。如参考个体多于 20 个，超出参考区间的数据不超过 10% 则通过验证；若超过 10% 的数据超出参考区间，则另选至少 20 名合格参考个体，重新按照上述判断标准进行验证。验证结果若符合要求，可直接使用参考区间，否则应查找原因。

4. 参考区间未通过验证时的处理程序

1）对未通过验证的情况，应首先评价分析质量尤其是正确度，若证实是检测系统导致的分析质量问题，应改进或更换分析系统。分析质量评价可采用下列方式：

　　a）分析可互通有证标准物质或其他适宜参考物质。

　　b）参加适宜的正确度验证计划或标准化计划。

　　c）与性能可靠的其他系统或方法进行比较。

　　2）若证明是人群原因（如民族、高海拔地区、特殊生活习惯等因素）未通过验证，则应按WS/T 402 的要求建立或转移适宜参考区间。

（二）验证制造商提供的参考区间范例

　　某实验室使用 C 化学发光免疫分析系统测定 AFP，对 20 个参考个体的检测结果为 0.6～7.7ng/mL，厂商给出的参考区间为＜8.1ng/mL，实验室应如何确定自己的参考区间？

　　该化学发光免疫分析系统系进口产品，厂商已提供了欧美人群的参考区间。由于既往的研究报道未显示出不同人群间 AFP 的参考值有明显差异，从实用和经济的角度考虑，实验室可以参考范例 1 选择 20 个参考个体进行验证。结果表明，20 个参考个体血清 AFP 浓度均处于 0.6～7.7ng/mL 内，即处于试剂说明书给出的参考区间内（＜8.1ng/mL）。因此，该参考区间验证通过，实验室可以直接使用生产商提供的参考区间。

（三）同一地区相同检测系统的验证范例

　　某地区，甲实验室使用 A 生化检测系统，建立了血清酶法 Crea 的参考区间：男性 59～104μmol/L，女性 45～84μmol/L，该地区乙实验室同样使用 A 生化检测系统，乙实验室应如何确定 Crea 的参考区间？

　　因为两个实验室使用相同的检测系统，且处于同一地区，检验服务的范围和服务对象基本相同，乙实验室只要严格按照操作规程进行操作，按照入组标准和排除标准，在该地区选择 20 个参考个体进行检测，如果 20 个参考值中有不超过 2 个数据在甲实验室的参考区间之外，甲实验室建立的参考区间在乙实验室即通过验证，可以直接使用。

（四）同一地区不同检测系统的验证范例

　　某地区，甲实验室使用 A 生化检测系统，建立了血清酶法 Crea 的参考区间：男性 59～104μmol/L，女性 45～84μmol/L，该地区乙实验室使用 B 生化分析仪和国产试剂组成的检测系统，乙实验室应如何确定 Crea 的参考区间？

　　尽管甲乙两个实验室的服务对象相同，但使用的检测系统不同，因此，首先要按照 EP9 文件，选择 40 份新鲜标本进行方法比对和偏倚评估。如果两个检测系统的检验结果具有可比性（如偏倚在 1/4 允许总误差内），甲实验室的参考区间可向乙实验室转移，但转移是否有效，还需要在该地区选择 20 个参考个体，进行参考区间的验证，验证有效后方可应用。如果两个检测系统的检验结果不可比，则必须选择 120 个参考个体建立参考区间，如果性别间有差异，则应分别选择 120 个参考个体，建立各自的参考区间。

（何　　敏）

第二十八章

室内质量控制报告范例

第一节　临床血液检验室内质量控制报告

一、室内质控失控报告范例（表28-1）

表28-1　室内质控失控报告表

检验医学部　QM-7.3-8-3（V1.0）室内质控失控报告表　生效日期：××××-××-××

室内质控失控报告表						
部门：凝血				仪器编号：LJ1-104【CS-5100】		
失控项目：凝血酶原时间（PT）				失控日期：××××-××-×× 08:30:47		
失控规则	1-3S、2-2S					
失控原因分析	正常水平结果超过 1-3S，高值水平结果超过 2-2S，失控原因是长节假日标本较少，试剂放置时间长，试剂失效					
应急措施	暂停标本检测					
纠正活动	1. 纠正过程描述：更换 PT 试剂，重新解冻和检测质控，质控结果良好，在控 2. 处理后是否在控：☑ 是　□ 否 3. 是否可能影响患者结果：□ 否　☑ 是（标本回顾分析）					
	序号	条码号	纠正前	纠正后	偏差	允许范围	是否可接受
	1	400227885400	11.2	11.3	−0.88%	≤ 5%	Y
	2	400227882000	34.3	35.0	−2.00%	≤ 5%	Y
	3	400227876400	11.9	11.9	0.00%	≤ 5%	Y
	4	400227877800	11.6	11.8	−1.69%	≤ 5%	Y
	5	400227873400	13.2	12.9	2.33%	≤ 5%	Y
	回顾结论：☑ 通过　□ 不通过 其他说明：无					
检测者：××× 日期：××××-××-×× 08:56:24				专业组长：××× 日期：××××-××-×× 10:17:55		

二、室内质控总结报告范例（表28-2）

检验医学部　QM-7.3-8-1（V1.0）室内质控每月总结分析报告表　生效日期：×××-×-×××

表28-2　室内质控每月总结分析报告表

室内质控每月总结分析报告表

项目	质控批号	绘制质控图的均值和标准差					当月原始测定结果						除失控后的测定结果			累积测定结果					质量目标
		单位	水平	均值	SD	CV%	均值	SD	CV%	N	失控数	在控率%	均值	SD	CV%	均值	SD	CV%	N	在控率%	%
BASO	MB0522AL	10^9/L	01 低值	0.17	0.01	5.88	0.17	0.01	5.88	52	0	100.00	0.17	0.01	5.88	0.17	0.01	5.88	53	100.00	10.0
BASO	MB0522AN	10^9/L	02 中值	0.35	0.02	5.71	0.35	0.01	2.86	53	0	100.00	0.35	0.01	2.86	0.35	0.01	2.86	54	100.00	10.0
BASO	MB0522AH	10^9/L	03 高值	0.98	0.05	5.10	0.97	0.03	3.09	53	0	100.00	0.97	0.03	3.09	0.97	0.03	3.09	54	100.00	10.0
EOSIN	MB0522AL	10^9/L	01 低值	0.44	0.03	6.82	0.42	0.02	4.76	52	0	100.00	0.42	0.02	4.76	0.42	0.02	4.76	53	100.00	10.0
EOSIN	MB0522AN	10^9/L	02 中值	0.75	0.05	6.67	0.76	0.04	5.26	53	0	100.00	0.76	0.04	5.26	0.76	0.04	5.26	54	100.00	10.0
EOSIN	MB0522AH	10^9/L	03 高值	2.40	0.11	4.58	2.35	0.11	4.68	53	0	100.00	2.35	0.11	4.68	2.35	0.11	4.68	54	100.00	10.0
HCT	MB0522AL	%	01 低值	18.0	0.5	2.84	18.3	0.4	2.19	52	0	100.00	18.3	0.4	2.19	18.3	0.4	2.19	53	100.00	3.0
HCT	MB0522AN	%	02 中值	39.0	1.1	2.82	40.3	0.7	1.74	53	1	98.11	40.2	0.6	1.49	40.2	0.6	1.49	53	98.11	3.0
HCT	MB0522AH	%	03 高值	52.7	1.5	2.85	54.6	1.5	2.75	53	1	98.11	54.5	0.7	1.28	54.4	0.8	1.47	53	98.11	3.0
Hb	MB0522AL	g/L	01 低值	58.9	0.8	1.36	59.2	0.5	0.84	52	0	100.00	59.2	0.5	0.84	59.2	0.5	0.84	53	100.00	2.0
Hb	MB0522AN	g/L	02 中值	132.5	2.0	1.51	133.1	1.6	1.20	53	1	98.11	132.9	1.1	0.83	132.9	1.0	0.75	53	98.11	2.0
Hb	MB0522AH	g/L	03 高值	178.5	2.8	1.57	179.8	4.0	2.22	52	1	98.11	179.3	1.5	0.84	179.3	1.6	0.89	53	98.11	2.0
LYM	MB0522AL	10^9/L	01 低值	1.18	0.06	5.08	1.18	0.04	3.39	52	0	100.00	1.18	0.04	3.39	1.18	0.04	3.39	53	100.00	10.0
LYM	MB0522AN	10^9/L	02 中值	2.92	0.21	7.19	2.89	0.20	6.92	53	0	100.00	2.89	0.2	6.92	2.89	0.20	6.92	54	100.00	10.0

续表

室内质控每月总结分析报告表

项目	质控批号	单位	水平	绘制质控图的均值和标准差			当月原始测定结果						除失控后的测定结果			累积测定结果					质量目标
				均值	SD	CV%	均值	SD	CV%	N	失控数	在控率%	均值	SD	CV%	均值	SD	CV%	N	在控率%	%
LYM	MB0522AH	10^9/L	03高值	6.97	0.60	8.61	6.95	0.48	6.91	53	0	100.00	6.95	0.48	6.91	6.95	0.48	6.91	54	100.00	10.0
MCH	MB0522AL	pg	01低值	25.5	0.4	1.57	25.4	0.2	0.79	52	0	100.00	25.4	0.20	0.79	25.4	0.20	0.79	53	100.00	2.33
MCH	MB0522AN	pg	02中值	29.0	0.5	1.72	29.0	0.2	0.69	53	0	100.00	29.0	0.20	0.69	29	0.20	0.69	54	100.00	2.33
MCH	MB0522AH	pg	03高值	31.1	0.3	0.96	31.1	0.2	0.64	53	0	100.00	31.1	0.20	0.64	31.1	0.20	0.64	54	100.00	2.33
MCHC	MB0522AL	g/L	01低值	334	9	2.60	323	7	2.17	52	0	100.00	323	7	2.17	324	7	2.16	53	100.00	2.67
MCHC	MB0522AN	g/L	02中值	340	8	2.41	330	6	1.82	53	0	100.00	330	6	1.82	331	6	1.81	54	100.00	2.67
MCHC	MB0522AH	g/L	03高值	339	8	2.42	329	6	1.82	53	0	100.00	329	6	1.82	329	6	1.82	54	100.00	2.67
MCV	MB0522AL	fL	01低值	78.2	1.75	2.24	78.8	1.58	2.01	52	0	100.00	78.8	1.58	2.01	78.7	1.59	2.02	53	100.00	2.33
MCV	MB0522AN	fL	02中值	87.2	1.75	2.01	87.9	1.27	1.44	53	0	100.00	87.9	1.27	1.44	87.8	1.29	1.47	54	100.00	2.33
MCV	MB0522AH	fL	03高值	93.2	2.15	2.31	94.5	1.4	1.48	53	0	100.00	94.5	1.40	1.48	94.5	1.42	1.50	54	100.00	2.33
MONO	MB0522AL	10^9/L	01低值	0.12	0.03	25.00	0.11	0.02	18.18	52	0	100.00	0.11	0.02	18.18	0.11	0.02	18.18	53	100.00	20.0
MONO	MB0522AN	10^9/L	02中值	0.41	0.04	9.76	0.44	0.03	6.82	53	0	100.00	0.44	0.03	6.82	0.44	0.03	6.82	54	100.00	15.0
MONO	MB0522AH	10^9/L	03高值	1.01	0.05	4.95	1.04	0.04	3.85	53	0	100.00	1.04	0.04	3.85	1.03	0.04	3.88	54	100.00	10.0
NEUT	MB0522AL	10^9/L	01低值	1.69	0.06	3.55	1.69	0.05	2.96	52	0	100.00	1.69	0.05	2.96	1.69	0.05	2.96	53	100.00	10.0
NEUT	MB0522AN	10^9/L	02中值	2.95	0.15	5.08	2.97	0.13	4.38	53	0	100.00	2.97	0.13	4.38	2.97	0.13	4.38	54	100.00	10.0
NEUT	MB0522AH	10^9/L	03高值	9.20	0.5	5.43	9.25	0.28	3.03	53	0	100.00	9.25	0.28	3.03	9.25	0.28	3.03	54	100.00	10.0

续表

室内质量控制每月总结分析报告表

项目	质控批号	绘制质控图的均值和标准差					当月原始测定结果						除失控后的测定结果			累积测定结果					质量目标
		单位	水平	均值	SD	CV%	均值	SD	CV%	N	失控数	在控率 %	均值	SD	CV%	均值	SD	CV%	N	在控率 %	%
PLT	MB0522AL	10^9/L	01 低值	56	3	5.00	57	3	5.26	52	0	100.00	57	3	5.26	57	3	5.26	53	100.00	10.0
PLT	MB0522AN	10^9/L	02 中值	200	4	2.22	198	6	3.03	53	1	98.11	198	5	2.53	198	5	2.53	53	98.11	6.67
PLT	MB0522AH	10^9/L	03 高值	385	14	3.60	390	7	1.79	53	0	100.00	390	7	1.79	390	7	1.79	54	100.00	6.67
RBC	MB0522AL	10^{12}/L	01 低值	2.31	0.03	1.30	2.33	0.02	0.86	52	0	100.00	2.33	0.02	0.86	2.33	0.02	0.86	53	100.00	2.0
RBC	MB0522AN	10^{12}/L	02 中值	4.56	0.06	1.32	4.59	0.06	1.31	53	1	98.11	4.58	0.03	0.66	4.58	0.03	0.66	53	98.11	2.0
RBC	MB0522AH	10^{12}/L	03 高值	5.74	0.07	1.22	5.78	0.13	2.25	53	1	98.11	5.76	0.05	0.87	5.76	0.05	0.87	53	98.11	2.0
WBC	MB0522AL	10^9/L	01 低值	3.58	0.10	2.79	3.57	0.08	2.24	52	0	100.00	3.57	0.08	2.24	3.57	0.08	2.24	53	100.00	5.0
WBC	MB0522AN	10^9/L	02 中值	7.40	0.20	2.70	7.42	0.17	2.29	53	0	100.00	7.42	0.17	2.29	7.42	0.17	2.29	54	100.00	5.0
WBC	MB0522AH	10^9/L	03 高值	20.56	0.52	2.53	20.55	0.42	2.04	53	0	100.00	20.55	0.42	2.04	20.54	0.42	2.04	54	100.00	5.0

本批次×××血细胞分析仪室内质控总结：

1. 仪器运行情况：仪器运行良好，无重要部件更换，无故障；
2. 失控及处理情况总结：失控共 4 项次，主要原因是使用前，混匀后未立刻检测，已给予培训说明，并有效处理失控；
3. CV 情况总结：CV 均在质量目标允许范围内；
4. 均值与趋势性情况总结：数据基本在本均值上下波动，无明显趋势性变化

统计人：×××　审核人：×××　日期：××××-××-××-××　09:04:29　主管审核：×××　日期：××××-××-××-××　09:28:02

（余锦旗　邦智明）

第二节 临床体液检验室内质量控制报告

一、尿液分析仪室内质控月总结报告范例（表28-3）

表28-3 ×××医院检验医学部 室内质控每月总结分析报告表

仪器名称：××尿液分析仪 仪器编号：LJ-××× 日期范围：2023年2月1日至2023年2月28日
表格编号：×××-××-××

质控名称：LEVEL1质控				
项目	质控物批号	数据总个数	失控个数	要求范围
OB	87751	30	0	阴性
pH	87751	30	0	5.5 ~ 6.5
RBC	87751	32	0	0 ~ 4/μL
BIL	87751	30	0	阴性
URO	87751	30	0	阴性
WBC	87751	32	0	0 ~ 6/μL
LEU	87751	30	0	阴性
KET	87751	30	0	阴性
SG	87751	30	1	1.011 ~ 1.015
NIT	87751	30	0	阴性
GLU	87751	30	0	阴性
PRO	87751	30	0	阴性

质控名称：LEVEL2质控				
项目	质控物批号	数据总个数	失控个数	要求范围
OB	87752	29	0	2+ ~ 4+
pH	87752	29	0	6.0 ~ 7.0
RBC	87752	30	0	293.8 ~ 437.8/μL
BIL	87752	29	0	2+ ~ 4+
URO	87752	29	0	3+ ~ 5+
WBC	87752	30	0	39.7 ~ 72.9/μL
LEU	87752	29	0	1+ ~ 3+
KET	87752	29	0	1+ ~ 3+
SG	87752	29	1	1.017 ~ 1.025
NIT	87752	29	0	阳性

质控名称：LEVEL2（伯乐）质控				
项目	质控物批号	数据总个数	失控个数	要求范围
GLU	87752	29	0	4+ ~ 5+
PRO	87752	29	0	± ~ 2+

该仪器本月共检测室内质控数据714个，其中失控数据2个，失控原因为质控品量不足与使用较久稳定性下降导致。室内质控设置较为合理，不需进行修改。当月仪器有维修并做了维护，仪器总体运行状态稳定。	同意。
填表人：××× 日期：2023年03月06日	审核人：××× 日期：2023年03月06日

注：要求范围为质控设定范围。

二、粪便分析仪室内质控月总结报告范例（表 28-4）

表 28-4 ×××医院检验医学部室内质控每月总结分析报告表

仪器名称：×××粪便分析仪　仪器编号：LJ-×××　日期范围：2023 年 2 月 1 日至 2023 年 2 月 28 日　表格编号：×××-×××-××

室内质控每月总结分析报告表

项目	质控批号	绘制质控图的均值和标准差					当月原始测定结果						除失控后的测定结果			累积测定结果					质量目标 %
		单位	水平	均值	SD	CV%	均值	SD	CV%	n	失控数	在控率 %	均值	SD	CV%	均值	SD	CV%	n	在控率 %	%
红细胞	87551	/HP	阴性质控	2	1	50	0	0	0	31	0	100	0	0	0	0	0	0	224	100	≤30
	87552	/HP	阳性质控	60	6	10	64	6	9	31	0	100	64	6	9	62	6	9	231	99.6	≤20
白细胞	87551	/HP	阴性质控	2	1	50	0	0	0	31	0	100	0	0	0	0	0	0	224	100	≤30
	87552	/HP	阳性质控	18	3	17	20	2	10	31	0	100	20	2	10	19	2	11	232	100	≤20

本批次×××粪便分析仪室内质控总结：

1. 仪器运行情况：仪器运行良好，无重要部件更换，无故障。
2. 质控情况分析：本月共检测质控数据 124 个，失控数据 0 个，当月在控数据 CV 值均在质量目标允许范围内；
3. 均值与趋势性情况分析：数据基本在均值上下波动，无明显趋势性变化

统计人：×××　日期：×××-×××-××09:04:29　审核人：×××　日期：×××-×××-××　09:28:02　主管审核：×××　日期：×××-×××-××

（何文军）

第三节 临床生物化学检验室内质量控制报告

一、室内质控失控报告范例（表28-5）

表28-5 室内质控失控报告表

检验医学部 QM-7.3-8-3（V1.0）室内质控失控报告表 生效日期：×××× - ×× - ××

<table>
<tr><td colspan="7" align="center">室内质控失控报告表</td></tr>
<tr><td colspan="3">科室：×××</td><td colspan="2">专业组：体液组</td><td colspan="2">年份：2023</td></tr>
<tr><td colspan="3">部门：生化</td><td colspan="4">仪器编号：SH1-010203</td></tr>
<tr><td colspan="3">失控项目：肌酸激酶同工酶（CK-MB）</td><td colspan="4">失控日期：×××× - ×× - ×× 07:42:26</td></tr>
<tr><td>失控规则</td><td colspan="6">2-2S</td></tr>
<tr><td>失控原因分析</td><td colspan="6">CK-MB 在正常水平检测值为 21.1U/L，在高水平检测值为 66.8U/L，只有高水平违反 2-2S 规则，考虑为系统误差所致。检查该试剂的校准周期已到期，考虑失控原因为曲线不适合当前试剂批号</td></tr>
<tr><td>应急措施</td><td colspan="6">暂停标本检测</td></tr>
<tr><td rowspan="9">纠正活动</td><td colspan="6">1. 纠正过程描述：对项目进行校准，重测质控品，质控在控
2. 处理后是否在控：☑ 是 □ 否
3. 是否可能影响患者结果：□ 否 ☑ 是（标本回顾分析）</td></tr>
<tr><td>序号</td><td>条码号</td><td>纠正前</td><td>纠正后</td><td>偏差</td><td>允许范围</td><td>是否可接受</td></tr>
<tr><td>1</td><td>100931699400</td><td>7.9</td><td>8.6</td><td>−8.14%</td><td>≤ ±8.33%</td><td>Y</td></tr>
<tr><td>2</td><td>100931691100</td><td>19.2</td><td>20.1</td><td>−4.48%</td><td>≤ ±8.33%</td><td>Y</td></tr>
<tr><td>3</td><td>100931511600</td><td>25</td><td>26</td><td>−3.85%</td><td>≤ ±8.33%</td><td>Y</td></tr>
<tr><td>4</td><td>530021863500</td><td>37.7</td><td>47.7</td><td>−20.96%</td><td>≤ ±8.33%</td><td>N</td></tr>
<tr><td>5</td><td>530021859600</td><td>23.6</td><td>24.5</td><td>−3.67%</td><td>≤ ±8.33%</td><td>Y</td></tr>
<tr><td colspan="6">回顾结论：☑ 通过 □ 不通过
其他说明：纠正措施有效，经过评估，对患者诊疗不造成影响</td></tr>
<tr><td>跟踪验证</td><td colspan="6">后三日（次）质控在控</td></tr>
<tr><td colspan="3">检测者：×××
日期：×××× - ×× - ×× 08:06:24</td><td colspan="4">专业组长：×××
日期：×××× - ×× - ×× 10:14:05</td></tr>
</table>

二、室内质控总结报告范例（表28-6）

科室：×××　　　　　　　　　　　　　　　　　　　　　　　　年份：××××

表28-6　室内质控每月总结报告表

检验医学部　QM-7.3-8-1（V1.0）室内质控每月总结分析报告表　生效日期：××××-××-××

室内质控每月总结分析报告表

专业组：生化组　日期范围：××××-11-01—××××-11-30

仪器名称：ROCHE　仪器编号：SH-×××　　　　　　　　　　　　　　年份：××××

项目	质控批号	绘制质控图的均值和标准差					当月原始测定结果						除失控后的测定结果			累积测定结果					质量目标%
		水平	单位	均值	SD	CV%	均值	SD	CV%	n	失控数	在控率%	均值	SD	CV%	均值	SD	CV%	n	在控率%	%
ADA	379C54	583-1	U/L	20	1.05	5.26	19.6	0.6	3.06	32	0	100.00	19.6	0.6	3.06	19.9	1.96	9.85	776	99.48	8.33
ADA	379E56	583-2	U/L	153.2	4.99	3.26	152.6	3.09	2.02	31	0	100.00	152.6	3.09	2.02	150.1	12.37	8.24	767	99.09	8.33
Urea	45872	BIO-RAD695	mmol/L	13.9	0.33	2.40	13.78	0.36	2.61	37	2	94.59	13.82	0.33	2.39	13.72	0.32	2.33	251	97.61	2.67
Urea	45873	BIO-RAD696	mmol/L	23.95	0.59	2.46	23.63	0.65	2.75	37	2	94.59	23.71	0.59	2.49	23.73	0.51	2.15	252	99.21	2.67
ASO	68991	BIO-RAD594	IU/mL	84	5.19	6.18	85	2.99	3.52	34	0	100.00	85	2.99	3.52	84	3.27	3.89	136	100.00	8.33
ASO	68992	BIO-RAD595	IU/mL	152	6.73	4.43	154	3.91	2.54	33	0	100.00	154	3.91	2.54	152	5.19	3.41	138	100.00	8.33
ALB	45872	BIO-RAD695	g/L	36.1	0.86	2.38	36.4	0.94	2.58	66	2	96.97	36.3	0.89	2.45	36.2	0.87	2.40	429	97.20	3
ALB	45873	BIO-RAD696	g/L	44.5	0.96	2.16	44.9	0.91	2.03	69	2	97.10	44.8	0.83	1.85	44.3	0.88	1.99	473	98.73	3
…																					

1. 仪器运行情况　本月仪器按要求进行维护与保养，仪器运行良好。

2. CV情况总结　生化项目除了Hp、SAA、NAG、GSP、RBP和CH50这6个项目因缺少合适浓度质控品而采用单水平质控外，其余生化项目每日每日以双水平质控进行常规监测。本仪器项目除51个血清生化项目和11个尿液项目，排除失控点后61个项目的CV均能达到实验室质量目标要求。BIO-RAD695（45872）水平的血清Ca因借用的质控品未按要求保存引起失控，警告次数明显增多，导致本月CV增大到2.05（目标要求：1.67）。参考伯乐质控全球室间质评组数据，11月份BIO-RAD642（57612）水平LDL的室内均值和对等组差异较大，超过2倍SD，分析原因，发现自8月份更换该批号质控品以来，LDL均值长期处于对等组均值2倍SD以下、期间多次校准仍未改善，而前一批次质控品不存在该问题，怀疑该批次质控品变质或自身质控不佳。其他部分项目均值存在差异，但差异不大。月末对存在差异项目进行校准后质控结果也未见显著改变，因此，下月生化项目可不必调整靶值。

3. 失控及处理情况总结　本月生化模块共失控30项次，比上个月有所减少，其中Ca失控6次，AST、ISE和GGT各失控3次。AST失控与校准品失效有关；ISE电极老化引起失控，更换电极后本月未见失控；GGT失控与质控品复溶不充分有关，重测新溶质控品均能在控。其余由检测系统引起的失控均进行了样本回顾性验证，详见LIS系统《失控报告表》。

4. 试剂批号更换情况总结　本月ALT和CK更换试剂批号，详见《试剂批号更换验证记录表》。

统计人：×××　日期：××××-××-×××-××　10:04:05　主管审核：×××　日期：××××-××-×××-××　10:28:05

（黎小琼）

第四节　临床免疫学检验室内质量控制报告

一、室内质控失控报告范例（表28-7）

表28-7　室内质控失控报告表

检验医学部　QM-7.3-8-3（V1.0）室内质控失控报告表　生效日期：××××-××-××

室内质控失控报告表					
科室：×××　　专业组：免疫组				年份：2023	
仪器名称及编号：MY1-109					
失控项目：乙肝 e 抗体（HBeAb）			失控日期：××××-××-×× 08:10:47		
失控规则	1-3S、2-2S				
失控原因分析	1）查看当天质控数据，除 HBeAb 其他项目均在控，因此排除仪器故障； 2）查看 HBeAb 质控数据，双水平均呈 1-3S，因此有可能存在系统误差；查看试剂余量为 20 个测试，怀疑试剂在机时间较长，试剂稳定性下降导致				
应急措施	暂停检测患者标本，待质控在控后再上样				
纠正活动	1. 纠正过程描述：试剂盒校准后重做质控，结果在控 2. 处理后是否在控：☑ 是　□ 否 3. 是否可能影响当天患者结果：☑ 否　□ 是（标本回顾分析）				
	序号	条码号	纠正前	纠正后	偏差	允许范围	是否可接受
	1						
	2						
	3						
	4						
	5						
	回顾结论：☑ 通过　□ 不通过 其他说明：当天还未检测患者标本，对患者结果无影响					
检测者：××× 日期：××××-××-×× 08:36:24			专业组长：××× 日期：××××-××-×× 10:16:33		

二、室内质控总结报告范例（表28-8）

表28-8 室内质控每月总结分析报告表

检验医学部 QM-7.3-8-1（V1.0）室内质控每月总结分析报告表 生效日期：×××××-×-××-××

室内质控每月总结分析报告表

科室：×××　专业组：免疫组　年份：2023

仪器名称及编号：×××，MY1-109

项目	质控批号	绘制质控图的均值和标准差				当月原始测定结果						除失控后的测定结果			累积测定结果					质量目标
		单位	水平	均值	SD	CV%	均值	SD	CV%	n	失控数	在控率%	均值	SD	CV%	均值	SD	CV%	n	在控率%	%
HBsAg	630808	COI	1	0.576	0.006	10.40	0.662	0.040	6.04	27	0	100	0.662	0.040	6.04	0.633	0.060	9.48	40	100.00	10.0
HBsAg	630816	COI	2	3.274	0.280	8.64	3.191	0.120	3.76	27	0	100	3.191	0.120	3.76	3.247	0.160	4.93	40	100.00	10.0
HBsAb	583922	IU/L	1	2.00	0.00	0.00	2.00	0.00	0.00	27	0	100	2.00	0.00	0.00	2.00	0.00	0.00	54	100.00	10.0
HBsAb	583923	IU/L	2	88.51	5.38	5.38	89.65	2.42	2.70	27	0	100	89.65	2.42	2.70	90.41	6.42	7.10	55	100.00	10.0
HBeAg	587592	COI	1	0.090	0.007	7.78	0.092	0.004	4.35	27	0	100	0.092	0.004	4.35	0.099	0.009	9.09	54	100.00	10.0
HBeAg	587595	COI	2	8.050	0.532	6.61	8.139	0.272	3.34	27	0	100	8.139	0.272	3.34	8.234	0.657	7.98	54	100.00	10.0
HBeAb	576833	COI	1	1.703	0.090	5.27	1.829	0.060	3.28	28	1	96.43	1.824	0.050	2.74	1.694	0.100	5.90	53	98.11	10.0
HBeAb	576837	COI	2	0.694	0.040	5.05	0.747	0.003	4.02	28	1	96.43	0.745	0.020	2.68	0.689	0.050	7.26	53	98.11	10.0
HBcAb	574638	COI	1	2.270	0.100	4.41	2.191	0.040	1.83	27	0	100	2.191	0.040	1.83	2.303	0.110	4.78	53	98.11	10.0
HBcAb	574635	COI	2	0.600	0.040	6.67	0.598	0.020	3.34	27	0	100	0.598	0.020	3.34	0.601	0.030	4.99	53	98.11	10.0

本月×××发光分析室内质控总结：

1. 仪器运行情况　本月仪器按时进行维护保养，仪器运行良好，无故障；
2. 失控及处理情况总结　失控共2项次，主要原因为校准曲线不适合，详见失控报告；
3. CV情况总结　CV均在质量目标允许范围内；
4. 均值与趋势情况总结　数据基本在均值上下波动，无明显趋势性变化

统计人：×××　审核人：×××　日期：×××××-×-××-××　09:04:29

（何　敏）

第五节 临床微生物检验室内质量控制报告

一、室内质控失控报告范例（表28-9）

表28-9 室内质控失控报告表

检验医学部 QM-7.3-8-3（V1.0）室内质控失控报告表 生效日期：××××-××-××

室内质控失控报告表		
部门：微生物组		
失控内容：微生物 K-B 法手工药敏	失控日期：××××-××-×× 08:30:47	
失控标准菌株编号	ATCC 25922	MH 平板有效性检查	有效期内，其他标准菌株在控
孵箱温度检查	35℃，无异常	生理盐水有效性检查	有效期内，无污染

失控纸片名称	氨苄西林	氨苄西林/舒巴坦	
失控纸片批号	×××××××	×××××××	
失控值	12mm	16mm	
在控有效范围	（15～22）mm	（19～24）mm	
失控原因分析	①药敏纸片失效 （√） ②标准菌株发生污染或者变异 （ ） ③培养基变质或厚度不符合要求 （ ） ④使用盐水污染 （ ） ⑤操作者人为因素 （ ） ⑥其他原因 （ ）		
失控处理措施	（√）针对失控原因进行纠正，更换有效的［MH 平板（ ）、标准菌株（ ）、药敏纸片（√）、盐水（ ）］重新测试 （ ）原因不明进入连续 5 天质控程序		

失控处理结果及结论	纸片（批号）	×月×日	月 日	月 日	月 日	月 日
	氨苄西林（×××××××）	15mm				
	氨苄西林/舒巴坦（×××××××）	20mm				
	报告结论：（√）失控原因得到纠正，结果在控 （ ）经过连续监测失控得到纠正，进入日常质控程序 （ ）失控未得到纠正					

检测者：×××	专业组长：×××
日期：××××-××-×× 08:56:24	日期：××××-××-×× 10:17:55

二、室内质控总结报告范例

　　××××年××月，微生物血培养仪运行正常，其培养温度为35.0℃，在控。全自动细菌鉴定/药敏分析仪运行正常，比浊仪每日质控结果均在控。环境和设施（冰箱、培养箱、血培养仪等）温度均在受控范围内。CO_2 培养箱的 CO_2 浓度在 5%±0.5%（见附表×）。

　　本月 MALDI-TOF 质谱仪采用产气克雷伯菌 ATCC14038 和光滑念珠菌 ATCC MYA-2950，在每次样本检测前进行质量控制，鉴定结果均符合预期要求。每日所做的项目，包括触酶、氧化酶、β-内酰胺酶、抗酸染液、革兰染液质控等，结果均在受控范围内（见附表×）。

本月所使用 AST-N334 药敏卡（批号 ×××××××××××）、AST-N335 药敏卡（批号 ××××××××××）、AST-P639 药敏卡（批号 ××××××××××），结果均在控。本月 K-B 法手工药敏使用大肠埃希菌 ATCC 25922，金黄色葡萄球菌 ATCC 29213，金黄色葡萄球菌 ATCC 25923，铜绿假单胞菌 ATCC 27853，粪肠球菌 ATCC 29212，每周转种一次并进行质控测试，其中大肠埃希菌 ATCC 25922 氨苄西林和氨苄西林 / 舒巴坦在 × 月 × 日失控，经分析确认为药敏纸片失效。针对失控原因，更换新批号氨苄西林和氨苄西林 / 舒巴坦纸片后，失控原因得到纠正，结果在控（见附表 ×）。

细菌室所用的培养基，购自 ×× 有限公司。我室对购买的培养基做生长试验和无菌试验，目标细菌的生长状况良好，无菌试验均为阴性（见附表 ×）。

（屈平华　陈　茶）

第六节　临床分子生物学检验室内质量控制报告

一、室内质控失控报告范例（表 28-10）

表 28-10　室内质控失控报告表

检验医学部　QM-7.3-8-3（V1.0）室内质控失控报告表　生效日期：××××-××-××

<table>
<tr><td colspan="7" align="center">室内质控失控报告表</td></tr>
<tr><td>科室：×××</td><td colspan="4" align="center">专业组：分子生物学组</td><td colspan="2">年份：2023</td></tr>
<tr><td colspan="3">仪器名称及编号：×××</td><td colspan="4"></td></tr>
<tr><td colspan="3">失控项目：HBV-DNA</td><td colspan="4">失控日期：××××-××-××</td></tr>
<tr><td>失控描述</td><td colspan="6">HBV-DNA 低值质控偏于靶值上方，违反 1-3S 规则。</td></tr>
<tr><td>失控原因分析</td><td colspan="6">HBV-DNA 低值质控在近 5 天均偏于靶值上方，阴性质控、中值质控在控，标准曲线质量合格，临床样本阳性率、临床符合率无异常，推测失控可能是由于低值质控管间差异导致，当前使用的管质控浓度水平偏高</td></tr>
<tr><td>应急措施</td><td colspan="6">暂停发放患者标本结果，重新开启一管质控检测，同时挑选 5 个样本进行回顾性分析，待质控在控、回顾性分析通过后再发布患者结果</td></tr>
<tr><td rowspan="8">纠正活动</td><td colspan="6">1. 纠正过程描述　新、旧管质控同时检测，新管质控在控，旧管质控依然失控，因此确定是由于质控管间差异导致失控</td></tr>
<tr><td colspan="6">2. 处理后是否在控：☑ 是　□ 否</td></tr>
<tr><td colspan="6">3. 是否可能影响当天患者结果：□ 否　☑ 是（标本回顾分析）</td></tr>
<tr><td>序号</td><td>条码号</td><td>纠正前</td><td>纠正后</td><td>偏差（%）</td><td>允许范围（%）</td><td>是否可接受</td></tr>
<tr><td>1</td><td>300267658800</td><td>2.56</td><td>2.44</td><td>4.9</td><td>＜7.5</td><td>接受</td></tr>
<tr><td>2</td><td>100820227100</td><td>4.32</td><td>4.51</td><td>4.2</td><td>＜7.5</td><td>接受</td></tr>
<tr><td>3</td><td>100820174800</td><td>0</td><td>0</td><td>0</td><td>＜7.5</td><td>接受</td></tr>
<tr><td>4</td><td>100820361200</td><td>3.25</td><td>3.46</td><td>6.1</td><td>＜7.5</td><td>接受</td></tr>
<tr><td>5</td><td>100820408600</td><td>5.98</td><td>6.12</td><td>2.3</td><td>＜7.5</td><td>接受</td></tr>
<tr><td colspan="7">回顾结论：☑ 通过　□ 不通过</td></tr>
<tr><td colspan="7">其他说明：回顾性分析通过，失控未影响临床样本结果，可以发布结果</td></tr>
<tr><td colspan="4">检测者：×××</td><td colspan="3">专业组长：×××</td></tr>
<tr><td colspan="4">日期：××××-××-×× 08:36:24</td><td colspan="3">日期：××××-××-×× 10:16:33</td></tr>
</table>

二、室内质控总结报告范例（表28-11）

科室：×××

仪器名称及编号：ABI 7500 PCR 仪（FZSW-401）

质控起止日期：2023年4月1日—2023年4月30日

表28-11 室内质控每月总结分析报告表

室内质控每月总结分析报告表

专业组：分子生物学组　　　　年份：2023年

项目	质控批号	水平	单位	绘制质控图的均值和标准差			当月原始测定结果						除失控后的测定结果			累积测定结果					质量目标
				均值(lg)	SD	CV%	均值(lg)	SD	CV%	n	失控数	在控率%	均值(lg)	SD	CV%	均值(lg)	SD	CV%	n	在控率%	%
HBV-DNA	2022031	中值	IU/mL	5.12	0.11	2.22	5.09	0.06	1.17	25	0	100	5.09	0.06	1.17	5.11	0.08	1.56	135	98.5	<7.5
HBV-DNA	2022031	低值	IU/mL	3.24	0.13	3.98	3.18	0.12	3.77	25	0	100	3.18	0.12	3.77	3.21	0.12	3.73	135	97.7	<7.5
HBV-DNA	2022031	阴性	IU/mL	—	—	—	—	—	—	25	0	100	—	—	—	—	—	—	135	100	—

本月HBV-DNA定量室内质控总结：

1. 仪器运行情况　本月仪器按时进行维护保养，仪器运行良好，无故障；
2. 失控及处理情况总结　本月无失控；
3. CV情况总结　CV均在质量目标允许范围内；
4. 均值与趋势性情况总结　数据基本在均值上下波动，无明显趋势性变化

统计人：×××　　　　　　审核人：×××　　　　日期：××××-××-×× 09:04:29

（王　意）

第七节　临床输血检验室内质量控制报告

一、室内质控失控报告范例（表 28-12）

表 28-12　室内质控失控报告表

检验医学部　　QM-7.3-8-3（V1.0）室内质控失控报告表　　生效日期：×××××-××-××

室内质控失控报告表						
科室：×××		专业组：临床输血科				年份：2023
仪器名称及编号：SX-120						
失控项目：不规则抗体筛查				失控日期：×××××-××-××		
失控规则	凝集强度小于 1+					
失控原因分析	不规则抗体筛查细胞接近有效期，且在仪器上待机时间较长					
应急措施	更换新批号不规则抗体筛查细胞，待质控在控后再进行临床标本检测					
纠正活动	1. 纠正过程描述：更换试剂后重做质控，结果在控 2. 处理后是否在控：☑ 是　□ 否 3. 是否可能影响当天患者结果：□ 是　☑ 否（标本回顾分析）					
	序号	条码号	纠正前	纠正后	偏差	允许范围	是否可接受
	1						
	2						
	3						
	4						
	5						
	回顾结论：☑ 通过　□ 不通过 其他说明：当天还未检测患者标本，对患者结果无影响					
检测者：××× 日期：×××××-××-××					专业组长：××× 日期：×××××-××-××	

二、室内质控总结报告范例（表28-13）

表28-13 室内质控总结分析报告表

检验医学部 QM-7.3-8-1（V1.0）室内质控每月总结分析报告表 生效日期：××××-××-××

室内质控每月总结分析报告表				
科室：×××	专业组：临床输血科			年份：2023
项目	质控物批号	数据总个数	失控个数	要求范围
质控1 ABO 正定型	8000458899/8000459135	54/2	0/0	≥ 3+
质控2 ABO 正定型	8000458899/8000459135	54/2	0/0	阴性
质控1 RhD 定型	8000458899/8000459135	27/1	0/0	≥ 2+
质控2 RhD 定型	8000458899/8000459135	27/1	0/0	阴性
质控1 ABO 反定型	8000458899/8000459135	54/2	0/0	阴性
质控2 ABO 反定型	8000458899/8000459135	54/2	0/0	≥ 2+
质控1 抗体筛查	8000458899/8000459135	81/3	0/0	阴性
质控2 抗体筛查	8000458899/8000459135	81/3	1/0	≥ 1+
交叉配血：质控1 细胞 +2 血清	8000458899/8000459135	54/2	0/0	≥ 3+
交叉配血：质控2 细胞 +1 血清	8000458899/8000459135	54/2	0/0	阴性
总结：质控品 8000458899（有效期至 ××××-××-××）有一次失控结果，分析原因为不规则抗体筛查细胞接近有效期，且在仪器上待机时间较长，更换新批号试剂重新检测，结果在控。与新批号质控品 8000459135（有效期至 ××××-××-××）进行交叉检测一次，××××-××-×× 新批号（8000459135）质控品开始使用				
填表人：×××			审核人：×××	
日期：××××年×月××日			日期：××××年×月××日	

（梁　铮）

第二十九章

室间质量评价报告范例

第一节 临床血液检验室间质量评价报告

室间质评总结报告见表29-1。

表29-1 室间质评总结报告表

检验医学部 QM-7.3-9-1（V1.0）室间质评总结报告表 生效日期：××××-××-××

部门：血液组				
质评提供方	[√]国家卫健委临检中心 [ ]广东省临检中心 [ ]其他：			
项目组名	淋巴细胞亚群	次别	××××年 第1次	
测定日期	××××年××月××日 测定人：×××			
提供方统计日期	××××年××月××日			
测定项目：共10项，合格共10项，不合格共0项				
不合格项名称	测定结果	允许范围	原因分析及纠正措施	

合格项目分析：（偏差、趋势等分析）

　　结果回报显示 $CD3^+$、$CD8^+$ 的5个标本的结果虽通过质评，但结果总体偏低，均小于靶值。回顾原始结果发现 CD8 设门位置总体偏右，部分 CD8 弱阳的细胞群未纳入阳性结果导致结果偏低。将设门位置稍向左调整至 CD8 弱阳的细胞全部纳入 $CD8^+$ 细胞比例后，重新将结果与卫健委质评靶值进行比对，总体结果接近靶值。

　　查血液组 SOP《淋巴细胞亚群分析》，未有制定相关设门位置要求，因此在 SOP 文件中增加相应内容，并在专业组内进行培训和考核，以确保发单人员掌握该内容

填表人：×××　　　　　　　　　　　　　　　　　　　填表日期：××××年××月××日

审核意见：
　　同意

　　　　　　　　　　　　　　　　　　　　　　　　　审核人：×××

　　　　　　　　　　　　　　　　　　　　　日期：××××年××月××日

批准意见：
　　同意

　　　　　　　　　　　　　　　　　　　　　　　　　批准人：×××

　　　　　　　　　　　　　　　　　　　　　日期：××××年××月××日

（涂晓欣）

第二节 临床体液检验室间质量评价报告

室间质评总结报告见表 29-2。

表 29-2 室间质评总结报告表

检验医学部 QM-7.3-9-1（V1.0）室间质评总结报告表 生效日期：××××-××-××

部门：体液组			
质评提供方	[√] 国家卫健委临检中心 [ ] 广东省临检中心 [ ] 其他：		
项目组名	尿液化学分析	次别	××××年 第1次
测定日期	××××年××月××日 测定人：×××		
提供方统计日期	××××年××月××日		
测定项目：共50项，合格共50项，不合格共0项			
不合格项名称	测定结果	允许范围	原因分析及纠正措施
合格项目分析：（偏差、趋势等分析） 　合格项目结果分布均匀，无明显趋势性变化。			
填表人：×××		填表日期：××××年××月××日	
审核意见： 　同意 审核人：××× 日期：××××年××月××日			
批准意见： 　同意 批准人：××× 日期：××××年××月××日			

（钟伟国）

第三节　临床生物化学检验室间质量评价报告

室间质评总结报告见表29-3。

表29-3　室间质评总结报告表

检验医学部　QM-7.3-9-1（V1.0）室间质评总结报告表　生效日期：××××-××-××

部门：生化组			
质评提供方	[√]国家卫健委临检中心　[　]广东省临检中心　[　]其他：		
项目组名	半胱氨酸蛋白酶抑制剂C	次别	××××年　第1次
测定日期	××××年××月××日　测定人：×××		
提供方统计日期	××××年××月××日		
测定项目：共5项，合格共3项，不合格共2项			
不合格项名称	测定结果	允许范围	原因分析及纠正措施
202211CYSC	2.070	1.350～2.024mg/L	见表格"合格项目分析：（偏差、趋势等分析）"中详细表述
202214CYSC	3.230	2.068～3.102mg/L	见表格"合格项目分析：（偏差、趋势等分析）"中详细表述

合格项目分析：（偏差、趋势等分析）

　　5个样本结果均偏高，查看校准时间为×××4.6，标本检测时间为4.7，但检测结果仍然偏高，经与厂家工程师沟通，怀疑校准时使用的校准品靶值与试剂批号不匹配，导致结果有偏差。后经过调整校准品靶值，重新校准后重测质控，5个标本结果分别为1.94、3.39、6.29、2.94、4.76，结果均在靶值附近。7月4个分院也进行了大比对，比对结果通过。回顾之前的标本结果，未有临床反馈检测结果与诊疗不符。此次失控未对临床诊疗产生影响。

填表人：×××　　　　　　　　　　　　　　填表日期：××××年××月××日

审核意见：
　　同意

审核人：×××
日期：××××年××月××日

批准意见：
　　同意

批准人：×××
日期：××××年××月××日

（黎小琼）

第四节 临床免疫学检验室间质量评价报告

室间质评总结报告见表 29-4。

表 29-4 室间质评总结报告表

检验医学部 QM-7.3-9-1（V1.0）室间质评总结报告表 生效日期：×××× - × × - × ×

部门：免疫组			
质评部门	［ √ ］国家卫健委临检中心 ［ ］广东省临检中心 ［ ］其他：		
项目组名	感染性疾病血清学标志物系列 C	次别	×××× 年 第 2 次
测定日期	×××× 年 × × 月 × × 日 测定人：× × ×		
提供方统计日期	×××× 年 × × 月 × × 日		
测定项目：共 15 项，合格共 15 项，不合格共 0 项			
不合格项名称	测定结果	允许范围	原因分析及纠正措施
合格项目分析：（偏差、趋势等分析） 　　本次室间质评共 3 个项目，本室质评合格率 100%。 　　查看质评反馈数据，所有参加实验室的通过率整体较好。除抗 -HIV 5 号标本通过率为 95% 以外，其他项目均为 98% 以上。			
填表人：× × × 　　　　　　　　　　　　　　　填表日期：×××× 年 × × 月 × × 日			
审核意见： 　　同意。 　　　　　　　　　　　　　　　　　　　　　　　审核人：× × × 　　　　　　　　　　　　　　　　　　　　　　　日期：×××× 年 × × 月 × × 日			
批准意见： 　　同意。 　　　　　　　　　　　　　　　　　　　　　　　批准人：× × × 　　　　　　　　　　　　　　　　　　　　　　　日期：×××× 年 × × 月 × × 日			

（何　敏）

第五节 临床微生物学检验室间质量评价报告

室间质评总结报告见表 29-5。

表 29-5 室间质评总结报告表

检验医学部 QM-7.3-9-1（V1.0）室间质评总结报告表 生效日期：××××-××-××

部门：微生物组			
质评部门	[√]国家卫健委临检中心 [ ]广东省临检中心 [ ]其他：		
项目组名	细菌鉴定	次别	××××年 第×次
测定日期	××××年××月××日 测定人：×××		
提供方统计日期	××××年××月××日		
测定项目：共5项，合格共5项，不合格共0项			
不合格项名称	测定结果	允许范围	原因分析及纠正措施
合格项目分析：（偏差、趋势等分析） 　本次室间质评共5个细菌鉴定，满分100，本室质评得分100，未出现趋势性变化。			
填表人：×××		填表日期：××××年××月××日	
审核意见： 　同意。 　　　　　　　　　　　　　　　审核人：××× 　　　　　　　　　　　　　　　日期：××××年××月××日			
批准意见： 　同意。 　　　　　　　　　　　　　　　批准人：××× 　　　　　　　　　　　　　　　日期：××××年××月××日			

（屈平华 陈茶）

第六节 临床分子生物学检验室间质量评价报告

室间质评总结报告见表 29-6。

表 29-6 室间质评总结报告表

检验医学部 QM-7.3-9-1（V1.0）室间质评总结报告表 生效日期：××××-××-××

科室：			专业组：		年份：
质评部门	[√] 国家卫健委临检中心 [ ] 广东省临检中心 [ ] 其他：				
项目组名	核酸检测（病毒学）定量		次别	××××年第×次	
测定日期	××××年××月××日 测定人：×××				
提供方统计日期	××××年××月××日				
测定项目：共 10 项，合格共 9 项，不合格共 1 项					

不合格项名称	测定结果	允许范围	原因分析及纠正措施
HCV-RNA（编号 202212）	5.07	4.24～5.04	重新检测 5 个 HCV-RNA 室间质评样品，结果分别为 202211：4.79 E3；202212：4.98 E4；202213：1.67 E4；202214：3.11 E4；202215：阴性，均在控，因此考虑可能是偶然误差导致编号为 202212 的标本超过范围。但是本实验室阳性结果均大于靶值，因此怀疑是否跟试剂有关，导致结果偏高，咨询科华和达安公司，两家公司结合各实验室的数据统计结果显示，其均值都高于卫健委临检中心给出的靶值，因此也可能是卫健委临检中心给出的靶值偏低。由于本室室内质控一直在控，部第二次和广东省临检中心 EQA 结果均在控，因此并未采取纠正措施，只是对此项目结果的室内质控以及患者结果进行观察，未发现失控和异常。另外由于岗位人员未及时查看回报结果，导致较晚才发现结果失控，不能及时查找原因。纠正措施：在分子组 SOP-FZSW1-SOP-1015《室间质评评价标准操作程序》5.7 增加对室间质评回报结果及时查看和原因分析等内容，并进行组内人员的培训和考核

合格项目分析：（偏差、趋势等分析）

　　HBV-DNA 定量检测，我室阳性结果分布于靶值两侧，阳性结果偏差分别为：0.03lg，0.07lg，−0.06lg，在可接受范围内。

　　HCV-RNA 定量检测，我室合格阳性结果均大于靶值，偏倚分别为：0.27lg、0.27lg、0.24lg，在可接受范围内，由于广东省质评的 HCV-RNA 定量结果分布于靶值两侧，且在可接受范围内，因此本次合格阳性结果位于靶值一侧可能是随机误差，也可能是室间质评提供者给的靶值偏小。

填表人：×××	填表日期：××××年××月××日
审核意见： 　　同意。 审核人：××× 日期：××××年××月××日	
批准意见： 　　同意。 批准人：××× 日期：××××年××月××日	

（王　意）

第七节　输血相容性室间质量评价报告

室间质评总结报告见表 29-7。

表 29-7　室间质评总结报告表

检验医学部　QM-7.3-9-1（V1.0）室间质评总结报告表　生效日期：××××-××-××

部门：输血科				
质评提供方	[√] 国家卫健委临检中心　[　] 广东省临检中心　[　] 其他：			
项目组名	临床输血相容性检测	次别	×××× 年　第 1 次	
测定日期	×××× 年 ×× 月 ×× 日　测定人：×××			
提供方统计日期	×××× 年 ×× 月 ×× 日			

测定项目：共 25 项，合格共 25 项，不合格共 0 项

不合格项名称	测定结果	允许范围	原因分析及纠正措施

合格项目分析：（偏差、趋势等分析）
　1. 抗体筛查 22141 样本结果为阳性，结果显示为抗 -D 抗体，因使用的反定型细胞含有 D 抗原，导致对应的血型结果正反不符。
　2. 调查项目 Rh 分型未出最终结果，无法确认实验室结果是否正确。
　3. 本次质评所有项目均为 A 级通过。

填表人：×××　　　　　　　　　　　　　　　　　填表日期：×××× 年 ×× 月 ×× 日

审核意见：
　同意

　　　　　　　　　　　　　　　　　　　　　　　审核人：×××
　　　　　　　　　　　　　　　　　　　　　　　日期：×××× 年 ×× 月 ×× 日

批准意见：
　同意

　　　　　　　　　　　　　　　　　　　　　　　批准人：×××
　　　　　　　　　　　　　　　　　　　　　　　日期：×××× 年 ×× 月 ×× 日

（梁　铮）

第三十章
实验室内部比对报告范例

第一节　临床血液检验内部比对报告

血细胞细胞计数内部比对报告见表30-1，白细胞分类内部比对表见表30-2。

表 30-1　血细胞细胞计数内部比对表

检验医学部　QM-7.3-10-1（V1.0）内部比对试验结果记录及分析报告表　生效日期：××××-××-××

部门：血液组 BC-××× 与 XN-××× 血细胞细胞计数内部比对表

日期	标本编号	项目	BC-×××	XN-×××	偏差	允许范围	可接受（Y/N）
2022-10-28	400232136600	WBC	11.38	11.16	1.97%	结果＜2.0，偏差≤10.0%；结果≥2.0，偏差≤7.5%	Y
2022-10-28	400232149000	WBC	2.10	2.17	−3.23%	同上	Y
2022-10-28	400232172300	WBC	4.90	4.82	1.66%	同上	Y
2022-10-28	400232174600	WBC	5.20	5.23	−0.57%	同上	Y
2022-10-28	400232198700	WBC	4.45	4.47	−0.45%	同上	Y
2022-10-28	400232196800	WBC	2.51	2.51	0.00%	同上	Y
2022-10-28	400226570900	WBC	2.99	3.07	−2.61%	同上	Y
2022-11-01	400232626700	WBC	2.63	2.65	−0.75%	同上	Y
2022-11-07	400233603500	WBC	29.32	28.87	1.56%	同上	Y
2022-11-08	400233800600	WBC	18.97	18.92	0.26%	同上	Y
2022-10-28	400232136600	RBC	5.05	5.13	−1.56%	≤3%	Y
2022-10-28	400232149000	RBC	2.14	2.10	1.90%	≤3%	Y
2022-10-28	400232172300	RBC	2.79	2.75	1.45%	≤3%	Y
2022-10-28	400232174600	RBC	3.96	3.96	0.00%	≤3%	Y
2022-10-28	400232198700	RBC	4.36	4.47	−2.46%	≤3%	Y
2022-10-28	400232196800	RBC	3.35	3.45	−2.90%	≤3%	Y
2022-10-28	400226570900	RBC	3.84	3.82	0.52%	≤3%	Y
2022-11-01	400232626700	RBC	3.92	3.86	1.55%	≤3%	Y
2022-11-07	400233603500	RBC	4.64	4.77	−2.73%	≤3%	Y
2022-11-08	400233800600	RBC	3.67	3.71	−1.08%	≤3%	Y

续表

日期	标本编号	项目	BC-×××	XN-×××	偏差	允许范围	可接受（Y/N）
2022-10-28	400232136600	HGB	149	150	−0.67%	≤ 3.5%	Y
2022-10-28	400232149000	HGB	74	73	1.37%	≤ 3.5%	Y
2022-10-28	400232172300	HGB	104	103	0.97%	≤ 3.5%	Y
2022-10-28	400232174600	HGB	121	122	−0.82%	≤ 3.5%	Y
2022-10-28	400232198700	HGB	127	128	−0.78%	≤ 3.5%	Y
2022-10-28	400232196800	HGB	114	115	−0.87%	≤ 3.5%	Y
2022-10-28	400226570900	HGB	89	88	1.14%	≤ 3.5%	Y
2022-11-01	400232626700	HGB	95	94	1.06%	≤ 3.5%	Y
2022-11-07	400233603500	HGB	90	90	0.00%	≤ 3.5%	Y
2022-11-08	400233800600	HGB	105	105	0.00%	≤ 3.5%	Y
2022-10-28	400232136600	Hct	45.0	44.8	0.45%	≤ 3.5%	Y
2022-10-28	400232149000	Hct	22.6	22.5	0.44%	≤ 3.5%	Y
2022-10-28	400232172300	Hct	31.7	31.2	1.60%	≤ 3.5%	Y
2022-10-28	400232174600	Hct	36.8	36.7	0.27%	≤ 3.5%	Y
2022-10-28	400232198700	Hct	38.0	38.4	−1.04%	≤ 3.5%	Y
2022-10-28	400232196800	Hct	33.3	33.4	−0.30%	≤ 3.5%	Y
2022-10-28	400226570900	Hct	30.2	30.8	−1.95%	≤ 3.5%	Y
2022-11-01	400232626700	Hct	30.9	31.4	−1.59%	≤ 3.5%	Y
2022-11-07	400233603500	Hct	27.9	29.2	−4.45%	≤ 3.5%	N
2022-11-08	400233800600	Hct	32.4	33.3	−2.70%	≤ 3.5%	Y
2022-10-28	400232136600	MCV	89.0	87.3	1.95%	≤ 3.5%	Y
2022-10-28	400232149000	MCV	105.5	107.1	−1.49%	≤ 3.5%	Y
2022-10-28	400232172300	MCV	113.8	113.2	0.53%	≤ 3.5%	Y
2022-10-28	400232174600	MCV	92.9	92.7	0.22%	≤ 3.5%	Y
2022-10-28	400232198700	MCV	87.1	85.9	1.40%	≤ 3.5%	Y
2022-10-28	400232196800	MCV	99.2	96.8	2.48%	≤ 3.5%	Y
2022-10-28	400226570900	MCV	78.5	80.6	−2.61%	≤ 3.5%	Y
2022-11-01	400232626700	MCV	78.9	81.3	−2.95%	≤ 3.5%	Y
2022-11-07	400233603500	MCV	60.1	61.2	−1.80%	≤ 3.5%	Y
2022-11-08	400233800600	MCV	88.3	89.8	−1.67%	≤ 3.5%	Y
2022-10-28	400232136600	MCH	29.5	29.2	1.03%	≤ 3.5%	Y
2022-10-28	400232149000	MCH	34.7	34.8	−0.29%	≤ 3.5%	Y
2022-10-28	400232172300	MCH	37.5	37.5	0.00%	≤ 3.5%	Y
2022-10-28	400232174600	MCH	30.6	30.8	−0.65%	≤ 3.5%	Y

续表

日期	标本编号	项目	BC-×××	XN-×××	偏差	允许范围	可接受（Y/N）
2022-10-28	400232198700	MCH	29.1	28.6	1.75%	≤ 3.5%	Y
2022-10-28	400232196800	MCH	34.1	33.3	2.40%	≤ 3.5%	N
2022-10-28	400226570900	MCH	23.1	23.0	0.43%	≤ 3.5%	Y
2022-11-01	400232626700	MCH	24.3	24.4	−0.41%	≤ 3.5%	Y
2022-11-07	400233603500	MCH	19.4	18.9	2.65%	≤ 3.5%	Y
2022-11-08	400233800600	MCH	28.7	28.3	1.41%	≤ 3.5%	Y
2022-10-28	400232136600	MCHC	332	335	−0.90%	≤ 3.5%	Y
2022-10-28	400232149000	MCHC	329	324	1.54%	≤ 3.5%	Y
2022-10-28	400232172300	MCHC	329	330	−0.30%	≤ 3.5%	Y
2022-10-28	400232174600	MCHC	330	332	−0.60%	≤ 3.5%	Y
2022-10-28	400232198700	MCHC	334	333	0.30%	≤ 3.5%	Y
2022-10-28	400232196800	MCHC	344	344	0.00%	≤ 3.5%	Y
2022-10-28	400226570900	MCHC	294	286	2.80%	≤ 3.5%	Y
2022-11-01	400232626700	MCHC	308	299	3.01%	≤ 3.5%	Y
2022-11-07	400233603500	MCHC	322	308	4.55%	≤ 3.5%	N
2022-11-08	400233800600	MCHC	325	315	3.17%	≤ 3.5%	Y
2022-10-28	400232136600	PLT	253	258	−1.94%	结果＜ 40，偏差≤ 15.0%；结果≥ 40.0，偏差≤ 12.5%	Y
2022-10-28	400232149000	PLT	96	103	−6.80%	同上	Y
2022-10-28	400232172300	PLT	1015	944	7.52%	同上	Y
2022-10-28	400232174600	PLT	272	274	−0.73%	同上	Y
2022-10-28	400232198700	PLT	155	157	−1.27%	同上	Y
2022-10-28	400232196800	PLT	35	38	−7.89%	同上	Y
2022-10-28	400226570900	PLT	213	210	1.43%	同上	Y
2022-11-01	400232626700	PLT	248	267	−7.12%	同上	Y
2022-11-07	400233603500	PLT	404	425	−4.94%	同上	Y
2022-11-08	400233800600	PLT	291	295	−1.36%	同上	Y

纠正措施（不可接受时）：
　　本次比对每个项目的符合率符合≥ 80% 的比对要求，比对合格。
　　　　　　　　　　　　　　　　　　操作者：××× 日期：××××年××月××日

审核意见：
　　同意。
　　　　　　　　　　　　　　　　　　审核者：××× 日期：××××年××月××日

注：以 XN-××× 仪器结果为标准，允许范围按照 WS/T 406—2012 要求

表30-2　白细胞分类内部比对表

检验医学部　QM-7.3-10-1（V1.0）内部比对试验结果记录及分析报告表　生效日期：××××-××-××

部门：血液组　BC-××× 与 XN-××× 白细胞分类内部比对表

日期	标本编号	项目	BC-×××	XN-×××	偏差	允许范围	可接受（Y/N）
2022-10-28	400232136600	NEUT%	73.7	72.0	N/A	63.8～80.2	Y
2022-10-28	400232149000	NEUT%	32.3	25.3	N/A	17.4～33.2	Y
2022-10-28	400232172300	NEUT%	52.1	49.1	N/A	40.0～58.2	Y
2022-10-28	400232174600	NEUT%	63.1	62.5	N/A	53.7～71.3	Y
2022-10-28	400232198700	NEUT%	73.0	69.3	N/A	60.9～77.7	Y
2022-10-28	400232196800	NEUT%	58.5	56.1	N/A	47.1～65.1	Y
2022-10-28	400226570900	NEUT%	35.2	33.6	N/A	25.0～42.2	Y
2022-11-01	400232626700	NEUT%	45.1	42.3	N/A	33.3～51.3	Y
2022-11-07	400233603500	NEUT%	87.1	86.7	N/A	80.5～92.9	Y
2022-11-08	400233800600	NEUT%	84.1	82.1	N/A	75.1～89.1	Y
2022-10-28	400232136600	LYM%	16.0	16.0	N/A	9.3～22.7	Y
2022-10-28	400232149000	LYM%	42.2	43.3	N/A	34.3～52.3	Y
2022-10-28	400232172300	LYM%	31.1	32.0	N/A	23.5～40.5	Y
2022-10-28	400232174600	LYM%	28.5	29.1	N/A	20.8～37.4	Y
2022-10-28	400232198700	LYM%	15.0	16.1	N/A	9.4～22.8	Y
2022-10-28	400232196800	LYM%	31.3	32.3	N/A	23.8～40.8	Y
2022-10-28	400226570900	LYM%	55.2	55.7	N/A	46.7～64.7	Y
2022-11-01	400232626700	LYM%	47.3	49.4	N/A	40.3～58.5	Y
2022-11-07	400233603500	LYM%	8.6	8.0	N/A	3.1～12.9	Y
2022-11-08	400233800600	LYM%	11.7	11.8	N/A	5.9～17.7	Y
2022-10-28	400232136600	MONO%	6.2	8.2	N/A	3.2～13.2	Y
2022-10-28	400232149000	MONO%	24.3	30.9	N/A	22.5～39.3	Y
2022-10-28	400232172300	MONO%	12.7	16.4	N/A	9.7～23.1	Y
2022-10-28	400232174600	MONO%	6.2	6.9	N/A	2.3～11.5	Y
2022-10-28	400232198700	MONO%	11.5	13.9	N/A	7.6～20.2	Y
2022-10-28	400232196800	MONO%	7.0	8.0	N/A	3.1～12.9	Y
2022-10-28	400226570900	MONO%	8.5	10.7	N/A	5.1～16.3	Y
2022-11-01	400232626700	MONO%	4.8	6.0	N/A	1.7～10.3	Y

续表

日期	标本编号	项目	BC-×××	XN-×××	偏差	允许范围	可接受（Y/N）
2022-11-07	400233603500	MONO%	3.8	4.9	N/A	1.0 ~ 8.8	Y
2022-11-08	400233800600	MONO%	4.0	5.7	N/A	1.5 ~ 9.9	Y
2022-10-28	400232136600	EOSIN%	4.0	3.6	N/A	0.2 ~ 7.0	Y
2022-10-28	400232149000	EOSIN%	0.7	0.5	N/A	0.0 ~ 1.8	Y
2022-10-28	400232172300	EOSIN%	2.1	1.7	N/A	0.0 ~ 4.0	Y
2022-10-28	400232174600	EOSIN%	1.8	1.3	N/A	0.0 ~ 3.4	Y
2022-10-28	400232198700	EOSIN%	0.3	0.7	N/A	0.0 ~ 2.2	Y
2022-10-28	400232196800	EOSIN%	3.1	3.6	N/A	0.2 ~ 7.0	Y
2022-10-28	400226570900	EOSIN%	0.8	0.2	N/A	0.0 ~ 1.0	Y
2022-11-01	400232626700	EOSIN%	2.2	1.9	N/A	0.0 ~ 4.4	Y
2022-11-07	400233603500	EOSIN%	0.3	0.2	N/A	0.0 ~ 1.0	Y
2022-11-08	400233800600	EOSIN%	0.1	0.2	N/A	0.0 ~ 1.0	Y
2022-10-28	400232136600	BASO%	0.1	0.2	N/A	0.0 ~ 1.0	Y
2022-10-28	400232149000	BASO%	0.5	0.1	N/A	0.0 ~ 0.7	Y
2022-10-28	400232172300	BASO%	2.0	0.8	N/A	0.0 ~ 2.4	Y
2022-10-28	400232174600	BASO%	0.4	0.2	N/A	0.0 ~ 1.0	Y
2022-10-28	400232198700	BASO%	0.2	0.1	N/A	0.0 ~ 0.7	Y
2022-10-28	400232196800	BASO%	0.1	0.1	N/A	0.0 ~ 0.7	Y
2022-10-28	400226570900	BASO%	0.0	0.1	N/A	0.0 ~ 0.7	Y
2022-11-01	400232626700	BASO%	0.6	0.4	N/A	0.0 ~ 1.5	Y
2022-11-07	400233603500	BASO%	0.2	0.2	N/A	0.0 ~ 1.0	Y
2022-11-08	400233800600	BASO%	0.1	0.2	N/A	0.0 ~ 1.0	Y

纠正措施（不可接受时）：
　　本次比对各项目符合率为100%，符合 ≥ 80% 的比对要求，比对合格。

　　　　　　　　　　　　　　　操作者：×××　　日期：××××年××月××日

审核意见：
　　同意。

　　　　　　　　　　　　　　　审核者：×××　　日期：××××年××月××日

注：以 XN-××× 仪器结果为标准，按照行业标准 WS/T 246—2005 99% 可信区间计算允许范围

（余锦旗）

第二节　临床体液检验内部比对报告

表 30-3　尿液化学分析内部比对报告表

检验医学部　QM-7.3-10-1（V1.0）内部比对试验结果记录及分析报告表　生效日期：××××-××-××

部门：体液组 ××× 与 ××× 尿液分析内部比对表

标本编号	比对项目	仪器		允许范围	可比性判断（Y/N）
		××	×××		
1	SG	1.015	1.020	靶值 ±0.005 或靶值 ±1 个等级	Y
	pH	6.0	6.0	靶值 ±0.5	Y
	LEU	1+	1+	同为阴性或阳性时靶值 ±1 个等级	Y
	BLD	1+	1+	同为阴性或阳性时靶值 ±1 个等级	Y
	PRO	–	–	同为阴性或阳性时靶值 ±1 个等级	Y
	GLU	–	–	同为阴性或阳性时靶值 ±1 个等级	Y
	NIT	–	–	结果完全一致	Y
	KET	±	±	同为阴性或阳性时靶值 ±1 个等级	Y
	UBG	–	–	同为阴性或阳性时靶值 ±1 个等级	Y
	BIL	–	–	同为阴性或阳性时靶值 ±1 个等级	Y
2	SG	1.015	1.017	靶值 ±0.005 或靶值 ±1 个等级	Y
	pH	6.0	6.0	靶值 ±0.5	Y
	LEU	2+	2+	同为阴性或阳性时靶值 ±1 个等级	Y
	BLD	3+	3+	同为阴性或阳性时靶值 ±1 个等级	Y
	PRO	–	–	同为阴性或阳性时靶值 ±1 个等级	Y
	GLU	–	–	同为阴性或阳性时靶值 ±1 个等级	Y
	NIT	–	–	结果完全一致	Y
	KET	–	–	同为阴性或阳性时靶值 ±1 个等级	Y
	UBG	–	–	同为阴性或阳性时靶值 ±1 个等级	Y
	BIL	–	–	同为阴性或阳性时靶值 ±1 个等级	Y
3	SG	1.025	1.020	靶值 ±0.005 或靶值 ±1 个等级	Y
	pH	5.0	5.0	靶值 ±0.5	Y
	LEU	2+	2+	同为阴性或阳性时靶值 ±1 个等级	Y
	BLD	–	–	同为阴性或阳性时靶值 ±1 个等级	Y
	PRO	–	–	同为阴性或阳性时靶值 ±1 个等级	Y
	GLU	±	1+	同为阴性或阳性时靶值 ±1 个等级	Y
	NIT	–	–	结果完全一致	Y
	KET	–	–	同为阴性或阳性时靶值 ±1 个等级	Y
	UBG	–	–	同为阴性或阳性时靶值 ±1 个等级	Y
	BIL	–	–	同为阴性或阳性时靶值 ±1 个等级	Y

续表

标本编号	比对项目	仪器		允许范围	可比性判断（Y/N）
		××	×××		
4	SG	1.015	1.018	靶值 ±0.005 或靶值 ±1 个等级	Y
	pH	6.0	6.5	靶值 ±0.5	Y
	LEU	–	–	同为阴性或阳性时靶值 ±1 个等级	Y
	BLD	2+	2+	同为阴性或阳性时靶值 ±1 个等级	Y
	PRO	–	–	同为阴性或阳性时靶值 ±1 个等级	Y
	GLU	3+	3+	同为阴性或阳性时靶值 ±1 个等级	Y
	NIT	–	–	结果完全一致	Y
	KET	–	–	同为阴性或阳性时靶值 ±1 个等级	Y
	UBG	–	–	同为阴性或阳性时靶值 ±1 个等级	Y
	BIL	–	–	同为阴性或阳性时靶值 ±1 个等级	Y
5	SG	1.03	1.027	靶值 ±0.005 或靶值 ±1 个等级	Y
	pH	5.0	5.0	靶值 ±0.5	Y
	LEU	–	–	同为阴性或阳性时靶值 ±1 个等级	Y
	BLD	1+	1+	同为阴性或阳性时靶值 ±1 个等级	Y
	PRO	3+	2+	同为阴性或阳性时靶值 ±1 个等级	Y
	GLU	3+	4+	同为阴性或阳性时靶值 ±1 个等级	Y
	NIT	–	–	结果完全一致	Y
	KET	–	–	同为阴性或阳性时靶值 ±1 个等级	Y
	UBG	–	–	同为阴性或阳性时靶值 ±1 个等级	Y
	BIL	–	–	同为阴性或阳性时靶值 ±1 个等级	Y

纠正措施（不可接受时）：
　　本次比对共 5 个样本 50 项，可比 50 项，不可比 0 项，每个项目的符合率 100%，满足 ≥80% 的比对要求，比对合格。

操作者：×××　　日期：××××年××月××日

审核意见：
　　同意。

审核者：×××　　日期：××××年××月××日

注：以 ×× 仪器为室内质量控制参考系统，允许范围参考卫健委临床检验中心室间质量评价计划

表 30-4 粪便隐血内部比对报告表

检验医学部 QM-7.3-10-1（V1.0）内部比对试验结果记录及分析报告表 生效日期：××××-××-××

部门：体液组粪便隐血内部比对表

标本编号	比对项目	试剂		允许范围	可比性判断（Y/N）
		×××	×××		
1	隐血	阴性（−）	阴性（−）	同为阴性（−）或阳性（+）	Y
2		阳性（+）	阳性（+）	同为阴性（−）或阳性（+）	Y
3		阳性（+）	阳性（+）	同为阴性（−）或阳性（+）	Y
4		阴性（−）	阴性（−）	同为阴性（−）或阳性（+）	Y
5		阳性（+）	阳性（+）	同为阴性（−）或阳性（+）	Y

纠正措施（不可接受时）：

　　本次比对共 5 个样本，项目符合率 100%，满足 ≥ 80% 的比对要求，比对合格。

操作者：××× 日期：××××年××月××日

审核意见：

　　同意。

审核者：××× 日期：××××年××月××日

注：以 ×× 隐血试剂为室内质量控制参考试剂

（何文军）

第三节　临床生物化学检验内部比对报告

范例 1

20×× 年 A 生化分析仪与 B 生化分析仪比对结果分析报告

目前 ×× 检验科配备有 A 生化分析仪与 B 生化分析仪，用于门、急诊生化项目的检测。根据科室要求，同一项目使用不同分析系统时需进行年度比对。

一、仪器与标本

1．参比系统　A 生化分析仪。

2．比对系统　B 生化分析仪。

3．比对标本　外观正常、结果大致覆盖不同浓度（活性）范围的临床患者血清或血浆（优先考虑医学决定水平），至少 5 份。

4．比对项目　TP、ALB……共 ×× 项。

二、比对程序

1．参比系统近期无重大故障，日常保养程序有效运行，比对项目校准未过期且当天室内质控在控。

2．参比系统比对检测前 12 个月内室间质评成绩合格。

3．将参比系统（或比对系统）上初检符合浓度要求的标本立即转移至比对系统（或目标系统）上进行重复检测，间隔不超过 4 小时。也可采用分杯模式在两个系统同时进行检测。

4．检测结果均传送至 LIS 系统，便于保存原始数据。

三、结果判断

偏差计算方法：

$$偏差（\%）= \times 100\%$$

以不超过卫健委临检中心室间质评可接受范围的 1/2 为判断标准。考虑随机误差的因素，每个项目以 ≥ 80% 的标本（即 5 个标本中不超过 1 个标本）的偏差不超过允许范围，判断该项目结果在两分析系统间可比。

四、结果

比对结果显示，ALP、AST……共 ×× 个项目比对结果为可比，TBIL、CHOL……通过项目校准并调整比对仪器参数后重新进行比对验证，结果均为可比。比对具体数据见附表《20×× 年 A 生化分析仪与 B 生化分析仪比对数据》。

五、结论

20×× 年度 ×× 医院检验科 A 生化分析仪与 B 生化分析仪 ×× 个生化检验项目比对验证通过，两仪器用于本实验室临床 ALP、AST 等 ×× 个生化标本检测时的偏差可以接受。

总结人：×××

××××年××月××日

20×× 年 ×× 医院检验科 A 生化分析仪与 B 生化分析仪比对数据

比对项目	比对标本	A 生化分析仪	B 生化分析仪	偏差	质量目标
ALT	100880397700	9	9	−4.26%	8.0%
	100880398100	67	69	2.99%	
	100880398500	238	245	2.94%	
	100880824200	14	14	0.00%	
	100880825200	520	529	1.73%	
平均偏差				2.38%	
合格率（%）	100%				

范例 2

20×× 年生化分析仪 6 个模块间比对结果分析报告

×× 检验科生化分析仪配置有 6 个生化分析模块，用于临床生化项目 AST、GGT……的检测。根据科室要求，同一检测系统的多个分析模块进行相同项目检测时需进行年度比对。

一、仪器与标本

1．比对系统　C 生化分析仪 6 个模块。
2．比对标本　1 份外观正常、足量的临床患者血清或血浆（优先考虑医学决定水平）。
3．比对项目　AST、GGT……共 ×× 项。

二、比对程序

1．日常保养程序有效运行，比对项目校准均在有效期内。
2．至少一个分析模块比对检测前 12 个月内室间质评成绩合格。
3．采用分杯模式在 6 个模块同时进行检测。
4．检测结果采用拍照或打印的形式保存原始数据。

三、结果判断

1．计算均值（$\bar{X}$）

$$\bar{X} = \frac{X_1 + X_2 + X_3 + X_4 + X_5 + X_6}{6}$$

式中 X_1、X_2、X_3、X_4、X_5 和 X_6 分别为 6 个模块检测结果。

2．计算相对极差（R）

$$R（\%） = \frac{X_{max} - X_{min}}{\bar{X}} \times 100\%$$

式中 X_{max} 为 6 个模块检测结果中的最大值，X_{min} 为最小值。

以不超过国家卫健委临检中心室间质评可接受范围的 1/2 为判断标准，相对极差 R 不超过该范围，判断该项目结果在 6 个模块间可比。

四、结果

比对结果显示，ALP、AST……共 ×× 个项目比对结果为可比，TBIL、CHOL……通过项目校准并调整离群值相应模块参数后重新进行比对验证，结果均为可比。比对具体数据见附表《20×× 年生化分析仪 6 个模块间比对数据》。

五、结论

20×× 年度 ×× 医院检验科 C 生化分析仪 6 个模块 ×× 个生化检验项目比对验证通过，该分析仪 6 个模块用于本实验室临床 ALP、AST 等 ×× 个生化标本检测时的偏差可以接受。

总结人：×××
×××× 年 ×× 月 ×× 日

20×× 年生化分析仪 6 个模块间比对数据

比对项目	比对标本	模块 1	模块 2	模块 3	模块 4	模块 5	模块 6	X	R	质量目标	结论
AST	880398100	84	82	83	84	83	82	83	2.40%	7.50%	可比
GGT	880398500	166	165	164	165	166	164	165	1.20%	5.50%	可比

范例 3

20×× 年 D 生化分析仪与 E 生化分析仪比对结果分析报告

目前 ×× 检验科配备有 D 生化分析仪与 E 生化分析仪，用于门、急诊生化项目的检测。根据科室要求，同一项目使用不同分析系统时需进行年度比对。

一、仪器与项目

1. 参比系统 D 生化分析仪。
2. 比对系统 E 生化分析仪。
3. 比对项目 TP、ALB……共 ×× 项，所有项目室内质控均为双水平。

二、比对程序

1. 参比系统近期无重大故障，日常保养程序有效运行，比对项目校准未过期且当天室内质控在控。
2. 参比系统比对检测前 12 个月内室间质评成绩合格。
3. 确定比对标本浓度：通过 LIS 查询两台分析仪质控品在用批号实测浓度均值 m_1、m_2（自启用之日算起），计算质控品均值的总均值（$m_{质总}$），公式为：

$$m_{质总} = \frac{m_1 + m_2}{2}$$

根据 $m_{质总} \pm m_{质总} \times 20\%$ 估算比对标本浓度范围。

4. 确定重复检测次数：查询 LIS 中两台分析仪近 6 个月 CV 值（CV_D、CV_E），确保 CV_D 与 CV_E 之差小于低者的两倍。计算合并不精密度（$CV_合$）：

$$CV_合 = \sqrt{\frac{CV_D{}^2 + CV_E{}^2}{2}}$$

根据 $CV_合$ 查询表 30-5 获取重复检测次数。

5. 将参比系统（或比对系统）上初检符合浓度要求的标本立即转移至比对系统（或目标系统）上进行重复检测，间隔不超过 4 小时。也可采用分杯模式在两个系统同时进行重复检测。

6. 检测结果均传送至 LIS 系统，便于保存原始数据。

三、结果判断

1. 计算标本总均值（$\bar{\bar{X}}$） 计算两台分析仪各自重复检测均值和（$\bar{X}_D$、$\bar{X}_E$）

$$\bar{\bar{X}} = \frac{\bar{X}_D + \bar{X}_E}{2}$$

若重复检测次数为 1 次时，$\bar{\bar{X}}$ 即为两仪器检测结果均值。

2. 计算相对偏差（R）

$$R（\%）= \frac{|\bar{X}_D - \bar{X}_E|}{\bar{\bar{X}}} \times 100\%$$

以不超过卫健委临检中心室间质评可接受范围的 1/2 为判断标准，相对偏差 R 不超过该范围，判断该项目结果在两系统间可比。

四、结果

比对结果显示，ALP、AST……共 ×× 个项目比对结果为可比，TBIL、CHOL……通过项目校准并调整比对仪器参数后重新进行比对验证，结果均为可比。比对具体数据见附表《20×× 年 D 生化分析仪与 E 生化分析仪比对标本浓度选择》《20×× 年 D 生化分析仪与 E 生化分析仪比对数据》。

五、结论

20×× 年度 ×× 医院检验科 D 生化分析仪与 E 生化分析仪 ×× 个生化检验项目比对验证通过，两仪器用于本实验室临床 ALP、AST 等 ×× 个生化标本检测时的偏差可以接受。

总结人：×××

××××年××月××日

20×× 年 ×× 医院检验科 D 生化分析仪与 E 生化分析仪比对标本浓度选择

比对项目	仪器	质控水平 1		质控水平 2	
		均值（U/L）	CV（%）	均值（U/L）	CV（%）
ALT	D 分析仪	42	2.22	121	1.86
	E 分析仪	41	3.14	118	2.79
	总结果	$m_{质总}=41.5$	$CV_合=2.72$	$m_{质总}=119.5$	$CV_合=2.37$
	标本范围（U/L）	33.2 ~ 49.8		95.6 ~ 143.4	

20×× 年 ×× 医院检验科 D 生化分析仪与 E 生化分析仪比对数据

比对项目	检测次数	比对标本 1（U/L） 100880398100		比对标本 2（U/L） 100880398500	
		D 分析仪	E 分析仪	D 分析仪	E 分析仪
ALT	1	43	42	120	118
	2	43	42	120	118
	3	42	42	121	119
	4	43	41	121	119
	均值	42.7	42.0	120.3	118.3
	总均值	42.3		119.3	
	极差	0.7		2.0	
	比对偏差 R	1.65 %		1.68 %	
	质量目标	8%			
	结论	通过	通过	通过	通过

表 30-5 确定比对物质重复检测次数的临界值表

检测系统数量	检测次数	$CV_{合}$												
		1%	2%	3%	4%	5%	6%	7%	8%	9%	10%	15%	20%	25%
2	2	4.30	8.60	12.90	17.20	21.49	25.79	30.09	34.39	38.69	42.99	64.48	85.98	107.47
2	3	2.67	4.53	6.80	9.07	11.33	13.60	15.87	18.14	20.40	22.67	34.00	45.34	56.67
2	4	1.73	3.46	8.19	6.92	8.65	10.38	12.11	13.84	15.57	17.30	25.95	34.60	43.26
2	5	1.46	2.92	4.38	5.83	7.29	8.75	10.21	11.67	13.13	14.58	21.88	29.17	36.46
3	1	8.33	16.66	24.99	33.32	41.65	49.98	58.32	66.65	74.98	83.31	124.96	166.62	208.27
3	2	4.18	8.36	12.54	16.72	20.89	25.07	29.25	33.43	37.61	41.79	62.68	83.58	104.47
3	3	2.51	5.01	7.52	10.02	12.53	15.03	17.54	20.04	22.55	25.05	37.58	50.10	62.63
3	4	1.97	3.95	5.92	7.90	9.87	11.85	13.82	15.79	17.77	19.74	29.61	39.48	49.36
3	5	1.69	3.37	5.06	6.75	8.47	10.12	11.81	13.50	15.19	16.87	25.31	33.75	42.18
4	1	6.82	13.65	20.47	27.30	34.12	40.95	47.77	54.60	61.42	68.25	102.37	136.49	170.61
4	2	4.07	8.14	12.21	16.28	20.35	24.43	28.50	32.57	36.64	40.71	61.06	81.42	101.77
4	3	2.61	5.23	7.84	10.46	13.07	15.69	18.30	20.92	23.53	26.15	39.22	52.29	65.37
4	4	2.10	4.20	6.30	8.40	10.50	12.60	14.70	16.79	18.89	20.99	31.49	41.99	52.48
4	5	1.81	3.62	5.43	7.24	9.05	10.86	12.67	14.48	16.29	18.09	27.14	36.19	45.24
5	1	6.29	12.57	18.86	25.15	31.44	37.72	44.01	50.30	56.58	62.87	94.31	125.74	157.18
5	2	4.01	8.02	12.03	16.05	20.06	24.07	28.08	32.09	36.10	40.12	60.17	80.23	100.29
5	3	2.69	5.37	8.06	10.75	13.44	16.12	18.81	21.50	24.18	26.87	40.31	53.74	67.18
5	4	2.18	4.37	6.55	8.73	10.92	13.10	15.28	17.47	19.65	21.83	32.75	43.67	54.59
5	5	1.89	3.79	5.68	7.57	9.46	11.36	13.25	15.14	17.03	18.93	28.39	37.85	47.31
6	1	6.03	12.07	18.10	24.13	30.16	36.20	42.23	48.26	54.30	60.33	90.49	120.66	150.82
6	2	3.98	7.96	11.94	15.92	19.87	23.88	27.86	31.84	35.82	39.80	59.70	79.60	99.50
6	3	2.74	5.49	8.23	10.97	13.71	16.46	19.20	21.94	24.68	27.43	41.14	54.85	68.56
6	4	2.25	4.49	6.74	8.99	11.24	13.48	15.73	17.98	20.22	22.47	33.71	44.94	56.18
6	5	1.96	3.91	5.87	7.82	9.78	11.73	13.69	15.64	17.60	19.56	29.33	39.11	48.89
7	1	5.90	11.79	17.69	23.58	29.48	35.37	41.27	47.16	53.06	58.95	88.43	117.91	147.38
7	2	3.96	7.93	11.89	15.86	19.82	23.78	27.75	31.71	35.67	39.64	59.46	79.28	99.10
7	3	2.79	5.58	8.36	11.15	13.94	16.73	19.52	22.30	25.09	27.88	41.82	55.76	69.70
7	4	2.30	4.60	6.90	9.19	11.49	13.79	16.09	18.39	20.69	22.99	34.48	45.97	57.47
7	5	2.01	4.01	6.02	8.02	10.03	12.04	14.04	16.05	18.06	20.06	30.09	40.12	50.16
8	1	5.82	11.63	17.45	23.26	29.08	34.89	40.71	46.52	52.34	58.15	87.23	116.31	145.38
8	2	3.96	7.91	11.87	15.83	19.79	23.74	27.70	31.66	35.61	39.57	59.36	79.14	98.93
8	3	2.83	5.65	8.48	11.31	14.13	16.96	19.79	22.61	25.44	28.27	42.40	56.54	70.67
8	4	2.34	4.68	7.03	9.37	11.71	14.05	16.39	18.74	21.08	23.42	35.13	46.84	58.55

续表

检测系统数量	检测次数	$CV_合$												
		1%	2%	3%	4%	5%	6%	7%	8%	9%	10%	15%	20%	25%
8	5	2.05	4.10	6.15	8.19	10.24	12.29	14.34	16.39	18.44	20.49	30.73	40.97	51.22
9	1	5.77	11.53	17.30	23.07	28.84	34.60	40.37	46.14	51.91	57.67	86.51	115.35	144.18
9	2	3.96	7.91	11.87	15.82	19.78	23.74	27.69	31.65	35.60	39.56	59.34	79.12	98.90
9	3	2.86	5.72	8.58	11.44	14.30	17.17	20.03	22.89	25.75	28.61	42.91	57.22	71.52
9	4	2.38	4.76	7.14	9.52	11.90	14.28	16.65	19.03	21.41	23.79	35.69	47.58	59.48
9	5	2.09	4.17	6.26	8.34	10.43	12.51	14.60	16.68	18.77	20.85	31.28	41.71	52.13
10	1	5.74	11.48	17.22	22.95	28.69	34.43	40.17	45.91	51.65	57.38	86.08	114.77	143.46
10	2	3.96	7.92	11.88	15.83	19.79	23.75	27.71	31.67	35.63	39.59	59.38	79.17	98.97
10	3	2.89	5.78	8.67	11.57	14.46	17.35	20.24	23.13	26.02	28.91	43.37	57.83	72.28
10	4	2.41	4.82	7.24	9.65	12.06	14.47	16.88	19.30	21.71	24.12	36.18	48.24	60.30
10	5	2.12	4.23	6.35	8.47	10.59	12.70	14.82	16.94	19.06	21.17	31.76	42.35	52.93

（黄　迪）

第四节　临床免疫学检验室内部比对报告

梅毒特异性抗体内部比对结果记录及分析报告见表30-6。

表30-6　梅毒特异性抗体内部比对结果记录及分析报告表

检验医学部　QM-7.3-10-2（V1.0）定性比对试验结果记录及分析报告表　生效日期：×××ｘ-×ｘ-×ｘ

定性比对试验结果记录及分析报告表

科室：　　　　　　　　　　专业组：　　　　　　　　　　　　　　年份：

检验项目	不同方法 / 检测系统		比对试验结果			符合率
	A	B	标本号	A 结果	B 结果	
梅毒螺旋体特异性抗体	仪器 手工操作	×××	1	−	−（0.067）	阴阳性符合率100%
	方法 凝集法	化学发光法	2	−	−（0.458）	
	试剂厂家 ×× 公司	×× 公司	3	+	+（3.45）	
	试剂批号 VN21124	647238	4	+	+（9.86）	
	试剂有效期 20231101	20230831	5	+	+（177.8）	

续表

检验项目	不同方法 / 检测系统		比对试验结果			符合率
	A	B	标本号	A 结果	B 结果	

总结：

　　本实验室采用两种不同方法检测梅毒螺旋体特异性抗体。选取 5 例标本进行比对，标本浓度满足比对要求，结果阴阳性符合率 100%，结果一致性可接受。

操作者：×××　　日期：××××年××月××日

审核意见：

审核者：×××　　日期：××××年××月××日

　　注：1. 阴性结果用"−"表示，阳性结果用"+"表示。2. 判定标准：应有≥80% 的结果符合要求；半定量比对结果在上下一个滴度（稀释度）内为通过。

　　幽门螺杆菌抗体人员比对结果记录及分析报告见表 30-7。

表 30-7　幽门螺杆菌抗体人员比对结果记录及分析报告表

检验医学部　　QM-7.3-10-3（V1.0）人员比对试验结果记录及分析报告表　　生效日期：××××-××-××

人员比对试验结果记录及分析报告表

科室：　　　　　　　　　　专业组：　　　　　　　　　　年份：

部门：						
检验项目：幽门螺杆菌抗体		检测方法：胶体金法			试剂厂家：×× 公司	
试剂批号：023864		试剂有效期：2024.7.7			检测日期：××.××.××	
标本号	比对试验结果					符合率
	检测者 1	检测者 2	检测者 3	检测者 4	检测者 5	
1	−	−	−	−	−	阴阳性符合率 100%
2	−	−	−	−	−	
3	+	+	+	+	+	
4	±	±	±	±	±	
5	±	±	±	±	±	
签名	×××	×××	×××	×××	×××	

总结：本实验室对幽门螺杆菌抗体检测进行人员比对，标本浓度符合比对要求，5 名工作人员结果符合率 100%，结果一致性可接受。

填表人：××× 日期：××年××月××日	审核者：××× 日期：××年××月××日

　　注：1. 阴性结果用"−"表示，阳性结果用"+"表示。2. 判定标准：应有≥80% 的结果符合要求；半定量比对结果在上下一个滴度（稀释度）内为通过。

第五节　临床微生物学检验室内部比对报告

细菌革兰染色的内部人员比对结果记录及分析报告见表30-8。

表30-8　细菌革兰染色的内部人员比对结果记录及分析报告表

检验医学部　QM-7.3-10-3（V1.0）人员比对试验结果记录及分析报告表　生效日期：××××-××-××

人员比对试验结果记录及分析报告表

科室：×××　　　　　　　　　　专业组：微生物组　　　　　　　　　　年份：2023

部门：××					
检验项目：细菌革兰染色		检测方法：染色镜检法		试剂厂家：××公司	
试剂批号：××××		试剂有效期：××××.×.×		检测日期：××××.×.×	
标本号	比对试验结果				符合率
	检测者1	检测者2	检测者3	检测者4	检测者5	
1	G–	G–	G–	G–	G–	
2	G–	G–	G–	G–	G–	
3	G+	G+	G+	G+	G+	阴阳性符合率100%
4	G+	G+	G+	G+	G+	
5	G–	G–	G–	G–	G–	
签名	×××	×××	×××	×××	×××	
总结：本实验室对革兰染色镜检进行人员比对，5名工作人员结果符合率100%，结果一致性可接受。						
填表人：×××				审核者：×××	
日期：××年××月××日				日期：××年××月××日	

注：1. 革兰阴性结果用"G–"表示，革兰阳性结果用"G+"表示。2. 判定标准：应有≥80%的结果符合要求。

药敏试验抑菌圈测量的内部人员比对结果记录及分析报告见表30-9。

表30-9　药敏试验抑菌圈测量的内部人员比对结果记录及分析报告表

检验医学部　QM-7.3-10-3（V1.0）人员比对试验结果记录及分析报告表　生效日期：××××-××-××

人员比对试验结果记录及分析报告表

科室：××　　　　　　　　　　专业组：微生物组　　　　　　　　　　年份：2023

部门：××××					
检验项目：抑菌圈测量			细菌种类：非肠杆菌目细菌		
细菌名称：嗜麦芽窄食单胞菌			检测日期：××××.×.×		
抗菌药物名称	比对试验结果				符合率
	检测者1	检测者2	检测者3	检测者4	检测者5	
左氧氟沙星	23	23	23	22	23	100%
米诺环素	24	24	23	24	24	100%
复方磺胺甲噁唑	20	20	20	20	16	80%
签名						
总结：本实验室对革兰染色镜检进行人员比对，5名工作人员结果符合率＞80%，结果一致性可接受。检测者5未注意到所测试菌种为嗜麦芽窄食单胞菌，未对复方新诺明纸片的轻微生长忽略，导致抑菌圈直径测量有误。						
填表人：×××				审核者：×××	
日期：××年××月××日				日期：××年××月××日	

细菌药敏试验内部比对结果记录及分析报告见表 30-10。

表 30-10 细菌药敏试验内部比对结果记录及分析报告表

检验医学部 QM-7.3-10-3（V1.0）人员比对试验结果记录及分析报告表 生效日期：×××-××-××

细菌药敏试验 K-B 法和 VITEK 仪器法比对结果记录及分析报告表

科室：×× 专业组：微生物组 年份：2023

部门：××					
检验项目：抑菌圈测量			细菌种类：非肠杆菌目细菌		
细菌名称：铜绿假单胞菌			检测日期：××××.××.××		
抗菌药物名称	K-B 法		VITEK 仪器法		可接受（Y/N）
	抑菌环直径	药敏结果	MIC 值	药敏结果	
哌拉西林/他唑巴坦	10	R	≥ 128	R	Y
头孢他啶	12	R	≥ 64	R	Y
头孢吡肟	8	R	≥ 32	R	Y
亚胺培南	10	R	≥ 16	R	Y
美罗培南	10	R	≥ 16	R	Y
阿米卡星	28	S	8	S	Y
环丙沙星	30	S	≤ 0.25	S	Y
左氧氟沙星	26	S	1	S	Y
填表人：×××				审核者：×××	
日期：×× 年 ×× 月 ×× 日				日期：×× 年 ×× 月 ×× 日	

第六节 临床分子生物学检验室内部比对报告

高危型人乳头瘤病毒核酸内部比对结果记录及分析报告见表 30-11。

表 30-11 高危型人乳头瘤病毒核酸内部比对结果记录及分析报告表

不同方法/检测系统对试验结果记录及分析报告表						
科室：××		专业组：分子生物学组				年份：2023
检验项目	不同方法/检测系统		比对试验结果			符合率
	A	B	标本号	A 结果	B 结果	
高危型人乳头瘤病毒核酸	仪器	ABI QSDx	HBHM-9000A	1	阴性	阴性	HPV 型别符合率 100%
	方法	荧光探针PCR 法	导流杂交	2	16（+）	16（+）	
	试剂厂家	潮州凯普公司	潮州凯普公司	3	其他高危亚型（+）	51（+）	

续表

检验项目	不同方法/检测系统			比对试验结果			符合率
		A	B	标本号	A 结果	B 结果	
高危型人乳头瘤病毒核酸	试剂批号	C230402A	C230601A	4	18，其他高危亚型（+）	18,52（+）	HPV 型别符合率 100%
	试剂有效期	20240402	20240601	5	其他高危亚型（+）	45（+）	

总结：
　　本实验室采用两种不同方法检测高危型人乳头瘤病毒，其中 A 方法检测 3 个靶标：HPV-16、18 以及其他 12 种高危 HPV 亚型（其他高危亚型）；B 方法检测 37 种靶标，其中包括 14 种高危 HPV 亚型。标本 HPV 型别选择满足比对要求，结果 HPV 型别符合率 100%，结果一致性可接受。

　　　　　　　　　　　　　　操作者：×××　　日期：××年××月××日

审核意见：比对通过。

　　　　　　　　　　　　　　审核者：×××　　日期：××年××月××日

注：1. 判定标准：应有 ≥ 80% 的样本高危型别 HPV 检测结果一致。2. A 方法中的"其他高危亚型"对应 B 方法中的 HPV-31、33、35、39、45、51、52、56、58、59、68、66。

　　HBV-DNA 比对结果记录及分析报告见表 30-12。

表 30-12　HBV-DNA 比对结果记录及分析报告表

人员比对试验结果记录及分析报告表

科室：××　　　　　　　　　　专业组：分子生物学组　　　　　　　　　年份：2023

检验项目：HBV-DNA 定量　　　　检测方法：荧光探针法　　　　试剂厂家：达安基因

试剂批号：2022011　　　　　　　试剂有效期：2023.08.03　　　　检测日期：××××.××.××

标本号	比对试验结果（lg）					符合率
	检测者 1	检测者 2	检测者 3	检测者 4	检测者 5	
1	4.42	4.44	4.46	4.47		
2	5.57	5.57	5.56	5.54		
3	3.69	3.68	3.62	3.67		定量结果符合率 100%
4	0	0	0	0		
5	6.64	6.66	6.67	6.62		
签名	×××	×××	×××	×××		

总结：本实验室对 HBV-DNA 定量检测进行人员比对，标本浓度符合比对要求，以检测者 1 的结果为标准，4 名工作人员结果符合率 100%，结果一致性可接受。

填表人：×××　　　　　　　　　　　　　　　　　审核人：×××
日期：××年××月××日　　　　　　　　　　　　日期：××年××月××日

注：1. 定量结果使用 lg 表示。2. 判定标准：以其中一名检测人员结果为标准，计算偏倚；每名人员应有 ≥ 80% 的样品测量结果偏倚 < 7.5%。

（王　意）

第七节 临床输血相容性试验内部比对报告

输血相容性试验内部比对结果记录及分析报告见表30-13。

表30-13 输血相容性试验内部比对结果记录及分析报告表

检验医学部 QM-7.3-10-1（V1.0）内部比对试验结果记录及分析报告表 生效日期：××××-××-××

人员比对试验结果记录及分析报告表		
科室：××	专业组：输血科	年份：2023

一、比对结果

1．ABO血型正定型及RhD抗原人员比对结果

标本编号	1			2			3			4			5		
试剂	-A	-B	-D	-A	-B	-D	-A	-B	-D	-A	-B	-D	-A	-B	-D
接受范围	3+~4+	–	3+~4+	3+~4+/dp	dp	4+	–	–	–	–	3+~4+	3+~4+	–	–	3+~4+
人员1	4+	–	4+	4+dp	dp	4+	–	–	–	–	4+	4+	–	–	4+
人员2	4+	–	4+	dp	dp	4+	–	–	–	–	4+	4+	–	–	4+
可接受（Y/N）	Y	Y	Y	Y	Y	Y	Y	Y	Y	Y	Y	Y	Y	Y	Y

2．ABO血型反定型人员比对结果

标本编号	1		2		3		4		5	
试剂	A1细胞	B细胞	A1细胞	B细胞	A1细胞	B细胞	A1细胞	B细胞	A1细胞	B细胞
接受范围	–	3+~4+	–	–	3+~4+	3+~4+	2+~3+	–	3+~4+	3+~4+
人员1	–	3+	–	–	4+	4+	3+	–	4+	4+
人员2	–	3+	–	–	4+	4+	3+	–	4+	4+
可接受（Y/N）	Y	Y	Y	Y	Y	Y	Y	Y	Y	Y

3．不规则抗体筛查人员比对结果

标本编号	1			2			3			4			5		
试剂	I	II	III	I	II	III	I	II	III	I	II	III	I	II	III
接受范围	–	3+~4+	–	–	–	–	–	3+~4+	–	–	+-~1+	–	–	–	–
人员1	–	4+	–	–	–	–	–	4+	–	–	1+	–	–	–	–
人员2	–	4+	–	–	–	–	–	4+	–	–	1+	–	–	–	–
可接受（Y/N）	Y	Y	Y	Y	Y	Y	Y	Y	Y	Y	Y	Y	Y	Y	Y

4．交叉配血人员比对结果

标本编号	6		7		8		9		10	
试剂	主侧	次侧	主侧	次侧	主侧	次侧	主侧	次侧	主侧	次侧
接受范围	−	−	−	3+～4+	2+～3+	1+～2+	−	−	−	3+～4+
人员 1	−	−	−	4+	3+	2+	−	−	−	4+
人员 2	−	−	−	4+	3+	1+	−	−	−	3+
可接受（Y/N）	Y	Y	Y	Y	Y	Y	Y	Y	Y	Y

注：要求血型结果和交叉配血结果判断一致率为 100%，反定型、抗体筛查、交叉配血检测反应凝集强度符合率应大于 80%，凝集强度相差 ±～1+ 以内。

二、总结

1．本次比对各项目符合率为 100%，比对合格。

2．**血型检测**　本次比对仅 2 号标本为疑难血型标本，A 供 B 骨髓移植后的临床样本，以 A 型细胞为主，同时有少量 B 型红细胞，人员比对两位操作人员均正确识别。

3．**抗体筛查**　本次选择两种含有剂量效应的意外抗体进行检测，分别为抗 -E 和抗 -c，由于样本问题，未留取到 IgM 抗体，因本批次抗筛细胞只有纯合子，未出现杂合子抗原减弱现象。

统计者：×××　统计日期：×××
审核者：×××　审核日期：×××

附表 ×× ：试剂清单

试剂批号和有效期

试剂名称	厂家	批号	有效期
血型卡	×××	50093.14.09	2023.05
抗人球卡	×××	50531.72.34	2023.06
反定细胞	×××	45092.30.1	2022.11.28
抗筛细胞	×××	45330.18.1	2022.11.28

附表 ×× ：比对结果原始图片

（梁　铮）

第六篇

风险管理范例

第三十一章
风险管理报告范例

第一节　实验室安全风险管理报告

一、概述

在 CNAS-CL02：2023 文件《医学实验室质量和能力认可准则》5.6 风险管理要求中评估实验室工作过程和可能存在的问题对检验结果的影响，应修改过程以降低或消除识别出的风险，并将做出的决定和所采取的措施文件化。按照 QM-5.6-1（V1.0）《应对风险和改进机遇管理程序》相关要求，同时参照 ISO 22367：2020 技术规范《医学实验室风险管理在医学实验室的应用》和 EP23-A：2011 文件《基于风险管理的实验室质量控制》中关于风险管理的理论基础、基本规范和步骤对医学实验室检验过程进行风险分析 / 识别、评估、控制和监测，结合 WS 233—2017《病原微生物实验室生物安全通用准则》行业标准风险分析对实验室安全中存在的风险进行全面的评估和分析。

二、原则

实验室安全风险管理是在安全风险识别的基础上，对已经被识别的风险及其问题进行分析，通过分析确认将会出现问题的可能性和可能造成的后果，出现的问题是否能够被及时地发现等，对风险大小进行评价。

三、目的

建立有效的安全风险管理，在 20×× 年风险管理的基础上，识别与实验室安全相关的风险，评估这些因素对工作者和患者的影响，从而有效地减低和规避识别出的实验室安全危害，减少安全风险带来的损失，保证相关人员的安全，以最小的成本获取实验室的安全，确保检验科的持续、稳定和安全运行。

四、范围

本次实验室安全风险管理的范围是对实验室相关的生物安全、消防安全、辐射安全和信息安全等要素相关的风险进行识别、分析、评估、控制、追踪，结合质量管理体系的检验前、检验中、检验后的整个检验过程。

五、依据

CNAS-CL02：2023 文件《医学实验室质量和能力认可准则》

WS 233—2017《病原微生物实验室生物安全通用准则》

CNAS-CL02-A001：2023《医学实验室质量和能力认可准则应用要求》

QM-5.6-1（V1.0）《应对风险和改进机遇管理程序》

风险的发生频率 O、探测度 D、严重度 S 以及 RPN 分级依据见表 31–1 ~ 表 31–4。

表 31-1　发生可能性频度（O）等级评价表

失效发生可能性	可能的失效‰	频度
甚高：失效几乎不可避免（持续性失效）	≥ 5.00	10
	3.00 ~ 5.00	9
高：一般与经常发生的失效（经常性失效）	1.50 ~ 3.00	8
	1.20 ~ 1.50	7
中等：一般与曾经历过偶然失效（偶然性失效）	1.00 ~ 1.20	6
	0.70 ~ 1.00	5
	0.50 ~ 0.70	4
低：相对很少发生的失效	0.30 ~ 0.50	3
	0.10 ~ 0.30	2
极低：失效不太可能	≤ 0.10	1

表 31-2　探测度（D）等级评价表

探测度	设计控制可能探测出来的可能性	探测度定级
绝对不肯定	无任何措施可查出失效	10
很极少	现行措施方法非常些微的机会可以查出失效模式	9
极少	现行措施方法些微机会可以查出失效模式	8
很少	现行措施方法非常低的机会可以查出失效模式	7
少	现行措施方法较低的机会可以查出失效模式	6
中等	现行措施方法适中的机会可以查出失效模式	5
中上	现实措施方法适度高的机会可以查出失效模式	4
多	现实措施方法较高的机会可以查出失效模式	3
很多	现实措施方法非常高的机会可以查出失效模式	2
几乎肯定	现实措施方法几乎可以查出失效模式	1

表 31-3　严重度（S）等级评价表

后果	后果的严重度	严重度
无警告的严重危害	最高的严重等级，将危害检验仪器或检验人员。当失效模式影响临床疾病诊断和 / 治疗行为或牵涉到违反法律法规时没有警告产生	10
有警告的严重危害	非常高的严重等级，将危害检验仪器或检验人员。当失效模式影响临床疾病诊断和 / 治疗行为或牵涉到违反法律法规时，但有警告产生	9

续表

后果	后果的严重度	严重度
很高	严重影响检验结果准确性，100% 标本必须回退；重新送检，临床非常不满意，对临床疾病诊断造成很高影响	8
高	轻微影响检验结果准确性，大部分标本必须回退，重新送检，临床不满意，对临床疾病诊断造成较高影响	7
中等	轻微影响检验结果准确性，部分标本须回，重新送检，临床不满意，对临床疾病诊断造成一定影响	6
低	轻微影响检验结果准确性，部分标本须回退，重新送检，临床基本可以接受，对临床疾病诊断造成较小影响	5
很低	轻微影响检验结果准确性，部分标本须回退，这些问题大部分能被检验人员发现，基本不影响疾病诊治	4
轻微	基本不影响检验结果准确性，部分标本须回退，这些问题可能被临床发现，不影响疾病诊治	3
很轻微	基本不影响检验结果准确性，小部分标本须回退，这些问题不会被临床发现，不影响疾病诊治	2
无	没有影响	1

表 31-4　风险等级表

风险指数（RPN）	风险等级	风险应对
＞ 60	高风险	应采取控制措施规避或降低风险
30 ~ 60	中风险	可采取控制措施降低风险
1 ~ 30	低风险	风险较低，当采取措施消除风险引起的成本比风险本身引起的损失更大时，接受风险

六、内容

1. **部门**　×××

2. **风险管理小组负责人**　×××

3. **评估日期**　20×× 年 × 月 ×× 日 ~ 20×× 年 × 月 ×× 日

4. **参加人员**

　　×××（临检组）　　　　　　　××（生化组）

　　×××（定性免疫组）　　　　　×××（发光免疫组）

　　×××（分子诊断组）　　　　　×××（微生物组）

5. **既往实验室生物安全风险管理情况**　从 20×× 年的实验室安全风险管理情况回顾，当时从生物安全、消防安全、辐射安全和信息安全四个方面进行了 34 个点的风险识别、评估和分析，发现了 2 个高度风险点，19 个中度风险点，通过控制和追踪，基本得到有效控制，现以 20×× 年评估为基础进行 20×× 年的实验室安全风险评估。

6. **实施情况**　对每个风险进行风险严重度、风险发生度的分析 / 危害程度、危害发生可能性的分析，采用量化风险综合指数（RPN）= 风险严重度（S）× 发生频率（O）× 风险探测度（D）

（S、O、D 分别分为 1～10 级），评估风险的危害程度，针对不同的 RPN 值分级，对于高度定义为高风险项，必须采取必要的纠正措施、应对风险和改进机遇的措施，把风险降到最低（表 31-5）。

表 31-5　风险评估实施记录表

项目	类型	风险识别	风险分析			风险评估	
			S	O	D	RPN	等级
制度和政策	生物安全	病原体生物学特性或防控策略发生变化时；开展新的实验活动或变更实验活动（包括设施、设备、人员、活动范围、规程等）；操作超常量或从事特殊活动；本实验室或同类实验室发生感染事件、感染事故；相关政策、法规、标准等发生改变	5	1	1	5	低度
相关 SOP	生物安全	实验室内生物安全的法规和生物安全相关文件，内容完整，查阅方便；包括：传染病法、病原微生物实验室安全管理条例、医院传染病上报制度等；实验室内有完整的生物安全 SOP，便于查阅和使用	2	2	1	4	低度
检验流程	生物安全	存在潜在高致病性的病原体的风险，目前使用的检验流程没有充分考虑风险的应对步骤和条件	12	3	2	72	高度
人员培训	生物安全	人员是风险的主要来源，虽然有制度、政策和 SOP 如果培训不到位还是会出现很大的生物安全风险，生物安全的知识和意识的欠缺	5	1	1	5	低度
生物安全演练	生物安全	有了政策和制度，也制订了作业指导书和手册，人员如果只是进行理论的培训还是会存在事件发生时紧张和无措的风险	5	1	1	5	低度
运送容器	生物安全	检验前的标本运输使用运输设备不合适容易造成生物安全风险	4	1	2	8	中度
防护设备	生物安全	生物安全防护设备的配置较为完善，乳胶和薄膜手套、外科口罩和 N95 口罩、防护服、脚套、护目镜、洗眼器等齐全；目前常规使用主要是普通手套和口罩，存在备货和补充不完整和不及时	7	4	2	56	高度
医疗垃圾	生物安全	医疗垃圾的分类存放和医疗垃圾的高压蒸汽灭菌消毒处理避免出现垃圾泄漏造成的风险。医疗垃圾完善的交接和记录控制垃圾运送过程中出现的生物安全风险。制订明确的检验后标本保存时间和保存位置规定，做到既保证检验结果和复核，又能及时处理检验后标本，最大限度减少存放标本导致生物安全风险	6	1	1	6	低度
职业暴露	生物安全	实验室生活区与污染区较近、大量存在职业暴露的风险（离心机、玻璃管、移液管、针头等）、临床大量的职业暴露事件的教训，实验室还应该长期保持警惕，不能丝毫放松此类风险。实验室的生物安全防护和隔离条件还是堪忧，存在较大的生物安全风险，虽然加强了防护装备的使用，但科室人员的生物安全意识还是不够，尤其是帽子、口罩的使用	6	2	1	12	低度

续表

项目	类型	风险识别	风险分析			风险评估	
			S	O	D	RPN	等级
院感监测	生物安全	院感监测工作是临床科室院感工作的重要组成，临床实验室出现院感事件的风险需要实验室通过监测提出预警，因此如果执行不到位或者疏忽院感监测工作还是存在较大的院感事件的风险	6	1	1	6	低度
压力蒸汽灭菌器	生物安全	压力蒸汽灭菌器作为重要的生物安全设备，蒸汽的使用和维护，定期的检定和校准是实验室生物安全的重要保证，如果执行不到位可能存在生物安全的风险	5	1	1	5	低度
		压力蒸汽灭菌锅的使用不按要求，实验室的监督不到位，医疗垃圾送出实验室未消毒或未及时消毒	8	2	3	48	中度
生物安全柜	生物安全	为了有效避免气溶胶和生物危险因子，实验室的生物安全柜的配置和定期检定是必需的，有效的维护检定和使用才能有效控制生物安全风险	5	2	1	10	低度
喷淋装置	生物安全	实验室喷淋装置维护不佳，没有定期检查一旦需要时不能有效保障效果，存在风险隐患	4	1	2	8	低度
洗眼器	生物安全	出现眼部的职业暴露时需要使用洗眼器，但洗眼器的配置和有效性不合理的风险	3	2	1	6	低度
紫外线灯	生物安全	由于面积较大，实验室的空气消毒采用固定的紫外线和移动紫外线车，但消毒效果有消毒不彻底的风险	3	2	1	6	低度
等离子机	生物安全	对没有紫外线消毒或者紫外线消毒不够的区域配置等离子空气消毒机，但由于配置不够和使用不当使空气消毒达不到效果	2	2	1	4	低度
菌株管理	生物安全	实验室使用的菌株存在使用记录不清楚，有丢失和遗漏的风险	5	1	1	5	低度
气溶胶操作	生物安全	实验室内的多种操作均可能引起气溶胶，当出现严重呼吸道传播疾病则实验室感染风险巨大	5	3	4	60	高度
外来人员管理	生物安全	外来人员进出实验室较为随意，容易出现感染、污染和损坏的风险	5	2	1	10	低度
实验室分区	生物安全	实验室的分区不够清晰，容易造成清洁区的污染，对工作人员和患者的健康造成危害的风险	5	1	1	5	低度
门禁装置	生物安全	实验室的门都安装了门禁装置，但由于断电或者关闭不及时	3	3	1	9	低度
消防培训	消防安全	消防知识和消防意识的缺乏是实验室出现消防安全事故的主要原因，必须让全体员工不断参加消防安全培训才能有效杜绝消防安全风险	6	1	1	6	低度
消防演练	消防安全	消防安全的知识和意识建立之后，由于消防事故发生突然必要要经过不断的演练才能真正有效的控制消防风险	5	1	1	5	低度

续表

项目	类型	风险识别	风险分析			风险评估	
			S	O	D	RPN	等级
消防设施	消防安全	消防安全的设施配备完善并保证能有效使用是控制消防风险的必需内容	5	1	1	5	低度
		消防安全设施没有定期检查，无法达到紧急情况下的正常使用	8	1	1	8	低度
		缺乏必要的认知，消防安全设施受到干扰和破坏	10	1	1	10	低度
		检验科仪器设备多，电路复杂，电路老化，电路故障，超负荷运转，违规接线等引起火灾风险	8	2	1	16	低度
消防检查	消防安全	加强对易燃易爆物质的管理和控制，避免错误使用酒精等物质引起危险	9	0	1	9	低度
核医学、放射和辐射	辐射安全	科室或者科室附近存在放射性检查的仪器和试剂，对工作人员和患者造成辐射伤害	1	1	1	1	低度
		防护设施不完善不能有效保护工作人员和患者	1	1	1	1	低度
		大型仪器对人员造成的电离辐射	1	2	1	2	低度
实验室信息	信息安全	LIS 信息的泄露和丢失	4	1	1	4	低度
		电脑设备故障导致患者信息和数据的丢失或错误	3	2	2	12	低度
		电脑设备故障导致实验室电子文件的丢失和错误	6	3	1	18	低度

　　通过风险识别和评估，发现 6 个高危事项，其余均为低度和中度风险，将在下一年度再实施评估和后续控制和监控措施。

　　7．高风险事项的关闭　（表 31–6）

表 31–6　高风险事项评估、控制和监督记录表

项目	类型	风险识别	风险分析			风险评估		风险原因	风险追踪		控制后剩余风险
			S	O	D	RPN	等级		是否有效	纠正措施/预防措施	
检验流程	生物安全	存在潜在高致病性的病原体的风险，目前使用的检验流程没有充分考虑风险的应对步骤和条件	12	2	2	48	高度	由于新冠病毒的疫情提醒了对高致病性病原体标本处理流程的重新制订，关注每个细节，创造必要的条件	有效	制订了以呼吸道高致病性病原体为目标的标准程序，并严格执行，让每个细节都落实，有效降低了实验室人员在操作过程中感染的风险	12 接受

续表

项目	类型	风险识别	风险分析			风险评估		风险原因	风险追踪		控制后剩余风险
			S	O	D	RPN	等级		是否有效	纠正措施/预防措施	
防护设备	生物安全	生物安全防护设备的配置较为完善，乳胶和薄膜手套、外科口罩和N95口罩、防护服、脚套、护目镜、洗眼器等齐全；目前常规使用主要是普通手套和口罩，存在备货和补充不完整和不及时	6	3	4	72	高度	此次新冠病毒疫情证明实验室的生物安全防护配置和数量是不够的，这样在操作高危标本是存在巨大的风险	有效	必要的生物安全防护保护装备，在高危情况下必需配置，足够种类和数量配置应对，及时补充，有效降低感染风险	14 接受
压力蒸汽灭菌器	生物安全	压力蒸汽灭菌锅的使用不按要求，实验室的监督不到位，医疗垃圾送出实验室未消毒或未及时消毒	8	2	4	64	高度	工人操作设备，实验室监督不够，工人图省事出现违规操作，一旦出现问题造成后果严重	有效	再次加强培训和监督对压力蒸汽灭菌锅的配置进行升级，提高效率和安全性	8 接受
气溶胶操作	生物安全	实验室内的多种操作均可能引起气溶胶，当出现严重呼吸道传播疾病则实验室感染风险巨大	5	3	4	60	高度	通过避免气溶胶的操作和有效的防护装备才有有效避免气溶胶引起的是实验室内感染	有效	对于高风险的标本一定要在专用生物安全柜中操作，对于容易产生气溶胶的操作引进设备替代，如开盖机等，防护装备要有N95口罩、护目镜、必要时防护服	18 接受
消防设施	消防安全	检验科仪器设备多，电路复杂，电路老化，电路故障，超负荷运转，违规接线等引起火灾风险	8	2	4	64	高度	部分实验室的线路和设备超过10年，出现老化、短路等风险较高	有效	积极进行老化线路的更新和排查，定期进行火灾隐患的排查，对线路复杂部位进行整理和更换，尽量减少插线板。老旧设备全部报废更新	27 接受
实验室信息	信息安全	电脑设备故障导致实验室电子文件的丢失和错误	6	3	4	72	高度	实验室的认可管理电子文档储存在固定移动硬盘，当硬盘突然出现故障，里面的唯一数据则无法使用	有效	更换移动硬盘，充分利用网络的云端服务，并将重要的电子文档多处备份，避免再次出现	18 接受

　　总共 6 个高风险事项，分别涉及生物安全、消防安全、信息安全，对高风险事项进行风险控制和风险追踪后剩余风险均能够接受。

七、总结与结论

　　20×× 年实验室安全经过较为完善的风险评估和控制后，在制度和各个环节上均能保证顺畅，生物安全方面完善了院感检测管理系统，进行了生物安全演练，消防安全方面也进行了培训和大检查，防辐射、职业暴露和医疗垃圾处理方面均严格按照规范进行圆满完成规定的任务，在新的一年里还要进一步完善实验室安全的管理和监督，对评估高风险的 4 个风险点一定要结合实际情况进行完善。

　　此次实验室安全风险管理依据 CNAS-CL02：2023《医学实验室质量和能力认可准则》以及应用说明的对实验室安全的要求，内容涵盖实验室安全相关的人、机、料、法、环各环节，并与检验的分析前、分析中、分析后全过程充分结合。通过评估和控制尤其是高危事项的控制，实验室的安全风险在合理范围内，能保障实验室人员、实验室设备和检验结果质量的安全，也确保了临床要求及患者的安全。本安全风险管理内容完整，论据充分，评估有效。

（罗　强　徐　宁）

第二节　实验室管理体系风险管理报告

一、概述

　　在 CNAS-CL02：2023 文件《医学实验室质量和能力认可准则》5.6 的风险管理中明确规定"当检验结果影响患者安全时，实验室应评估工作过程和可能存在的问题对检验结果的影响，应修改过程以降低或消除识别出的风险，并将做出的决定和所采取的措施文件化。"依据实验室 QM-5.6-1（V1.0）《应对风险和改进机遇管理程序》相关要求，同时参照 ISO/TS 22367：2008 技术规范《通过风险管理和持续改进降低医学实验室的差错》和 EP23-A：2011 文件《基于风险管理的实验室质量控制》中关于风险管理的理论基础、基本规范和步骤对医学实验室检验过程进行风险分析、识别、评估、控制和监测，并对其在实验室管理质量中的影响分析总结。

二、原则

　　风险管理是在风险识别的基础上，对已经被识别的风险及其问题进行分析，通过分析确认将会出现问题的可能性和可能造成的后果，出现的问题是否能够被及时地发现等，并对风险大小进行量化评价和干预。

三、目的

　　建立有效的质量风险管理，在往年风险管理的基础上，逐渐完善识别在检验过程中的可能存在的质量风险，评估这些因素对工作人员和患者的影响，及时解决检验过程中的各种质量风险，从而有效地降低和规避识别出的风险，减少风险带来的损失，保证相关人员的安全，以最小的成本获取检验最大的质量保障，确保检验科质量体系和各项业务的持续、稳定和安全运行。

四、范围

本次质量风险管理的范围是对检验科组织机构、人员、设施设备、质量管理体系文件及相应的计算机信息系统等各要素的质量风险进行识别、分析、评估、控制、追踪，覆盖检验前、检验中、检验后的整个检验过程以及过程中影响检验结果的所有环节。根据今年实验室发展的现状和实验室认可风险要求提升进一步丰富了对质量风险管理的相关内容。

五、依据

CNAS-CL02：2023《医学实验室质量和能力认可准则》

CNAS-CL02-A001：2023《医学实验室质量和能力认可准则的应用要求》

QM-5.6-1（V1.0）《应对风险和改进机遇管理程序》

风险的发生频率 O、探测度 D、严重度 S 以及 RPN 分级依据见表 31-7 ~ 表 31-10。

表 31-7 发生可能性频度（O）等级评价表

失效发生可能性	可能的失效‰	频度
甚高：失效几乎不可避免（持续性失效）	≥ 5.00	10
	3.00 ~ 5.00	9
高：一般与经常发生的失效（经常性失效）	1.50 ~ 3.00	8
	1.20 ~ 1.50	7
中等：一般与曾经历过偶然失效（偶然性失效）	1.00 ~ 1.20	6
	0.70 ~ 1.00	5
	0.50 ~ 0.70	4
低：相对很少发生的失效	0.30 ~ 0.50	3
	0.10 ~ 0.30	2
极低：失效不太可能	≤ 0.10	1

表 31-8 探测度（D）等级评价表

探测度	设计控制可能探测出来的可能性	探测度定级
绝对不肯定	无任何措施可查出失效	10
很极少	现行措施方法非常些微的机会可以查出失效模式	9
极少	现行措施方法些微机会可以查出失效模式	8
很少	现行措施方法非常低的机会可以查出失效模式	7
少	现行措施方法较低的机会可以查出失效模式	6
中等	现行措施方法适中的机会可以查出失效模式	5
中上	现实措施方法适度高的机会可以查出失效模式	4
多	现实措施方法较高的机会可以查出失效模式	3
很多	现实措施方法非常高的机会可以查出失效模式	2
几乎肯定	现实措施方法几乎可以查出失效模式	1

表 31-9　严重度（S）等级评价表

后果	后果的严重度	严重度
无警告的严重危害	最高的严重等级，将危害检验仪器或检验人员。当失效模式影响临床疾病诊断和 / 治疗行为或牵涉到违反法律法规时没有警告产生	10
有警告的严重危害	非常高的严重等级，将危害检验仪器或检验人员。当失效模式影响临床疾病诊断和 / 治疗行为或牵涉到违反法律法规时，但有警告产生	9
很高	严重影响检验结果准确性，100% 标本必须回退；重新送检，临床非常不满意，对临床疾病诊断造成很高影响	8
高	轻微影响检验结果准确性，大部分标本必须回退，重新送检，临床不满意，对临床疾病诊断造成较高影响	7
中等	轻微影响检验结果准确性，部分标本须回，重新送检，临床不满意，对临床疾病诊断造成一定影响	6
低	轻微影响检验结果准确性，部分标本须回退，重新送检，临床基本可以接受，对临床疾病诊断造成较小影响	5
很低	轻微影响检验结果准确性，部分标本须回退，这些问题大部分能被检验人员发现，基本不影响疾病诊治	4
轻微	基本不影响检验结果准确性，部分标本须回退，这些问题可能被临床发现，不影响疾病诊治	3
很轻微	基本不影响检验结果准确性，小部分标本须回退，这些问题不会被临床发现，不影响疾病诊治	2
无	没有影响	1

表 31-10　风险等级表

风险指数（RPN）	风险等级	风险应对
＞ 60	高风险	应采取控制措施规避或降低风险
30 ~ 60	中风险	可采取控制措施降低风险
1 ~ 30	低风险	风险较低，当采取措施消除风险引起的成本比风险本身引起的损失更大时，接受风险

六、内容

1. 风险识别　在前期头脑风暴风险识别积累的基础上，追踪风险实施的纠正措施、应对风险和改进机遇的措施的输入。通过用户抱怨和投诉、差错记录、不良事件上报记录、质量检查与监督（包括人、机、料、法、环）、检验结果查询、临床医护反馈、患者满意度调查、员工建议与投诉、供应商评价、信息系统数据分析等进行分析确定风险因素。

2. 风险的分析评价　检验过程分为检验前、检验中、检验后三个阶段，风险因素分析从医生下达医嘱、患者准备、标本采集、转运、检验、结果报告等易出现风险的重点环节着手，分析其对检验结果影响，对每个风险进行风险严重度、风险发生度的分析 / 危害程度、危害发生可能性的分析，采用量化风险综合指数（RPN）= 风险严重度（S）× 发生频率（O）× 风险探测度（D），评估风险的危害程度，针对不同的 RPN 值分级，对于定义为高风险项采取必要的纠正措施、应对风险和改进机遇措施，把风险降到最低。

3．**风险控制**　技术负责人负责进行质量风险评估，采取必要的纠正措施、应对风险和改进机遇的措施。当牵涉外部风险时上报医务处、护理部、总务处、设备处及信息科等相关部门解决。

4．**风险监督**　依据去年质量风险管理情况，开展风险追踪活动，通过纠正措施、应对风险和改进机遇的措施进行持续改进，对风险管理效果的评估和总结，为启动新一轮风险管理循环提出建设性意见。

七、实施情况

1．部门　×××

2．风险管理小组负责人　×××

3．评估日期　20×× 年 × 月 ×× 日—20×× 年 × 月 ×× 日

4．参加人员

　　　　×××（临检组）　　　　　××（生化组）

　　　　×××（定性免疫组）　　　×××（发光免疫组）

　　　　×××（分子诊断组）　　　×××（微生物组）

5．20×× 年实验室质量风险追踪／回顾（追踪并重新评估全部中度以上风险）（表 31-11）

表 31-11　风险回顾评估记录表

项目	范围	风险识别	风险分析			风险评估	
			S	O	D	RPN	等级
资质	全科	检验员应具有医学检验或者医学相关学历。如果缺少医学相关学历，不符合国家相关要求，不适合承担相应的责任	4	1	1	4	低度
	临检	从事血细胞形态识别人员应具备相应培训、进修经历	3	2	1	6	中度
	免疫	性病检测项目，HIV 检测。需要检验人员具有正规培训经历和资质	2	4	1	8	中度

20×× 年的风险评估有 ×× 个高风险项目，分别是关于：能力评估、试剂耗材、检验前过程、质量控制、结果复核和信息系统六个主要环节，经过控制和追踪，剩余风险可控关闭了这些高风险项。其余发现的风险均为中度和低度，今年将持续关注。

6．评估内容（在去年评估追踪关闭的基础上，对 10 个技术要素相关环节进行评估）（表31-12）

表 31-12　风险评估实施记录表

项目	范围	风险识别	风险评估				等级
			S	O	D	RPN	
采集前活动的指导	全科	患者信息不全或错误	3	1	1	3	低度
		诊断不填，对审核人员的判断造成影响导致不正确的报告发出	3	1	1	3	低度

续表

项目	范围	风险识别	风险评估				等级
			S	O	D	RPN	
		非急症项目加急，造成资源占用，使得真正加急患者检测时间延长	3	2	1	6	低度
		采血时间不一致，造成医生对患者结果的变化判断有误	3	2	1	6	低度
		急诊绿色通道项目手工开单，检验科录入错误影响检验结果和临床	6	1	1	6	低度
采集活动的指导	临检	未通过出生日期对受检者进行有效的身份识别	2	2	1	4	低度
		患者留取标本不当或采集时间选择不当，造成检验结果的偏离，丧失结果对临床的指导价值	3	2	1	6	低度
		患者标本留取不符合采集要求（尿、便等）；时间超过要求送检时间或将大便直接留在尿不湿上	3	1	1	3	低度
	微生物	痰液标本留取不合格，经常是用唾液代替了痰液	4	1	1	4	低度
		临床微生物标本应尽量在使用抗生素前采集，不合格标本会造成培养阳性率降低	2	1	2	4	低度
标本接收	全科	标本运送不及时，造成标本不能检测	3	1	2	6	低度
	微生物	一些苛养菌对于环境的抵抗力较弱，标本周转时间过长，会降低培养阳性率	3	2	1	6	低度
	临检	未能全面有效记录门诊标本接收	2	2	1	4	低度
标本前处理	全科	未能全面规定附加检验的时限	4	1	1	4	低度
	全科	标本前处理方法不适合或不及时影响检验或不能检验	5	1	1	5	低度
	全科	检验使用的标本类型不一致影响检验结果	5	1	1	5	低度
	临检	离心力不足或时间不足，造成结果偏差	2	2	1	4	低度
检验程序的确认	全科	检验程序未建立选择标准	5	1	1	5	低度
		使用未经验证的检验程序进行检测	5	1	1	5	低度
	微生物	实验室能力达不到，对于难于培养和检验条件不具备（分枝杆菌、厌氧菌、丝状真菌等），程序设计未充分覆盖，耽误疾病的诊断治疗	6	1	1	6	低度
	血库	由于单人进行血型和交叉检验出现错误未发现引起临床错误诊治	4	1	1	4	低度
	自动化	单纯通过稀释来得到超线性数据	5	1	1	5	低度
检验程序文件化	微生物	厌氧菌生长缓慢，培养24小时，往往菌落生长不明显，造成假阴性	3	1	1	3	低度
		临床微生物工作流程需要好几天。会涉及多个人操作。中间的交接不仔细，会造成检测错误	3	2	1	6	低度
	免疫	有的标本不是当天检测，经常是所有标本排完号，才放入冰箱内，由于室温放置过久，可能影响检测结果	2	3	1	6	低度

续表

项目	范围	风险识别	风险评估				等级
			S	O	D	RPN	
	临检	凝血试剂 OVB 没有定期进行更换影响检测结果	5	1	1	5	低度
质控物	免疫	室内质控品有的效期短，如果过期，将直接影响质控结果	3	1	1	3	低度
	微生物	质控菌株如果出现污染和错误，将直接影响质控结果	3	1	1	3	低度
质控数据	急诊	室内质控只做一次对夜班时段检测失去监测价值，造成检测状态不掌握，错误结果发出	4	1	1	4	低度
	全科	室内质控出现失控时，操作人员只是记录，未采取有效措施	4	1	1	4	低度
		夜班人员做质控，由于对设备和流程不熟悉影响质控的结果和检验结果	6	1	1	6	低度
		失控未进行处理发报告	6	1	1	6	低度
		质控数据未进行评估，未进行趋势性分析	4	1	1	4	低度
		质控品不能覆盖全部项目	5	1	1	5	低度
		检验项目的质控规则不能完全满足结果质量安全要求	4	1	1	4	低度
实验室间比对	全科	质评标本特殊处理	1	2	1	2	低度
		手工操作存在主观判断，结果一致性差	2	2	1	4	低度
		未对能力验证/室间质评项目实施有效的纠正措施	3	2	1	6	低度
		无能力验证/室间质评项目，未实施替代方法比对	2	3	1	6	低度
		不同检测系统比对不规范，造成结果前后不同系统间差异大	2	2	1	4	低度
结果复核	临检	未按复检要求对标本进行复检（包括形态学复检），简单审核后发出报告	5	1	1	5	低度
标本储存	全科	未制订留样再测的允许时限	3	1	1	3	低度
	全科	特殊标本的储存生物安全条件不能满足基本要求	6	1	1	6	低度
结果报告	全科	手工项目，需要人工记录原始数据，再转抄到 LIS 系统，转抄过程可能出现差错	4	1	1	4	低度
		血型等关键项目由于传输故障而手工录入出现差错	6	1	1	6	低度
		接受咨询者态度差，推卸责任；接受咨询者能力不足	5	1	1	5	低度
		结果报告的格式和内容存在缺陷或容易误解	5	1	1	5	低度
		危急值报告不规范，对方未能复述结果	6	1	1	6	低度
		危急值报告不及时，影响临床及时处理危重患者	6	1	1	6	低度
		急诊绿色通道标本特殊 TAT 要求不及时	6	1	1	6	低度
结果发布	全科	报告发布不及时，超出 TAT 时间，耽误临床诊治	6	1	1	6	低度
	临检	患者有时未能在自助打印机上打出报告	2	2	1	4	低度
		发出的临时报告被患者家属取走	4	1	1	4	低度
		有人不能提供取报告回执条码，要求补发报告	4	1	1	4	低度

续表

项目	范围	风险识别	风险评估				等级
			S	O	D	RPN	
	免疫	梅毒单独 TPPA 阳性结果，受自身抗体及有些药物的影响，造成结果错误	5	1	1	5	低度
		CDC 规定的传染病病原体，未按照流程上报	3	1	1	3	低度
	微生物	血培养阳性时，涂片与培养结果不一致误导临床诊治	6	1	1	6	低度
信息系统管理	全科	未定期验证电子病历中数据与检验正式报告单中的一致性，造成数据的错误使用	5	1	1	5	低度
		失效或停机的应急计划未进行演练，无法验证其可行性	4	1	1	4	低度
		杏和信息系统不稳定有漏洞和差错，容易出现检验结果的报告错误、不及时等问题，容易引起投诉	6	1	1	6	低度
		信息系统传输错误，电子终端数据差错	5	1	1	5	低度
		危急值报告为报告或者报告不及时，临床接受不合理、处理不及时	6	1	1	6	低度
检验前过程	全科	××××××××××××	×	×	×	×	××
检验过程	全科	××××××××××××	×	×	×	×	××
检验后过程	全科	××××××××××××	×	×	×	×	××
不符合工作	全科	××××××××××××	×	×	×	×	××
数据控制	全科	××××××××××××	×	×	×	×	××
信息管理	全科	××××××××××××	×	×	×	×	××
投诉	全科	××××××××××××	×	×	×	×	××
应急预案	全科	××××××××××××	×	×	×	×	××
管理体系	全科	××××××××××××	×	×	×	×	××
体系文件	全科	××××××××××××	×	×	×	×	××
文件控制	全科	××××××××××××	×	×	×	×	××
记录控制	全科	××××××××××××	×	×	×	×	××
应对风险	全科	××××××××××××	×	×	×	×	××
改进机遇	全科	××××××××××××	×	×	×	×	××
改进	全科	××××××××××××	×	×	×	×	××
不符合项	全科	××××××××××××	×	×	×	×	××
纠正措施	全科	××××××××××××	×	×	×	×	××
内审	全科	××××××××××××	×	×	×	×	××
质量指标	全科	××××××××××××	×	×	×	×	××
管理评审	全科	××××××××××××	×	×	×	×	××
POCT	全科	××××××××××××	×	×	×	×	××

7. 高风险事项的关闭（表 31-13）

表 31-13 高风险事项评估、控制和监督记录表

项目	范围	风险识别	风险分析			风险评估		风险原因	风险控制与追踪			控制后剩余风险
			S	O	D	RPN	等级		是否有效	纠正措施/预防措施		
人员培训	全科	新入职员工的培训和考核。包括检验项目 SOP 及设备操作、维护等。现有的培训考核方式主要是笔试，但操作往往忽视，理论和实践分离，安全知识掌握不到位，容易造成不安全事件	3	5	2	30	高度	2019 年由于科室人员出现较大的变动，新员工较多，由于培训和考核的效果不够理想，新员工在工作过程中高风险时间发生较多，难以预测和控制	有效	科室在排班排岗制度上进行调整，新员工进行轮状岗位排班，夜班实行双夜班制度，新员工搭配老员工，通过实施有效地控制住了此类风险		接受
××	×	×××	×	×	×	×	×	×××	×	×××		×

总共 5 项高风险事项，涉及人员培训、检验程序、质控数据、结果报告和信息系统管理的 5 个环节，对高风险事项进行有效的风险控制和风险追踪，后期评估剩余风险均能够接受。另有 55 个中度风险项目也需要跟踪观察，在下一周期管理时审核确认。

八、总结与结论

1. 本次质量风险管理主要从实验室结构和管理、过程要求和管理体系要求的要素入手。在 20×× 年实验室质量风险追踪/回顾的基础上，各个专业组针对各自特点识别出可能存在的风险。然后根据现有的情况评价危险度，采取相应的控制措施。从分析要素来看，实验室设备、质量控制、试剂和耗材、检验前过程、结果报告和结果发布仍然是高风险要素，要重点加强实验室设备、试剂和耗材的监管和检验前过程的监督和指导。从影响范围来看，有全局性风险，检验科各组均存在类似的风险，要加大科室的质量监督力度，对质量控制、检验前标本监测和分析、人员能力评估、SOP 贯彻执行情况进行重点监管，以保证结果质量。

2. 针对风险管理的主要风险阶段采取措施进行有效控制和监测：

2.1 对检验结果质量控制采取连续的 6 sigma 动态监控，定期对主要的定量检测项目进行 6 sigma 分析，发现结果不稳定项目采取严格质控规则有效控制检验过程中的风险。20×× 年实验室的主要定量项目中 ×××××，合计 × 个项目的 sigma 值低于 6，需要引起各专业的关注，是检验过程中容易出现风险的点，加强质控管理和患者异常结果的复查和解释（表 31-14）。

表 31-14 发光免疫组定量项目 6 sigma 计算结果

项目	均值	月 CV%	室间质评偏倚	总允许误差	sigma
E2	××	××	××	××	××
PRL	××	××	××	××	××

续表

项目	均值	月 CV%	室间质评偏倚	总允许误差	sigma
LH	××	××	××	××	××
FSH	××	××	××	××	××
HCG	××	××	××	××	××
PRG	××	××	××	××	××

2.2　对检验前过程的进入实验室前和后阶段进行严格的风险控制，利用 LIS 对进入实验室前阶段的风险采取 RPN 方法分析找到需要控制的关键点，并量化风险。数据分析显示实验室的突出问题 RPN 值下降，随着标本量逐年增长不合格标本的 RPN 值却逐年下降，变化的趋势显示实验室对于检验前的风险的控制不断改善。从原因分析可包括几个方面：人员的培训更加细致和到位、人员岗位的设置更加合理（早班、夜班）、管理人员对风险的预判和监控更加得力、实验室设备的配置更加先进和科学、实验室的流程梳理更加细致而合理（表 31-15）。

表 31-15　不同时间段的 RPN 值及标本的不合格率对比

时间	送检标本总数	差错标本总数	差错率（‰）	RPN 值
××	××	××	××	××
××	××	××	××	××
××	××	××	××	××

3．结论

此次质量风险管理内容涵盖了实验室人、机、料、法、环各部分，并涵盖了分析前、分析中、分析后全部过程。对 20×× 年风险追踪中实施的纠正措施、应对风险和改进机遇的措施进行了衔接，对可能影响工作质量的要素尤其是高风险的事项重新进行了评估并采取了相应控制和监督措施，检验结果质量得到了保障，确保了临床要求及患者安全。本质量相关风险管理报告内容完整，论据充分，评估有效，对于新出现的风险点将进一步控制和监督。

（罗　强　徐　宁）

第三节　实验室技术运作风险管理报告

一、概述

在 CNAS-CL02：2023 文件《医学实验室质量和能力认可准则》5.6 的风险管理中明确规定"实验室管理层应建立、实施和维护过程，以识别与其检验和活动相关的对患者的伤害风险和改善患者医疗的机会，并制订应对风险和改进机遇的措施。"依据实验室 QM-5.6-1（V1.0）《应对风险和改进机遇管理程序》相关要求，同时参照 ISO/TS 22367：2020 技术规范《通过风险管理和持续改进降低医学实验室的差错》和 EP23-A：2011 文件《基于风险管理的实验室质量控制》中关于风险管理的理论基础、基本规范和步骤对医学实验室技术运作过程进行风险分析/识别、评估、控制和监测，对实验室设施及其他环节中存在的风险进行全面的评估和分析。

二、原则

实验室技术运作的风险管理是在相关风险识别的基础上，对已经被识别的风险及其问题进行分析，通过分析确认将会出现问题的可能性和可能造成的后果，出现的问题是否能够被及时地发现等，对风险大小进行评价。

三、目的

建立有效的技术运作风险管理，在 20×× 年风险管理的基础上，识别与实验室技术运作相关的风险，评估这些因素对工作者和患者的影响，从而有效地减低和规避识别出实验室技术运作的危险，减少风险带来的损失，保证相关人员的安全，以最小的成本获取实验室的技术运作安全，确保检验科的持续、稳定和安全运行。

四、范围

本次实验室安全风险管理的范围是对实验室技术运作相关的要素的相关风险进行识别、分析、评估、控制、追踪，结合管理体系资源要求的内容。

五、依据

CNAS-CL02：2023《医学实验室质量和能力认可准则》
CNAS-CL02-A001：2023《医学实验室质量和能力认可准则的应用要求》
QM-5.6-1（V1.0）《应对风险和改进机遇管理程序》
风险的发生频率 O、探测度 D、严重度 S 以及 RPN 分级依据见表 31-16 ～表 31-19。

表 31-16 发生可能性频度（O）等级评价表

失效发生可能性	可能的失效‰	频度
甚高：失效几乎不可避免（持续性失效）	≥ 5.00	10
	3.00 ～ 5.00	9
高：一般与经常发生的失效（经常性失效）	1.50 ～ 3.00	8
	1.20 ～ 1.50	7
中等：一般与曾经历过偶然失效（偶然性失效）	1.00 ～ 1.20	6
	0.70 ～ 1.00	5
	0.50 ～ 0.70	4
低：相对很少发生的失效	0.30-0.50	3
	0.10 ～ 0.30	2
极低：失效不太可能	≤ 0.10	1

表 31-17　探测度（D）等级评价表

探测度	设计控制可能探测出来的可能性	探测度定级
绝对不肯定	无任何措施可查出失效	10
很极少	现行措施方法非常些微的机会可以查出失效模式	9
极少	现行措施方法些微机会可以查出失效模式	8
很少	现行措施方法非常低的机会可以查出失效模式	7
少	现行措施方法较低的机会可以查出失效模式	6
中等	现行措施方法适中的机会可以查出失效模式	5
中上	现实措施方法适度高的机会可以查出失效模式	4
多	现实措施方法较高的机会可以查出失效模式	3
很多	现实措施方法非常高的机会可以查出失效模式	2
几乎肯定	现实措施方法几乎可以查出失效模式	1

表 31-18　严重度（S）等级评价表

后果	后果的严重度	严重度
无警告的严重危害	最高的严重等级，将危害检验仪器或检验人员。当失效模式影响临床疾病诊断和 / 治疗行为或牵涉到违反法律法规时没有警告产生	10
有警告的严重危害	非常高的严重等级，将危害检验仪器或检验人员。当失效模式影响临床疾病诊断和 / 治疗行为或牵涉到违反法律法规时，但有警告产生	9
很高	严重影响检验结果准确性，100% 标本必须回退；重新送检，临床非常不满意，对临床疾病诊断造成很高影响	8
高	轻微影响检验结果准确性，大部分标本必须回退，重新送检，临床不满意，对临床疾病诊断造成较高影响	7
中等	轻微影响检验结果准确性，部分标本须回，重新送检，临床不满意，对临床疾病诊断造成一定影响	6
低	轻微影响检验结果准确性，部分标本须回退，重新送检，临床基本可以接受，对临床疾病诊断造成较小影响	5
很低	轻微影响检验结果准确性，部分标本须回退，这些问题大部分能被检验人员发现，基本不影响疾病诊治	4
轻微	基本不影响检验结果准确性，部分标本须回退，这些问题可能被临床发现，不影响疾病诊治	3
很轻微	基本不影响检验结果准确性，小部分标本须回退，这些问题不会被临床发现，不影响疾病诊治	2
无	没有影响	1

表31-19 风险等级表

风险指数（RPN）	风险等级	风险应对
＞60	高风险	应采取控制措施规避或降低风险
30～60	中风险	可采取控制措施降低风险
1～30	低风险	风险较低，当采取措施消除风险引起的成本比风险本身引起的损失更大时，接受风险

六、内容

1．**风险识别** 在前期头脑风暴风险识别积累的基础上，追踪风险实施的纠正措施、应对风险和改进机遇的措施的输入。通过用户抱怨和投诉、差错记录、不良事件上报记录、质量检查与监督（包括人、机、料、法、环）、检验结果查询、临床医护反馈、患者满意度调查、员工建议与投诉、供应商评价、信息系统数据分析等进行分析确定风险因素。

2．**风险的分析评价** 检验过程分为检验前、检验中、检验后三个阶段，风险因素分析从医生下达医嘱、患者准备、标本采集、转运、检验、结果报告等易出现风险的重点环节着手，分析其对检验结果影响，对每个风险进行风险严重度、风险发生度的分析/危害程度、危害发生可能性的分析，采用量化风险综合指数（RPN）＝风险严重度（S）×发生频率（O）×风险探测度（D），（S、O、D分别分为1～10级）评估风险的危害程度，针对不同的RPN值分级，对于定义为高风险项采取必要的纠正措施、应对风险和改进机遇的措施，把风险降到最低。

3．**风险控制** 技术负责人负责进行质量风险评估，采取必要的纠正措施及纠正措施、应对风险和改进机遇的措施。当牵涉外部风险时上报医务处、护理部、总务处、设备处及信息科等相关部门解决。

4．**风险监督** 依据去年技术运作的风险管理情况，开展风险追踪活动，通过纠正措施、应对风险和改进机遇的措施进行持续改进，对风险管理效果的评估和总结，为启动新一轮风险管理循环提出建设性意见。

七、实施情况

1．**部门** ×××

2．**风险管理小组负责人** ×××

3．**评估日期** 20××年××月××日—20××年××月××日

4．**参加人员**

×××（微生物组）　　　　　××（生化组）

×××（定性免疫组）　　　　×××（发光免疫组）

×××（输血组）　　　　　　×××（临检组）

5．**既往实验室技术运作风险管理情况**

从20××年的实验室技术运作风险管理情况回顾，当时从……四个方面进行了34个点的风险识别、评估和分析，发现了2个高度风险点，19个中度风险点，通过控制和追踪，基本得到有效控制，现以20××年风险管理为基础进行20××年的实验室技术运作风险管理。

6．**评估内容（在去年评估追踪关闭的基础上，对10个技术运作相关环节进行评估）**

对每个风险进行风险严重度、风险发生度的分析/危害程度、危害发生可能性的分析，采用量

化风险综合指数（RPN）＝风险严重度（S）× 发生频率（O）× 风险探测度（D）（S、O、D 分别分为 1~10 级），评估风险的危害程度，针对不同的 RPN 值分级（小于 30 为低度、30~60 为中度、大于 60 为高度），对于高度定义为高位风险项采取必要的纠正措施、应对风险和改进机遇的措施，把风险降到最低（表 31-20）。

表 31-20　风险评估实施记录表

项目	类型	风险识别	风险分析			风险评估	
			S	O	D	RPN	等级
人员	全科	检验员应具有医学检验或者医学相关学历。如果缺少医学相关学历，不符合国家相关要求。不适合承担相应的责任	3	1	1	3	低度
	全科	检验员对色盲和色弱的检查要进行排查，出现色盲和色弱者不适合安排血液和微生物检验项目的工作	4	1	1	4	低度
设施维护环境条件	全科	本地区的气候湿度大，极易造成机器的磨损，故障概率增加	1	3	1	3	低度
		停电造成无法检验	5	1	1	5	低度
		工作空间设置太小，不能充分满足操作需要，不适宜流程的顺畅运行	3	2	1	6	低度
		由于分区不合理和固体防护设计缺陷引起生物安全的风险	3	2	1	6	低度
		实验室的试验台破旧有明显的安全和质量隐患	4	1	1	4	低度
实验室设施	全科	冰箱使用时间过久，会有大量冰霜，影响温度的稳定，造成试剂失效、变质，影响检验结果	3	2	1	6	低度
		水浴箱水的多少，影响水浴温度，温度影响检测质量	2	2	1	4	低度
		冰箱使用时间过久，会有大量冰冻，影响温度的稳定	3	2	1	6	低度
		水质检测不合格，影响检验结果质量	3	1	1	3	低度
		压力灭菌器的制水设备容易出现故障					
		通信系统瘫痪，造成危急值报告延迟	5	1	1	5	低度
		华图温控冷链监控出现故障，温度失控没有及时发现造成试剂和标本受到影响	5	1	1	5	低度
采集设施	临检	采血室不能及时关门，保护患者隐私不到位	1	4	1	4	低度
设备选择	全科	选择具备资质的合格供应商，并能提供完善的技术支持及设备维修保障。选择不合适易造成检验项目不能正常开展，设备维修、维护不当造成检验项目暂停，造成不良临床后果	5	1	1	5	低度
		没有配置达到检测能力所需要的设备，影响检验能力和检验结果的准确及时	6	1	1	6	低度
		设备选择不合适易造成开展项目不符合临床预期用途，或性能远高于临床预期造成资源浪费、加重患者负担	5	1	1	5	低度
设备验收	全科	新装设备没有证明符合预期用途投入使用	6	1	1	6	低度
设备使用说明	全科	设备与电脑间单向传输错误，影响检验结果的准确性	3	1	1	3	低度
		软件使用不熟练，影响检验结果的及时发出	1	3	1	3	低度
		未授权人员使用造成仪器设备异常或结果异常	6	1	1	6	低度

续表

项目	类型	风险识别	风险分析			风险评估	
			S	O	D	RPN	等级
设备校准	全科	设备使用过程中未按照标准操作规程执行，擅自省略步骤或更改程序，造成检测结果不准确，造成临床后果	4	1	1	4	低度
		使用定量移液管对试剂进行配制时，移液管刻度不准或污染造成的液体挂壁，造成试剂复溶不准确，影响检测结果	3	2	1	6	低度
		设备未定期校准，存在潜在风险	5	1	1	5	低度
设备维护与维修	全科	设备故障、维修不及时易造成重要项目不能检测，带来临床不良影响及医疗安全风险	6	3	1	18	高度
		设备使用过程中未按照规定对仪器进行维护，擅自省略维护内容或不维护，对检验造成潜在风险，或使仪器故障频发	5	1	1	5	低度
设备维护与维修	全科	设备故障修复后不做性能方面验证投入使用（性能验证不规范）	6	1	1	6	低度
		网络瘫痪，造成检验结果延时发出	3	1	1	3	低度
		仪器维护保养不及时或责任人失责导致故障发生，影响检验结果的发出或是检验结果的质量	6	1	1	6	低度
	微生物	比浊仪使用中如果出现故障，会影响菌悬液的配制，造成检测结果错误。电池不足时也会造成读数不稳定	4	1	1	4	低度
	临检	患者有时未能在自助打印机上打出报告	2	1	1	4	低度
试剂和耗材－接收和储存	全科	需要冷藏的试剂未及时放入冰箱或冰箱的温度失控，未能及时转移试剂	5	1	1	5	低度
		试剂储量不足，患者检验过程中出现无试剂可用，影响检验结果和检验时间	6	1	1	6	低度
	微生物	培养基放置冰箱时，如果离冰箱壁太近，会造成培养基冰冻和溶血，培养基失效，营养物质变质。影响培养结果和菌落生长情况	3	2	1	6	低度
		试剂存储和保存不合适，引起污染影响检验结果	6	1	1	6	低度
		新到的血培养瓶质量是否符合厂家的要求	6	1	1	6	低度
验收试验	临检	定性实验如潜血、HCG等项目无试剂验收也无质控，可能导致错误检测结果	2	3	1	6	低度
	全科	试剂更换后直接检测标本，试剂状态不掌握易造成错误检测结果发出	2	2	1	4	低度
	微生物	使用的平板质量不稳定，出现污染和抑制性不够	4	1	1	4	低度
	临检	有的EDTA抗凝管没有抗凝剂，造成血常规检验失败	4	1	1	4	低度
不良事件报告	全科	试剂耗材供货不及时，影响检验结果及检验质量	4	1	1	4	低度
		试剂多批号、效期短，使用过期或超过开瓶稳定期的试剂	6	1	1	6	低度
记录	急诊	血凝试剂配置后使用时间不明确，易造成试剂超出稳定期使用，对检验结果造成影响	5	1	1	5	低度
	全科	自配试剂无性能验证记录，易造成结果错误	5	1	1	5	低度

项目	类型	风险识别	风险分析			风险评估	
			S	O	D	RPN	等级
		生理盐水 500mL，用量少，应保证无菌，一旦污染，将影响试验结果	3	1	1	3	低度
人员	全科	××××××××××××	×	×	×	×	××
设施	全科	××××××××××××	×	×	×	×	××
环境	全科	××××××××××××	×	×	×	×	××
设备	全科	××××××××××××	×	×	×	×	××
设备校准	全科	××××××××××××	×	×	×	×	××
计量溯源	全科	××××××××××××	×	×	×	×	××
试剂	全科	××××××××××××	×	×	×	×	××
耗材	全科	××××××××××××	×	×	×	×	××
服务协议	全科	××××××××××××	×	×	×	×	××
外部服务	全科	××××××××××××	×	×	×	×	××

通过风险识别和评估，发现 6 个高危事项，其余均为低度和中度风险，将在下一年度再实施评估和后续控制和监控措施。

7．高风险事项的关闭 （表 31-21）

表 31-21　高风险事项评估、控制和监督记录表

项目	类型	风险识别	风险分析			风险评估		风险原因	风险追踪		控制后剩余风险
			S	O	D	RPN	等级		是否有效	纠正措施/预防措施	
人员培训	全科	新入职员工的培训和考核。包括检验项目 SOP 及设备操作、维护等。现有的培训考核方式主要是笔试，但操作往往忽视，理论和实践分离，安全知识掌握不到位，容易造成不安全事件	3	5	2	30	高度	2019 年由于科室人员出现较大的变动，新员工较多，由于培训和考核的效果不够理想，新员工在工作过程中高风险时间发生较多，难以预测和控制	有效	科室在排班排岗制度上进行调整，新员工进行轮状岗位排班，夜班实行双夜班制度，新员工搭配老员工，通过实施有效地控制住了此类风险	接受
×	×	×××	×	×	×	×	×	×××	×	×××	×

总共 6 个高风险事项，分别涉及……，对高风险事项进行风险控制和风险追踪后剩余风险均能够接受。

八、总结与结论

20××年实验室技术运作方面经过较为完善的风险评估和控制后，在制度和各个环节上均能保证顺畅，对评估高风险的4个风险点一定要结合实际情况进行完善。

此次实验室技术运作风险管理依据 CNAS-CL02：2023《医学实验室质量和能力认可准则》以及各应用说明的对实验室安全的要求，内容涵盖实验室安全相关的人、机、料、法、环各环节，并与检验的分析前、分析中、分析后全过程充分结合。通过评估和控制尤其是高危事项的控制，实验室的技术运作风险在合理范围内，能保障实验室人员、实验室设备和检验结果质量的安全，也确保了临床要求及患者的安全。本风险管理关于技术运作的内容完整，论据充分，评估有效。

（罗　强　徐　宁）

第七篇

评估、管理评审、认可
申请、现场评审文件范例

本篇主要介绍了与医学实验室认可相关的文件范例、评审准备与流程、现场评审文件以及自查说明的填写方法、不符合项整改案例等。这些内容能够帮助读者全面了解实验室认可的过程和要求，并提供参考和指导。

第三十二章
内审和管理评审文件范例

本章是关于医学实验室内部审核和管理评审相关文件的填写范例，共分七节，主要概述了实验室内部审核和管理评审活动中重要环节，以及详细介绍相关的文件和表格，并提供了一些填写范例，以帮助实验室理解实验室内部审核和管理评审，并帮助提高实验室相关文件和表格填写的规范性。其中，第一节到第五节介绍了内部审核相关的内容，第六节和第七节则介绍了管理评审相关的内容。

本章中首先介绍的是内部审核的重要环节及相关文件和表格，主要详细介绍"内部审核年度计划""内部审核实施计划""首/末次会议""内部审核核查表""内部审核报告"的实施和填写范例及填写要求等。然后再详细介绍了管理评审中最主要的"管理评审计划""管理评审报告"两个环节及相关文件和表格的填写范例和填写要求。

通过介绍本章提供的范例，力求可以帮助实验室进一步理解内部审核和管理评审中主要环节以及相关文件和表格的编制和填写，从而帮助实验室高效地进行内部审核和管理评审，提高实验室的质量和运行效率，促进质量体系的持续改进。

第一节 内部审核年度计划

内部审核是实验室按照管理体系文件规定，对其管理体系和实验室活动的各个环节组织开展的有计划的、系统的、独立的审核活动，可作为实验室自我合格声明的基础，是实验室确保实验室活动准确、可靠、有效的重要保证，是实验室实现质量方针和目标的关键因素。

管理体系内部审核的年度计划是指实验室管理体系中每年制订的内部审核计划。该计划一般在每年年初制订，由实验室质量负责人或管理层根据上一年度内部审核的情况、实验室的工作情况、管理体系的需求以及内部审核的目的和要求等，确定本年度内部审核工作计划。内部审核年度计划至少需要包括审核依据、审核范围、审核时间等内容。

原则上每年至少进行一次完整的内部审核，也可分次重点审核某一特定领域的活动。在发生了严重的质量问题、组织结构改变较大、人员变动较大、发生质量问题或用户有重要的质量投诉等时应有针对性地增加内部审核的频次。内部审核年度计划制订完成后，应及时发放至各个被审核的部门。具体的管理体系内部审核年度计划的范例如下表，该计划以一年中分四次内部审核为例，一个季度审核一部分内容，一年中完成全部要素的内审，然后进入下一年内审计划。具体内部审核年度计划范例见表 32-1。

表 32-1　内部审核年度计划

检验医学部　QM-8.8-1-1（V1.0）质量体系内审计划表　生效日期：××-××

内审次数	内部审核年度计划	
	内审时间	审核依据和范围
_202×_ 年 第 1 次内审	3 月 15 日至 3 月 20 日	审核依据： 1. CNAS-CL02：2023，及 CNAS-CL02-A001； 2. 实验室 1.0 版《质量手册》《程序文件》； 3. 各专业组作业指导书、技术标准和其他相关认可文件等 审核范围：CNAS-CL02：4.1、4.2、4.3、5.1、5.2、6.1、6.2、7.1、7.2
_202×_ 年 第 2 次内审	6 月 20 日至 6 月 25 日	审核依据：同前次内审 审核范围：CNAS-CL02：5.3、5.4、5.5、6.3、6.4、7.3、8.1、8.2、8.3
_202×_ 年 第 3 次内审	9 月 10 日至 9 月 15 日	审核依据：同前次内审 审核范围：CNAS-CL02：5.6、6.5、6.6、7.4、7.6、7.8、8.4、附录 A
_202×_ 年 第 4 次内审	12 月 5 日至 12 月 10 日	审核依据：同前次内审 审核范围：CNAS-CL02：6.7、6.8、7.5、7.7、8.5、8.6、8.7、8.8、8.9
制订时间	202× 年 × 月 × 日	
质量负责人	×××	

第二节　内部审核实施计划

内部审核实施计划是实验室依据年度计划进一步制订的每次内审的具体实施计划，其制订也是十分重要，可以指导实验室进行系统的内部审核。

质量负责人根据内部审核年度计划，于内部审核前两周选定内审员组成内审小组，并指定内审组长。内审员必须经过 ISO 15189 标准培训（可包括内部培训与外部培训），并获得内部审核的资格和实验室主任的授权，一般应由与被审核的工作无直接责任的人担任。只要资源允许，审核员应独立于被审核的活动，但也要兼顾其专业性。

内审组长根据内部审核年度计划和实验室实际情况制订当次内部审核实施计划，也称内部审核实施方案，重点审核与患者有风险的检验活动。计划内容包括：审核目的、范围、依据、公正性保证的纪律要求、内审员分工、被审核对象以及涵盖已识别出的风险、外部评审及之前内部审核的输出、不符合的发生、事件、投诉、影响实验室活动的变化等的日程表等。内部审核方案制订后由质量负责人批准实施，并在内部审核前至少一周通知各被审核的部门。

具体的内部审核实施计划范例见表 32-2。

表32-2 内部审核实施计划

检验医学部 QM-8.8-1-2（V1.0）质量体系内审实施方案 生效日期：××××-××-××

内部审核实施计划 202× 年 第 1 次

1. 内审准备工作	202×年03月01日，质量负责人×××主持召开了第一次内部审核的准备工作会议，确定了审核目的、审核依据、审核范围、内审组长和内审员、首末次会议时间、内部审核核查表编写要求等，并把审核依据相关文件和内部审核需要的文件资料分发给内审组长和内审员
2. 审核目的	评价实验室质量管理体系与认可准则的符合性，评价实验室管理体系、实验室的活动等运行情况符合实验室自己的管理体系要求，实验室的管理体系运行得到持续有效的实施和保持
3. 审核依据	（1）CNAS-CL02：2023《医学实验室质量和能力认可准则》； （2）CNAS-CL02-A001-《医学实验室质量和能力认可准则的应用要求》； （3）实验室 1.0 版《质量手册》《程序文件》； （4）各专业组的作业指导书、技术标准和其他相关的认可文件等。
4. 审核范围	CNAS-CL02：4.1、4.2、4.3、5.1、5.2、6.1、6.2、7.1、7.2
5. 内审组成员	内审组长：××× 内审员：×××、×××、×××、×××
6. 首次会议时间	202×年03月05日 10:00-12:00

7. 现场审核安排	内审时间：202×年03月15日至03月20日		
	审核员	要素	被审专业组
	×××		管理组
	×××		生化专业组
	×××	本次审核重点评审的要素如下： CNAS-CL02：4.1、4.2、4.3、5.1、5.2、6.1、6.2、7.1、7.2 备注：在审核过程同时需要对其他要素进行审核。若在现场审核中发现专业组的质量体系管理运行和检验活动存在较大风险或有用户投诉等，则需要对质量管理体系的所有要素进行系统的审核	微生物组
	×××		血液专业组
	×××		体液专业组
	×××		免疫专业组
	×××		分子遗传组
	×××		信息系统
	×××		标本接收组

8. 末次会议时间	202×年03月20日 15:00—17:00
9. 本文件下达范围	被审核专业组各组长、各内审员
10. 公正性保证	签订《内部审核的公正性保证》
11. 日程表	已识别出的风险情况： 免疫专业组更新了酶免检测仪，工号×××× 新轮岗至生化专业组 外部评审情况：到本次内部审核前，本实验室无进行外部审核活动 之前内部审核的输出及处理情况： 上一次内部审核的所有不符合项均已经完成整改，各审核员可重点关注整改措施的效果和是否还存在类似不符合 不符合的发生和处理情况： 本年度第一季度的日常监督和技术督导相关的不符合项均已经整改完毕，各审核员可重点关注整改措施的效果和是否还存在类似不符合

续表

	影响实验室活动 / 质量体系的事件： 信息系统服务器在 2 月份多次停机，影响实验室活动，需要重点审核
11. 日程表	投诉情况：到本次内部审核前，本实验室暂无收到投诉
	影响实验室活动的变化：血液组的血小板聚集功能检测仪多次故障
	其他情况：急诊科和儿科反馈全血分析和急诊生化的结果报告时间较长，需要进行重点审核

制订人：××× 日期：202× 年 × 月 × 日	批准人：××× 日期：202× 年 × 月 × 日

第三节　内部审核首 / 末次会议

内部审核的首次会议和末次会议是实验室内部审核的常规流程，可以加强不同部门和技术人员的交流，及时发现审核中存在的问题、错误和风险，提高内部审核的审核效率和精准性。因此每次实施内部审核都应该按照要求召开内部审核的首次会议和末次会议。

首次会议是由内审组长主持召开，参加人员可包括内审组成员、被审核专业组组长、质量负责人、质量监督员、专业组相关人员等。首次会议讨论的主要内容为：介绍内审组成员，说明审核的范围和目的，介绍实施审核的程序、方法和时间安排，确认审核工作所需设备、资源，确认审核期间会议安排，澄清审核计划中不明确的内容，申明审核过程客观公正的要求等。

末次会议也是由内审组长主持召开，全体内审员、受审核专业组组长或代表以及技术骨干、质量负责人等相关人参加，必要时可扩大参加人员范围。讨论的主要内容为：内部审核过程中出现的问题和改进安排、整改措施和整改期限，不符合工作的数量和分类，对专业组提出的建议，审核结论，以及需要提交管理评审的内容等。

会议记录表格形式多样，实验室可以使用符合上述要求的会议记录表，也可以根据上述内容专门设计用于内部审核首次 / 末次会议的专用表格。

第四节　内部审核核查表

内部审核核查表可以帮助内审员在内部审核过程中审核实验室质量管理体系的每一个要素和检验活动，避免错审和漏审要素。通过该表的使用，可以在内部审核过程中发现实验室工作中存在的不符合和问题，并可及时进行纠正和改进，确保实验室的操作符合质量管理体系的要求。此外，内部审核核查表还是内部审核活动的重要文件，用于记录审核过程和结果，是实验室认可和审核的重要依据和证据文件。

内部审核核查表是内审员在每次内部审核前，对照认可规则、认可准则、应用要求和质量管理体系文件以及内部审核方案的要求，需要时，还需结合相关的国家标准和行业标准等文件，特别要结合受审核专业组的特点，制订覆盖质量体系范围的全部要素的核查表。其内容不宜全部照搬准则要求和应用要求的内容，而应该结合实际情况，整理需要审核的内容和方法，适宜时还需要包括抽样的个数以及考核的方式等。

内审检查表的基本内容可包括：内审项目、需要寻找的证据、依据文件要点、抽样方法和数量、完成检查所需时间等。需要时，内审员还应预先到现场进行走访，了解体系运行情况，特别是实验室用户如医护人员、患者等的投诉和意见、建议等，以及员工的反馈意见和建议，结合实验室实际情况再进一步完善核查表。核查表经内审组讨论后，由质量负责人批准后使用。

表 32-3 是以认可准则条款 4.1~4.3 作为示范内容的内部审核核查表的范例模板。

表 32-3 内部审核核查表

检验医学部 QM-8.8-1-4（V1.0）内部审核检查表 生效日期：××××-××-××

×××专业组内部审核核查表				
编制人	×××	批准人	×××	受审核组	血液组
编制日期	202×.03.07	批准日期	202×.03.08	审核日期	3.15 至 3.20
内审员	×××	陪同人员	××× ×××	审核地点	北区二楼检验科
审核要素	CNAS-CL02 4.1~8.9 及附录 A			

条款	审核客观依据	审核内容	评审方法	审核结果	审核说明
4.1 公正性	1. CNAS-CL02 4.1 2. QM-4.1（V1.0）公正性	（1）部门和岗位设置是否能保证其公正性。（2）是否有公正性的承诺。（3）如何监控可能影响公正性的各种关系，是否对所有公正性威胁的风险进行了评估，采取了何种措施以减轻这种威胁，通过上述措施，是否可以实现独立运作，是否可以保证公平公正	（1）检查实验室的质量手册中是否有公正性声明或实验室有无公正性的规定，抽查员工对实验室公正性的熟悉程度。（2）检查实验室员工是否有关于公正性声明的落实措施。（3）检查实验室是否有对公正性相关的威胁风险进行评估的报告。（4）检查实验室是否有保证公平公正的措施	Y	
4.2 保密性	1. CNAS-CL02 4.2.1~4.2.3 2. QM-4.1（V1.0）保密性 3. QM-4.2-1 保密性管理程序	（1）实验室是否有保密性的规定性文件和内容。（2）实验室是否有规定与保密性的相关的人员职责。（3）实验室是否有保密性落实	（1）查质量手册中是否有符合认可准则要求的保密性声明或有无保密性的制度，抽查员工对实验室保密性的熟悉程度。（2）查质量手册是否有保密性相关的人员职责的规定或有无相关制度，是否有相关措施保证保密性人员职责的落实。（3）检查员工是否有签署公正性声明	Y'	工号为××××的新员工对科室质量手册保密性内容不熟悉

续表

条款	审核客观依据	审核内容	评审方法	审核结果	审核说明
4.3 患者相关要求	1. CNAS-CL02 4.3 2. QM-4.3 患者相关要求	（1）实验室是否有途径供患者和实验室用户提供有用信息，以协助实验室选择检验方法和解释检验结果。（2）实验室是否向患者和实验室用户提供有关检验过程的公开信息，包括费用（适用时）和预期得到结果的时间。（3）实验室是否定期评审实验室提供的检验。（4）实验室是否针对影响患者或可能导致患者伤害的意外情况，对患者提出建议。（5）实验室是否保证了患者得到无区别的对待、保证患者样品、剩余物和相关记录得到妥善对待和处理。（6）实验室是否存在关闭、所有权改变或合并等的情况，是否有留存的患者样品和记录，以保持其持续可用和完整的规定和措施。（7）实验室是否有应患者和其他代表患者的医务提供者的要求提供相关信息的规定或措施	（1）检查实验室的质量手册有无关于患者相关要求的内容，是否包括了认可准则的所有要素。（2）实验室通过何种途径让患者针对检验方法的选择、检验结果的解释等提供信息。实验室关于检验过程的公开信息有哪些，实验室通过何种途径使患者获取这些信息。实验室需获得患者知情同意的范围有哪些，获取知情同意的方式是什么。以上是否符合认可准则或是实验室质量体系要求。（3）实验室是否周期性地评审其提供的检验项目清单以确保其适合于临床的。（4）实验室是否针对影响患者或可能导致患者伤害的意外情况，对患者提出建议。（5）查看实验室质量手册，检查实验室如何保证患者得到无区别的对待、保证患者样品、剩余物和相关记录得到妥善对待和处理，如何确保实验室在关闭、所有权改变或合并等情况下，其如何处理留存的患者样品和记录，以保持其持续可用和完整。（6）检查实验室员工是否按照相关法规要求以及实验室相关程序处理患者样品、组织或剩余物	Y	

注："审核结果"栏用符号填写：Y= 符合、Y'= 基本符合、N= 不符合、N/A= 不适用，结果为 Y'或 N 或 N/A 时，应在该条款"审核说明"栏对存在问题做简要说明。

第五节　内部审核报告

实验室内部审核报告是在质量管理体系运行过程中实验室对自身质量管理体系进行内部审核后的总结报告。通过内部审核报告，实验室工作人员可以深入地了解实验室运作情况，并可清楚了解实验室质量管理体系存在的不符合和所需要的实施的纠正措施。

在编写内部审核报告时，需要对内部审核的全部内容或问题进行总结，内审报告包括以下内容：①审核目的、范围、依据；②内审组成员名单；③受审核组代表名单；④审核日期及方法；⑤审核结果包括不符合工作项数、分类、评价及判断依据；⑥质量体系符合性及运行有效性、适合性结论及今后质量改进的建议等。

具体的管理体系内部审核报告的范例见表 32-4。

表 32-4　内部审核报告

检验医学部　QM-8.8-1-5（V1.0）　内部审核报告　生效日期：×××-××-××

	内部审核报告
审核目的	评价管理体系与认可准则的符合性，评价实验室管理体系、实验室的活动等符合实验室自身的管理体系要求的情况，证明实验室的管理体系得到持续有效的运行和保持
审核对象	管理层、生化专业组、免疫专业组、微生物组、体液专业组、血液专业组、标本接收组、信息系统、分子遗传专业组
审核范围	1. 认可准则的全部要素； 2. 本次审核重点评审的要素如下： CNAS-CL02：4.1、4.2、4.3、5.1、5.2、6.1、6.2、7.1、7.2
审核依据	1.CNAS-CL02：2023《医学实验室质量和能力认可准则》； 2.CNAS-CL02-A001-《医学实验室质量和能力认可准则的应用要求》； 3. 实验室 1.0 版《质量手册》； 4. 各专业组的作业指导书、技术标准和其他相关的认可文件等
内审组	内审组长：×××　内审员：×××、×××、×××、×××、×××
内审准备	202× 年 03 月 01 日，质量负责人 ××× 主持召开了第一次内部审核的准备工作会议，确定了审核目的、审核依据、审核范围、内审组长和内审员、首末次会议时间、内部审核核查表编写要求等，并把审核依据相关文件和内部审核需要的文件资料分发给内审组长和内审员
现场审核准备	本次审核的日期是 202× 年 03 月 15 日至 03 月 20 日，共 6 天。各内审员初审文件，与受审专业组沟通，确定现场审核的陪同人员，讨论和确定现场审核的具体内容，各内审员设计和编制内部审核的核查表格，质量负责人批准
内审日期	202× 年 03 月 15 日至 03 月 20 日

首次会议	202× 年 03 月 05 日 10:00—12:00	末次会议	202× 年 03 月 20 日 15:00—17:00

报告内容：

本次内审对象是质量管理体系及管理层、生化专业组、免疫专业组、微生物组、体液专业组、血液专业组、标本接收组、信息系统、分子遗传专业组，主要审核质量管理体系的运行情况和检验活动，核查质量手册、作业指导书执行情况和记录完整情况。

首次会议结束后，在本次内部审核规定的审核日期内，内审员到各专业组进行内审。内审员根据内部审核核查表的内容分别对质量手册、各专业组作业指导书进行文件审核，同时进行现场审核，重点审核了公正性（CNAS-CL02：4.1）、保密性（CNAS-CL02：4.2）、患者相关（CNAS-CL02：4.3）、法律实体（CNAS-CL02：5.1）、实验室主任（CNAS-CL02：5.2）、资源要求的总体要求（CNAS-CL02：6.1）、人员（CNAS-CL02：6.2）、过程要求的总体（CNAS-CL02：7.1）、检验前过程（CNAS-CL02：7.2）的相关内容和活动，对本次内部审核实施计划表中日程表提出需要关注的内容进行了详细审核，对其他条款进行了抽样检测，随机抽查了质量手册、作业指导书、文件管理、试剂和耗材管理、标本接收记录、咨询服务记录、校准报告、比对记录、实验室内部质控记录、冰箱温度记录、环境的温湿度记录、危急值报告记录、TAT 检查表、信息系统等文件及记录。

内部审核报告

经本次检查，质量手册内容较完整，涵盖了全部管理要素、技术要素及最新的相关应用说明的要求。质量管理体系文件基本能够满足认可准则的要求，有明确的质量方针和可量化的质量目标，质量目标可体现质量方针，依据质量目标设置质量指标，涵盖了检验前、中、后，从统计的质量指标中可看出，实验室基本完成了质量目标；组织结构描述清晰，内部职责分配明确而合理，对各种质量活动有相应的文件化要求，并有相应的程序文件支持；检验前、检验中和检验后有全程的质量关键控制点较清晰；技术性文件资料的描述可满足指导现场操作的基本要求，全部要素运行较有效并保持有相关记录，能够实现质量方针和目标，符合其检测工作的特点。

科室重视与临床的沟通，通过与医护座谈、发放满意度调查问卷、医护培训等途径进行质量体系的改进。去年至今，科室无有效投诉，分析前质量基本得到有效控制，表明整个环节均按质量体系文件的要求运行。

本科室建立的质量管理体系文件满足认可准则的要求，本次内审的证据表明，本科室的质量管理体系运行基本有效，对提供的检验服务基本适应；但也存在着不能完全符合准则要求或文件规定的部分内容，详见不符合项，现汇总如下：

本次内审共发现普通不符合22项，无严重不符合。其中管理组3项，生化专业组2项，免疫专业组4项，血液专业组2项，微生物组1项，体液专业3项，分子诊断专业组5项，信息系统1项，标本接收组1项。分别分布在，4.2.1（1个）、5.2.3（2个）、6.1（1个）、6.2.1（1个）、6.2.2（1个）、6.2.3（2个）、6.2.4（1个）、7.1（1个）、7.2.2（1个）、7.2.2（2个）、7.2.3（1个）、7.2.4.2（2个）、7.2.4.4（2个）、7.2.5（1个）、7.2.6.1（2）、7.2.7.1（1），各组不符合项及纠正措施详见《不符合项工作报告和纠正记录表》。

本次内审还对上一次内审提出的不符合项进行追踪和审核。上次内部审核识别出的35项不符合均已完成整改，整改效果良好，在本次内部审核中未发现与上次内部审核同样／类似的不符合。

本次内审未发现现有对实验室服务对象造成重大影响的不符合项，文件控制、咨询服务、各种质量记录和技术记录、质量控制及质量保证等各管理、技术要素的运行基本符合检验科质量文件的规定。

报告人	×××	报告日期	202×年03月21日
审核人	×××	审核时间	202×年03月22日
批准意见	同意上述报告。各专业组组长及职能组负责人必须尽快分析不符合原因，采取纠正措施，持续改进，各内审员落实对本次内审的不符合项纠正措施实施情况的跟踪验证和评价。 批准人：×××　批准日期：202×年03月23日		
报告分发	本次内审报告分发至检验科管理层、各内审员、各专业组、普通监督员		

第六节　管理评审计划

管理评审是实验室管理层根据质量方针和质量目标对质量管理体系的适宜性、充分性、有效性和效率进行定期的系统评价，旨在提高实验室质量管理水平和检验检测质量，以确保实验室质量管理体系的适宜性、充分性和有效性。通过管理评审，实验室管理层可以对质量体系最高层次进行全面检查，对实验室质量方针、质量目标、体系运作情况、资源配置情况等方面进行评审，对质量体系的现状进行的正式评价，可以发现质量管理体系运行过程中存在问题和不足，识别检验活动过程中存在的风险，做出管理体系的改进决策，及时制订解决方案和整改措施，进行持续改进。

管理评审计划是实验室的重要计划，一般由质量负责人制订。制订管理评审计划需要考虑评审的目标、时间、地点、参加人员、方式、报告资料和议程安排等，以保证评审的有效性和实效性。管理评审时间间隔可由实验室根据自身体系运行情况决定，建议可安排每12个月进行一次，可结合实验室工作总结一起。但当实验室质量体系发生重大变化或出现重要情况如发生重大事故、组织机构或人员发生重大变化、发现工作中质量体系不能有效运行等时，可随时进行管理评审，需要时可增加评审次数。

具体的管理评审计划的范例见表 32-5。

表 32-5 管理评审计划

检验医学部　QM-8.9-1-1（V1.0）管理评审计划和方案　生效日期：×××× - ×× - ××

管理评审计划	
评审目的	评价和确保实验室质量体系的持续性、充分性、有效性，质量方针、质量目标的适宜性，提出并确定各种改进的机会包括相关实验室活动的改进，患者和用户服务的改进，以及场所、人员等资源的供应，变更的需要等
评审时间	202× 年 02 月 21 日 15:00-18:00
评审地点	研修楼 22 楼会议室
评审方式	PPT 汇报和问题讨论的会议形式
主持人	×××
参加人员	×××、×××、×××、×××、×××、×××、×××

评审资料准备情况			
序号	需要提交资料的内容	资料提交人员	日期
1	以往管理评审所采取措施的情况，包括上一次管理评审的输出，即以往管理评审所采取措施的情况跟踪和有效性判断，上次或者前几次管理评审提出来的改进问题和技术要求的改进建议等	×××、×××、×××、×××	2 月 5 日
2	管理体系内外部因素的变化，实验室内部人、机、料、法、环、测的变化，如人员的变动、检验场所的改变、设备设施的更新、新项目的开展、新技术的应用等变化；实验室外部因素的变化，如实验室外部评审准则变化、政策要求变化，新的法律法规的颁布，新标准代替旧标准以及新标准的实施等	×××、×××、×××、×××	2 月 5 日
3	实验室活动的量和类型的变化，包括实验室工作类型、工作范围、专业领域、工作量等的动态变化	×××、×××、×××	2 月 5 日
4	资源的充分性，包括实验室人力资源、设备资源、环境资源、计量溯源性资源、外部提供的产品和服务资源等，要评估这些资源是否满足实验室质量体系运行的要求	×××、×××、×××、×××	2 月 5 日
5	目标实现及方针和程序的适宜性，包括对实验室质量方针、总体质量目标、分项质量目标等的全面系统评审，评价质量方针、总体质量目标、分项质量目标的实现情况	×××、×××、×××、×××	2 月 5 日
6	近期评审等其他评审、质量指标监控过程、内部审核、不符合分析、纠正措施以及外部机构评审等的结果	×××、×××	2 月 5 日
7	患者、用户和员工的反馈及投诉，包括反馈信息、投诉记录及处理措施汇总报告等	×××、×××、×××	2 月 5 日
8	结果有效性的质量保证，包括室内质控、仪器设备校准、内部比对、结果临床一致性评估、实验室其他质量检测方案的落实情况等	×××、×××、×××、×××	2 月 5 日
9	实施改进及应对风险和改进机遇的措施，包括持续改进措施的落实和有效性的评估报告和内外部风险和机遇的识别和评估报告等	×××、×××、×××、×××	2 月 5 日

续表

	评审资料准备情况		
序号	需要提交资料的内容	资料提交人员	日期
10	外部供应者表现，包括对外部供应者的评价及不良事件	×××、×××	2月5日
11	参加实验室间比对计划的结果，包括国家卫生健康委员会、各省市临床检验中心组织的室间质评、能力验证计划、室间比对等	×××、×××、×××	2月5日
12	POCT活动的评审结果，包括准确性和可靠性活动的评审内容、POCT操作人员的技能水平的评审、POCT质量控制的评审以及POCT改进活动的评审等	×××、×××、×××、×××	2月5日
13	其他相关因素，如监控活动和培训，包括人员能力要求、人员选择、人员监督、人员授权、人员能力监控、人员培训和考核等方面总结报告	×××、×××、×××、×××	2月5日

议程安排：

1. 汇报人员和与会人员在15:00前签到入席。
2. 管理评审于15:00正式开始，主持人进行管理评审开场主持，介绍本次管理评审的目的、与会人员、汇报人员以及相关要求。（10分钟）
3. 质量负责人做质量管理体系运行情况的报告，就质量体系与标准的适宜性、质量体系与质量方针、质量目标的符合性，质量体系运行的有效性等做详细汇报。（20分钟）
4. 管理评审报告汇报者根据汇报顺序对相关内容或报告进行PPT汇报，分析和总结输入内容、存在问题和原因。必要时，可提出相关的改进措施。（每个汇报者汇报时间为10分钟）
5. 与会者应根据汇报者汇报的内容和问题进行逐项分析、研讨和评价，提出管理评审输出和相关改进措施。
6. 主持人根据汇报内容、与会者的讨论和提出的输出内容，确定质量体系改进要求和输出内容，做出评审结论

编制者	×××	编制日期	202×年01月04日

第七节　管理评审报告

　　实验室管理评审报告是实验室管理层对实验室管理体系的运行进行全面评审和分析的总结性报告是实验室进行管理评审的重要文件，用于记录管理评审结果和输出，是实验室认可评审的重要依据。

　　管理评审报告一般由质量负责人根据会议记录和输出内容进行编制，一份完整的管理评审报告至少应包括以下内容：①评审概况，包括评审目的、范围、依据、内容、方法、日期、参加人员等；②管理评审输入内容的分析和总结；③对质量体系运行情况及效果的综合评价，包括每一评审项目的简述、问题、结论、质量体系的适宜性、符合性和有效性的总体评价、质量方针和目标符合性的评价；④采取改进措施的决定及要求；⑤针对实验室面临的新形势、新问题、新情况，质量体系存在的问题与原因；⑥管理评审的结论，包括质量体系各要素的审核结果、质量体系达到质量目标的整体效果和对质量体系随着新技术、质量概念、社会要求或环境条件的变化而进行修改的建议。

　　管理评审报告的形式可以多样，可以根据各自实验室的情况而定，也可以根据上述内容制订管理评审的报告形式。

（柯培锋　欧财文）

第三十三章

实验室认可申请文件范例

本章是关于医学实验室认可申请文件范例的章节，共分九节，分别是医学实验室质量和能力认可申请书、申请认可的授权签字人一览表、授权签字人申请表、申请检验（检查）能力范围表、能力验证计划实验室间比对汇总表、实验室人员一览表、实验室开展检验（检查）项目清单、《医学实验室质量和能力认可准则和应用要求》自查表以及认可合同，这九节内容涵盖了医学实验室质量和能力认可申请文件的范例。

在编写本章内容时，虽然认可准则和应用要求都已经进行了换版，认可准则更换为 CNAS-CL02：2023《医学实验室质量和能力认可准则》，应用要求更换为 CNAS-CL02-A001：2023《医学实验室质量和能力认可准则的应用要求》。但在编写本章时，CNAS 还没有根据最新版的认可准则和应用要求对上述的申请书、表格等进行更新换版。因此，本章的内容还是依据编写时候 CNAS 官网提供的最新版本作为模板进行介绍，以期为实验室人员更好地理解并顺利地提交认可申请，提供相关模板供学习和参考，并不作为填写的规范或标准。医学实验室在申请认可时，须在 CNAS 官网下载最新版本申请书和相关表格，填写时可与本章相对应版本或内容进行对照填写，并结合实验室具体实际情况填写这些文件和表格，避免不必要的错误，减少反复修改情况甚至因填写的因素被拒绝申请的不良事件发生。

第一节　医学实验室质量和能力认可申请书

当医学实验室满足了 ISO 15189 认可的条件和要求时，便可自愿向中国合格评定国家认可委员会（CNAS）提出认可申请。在医学实验室申请 ISO 15189 认可时，需自行到 CNAS 官网下载最新版本的申请书、表格等相关资料，并仔细阅读相关填写要求和注意事项。其中 CNAS-AL02《医学实验室质量和能力认可申请书》是必填资料，本节主要是对申请书填写的要求进行一些解释和说明，以供实验室填写时参考。

《医学实验室质量和能力认可申请书》需要实验室填写的地方有封面、实验室声明、实验室概况、申请类型及证书状态、实验室基本信息，虽然申请书需要填写的内容不多，但需要注意的细节不少。因此，在填写时要先认真阅读《医学实验室质量和能力认可申请书》中申请须知和填表须知的注意事项，避免反复修改，耽误实验室认可申请的进程。

为了方便各实验室直观地理解申请书填写内容，以下提供了现行有效的版本的申请书正文注意事项，以供参考。

一、申请书封面的填写

填写时要注意按照实验室官方名称完整填写，特别是要按照组织机构代码证、注册证等的名称完整填写，不能随便填写内部别称或简称。

二、申请书中"实验室声明"的填写

填写前必须认真阅读声明内容，由实验室法定代表人或实验室母体组织的法定代表人或获得实验室母体法定代表人授权的实验室管理者（或主任）签字，并加盖单位公章，根据要求提交原件，同时提交实验室法定代表人的证书或实验室母体组织的法定代表人的证书和授权书。

三、申请书中"实验室概况、申请类型及证书状态"的填写

填写时按照申请书中的内容逐项填写，非独立法人实验室名称的填写方法为法人名称＋实验室名称，独立法人实验室名称的填写方法为法人证书上的机构名称，"法律地位、资产性质、运行资金来源、实验室或其母体机构类别"等按照实际情况勾选，其余内容如实填写，中文名称必须是官方名称，英文对照必须一致，填写内容务必真实可靠。

四、申请书中"实验室基本信息"的填写

这部分内容根据实验室实际情况详细填写即可，但务必真实可靠。另外，若实验室存在多场所时，应明确填写分场所的相关情况。

五、其他内容

如"申请书附表附件和随申请书提交的文件资料"的填写，由申请书的填写人员根据申请书中相关要求填写和提供。

第二节 申请认可的授权签字人一览表

该表填写前必须认真阅读以下填写说明：①请列出所有申请认可的实验室授权签字人，每一个授权申请人需有一个序号；②申请的授权签字领域：请在相应的方框内打钩；③子领域的详细描述见 CNAS-AL09《医学实验室认可领域分类》，同一申请人可申请多个授权签字领域；④请在"说明"栏注明维持、新增或授权领域变化（指扩大或缩小授权领域）等情况（初次申请除外）；⑤存在多场所或分支机构时，在不同场所签发报告的授权签字人请分开填写。

另外，实验室名称和地址须与申请书的内容保持一致，中英文内容必须一致。

第三节 授权签字人申请表

"授权签字人申请表"由申请授权签字人的人员填写。授权签字人的资质和要求，要参照应用要求的内容，不符合要求的人员不得申请。根据医学实验室认可受理要求，申请认可的每个子领域（如临床血液学）应具有至少一名符合 CNAS 认可要求的授权签字人。

填写该表时应注意以下几个方面：①个人信息和申请签字的领域需按要求如实填写，必须与

"申请认可的授权签字人一览表"中填写的内容一致；②教育和培训经历至少要填写到大学或专科等专业教育和培训经历；③工作经历主要填写个人大学或专科毕业后的工作经历及从事实验室技术工作的经历，提交本表格时需要同时附上相关资质证明材料复印件，如 PCR 上岗证等；④初次申请授权签字人不需要填写"相关说明"，若非初次申请，则按要求填写扩大授权范围、缩小授权范围或变更授权范围等；⑤实验室有多人申请授权签字人时，需要按照"申请认可的授权签字人一览表"中的序号顺序在"授权签字人申请表"的"No."填上序号，如"申请认可的授权签字人一览表"中的序号为 1 的申请人，则应填写为"No.1"；⑥表格填写完毕后，由申请人打印进行手写签名，并由实验室按要求统一提交。

第四节 申请检验（检查）能力范围表

"申请检验（检查）能力范围表"分中英文两部分，如实验室需要对外公布英文证书附件，则必须中英文同时填写提交，而且中文和英文的内容必须一致。另外，实验室存在多场所时，应分别填写此表。该表需要填写的内容和注意的事项比较多，本节主要是对该表填写的要求进行分点解释和说明，以供实验室填写时参考。

一、实验室信息

填写实验室名称和地址的信息应与申请书中的内容一致，中文内容和英文内容一致，避免不一致引起反复修改。

二、序号填写

一个申请认可的检查项目有一个单独的序号，使用阿拉伯数字填写，每一个申请认可领域的检查项目均有一套单独序号，如"AA 临床血液学"申请认可领域有 10 个申请认可的检查项目，序号是从"1"到"10"。在填写下一个申请领域"AB 临床体液学"的申请认可检查项目时，则需重新编写序号，如"AB 临床体液学"认可领域有八个申请认可检查项目，则序号填写是从"1"到"8"。中文表格和英文表格的序号务必保持一致。

三、检查项目

申请认可的检查项目应为国家卫健委等相关部门批准开展的项目，且应符合《医疗机构临床检验项目目录》的要求。填写的名称应为官方名称，中英文名称务必一致。实验室申请认可的检验/检查项目应涵盖其常规开展的专业领域，应为实验室开展检验（检查）项目清单上的项目，具体要求如下：①每年开展检验/检查项目的频次超过 50 次，可视为常规开展的领域；②每年开展检验/检查项目的频次超过 100 次，宜申请认可；③近 1 年内检验/检查经历少于 10 次的项目，不受理；但传染性病原菌检测项目（包括培养、鉴定和相关的血清学分型试验）可申请，可通过参加室间质评、使用标准菌株或质控菌株检测等证明相应能力；④除传染性病原菌检测项目外，对其他微生物检验项目，申请认可的标本类型应在 2 年内有阳性检出病例。

四、样品类型

指全血、血清、血浆、尿液、粪便、脑脊液、胸腔积液、腹水、穿刺液、痰液、脓汁、分泌物、石蜡切片、妇科脱落细胞等。同一检验／检查项目采用不同标本类型检测时，应全部申请认可，并在同一检验／检查项目下分别填写。

五、领域代码

填写前在 CNAS 官网下载 CNAS-AL09《医学实验室认可领域分类》，并认真阅读，根据 CNAS-AL09《医学实验室认可领域分类》要求填写与检验／检查项目对应的 6 位代码。

六、检验／检查方法

参考仪器设备制造商说明书或试剂说明书上的检验／检查方法填写，如电阻抗法、速率法、双缩脲法、免疫荧光法、基因扩增等。若为传统的手工方法，则可参照现行版的《临床检验操作规程》中的规范的方法名称。

七、设备的填写

填写生产厂家注册时的规范的仪器设备名称，避免填写仪器简称或内部别称，并需注明制造商、注册／批准号、序列号或实验室唯一标识，不适用时填"不适用"或"N/A"。若实验室有多套检验／检查系统开展同一检验／检查项目时，应全部申请认可，并在同一检验／检查项目下分别填写；若实验室存在多台同型号的仪器检测相同的检验／检查项目时，可并列填写在"设备"栏中，并分别注明序列号或实验室唯一标识。

八、试剂的填写

填写生产厂家注册时的规范试剂名称，并注明制造商、注册／批准号等，不适用时填"不适用"或"N/A"。若实验室存在不同试剂检测同一检验／检查项目时，应全部申请认可，并分别填写。

九、校准物的填写

填写生产厂家注册时的规范校准物名称，并注明制造商、注册／批准号，不适用时填"不适用"或"N/A"。若实验室存在使用不同校准物校准同一检验／检查项目时，应全部申请认可，并分别填写。

十、说明的填写

一般不需要填写，若能力范围有限制时填写，如细菌的培养和鉴定、细胞／组织病理检查、寄生虫检查及鉴定等项目需要进行说明时，按要求进行填写。

十一、备注的填写

初次申请认可的实验室不需要填写。一般是在复评审、扩项评审、监督评审等有需要说明的问题时填写，如扩大认可范围、变更等，检验／检查项目增加视为扩大认可范围，仪器设备、方法、试剂、标本等有变更时视为变更。填写时，在"备注"栏勾选扩项或变更。

十二、检验 / 检查系统 / 方法分析性能

填写经本实验室验证的制造商、标准或公认的方法和程序声明或规定的性能参数，按表中的顺序填写正确度、精密度、可报告范围、其他。不适用时填"不适用"或"N/A"。"其他"填写适用的分析性能，如灵敏度、特异性、检出限、符合率、一致性等。

十三、其他事项

务必保证填写的表格为最新表格，最后一栏填写实验室申请认可的检验 / 检查项目总数。

具体填写范例见表 33–1。

表 33–1　申请检验（检查）能力范围表

序号	检验（检查）项目	样品类型	领域代码	检验（检查）方法	设备	试剂	校准物	说明	备注	检验（检查）系统 / 方法分析性能（1. 正确度；2. 精密度；3. 可报告范围；4. 其他）
AC 临床化学										
1	肌钙蛋白 T	血浆	ACB028	电化学发光法	×××电化学发光免疫分析仪（制造商编号×××-08），国械注进201××××××××××××号，SJ1-××	原装配套试剂（国械注进××××××）	原装配套校准品（国械注进×××××××）	□变更□扩项		1. 正确度：靶值 ± 15.0% 2. 室内精密度：CV ≤ 10.0% 3. 可报告范围：0.003 ~ 10.000ng/mL

共 ×× 项

第五节　能力验证计划 / 实验室间比对汇总表

"能力验证计划 / 实验室间比对汇总表"的填写，应注意以下几个方面：①每个专业领域分别填写，在表头勾选相关领域范围；②多场所实验室，按不同场所分别填写；③"序号"和"检验（检查）项目"应与申请检验（检查）能力范围表相应内容一致，初次申请只需填写申请日期之前1年内参加的 CNAS 承认的能力验证和 / 或其他实验室间比对结果及整改情况，获认可后的监督、复评审等申请需填写申请日期与上次评审日期之间参加的 CNAS 承认的能力验证和 / 或其他实验室间比对结果及整改情况；④能力验证类型包括 CNAS 承认的外部能力验证或比对；⑤当结果为"不满意"或"可疑"时，应在"不满意结果的纠正措施是否完成"栏填写实验室采取的措施及完成情况；⑥无可获得的能力验证 / 室间质评时，应在"备注"栏说明；⑦填写实验室名称和地址的信息应与申请书中的内容一致。

具体填写范例见表 33–2。

表33-2 能力验证计划/实验室间比对汇总表

☑AA 临床血液学　□AB 临床体液学　□AC 临床化学　□AD 临床免疫学　□AE 临床微生物学　□B 输血医学
□C 病理学　□X 分子诊断　□Y 流式细胞学

序号	检验（检查）项目	能力验证计划提供者（PTP）	实验室间比对组织方或比对方	参加日期	结果	不满意结果的纠正措施是否完成（Y/N）	备注
	A 检验医学						
	AA 临床血液学						
1	红细胞计数	A 国家卫生健康委临检中心	B ×××临床检验中心	A	A		
				2020-10-29	PT：100		
				2021-04-20	PT：100	Y	
				2021-10-19	PT：60		
				2022-06-17	PT：100		
			C 与×××医院检验科的比对	B	B		
				2020-10-29	100		
				2021-06-01	100		
				2021-10-19	100		
				2022-04-21	100		
				C	C		
				2021-06-29	通过		
				2022-06-17	通过		
2	白细胞计数	A 国家卫生健康委临检中心	B ×××临床检验中心	A	A		
				2020-10-29	PT：100		
				2021-04-20	PT：100		
				2021-10-19	PT：100		
				2022-06-17	PT：100		
			C 与×××医院检验科的比对	B	B		
				2020-10-29	100		
				2021-06-01	100		
				2021-10-19	100		
				2022-04-21	100		
				C	C		
				2021-06-29	通过		
				2022-06-17	通过		

第六节　实验室人员一览表

　　该表需要填写所有与实验室管理体系相关人员的信息。表格中的学历/学位栏填写最高的级别的学历/学位，"部门/岗位"栏按实验室质量管理体系规定的内容填写，如填写实验室主任、（室主任、检验员、档案管理员、授权签字人、专业组组长、质量负责人、技术负责人、授权签字人、内审员、监督员、收样员等，当一人多职时，在"备注"栏按下列序号注出该人的其他关键岗位。

"全职/兼职"栏按单位/结构的人事关系填写。当实验室存在多场所时，分别填写此表或在"说明"栏中注明分场所信息。填写的实验室名称和地址的信息应与申请书中的内容一致，其余内容按照要求如实填写即可。

具体填写范例见表33-3。

表33-3　实验室人员一览表

序号	姓名	性别	出生（年）	学历/学位	职务/职称/执业资格	专业	工作年限	部门/岗位	全职/兼职	从事本岗位年限	备注
1	×××	男	××××	博士	部主任/教授	临床检验诊断学	22年	大科主任	全职	10年	⑥
2	×××	男	××××	博士	科主任/主任技师	临床检验诊断学	21年	科主任	全职	10年	⑥
3	×××	男	××××	硕士	科秘书/副研究员	临床检验诊断学	15年	质量负责人	全职	10年	⑥
4	×××	女	××××	博士	副主任技师	临床检验诊断学	14年	技术负责人	全职	5年	③④⑥
5	×××	女	××××	硕士	副主任医师	临床检验	10年	专业组组长	全职	13年	③⑥
6	×××	男	××××	硕士	技师	医学检验	5年	检验员	全职	5年	④⑥

第七节　实验室开展检验（检查）项目清单

在填写"实验室开展检验（检查）项目清单"前，先在 CNAS 官网下载 CNAS-EL-14：2020《医学实验室认可受理要求的说明》，并认真阅读。《医学实验室认可受理要求的说明》规定医学实验室申请认可的检验/检查项目应涵盖其常规开展的专业领域，具体要求如下：

a）每年开展检验/检查项目的频次超过50次，可视为常规开展的领域。

b）每年开展检验/检查项目的频次超过100次，宜申请认可。

c）近1年内检验/检查经历少于10次的项目，不受理；但传染性病原菌检测项目（包括培养、鉴定和相关的血清学分型试验）可申请，可通过参加室间质评、使用标准菌株或质控菌株检测等证明相应能力。

d）除传染性病原菌检测项目外，对其他微生物检验项目，申请认可的标本类型应在2年内有阳性检出病例。

因此，在填写"实验室开展检验（检查）项目清单"时，应根据 CNAS-EL-14：2020《医学实验室认可受理要求的说明》规定，按类别填写 A/B/C/D，对于每年检测频次超过100次的项目，如果实验室未申请，需在"说明"中填写明确具体原因。另外，要注意填写实验室开展的所有检验（检查）项目，包括所有检测方法以及快速检测项目，在每一专业子领域中，请分栏逐项填写开展项目及相对应的检测方法。具体填写范例见表33-4。

表 33-4　实验室开展检验（检查）项目清单

专业领域	开展项目	检验（检查）方法	频次/年	是否申请（Y/N）	说明
A 检验医学	AC 临床化学	CTNI	电化学发光	1300	Y	
			荧光定量	1100	Y	
		MYO	电化学发光	1000	Y	
			荧光定量	900	Y	
		AST	酶法	134500	Y	
		ALT	酶法	134500	Y	

第八节　《医学实验室质量和能力认可准则和应用要求》自查表

该表为实验室申请认可时对照准则和应用要求自查用，实验室申请时填写"自查结果、自查说明"。"自查结果"应逐个条款进行，完全符合某条款时，以 Y 表示；当某条款实验室不适用时用 N/A 表示；同时在"自查说明"中详细描述所涉及的质量手册条款、程序文件、作业指导书（或 SOP）编号、名称及自查情况。适用的条款自查符合要求后申请，自查不符合要求的条款需在整改完成后申请。为了帮助实验室顺利地填写自查表，同时根据准则和应用要求的做好相关的迎检准备，我们在第三十六章里编写了"核查表自查说明的填写及迎检要点"的相关内容，此处自查表的填写省略，相关内容请参照第三十六章范例。

第九节　认 可 合 同

实验室申请认可时，应填写认可合同，填写时应注意以下几个注意事项：

1. **确保合同内容准确无误**　仔细核对合同中的各项条款，确保合同内容的准确性和准确性。

2. **确保合同语言清晰明确**　使用简洁明确的语言表达合同条款，防止产生歧义和争议。

3. **确保合同的合法性和有效性**　确保合同的内容和条款符合法律法规，并能在法律上认可和实施。

（柯培锋　欧财文）

第三十四章
实验室现场评审准备及评审流程

医学实验室认可现场评审的具体要求可参考 2020 年 8 月 31 日实施的 CNAS-WI14-01D0《实验室认可评审工作指导书》。CNAS-WI14-03 是由中国合格评定国家认可委员会编写，是为规范医学实验室质量和能力认可评审工作，保证认可评审过程规范及评审结果科学、客观、公正、准确而制定，是对评审组的评审要求。参加认可的实验室也可以通过 CNAS-WI14-03 文件详细了解相关现场评审的内容，熟悉现场评审具体流程和要求。该文件有助于实验室提前准备认可申请材料和做好评审前准备工作，配合评审组保证现场评审顺利实施。

本章主要依据 CNAS-WI14-03 文件中现场评审要求的内容，详细介绍实验室现场评审需要准备的工作及评审流程，介绍实验室现场评审时与实验室密切相关的一些具体工作，供申请认可、迎接现场评审的实验室参考。当有相关文件版本更新时，请使用最新版本。

第一节　现场评审前的准备工作

为了现场评审的顺利进行，评审组和实验室在现场评审前都需要做好充分的准备工作，熟悉现场评审流程，双方提前充分地沟通，特别对于初次申请认可的实验室，对于现场评审工作经验可能会有不足。为了帮助实验室熟知现场评审的流程和需要的准备工作，本节根据 CNAS-WI14-01D0《实验室认可评审工作指导书》文件中现场评审的要求，从人员安排、文件资料、仪器设备、实验安排、会场要求等方面详细介绍现场评审前实验室需要的准备工作。

一、现场评审的策划

评审策划一般由评审组长与评审员和实验室相关人员进行充分沟通后，确定的日程安排，包括评审组内部会，首末次会议，相关陪同人员和需要会见的人员，以及现场评审的准备工作，包括所需的文件、考核的安排、现场试验要求以及与实验室沟通确认一些文审的内容或者疑问等。实验室也应及时、积极配合评审组做好策划，准备好相关文件和试验，需要时，还要提前提供陪同人员、文档员等人员信息给组长，提前进行沟通。

二、现场评审前实验室的准备工作

评审组到实验室进行现场评审的工作，实验室积极配合评审组成员，而且现场评审时间较紧，关注的内容较多，任务较重，需要实验室和评审双方共同做好充分准备才能让现场评审工作顺利进行，哪一方的准备不足，将会影响现场评审进度。因此，实验室需要在评审组到达前做好现场评审准备工作和沟通工作，保证现场评审顺利进行。实验室可以根据以下相关内容，结合实验室实际情况做好现场评审前的工作。

1．**确定评审时间**　认可委受理了实验室的认可申请后，实验室应保持与认可委的联系，定期查看认可委的反馈和通知，确定评审日期和时间，做好现场评审准备工作的安排，确保实验室的负责人、关键人员、相关人员能够参与评审。

2．**评审文件的准备**　实验室应准备并整理实验室的相关体系文件，包括质量手册（非必须）、程序文件、记录、报告及原始数据等，并安排专门人员对实验室的文件和记录等文件进行核查，确保文件的完整性和准确性，供评审人员查阅。准备的文件和记录切忌弄虚作假，否则一票否决。

3．**人员培训和意识提升**　实验室应在现场评审前对实验室的工作人员进行必要的相关标准和文件以及现场评审注意事项的培训，增强实验室人员的质量管理意识和应对现场评审的能力，确保实验室所有人员能够理解和遵守相关标准和现场评审的要求，实验室人员能积极配合评审专家做好现场评审工作，特别是要对申请授权签字人的人员和可能参与形态考核的人员进行专题培训。

4．**陪同评审的人员准备**　实验室应根据申请领域和认可委安排现场评审专家的情况安排好现场评审陪同人员。一般是安排申请认可领域的负责人、技术骨干或专业组长，每个专家至少安排一位陪同人员，若资源许可，可安排两个以上，以备应急特殊情况。实验室应对陪同人员进行专业的培训和指导，确保他们对评审过程和要求有充分的了解，提高他们的主动配合度，并且确保陪同人员能积极与评审专家保持密切联系，协助评审专家做好现场评审的准备工作。必要时，实验室可提前模拟现场评审，以发现和解决必要和潜在的问题。

5．**仪器设备和标本的准备**　实验室应确保实验室的所有设备和仪器符合校准要求，并进行必要的校准验证工作，确保所有仪器设备均能按要求做好维护保养，按要求做好质量控制工作，确保实验结果的准确性和可靠性。同时，在现场评审前，实验室的陪同人员应与评审专家对现场试验的安排和标本的准备进行充分沟通，确定现场试验和测试标本的要求，提前设计好现场试验和准备好现场试验的检测标本。必要时，可提前模拟认可现场试验，发现和解决潜在问题。

6．**评审前的准备会议**　实验室应在评审前召开准备会议，整理和明确评审的计划和要求，并分配相关的任务和职责，确保评审的顺利进行。必要时，实验室应对陪同人员、负责人、专业组长、技术骨干等人员在评审前召开培训和安排会议，明确现场评审的流程和细节，增强他们的意识和积极性。安排人员准备首次会议所需的实验室和管理体系运行情况的简介 PPT，以清晰展示实验室的运行情况和合规性。

7．**现场评审会场的准备**　在现场评审前，实验室应提前按照现场评审要求和评审专家的建议，准备好现场评审所需要的会场和考核场地。使用到会场的会议一般包括首次会议、医护座谈会、末次会议、沟通反馈会等，实验室还应准备好会议所用的电脑、打印机、投影仪、信息网络、笔和纸张等必要的硬件设施和软件资源。

8．**评审地点的准备**　实验室应对评审地点进行充分准备，如提供必要的硬件设施和软件资源，以便评审人员能够顺利进行评审。适宜时，每个专业组在工作场地为每位评审员准备一张工作台，方便评审员现场评审时的工作安排和查阅文件等。

9．**协助安排评审专家的食宿**　实验室应协助认可委，为评审人员提供必要的食宿和交通安排，确保他们能够在评审期间高效工作，但要注意符合相关的法律法规和纪律要求和相应的接待标准，不可铺张浪费。

10．**与相关部门的沟通和协调**　实验室应及时将现场评审的工作上报医院或公司（第三方实验室）主管部门和相关职能部门，并与实验室相关的其他部门进行沟通和协调，确保各个部门之间的配合和协作，提高现场评审的效率。

11．其他相关准备工作 实验室还可根据实际情况，为评审组所有成员准备储物柜、工衣，需要时，还要准备好口罩、手套等防护用品，适宜时，也可准备好饮水、休息的地方等。

以上是认可现场评审前的准备工作的主要内容，这些准备工作有助于提高实验室现场评审效率，确保评审顺利进行。但值得注意的是，每个实验室的准备工作可能有所不同，具体的准备工作可以根据实验室的实际情况进行调整和补充。

第二节 首次会议的准备工作

现场评审的首次会议是评审组和实验室有关人员，需要时还包括相关母体领导和职能部门等人员参加的会议，通常在现场评审的第一天由评审组长主持召开。一般流程包括介绍评审组成员，宣布评审组成员分工，明确评审的目的、依据、范围、评审日程，强调评审的判定原则及评审采用的方法和程序要求，强调公正客观原则，并向实验室做出保密的承诺等。

首次会议上，实验室负责人还应向评审组介绍实验室的基本情况，包括实验室的组织结构、人员资源、设备设施、实验室质量管理体系运行等情况。同时，评审组成员会与实验室负责人和其他关键人员进行面对面的交流，以进一步了解实验室的基本情况和质量管理体系的运行情况。

本节主要根据 CNAS-WI14-01D0《实验室认可评审工作指导书》文件中首次会议的要求，详细介绍首次会议中需要准备的工作。

首次会议的召开意味着现场评审工作的正式开启，对于实验室认可评审是否顺利进行非常重要。通过首次会议，可确保双方对认可要求和评审过程有清晰的了解。因此，为了顺利召开首次会议，实验室应积极与评审组联系和沟通，做好以下首次会议的工作。

1．安排首次会议时间和地点 实验室应提前与评审组进行沟通，根据评审组长提供的现场评审日程安排和评审组的要求，选择合适的时间和会场召开会议，并确保会议场地具备首次会议需要的设备和资源。

2．确定首次会议的参会人员 实验室应提前与评审组进行沟通，根据评审组长提供的现场评审日程安排和评审组的要求，确定实验室需要参与首次会议的相关人员，如实验室负责人、质量负责人、技术负责人、专业组组长、陪同人员、会议记录员等。同时，还应邀请医院或母体单位相关主管领导、医务部门负责人、护理部门负责人、后勤部门负责人以及其他相关职能部门负责人等。并且提醒参会人员准备好相关的文件和资料。

3．分配任务和责任 当首次会议的时间、地点和参会人员确定后，实验室应根据实验室参会人员的岗位职责、专业背景和领域知识等，合理分配任务和责任，确保每个参会人员的工作职责清晰明确，以便在首次会议上与各领域的评审专家进行对接，确保每个任务都有责任人负责完成。

4．准备相关资料 实验室应根据会议议程和要求，准备需要演示或展示的材料和信息，实验室可根据实际情况准备如欢迎牌、评审专家和邀请嘉宾的名字牌、实验室团队的介绍资料、汇报PPT、实验室介绍的视频、医院介绍视频等，并收集和整理需要在会议上可能需要使用的文件和材料等各类资料。

5．提前测试设备和技术 实验室需要安排相关人员提前准备好会议所需的设备和器材，如投影仪、白板、纸笔、计算机等。并且，实验室需要安排相关技术人员提前测试投影仪、音频设备、在线会议平台等会议需要使用技术设备或工具的性能，确保会场的设备正常工作。

6. **设定会议规则和礼仪**　实验室应根据首次会议的需要，与评审组长沟通明确会议进行中的礼仪和规则，例如发言顺序、时间限制、会议过程中的讨论方式等。

7. **进行会议前的最终确认**　当首次会议的所有人员和工作安排完成后，实验室应在会议前与评审组最后确认会议的安排和细节，提醒所有参会者关注会议的时间和地点。提前与受邀的医院或公司相关领导和各职能部门负责人进行沟通，介绍首次会议的目的和流程，并就可能出现的问题进行讨论和解答。

8. **会议记录的安排**　实验室应提前安排和确认会议记录人员和所需的文件，提前准备好首次会议签到表、公正性声明等首次会议需要签字确认的文件，同时也要安排专人记录会议讨论和决策的重要信息，确保会议过程的透明和可追溯性。

以上是现场评审首次会议准备工作的主要内容，力求有助于首次会议的顺利召开。但值得注意的是，每次首次会议需要准备的工作可能不尽相同，每个实验室的准备工作也可能有所差异，具体的准备工作可以根据每次首次会议和实验室的实际情况进行调整和补充。

第三节　现场评审、现场试验的准备工作

现场评审和现场试验（需要时）是实验室认可工作中最重要、涉及的活动和内容最多，也是认可工作中最复杂、任务最重的环节，需要准备的工作和资料较多。因此，为了让参加认可的实验室熟悉现场评审和现场试验准备的工作要点，本节将根据 CNAS-WI14-01D0《实验室认可评审工作指导书》文件中现场评审和现场试验的总体要求，详细介绍现场评审和现场试验准备的工作要点。

在首次会议之后，评审组将对实验室的各个方面进行详细的检查和评审。他们会根据 ISO 15189 标准的要求，对实验室的质量管理体系、内部审核、文件和记录管理、设备验证和校准、人员资质和培训、质量控制和质量保证等方面进行细致的审查，以确定实验室质量管理体系的适应性、充分性和有效性。因此，实验室陪同人员及其他人员应积极做好准备工作，提供所有评审资料和数据，配合评审员顺利进行现场评审。以下为实验室所需要做好的各方面工作。

1. **制订评审计划和议程**　首次会议结束后，陪同人员应与评审员进行充分的沟通和协调，进一步明确、细化现场评审的目的和要求，并根据评审专家的评审安排和评审日程，积极配合评审专家制订详细的评审计划和议程，明确评审的流程和时间分配，确保评审的顺利进行。

2. **现场评审场地和物品的安排**　陪同人员应为评审人员准备适当的评审场地、设备和防护用品，以便评审人员能够方便地进行评审和讨论。并准备评审所需的材料和工具，包括评审表、记录表、笔记本等，以便评审人员进行记录和讨论。同时，确保实验室的实验室环境符合要求，包括实验室的温度、湿度、光照条件等。必要时，整理实验室的工作区域和储存区，确保物品摆放整齐、有序。

3. **人员准备**　首次会议结束后，各领域评审专家的陪同人员需要积极与评审专家联系和沟通，根据评审专家的要求，准备所有参与实验室认可评审的相关人员的名单，做好评审需要的人员安排，特别是考核人员、测试人员等人员的安排，并安排合适的人员参与现场评审和现场试验。同时，陪同人员应配合评审专家检查实验室工作人员的资质和培训记录。

4. **参观准备**　一般在首场会议结束后，评审专家都会先对实验室进行参观走访，进行必要的实地考察和调查，了解实验室现场的具体情况，包括了解环境设施、仪器设备、项目检测、生物安全、工作人员等情况。因此，陪同人员应根据评审组参观实验室的需要，准备好参观的安排，包括

安排好参观时间、人员、安全措施、参观介绍等。

5．**准备文件** 陪同人员应确保在评审现场准备好评审所需要的相关文件（如质量手册、操作程序、工作指南、培训记录、校准和验证记录、原始数据等），特别要关注实验室操作和质量控制的记录，确保它们详尽全面，并提供了充分的证据支持，确保实验室的文件完整、符合标准要求，以便可及时向评审人员提供，确保评审顺利。

6．**仪器设备的准备** 陪同人员应安排相关技术人员检查和准备实验室的设备和仪器，确保设备和仪器的正常运行和维护，并进行必要的校准和验证，保持实验室的整体状态和环境符合要求，并注意检查其有效期和维护记录。

7．**沟通和合作** 陪同人员与其他专业组人员和组内工作人员进行有效的沟通和合作，确保各个专业和各个岗位之间的协调和配合，并及时进行交流和沟通，确保实验室内部的所有人都理解和积极参与评审过程，了解评审专家最新的要求和变化，以便及时进行调整和更新现场评审情况。

另外，建立一个实验室内部良好的反馈和沟通机制，及时向实验室管理层报告现场评审情况。同时，建立和评审人员的沟通和反馈机制，与评审人员保持密切的沟通和合作，及时了解评审人员对实验室的评价和意见，以便及时回答评审专家的问题，并提供所需的信息和支持。

8．**建立良好的评审氛围** 实验室和陪同人员应关注现场评审过程的多样性和包容性，鼓励全体实验室员工参与和合作，建立一个开放和包容的工作环境，确保对各评审员的平等对待和尊重。评审过程中，确保实验室每位员工都了解质量管理体系的重要性，并认真听取评审人员对实验室的建议和意见，将其视为改进的机会，并采取积极行动进行改进。当与评审员有不同的看法时，或对其提出的问题不认同时，应采取合适的方式大胆提出，需要时进行充分的、恰到好处的、在良好的氛围下的讨论，以提高现场评审的工作效率。

同时，应根据评审人员可能提出的问题和关注点，准备合适的应答材料，以便及时回答评审人员的问题并提供相关的解释和说明。必要时，可以在评审过程中进行一些现场操作的演示，展示实验室的能力和技术水平，在演示过程中注意准确性和细节。

9．**跟进工作** 现场评审结束后，要及时跟进相关工作，记录和处理评审组提出的问题和建议，对实验室的准备和评审结果进行反思、分析和总结，确保实验室能够及时对专家提出的问题进行反馈和解释。

以上现场评审工作要点的建议，是为了确保现场评审能顺利进行，并营造良好的评审氛围。但每个实验室的准备工作也可能有所不同，具体的准备工作需根据评审组和现场评审的实际情况进行调整和补充。总之，实验室要根据实际情况，在现场评审中做好各项准备工作，与评审组密切合作，确保满足评审要求。

现场试验准备工作要点

现场试验是对实验室参加认可项目检测能力和实验室检测质量等各方面进行的一次最直观的评估，现场试验尽可能利用实验室正在进行的检验（检查）活动，也可以采用实验室留样进行重复检验（检查）等。以下是医学实验室认可现场试验的一些准备工作建议：

1．**确定现场试验方案** 根据评审组对现场试验的要求，现场试验可采用设备比对、人员比对、人员能力考核（如血液、体液、病理的形态学考核、影像专业人员考核）、留样再测、标准操作考核等试验方式。对于耗时较长的现场试验，可采用现场演示的方式对实验室的技术能力进行评价。

因此，在现场评审过程中，陪同人员应与评审专家沟通现场试验方案和注意事项，提前制订现场试验计划和方案，确定试验的时间、人员安排、测试项目、测试标本要求、测试方法和测试设备以及评价的标准等具体内容。

2．**准备实验记录表格**　实验室可根据试验方案对认可委提供的 CNAS-PD14-16-04D0 附件 3《现场试验记录表》进行适当的修改（但整体格式、文件控制信息不得改动），并与评审专家确认修改后的表格，确保现场结果记录的完整性和准确性。另外，还应与评审专家确定数据采集方式、数据记录的格式和方法，以确保试验数据的准确性和完整性。

3．**试验样品的准备**　陪同人员应与评审专家沟通现场试验所需的试验标本，保证标本检测范围、浓度、质量、数量、收集、处理、保存等符合试验要求。进行现场试验时，需要按照试验方案的要求对标本进行处理，确保其状态和性质符合试验要求。

另外，准备样品时，应注意标本的隐私性和结果的保密性，选好标本后，实验室应去除标本的患者信息，保证患者隐私。

4．**准备所需仪器设备和物资**　陪同人员应根据试验计划和方案，安排相关技术人员准备好现场试验所需的仪器设备、试剂耗材等物资，确保现场试验所需的仪器设备、试剂耗材等物资准备充分。同时检查试验所需的试剂和材料的质量，确保其符合试验要求。

5．**现场试验质量保证**　在现场试验开始之前，应对检测系统进行评估，检查室内质控情况和仪器的运行情况，检查试验设备和仪器的稳定性，确保仪器设备检测的准确性。但也要注意，要以常规检测患者标本的方式进行现场试验，不得为了现场试验的通过而弄虚作假。

6．**实验室环境保证**　实验室应根据现场实验的要求，保证实验室的温度、湿度等环境条件，使其符合试验要求，保证现场实验结果的准确性。同时，要确保实验台面和仪器设备的干净整洁，避免样品受到污染或干扰。

7．**安排试验人员**　实验室应指定适当的实验人员进行现场试验，确定实验人员的分工和任务，确保他们具备适当的技术和知识，了解试验所需的仪器和设备的操作方法和注意事项，熟悉其功能和使用技巧，以确保能够正确、安全地操作，能够顺利执行试验。但也要注意，不需要安排专门人员进行检测，而是要由常规检测的人员来负责现场试验的检测工作。

8．**遵循试验方案和操作规程**　现场试验时，试验操作人员应根据试验方案和操作规程进行试验操作，仔细阅读试验方案，熟悉试验流程和各实验步骤，了解实验方法和操作要点，明确实验步骤、操作顺序和注意事项，以确保能够正确地进行试验，确保检测结果的准确性和一致性。

9．**及时记录实验中的不良事件和异常情况**　在试验过程中，实验人员应实时对实验结果进行分析，及时记录任何不良事件和异常情况，与专业组组长、技术骨干等人员进行沟通和解决，确保实验过程的顺利进行。同时，应积极与评审专家进行沟通和协调，说明现场试验的突发情况和处理措施，并征求评审专家的建议。

10．**现场试验结果的分析**　现场试验结束后，试验人员应确定数据分析和结果评估方法，对试验结果进行认真分析和评估，以确保对试验数据的分析和结果科学、准确，保证现场试验结果客观、公正、真实、可追溯。

11．**做好试验记录和资料整理**　试验人员应认真记录试验过程中的数据和结果，及时保存试验原始结果，整理试验资料和文件，保护试验数据和信息的安全。对于原始记录和数据，实验室可通过仪器打印原始数据、手机拍照、电脑截图等方式打印保存，以便后续对试验结果的验证和讨论。现场试验完成后，实验室应将试验表格、原始数据资料等，按照各专业组分类，装入档案袋，并密封贴好封条，由评审组和试验人员共同签字确认，并注明检测日期，存档于实验室备查。

以上是医学实验室认可现场试验工作要点的一些建议。实验室可根据自己单位实际情况进行相关的准备。

第四节 医护沟通会的准备工作

虽然医护沟通会不是 ISO 15189 实验室认可现场评审过程中的必需环节，但是在现场评审时，评审专家为了进一步了解检验前和检验后过程的控制、实验室检验（检查）结果的使用情况、生物参考区间与危急值的评审、服务协议的评审，实验室与临床的沟通，改进机会等情况，特别是检验质量的保证和服务水平的评价，一般会在现场评审期间召开医护沟通会。建议初次评审或复评审时，召开医护沟通会，在监督评审时，组长可视情况选择是否召开医护沟通会。

医护沟通会可以采用灵活的方式，如在实验室服务用户（检验/检查）委托方所在场所进行评审时，与医护人员进行交谈以获取相关信息。相关评审信息应予以记录并在评审报告中进行概括性描述。但需要注意的是不扩大评审范围，且不影响患者的诊疗工作。

CNAS-WI14-01D0《实验室认可评审工作指导书》文件中并没有医护沟通会相关的规定。本节主要根据以往现场评审中进行的医护沟通会的经验，简单介绍医护沟通会需要的准备内容，实验室可根据各自现场评审的实际情况准备医护沟通会的相关工作。

1. **确定沟通会议的目的和议程** 实验室负责人应积极与评审组长沟通，确定是否需要召开医护沟通会。若确定召开，应明确沟通会议的目的，会议的议程以及参加的对象，以确保会议的内容和讨论点能够有针对性地进行。

2. **邀请合适的参与者** 实验室负责人应根据评审组长的要求，确定邀请哪些人参加会议，例如临床医护人员，特别是重点科室如 ICU、血液科、急诊科、呼吸科等医生和护士，也要根据被评审方实际情况邀请后勤人员，标本送检人员，职能部门如总务、医务、信息、门诊等。提前与相关部门的参会人员进行宣教，以确保每个参与者都能够对会议主题有所了解，并对所需准备工作进行准备。

3. **分配角色和责任** 实验室应及时确定每个参与者在会议中的角色和责任。例如，指定主持人、记录员，并分配讨论特定议题的负责人。

4. **收集必要的信息和数据** 实验室应安排相关人员与参会人员进行沟通，协助参会人员收集与医护的质控和患者诊疗服务相关的问题，以及和实验室认可相关的信息和数据，如实验室服务情况、标本采集、TAT 情况、服务协议、危急值报告情况、结果报告情况等数据和资料。

5. **提供预备资料** 实验室应根据医护沟通会的实际情况和要求，提前提供与会人员如议程、讨论材料、展示文稿等所需的资料和文件，以便他们能够提前准备和研究相关内容。

6. **安排会议时间和地点** 确定合适的会议时间和地点，并提前通知所有参与者，避免会议时间与参与者的其他工作时间发生冲突的情况。并安排相关技术人员提前确保会议所需的场所、音视频设备和投影仪等设备齐备，必要时需要测试确保其正常运行。

7. **确保会议的有效沟通和互动** 在医护沟通会议进行时，会议主持人鼓励参与者积极参与讨论和提问，并确保会议秩序井然，提高座谈效率。

8. **会议结束后的跟进工作** 医护沟通会结束后，实验室应安排相关人员配合评审组及时整理和归档会议记录。必要时，应与参与者分享，并确保后续所需的行动和改进措施得到推进和跟进。

应该注意的是，评审组和实验室人员应该认识到医护座谈会并不是批评实验室的会议，也不是专门用来夸奖实验室的会议，而是为了了解实验室的服务水平和检验质量水平，目的是听取来自临床等各部门对实验室的总体评价以及期望，从而给评审组对实验室整体服务水平和质量技术水准的最终评价做参考。也可以通过座谈会，将相关建议和意见反馈给实验室，提高实验室的综合服务水平，减少临床的诊疗风险，从而最终利于患者的诊治，提高实验室的信誉度。

第五节　检验前评审的准备工作

检验前评审是通过观察临床医护人员的样品采集操作、样品运输以及与其进行交谈等方式，以取得实验室检验前过程相关证据，证实实验室检验前过程是否符合实验室认可要求。本节主要根据CNAS-WI14-01D0《实验室认可评审工作指导书》文件中检验前过程的评审要求，详细介绍检验前的评审。值得一提的是：检验前并不一定需要专门一早到临床走访，也可以在评审期间，选择合适的时间前往走访，形式可以多样，达到目的即可。

1. 确认实验室服务的临床用户　实验室应积极配合评审组开展检验前评审工作，根据本单位实际情况，配合评审组选择走访的科室和对象，规划好走访时间和路线。如果是第三方实验室，则实验室应提交齐全的客户服务清单，并协助评审组按照客户的类型、检测量和交通时间等因素，选择合适的临床客户进行评审。实验室应注意采集场所是否备有现行有效的标本采集手册等文件。

2. 观察样品采集操作　实验室应安排相关人员积极配合评审组观察临床医护人员的样品采集操作，其中包括采样方法、采集技术和采样器具的选择等。并且协助评审组需要获取相关证据，如采样记录和样品标识等。

3. 检查样品保存和运输条件　实验室应积极安排相关人员协助评审组检查样品保存和运输条件，包括样品的保存温度、运输容器的标识和保护措施等。

4. 检查医护人员培训记录　实验室应积极配合评审组检查医护人员的培训记录，确保他们具有必要的培训和资质。

5. 检查危急值登记和处理　实验室和临床医护应共同配合评审组检查临床科室和实验室的危急值登记和处理程序，确保及时报告危急值，并记录相关措施和反馈。

6. 检查结果报告和周转时间　实验室应协同临床医护人员，积极安排专业技术人员协助评审组检查结果报告的准确性和时效性，并记录周转时间。

7. 检查实验室与临床的沟通　实验室应协同临床医护配合评审组检查实验室与临床的沟通方式和反馈机制，确保及时沟通和解释检验结果。

8. 发现改进机会　实验室应积极接受评审组的评审发现和建议，积极记录评审组提出改进建议，并不断完善实验室的质量管理体系。

9. 记录评审结果　实验室应积极配合评审组记录评审发现，协助评审组在评审报告中进行概括性描述，如有需要，可增加附页进行详细说明。

10. 填写《现场评审会议签到表》　参加评审见面的医护人员可根据组长需要填写《现场评审会议签到表》，以确认其参与了评审过程。

第六节　授权签字人考核

授权签字人员的角色非常关键，他们在实验室的质量管理体系中起到了决策、监督和协调的作用。授权签字人的能力和素质直接影响着实验室的运行和测试结果的可靠性，影响到实验室的认可和信誉。因此，实验室在选择和培训签字人时，应注重其全面的专业知识和技能，还要求他们对管理体系、对认可相关知识和规定比较熟悉，并要求授权签字人不断努力提升自身的能力和素质，以确保实验室质量的持续改进和提高，确保实验室运行能够达到 ISO 15189 认可的要求。

本节主要根据 CNAS-WI14-01D0《实验室认可评审工作指导书》文件中授权签字人的考核要求，结合授权签字人评审表的相关内容，详细介绍授权签字人的考核内容和要求。

一、授权签字人的要求

授权签字人是指在医学实验室中具有授权签署带有认可标志的检测结果报告或授权签字的人员。根据评审表内容，授权签字人员有以下要求：

1. 具有相应的职责和权利，对检测／校准／鉴定结果的完整性和准确性负责。
2. 与检测／校准／鉴定技术接触紧密，掌握有关的检测／校准／鉴定项目限制范围。
3. 熟悉有关检测／校准／鉴定标准、方法及规程。
4. 有能力对相关检测／校准／鉴定结果进行评定，了解测试结果的不确定度。
5. 了解有关设备维护保养及定期校准的规定，掌握其校准状态。
6. 十分熟悉记录、报告、鉴定文书及其核查程序。
7. 了解 CNAS 的认可条件、实验室义务及认可标识使用等有关规定。

二、授权签字人的考核内容

授权签字人的考核内容通常包括以下几个方面：

1. **技术能力考核** 授权签字人员需要具备相关检测方法和技术的专业知识和技能。考核内容可以包括实验室技术操作的熟练程度、方法的正确应用以及仪器设备的操作和维护等。

2. **质量管理考核** 授权签字人需要熟悉实验室质量管理体系的要求和实施，需要熟悉实验室质量管理体系的要求和标准，应熟悉实验室质量控制和质量保证的原则。考核内容可以包括对质量控制程序的理解和应用、实验室内部质量控制的管理和维护，以及参与质量改进活动的能力等。

3. **诊断能力和判断力考核** 授权签字人应具备良好的诊断能力和判断力。考核内容可以包括对检测结果的准确解读、异常结果的判断和处理，以及与临床医生的有效沟通和咨询等。

4. **个人素质和道德伦理考核** 授权签字人需要具备良好的职业道德和职业操守。考核内容可以包括对工作责任的认识和承诺、对患者权益的尊重和保护，以及对实验室安全和数据保密的重视等。

5. **文件记录和报告编写** 授权签字人员需要熟悉实验室文件记录和报告编写的要求。他们应具备书面表达的能力，并能准确地记录和报告检测结果，确保结果的准确性和可靠性。

6. **管理和领导能力** 授权签字人员在负责授权签字的同时，还需要具备一定的管理和领导能力。能够合理组织和安排工作，有效地分配任务和资源，并能够周密地规划和监督实验室的工作流程。

7. **团队合作和沟通能力** 授权签字人员通常需要与实验室的其他人员和临床医生密切合作。具备良好的团队合作和沟通能力，能够与其他人员合作解决问题、交流信息，并能够理解和满足临床医生的需求。

8. **风险管理能力** 授权签字人员需要具备风险管理的能力，能够识别和评估实验室工作中的风险，并采取相应的措施进行管理和控制。应该了解和遵守相关法律法规，并能够识别和解决与实验室运营相关的法律和伦理问题。

9. **具备判断力和决策能力** 授权签字人员需要具备良好的判断力和决策能力，能够在复杂的情况下做出准确和明智的决策。应该能够准确把握实验室工作中的重要问题和风险，及时采取适当的措施进行处理。

10. **持续学习和改进意识** 授权签字人员需要具备持续学习和改进意识，能够不断更新自己的知识和技能，以适应不断变化的实验室环境和要求。应该参与培训和学术交流活动，关注实验室质量管理领域的最新发展和最佳实践，不断提升自己的能力和素质。

11．**实验室认可相关知识**　授权签字人要不断学习 CNAS 的相关认可知识，包括认可规范文件，认可规则，认可准则，应用要求，应用指南，认可方案等。要对自己所签发的报告负责，并熟知签字人的职责和权限以及相关的法律法规知识，对检验结果和报告进行解释等。

以上是 ISO 15189 对授权签字人员的要求，旨在确保实验室的质量管理体系和测试结果的准确性、可靠性和可比性。授权签字人员作为实验室的技术骨干，承担着非常重要的任务和责任，他们的能力和素质对于实验室质量和声誉的维护和提升起着至关重要的作用。

第七节　末次会议的准备工作

末次会议是实验室认可现场评审结束前的一次会议。在会议中，评审组通常会就现场评审过程中发现的问题或改进建议以及评审结论向实验室的负责人和相关人员进行通报。

本节主要根据 CNAS-WI14-01D0《实验室认可评审工作指导书》文件中末次会议的相关要求，结合过往评审和接受评审的经验，梳理末次会议准备的相关工作。

1．**末次会议时间和地点**　现场评审过程中，实验室应保持与评审组的沟通，根据现场评审的进度和评审组的要求，选择合适的时间和会场召开末次会议，并确保末次会议需要的设备和资源齐全。

2．**末次会议参会人员**　实验室应保持与评审组的沟通，根据现场评审末次会议的要求，确定实验室需要参与末次会议的相关人员，如实验室负责人、质量负责人、技术负责人、专业组组长、陪同人员、会议记录员等。同时，还应邀请医院主管院长或第三方实验室母体单位领导，以及根据需要邀请医务、护理、后勤、总务、信息、门诊等相关负责人。

3．**相关资料的准备**　实验室应根据会议议程和要求，准备需要演示或展示的材料和信息，如欢迎牌、评审专家和邀请嘉宾的名字牌等，并收集和整理需要在会议上可能需要使用的文件和材料等。根据评审组长的要求，需要时，打印末次会议签到表给现场参会人员签到，并把首次会议交与实验室的"合格评定机构廉洁自律声明"盖好单位公章，法人代表签字后交给评审组长。

4．**提前测试设备和技术**　实验室需要安排相关人员提前准备好会议所需的设备和器材，如投影仪、白板、纸笔、电脑等。并确保投影仪、音频设备、在线会议平台等技术设备正常工作。

5．**设定会议规则和礼仪**　实验室应根据末次会议的需要和评审组长的要求，明确会议进行中的礼仪和规则，例如发言顺序、时间限制、会议过程中的讨论方式等。

6．**进行会议前的最终确认**　当末次会议的所有人员和工作安排好后，实验室应在会议前与评审组最后确认会议的安排和细节，提醒所有参与者关注会议的时间和地点。提前与受邀的医院领导和各职能部门负责人进行沟通，介绍末次会议的目的和流程。

7．**会议记录的安排**　实验室应提前安排和确认会议记录人员和所需的文件，确定会议记录的格式和内容，并提前准备好末次会议签到表，确保会议过程的透明和可追溯性。

以上现场评审末次会议准备工作的主要内容，可供实验室参考，希望有助于末次会议的顺利召开。但是，值得注意的是，每次末次会议需要准备的工作可能不尽相同，每个实验室的准备工作也可能有所不同，具体的准备工作可以根据每次末次会议评审组长要求和实验室的实际情况进行调整和补充。

第八节 其他评审要点的说明

现场评审过程中，除了前面提到的相关内容要做好准备工作外，还有很多其他评审过程中需要注意的要点。本节主要根据 CNAS-WI14-01D0《实验室认可评审工作指导书》文件的要求，介绍现场评审过程中除了评审前准备、首／末次会议、现场评审、现场试验、检验前评审、授权签字人考核之外的其他要点。

一、配合评审组长进行文件资料审查

1. 申请文件资料的审查工作由评审组长负责。评审组按 CNAS-PD14-05《认可资料审查通知单》的要求对实验室申请资料进行审查，审查时他们会关注 CNAS 项目主管在受理审查中提出的问题，实验室应做好相关准备，配合组长进行审查。为了顺利完成文件资料审查，实验室可重点关注如下内容：

（1）实验室申请认可的能力表符合 CNAS 相关文件要求。

（2）实验室的各岗位人员配备与申请的技术能力相匹配，并符合 CNAS 的相关要求。

（3）实验室参加的能力验证活动能够满足 CNAS-RL02《能力验证规则》的要求。

（4）实验室质量管理体系文件的完整、系统、协调和可操作性；岗位职责分配合理，各层级文件或同级文件之间接口清晰、顺畅。

（5）多场所实验室的质量管理体系文件覆盖全部申请认可的场所，各场所实验室的隶属关系及工作接口描述清晰，沟通渠道通畅，各场所内部的组织机构（需要时）及人员职责明确。

（6）内审报告、管理评审报告及记录的完整性、充分性和有效性。

2. 评审组长审查文件时，若发现有疑点问题，将反馈给项目主管或通知被评审实验室进一步说明问题、补充或修改相关资料。实验室要根据组长的要求对资料进行补充／修改，后经组长再次资料审查合格后，方可建议实施现场评审。

3. 评审组长应在规定时间内完成文件审查后将审查结果反馈给项目主管，对《认可资料审查通知单》中的"审查结果的详细说明"进行完整描述。审查结果有如下几种：

（1）实施现场评审。

（2）实施预评审。

（3）资料审查符合要求，可对申请事项予以认可：这种情况组长将根据评审内容（如授权签字人变更），提供相应的评审材料（如《授权签字人评审记录表》）。

（4）暂缓实施现场评审：如果文审后，决定暂缓实施现场评审，则评审组长要详细描述影响实施现场评审的相应问题，并提出实验室需重点完善或修改的内容；当实验室修改的材料暂不符合要求可以实施现场评审时。

（5）不实施现场评审：通过资料审查发现实验室不具备申请的技术能力，或实验室的申请资料经反复修改仍不能达到实施现场评审要求时，可建议不实施现场评审，并详细填写每次文件资料审查的情况。

二、预评审

评审组长对实验室提交的申请文件审查后，对以下情况可提出安排预评审的建议，经项目主管与被评审实验室沟通协商后，实施预评审。实验室可了解这种情况，并可对照实施和配合。

（1）实验室申请认可的项目对环境设施有特殊要求时。

（2）对新专业领域、新类型、多场所实验室需要预先了解有关情况时。

（3）尚不能确定现场评审的有关事宜时。

三、评审计划变更

在现场评审前，评审组或实验室任何一方，需要时可提出更改评审计划，但需及时通知项目主管并说明理由及变更方案。

四、预备会

评审组进驻实验室时，通常在首次会议之前会召开一次预备会，由全体评审组成员参加，会议内容主要是：

（1）沟通申请材料审查和现场评审策划的情况。

（2）明确每个评审组成员的分工和职责。

（3）听取评审组成员的工作建议，解答问题。

（4）对评审要求统一认识，达成共识。

（5）宣布评审纪律，重申《评审员行为准则》（见 CNAS 网站"评审人员管理与培训专栏"）。

（6）签署 CNAS-PD14-10《现场评审人员公正性、保密及廉洁自律声明》。

（7）对新参加评审工作的成员，如实习评审员、技术专家等进行适当培训。

实验室可提前与组长沟通，配合召开预备会的准备工作，包括打印各种签到表和记录等。

五、夜班工作评审

应核查夜班人员培训、考核和能力评估记录；如某些检测项目只在夜班时间开展，则应安排夜班检测的现场评审，包括现场试验。

六、评审组内部会

在现场评审期间，评审组长每天都会根据评审情况召开评审组内部会，交流当天评审情况，讨论评审发现的问题，了解评审工作进度，及时调整评审员的工作任务，组织、调控评审进程等，对评审员的一些疑难问题提出处理意见。实验室应配合评审组召开内部会，提供需要的会场和设备等，但实验室人员不应在现场参加，需要时，评审组会将相关会议内容告知实验室。

七、与实验室沟通

评审组可在每天工作结束前，与实验室代表简要沟通当天的评审情况。但这不是必需的要求。在最后一次评审组内部会结束后，评审组将与被评审实验室人员针对不符合项和观察项等进行充分沟通，听取被评审实验室的意见，需要时解答被评审实验室代表关心的问题或消除双方观点的差异，并完成书面评审报告。如果双方观点的差异经过沟通不能得到有效消除，应及时与项目主管联系，反映实际情况。

八、多场所实验室会议

对于多场所实验室，各分场所实验室评审结束后，应统一召开末次会议，各分场所实验室主任应参加末次会议。

九、现场评审重点关注的内容和其他特殊情况处理

现场评审时，评审组将对实验室进行全方位的评审，但以下方面，实验室须重点关注，也是评审组经常关注的问题。

1．现场评审重点关注的内容

（a）CNAS 认可标识、国际互认联合认可标识与认可证书的使用情况（定期监督评审或复评审）。

（b）不符合工作纠正措施的有效性。

（c）质量管理体系运行及维持状况。

（d）内审和管理评审的实施情况。

（e）人员、环境、设备、方法等的变化。

（f）人员的持续培训、设施设备的校准维护、环境控制、室内质控、周转时间。

（g）技术能力是否持续满足认可要求。

（h）参加能力验证/实验室间比对频次和子领域的满足情况、结果及必要的纠正措施。

（i）CNAS 相关政策的执行情况。

（j）患者服务质量指标的持续改进等。

另外，还要针对实验室服务客户进行抽样，如进行临床科室的检验前、检验后过程的评审，但方式可以多样，由评审组和实验室共同商定。尤其是对于独立医学检验所，应选择与前次评审的客户不同的机构进行评审，并关注新签约的客户，以确保实验室为客户提供服务的一致性以及与准则要求的符合性。

2．现场变更的处理　通过实验室认可后，若实验室质量体系的运行过程中又有一些变更，实验室应按 CNAS-RL01《实验室认可规则》要求向 CNAS 报告变更内容，否则现场评审时评审组将直接判定为不符合项或不予确认。

如果实验室提交的变更申请只涉及相同项目涉及的设备、方法更新升级等，只要在评审组专业能力范围之内，可按评审程序确认。

实验室应详细汇报实验室的变化情况，并配合评审组长进行描述。

3．现场扩项的处理　CNAS 原则上不接受实验室在现场评审时提出的扩大认可范围申请，包括扩大能力范围以及增加授权签字人。故实验室应在现场评审前充分考虑，按照规定提交相关的扩项申请和材料。

4．评审结果的处理　现场评审中发现的不符合项，实验室应在明确整改要求后实施纠正，需要时拟订并实施纠正措施，纠正/纠正措施完成期限一般为 2 个月，对于严重不符合，应在 1 个月内完成，评审组将对纠正/纠正措施的有效性进行验证。

在监督评审或复评审时，评审组若发现实验室已获认可的项目不具备能力，将撤销其能力；若实验室已获认可的能力范围表述不适宜的，也将予以纠正。实验室要特别注意，保持管理体系的有效运行和检测能力的持续符合要求。

第九节　整 改 要 求

　　评审组在现场评审过程中会发现各种不符合项和问题，并会针对实验室的质量管理体系的运行和检验活动提出各种改进建议。实验室应根据评审专家的发现和建议，认真分析原因，制订整改方案和措施，落实整改和验证整改效果。

　　本节主要根据 CNAS-WI14-01D0《实验室认可评审工作指导书》文件中整改要求，介绍实验室在现场评审后的整改相关要求。

　　1. 对于初次评审和扩大认可范围评审，整改期限一般为 2 个月。如果实验室未按期完成整改，评审组长将向业务处项目主管报告，并征得同意后提出不予推荐认可的建议。对于在整改期内无法完成整改的项目 / 参数，评审组也不予推荐 / 维持认可。

　　2. 实验室必须提供对不符合项实施的有效纠正措施的证据和说明，如文件、图片、记录等的复印件，整改期间，应主动与相关评审员和评审组长沟通，确保整改顺利完成并符合要求，适宜时，每个专业直接与评审的相关专业评审员对接。需要注意，可能实验室整改的结果，会导致现场评审结论和推荐认可能力的变化，实验室需认真对待。

　　3. 整改材料要求。实验室提交的整改材料必须包括详细的纠正措施、原因分析和影响范围分析，以及针对不符合项的解决方案。整改材料可以包括文件、图片、记录等的复印件，所有提交的材料必须清晰、完整，并能够证明纠正措施的有效性。

　　4. 如果评审组对实验室提交的纠正措施的书面材料不满意，评审组将会与项目主管进行沟通，并取得项目主管同意后，再进行现场核查。如果对于涉及环境设施、人员能力不符合要求的不符合项的整改，或对整改材料进行书面审查不能确认其有效性的，评审组也会考虑进行现场跟踪验证。

（柯培锋　欧财文）

第三十五章

实验室现场评审文件

本章主要介绍实验室现场评审完成后需要填写和处理的一些重要表格和文件，共分成 8 节进行详细介绍，分别是推荐认可的授权签字人一览表和授权签字人评审表、推荐认可的检验（检查）能力范围表、医学实验室质量和能力认可准则和应用要求的核查表、各专业领域现场试验记录表、能力验证实验室间比对核查表、不符合项/观察项记录表、医学实验室质量和能力认可评审报告、后续评审建议表、实验室整改验收及最终推荐意见表。

本章编写的内容主要是依据编写时 CNAS 提供的最新版本的文件和表格作为模板进行介绍，描述上述表格的填写要求，并提供相关模板供评审员和实验室学习和参考，以帮助评审员和实验室能具体理解现场评审时需要填写的表格和文件。同时，参加认可的实验室也可以通过学习本章内容，更具体了解现场评审的相关注意事项。

由于认可准则已经更换为 CNAS-CL02：2023《医学实验室质量和能力认可准则》，应用要求已经更换为 CNAS-CL02-A001：2023《医学实验室质量和能力认可准则的应用要求》。届时，CNAS 可能会根据最新版的认可准则和应用要求的相关内容和要求对上述的一些表格和文件进行改版更新。但新旧版的表格和文件的内容具有同源性，填写要求和内容应改变不大，相同/相近的要求和填写内容可参考本章内容和相关的填写范例，并结合新版的要求和内容进行填写。实验室每次填写表格时，必须在 CNAS 官网下载最新版本表格和文件进行学习和应用。本章的填写范例仅作为参考。

第一节　推荐认可的授权签字人一览表和授权签字人评审表

在填写推荐认可的授权签字人一览表（中英文）和授权签字人评审表时应注意以下几个方面：授权签字领域只保留授权的相关领域；撤销的授权签字人不填写此表；有多场所的实验室，每个场所应分别填表；已认可实验室授权签字人未发生变化的，可不填写此表；填写时应注意填写任务编号，实验室信息应与申请书中的一致，中英文内容必须一致，现场评审时，不要求评审组长对该表格进行手写签名确认。

第二节　推荐认可的检验（检查）能力范围表

本表特别注意微生物培养鉴定、粪便寄生虫、病理检查等项目需在"说明"栏中明确经评审后确认的能力限制范围；扩大认可范围的项目需在"备注栏"中填写"扩项"，有变更的项目在此栏填写"变更"。有多场所的实验室，每个场所应分别填表。填写时应注意填写任务编号，实验室信息应与申请书中的一致，中英文内容必须一致，现 CNAS 不要求评审组长对该表手写签名确认。

第三节　《医学实验室质量和能力认可准则和应用要求》核查表

该表是利用实验室自查的相关信息，将现场评审收集到的符合或不符合的客观证据填写入评审栏。每个评审员都应按评审组长要求填写。"评审结果"和"评审说明"由评审组在现场评审时完成。完全符合某条款时，以"Y"表示；某条款存在观察项或需要提醒实验室注意时的问题时用"Y'"表示，存在不符合项时用"N"表示，实验室不适用时用"N/A"表示。当"评审结果"为"Y'、N、N/A"时，应在"评审说明"中填写相应内容。如某一不符合项/观察项对应应用要求的具体条款，则 CNAS-CL02 核查表的相应条款处也相应为"N 或 Y'"，此时"评审说明"栏可填写为"见附表1，CNAS-CL02-A×××（应用要求编号）"。由于该表格完全由评审员本人填写，实验室只需按照评审员要求提供相关的文件资料即可。该表格不需要打印签名，线上提交即可。

第四节　各专业领域现场试验记录表

填写"现场试验记录表"时，实验室应配合每位评审员将自己负责的项目汇总成一张表进行填写，在现场评审时选用的相应能力确认方式栏内（核查设备、现场提问、查阅记录/报告）打"√"，逐项填写能力确认结果，包括不确认的结果。另外，填写时特别要注意以下注意事项：

（1）"现场试验"栏中"序号、检验（检查）项目、样品类型"3栏应与申请书的附表2完全一致。

（2）每个专业领域分别填写，多场所实验室每个场所分别填写。

（3）"试验设备"填写现场试验所用的设备，如实验室申请时为每一设备设置了序号，则可以简化填写设备序号；如设备为同一型号，则应明确每台设备的编号或序列号。

（4）"试验要求"可以是"设备比对、人员比对、留样再测、现场演示"等。

（5）"试验结果"填写每份样品的测量结果以及按照判断标准计算出来的结果。

（6）"判断标准"可以来源于行业标准的要求、实验室规定的标准等，尽量量化、明确具体，如"偏倚 ≤ 7.5%"

（7）"试验结论"：Y 表示符合；N 表示不符合，不符合时须在"备注"中具体说明，如：不推荐认可、结合其他评审发现仍可推荐认可。

（8）"备注"栏：对不予确认的项目、能力范围限制或其他需要说明的情况进行详细说明。有多场所的实验室，每个场所应分别填表。

（9）填写时应注意填写任务编号，实验室信息应与申请书中的一致，评审员／技术专家需要手写签名确认。

为了方便直观地理解现场试验／演示记录表填写内容，表 35-1 提供了相关的填写范例，以供参考。

表 35-1 现场试验／演示记录表

专业领域：□AA 临床血液学　□AB 临床体液学　□AC 临床化学　□AD 临床免疫学　□AE 临床微生物学
□B 输血医学　□C 病理学　☑X 分子诊断　□Y 流式细胞学

序号	检验（检查）项目	样品类型	检验（检查）方法	试验设备	试验人员	试验要求	试验结果				判断标准	试验结论	备注
1	乙型肝炎病毒脱氧核糖核酸	血清	荧光定量 PCR	×××荧光定量 PCR 仪（国械注进 201××××××××，FZSW1-303）	×××、×××	留样再测（A）初次结果（B）再测结果	序号	A（lg 值）	B（lg 值）	偏倚（%）	偏倚≤7.5% 的标本比率≥80%	Y	以初次结果为参考
							1	3.95	3.94	0.25			
							2	4.74	4.73	0.21			
							3	5.20	5.22	−0.38			
							4	7.47	7.53	−0.8			
							5	< 1.0 E2	< 1.0 E2	0			
							5	< 1.0 E3	< 1.0 E3	0			
2	巨细胞病毒脱氧核糖核酸	全血	荧光 PCR 法	×××荧光定量 PCR 仪（国械注进 201××××××××，FZSW1-303）	×××、×××	留样再测（A）初次结果（B）再测结果	序号	A（CT 值）	B（CT 值）	符合性	定性符合率≥80%	Y	以初次结果为参考
							1	阳性（21.03）	阳性（21.06）	一致			
							2	阳性（20.18）	阳性（21.19）	一致			
							3	阳性（22.41）	阳性（22.79）	一致			
							4	阳性（20.18）	阳性（19.61）	一致			
							5	阴性	阴性	一致			
							1	阳性（11.15）	阳性（12.63）	一致			
							3	阳性（10.68）	阳性（12.67）	一致			
							4	阳性（13.26）	阳性（15.89）	一致			
							5	阴性	阴性	一致			

续表

序号	检验（检查）项目	样品类型	检验（检查）方法	试验设备	试验人员	试验要求	试验结果				判断标准	试验结论	备注
							序号	A	B	符合性			
							1	α-3.7/αα	α-3.7/αα	一致			
3	α地中海贫血基因突变	全血	GAP-PCR	名称：梯度PCR仪，注册证号：国食药监械（进）字20×第×号，设备序列号：×，编号：FZSW1-31	（A）×××（B）×××	人员比对	2	αα/--SEA	αα/--SEA	一致	基因型符合率100%	Y	以人员A测定结果为准
							3	α-3.7/--SEA	α-3.7/--SEA	一致			
							4	α-4.2/αα	α-4.2/αα	一致			
							5	αα/αα	αα/αα	一致			
							1	41-41M	41-41M	一致			
							2	−28M	−28M	一致			
							3	654M	654M	一致			
							4	−17M	−17M	一致			
							5	正常	正常	一致			

第五节　能力验证/实验室间比对核查表

实验室配合评审员填写"评审组确认结果"栏时，需逐项确认；对于不确认的，需说明原因；对于实验室有不满意结果的项目，应说明评审时重点关注的文件记录及确认结果。所以填写该表时，要注意以下事项：

（1）每个专业领域分别填写。

（2）多场所实验室，按不同场所分别填写。

（3）"序号"和"检验（检查）项目"应与附表2相应内容一致。

（4）能力验证类型包括CNAS承认的外部能力验证或比对、测量审核。

（5）当结果为"不满意"或"可疑"时，应在"不满意结果的处置情况"栏填写实验室采取的措施及完成情况。

（6）无可获得的能力验证/室间质评时，应在"备注"栏说明。

为了方便直观地理解现场试验/演示记录表填写内容，表35-2提供了相关的填写范例，以供参考。

表 35-2 能力验证 / 实验室间比对核查表

专业领域：☑AA 临床血液学 □AB 临床体液学 □AC 临床化学 □AD 临床免疫学 □AE 临床微生物学
□B 输血医学 □C 病理学 □X 分子诊断 □Y 流式细胞学

序号	检验（检查）项目	检验（检查）方法	能力验证计划提供者（PTP）	实验室间比对组织方或比对方	参加日期	结果	不满意结果的处置情况	备注
1	红细胞计数	电阻抗法	A 国家卫生健康委临检中心	B ×× 临床检验中心 C×× 中医院检验医学部室间比对	A 20××-04-20 20××-10-19 20××-06-17 20××-11-16	A 100 100 100 100		
					B 20××-06-01 20××-10-19 20××-04-21 20××-10-17	B 100 100 100 100		
					C 20××-06-29 20××-06-17	C 100 100		
2	白细胞计数	激光散射 / 核酸荧光染色	A 国家卫生健康委临检中心	B ×× 临床检验中心 C×× 中医院检验医学部室间比对	A 20××-04-20 20××-10-19 20××-06-17 20××-11-16	A 50 50 100 100	进行仪器维护保养并重新校准，检测室内质控和室间质评物，结果通过。已完成	
					B 20××-06-01 20××-10-19 20××-04-21 20××-10-17	B 100 100 100 100		
					C 20××-06-29 20××-06-17	C 100 100		
3	白细胞分类	核酸荧光染色和激光散射法		A×× 中医院检验医学部比对	A 20××-06-29 20××-06-17	A 100 100		
				B 与 ××× 人民医院比对	B 20××-05-28	B 100		
				C 与 ×××× 第一附属医院比对	C 20××-11-17 20××-10-26	C 100 100		

续表

序号	检验（检查）项目	检验（检查）方法	能力验证计划提供者（PTP）	实验室间比对组织方或比对方	参加日期	结果	不满意结果的处置情况	备注
4	外周血细胞形态学分析	显微镜检查	A 国家卫生健康委临检中心	B×× 中医院检验医学部室间比对	A	A		
					20××-06-05	100		
					20××-08-03	100		
					20××-10-12	100		
					20××-06-06	100		
					20××-08-05	100		
					20××-10-11	100		
					B	B		
					20××-06-30	100		
					20××-12-20	100		
					20××-06-17	100		
5	骨髓涂片细胞学检查	显微镜检查	A 与 ×××× 第一附属医院室间比对		A	A		
					20××-05-12	100		
					20××-11-03	100		
					20××-06-06	100		
					20××-10-26	100		

第六节　不符合项 / 观察项记录表

该表格由评审员填写，最后评审组长确认后，导出表格与实验室主任确认，之后评审员在相关位置签字，评审组长和实验室主任双方也要签字确认。实验室应配合评审员收集相关的证据和资料，如实提供给相关评审员，不得弄虚作假。

填写"不符合项 / 观察项记录表"时，要注意以下注意事项：

1. 根据实际情况填写"被评审部门 / 岗位""事实陈述"栏。

2. "事实类型、依据文件 / 条款、处理方式、验收方式"等栏目，在相应选项后面勾选。"依据文件 / 条款"应填写相应的文件编号及条款号。

3. 如某一不符合项 / 观察项对应应用要求的具体条款，则在汇总条款时填写应用要求及条款号，以及 CNAS-CL02 的条款号。

4. 如果评审组基于某一不符合项建议 CNAS 暂停或撤销相关认可项目或认可资格时，应立即将此不符合项上报 CNAS 秘书处。

5. 当不符合项引起已获认可的检验（检查）能力发生变化，如需要缩小能力范围、增加限制范围等情况时，选择变更参数能力项。

6. 填写时还应注意填写任务编号，"不符合项 / 观察项记录表"需要打印，由评审员手写签字确认。

表 35-3 提供了相关的范例，以供参考。

表 35-3　不符合项 / 观察项记录表

序号	被评审部门 / 岗位	事实陈述	事实类型	依据文件 / 条款	处理方式	验收方式	评审员姓名（打印 + 签字）
1	管理组	20×× 年 ×× 月内审不符合项"查骨髓细胞学标本接收无相关描述记录"，分析原因为"SOP 遗漏该要求"，实验室将"翻阅其他 SOP 有无类似问题"识别为预防措施。不符合项"血液学 SOP 目录页未及时更新"，实验室将"统一核查其他 SOP 的情况，未有相同问题出现"识别为预防措施。输血科内审不符合项也存在同样问题	☑ 不符合项： （□）严重不符合 （☑）一般不符合 □ 观察项	☑ CNAS-CL02：2012 第 4.11 ☑（体系文件）LAB1-PF-011《预防措施管理程序》 □（依据标准 / 规范）	☑ 实验室采取纠正 / 纠正措施 □ 变更参数能力 { 注 1} □ 不予推荐 / 撤销相关项目 □ 向 CNAS 建议暂停相关项目	□ 提供必要的见证材料 □ 现场跟踪评审	×××
2	微生物组	20×× 年 ×× 月内审，是分专业组编制内审检查表，微生物组不能提供对 4.3 文件控制、4.6 外部服务和供应、4.13 记录控制等的审核记录	☑ 不符合项： （□）严重不符合 （☑）一般不符合 □ 观察项	☑ CNAS-CL02：2012 第 4.14.5 ☑（体系文件）LAB1-PF-014《评估和审核程序》 □（依据标准 / 规范）	☑ 实验室采取纠正 / 纠正措施 □ 变更参数能力 { 注 1} □ 不予推荐 / 撤销相关项目 □ 向 CNAS 建议暂停相关项目	☑ 提供必要的见证材料 □ 现场跟踪评审	×××
3	临检组	20×× 年 ×× 月 ×× 日启用的 ×× ×××××× 血液分析仪（MJZJY-127），员工使用授权日期为 10 月 20 日，使用培训日期为 10 月 26 日	☑ 不符合项： （□）严重不符合 （☑）一般不符合 □ 观察项	☑ CNAS-CL02：2012　第 5.3.1.3 ☑（体系文件）LAB1-SOP-18 第 4.6.2 □（依据标准 / 规范）	☑ 实验室采取纠正 / 纠正措施 □ 变更参数能力 { 注 1} □ 不予推荐 / 撤销相关项目 □ 向 CNAS 建议暂停相关项目	☑ 提供必要的见证材料 □ 现场跟踪评审	×××
4	免疫组	实验室不能提供定量检验项目 Ca199 "可报告范围"的性能验证	☑ 不符合项： （□）严重不符合 （☑）一般不符合 □ 观察项	☑ CNAS-CL02-A001：2021 第 5.5.1.2 ☑（体系文件）LAB1-PF-025《定量检验方法的选择、验证和确认程序》5.2 □（依据标准 / 规范）	☑ 实验室采取纠正 / 纠正措施 □ 变更参数能力 { 注 1} □ 不予推荐 / 撤销相关项目 □ 向 CNAS 建议暂停相关项目	☑ 提供必要的见证材料 □ 现场跟踪评审	×××

序号	被评审部门 / 岗位	事实陈述	事实类型	依据文件 / 条款	处理方式	验收方式	评审员姓名（打印 + 签字）
5	生化组	查生化组脂肪酶 LIPA 作业指导书（SJ1-SOP-0228）可报告范围与脂肪酶 LIPA 性能验证的可报告范围不一致	☑ 不符合项：（□）严重不符合 （☑）一般不符合 □ 观察项	☑ CNAS-CL02-A001：2021 第 5.5.1.2 ☑（体系文件）SJ1-SOP-0228 □（依据标准 / 规范）	☑ 实验室采取纠正 / 纠正措施 □ 变更参数能力 {注 1} □ 不予推荐 / 撤销相关项目 □ 向 CNAS 建议暂停相关项目	☑ 提供必要的见证材料 □ 现场跟踪评审	×××
6	血液组	查阅流式细胞仪 ×× ××××（仪器编号：XY106）性能验证报告（2014×× 年 ×× 月 ×× 日），淋巴亚群项目准确度使用厂家质控品进行试验	☑ 不符合项：（□）严重不符合 （☑）一般不符合 □ 观察项	☑ CNAS-CL02-A001：2021 第 5.5.1.2 ☑（体系文件）LAB1-PF-025 第 5.5 ☑（依据标准 / 规范）CNAS-GL037：2019 第 6.1.1.1	☑ 实验室采取纠正 / 纠正措施 □ 变更参数能力 {注 1} □ 不予推荐 / 撤销相关项目 □ 向 CNAS 建议暂停相关项目	☑ 提供必要的见证材料 □ 现场跟踪评审	×××
7	分子组	实验室 HCV.RNA 核酸定量检测报告中无方法局限性（如检测下限）说明	☑ 不符合项：（□）严重不符合 （☑）一般不符合 □ 观察项	☑ CNAS-CL02-A001：2021 第 5.8.3 ☑（体系文件）LAB1-PF-036《检验结果报告管理程序》4.2 □（依据标准 / 规范）	☑ 实验室采取纠正 / 纠正措施 □ 变更参数能力 {注 1} □ 不予推荐 / 撤销相关项目 □ 向 CNAS 建议暂停相关项目	☑ 提供必要的见证材料 □ 现场跟踪评审	×××

实验室确认：

☑ 全部确认

□ 部分确认，不确认（填写序号），原因：

□ 全部不确认，原因：

实验室负责人（签字）：×××　日期：20×× 年 ×× 月 ×× 日

评审组长（签字）：×××

日期：20×× 年 ×× 月 ×× 日

注：当不符合项引起已获认可的检验（检查）能力发生变化，如需要缩小能力范围、增加限制范围等情况时，选择该项。

第七节　医学实验室质量和能力认可评审报告

《医学实验室质量和能力认可评审报告》是在 ISO 15189 医学实验室认可现场评审完毕后，由评审组填写的对医学实验室进行质量和能力认可的评审结果的正式报告。该报告旨在评估医学实验室是否符合准则和国家相关标准的要求，以确保其能够提供准确、可靠和高质量的医学实验室检测服务。

　　该报告主要填写内容有报告封面、实验室概况、实验室基本信息、评审简况、评审情况及主要结果、评审结论、评审组签名、实验室确认意见、评审报告附表以及评审报告附件等内容。实验室应积极配合评审组长填写报告，及时有效地提供相关材料和数据给组长，确保评审报告准确、完整、客观。但实验室也要清楚，本报告用于记录中国合格评定国家认可委员会委派的医学实验室认可评审活动，对现场评审结果给出评价，是 CNAS 评定委员会做出认可决定意见的主要信息来源，其结论在 CNAS 批准认可前作为参考。

　　在填写时，应注意以下注意事项：

　　1. 实验室名称和地址须与申请书的保持一致，中英文内容必须一致。

　　2. 如实填写"医学实验室质量和能力认可评审报告"的各部分内容，组长应与实验室负责人进行沟通确认。

　　3. 填写时还应注意填写任务编号，"医学实验室质量和能力认可评审报告"需要打印，由评审组长、所有领域评审员签名确认，并与实验室代表签字确认。

第八节　实验室整改验收及最终推荐意见表

　　实验室在整改完成后，需配合评审组长对整改的验收工作的开展，必要时，还要提供相关的佐证材料。实验室整改验收及最终推荐意见表需要打印并由评审组长打印签字，连同评审报告、相关表格以及整改材料一起寄给国家认可委。该表格的填写要求如下：

　　1. 对不符合项逐条验收，并给出验收意见。对于验收不满意的，不予推荐。

　　2. 最终给出总体验收和推荐意见，对于技术能力不符合而且未通过验收的，即涉及技术能力有所变化的，应予以明确说明。

　　3. 对于观察项应对实验室的说明或整改给出意见。

　　4. 对于实验室不能按期完成整改的，对实验室整改情况不是一次性验收合格的，应予以说明。

　　5. 对于由于组长原因不能按期验收的，应予以说明。

　　6. 对于现场跟踪验收的，应对现场验收情况予以说明。

（柯培锋　欧财文）

第三十六章

核查表自查说明的填写及迎检要点

　　《医学实验室质量和能力认可准则和应用要求》核查表是实验室申请认可时，或是提交申请书时一份很重要的表格。其填写工作量大，需要提供的数据多，佐证的材料要充分和齐全。本章把这份表格的自查说明进行梳理，形成填写样本。同时根据认可准则和应用要求的相关要求，整理一些迎检要点，为实验室进一步理解准则相关条款的要求并在迎接评审时做好相关的准备工作提供帮助，但并不意图作为指导资料和填写模板，实验室应该结合自己本实验室实际情况进行准备。本表不完全按照原版进行编排，而是根据编写需要进行了相关的改动，也删除了相关的表格编号和"自查结果"等内容，填写时请以原版表格为准。

条款	认可准则	应用要求	自查说明	迎检要点
4.1	公正性 a) 应公正开展实验室活动。实验室结构设置和管理应保证公正性。 b) 实验室管理层应做出公正性承诺。 c) 实验室应对实验室活动的公正性负责，不应允许商业、财务或其他方面的压力损害公正性。 d) 实验室应监控其活动及其关系，包括实验室员工的关系，以识别公正性威胁。 注：危及实验室公正性的关系可基于所有权、控制权、管理、员工、共享资源、财务、合同、市场营销（包括品牌推广）、支付销售佣金或其他报酬以引荐实验室新用户等。这些关系并不一定会对实验室的公正性构成威胁。 e) 如实验室识别出公正性威胁，应消除或尽量减少其影响，以使公正性不受损害。	实验室应能够证明如何降低这类威胁	《质量手册》第二章第二节有"公正性承诺"的明确内容和规定，第四章第一节有"公正性"的详细要求。 20×x年3月6日，6月10日和9月11日对所有员工进行了"公正性"的培训和考核。 所有职工均签署了"公正性承诺"。 医院的财务、设备、医务等职能部门能对实验室的相关活动的"公正性"进行监督	1. 提供质量手册或其他实验室质量管理体系文件中关于公正性的规定或制度的内容或文件。 2. 提供关于公正性培训或学习的记录，若有新员工或人员变动，应提供相关的公正性的培训或学习记录。记录应包括培训内容、签名、图片、考核内容等。 3. 提供管理层如实验室主任的"公正性"签署承诺，虽然准则没有明确要求全体员工的签署记录，为了所有员工均能清楚实验室"公正性"的要求，建议所有员工均签署"公正性"声明的承诺。 4. 提供关于实验室对"公正性"改进机会的识别和改进措施的记录。 5. 提供其他职能部门对实验室开展实验活动进行"公正性"监督的记录或证明。 6. 若有外聘人员，则要有证明该人员与实验室不存在相关公正性同题的承诺
4.2.1	信息管理 实验室应做出具有法律效力的承诺，对在实验室活动中获得或产生的所有患者的信息承担管理责任。患者信息的管理责任。实验室应将其准备公开的信息事先通知用户和/或患者。除非用户和/或患者公开的信息，或实验室与患者有约定（例如：为回应投诉的目的），其他所有信息都作为专有信息并应视为保密信息		《质量手册》第四章第二节有"保密性管理程序"，对于信息管理有详细要求和具体流程	提供质量手册或其他实验室质量管理体系文件中与"信息管理"内有关的规定或制度的内容或文件。如："保密性管理程序"等文件。并在相应明显位置或文件中做出保密性承诺

续表

条款	认可准则	应用要求	自查说明	迎检要点
4.2.1				提供关于保密性培训或学习的记录，若有新员工或人员变动，应提供相关的保密性培训或学习记录。记录应包括培训内容、签名、图片、考核内容等
4.2.2	**信息发布** 实验室按法律要求或合同授权透露保密信息时，应将发布的信息通知到相关患者，除非法律禁止。实验室应对从患者以外渠道（如投诉人、监管机构）获取的有关患者信息保密。除非患者信息提供方同意，且不应告知患者		《质量手册》第四章第二节"保密性管理程序"，对于信息发布有详细要求和具体流程	提供质量手册或其他实验室质量管理体系文件中与"信息发布"内容有关的规定或制度的内容或文件。如："保密性管理程序"等文件。并提供与相关方签订保密协议的证据
4.2.3	**人员职责** 人员，包括委员会委员、合同方、外部机构人员或代表实验室能获取实验室信息的个人，应对实验室活动实施过程中获得或产生的所有信息保密	**人员职责** 应符合 ISO 15189，4.2.3 条款以及下列要求： 实验室应提供工作人员对服务对象（如患者、献血者或体检人群）隐私及结果保密的声明及签字	《质量手册》第二章第三节有"保密性承诺"，明确保密内容和规定。第四章第二节有"保密性管理程序"，对于人员保密的职责有详细说明，对于保密性管理流程的执行有明确的人员要求。 实验室所有人员签署了"保密性承诺"	1. 提供质量手册或其他实验室质量管理"人员职责"内容有关的规定或制度的内容或文件。如："保密性承诺"和"保密性管理程序"等文件。 2. 提供关于保密性的培训或学习记录，若有新员工或人员变动，应提供相关的保密性的培训或学习记录。记录应包括培训内容、签名、图片、考核内容等。 3. 提供所有员工的"保密性承诺"签署记录。 4. 提供工作人员对服务对象（如患者、献血者或体检人群）隐私及结果保密的声明及签字
4.3	**患者相关的要求** 实验室管理层应确保患者的健康、安全和权利作为首要考虑因素。实验室应建立并实施以下过程： a）患者和实验室用户有途径提供有用信息，以协助实验室选择检验方法和解释检验结果		《质量手册》第四章第三节有"患者相关要求"的明确内容和规定，对于与患者有关的实验活动内容都进行了明确的要求	1. 提供质量手册或其他实验室质量管理体系文件中与"患者相关要求"内容有关的规定或制度的内容或文件。如："患者相关要求"等质量手册文件

续表

条款	认可准则	应用要求	自查说明	迎检要点
4.3	b) 向患者和实验室用户提供有关检验过程的公开信息，包括费用（适用时）和预期得到结果的时间。 c) 定期评审实验室提供的检验，以确保这些检验在临床上是适当和必要的。 d) 适当时，向患者、用户及其他相关人员披露这些可能导致患者危害的事件，并记录为减轻这些危害对患者、样品或剩余物。 e) 以应有的谨慎和尊重对待患者。 f) 在需要时获得知情同意。 g) 在实验室关闭、收购或合并的情况下，确保留存的患者样品和记录的持续可用性和完整性。 h) 应为患者和其他代表患者的医务提供者的要求提供相关信息。 i) 维护患者不受歧视地获得医疗服务的权利		在候诊区张贴了检验项目清单和结果报告时间等资料。 在实验室候诊区放置了供患者取阅的关于标本采集要求和说明的资料。 本实验室没有进行过"关闭、收购或合并"等行为	2. 应能提供检验项目结果报告时间公开的资料或说明材料。如报告项目和报告时间的上墙资料。 3. 应能提供患者取阅的关于标本采集要求。如标本采集说明资料等。 4. 应能提供关于"患者相关要求"内容相关评审材料和记录。 5. 提供定期对实验室提供的检验是否适用于临床需求和是否为必需的检验的评审记录。 6. 提供关于"患者相关要求"的培训或学习记录，若有新员工或人员变动，应提供相关的保密性的培训学习记录。记录应包括培训内容、签名、图片、考核内容等
5.1	法律实体 实验室或其所属组织应是能为其活动承担法律责任的实体。 注：基于本准则的目的，政府实验室基于其政府地位被视为法律实体	法律实体 应符合 ISO 15189, 5.1 条款以及下列要求： 1) 实验室或者其所属医疗机构应有医疗机构执业许可、血站执业许可或相应资格证书或诊疗科目应有相应设置； 2) 自获准执业之日起，开展医学检验（检查）工作至少 1 年	本实验室隶属于广东省中医院，广东省中医院为国有性质独立法人单位，统一社会信用代码：12×××××××××-××××××××，医疗机构执业许可证号：35×××××××× ×××××× 《质量手册》第一章第二节有医院法人对《质量手册》管理层的授权签字	1. 提供实验室母体单位或实验室的法人证和执业许可证等文件。 2. 若实验室为非母体组织独立法人机构，提供实验室与其母体组织关系的证明文件。如有独立的《质量手册》中进行说明
5.2.1	实验室主任能力 实验室应由一名或多名具有规定任职资格、能力、授权、责任和资源的人员领导，以满足本准则的要求	实验室主任能力 有关于实验室主任的授权要求说明。	《质量手册》有关于实验室主任的授权能力要求说明。医院有对本实验室主任命名的文件	提供质量手册或其他实验室质量管理体系文件中与"实验室主任能力"有关的规定内容或文件。备有实验室主任的"授权书"或任命文件等，可放置于质量手册的前言中

续表

条款	认可准则	应用要求	自查说明	迎检要点
5.2.2	实验室主任职责 实验室主任负责实施管理体系，包括将风险管理应用于实验室运行的各方面，以便系统识别和应对患者医疗风险和改进机遇。	实验室主任的职责和责任应形成文件	《质量手册》第五章第二节有关于实验室主任职责的说明和要求	提供质量手册或其他实验室质量管理体系文件中与"实验室主任职责"有关的规定内容或文件。如质量手册中"实验室主任"的文件，该文件中要对主任的职责和责任进行描述和规定
5.2.3	职责分派 实验室主任可将选定的职责和/或责任分派给有资质且有能力的员工，并形成文件，但实验室主任对实验室的整体运行负有最终责任		《质量手册》第五章第二节有关于职责分派的说明和要求	提供质量手册或其他实验室质量管理体系文件中与"职责分派"有关的规定内容或文件。如质量手册中"实验室主任"文件中职责分派的内容和接受职责分派的员工的记录
5.3.1	通用要求 实验室应规定实验室活动的范围并形成文件，包括在符合本准则要求的主要地点以外开展的实验室活动（如POCT、样品采集）。实验室应在实验室活动范围内声称符合本准则要求，不包括外部持续提供的实验室活动		《质量手册》第五章第三节有关于实验室活动范围的说明和要求。本实验室制定了《标本采集手册》，对临床标本的采集进行说明和要求。20××年2月11日、8月13日对临床护理人员进行了标本采集项目、采集要求和注意事项等的培训和考核	1. 提供质量手册或其他实验室质量管理体系文件中与"实验室活动范围"有关的规定内容或文件。如质量手册中"实验室活动"的规定性文件或内容，包括实验室检测活动的范围和场所以及反检验项目，实验室应做出相关的声明，以符合本准则。 2. 提供符合准则要求的《标本采集手册》等指导临床标本采用的文件或资料
5.3.2	要求的符合性 实验室活动应以满足本准则、用户、监管机构和认可机构要求的方式开展，这适用于已形成且形成文件的实验室活动的全部范围，无论在任何处提供服务		《质量手册》第五章第三节质量手册内容有与实验室活动符合性的要求相关的内容	提供质量手册或其他实验室质量管理体系文件中与"实验室活动符合性的要求"有关的规定文件。如质量手册、程序文件中"实验室活动"的规定文件
5.3.3	咨询活动 实验室管理层应确保提供适当的实验室建议和解释，并满足患者和用户的需求。 适用时，实验室应建立协议与实验室用户进行沟通，包括： a) 为选择和使用检验提供意见，包括所需样品类型、检验方法的临床适应证和局限性，以及要求检验的频率。 b) 为检验结果的解释提供专业判断。		《质量手册》第五章第三节有"咨询活动管理程序"。 本实验室每个季度安排至少1次的临床咨询服务活动，并详细记录咨询服务咨询服务问题，形成了咨询服务反馈记录和医护咨询服务讨论记录等实验室咨询服务相关的记录	1. 提供质量手册或其他实验室质量管理体系文件中与"咨询活动"有关的规定符合性的要求。如质量手册、程序文件中"咨询活动"文件。

续表

条款	认可准则	应用要求	自查说明	迎检要点
5.3.3	c）促进实验室检验的有效利用。 d）就科学及事务性工作提供意见，例如样品不符合合同接受标准的情况			2. 提供咨询服务相关的记录，包括主动和被动咨询、咨询反馈、咨询讨论等记录。 3. 提供服务协议，内容包括选择和使用检验提供意见，包括所需样品类型、检验方法的临床适应和局限性，以及要求检验的频率、样品不符合接受标准的情况等
5.4.1	**通用要求** 实验室应： a）确定其组织和管理结构，其在母体组织中的位置，以及管理、技术运作和支持服务间的关系。 b）规定对实验室活动结果有影响的所有管理、操作或验证人员的职责、权力、沟通渠道和相互关系。 c）在必要的范围内规定其程序，以确保实验室管理体系实施的一致性和结果有效性		《质量手册》第五章第四节有"组织结构图"和"管理责任图"。 《质量手册》第五章第四节"结构和权限"质量手册文件有关于实验室整改质量管理体系的结构和权限的说明和要求	提供质量手册或其他实验室质量管理文件中与"结构和权限"有关的规定内容或文件。如质量手册中"组织结构图"和"管理责任图"以及"结构和权限"说明的文件
5.4.2	**质量管理** 实验室应配备具有履行其职责所需的权限和资源的人员，无论其是否还被赋予其他职责。所需行职责包括： a）实施、保持和改进管理体系。 b）识别与管理体系或执行实验室活动的程序的偏离。 c）采取措施以预防或最大程度减少这类偏离。 d）向实验室管理层报告管理体系运行状况和改进需求。 e）确保实验室活动的有效性。 注：这些责任可分配给一人或多人		《质量手册》第五章第四节"结构和权限"质量手册文件有关于结构和权限的说明改进质量管理体系的说明和要求。 《质量手册》第五章第四节"实验室沟通管理程序"文件	1. 提供质量体系文件中与"结构和权限"有关的规定内容或文件。如质量手册中"结构和权限"说明的文件。 2. 提供质量体系文件中与"质量管理"有关的规定内容或文件。如质量手册中"实验室沟通管理程序"文件。 3. 准备人员一览表，内容可包括相关人员的职责和权限，以及配置的相关资源。这些责任可以由质量主管、质量监督员等来承担

续表

续表

条款	认可准则	应用要求	自查说明	迎检要点
5.5	**目标和方针** a) 实验室管理层应建立并维持目标和方针(见8.2),以: 1) 满足患者和用户的需要和要求。 2) 致力于良好的专业实践。 3) 提供满足其预期用途的检验。 4) 符合本准则。 b) 目标应可测量并与方针一致。实验室应确保该目标和方针在实验室组织的各层级得到实施。 c) 在策划和实施管理体系变更时,实验室管理层应确保管理体系的完整性。 d) 实验室应建立质量指标以评估检验前、检验和检验后过程的关键环节,并监控与目标相关的性能(见8.8.2)。 注:质量指标的类型包括收到的样品数中不合格的样品数、登记或/和样品接收的错误数、更正报告数、指定周转时间内的完成率		《质量手册》第五章第五节有明确的"质量方针"及其详细说明。 《质量手册》第五章第五节有"质量指标和质量目标"说明和具体要求的文件。 《质量手册》第五章第五节有目标和质量指标的管理说明。 《质量手册》第五章第五节有"质量指标管理程序"的文件。 本实验室于20××年11月11日对质量方针、质量目标以及质量指标进行了评审,并形成了质量报告和记录	1. 提供质量手册或其他实验室质量管理体系文件中与"目标和方针"有关的规定内容或文件。如"目标和方针"的质量手册文件。 2. 提供质量手册或其他实验室质量管理体系文件中与"质量目标"有关的规定内容或文件。如质量目标管理、程序文件中"质量指标管理程序"的文件。 3. 提供质量方针、质量目标以及质量指标相关的报告和记录,包括定期和不定期评审、管理评审等相关评审报告和记录。 4. 建立的质量方针和质量目标,需是与质量相关的和可测量的、切忌笼统、泛泛而谈
5.6	**风险管理** a) 实验室管理层应建立、实施和维护相关的对患者危害和用户医疗改进机遇,以识别与其检验和活动相关的对患者危害和用户医疗改进机会,并制订应对风险和改进机遇的措施(见8.5)。 注1:医学实验室风险管理要求见 ISO 22367。 注2:实验室生物风险管理要求见 ISO 35001 b) 实验室主任应确保对该过程的有效性进行评估,并在确定为无效性时进行修改。		《质量手册》第五章第六节有"应对风险和改进机遇管理程序"的文件。 本实验室于20××年10月12日对实验室进行了风险评估,形成了风险评估报告,并针对识别出的风险制订了整改措施	1. 提供质量手册或其他实验室质量管理体系文件中与"风险管理"有关的规定内容或文件。如程序文件中"应对风险和改进机遇管理程序"的文件等。 2. 提供风险评估报告和针对风险的整改措施及相关资料,包括风险的识别、整改措施内容、整改措施负责人、措施完成时间以及措施完成效果评价或等资料和原始资料。 3. 提供实验室主任对风险评估过程的有效性评估记录
6.1	**总体要求** 实验室应获得管理和实施其活动所需的人员、设施、设备、试剂、耗材及支持服务		《质量手册》第六章第一节有"资源总体要求"总体说明资源要求内容的文件。	1. 提供质量手册或其他实验室质量管理体系文件中与"资源总体要求"有关的规定内容或文件。如人员、设备、环境布局等符合要求中"资源总体要求"的说明文件。

续表

条款	认可准则	应用要求	自查说明	迎检要点
6.1			有环境温湿度监测系统、试剂和耗材采购系统	2. 提供人员一览表、设备一览表、环境布局图，环境温湿度监测系统或记录、试剂和耗材采购系统或记录等材料。 3. 准备实验室参观和讲解的详细事项，包括参观路线，讲解说明和讲解人员等
6.2.1	**通用要求** a) 实验室应有足够数量有能力的人员开展其活动。 b) 所有可能影响实验室活动结果的内部或外部人员，应行为公正、符合伦理，有能力并按照实验室管理体系要求开展工作。 注：POCT 设备监督员和操作者指南见 ISO/TS 22583。 c) 实验室应向员工传达适用户需求和要求以及满足本准则要求的重要性。 d) 实验室应有程序向员工介绍组织及其将要工作的部门或区域，聘用的条件和期限、员工设施、健康和安全要求以及职业健康服务		《质量手册》第六章第二节有"人员要求"说明和要求的内容。 《质量手册》第六章第二节有"岗位及人员管理程序"文件。 建立了员工个人技术档案和员工体检档案，内容符合要求	1. 提供质量手册或其他实验室质量管理体系文件中与"人员通用要求"有关的规定内容或文件。如质量手册中"人员通用要求"的说明文件和"岗位及人员管理程序"文件等。 2. 提供员工个人技术档案和健康资料。 3. 提供全体员工的人员信息一览表。 4. 提供员工对其工作的部门或区域、聘用的条件和期限、员工设施、健康和安全要求以及职业健康服务等要求的知情的说明，需要时应签字确认
6.2.2	**能力要求** a) 实验室应规定影响实验室活动结果的各职能的能力要求，包括教育、资格、再培训、技术知识、技能和经验的要求。 b) 实验室应确保全部员工具备开展其负责的实验室活动的能力。 c) 实验室应有人员能力评估频率要求。 **能力要求** 应符合 ISO 15189, 6.2.2 条款以及下列要求： 1) 有颜色辨色视觉障碍的人员不应从事涉及辨色的相关检验（检查）项目，如微生物学检查、细胞形态学检验、流式细胞术检测、组织病理检查、细胞病理检查及免疫组化组织染色等。		《质量手册》第六章第二节有"岗位及人员管理程序"文件。对于人员的培训、考核、评估等均有详细的程序和要求。 建立了所有工作人员的个人技术档案，档案中包括了教育、资格、培训情况、考核资料、评估情况，各种与工作相关的资格证等材料。	1. 提供质量手册或其他实验室质量管理体系文件中与"人员能力要求"有关的规定内容或文件。如质量手册、程序文件中的"岗位及人员管理程序"文件。 2. 提供包括了教育、资格、培训情况、考核资料、评估情况、各种与工作相关的人技术档案。的资格证等材料的个人技术档案。

续表

条款	认可准则	应用要求	自查说明	迎检要点
	d) 实验室应有记录证实其人员能力。注：以下能力评估方法可组合使用： ——直接观察活动； ——监控检验结果的记录和报告过程； ——核查工作记录； ——评估解决问题的技能； ——检验特定样品，例如已检验过的样品、实验室间比对样品或成功分割的样品。	2) 特殊岗位技术人员（如抗HIV抗体初筛、产前筛查、新生儿疾病筛查、分子生物学检测等）应按行业规范要求接受培训取得相应资质。 3) 基因变异检测报告签发人员应通过参加相关领域的培训或学术交流等继续教育活动，熟悉行业规范、指南以及专家共识，了解基因变异学检测技术和临床应用的最新进展。 4) 实验室技术负责人应具备中级及以上专业技术职务资格，从事医学检验（检查）工作至少3年。 5) 认可的授权签字人应具备中级及以上专业技术职务资格，从事申请认可授权签字领域专业检验（检查）工作至少3年。实验室应制定员工能力评估的内容、方法、频次和评估标准。从事复杂程度高的项目检测（如形态学检查、微生物检查、质谱、流式细胞分析等）的新上岗员工，在最初6个月内应至少进行2次能力评估	从事涉及辨色的相关检验（检查）项目的工作人员均进行了颜色识别的体检，体检结果符合要求。20××年8月12日对技术负责人、认可授权签字人的资质进行了审查。在20××年4月、9月对所有员工进行了培训、考核和能力评估，并形成了报告和记录，详见个人技术档案。在20××年10月21日对工号为****的新员工进行了考核和能力评估，并形成了报告和记录，详见个人技术档案	3. 提供各种培训、考核和能力评估等材料，包括质量体系文件、各种标准、理论知识、专业知识、实践操作等的培训和考核的材料。 4. 提供从事涉及辨色的相关检验（检查）项目的人员的颜色识别的体检报告。 5. 提供技术负责人、认可授权签字人的资格情况和能力评估情况的资料的材料。 6. 提供实验室和/或各专业组的培训计划。培训计划应针对多层次、多渠道，各类人员，各专业组职称人员，各专业组人员，其他非技术人员等的培训计划。 7. 提供新员工的培训、考核等材料和原始资料。 8. 提供各种特殊岗位工作人员的培训证明或上岗证
6.2.2				
6.2.3	授权 实验室应授权人员从事特定的实验室活动，包括但不限于： a) 方法选择、开发、修改、确认和验证。 b) 结果审核、修改、发布和报告。 c) 实验室信息系统使用，特别是患者数据和信息表提取、录入，患者数据或检验结果修改		《质量手册》第六章第二节有"岗位及人员管理程序"文件。对于人员的授权有详细的程序和要求内容。实验室于20××年9月对所有工作人员进行了授权，形成授权书，详见个人技术档案	1. 提供质量手册或其他实验室质量管理体系文件中与"人员授权"有关的规定内容或文件。如程序文件、程序文件中的"岗位及人员管理程序"文件。

续表

条款	认可准则	应用要求	自查说明	迎检要点
6.2.3				2. 提供所有工作人员的授权书，包括岗位变更后的授权和新员工的授权。建议授权书中可以包括方法选择、开发、修改、确认和验证，结果审核、发布和报告，实验室信息系统使用，特别是患者数据和信息获取，患者数据使用，患者数据和检验结果录入，检验结果修改、内审员、仪器使用、标本接受标准的评估、批准恢复检验等的授权
6.2.4	继续教育和专业发展	应对从事管理和技术工作的人员提供继续教育计划。全部人员应参加继续教育、常规专业发展或其他发展的专业相关活动。应定期评估计划和活动的适宜性	《质量手册》第六章第二节有"岗位及人员管理程序"文件。对于人员的授权有详细的程序和要求。本实验室针对不同层次的工作人员制订了继续教育计划，并按期实施	1. 提供质量手册或其他实验室质量管理体系文件中与"继续教育"有关的规定内容或文件。如质量手册、程序文件中的"继续教育管理程序"文件。 2. 提供实验室继续教育年度计划和安排 3. 提供所有员工继续教育的情况，包括继续教育证明、继续教育学分证明、继续教育的资料等证明材料
6.2.5	人员记录 实验室应制订以下活动的程序，并保存记录： a) 确定 6.2.2a) 中规定的能力要求。 b) 岗位描述。 c) 培训和再培训。 d) 人员授权。 e) 人员能力监督		《质量手册》第六章第二节有"岗位及人员管理程序"文件。对于人员的培训、再培训、授权、监督有详细的程序内容和要求。本实验室各专业组的公共 SOP 中有岗位描述的文件和能力监督要求。本实验室制订了岗位培训计划，并按期落实。本实验室制订的个人技术档案中均有培训记录、人员能力评估情况、人员授权等	1. 提供质量手册或其他实验室质量管理体系文件中与"人员记录"有关的规定内容或文件。如质量手册、程序文件中的"岗位及人员管理程序"文件。 2. 提供所有人员的培训记录、再培训记录、人员能力评估记录、人员授权记录，如提供包含上述内容的个人技术档案

续表

条款	认可准则	应用要求	自查说明	迎检要点
6.3.1	**通用要求** 设施和环境条件应适合实验室活动，不应对结果有效性产生不利影响。 设施用户和实验室工作员工的安全性或患者、访客、实验用户和实验室主场所开展的检验设应包括在实验室相关的设施与地点，也包括验前工作相关的设施与地点 POCT。 实验室应规定、监控和记录从事实验室活动所需必需的设施及环境条件的要求见 ISO 15190。 注1：设施和环境条件的要求见 ISO 15190。 注2：对结果有效性产生不利影响的环境条件，包括但不限于非特异性扩增核酸、微生物污染、灰尘、电磁干扰、辐射、照明条件（照度）、湿度、供电、温度、声音和振动	**通用要求** 应符合 ISO 15189, 6.3.1 条款以及下列要求： 1）实验室应实施安全风险评估，应制订针对不同的控制区域，设置不同功能区域，化学、放射及物理等危害的防护措施及合适的警告。 2）适用时，应配备必要的安全设施如生物安全柜、通风设施、以及口罩、帽子、手套等个人防护用品。 3）病理实验室：应定期对室内及实验室排气口处的空气进行甲醛和二甲苯浓度监测，确保环境安全；宜设置标本接收、取材、组织处理、制片、染色、快速冰冻切片与诊断、免疫组织化学和分子病理检测、病理诊断、细胞学和分子病理档案、病理档案、标本/样品存放区域。 4）分子诊断实验室：基因扩增检验实验室工作区域的设置，进入方向及气流方向应符合《医疗机构临床基因扩增检验实验室管理办法》及《医疗机构临床基因扩增检验实验室工作导则》的要求。 5）细胞遗传实验室：宜设置样品接收、接种、培养、制片、染色、阅片、审核与诊断、病例资料档案保存，外周血细胞和羊水细胞成品样片存放等区域	《质量手册》第六章第三节有"设施和环境条件管理程序"文件。对于实验室安全管理程序文件，制订和环境条件有详细的程序内容和要求，对外来人员有要求。 本实验室按实验室功能设置了不同的控制区域，制订了针对生物、化学、放射及物理等危害的防护措施及合适的警告标识。 本实验室配备了生物安全柜、通风设施、以及口罩、帽子、手套等个人防护用品。 本实验室的分子实验室的各工作区域，进入方向及气流控制等均按照《医疗机构临床基因扩增检验实验室管理办法》及《医疗机构临床基因扩增检验实验室工作导则》的要求进行设置。 本实验室于 20×× 年 10 月 13 日对实验室的环境和设施进行了评估，并形成了报告。 实验室制订了《科室外来人员来访登记表》，并如实登记。	1. 提供质量体系文件或其他实验室质量管理体系文件中与"设施和环境条件通用要求"有关的规定内容或文件，如质量手册、程序文件中的"设施和环境条件管理程序"文件。 2. 做好安排评审组参观实验室的工作，特别是参观分子和微生物实验室，病理实验室工作环境和设施条件。 3. 提供环境和设施的年度安全风险评估报告。 4. 提供《科室外来人员来访登记表》。 5. PCR室、微生物室、病理实验室、细胞遗传室应符合相关标准要求。

续表

条款	认可准则	应用要求	自查说明	迎检要点
6.3.2	设施控制 应实施、记录、监控、定期评审设施控制，应包括： 访问控制，考虑安全、保密性、质量以及医疗信息和患者样品的保护； 防止来自能源、照明、通风、噪声、供水和废物处理对实验室活动造成的污染、干扰或不利影响； 防止来自检验程序存在风险或导致不相离或可能影响、干扰工作时造成的交叉污染； 提供适当的安全设施和设备，并定期验证其功能； 示例：应急疏散装置、冷藏或冷冻库中的安全淋浴和洗眼装置和复苏设备等。 保持实验室设施设备功能正常、状态可靠	设施控制 应符合 ISO 15189、6.3.2 条款以及下列要求： 1）应依据所用检测设备和检测过程的要求，制订环境条件（含温、湿度）控制要求并记录。对于实验室设施和环境条件的实施、监控、记录，应有处理措施并记录。不同类型的设备置于同一区域时，如环境控制要求有差异，则控制条件应满足该区域所有设备的要求。 2）应依据用途（如：试剂用水、RNA 检测用水），参考国家/行业标准如 WS/T 574、制订适宜的水质检测要求（如：电导率或电阻率，微生物含量，除 RNase 等），并定期监测。 3）必要时，实验室应配置不同断电源（UPS）和/或双路电源以保证关键设备（如需要控制温度和连续监测的分析仪、培养箱、冰箱、实验室信息系统（LIS）服务器等设备，以及相关的计算机等）的正常工作	《质量手册》第六章第三节有"设施和环境条件管理程序""器材管理程序""气溶胶管理程序"和职业暴露控制程序和职业暴露控制程序的文件。对于实验室设施和环境条件的实施、监控、记录，定期评审有详细的程序和内容要求。 每日对冰箱、冷冻库、环境的温湿度进行如实登记。另外，本实验室有温控系统，对冰箱、环境、冷库等温湿度进行连续监控。对失控的情况均有原因分析和纠正措施，详见《设施与环境监测失控登记表》材料。 每日按照程序要求检测废液桶的氯浓度，并在《废液桶含有效氯浓度监测记录表》进行登记。 对实验室器物表面或桌面等物体表面面进行清洁消毒，并在《实验室物表清洁消毒记录表》进行登记，进行除 RNase 操作。 自查了本实验室的试剂用水、分析仪用水、RNA 检测用水，符合 WS/T 574 要求。 设置有 UPS 电源、洗眼器，并由专人定期监测和记录。设置有应急疏散装置和消防必需器材。 于 20×x 年 11 月 19 日按照《实验室安全培训年度计划表》进行了相关培训及考核，并形成了相关记录	1. 提供质量手册或其他实验室质量管理体系文件中与"设施控制"有关的规定内容或文件。如质量手册、程序文件中的"设施和环境条件管理程序""器材与环境消毒程序""气溶胶控制程序"和"实验室安全管理程序"的文件。 2. 提供冰箱、冷冻库的温湿度记录表，环境温湿度记录或对实验室温湿控系统的监控情况以及《设施与环境监测失控登记表》等材料。 3. 提供纯净水机的监控记录，以及失控处理报告，维修保养记录等。 4. 提供试剂用水、分析仪用水、RNA 检测用水的验证报告。 5. 提供 UPS 运行和监测的记录。 6. 提供洗眼器的监测和使用记录。 7. 提供实验室安全评估报告或实验室风险评估报告。 8. 提供《实验室安全培训年度计划表》《实验室安全检查记录表》《废液桶含有效氯浓度监测记录表》《实验室物表清洁消毒记录表》的记录情况。 9. 提供消防安全培训和演练记录和实验室生物安全等培训

续表

条款	认可准则	应用要求	自查说明	迎检要点
6.3.3	储存设施 a) 应提供储存空间，其条件应确保样品、设备、试剂、耗材、文件和记录的持续完整性。 b) 应以防止交叉污染和损坏的方式储存检验过程使用的患者样品和材料。 c) 有害物质和生物废物的储存和处置设施应符合相关法律法规规定的材料分类要求	储存设施 应符合 ISO 15189，6.3.3 条款以下列要求： 1) 应依据临床样品、试剂和耗材的保存要求，制订温度（必要时，包括湿度）控制要求并记录。若失控，应有温（湿）度失控时的处理措施并记录，其他特殊传染病阳性样品按有关规定设库、单独贮存、双人双锁，并有完善的登记和管理制度 2) 易燃易爆、强腐蚀性样品、特殊传染病阳性样品按有关规定分别设库、单独贮存、双人双锁，并有完善的登记和管理制度	《质量手册》第六章第三节有"设施和环境条件管理程序""实验室医疗废物管理程序"和"实验室安全管理程序"的文件。对于实验室储存设施有详细的规定和要求。 冰箱、冷库，环境温湿度登记温控系统有制订控制温度并持续监控记录，其他人工登记的控制温（湿）度也有控制要求并定期记录，有失控记录和处理措施。 实验室安装有易燃易爆、强腐蚀性等危险品、特殊传染病阳性样品的储存柜，物品单独贮存、双人双锁，并有完善的登记和管理制度。 医疗废物和有害物品均由专人管理，并在《医疗废物登记和交接记录表》和《高危医疗废物收集、处置记录表》如实登记。 微生物室的标准菌株和标准菌株管理，均按照 WSW1-SOP-6010《标准菌株保存、复苏、销毁标准操作程序》和 WSW1-SOP-6011《临床菌株保存、复苏、销毁标准操作程序》进行双人双锁管理，引入、转种、领用、销毁等均有详细记录	1. 提供质量文件或其他实验室质量管理体系文件中与"储存设施"有关的规定内容或这文件。如质量手册、程序文件中的"设施和环境条件管理程序""实验室医疗废物管理程序"和"实验室安全管理程序"的文件。 2. 提供温控系统或温湿度登记表的温湿度控制要求的设置情况。同时提供温湿度的记录表的设置情况，失控记录和处理记录。 3. 提供《医疗废物登记和交接记录表》和《高危医疗废物收集、处置记录表》的登记记录情况。 4. 提供易燃易爆、强腐蚀性等危险品、特殊传染病阳性样品的管理记录，以及管理人员的培训和资格情况，应特别注意双人双锁的实施情况。 5. 提供标本输储存设施的评估报告或校准记录等。 6. 提供标准菌株和标准菌株管理的管理记录，包括菌株双人双锁管理记录，引入、转种、领用、销毁等的管理记录和事件登记记录情况。 7. 注意提供高压灭菌器的上岗证和培训记录。特别注意员工的培训记录和考核效果。现场应可以操作演示。
6.3.4	员工设施 应有足够的盥洗设施、饮水处，以及储存个人防护装备和衣物的设施。 宜提供员工活动空间，如会议室、学习室和休息区	员工设施 应有足够的盥洗设施、饮水处，以及储存个人防护装备和衣物的设施。 宜提供员工活动空间，如会议室、学习室和休息区	按照要求，设置了数量足够的盥洗设施、饮水处，以及储存个人防护装备和衣物的设施。	1. 做好评审组参观员工设施的具体安排，并安排人员进行讲解。 2. 提供员工设施适宜性和实用性等相关的调查报告或评估报告等资料。

续表

条款	认可准则	应用要求	自查说明	迎检要点
6.3.4			设置有会议室、学习室和休息区等员工活动空间	3. 检查个人防护装备是否符合要求，检查应急箱的内部物品是否齐全并在有效期内
6.3.5	样品采集设施 样品采集设施应: a) 保证样品采集方式不会使结果失效或对检测质量有不利影响。 b) 在样品采集期间考虑患者的隐私，舒适度及需求（如监护人或翻译）的安排。 c) 提供隔开的患者接待和样品采集区域。 d) 维持患者和员工用急救物品。 注：样品采集设施要求见 ISO 20658。		门诊抽血处、实验室采血处设置有单独的等候区和采集区，患者隐私评估通过医院伦理委员会审核；本实验室配备有医药急救箱，以备急救需要。门诊抽血处和门诊检验科采血等候区设置有适当的座椅，有饮用水机，有盥洗设施，有患者专用厕所等设施	1. 按照 ISO 20658 的要求设置标本采集区，特别要提供隔开的患者接待和样品采集区域，保护患者隐私。注意最起码需把接待区和采集区隔开。 2. 准备好维持患者和员工工用急救物品和急救箱。 3. 需要时，须做好采集和候采环境的伦理审查报告。可通过设置的说明进行采集场所隐私的说明。 4. 候检区、采集区必须设置如座椅、盥洗设施等必须设施。 5. 做好评审组参观员工设施的具体安排，并安排人员进行讲解。
6.4.1	通用要求 实验室应控制订设备选择、采购、安装、使用、维护以及停用的程序，以确保其正常运行并防止污染或损坏。 注：实验室设备包括仪器的硬件和软件、测量系统和实验室信息系统，或任何影响实验室活动的结果的设备，包括样品运输系统		《质量手册》第六章第四节有"设备的选择和管理程序"的文件。对于实验室设备的选择、采购、安装等均做出了详细的规定和要求。有功能完善的信息管理系统，有各种符合要求的检验设备。岗位工作人员每日按照要求对各种仪器设备和设施进行维护保养	1. 提供质量手册或其他实验室质量管理体系文件中与"设备"有关的规定内容或文件。如质量手册、程序文件中的"设备的选择和管理程序"的文件。 2. 提供信息系统和相关 SOP。 3. 提供设备采购、按照、验证等记录。 4. 提供使用、维护、保养、维修、停用等程序和记录。 5. 若有标本运输系统，提供运输系统相关的记录和材料。
6.4.2	设备要求 a) 实验室应配备检测活动正常进行所需的设备。			1. 提供仪器设备一览表或清单。

续表

条款	认可准则	应用要求	自查说明	迎检要点
6.4.2	b）在实验室永久入控制之外的场所，或超出设备制造商的性能规格使用设备，实验室管理层应确保满足本准则要求。 c）可影响实验室活动的每件设备应赋予一标签、标识或其他识别方式并予登记在册。 d）实验室应根据需要维护和更换设备以确保检验结果质量	《质量手册》第六章第四节有"设备的选择和管理程序"的文件。对于实验室设备的需求，唯一标签、维护和更换等做出了详细的规定和要求。有仪器设备清单，有各种类型仪器设备，满足工作要求。每件仪器、设备均有唯一标签和状态标识	2. 提供仪器设备的年度评审报告，提供设备更换记录和材料。 3. 提供每件仪器、设备均有唯一标签和状态标识的证据。 4. 提供《新设备／试剂／耗材专业组论证表》《新设备／试剂／试剂申请表》《设备报废申请表》
6.4.3	设备验收程序 当设备新投入或重新投入使用前，实验室应验证其符合规定的可接受标准。 用于测量的设备应能达到有效结果所需的测量准确度或／和测量不确定度（见7.3.3和7.3.4）。 注1：这包括在实验室使用的设备，租借的设备，或在医护点，以及实验室授权的相关或移动设施中使用的设备。 注2：如相关，设备验收试验的核查可基于返回设备的校准证书	《质量手册》第六章第四节有"设备的选择和管理程序"的文件。对于实验室设备的需求，唯一标签、维护和更换等做出了详细的规定和要求。对设备在投入或重新投入使用前进行了性能验证，并形成了报告。对所有的仪器设备进行了校准。有仪器设备进行了测量准确度或／和测量不确定度的评价，并形成了报告	1. 准备好设备投入使用前的性能验证报告。 2. 准备好仪器设备校准证书和校准记录。 3. 准备好定量分析仪器设备的测量准确度或／和测量不确定度的报告。
6.4.4	设备使用说明 a）实验室应具有适当的防护措施，防止设备意外调整导致检验结果无效。 b）设备应经过培训、授权和有能力的人员操作。 c）设备使用说明，包括制造商提供的说明，应可随时获取。 d）应按照制造商的规定使用设备，除非已经实验室确认（见7.3.3）	《质量手册》第六章第四节有"设备的选择和管理程序"的文件。对于实验室设备的使用说明做出了详细的规程。对所有仪器设备均做出了操作SOP，并有防护措施。仪器设备人员有个人技术档案中有仪器设备的培训、考核、评估和授权记录。在仪器附近放置了制造商提供的说明和操作SOP文件	1. 提供仪器设备的操作SOP。 2. 提供仪器设备的保护措施和记录。 3. 提供操作人员的培训、考核、评估和授权记录等资料。 4. 在仪器设备附近放置提供的说明书和操作SOP文件等
6.4.5	设备维护与维修 应符合ISO 15189, 6.4.5条款以及下列要求： a）实验室应根据制造商说明书制订预防性维护程序。应记录与制造商的计划或说明书的偏离。	《质量手册》第六章第四节有"设备的选择和管理程序"的文件。对于实验室设备的维护和维修做出了详细的程序和说明。	1. 提供每个仪器日常维护保养记录。 2. 提供仪器设备的维修记录和维修后验证报告和记录。

续表

条款	认可准则	应用要求	自查说明	迎检要点
6.4.5	b) 设备维护应在安全的工作条件和工作顺序下进行。应包括电气安全、紧急停机装置，以及授权人员对有害物质的安全处理和处置。 c) 设备故障或超出规定要求时，应停止使用，并清晰标识或标记为停用状态，直到经验证可正常运行。实验室应检查故障或偏离规定要求的影响，并在出现不符合工作时采取减缓措施（见7.5）。 d) 适用时，实验室应在设备使用、维修或报废前去污染，并提供适于维修的空间和适当的个人防护设备	设备发生故障后，应首先分析故障原因，如设备故障可能影响方法学性能，故障修复后，可通过以下合适的方式进行相关检测，验证相应的性能已满足要求： a) 可校准的项目实施校准验证，必要时，实施校准。 b) 质控物的检测。 c) 存留样品的检测。 d) 与其他仪器或方法比对	每台仪器均按照要求进行了维护保养，有符合要求使用说明对故障的维护保养记录。均按要求对故障的仪器进行了维修、有仪器设备的维修记录和报告。 仪器设备维修后均按要求继续了适当的验证，并形成了报告和记录。 仪器设备上配置有清晰的标识，故障时有明显的使用停用标志	3. 给每台仪器配置各种清晰的标识，在仪器不同状态时可以清晰标示，如"故障中""暂停使用""科研仪器""已校准"等各种标识。 4. 提供仪器设备维护、保养及维修的工作程序文件
6.4.6	设备不良事件报告 应调查可直接归因于特定设备的不良事件和事故，并按要求向制造商或/和供应商以及相关部门订门报告。实验室应制订由制造商召回或其他通知，以及采取制造商建议措施的程序		《质量手册》第六章第四节有"设备的选择和管理程序"的文件。对于实验室设备的不良事件做出了详细的规程要求和说明。有《设备、试剂和耗材不良事件报告表》登记记录，有不良事件评估报告和处理措施	1. 提供《设备、试剂和耗材不良事件报告表》。 2. 提供不良事件评估报告和处理措施
6.4.7	设备记录 应保存影响实验室活动结果的每台设备的记录。记录应包括以下相关内容： a) 制造商和供应商的详细信息，以及唯一识别每台设备的充分信息，包括软件和硬件。 b) 接收、验收试验和投入使用的日期。 c) 设备符合规定接受标准的证据。 d) 当前放置地点。 e) 接收时的状态（如新设备、二手或翻新设备）。 f) 制造商说明书。 g) 预防性维护计划。		《质量手册》第六章第四节有"设备的选择和管理程序"的文件。对于实验室设备记录做出了详细的规程要求和说明。 对每个仪器设备均设置了仪器档案，档案中有与设备要求一致的内容、文件和记录。 每个仪器设备均有《仪器设备基础管理记录表》，表中详细记录了仪器设备的基础数据、各种情况和状态。	1. 将"设备记录"中要求的内容、文件，记录等分类整理，每个仪器设置一个仪器档案。 2. 提供《仪器设备基础管理记录表》。 3. 准备好设备接收记录、设备安装报告、设备校准报告、设备性能验证报告、设备实验室维护记录、设备外部维护记录等原始记录。 4. 保存好设备和仪器每次维修记录。

续表

条款	认可准则	应用要求	自查说明	迎检要点
6.4.7	h）实验室或经批准准许进行的外部服务提供商进行的维护活动。 i）设备损坏、故障、改动或修理。 j）设备性能记录，如校准证书或/和验证报告，包括日期、时间和结果。 k）设备状态，如使用或运行、停用、暂停使用、报废。 设备记录应按 8.4.3 规定至少在设备使用期内或更长时期内保存并易于获取			
6.5.1	通用要求 实验室应规定对校准和溯源性的要求，以保持检验结果报告的一致性。对分析物测量的定量方法，应包括校准性和计量溯源性要求。测量表征而不是离散分析物的定性方法和定量方法应被评估做评估所需性的特性，及不同时间再现性所需的要求。 注：定性方法和可能无法进行计量学溯源的定量方法的示例包括红细胞抗体检测、抗生素敏感性评价、基因检测、流式细胞仪标记物染色和肿瘤HER2免疫组化染色		《质量手册》第六章第五节有"设备检定与校准管理程序"和"测量结果的计量溯源性管理程序"的文件。对于实验室设备校准和计量溯源性做评估的要求做出了详细的程序规定和说明	提供质量手册或其他实验室质量管理体系文件中与"设备校准和计量溯源性要求"有关的内容或文件。如质量手册、程序文件中的"设备检定与校准管理程序"和"测量溯源性管理程序"的文件
6.5.2	设备校准 实验室应制订程序，对直接或间接影响检验结果的设备进行校准。程序应规定： a）使用条件和制造商的校准说明。 b）计量溯源性记录。 c）定期验证要求的测量准确度和测量系统功能。 d）记录校准状态和再校准日期。 e）在重新校准时确保使用的修正因子已更新和记录。 f）校准不合格时的处理，以最大程度降低对服务运行和对患者的风险	设备校准 应符合 ISO 15189, 6.5.2 条款以及下列要求： 应进行外部校准的设备，可参考 ISO 17511 以及相关专业领域国家/行业标准的要求，并符合 CNAS-CL01-G002 的要求，至少对测量结果有重要影响的设备性能进行校准，如加样、检测、温控等。	《质量手册》第六章第五节有"设备检定与校准管理程序"的文件。对于实验室设备校准做出了详细的程序规定和说明。实验室设备均按《设备定期检定/校准/核查计划和实施记录表》对相关仪器/设备进行了检定/校准/核查，并形成了相关的设备检定校准报告和核查报告	1. 提供《设备定期检定/校准/核查计划和实施记录表》。 2. 需要检定的设备，按要求检定好，并检定好检定报告。 3. 需要校准的设备，按程序要求做好校准，并形成校准报告。 4. 需要核查的设备，按程序要求做好核查，并形成核查报告或记录。 5. 校准报告的设备需包括受控的校准程序或SOP，校准人员的授权和签字，校准的原始数据，校准报告的签字等。同时，还要根据相关校准的内容审查校准是否符合要求
6.5.3	测量结果的计量溯源性 a）实验室应通过形成文件的不间断的校准链，将测量结果与适当的参考对象相关联，建立并保持测量结果的计量溯源性，每次校准均会引入测量不确定度。	测量结果的计量溯源性 应符合 ISO 15189, 6.5.3 条款以及下列要求：	《质量手册》第六章第五节有"测量结果的计量溯源性管理程序"的文件。对于测量结果的计量溯源性做出了详细的程序规定和说明	1. 提供《检验项目校准记录表》。 2. 准备各种溯源性证明文件。 3. 试剂批号改变、室内质控失控处理需及时、仪器重要部件更换后应进行项目再校准，并形成报告和记录。

续表

条款	认可准则	应用要求	自查说明	迎检要点
6.5.3	注：追溯源至高级别参考物质或参考程序的校准信息可由检验系统的制造商提供。该文件只有在使用未经修改的制造商检验系统和校准程序时才可接受。 b）实验室应通过以下方式确保测量结果溯源到最高可溯源水平和国际单位制（SI）： —具备能力的实验室提供的校准；或 注1：满足ISO/IEC 17025要求的校准实验室被认为有能力进行校准活动。 —具备能力的标准物质生产者提供并声明溯源至SI的有证标准物质的认定值； 注2：满足ISO 17034要求的标准物质生产者被认为是有能力的。 注3：满足GB/T 19703/ISO 15194要求的有证标准物质被认为是合适的。 c）无法依据6.5.3a）提供溯源性时，应用其他方法提供结果可信性，包括但不限于： —明确描述、视为提供对符合预期用途且由适当比对保证测量结果的参考测量程序、指定方法或公议标准的测量结果； —用另一种程序测量校准品。 注：被测量的计量溯源让步管理见ISO 17511。 d）基因检验应建立至基因参考序列的溯源性。	应遵循行业标准或制造商说明书要求对检验项目进行校准，如血细胞分析的项目校准可参考WS/T 347；在试剂批号改变、室内质控失控处理需要时、仪器重要部件更换后应进行项目再校准	本实验室均按照要求对检验项目进行了校准，并在《检验项目校准记录表》进行了登记。 实验室各种溯源性证明文件齐全，符合要求。 实验室在试剂批号改变、室内质控失控处理需要时、仪器重要部件更换后均进行项目再校准，并形成了记录和报告	4. 配套系统提供厂家的溯源性证明文件，非配套系统提供其正确度验证、可信度证明等文件。特别注意要提供定性方法的溯源性材料

续表

条款	认可准则	应用要求	自查说明	迎检要点
6.5.3	e) 定性方法可通过检测已知物质或之前样品的结果一致性、适用时，反应强度一致性，证明其溯源性			
6.6.1	通用要求 实验室应建立试剂和耗材的选择、采购、接收、储存、验收试验和库存管理过程。 注：试剂包括商品化或内部制备的物质、参考物质（校准品和质控）、培养基；消耗品包括移液器吸头、载玻片、POCT耗材等	通用要求 应符合 ISO 15189, 6.6.1 条款以及下列要求： 1) 实验室制订的试剂和耗材的管理程序，应有明确的判断符合性的物品和质量标准。实验室应选用由相关部门批准或者备案的试剂，并保留制造商提供的试剂性能参数。 2) 自制质控物应有制备程序，包括稳定性和均一性的评价方案，以及配制的试剂评价记录	《质量手册》第六章第六节有"试剂与耗材的选择和管理程序"的文件。对于试剂和耗材的选择、采购、储存、验收试验和储存管理做出了详细的程序规定和说明。 实验室制订了自制试剂和质控的SOP，并按要求对自制试剂和质控进行了验证和评价，并形成了报告和记录	1. 提供质量手册或其他实验室质量管理体系文件中与"试剂与耗材"有关的规定内容或文件。如质量手册、程序文件中的"试剂与耗材的选择和管理程序"的文件。 2. 提供自制试剂和质控的SOP。 3. 提供自制试剂和质控的验证和评估报告及记录。 4. 提供《试剂／耗材申请表》。 5. 提供《自配试剂备与质量验证记录表》
6.6.2	试剂和耗材—接收和储存 实验室应按照制造商说明储存试剂和耗材。当实验室不是接收现场时，应核实接收现场所具备充分的储存和处理能力，以防止试剂、耗材损坏或变质	试剂和耗材—接收和储存 实验室应按照制造商说明储存试剂和耗材，并监测相关的环境条件。当实验室不是接收现场时，应核实接收现场所是否具备充分的储存和处理能力，以防止试剂、耗材损坏和变质	《质量手册》第六章第六节有"试剂与耗材的选择和管理程序"的文件。对于试剂和耗材的验收和储存做出了详细的程序规定和说明	提供试剂和耗材的验收记录，包括试剂和耗材的名称、类型、批号、货号、送货温度等环境条件、质量、验收人信息、验收时机等验收记录
6.6.3	试剂和耗材—验收试验 组分或试验过程改变的每个试剂或试剂盒新配方，或新批号或新货号试剂，在投入使用前或发布结果前（适用时）应进行性能验证。影响检验质量的耗材在投入使用前应进行性能验证。 注1：新批号试剂与旧批号试剂比可作为首选的室内质控结果比对（见7.3.7.2）。不同批号试剂结果比对室内质控比对应以首选，以避免免使用患者样本，以减少患者样本的物质互换性问题。	试剂和耗材—验收试验 应符合 ISO 15189, 6.6.3 条款以及下列要求： 不同批号试剂组分不应混用，如混用则实验室应提供混用的方法及确认程序和结果	《质量手册》第六章第六节有"试剂与耗材的选择和管理程序"的文件。对于试剂和耗材的验收试验做出了详细的程序规定和说明。 按变更对更换批号相关试剂和耗材进行了验证，并在《试剂和耗材批号更换验证记录表》进行记录。有符合要求的试剂和耗材初始性能验证报告	1. 提供《试剂和耗材批号更换验证记录表》，及验证记录。 2. 实验室提供了试剂和耗材初始性能验证报告。 3. 提供实验室试剂耗材评估报告。 4. 特别注意试剂和耗材批号更换前后的性能验证，该验证可通过室内质控来证明，但首选仍是患者样本的比对

续表

条款	认可准则	应用要求	自查说明	迎检要点
6.6.3	注2：有时可基于试剂分析证书进行验证			
6.6.4	试剂和耗材——库存管理 实验室应建立试剂和耗材的库存管理系统。 库存管理系统应将已验收的试剂和耗材与未检查或未接受使用的试剂和耗材区分开。		《质量手册》第六章第六节有"试剂与耗材的选择和管理程序"的文件。对于试剂和耗材的储存做出了详细的程序规定和说明。 本实验室建立了试剂和耗材的库存管理系统，对试剂和耗材的出入库进行了详细的管理。 本实验室按要求将已验收的试剂和耗材与检查或未接受使用的试剂和耗材进行区分储存	1. 提供试剂和耗材的库存管理系统和试剂耗材的出入库管理情况。 2. 对已验收的试剂和耗材与未检查或未接受使用进行分储存。 3. 实验室最好可以建立 LIS 系统的库存系统进行电子化管理
6.6.5	试剂和耗材——使用说明 试剂和耗材的使用说明，包括制造商提供的使用说明，应易于获取。如计划他用，见 7.3.3		《质量手册》第六章第六节有"试剂与耗材的选择和管理程序"的文件。对于试剂和耗材的使用说明做出了详细的程序规定和说明。保存了试剂和耗材的使用说明书	1. 提供各种试剂和耗材的使用说明书。 2. 提供各种试剂的使用 SOP 文件。
6.6.6	试剂和耗材——不良事件报告 应调查可直接归因于特定试剂或耗材的不良事件和事故，并根据要求向制造商和/或供应商以及其他相关部门报告。 实验室应制订程序，响应制造商召回或其他通知及采取制造商建议措施		《质量手册》第六章第六节有"试剂与耗材的选择和管理程序"的文件。对于试剂和耗材的不良事件报告做出了详细的程序规定和说明。本年度没有发生试剂和耗材不良事件	提供《试剂和耗材不良事件报告程序》及相关记录
6.6.7	试剂和耗材——记录 应保存影响检验性能的每一试剂和耗材的记录，包括但不限于： a) 试剂或耗材的标识。 b) 制造商信息，包括说明书、名称和批次编码或批号。 c) 接收日期和接收时的状态，失效日期，适用时，首次使用日期、试剂或耗材的停用日期。 d) 试剂或耗材初始和持续准用记录。		《质量手册》第六章第六节有"试剂与耗材的选择和管理程序"的文件。对于试剂和耗材的记录做出了详细的程序规定和说明。 实验室的库存系统记录满足要求，所有试剂和耗材的记录满足要求。 实验室或耗材设置有合格供应商名录和供商评价表。	1. 建立满足"记录"要求的实验室库存系统，提供试剂和耗材的"记录"中要求的各种文件、数据和信息等资料。 2. 提供合格供应商名录和供商评价。 3. 《自配试剂制备与质量验证记录表》和相关订制的 SOP。

续表

条款	认可准则	应用要求	自查说明	迎检要点
6.6.7	当实验室使用自己配制、再悬浮或组合试剂时，除记录上述相关内容外，还应包括配制人、配制日期和有效期		本实验室的自配试剂等具有配制人、配制日期和有效期	4. 提供《试剂和耗材报废申请表》和相关记录
6.7.1	与实验室用户的协议 实验室应制订程序建立并定期评审提供实验室活动的协议。该程序应确保： a) 充分规定了要求。 b) 实验室有能力和资源满足要求。 c) 适用时，实验室知悉用户由受托实验室和顾问执行的具体活动。 实验室应将可能影响检验结果的任何协议变更通知实验室用户。 应保留评审记录，包括任何重大变更	服务协议 应符合 ISO 15189，6.7 条款以及下列要求： 病理实验室：检查项目、检查方法、样品要求、病理检查申请单/表、病理报告、检查周期、非预期结果和特殊病例（如国家规定必须上报的传染病）报告发布方式、知情同意书等均应作为服务协议的内容	《质量手册》第六章第七节有"服务协议管理程序"的文件。对于与实验室用户的协议做出了详细的程序和说明。 本实验室按期对实验室的服务能力和服务协议进行评审，有相应记录。 实验室有签订了各种服务协议	1. 提供质量手册或其他实验室质量管理体系文件中与"服务协议"有关的规定内容或程序文件。如质量手册、程序文件中的"服务协议管理程序"的文件。 2. 提供《服务协议变更通知单》《服务协议评审记录表》和相关记录。 3. 准备好各种服务协议及相关记录。 4. 提供实验室服务协议包括协议的所有内容和记录。 5. 实验室可根据临床需求和实验室具体情况，与医务部门、医患代表形成包括检验申请表内容和格式、检验方法、委托检验、危急值报告、TAT、附加检验、报告单内容和格式、参考区间、检验后标本保存时间、检验报告发布等形成服务协议，做好建立和评审服务协议的记录
6.7.2	与 POCT 操作者的协议 实验室与组织内使用和使用 POCT 的其他部门的职责和权限并告知。 注：已建立的多学科 POCT 委员会可管理此服务协议。	实验室应确保支持 POCT 的其他部门的协议，应明确规定各自的职责和权限，见附录 A	《质量手册》第六章第七节有"服务协议管理程序"的文件。对于与 POCT 操作者的协议做出了详细的程序规定和说明。 实验室签订了 POCT 相关的服务协议，并有详细的记录	1. 提供 POCT 相关的服务协议和记录。 2. 提供明确规定各自的职责和权限的说明文件
6.8.1	通用要求 实验室应确保由外部提供的、影响实验室活动的产品和服务在以下情况适宜的： a) 预期纳入实验室自身活动。 b) 实验室直接向用户提供部分或全部从外部供应者那里获得的产品或服务。 c) 用于支持实验室的运作。		《质量手册》第六章第七节有"受委托实验室和顾问管理程序"和"外部提供的产品和服务管理程序"的文件。对于与外部提供的产品和服务做出了详细的程序规定和要求说明	提供质量手册或其他实验室质量管理体系文件中与"外部提供的产品和服务"有关的规定内容或程序文件。如质量手册、程序文件中的"受托实验室和顾问管理程序"和"外部提供的产品和服务管理程序"的文件

续表

条款	认可准则	应用要求	自查说明	迎检要点
6.8.1	可能需要与组织其他部门或该职能部门合作以满足以上要求。注：服务包括样品采集服务、移液器和其他校准服务、设施和设备维护保养服务、室间质量评价计划、受委托实验室和顾问提供的服务			
6.8.2	受委托实验室和顾问 实验室应将如下要求告知受委托实验室和提供解释和建议的顾问： a) 提供的程序、检验、报告和咨询活动。 b) 危急结果的管理。 c) 所需的人员资格和能力证明。 委托实验室（而非受委托实验室）应负责确保将受委托实验室的检验结果提供给申请者，除非委托协议有其他规定。 应保存一份所有受委托实验室和顾问的清单	受委托实验室和顾问 应符合 ISO 15189、6.8.2 条款要求。 病理实验室：患者或临床医师自行请求的病理会诊不适用	《质量手册》第六章第七节有"受委托实验室和顾问管理程序"的文件。 对于受委托实验室和顾问做出了详细的程序规定和说明。 实验室均按照《受委托检验项目申请表》《受委托实验室能力评审表》《顾问能力评审表》《受委托实验室和顾问清单》进行相关记录。 实验室有 5 份受委托检验协议和委托清单，均符合要求，认可项目均无受委托情况	1. 提供《委托检验项目申请表》《受委托实验室能力评审表》《顾问能力评审表》《受委托实验室和顾问清单》和相关记录。 2. 提供委托检验服务协议、提供委托清单。 3. 提供委托检验服务协议和记录。 4. 准备好委托检验报告，并查看是否符合准则要求
6.8.3	外部提供的产品和服务的评审和批准 实验室应制订程序并保存相关记录，用于： a) 规定、审查和批准实验室对所有外部提供的产品和服务的要求。 b) 规定对外部供应者的资质、选择、表现评价和再评价的标准。 c) 样品委托。 d) 在使用或直接提供给用户之前，应确保外部提供的产品和服务符合实验室规定的要求，或适用时，本准则的相关要求。 e) 根据对外部服务供应者的表现评价结果采取措施	外部提供的产品和服务应符合实验室对其产品和服务的要求。	《质量手册》第六章第七节有"外部产品和服务管理程序"的文件。对于外部提供的产品和服务做出的评审和批准的要求做出了详细的程序规定和说明。 实验室均按照《试剂和耗材供应评价表》《外部服务供应评价表》《院内供应产品和服务的清单》进行相关记录。 本实验室目前供应商 92 家，包括提供设备、试剂耗材、校准、LIS 服务供应商，每年均对供应商进行评价，并形成评价报告	1. 提供《试剂和耗材供应评价表》《外部服务供应评价表》《院内供应产品和服务的清单》及相关记录。 2. 提供设备、试剂耗材、校准、LIS 服务商等供应商的评价报告和相关记录。 3. 提供对外部服务供应者采取的措施采取的结果采取的表现评价措施和记录

续表

条款	认可准则	应用要求	自查说明	迎检要点
7.1	**总体要求** 实验室应识别在检验前、检验和检验后过程中患者医疗的潜在风险。应评估并尽可能降低风险。适用时，应将剩余风险告知用户。 应根据对患者的潜在危害，监控并评估所识别风险和降低风险过程的有效性。 实验室还应识别患者医疗应改进的机遇，并制订方案管理这些机会（8.5）		《质量手册》第七章第一节关于"过程要求"的总体要求的规定和说明	提供识别在检验前、检验和检验后过程中患者医疗的潜在风险在处理措施以及记录
7.2.1	**通用要求** 实验室应制订涵盖所有检验前活动的程序，并使相关人员方便获取。 注1：检验前过程可能影响预期检验的结果。 注2：样品采集和运送要求见 ISO 20658。 注3：特定来源样品和特定分析物的要求见 ISO 20186-1, ISO 20186-2, ISO 20186-3, ISO 20166（所有部分）, ISO 20184（所有部分）, ISO 23118和 ISO 4307	**通用要求** 应符合 ISO 15189, 7.2.1 条款要求。 样品采集宜参考《全国临床检验操作规程》以及相关国家/行业标准的要求，如 GB/T 42060, WS/T348, WS/T 359, WS/T 402, WS/T 640, WS/T 661, WS/T794 等	《质量手册》第七章第二节有"样品采集与运输管理程序"的文件。涵盖所有检验前活动的程序。 《标本采集手册》有相关内容	1. 提供质量手册或其他实验室质量管理文件中与"检验前"有关的规定内容或程序，如质量手册中的"样品采集与运输管理程序"的文件。 2. 提供现行在用的《标本采集手册》
7.2.2	**实验室提供给患者和用户的信息** 实验室应有向用户和患者提供的适当信息。信息应充分以使用户全面了解实验室活动的范围和要求。 适当时，这些信息应包括： a）实验室地址、工作时间和联络方式。 b）检验申请和样品采集的程序。 c）实验室活动的范围和预期可获得结果的时间。 d）咨询服务的获取。 e）患者知情同意要求。 f）已知对检验结果解释有显著影响的因素。 g）实验室处理投诉的流程		《质量手册》第七章第二节"样品采集与运输管理程序"的文件。对于实验室提供给患者和用户的信息的要求做出了详细的程序规定和说明。 实验室制订了的《标本采集手册》有相关要求的内容。 本实验室有处理投诉的流程。 本实验室每个季度安排至少1次的临床咨询服务活动，并详细咨询服务记录。 本实验室按要求设置有知情同意书	1. 提供质量手册或其他实验室质量管理体系文件中与"实验室提供给患者和用户的信息"有关的规定内容或文件。如质量手册中的"样品采集与运输管理程序"的文件。 2. 提供有效的《标本采集手册》。 3. 提供处理投诉的流程。 4. 提供咨询服务的文件、提供咨询服务支持情况和记录。 5. 提供知情同意书及记录

续表

条款	认可准则	应用要求	自查说明	迎检要点
7.2.3.1	通用要求 a) 实验室收到的每份检验申请均应视为协议。 b) 检验申请应提供充分信息,以确保: ——申请单和样品可明确追溯至患者; ——可识别申请者的身份及联络方式; ——可识别申请者的检验项目; ——可提供临床申请及技术建议及临床解释。 c) 检验申请信息可以实验室接受的格式和介质提供。 d) 当患者医疗必需时,实验室应与用户或其代表进行沟通,以明确用户申请的内容	检验申请 应符合 ISO 15189,7.2.3 条款以及下列要求: 1) 输血实验室:申请单包括检验申请单、输血申请单、无偿献血患者;申请单、输血申请单、无偿献血患者;表等。 2) 微生物实验室:申请单应包括临床诊断、必要时说明感染类型和/或目标微生物的检验项目;宜提供使用抗菌药物使用信息。 3) 病理实验室: a) 标本的采集部位,需检查的病灶的大体描述(采样由细胞病理室进行时适用),及特殊要求(采样内镜检查时:多点,应在申请单上注明);穿刺和需预留标本进行辅助检查时,应在申请单上注明)。 b) 申请单应包括:病史(症状和体征、手术(包括内镜检查)所见;既往病理检查情况,既往治疗信息;实验室检验/影像学检查结果(适用时); c) 组织病理标本应有离体时间,标本固定时间,标本数量。 d) 细胞学样品应有采集日期、采集和固定时间(相关时)	《质量手册》第七章第二节有"样品采集与运输管理程序"的文件。对于检验申请的要求做出了详细的程序并做出了规定和说明。 《标本采集手册》及检验报告单内容符合要求。 微生物电子申请单含有临床诊断信息,微生物的 LIS 系统可直接查询患者电子病历,可了解到患者抗菌药物使用信息。对于特殊类型微生物,电子申请单可直接说明目标微生物要求。 输血的申请单,包括检验申请单、输血的申请单,无偿献血登记表,符合要求	1. 提供质量手册或其他实验室质量管理体系文件中与"检验申请"有关的规定内容或文件。如质量手册、程序文件中的"样品采集与运输管理程序"的文件。 2. 提供现行有效的《标本采集手册》。 3. 提供检验报告单,并查验是否符合要求。 4. 提供各专业组的电子申请单,查看是否含有临床诊断信息,实验室 LIS 系统可直接查询患者电子病历,可了解到患者诊断情况和药物使用信息。对于特殊类型感染,电子申请单可直接说明目标微生物。 5. 提供包括检验申请单、输血申请单、无偿献血登记表等的输血申请的评审报告和记录。 6. 提供实验室与用户或其代表进行沟通,明确用户申请内容的记录。 7. 提供实验室与用户或其代表进行面对面申请内容的记录。
7.2.3.2	实验室应制订管理口头申请检验的程序。适用时,包括患者在规定时限内向实验室提供书面确认的检验申请	女性患者申请妇产科病理检查,应有月经史和妊娠史;必要时,包括患者的家族系、家族史、旅行和接触史,传染病和其他相关临床信息	《质量手册》第七章第二节有"样品采集与运输管理程序"的文件。对于口头申请检验做出了详细的程序和规定并说明和说明。 实验室有口头申请检验的记录和说明有相关记录	1. 提供管理口头申请检验的程序。 2. 提供口头申请的相关记录,包括在规定时限内向实验室提供书面确认的检验申请的记录。

续表

条款	认可准则	应用要求	自查说明	迎检要点
7.2.4.1		**通用要求** 实验室应制订采集和处理原始样品的程序。应向样品采集者提供相关信息。应向样品采集者既定采集程序的偏离的潜在风险和影响，记录并通知适当人员。适用时，实验室应评审所有类型样品的量，采集器械及保存样品的要求，以确保样品量既不会过多也不会不足，且正确采集样品以保护分析物	《质量手册》第七章第二节有"样品采集与运输管理程序"的文件。对于原始样品采集和处理做出了详细的程序规定和说明。 《标本采集手册》有相关内容	1. 提供质量手册或其他实验室质量管理体系文件中与"原始样品采集和处理"有关的规定内容或文件。如质量手册、程序文件中的"样品采集与运输管理程序"的文件。 2. 提供《标本采集手册》。 3. 提供采集程序偏离的记录以及评估风险的记录。如何在检验报告单中的"备注"里描述标本采集不符合要求的情况以及让步检验的风险。 4. 提供标本量，采集样本及保存样品不会过多也让不足也的要求，以确保标本既不会保存不足。可通过过多评估报告，检验项目所需的标本量，复查量以及无效留样等进行样本量的评估
7.2.4.2		**采集前活动的指导** 实验室应为采集前活动提供充分信息和指导，以确保不影响样品的完整性。为采集活动提供和患者和患者提供的指导。这些信息包括： a) 患者准备（例如：为护理人员，样品采集者提供的指导）。 b) 原始样品采集的类型和量，采集容器及必需添加物，样品采集顺序（相关时）。 c) 特殊采集时机（相关时）。 d) 影响样品采集、检验或结果解释，或与其相关的临床信息（如用药史）。 e) 样品标识可明确患者和采集部位，以及从同一患者采集的多个样品，包括多块组织或切片。 f) 实验室接受或拒收申请的检验所用样品的标准	《质量手册》第七章第二节有"样品采集与运输管理程序"的文件。为采集前活动提供了充分信息和指导。 《标本采集手册》有相关内容	1. 提供质量手册或其他实验室质量管理体系文件中与"为采集前活动提供充分信息和指导"有关的规定内容或文件。如质量手册、程序文件中的"样品采集与运输管理程序"的文件。 2. 提供《标本采集手册》，包括标本采集程序，所需的类型和量，相关的抗凝剂和保存剂等，以及采血标本的顺序。 3. 制订实验室接受或拒收申请的检验所用样品的标准，并提供给标本采集人员。 4. 提供标本采集人员的培训和考核记录

续表

条款	认可准则	应用要求	自查说明	迎检要点
7.2.4.3	患者知情同意 a) 实验室对患者开展的所有操作均需患者同意。 注：对于大多数常规实验室操作，如患者自愿接受采样操作，即可表示患者已同意。 b) 特殊操作，包括大多数侵入性操作或可能增加并发症风险的操作，需有更详细的解释，在某些情况下，需患者知情同意。 c) 紧急情况下不能得到知情同意时，只要对患者最有利，实验室可以执行必需的操作	患者知情同意 a) 实验室对患者开展的所有操作均需患者知情同意。 注：对于大多数常规实验室操作，如患者自愿接受采样操作，即可表示患者已同意。 b) 特殊操作，包括大多数侵入性操作或可能增加并发症风险的操作，需有更详细的解释，在某些情况下，需患者知情同意； c) 紧急情况下不能得到知情同意时，只要对患者最有利，实验室可以执行必需的操作	《质量手册》第七章第二节"有"样品采集与运输管理程序"的文件。对于患者知情同意做出了详细的程序规定和说明。 《标本采集手册》有相关内容，并有相关记录。 有患者知情同意书，并有相关记录	1. 提供质量手册或其他实验室质量管理体系文件中与"患者知情同意"有关的规定内容或文件。 2. 提供《标本采集手册》。 3. 准备好患者知情同意书及相关记录备查
7.2.4.4	采集活动的指导 为确保采样采集和检验前储存的安全，准确和临床适宜性，实验室应提供以下指导： a) 接受原始样品采集的患者身份确认。 b) 确认并记录（相关时）患者符合检验前要求（例如：禁食，用药情况[最后服药时间，停药时间]，在预定时间或间隔采样的时间，采集原始样品等）。 c) 原始样品采集说明，包括原始样品容器及必须添加物，及样品采集顺序（相关时）。 d) 以可明确追溯到被采样患者的方式标记原始样品。 e) 原始样品采集者身份，采集日期及时间（相关时）的记录。 f) 分离或分装原始样品的要求（必要时）。 g) 采集的样品适合检验的储存条件和采集后的稳定性。 h) 采样物品使用后的安全处置	采集活动的指导 应符合 ISO 15189, 7.2.4.4 条款及下列要求： 1) 应包括特殊患者身份的识别，如昏迷患者、新生儿、没有监护人在场的婴幼儿和儿童患者； 2) 微生物实验室： a) 明确说明并执行血培养样品采集的消毒技术、合适的样品量。用于诊断或不明原因发热，血流细菌感染的血培养标本，应在不同部位抽血至少 2 套，每套 2 瓶（需氧，厌氧各一瓶）。 b) 痰标本直接显微镜检查找抗酸杆菌或结核分枝杆菌培养，应送检三份痰标本：宜连续 3 日，采集每日清晨第一口痰。 3) 病理实验室： a) 确认患者符合细胞学检查前要求，例如：食管拉网患者是否禁食，深部脏器穿刺患者的出凝血时间是否正常。	《质量手册》第七章第一节"样品采集与运输管理程序"的文件。对于采集活动的指导做出了详细的程序规定和说明。 《标本采集手册》有相关的内容和要求，并已按要求发放给每个临床科室使用。 有对临床医护进行标本采集培训的记录	1. 提供质量手册或其他实验室质量管理体系文件中与"采集活动的指导"有关的规定内容或文件。 2. 提供《标本采集手册》。 3. 提供向临床医护提供标本采集相关内容的培训记录。 4. 可以提供标本采集注意事项的卡片如抽血管的顺序图等给到抽血人员参考，可贴在治疗车或护士站等。 5. 确保标本采集后的标记符合要求，确保可以查询到标本采集身份。 6. 信息系统可以记录标本采集日期及时间以及采集人。 7. 采集标本后的标本保存条件和监控记录的准备。 8. 现场走访标本采集的流程，需要时，还需请采集人员现场采集或者演示，并对注采集器具的使用、特别注意采集后的安全处置

续表

条款	认可准则	应用要求	自查说明	迎检要点
7.2.4.4		b）病理学检查标本容器应至少有两种标识（例如，患者姓名和另一种标识信息）；病理切片应以病理号作为唯一标识（不能单独使用患者姓名作为标识）；送检切片上所作的新标识不应毁去切片原有的标识；每张切片及每个容器均应分别标识，对标本各容器和切片的标识应文件化。 c）由临床医师或细胞病理人员进行的细胞学样品采集，应记录采集的姓名、科室/单位，采集过程和采集日期，对于有特殊要求的检查（例如需进行雌孕激素受体免疫组化检测的样品）应记录采集及固定时间（到分钟），患者情况下，应包括采集操作过程，患者样品的性状和数量的描写		
7.2.5	样品运送 a）为确保及时和安全运送样品，实验室应提供以下指导： 1）运送样品的包装方式； 2）确保从样品采集到实验室接收之间的时间适用于申请的检验； 3）保持样品采集、处理所需的特定温度范围； 4）保证样品完整性的任何特殊要求，如使用特定的保存剂。 b）如样品的完整性受到损害并存在健康风险，应立即通知负责样品运送的机构并采取措施降低风险，防止再次发生。	样品运送 应符合 ISO 15189，7.2.5 条款及下列要求： 1）微生物实验室：应有合适的运送培养基。 2）体液实验室：所有体液样品应用密闭容器运送。 3）病理实验室：样品应在采集后完整地送至实验室进行检查，若有特殊取材需要，应通知病理医师并由病理医师操作	《质量手册》第七章第二节有"样品采集与运输管理程序"的文件。对于样品运送做出了详细的程序规定和说明。 实验室的《标本采集手册》有相关的内容和要求。 20×x年2月11日、8月13日对临床护理人员进行了标本采集项目、采集要求和注意事项等的培训和考核，有相关记录	1. 提供质量手册或其他实验室质量管理体系文件中与"样品运送"有关的规定内容或文件。 2. 提供《标本采集手册》。 3. 提供向临床医护和标本运送人员提供标本运送相关内容的培训记录。 4. 提供标本运送情况的评估和报告相关记录。 5. 如果没有气动或轨道传输系统，而由人工运送，应给运送人员配备符合生物安全的标本箱。 6. 监控采集后到实验室接收的时间，并评估是否适合运送要求的时限。 7. 标本处理所需的待定温度要求的保障如是否配置需要配温低温小心机。

续表

条款	认可准则	应用要求	自查说明	迎检要点
7.2.5	c）实验室应建立样品运送系统并定期评估其充分性			8. 提供适当的标本保存剂。 9. 建立样品运送系统并定期评估其充分性，包括人员配置、设备需求等，以及其有效性，是否造成标本不合格率的不符合等
7.2.6.1	**样品接收程序** 实验室应制订样品接收程序，包括： a）样品可通过申请单和标识确认其溯源到识别唯一的患者和解剖部位（适用时）。 b）接受或拒绝样品的标准。 c）记录接收样品的日期和时间，相关时。 d）记录样品接收者的身份，相关时。 e）由授权人员对接收的样品进行评估，确保其符合与所申请检验相关的接受标准。 g）确保样品的所有部分均可明显溯源到原始样品 f）急诊样品说明，包括需执行的特殊标记、运送、快速处理方法、周转时间和特殊报告标准等详细信息。	应符合 ISO 15189, 7.2.6 条款及下列要求： 1）病理实验室： a）所有接收的病理标本应予病理编号，对标本／容器和申请单增加病理号标识；应确保在检查过程中始终以病理号作为原始标本、病理检查申请单、取材标本（包括蜡块、切片）的唯一性标识。 b）基于组织／细胞学形态基础的分子检测项目应由具有病理诊断资质的医师确认标本／样品是否满足检测要求。 c）当送检标本／样品存在不同程度缺损，可能导致病理诊断／评估不准时，应拒收，和申请单一并退回申请医师，并注明原因；若标本／样品不可替代，采取继续检查的，应在最终报告中说明问题的性质，适用时，在对可能受影响的结果解释时给出警示。	《质量手册》第七章第二节有"样品核收、准备、处理和保存程序"的文件。对于样品接收做出了详细的规定和说明。 按照《紧急样品核收登记表》和《室间质评样品核收登记表》进行了相关记录。 "急诊标本"有绿色的标识。 建立绿色通道和紧急预案。有急诊样品处理程序。有相应样品应有明显的标识。符合要求。 有接受或拒收样品的标准。标本条码和标识符合要求。	1. 提供质量手册或其他实验室质量管理体系文件中与"样品接收"有关的规定内容或文件。 2. 提供《紧急样品核收登记表》和《室间质评样品核收登记表》以及相关记录。 3. 提供标本拒收标准，并提供标本分析报告。同时接收评估标本是否合格标本分析报告。同时，提供评估标本是否合格标本可接收标本的授权人员。 4. 提供"急诊标本"有特殊的标识的证据。 5. 提供绿色通道和紧急预案、急诊样品处理程序和与临床沟通程序，并提供相关证据。 6. 提供稀有血型样品应有明显的标识的证据。 7. 提供标本条码和标识，并向评审组进行证明。 8. 合理使用 LIS，设置样品的标识号说明可通过申请单和标识确认唯一溯源到标本的患者和解剖部位（适用时）

条款	认可准则	应用要求	自查说明	迎检要点
7.2.6.1		2）输血实验室：急诊用血应建立绿色通道和紧急预案。应有急诊样品处理程序和与临床沟通程序，并有相应记录。需要时，对稀有血型样品应有明显的标识		
7.2.6.2	**样品接受特殊情况** a）样品因以下情况受影响时，实验室应做出处理： 1）患者或样品识别不正确。 2）样品不稳定，如运送延迟等原因导致。 3）不正确的储存或处理温度。 4）不适当的容器。 5）样品量不足。 b）在考虑到对患者安全的风险后，接受了对临床很重要或不可替代的不合格样品，应在最终报告中说明问题的性质，适用时，在解释可能受影响的结果时给出建议提示		《质量手册》第七章第二节有"样品核收、准备、处理和保存程序"的文件。对于样品接受特殊情况做出了详细的规定和说明。 按照《特殊样品接收登记表》进行相关记录	1. 提供质量手册或其他实验室质量管理体系文件中与"样品接受特殊情况"有关的规定内容或文件。如质量手册、程序文件中的"样品核收、准备、处理和保存程序"的文件。 2. 提供《特殊样品接收登记表》以及相关记录。 3. 提供特殊样品接收的评估报告和相关记录。 4. 若接收了不合格标本，要有让步检验的程序，应在报告"备注"中进行相关说明，如"标本量不足，结果仅供临床参考，请结合临床考虑"
7.2.7.1	**样品保护** 实验室应制订程序并有适当设施确保样品的完整性，避免样品在处理、制备、储存期间丢失或损坏		《质量手册》第七章第二节有"样品核收、准备、处理和保存程序"的文件。对于样品保护做出了详细的程序规定和说明。 有样品保护措施及相关记录	1. 提供质量手册或其他实验室质量管理体系文件中与"样品保护"有关的规定内容或文件。如质量手册、程序文件中的"样品核收、准备、处理和保存程序"的文件。 2. 提供样品保护措施以及相关记录。如配置有标本冷库、冰箱等，或处理的冷库等
7.2.7.2	**附加检验申请标准** 实验室程序应规定对同一样品申请附加检验的时限		《质量手册》第七章第二节有"样品核收、准备、处理和保存程序"的文件。对于附加检验申请标准做出了详细的程序规定和说明。 有附加检验的措施以及相关记录	1. 提供质量手册或其他实验室质量管理体系文件中与"附加检验申请标准"有关的规定内容或文件。 2. 提供附加检验措施以及相关记录。可形成附加检验项目和时限一览表以供临床和检验人员使用

续表

条款	认可准则	应用要求	自查说明	迎检要点
7.2.7.3	**样品稳定性** 考虑到原始样品中分析物的稳定性，应规定和监控从样品采集到检验之间的时间，相关时。		《质量手册》第七章第二节有"样品接收、准备、处理和保存程序"的文件。对于样品稳定性做出了详细规定和说明。 有样品稳定性的措施以及相关记录。 有对样品从采集到检验之间的时间进行监控和评估，并形成了报告和相关记录。	1. 提供质量手册或其他实验室质量管理体系文件中与"样品稳定性"有关的规定内容或文件。 2. 提供样品稳定性的措施以及相关记录。 3. 提供样品从采集到检验之间的时间的监控和记录，并定期进行分析，寻找不符合要求的原因以改进。
7.3.1	**通用要求** a) 实验室应选择预期用途经过确认的检验方法，以确保患者检验项目的临床准确度。 注：首选方法可以是体外诊断医疗器械使用说明中规定的程序，公认/权威实验的文章或公认标准或教科书，同行评议的文章或公认标准或教科书，国际和国内公认标准或指南中发表的，或国家、地区法规中的方法。 b) 每一检验程序的性能特征，应与该检验的预期用途及对患者医疗的影响相关。 c) 所有程序和支持性文件，如与实验室活动有关的说明、标准、手册和参考数据，应保持最新并易于员工使用（见8.3）。 d) 员工应遵守规定程序，并记录在检验过程中从事重要操作活动的人员身份，包括POCT操作人员。 e) 授权人员应定期评审实验室提供的检验方法，确保其在临床意义上适合于收到的申请	**通用要求** 应符合ISO 15189, 7.3.1条款及下列要求： 微生物实验室：检验程序应至少符合国家标准或卫生行业标准，抗菌药物敏感性试验方法及结果判断至少应遵循上一年的标准。法定传染病病原微生物的检验程序应至少符合国家标准或卫生行业标准，当培养过程中发现人间传染的高致病性微生物（依据《人间传染的病原微生物名录》）时，应按相关法规要求进行处理，送至相应级别的生物安全实验室检验	《质量手册》第七章第三节有"检验项目管理程序"的文件。对于检验项目/方法的选择、申请、开展和评审做出了详细的程序规定和说明。 按照《检验项目论证表》进行了对检验项目进行了论证和相关记录。 微生物的检验项目和检验程序，符合国家标准或卫生行业标准。抗菌药物敏感性试验方法及结果判断20×年的标准。法定传染病病原微生物检验程序符合国家标准或卫生行业标准。 微生物室处理人间传染的高致病性病原微生物的情况，符合相关法规的要求。 各专业组的项目和检验程序的SOP有每一项目和检验程序的性能特征的描述，符合要求。 在用的实验室项目和检测程序的SOP、说明书、标准文件、操作手册等均为最新的受控版本	1. 提供质量手册或其他实验室质量管理体系文件中与"检验项目/方法"有关的选择、申请、开展和评审定审内容或文件。如质量手册、程序文件中的"检验项目管理程序"的文件。 2. 提供《检验项目论证表》及相关记录。 3. 确保微生物室的检验项目和检验程序符合国家标准或卫生行业标准，确保抗菌药物敏感性试验方法及结果判断遵循20×年的标准。确保传染病病原微生物检验程序符合国家标准或卫生行业标准。并提供相应的证据。 4. 提供包含项目和检验程序的性能特征的描述的SOP或相关文件。 5. 提供授权人员定期评审实验室检验方法的记录和证据。 6. 提供最新的受控版本的项目和检测程序的SOP、说明书、标准文件、操作手册等文件。

续表

条款	认可准则	应用要求	自查说明	迎检要点
	检验方法验证 a) 实验室在引入方法前，应制订程序以验证能够适当运用该方法，确保能达到制造商或标准规定的性能要求。 b) 验证过程实施的检验方法的性能指标，应与检验结果的预期用途相关。 c) 实验室应保证检验方法的验证程度足以确保与临床决策相关的结果的有效性。 d) 具有相应授权和能力的人员评审验证结果，并记录验证结果是否满足规定要求。 e) 如发布机构修订了方法，实验室应在所需的程度上重新进行验证。 f) 应保留以下验证记录： 1) 预期达到的性能要求； 2) 获得的结果； 3) 性能要求是否满足的结论，如不满足，采取的措施。	**检验方法验证** 应符合 ISO 15189, 7.3.2 条款及下列要求： 1) 检验/检查程序的验证宜参考卫生行业标准，如 WS/T 406, WS/T 408, WS/T 492, WS/T 494, WS/T 505, WS/T 807 等，以及 CNAS 相关指南要求，如 CNAS-GL037, CNAS-GL038, CNAS-GL039。 2) 定量检验程序的分析性能验证内容至少应包括正确度、精密度和可报告范围；定性检验程序的分析性能验证内容至少应包括符合率（如方法比对符合率、人员比对符合率等），适用时，还应包括检出限、临界值、重复性、抗干扰能力等。	《质量手册》第七章第三节有"定量检验方法的性能验证和确认程序"和"定性检验方法的性能验证和确认程序"的文件。对于检验方法验证做出了详细的程序规定和说明。按照要求对定量和定性检验方法进行了验证，并形成了相关性能验证报告以及相关记录	1. 提供质量手册或其他实验室质量管理体系文件中与"验证程序"有关的规定内容或文件。如质量手册、程序文件中的"定量检验方法的性能验证和确认程序"和"定性检验方法的性能验证和确认程序"的文件。 2. 提供《定性试验浓度 C50 ± 20% 检测结果相关记录表》和相关记录。 3. 若使用配套系统，可只提供定量项目的性能验证报告和定性项目的检验方法的性能验证报告，并确保报告中的性能验证指标应符合临床预期用途。 4. 性能验证结果的评估人员应有相应授权记录
7.3.2				
7.3.3	**检验方法确认** a) 实验室应对以下来源的检验方法进行确认： 1) 实验室设计或开发的方法； 2) 超出预定范围使用的方法（如超出预定的使用说明，或应用确认过的测量范围；第三方试剂应用于预期外的仪器，且无确认数据）。 3) 修改过的确认方法。	**检验方法确认** 应符合 ISO 15189, 7.3.3 条款及下列要求： 血液、体液实验室：应建立血细胞、尿液有形成分分析仪器的显微镜复检程序。在检验结果出现异常计数、警示标志、异常图形等情况时对结果进行复检。复检镜检复检程序应包括：建立和确认显微镜复检的方法，验证结果假阴性率应≤ 5%。应用软件有助于显微镜复检程序的有效实施	《质量手册》第七章第三节有"定量检验方法的性能验证和确认程序"和"定性检验方法的性能验证和确认程序"的文件。对于检验方法的确认做出了详细的程序规定和说明。按照要求对相关检验方法进行了确认，并形成了确认报告以及相关记录。	1. 提供质量手册或其他实验室质量管理体系文件中与"验证或确认"有关的规定内容或文件。如质量手册、程序文件中的"定量检验方法的性能验证和确认程序"和"定性检验方法的性能验证和确认程序"的文件。

续表

条款	认可准则	应用要求	自查说明	迎检要点
	b) 方法确认应尽可能全面，并通过验证性能要求式等客观证据证实验证满足预期用途的特定要求。实验室应确保检验方法的确认程度足以确保与临床决策相关的结果的有效性。 c) 具有相应授权和能力的人员评审确认结果，并确认认可结果是否满足规定要求。 d) 当对确认过的检验方法提出变更时，应评审改变对临床所产生的影响，并决定是否使用修改后的方法。 e) 应保留以下信息记录： 1) 使用的确认程序。 2) 预期用途的特定要求。 3) 方法性能参数的确定。 4) 获得的结果。 5) 方法有效性声明，并详述其与预期用途的适宜性。		制订了血细胞和尿液有形成分复检规则和SOP，形成了复检验证报告以及相关记录，验证结果假阴性率 ≤ 5%，符合要求。日常工作按照复检规则进行复检	2. 当使用非配套系统时，需提供定量项目的检验方法确认报告和定性项目的检验方法的确认报告以及相关记录及相关报告符合要求。 3. 提供血细胞和尿液有形成分复检SOP。 4. 提供血细胞和尿液有形成分复检验证报告以及相关记录，并确保验证结果假阴性率 ≤ 5%。 5. 提供实验室血细胞和尿液有形成分的复检记录。 6. 提供授权人员定期审查确认结果的记录和证据
7.3.4	测量不确定度（MU）的评定 a) 应评定测量结果量值的测量不确定度，并保持满足预期用途，相关时。对于测量不确定度应与性能要求进行比较并形成文件。 注：测量不确定度评定反示例见ISO/TS 20914。 b) 应定期评审测量不确定度的评定结果。 c) 对于不能评审测量或者无须进行测量不确定度评定的检验程序，应记录未进行测量不确定度评定的理由。 d) 当用户有要求时，实验室应向其提供测量不确定度信息。 e) 当向用户问询测量不确定度时，实验室的回复应考虑到考虑测量不确定度的其他来源，包括但不限于生物学变异。		《质量手册》第七章第三节有"测量不确定度评定程序"的文件。对于测量不确定度的评定做出了详细的程序规定和说明。 实验室按要求进行了测量不确定度的评定，并形成了相关报告及相关记录，符合要求。 按照《测量不确定度评审记录表》对测量不确定度进行评审并记录	1. 提供质量手册或其他实验室质量管理体系文件中与"测量不确定度评定"有关的规定内容或文件。如质量手册、程序文件中的"测量不确定度评定程序"的文件。 2. 提供测量不确定度的评定报告及相关记录，并确保符合要求。 3. 提供《测量不确定度评审记录表》和相关记录，并确保符合要求。并特别要注意，当检验结果是基于定量输出数据，并根据阈值判定为阳性或阴性时，应用有代表性的阳性和阴性样品估计输出量值的测量不确定度。

续表

条款	认可准则	应用要求	自查说明	迎检要点
7.3.4	f）当定性检验结果是基于定量输出数据，并根据阈值判定为阳性或阴性时，应用有代表性的阳性和阴性样品估计输出量值的测量不确定度。 g）对于定性检验结果，产生定量数据的中间测量过程或实验室内质量控制结果的不确定度也宜视为此过程中的关键（高风险）部分。 h）进行检验方法性能验证或确认时，宜考虑测量不确定度，相关时			4．实验室应指定相关专业人员定期对测量不确定度的评定结果进行评审。 5．对于不能或者无须进行测量不确定度评定的检验程序，应记录不进行测量不确定度评定的理由
7.3.5	生物参考区间和临床决定限 当解释检验结果需要时，实验室应制订生物参考区间和临床决定限，并告知用户。 a）基于患者风险的考虑，实验室应制订反映其服务的患者人群的生物参考区间和临床决定限，并记录其依据。 注：实验室可使用制造商提供的生物参考值，如其适用并提供给用户。 b）应定期评审生物参考区间和临床决定限，并将任何改变告知用户。 c）当检验或检验前方法发生改变时，实验室应评审其相应参考区间和临床决定限的影响，适用时。 d）对于识别某个特征在与其程序设计期望的个体组中是否存在，如染色体、基因、变异或等位基因，生物参考区间即是将其鉴别的特征，如基因因检验	生物参考区间和临床决定限 应符合 ISO 15189，7.3.5 条款及下列要求： 1）实验室建立转移或移使用参考区间时，宜参考相关卫生行业标准，如 WS/T 402、WS/T 405、WS/T 779、WS/T 780 等。 2）生物参考区间评审内容应包括：参考区间来源、检测系统结果可比性、参考人群适用性等，评审过程应有临床医生参加，宜根据性别、年龄等划分参考区间。	《质量手册》第七章第三节有"生物参考区间管理程序"和"临床决定限管理程序"的文件。对于生物参考区间和临床决定限做出了详细的程序规定和说明。 按照《生物参考区间评审记录表》和《临床决定限评审记录表》进行相关评审，符合要求。 对生物参考区间进行了验证，并形成了报告和相关记录。 LIS 系统设置有生物参考区间和临床决定限，符合要求。 与临床签订了生物参考区间或临床决定限的服务协议	1．提供质量手册或其他实验室质量管理体系文件中与"测量不确定度评定"有关的规定内容或文件。如质量手册、程序文件中的"测量不确定度评定程序"的文件。 2．提供《生物参考区间评审记录表》和相关记录，并确保符合要求。 3．提供《临床决定限评审记录表》和相关记录，并确保符合要求。 4．适宜时，准备好生物参考区间的验证报告，并确保符合要求。 5．提供 LIS 系统设置生物参考区间或临床决定限的情况，并确保符合要求。 6．提供生物参考区间或临床决定限的服务协议
7.3.6	检验程序文件化 a）实验室应按需详尽制订检验程序，以确保其活动实施的一致性和结果的有效性。 b）程序应用实验室员工理解的语言书写，且在适当的地点可获取。 c）任何简要形式文件的内容应与其程序对应		《质量手册》第七章第三节有"作业指导书管理程序"的文件。对于检验程序文件化做出了详细的程序规定和说明。	1．提供质量手册或其他实验室质量管理体系文件中与"检验程序文件化"有关的规定内容或文件。如质量手册、程序文件中的"作业指导书管理程序"的文件。

续表

条款	认可准则	应用要求	自查说明	迎检要点
7.3.6	注：只要有程序全文供参考，且总结版的信息按需更新，与完整程序的更新保持一致，工作人员处可使用用作业指导书、流程图等结合关键信息的类似系统作为快速参考。 d) 程序可参考包含足够信息的产品使用说明书。 e) 当实验室对检验程序做出经确认的改变，并对结果解释可能产生影响时，应向用户解释其含义。 f) 所有与检验相关的文件均应遵守文件控制要求（见 8.3）		在用的各种作业指导书、流程图、操作手册等均为最新的受控版本，符合要求。 各专业组的操作程序，均包含各产品使用说明书中的内容	2. 准备好实验室的各种作业指导书、流程图、操作手册，并确保为最新的受控版本和符合要求。
7.3.7.1	通用要求 实验室应制订监控结果有效性的程序。记录结果数据的方式应能检查出趋势和漂移，如可行，应采用统计学技术审核此监控	记录结果数据的方式应能检查出趋势和漂移。实验室应策划和评审此监控	实验室有《室内质量控制管理程序》和《室间质量评价管理程序》，符合要求。 本实验室对室内质控、室间质控、比对等结果均按照统计学技术审核结果，符合要求	1. 提供《室内质量控制管理程序》和《室间质量评价管理程序》，符合要求。 2. 提供室内质控、室间质控、比对等数据记录和统计审核情况，并确保符合要求
7.3.7.2	室内质量控制（IQC） a) 实验室应制订室内质量控制程序，根据规定的标准监测检验结果的持续有效性，以验证达到预期质量，并确保与临床决策相关的有效性。 1) 宜参考患者的预期临床用途，因为同一被测量的性能特征在不同的临床情况下可能不同。 2) 质量控制程序宜能监测检验方法的试剂或和校准品的批号变化；为此，在更换试剂或和校准品批号之前的一天/批时，宜运行改变室内质控品的批号。 3) 宜参考患者样品化室内质控品，作为试剂或和或仪器制造商提供的质控品的替代或补充。	室内质量控制 应符合 ISO 15189，7.3.7.1，7.3.7.2 条款及下列要求： 1) 宜参考相关国家/行业标准建立质量控制程序，如 WS/T 641，内容包括：质控规则（质控规则应确保实验的稳定性和检验结果的可靠性）。质控物的类型；浓度和检测频次，适用时，用质控物应随机放置且应覆盖目应检测孔位；质控记录。 2) 质控物可为商品化质控物或自制的质控物。	《质量手册》第七章第三节有"室内质量控制管理程序"的文件。对于室内质量控制做出了详细的程序规定和说明。 本实验室按照《室内质控每月总结分析报告表》进行相关记录。 实验室有《室内质控每月 CV 值一览表》和相关记录，每月 5 日前对上一个月的质控数据进行统计及分析。 本实验室的各专业组对失控采取了纠正失控的处理措施，并在《室内质控失控报告表》上进行详细的登记，符合要求。 LIS 系统中质量控制系统参数设置情况和质控图显示的符合要求	1. 提供质量手册或其他实验室管理体系文件中与"室内质量控制"有关的规定内容或文件。如实验室有相关文件中的"室内质量控制管理程序"的文件。 2. 提供每个专业组的室内质控的 SOP，并确保符合要求。 3. 提供《室内质控每月总结分析报告表》和相关记录。 4. 提供《室内质控每月 CV 值一览表》和相关记录。 5. 提供《室内质控失控报告表》和相关记录。 6. 提供 LIS 系统中质量控制系统参数设置情况和质控图显示情况，并确保符合要求。

续表

条款	认可准则	应用要求	自查说明	迎检要点
	注：可通过检验结果的定期同行评审，对解释和意见进行监控。 b) 实验室应选择符合预期用途的室内质控品。当选择室内质控品时，应考虑以下因素： 1) 相关性能的稳定性。 2) 基质尽可能接近患者样品。 3) 室内质控品对检验方法的反应方式尽可能接近患者样品。 4) 室内质控品满足检验方法的临床适宜用途，其浓度处于检验决定限水平或与其接近，可能时，覆盖被测量范围。 c) 当无法获得适合的室内质控品时，实验室应考虑使用其他方法进行室内质量控制。其他方法的示例包括： 1) 患者结果的趋势分析，例如：患者结果的浮动均值，或结果低于或高于特定值的样品的百分比，或结果与诊断相关的样品的百分比。 2) 按照规定方案，将患者样品结果与另一替代程序检测结果比较，该程序经官方计量认可可计量溯源至 ISO 17511 规定的同级或者更高级别的参考标准。 3) 患者样品留样再测。 d) 室内质量控制的检测频率应基于检验方法的稳定性和稳健性，以及错误结果对患者危害的风险而确定。 e) 记录结果数据并以适宜核查出趋势和漂移，适用时，应采用统计学技术审核核查结果。	3) 定量检测项目：应至少使用两个浓度水平（正常和异常水平）的室内质控物。可利用质控图对室内质控数据进行统计分析，包括失控时的分析处理程序和纠正措施等。 4) 定性检测项目：每次实验应设置阴性、弱阳性和/或阴性质控物，并对室内质控进行分析，包括阴、弱阳性和/或阴性结果是否符合预期。 5) 病理实验室： a) 应制订科内疑难病例讨论制度，每月至少1次。 b) 应监测检查结果与既往病理诊断的符合率，术中冰冻添加切片诊断的符合率。 c) 应定期随机抽取病理报告进行内部同行复阅。 d) 应建立细胞组织学病理报告结果对照的统计分析制度。 e) 应建立妇科细胞学结果统计分析制度，如不满意、阴性、非典型、低级别及高级别病变的比例等各种病变级别的比例。 6) 分子诊断实验室： a) 若开展核酸提取，适当时，应评价核酸的含量和质量（如纯度和完整性）并保留评价记录。 b) 若开展基因变异，基因多态或基因型检测，质控物应包括临床常见的或者最具临床价值的变异类型或者基因型。	对于没有常规质控的项目，如粪便潜血、血沉等项目，本实验室采用了室内质控替代方法，符合要求。 使用质控配套质控品和第三方质控品每天按要求检测，符合要求。 微生物实验室质量控制，使用的菌株主要为标准菌株，实验室菌种储存有所有与之相关的标准菌株；标准菌株按照 WSW1-SOP-6010《标准菌株保存、复苏、销毁标准操作程序》管理，来源、传代均有记录，且新引入的菌株传代时，均有验证记录。 分子诊断实验室按要求进行室内质控、质控物符合要求。 各专业组的失控规则均按照要求设置，符合要求。	7. 准备好各专业组失控处理情况以及记录的档案，并确保保存符合要求。 8. 提供室内质控替代方法的设置情况和分析记录。 9. 提供各专业组室内质控品的使用情况，包括配套质控品、第三方质控品、自制质控品、标准菌株等质控品、相关验证记录和使用记录。 10. 分子专业组准备好评价核酸的含量和质量（如纯度和完整性）并保留评价记录；基因变异、基因多态检测的质控物包括临床常见的变异类型或者是最具临床价值的变异类型或者基因型；基因型检测；评估肿瘤组织中肿瘤细胞分子病理检测样品中肿瘤细胞含量的报告和记录等。 11. 特别要注意实验室控制下的 POCT 仪器也要符合要求。
7.3.7.2	质量控制：			

条款	认可准则	应用要求	自查说明	迎检要点
7.3.7.2	f) 应按照规定的可接受标准定期评审室内质量控制数据，在某一时段内能够有效提示当前性能。 g) 室内质量控制不符合可接受标准时，实验室应避免发布患者结果。 1) 当室内质量控制结果不符合可接受标准，并提示检验结果可能存在明显临床意义的错误时，应拒绝结果，并在纠正错误后重新检验相关样品，参加并结果评价（见 7.5）。 2) 实验室应对评估后最后一次在控的室内质控之后的患者样品结果	c) 若开展肿瘤组织分子病理检测应评估样品中肿瘤细胞的含量并记录。 7) 微生物实验室：应至少对使用中的染色剂、凝固酶、过氧化氢酶、氧化酶等进行质量控制。应贮存与诊断相配套的质控物，以便在染色、试剂、试验、鉴定系统和抗菌药物敏感性试验中使用。药敏用标准菌株种类和数量应满足工作要求，保存其来源、传代等记录，并有证据表明标准菌株性能满足能力要求		
7.3.7.3	室间质量评价（EQA） a) 实验室应通过实验室间比对监控检验方法的性能，包括参加于检验和检验结果解释的室间质量评价计划，含 POCT 检验方法。 b) 有相应质评计划时，实验室应就其检验方法建立室间质量评价的程序，包括申请、参加和结果评价。 c) 室间质量评价样品应由常规执行检验、检验和检验后程序的人员进行检验。 d) 实验室选择的室间质量评价计划应尽可能： 1) 具有检查检验前、检验和检验后过程的效果； 2) 满足临床适宜用途的模拟患者样品的样品； 3) 满足 GB/T 27043/ISO/IEC 17043 要求	室间质量评价 应符合 ISO 15189，7.3.7.3 条款及下列要求： 1) 实验室应满足卫生行政管理部门对室间质量评价的相关规定，应按照 CNAS-RL02 的要求参加相应的室间质量评价，只要存在可获得的能力验证活动，医学实验室参加能力验证活动的频次应满足如下要求： a) 对于申请初次认可和扩大认可范围的实验室，基于可获得的能力验证活动开展的项目，均应参加，同时参加上海和广东省临检中心的室间质评，并有室间质评分析小结，有结果分析和整改措施； b) 对于监督评审和复评审时的实验室，基于可获得的能力验证活动开展的每个检验（检查）项目，前 1 年内应至少参加 1～2 次能力验证活动。 对于无室间质评的项目，本实验室通过参加医院间比对完成替代试验	《质量手册》《第七章 第三节 有"室间质量评价管理程序"的文件。对于室间质量评价做出了详细的程序规定和说明。 按照《室间质评总结报告表》对室间质评结果进行分析和记录，符合要求。 按要求对试验结果记录及分析报告》进行相关记录，符合要求。 所有认可项目，只要卫生健委临检中心开展的项目，均参加，同时参加上海和广东省临检中心的室间质评。并有室间质评小结，有结果分析和整改措施。 无室间质评的项目，本实验室通过加医院间比对完成替代试验	1. 提供质量手册或其他实验室质量管理体系文件中与"室间质量评价"有关的规定内容或文件。如质量手册、程序文件中的"室间质量评价管理程序"的文件。 2. 提供《室间质评总结报告表》和相关记录，并确保符合要求。 3. 提供《室间比对试验结果记录及分析报告表》和相关记录，并确保符合要求。 4. 准备好所参加了卫健委临检中心、上海临检中心和广东省临检中心的室间质评项目的所有质评报告，室间质评的结果小结和整改措施，确保符合要求。 5. 对于无室间质评的项目，提供通过参加医院间质评比对完成替代试验，包括结果分析，小结和整改措施符合要求

续表

条款	认可准则	应用要求	自查说明	迎检要点
	e）在选择室间质量评价计划时，实验室宜考虑靶值设定类型： 1）由参考方法独立设定，或 2）由总体公议值设定，和/或 3）由方法分组的公议值设定，或 4）由专家组设定。 注1：不能获得不依赖方法的靶值时，可用公议值判断是实验室或其特定的偏倚。 注2：室间质量评价物缺乏互换性会影响某些方法间的比较，但在另外一些方法间具备互换性时，仍可用于这些方法间的比较，而非仅依赖于方法内的比较。	c）如可获得的能力验证活动开展频次≥2次/年，获准认可的每个检验（检查）项目，每年应至少参加2次能力验证活动。 2）应保留参加室间质量评价的结果和证书。实验室负责人或指定人员应监控室间质量评价活动的结果，并在结果报告上签字。 3）室间质量评价不可获得的检验（检查）项目，可参考 WS/T 415 通过与其他实验室比对的方式确定检验结果的可接受性，并规定比对实验室的		6. 特别要注意实验室控制下的 POCT 仪器也要符合要求
7.3.7.3	f）当室间质量评价计划不可获得或不适用时，实验室应采取替代方法监控检验方法的性能。实验室应判断所选替代方法的合理性，并提供其有效性的证据。 注：可接受的替代方法包括： ——与其他实验室交换样品； ——采用相同室内质控品的实验室间进行比对，评估单个实验室的室内质量控制结果与使用相同室内质控品的分组结果进行比较； ——分析不同批号的制造商终端用户校准品，或制造商的正确度质控品； ——至少由两人或两台仪器或两种方法对同一微生物样品进行分割/盲样检测；	选择原则（如使用相同检测系统/检测方法的已获认可实验室或其他实验室级别、高级别实验室），比对样品数量，比对频次（宜参考 7.3.7.3）参加室间质量评价的频次要求。 4）如与其他实验室的比对不可行，实验室应制订评价检验（检查）结果与临床诊断一致性的方法，例如：病理实验室可参加市或省地区的读片会，判断检验结果的可接受性，并记录		

续表

条款	认可准则	应用要求	自查说明	迎检要点
7.3.7.3	——分析与患者样品有互换性的参考物质; ——分析临床相关研究来源的患者样品; ——分析细胞库和组织库的物质。 g) 应按规定的可接受标准对定期评审评价数据,在某一时段内能够有效提示当前性能。 h) 当室间质量评价结果超出预定的可接受标准时,应采取适当措施(见8.7),包括评估与患者样品相关的不符合,是否造成对临床的影响。 i) 如确定影响有临床意义,则应复核受影响的患者结果,考虑修改结果的必要性,并告知用户,适当时			
7.3.7.4	检验结果的可比性 不足带来的问题。当患者样品不可获得或不适用时,参考室内质量控制品互换性的全部选项。 a) 当使用不同方法或/和设备,和/或在不同地点进行检验时,应制订临床宜适宜区间内患者样品结果可比性的程序。 注:进行不同检验方法的比较时,使用患者样品能避免室内质控品互换性问题。 b) 实验室应记录比对的结果及其可接受性。 c) 实验室应定期评审比对结果。	检验结果可比性 应符合 ISO 15189,7.3.7.4 条款及下列要求: 1) 实验室内部结果比对的程序文件应规定比对条件、样品类型及数量,比对方案、判断标准、频次及相关措施,可参考 CNAS-GL047 以及相关国家/行业标准,如 WS/T 406、WS/T 407。 2) 应规定由多个人员进行的手工检验项目比对方法和判断标准,例如:显微镜检查、培养结果判读,抑菌圈测量等,定期(至少每 6 个月 1 次,每次至少 5 份临床样品)进行检验人员的结果比对。	《质量手册》第七章第三节有"检验结果可比性管理程序"的文件。对于检验结果可比性比性做出了详细的程序规定和说明。 按照要求进行定量项目的比对,并提供定量比对试验结果记录及分析报告《定量比对试验结果记录表》进行相关记录,符合要求。 按照要求对定性项目进行了比对,并提供定性比对试验结果记录及分析结果《定性比对表》进行相关记录,符合要求。 所有检测系统,均按要求进行比对,有比对相关记录。 有定期评审比对记录。 出现差异时有处理措施和记录,出现显著差异时有告知临床用户措施和记录	1. 提供质量体系文件中与"检验结果可比性"有关的规定内容或文件。管理评审文件中与"检验结果可比性"有关的程序或质量手册、程序文件中的"检验程序"的管理程序。 2. 提供《定量比对试验结果记录及分析报告表》和相关记录。 3. 提供《定性比对试验结果记录及分析报告表》和相关记录。 4. 准备所有检测系统的比对报告和比对记录。 5. 提供定期评审比对结果的报告和记录。 6. 提供出现差异时,有相关处理措施和记录

续表

条款	认可准则	应用要求	自查说明	迎检要点
7.3.7.4	d) 如识别出差异，应评估该差异对生物参考区间和临床决定限的影响，并采取措施。 e) 实验室应告知用户结果可比性的临床显著差异	3) 比对记录应由授权人员审核并签字，并至少保留2年		7. 提供出现显著差异时，有告知临床用户报告的风险的措施和记录
7.4.1.1	通用要求 a) 每项检验结果均应准确、清晰、明确并依据检验程序的特定规定和说明报告。报告应包括解释检验结果所有必需的信息。 b) 当检验报告延误时，实验室应基于延误对患者的影响制订通知用户的程序。 c) 所有与报告发布有关的信息应按照管理体系要求（见8.4）保存。 注：只要满足本准则的要求，报告可以硬拷贝或以电子方式发布。	通用要求 应符合 ISO 15189, 7.4.1.1 条款以及 CNAS-R01 的要求： 1) 如报告单使用认可标识，应符合下列要求： 2) 实验室负责人应对 LIS 中实验室报告的内容和格式进行审核、批准，并征求临床医护人员的意见。 3) 应有防止数据传输错误的程序文件和记录，并核查报告单查阅终端（如医院信息管理系统（HIS）等）和查询客户端等，应用核查。 4) 免疫实验室：特殊检验项目的结果报告应符合相关规范及标准要求，如《全国艾滋病检测技术规范》、WS/T 573等。 5) 产前筛查报告应由两个以上相关技术人员核对后方可签发。	《质量手册》第七章第四节有"检验结果报告管理程序"的文件。对于结果报告做出了详细的程序规定和说明。定期对 LIS 中实验室报告的内容和格式进行审核和批准，并形成了相关报告和记录。定期与临床医护人员签订了关于结果报告单的服务协议，有相关记录。建立了防止数据传输错误的程序文件，并有信息系统管理员定期进行了核查。信息系统管理员按要求定期检查实验室报告单查阅终端、HIS 系统、报告查询客户端和 LIS 内的最终检验报告结果与原始输入数据（包括复检数据）一致性的情况，并形成记录，符合要求。有定期数据在处理及存储过程进行核查的报告和记录，符合情况。信息系统管理员按要求在计算机系统出现升级、HIS 和 LIS 软件出现升级、更换数据中心服务器时，对结果数据传输进行核查，并形成了相关报告和记录，符合情况	1. 提供质量手册或其他实验室质量管理体系文件中与"结果报告"有关的规定内容或文件。如质量手册、程序文件中的"检验结果报告管理程序"的文件。 2. 提供对 LIS 中实验室报告的内容和格式进行审核和批准的报告和记录。 3. 提供实验室与临床医护人员签订了关于结果报告单的服务协议和相关记录。 4. 提供防止数据传输错误的程序文件和记录。 5. 提供对实验室报告单查阅终端、HIS 系统、报告查询客户端和 LIS 内的最终检验报告结果与原始输入数据（包括复检数据）一致性的验证报告和记录，并确保符合要求。 6. 提供定期检查数据在处理及存储过程进行核查的报告和记录。 7. 提供计算机系统出现变更、HIS 和 LIS 软件出现升级、更换数据中心服务器时，实验室对结果数据传输的核查报告和记录。 8. 产前筛查报告需高人双审。

续表

条款	认可准则	应用要求	自查说明	迎检要点
		6）输血实验室：对所有出现血型定型困难、疑难配血样品应制订立即报告及记录程序，稀有血型、不规则抗体阳性及配血不相合等应及时报告。 7）LIS应有程序能在计算机发出报告前发现危急值结果并发出预警。应通过相关程序及时通知临床（如医师、护士工作站闪屏）并记录（包括患者相关信息，危急值的接收者、接收的日期和时间，以及实验室通知者、通知的日期和时间）。 8）病理实验室： a）应以病理号作为病理诊断报告的唯一性标识； b）应结合患者的临床信息发布病理报告，当病理结果与临床诊断明显不符合，特别是涉及病变部位或病变性质时，应有文件规定如何发布结果； c）应有程序规定报告发送的方式，若需人工发送报告应授权专人进行，接收人员接收报告时应签名并记录时间。 9）微生物实验室： a）血液、脑脊液等样品的培养鉴定应及时发送分级报告，如样品直接涂片或湿片直接镜检、培养结果的判读等阳性发现。 b）其他无菌部位来源样品报告直接涂片镜检的阳性结果。 c）应保存抗菌药物敏感性试验资料，至少每年向临床医师报告流行病学分析结果。		9．LIS应有危急值报警功能，准备好危急值报告的相关记录，也可以是纸质版，也可以是系统里的记录内容。 10．微生物实验室应对血液、脑脊液样品的培养鉴定及时发送分级报告，如样品直接涂片或湿片直接镜检、培养结果的判读等阳性发现。 11．准备好抗菌药物敏感性试验资料，至少每年向临床医师报告流行病学分析结果，最好是每季度分析报告一次。 12．对于分子诊断实验室，定期评审并对新基因变异检测报告中提供给用户参考的分子变异临床意义和用药信息，确保其准确性
7.4.1.1				

续表

条款	认可准则	应用要求	自查说明	迎检要点
		10）分子诊断实验室：适用时，应定期审评并更新基因变异检测报告中提供给用户参考的分子变异临床意义和用药信息，确保其准确性		
7.4.1.1	**结果审核和发布** 结果在发布前应经过审核和批准。 实验室应确保检验结果在授权者发布前得到审核。适当时，应对照室内质量控制、可利用的临床信息及以前的检验结果进行评估。 应规定发布检验结果报告的职责和程序，包括对结果发布者及接收者	**结果审核和发布** 应符合 ISO 15189、7.4.1.1 条款以及下列要求： 1）输血实验室：ABO 血型、RhD 血型和抗体筛查结果应与患者献血者以前的结果进行比较，如存在差异，实验室应分析相应原因，采取相应措施，确保结果准确，并做好记录相关情况。 2）病理实验室：应制订并实施病理诊断复核制度和疑难病例讨论制度	《质量手册》第七章第四节有"检验结果报告管理程序"的文件。对于结果审核和发布做出了详细的程序规定和说明。 本实验室需要一人审核报告，另外一人批准报告，实行双人双审	1. 提供质量手册或其他实验室质量管理体系文件中与"结果审核和发布"有关的规定内容或文件。如质量手册、程序文件中的"检验结果报告管理程序"的文件。应规定检验结果审核由哪些人检验、审核、批准等，相关职责和权限需明确。 2. 可安排评审组观察检验结果审核和发布的具体情况
7.4.1.3	**危急值报告** 当检验结果处于规定的危急值限值时： a）根据可获得的临床信息，尽快通知用户或其他授权人。 b）记录所采取的措施，包括日期、时间、责任人、通知的人员、通知的结果，又在通知时遇到的任何困难。 c）当无法联系到责任人时，应制订实验室人员的逐级上报程序		《质量手册》第七章第四节有"危急值结果报告程序"的文件。对于危急值报告做出了详细的程序规定和说明。 建立了实验室信息系统报告危急值程序，出现危急值时，LIS 系统有独立单元发送危急值，同时工作人员电话通知并按要求登记，符合要求。 微生物危急值和传染病的报告分别是按照 WSW1-SOP-1006《微生物危急值报告程序》和 WSW1-SOP-1007《微生物组传染、病性病报告程序》进行报告，符合要求	1. 提供质量手册或其他实验室质量管理体系文件中与"危急值报告"有关的规定内容或文件。如质量手册、程序文件中的"危急值结果报告程序"的文件。危急值报告程序应包括危急值的确定、报告方式、报告流程特别是各类危急者的报告流程等。为了明确责任，还应建立危急值报告的服务协议。 2. 提供 LIS 系统发送危急值的闭环流程和记录，同时提供电话通知登记的记录，确保符合要求。 3. 提供微生物危急值的报告的记录，并确保传染病的报告符合要求。 4. 提供危急值报告定期评审的报告和记录

续表

条款	认可准则	应用要求	自查说明	迎检要点
7.4.1.4	结果的特殊考虑 a) 如用户同意，可用简化方式报告结果。未向用户报告的 7.4.1.6～7.4.1.7 中所列项的信息，用户应能方便获取。 b) 当结果以初步报告方式传送时，最终报告应发送给用户。 c) 应保留所有口头提供结果的记录，包括沟通准确性确认的细节（见 7.4.1.3b）。口头提供的结果应补发书面报告。 d) 某些对患者有重要影响（如遗传病或某些感染性疾病）的检验结果，可能需要特殊的咨询。实验室管理层应确保在没有得到充分咨询前，不将结果告知患者。 e) 匿名的实验室检验结果可用于流行病学、人口统计学或其他统计分析等目的，前提是降低了对患者隐私和保密的所有风险，并符合相关法律要求和监管要求	结果的特殊考虑 应符合 ISO 15189，7.4.1.4 条款以及下列要求： 微生物实验室：血液、脑脊液、国家规定立即上报的法定培养阳性传染病显微镜检查及培养阳性结果应按规定立即报告相关管理部门及临床	有 "传染病报告管理程序"，对传染病报告做出了详细规范流程和要求。有专门的传染病报告登记本，自查本实验室的传染病报告的情况和记录。均能按照 "传染病报告管理程序" 进行上报和登记，符合要求	1. 提供 "传染病报告管理程序"。 2. 提供传染病报告的情况和记录。 3. 制订口头报告的管理程序，保留所有口头提供结果的记录，包括沟通准确性确认的细节，如要求和记录接听口头报告结果的复述等。口头提供的结果应补发书面报告。 4. 对于用于临床试验和科研用途的检验结果，须去除患者信息后才能使用
7.4.1.5	结果的自动选择、审核、发布和报告 当实验室应用结果的自动选择、审核、发布和报告系统，应制订程序以确保： a) 规定自动选择、审核、发布和报告的标准。该标准应经批准，并被授权负责发布结果的人员理解。 b) 标准在使用前进行确认和批准，在报告系统发生变化，并可能影响其正常功能及使患者医疗面临风险时，定期评审和验证这些标准。	结果的自动选择、审核、发布和报告 应符合 ISO 15189，7.4.1.5 条款以及下列要求： 1) 实验室制订程序时可参考相关卫生行业标准，如 WS/T 616《临床实验室定量检验结果的自动审核》。 2) LIS 宜有程序能在计算机自动发出报告前发现不合理的结果，数据修改后，原始数据应能显示。LIS 中应能显示患者的历史数据	《质量手册》第七章第六节有 "结果的自动选择，审核，发布和报告" 的质量手册内容和 "结果的自动选择，审核，发布和报告程序" 的文件。对于结果的自动选择，审核，发布和报告做出了详细的程序规定和说明。	1. 提供质量手册或其他实验室质量管理体系文件中与 "结果的自动选择，审核，发布和报告" 有关的规定，审核，发布和报告，程序文件内容或文件，如质量手册，程序文件中的 "结果的自动选择程序" 的内容和报告的自动审核程序，确保符合规则和规则的要求。 2. 若实验室使用了自动审核程序，建议准备提供以下材料： (1) 提供结果自动审核规则和规则的验证报告和记录，确保报告符合要求。

续表

条款	认可准则	应用要求	自查说明	迎检要点
7.4.1.5	c) 可识别经自动报告系统选择出需要人工审核的报告，选择的时间和日期，以及审核人的身份均可获取。 d) 必要时，可应用快速暂停自动选择，审核和报告功能		在生化、全血分析、凝血、免疫、体液等部分常规检验项目中建立了自动审核规则，目前仅用于信息系统自动对已建规则的项目结果的审核，但未用于结果的自动批准和发布。本实验室没有真正使用自动审核程序。 按照要求对建立的自动审核规则进行了验证和评审，有相关记录和资料	（2）提供实验室定期审评审结果自动审核规则的报告和记录。 （3）自动审核的报告单与人工审核报告单模板，确保符合要求。 （4）提供自动审核报告单系统故障时，实验室的"一键关闭程序"，应急方案和措施以及处理记录。 （5）提供结果自动审核系统故障处理后，对自动审核规则的验证和记录，确保符合要求。 （6）提供自动审核系统运行情况，确保程序在计算机发出报告前发现不合理或不可能的结果；确保数据修改后，原始数据能显示；确保LIS中能显示患者的历史数据。 （7）提供实验室对员工进行结果自动审核的培训、考核，评估和授权的记录。
7.4.1.6	报告要求 每份报告应包括下列信息，除非实验室有合理由可以省略某些内容非文件化： a) 每页都有患者的唯一标识，原始样品采集日期和报告发布日期。 b) 发布报告的实验室的识别。 c) 用户姓名或其他唯一识别号。 d) 原始样品类型和描述样品的必需信息（例如：来源，取样部位，大体描述）。 e) 清晰明确的检验项目识别。 f) 相关时，所用检验方法的识别，可包括被测量和测量原理（电子）的识别。	报告要求 应符合 ISO 15189，7.4.1.6 条款以及下列要求： 1) 血液实验室： a) 检验结果应使用规范的测量单位，尽可能使用 SI 单位，例如：白细胞绝对计数的单位为（$\times 10^9/\text{L}$）。 b) 口服华法林法抗凝治疗监测时，凝血酶原时间（PT）的报告方式使用国际标准化比率（INR）。 c) 血涂片检验疟原虫阳性时，应同时报告鉴定结果。	《质量手册》第七章第四节有"检验结果报告管理程序"的文件。对于报告要求做出了详细的程序规定和说明。 按照临床议要求和与临床签订的报告模板要求设置了各种符合临床要求的报告单，自备各种结果报告单模板，均符合要求。 自查本实验室的危急值的报告单，危急值提示，符合要求。	1. 提供质量手册或其他实验室质量管理体系文件中与"报告要求"有关的规定内容或文件。如质量手册、程序文件中的"检验结果报告管理程序"的文件。 2. 提供实验室所有的检验结果报告模板、报告人工审批的模板，自动审核报告单的模板，并确保所有模板符合要求，确保出现危急值的报告有特殊提示。 3. 报告应标记有"第几页共几页"等可识别出报告结束的描述或标记。

续表

条款	认可准则	应用要求	自查说明	迎检要点
	注：观测指标标识将逻辑命名与编码系统（LOINC）、命名、属性和单位（NPU，NGC）和 SNOMED CT 为电子识别的示例。 g）适用时，检验结果的测量单位以 SI 单位或可溯源至 SI 单位，或其他适用的单位报告。 h）生物参考区间、临床决定值、似然比或支持临床决定值的直方图/列线图（诺模图），必要时。 注：可将生物参考区间清单或表格发给实验室用户。 i）作为研发计划的一部分而开展的、尚无明确的测量能性声明结果的检验项目识别。 j）审核结果和授权发布报告者的识别（如未包含在报告中，则在需要时随时可用）。 k）需要作为初步结果的识别。 l）危急值提示。 m）将报告中所有部分标记为完整报告的一部分的识别，以及表明结束的清晰标识（如页码和总页数）。	检验报告中的形态学检验项目，应只报告确认后的正确结果，必要时可另附相关说明。 2）体液实验室： a）尿液沉渣显微镜检查官以每高/低倍视野中的不同种类有形成分数量报告结果。 b）检验报告中的形态学检验项目，应只报告确认后的最终唯一结果，必要时可另附相关说明		
7.4.1.7	报告的附加信息 a）当患者医疗需要时，应包括原始样品采集时间。 b）报告发布时间（如未包含在报告中，需要时应可获得。	报告附加信息 应符合 ISO 15189，7.4.1.7 条款以及下列要求： 1）流式细胞检测：报告应包括异常细胞群（如确定）的百分率、免疫表型信息，并提供可能的专业判断。	《质量手册》第七章第四节有"检验结果报告管理程序"的文件。对于报告附加信息做出了详细的程序规定和说明。 在实验室信息系统报告模块中设置了"报告附加信息"的输入栏，以供工作人员适时输入报告附加信息。	1. 提供质量手册或其他实验室质量管理体系文件中与"报告附加信息"有关的规定内容或文件。如质量手册、程序文件中的"检验结果报告管理程序"的文件。

续表

条款	认可准则	应用要求	自查说明	迎检要点
	c) 全部或部分由受委托实验室完成的检验，包括不加修改地由顾问提供意见的识别，以及实施检验的实验室名称。 d) 适用时，报告应包含结果解释和注释： 注： 1) 影响检验结果临床意义的样品质量和适宜性。 2) 采用不同程序（如POCT）或在不同地点进行检验时的差异。 3) 当地区或国家使用不同的测量单位、错误解释所产生的潜在风险。 4) 结果随时间产生的趋势性或显著性变化	2) 分子诊断实验室：适用时，报告内容还应包括方法的局限性、检测结果临床意义的简要解读、进一步检测的建议；肿瘤分子病理报告内容还应包括检测样品中肿瘤细胞的含量。 3) 病理实验室：报告使用的术语、肿瘤分期等应符合行业规范、科内会诊结果应包含患者的最终报告中，除通用要求，还应包括以下内容： a) 大体描述。 b) 镜下描述，适用时。 c) 最终病理结果解释。 d) 与以前的细胞、针吸组织和/或冰冻切片结果不一致的原因。 e) 特殊检查（如免疫组织化学、组织化学染色、电镜、分子病理）的结果，适用时	自查本实验室的流式细胞检测报告单、分子诊断报告单、血细胞形态报告单、骨髓细胞形态报告单、体液细胞形态报告单等特殊报告单，其中的报告附加信息符合要求	2. 核查流式细胞检测报告单、分子诊断报告单、血细胞形态报告单、骨髓细胞形态报告单、体液细胞形态报告单等报告单中的报告附加的模板信息是否符合要求，并提供相应的模板供评审组核查。 3. 若医疗有需求时，应记录标本采集时间。 4. 注意委托检验的报告，需要提供实施检验的实验室名称。 5. 可在报告备注中注明采用不同程序（如POCT）或在不同地点进行检验时产生的差异，并提醒临床人员使用结果的风险，结合临床考虑
7.4.1.8	修正报告结果 修正或修改检验结果的程序应确保： a) 记录修改的原因并在修改的报告中标识（相关时）。 b) 修改的报告应以追加文件或数据传输的形式发送，明确标记为修订版，并包括原报告的日期和患者识别。 c) 用户知晓报告的修改。 d) 当有必要发布全新报告时，应有唯一性标识，并注明且追溯至所替代的原报告。 e) 如报告系统不能显示修改，应保存修改记录		《质量手册》第七章第四节"检验结果报告管理程序"的文件。对于修正报告结果做出了详细的程序规定和说明。 按照《检验结果解除确认/修改登记表》进行相关记录，符合要求。 自查本实验室修改后的检验报告单，符合要求	1. 提供质量体系文件中与"修正报告结果"有关的规定内容或文件。 2. 提供《检验结果解除确认》和相关记录，并确保好记录。 3. 准备好相关的修改后的报告单，供评审组核查。修改后的报告单应修订标识，以提醒使用人员是修改过的报告。可通过LIS实现。
7.4.2	检验后样品的处理 实验室应规定检验后临床样品的保存时限以及样品的储存条件。实验室应确保保存在检验后	检验后样品的处理 应符合ISO 15189，7.4.2条款以下要求：	《质量手册》第七章第四节"检验后样品处理程序"的文件。对于检验后样品的处理做出了详细的程序规定和说明。	1. 提供质量体系文件中与"检验后样品的处理"有关的规定内容或处理文件。

续表

条款	认可准则	应用要求	自查说明	迎检要点
7.4.2	a) 保存样品的患者和来源识别。 b) 明确确保用于附加检验的适宜性。 c) 样品保存方式应尽可能确保附加检验的适用性。 d) 可定位和检索样品。 e) 以适宜方式弃置样品。	1) 分子诊断实验室：应规定用于产前诊断的原始样品，核酸提取物和/或核酸扩增产物的保存期限。 2) 免疫实验室：为便于追溯，凝胶图像和斑点杂交条带和/或检验留的结果应作为技术记录保存，保存期限可参照相关行业要求。 3) 病理实验室： a) 组织病理检查剩余的标本应至少保存至病理检查报告发出后2周，取材后无剩余组织的标本容器应至少保存至报告发出后2周。 b) 细胞学检查剩余的样品应保存至阳性病理报告发出后2周，具传染性的样品（如浆和体腔积液等）保存困难者除外。 c) 应制订对用于会诊或法律程序的原始切片/蜡块等进行外借，并应有相关的记录。	有专门存放检验后标本的冰箱、冰箱 有每日登记温度。 自查本实验室的检验后样品保存设施，条件和保存时限，符合要求。 自查了本实验室分子诊断实验室和免疫实验室的检验后样品的处理情况和记录，符合要求。	2. 做好安排评审组参观检验后样品储存设施、条件和储存时限准备，并安排专人进行解说，并确保符合要求。 3. 确保分子诊断实验室和免疫实验室的检验后样品的处理情况和记录符合要求。 4. 提供检验后标本借用记录和保证合要求。 5. 检验后标本的处理应符合要求。 6. 用于附加检验的标本，应按要求保存，需要时，还要根据检验目的和项目对标本进行处理，如离心后冻存保存等。 7. 应设置标本保存的规则，以方便寻找标本时的快速定位和检索。这可通过LIS来实现
7.5	不符合工作 实验室应制订过程，在实验室活动或检验结果不符合自身程序、质量要求或用户要求时（例如：设备或环境条件超出规定限值，监测结果不能满足规定的标准）实施。该过程应确保： a) 确定管理不符合工作的职责和权限。 b) 基于实验室建立的风险分析过程采取应急和长期措施。 c) 当存在对患者造成危害的风险时，终止检验并停发报告。 d) 评价不符合工作的临床意义，包括在识别不符合工作之前已发出或未来可以发出的检验结果的影响分析。 e) 对不符合工作的可接受性做出决定。		《质量手册》第七章第五节有"不符合工作识别和控制程序"的文件。对于不符合工作做出了详细的识别和控制程序规定和说明。 自查了本实验室自20××年以来的各种不符合工作的识别、处理和纠正等记录，均符合要求。	1. 提供质量手册或其他实验室质量管理体系文件中与"不符合工作"有关的规定内容或文件。如质量手册、程序文件中的"不符合工作识别和控制程序"的文件。

续表

条款	认可准则　应用要求	自查说明	迎检要点
7.5	f）必要时，修改检验结果并通知用户。 g）规定批准恢复工作的职责。 实验室应采取与不符合工作（见8.7）再次发生的风险相符的纠正措施。 实验室应保存不符合工作和7.5a）~g）中规定措施的记录		2. 提供《不符合工作报告和纠正措施记录表》和相关记录，并确保符合要求。不符合项的表格可包括各类人员的签字，如识别者、接收者、同时还要包括施人员、验证人员等，采集措要包括不符合的影响，不符合的可接受性，可批准恢复工作的人员以及职责，以及采取的原因分析和纠正措施
7.6.1	通用要求 实验室应获得开展实验室活动所需的数据和信息。 注1：本准则"实验室信息系统"中包括计算机化和非计算机化系统中的数据和信息管理。相比非计算机化的系统，有些要求更适用于计算机系统。 注2：与计算机化实验室信息系统相关的风险见ISO 22367: 2020, A.13. 注3：确保信息保密性、完整性和可用性实践等的风险管理见ISO/IEC 27001: 2022 附录A"信息安全控制参考"	《质量手册》第七章第六节有"数据控制和信息管理"的质量手册内容和"实验室信息系统管理程序"的文件。对于实验室信息系统管理的通用要求做出了详细的要求、程序规定和说明。于20××年11月12日对实验室信息系统的风险和安全进行了全面的评价，并形成了信息系统的风险和安全评估报告及相关记录，符合要求	1. 提供质量手册或其他实验室质量管理体系文件中与"实验室信息系统管理的通用要求"有关的规定内容或文件。如质量手册、程序文件中的"数据控制和信息管理"的质量手册内容和程序文件中的"实验室信息系统管理程序"的文件。 2. 提供实验室信息系统的风险和安全评估报告及相关记录，注意：风险评估应符合ISO 22367: 2020, A.13, 信息安全应符合ISO/IEC 27001: 2022 附录A"信息安全控制参考"
7.6.2	信息管理的职责和权限 实验室应确保规定实验室信息系统管理的职责和权限，包括可能对患者医疗产生影响的信息系统的维护和修改。实验室最终为实验室信息系统负责	《质量手册》第七章第六节有"数据控制和信息管理"的文件。对于信息管理的职责和权限做出了详细规定和说明	提供质量手册或其他实验室质量管理体系文件中与"信息管理的职责和权限"有关的规定内容或文件
7.6.3	信息系统管理 用于采集、处理、记录、报告、存储或检索检验数据和信息的系统应： a）在引入前，经过供应商或实验室的运行验证；在使用前，系统的任何变化，包括实验室配置或对商业化软件的修改，均应获得授权、文件化并经验证。	《质量手册》第七章第六节有"数据控制和信息管理"的文件。对于信息系统管理做出了详细的要求、程序规定和说明	1. 提供质量手册或其他实验室质量管理体系文件中与"信息系统管理"有关的规定内容或文件。如质量手册、程序文件中的"数据控制和信息管理"的质量手册内容和"实验室信息系统管理程序"的文件以及LIS的相关SOP文件。

续表

条款	认可准则	应用要求	自查说明	迎检要点
7.6.3	注1：适用时，确认和验证包括：实验室信息系统和其他系统，如实验室设备、医院患者管理系统及基层医疗系统之间的接口正常运行。 注2：常用的商业现成软件在其设计的应用范围内使用可被视为已经过充分的确认（例如：文字处理和电子表格软件，以及质量管理软件程序）。 b) 形成文件，包括系统日常运行等文件可被授权用户方便获取。 c) 考虑网络安全，以防止系统未经授权的访问，并保护数据不被篡改或丢失。 d) 在符合供应者规定的环境下操作，或对于非计算机系统，提供保护人工记录和数据转录准确性的条件。 e) 进行维护以保证数据和信息完整，并包括系统故障的记录和适当的应急和纠正措施；应对计算机和数据信息传送进行适当和系统检查		自查实验室信息系统的各种验证和确认报告以及记录，符合要求。 自查本实验室信息系统的数据传输的验证报告和记录，符合要求。 自查本实验室信息系统间对接的验证报告和记录，符合要求。 自查本实验室信息系统计算机的运行环境，符合要求。 自查本实验室的网络安全策略，符合要求。 自查本实验室的信息系统操作说明书，符合要求。 自查本实验室信息系统的备份的机制和应急措施以及相关记录，符合要求。 自查本实验室信息系统的评审报告，符合要求。 自查本实验室信息系统的信息来源和数据获取以及相关记录，符合要求。 自查本实验室信息系统的授权和职责分配情况，与实验室规定一致，符合要求。 自查本实验室对员工进行信息系统培训、考核、评估的情况和记录，符合要求。	2. 提供实验室信息系统的各种验证和确认报告以及记录，包括使用前、变更后、维修后、升级后、定期需要时的验证和确认报告以及相关的记录，并确保符合要求。 3. 提供数据传输的验证和确认报告和记录。 4. 提供实验室信息系统与其他系统（第三方实验室系统、基层医疗系统、医院患者管理等）对接的验证报告和信息的记录。 5. 提供信息系统获取数据和信息的记录。 6. 提供实验室网络安全策略和处理措施及记录。 7. 提供信息系统操作说明书或SOP，并确保符合要求。 8. 提供信息系统的备份机制和应急措施以及相关记录。 9. 提供信息系统的评审报告。 10. 提供信息系统的授权和职责分配情况，并确保与实验室规定一致。 11. 提供实验室对员工进行信息系统培训、考核、评估的情况和记录。 12. 安排评审组参观信息系统和计算机的运行环境
7.6.4	宕机预案 实验室应制订经策划的过程，以便在发生影响实验室提供服务能力的信息系统故障或宕机期间维持运行。该情况还包括自动选择和报告结果			1. 提供质量体系文件或其他实验室质量管理体系文件中与"宕机预案"有关的规定内容或文件。如质量手册、程序文件中的"数据控制和信息管理"的质量手册内容和"实验室信息系统管理程序"的文件。

续表

条款	认可准则	应用要求	自查说明	迎检要点
7.6.4			《质量手册》第七章第六节有"数据控制和信息管理"的质量手册内容和"实验室信息系统管理程序"的文件。对于各机预案做出了详细的要求，程序规定和说明。于20××年7月12日对员工进行信息系统各机预案培训、演练、考核。自查关于各机预案的评估和授权的情况和记录，及各机预案的实施情况，符合要求	2. 提供信息系统各机预案的实施情况和记录。 3. 提供实验室对员工进行信息系统各机预案培训、演练、考核、评估和授权的情况和记录
7.6.5	异地管理 当实验室信息管理系统在异地或由外部供应者进行管理和维护时，实验室应确保系统的供应者或运营者符合本准则所有适用要求		《质量手册》第七章第六节有"数据控制和信息管理"的质量手册内容和"实验室信息系统管理程序"的文件。对于异地管理做出了详细的要求，程序规定和说明。信息系统不存在异地管理。已与**信息公司签订服务协议、安全协议和保密协议，委托其对本实验室的信息系统进行维护和升级、符合要求	1. 提供质量手册或其他实验室质量管理体系文件中与"异地管理"有关的规定内容或文件。如质量手册，程序文件中的"数据控制和信息管理"的质量手册内容和"实验室信息系统管理程序"的文件。 2. 提供信息系统在异地由外部供应者进行管理和维护的情况和记录，并提供了与外部供应者签订服务协议的情况和记录
7.7.1	过程 实验室应有处理投诉的流程，至少包括： a) 对投诉的接收、确认、调查以及决定采取处理措施的说明。 注：投诉的解决应导致实施纠正措施（见8.7）或作为改进过程的输入（见8.6）。 b) 跟踪并记录投诉，包括为解决投诉所采取的措施。 c) 确保采取适当的措施。 应可公开获取投诉处理过程的说明		《质量手册》第七章第七节有"投诉"的质量手册内容和"服务对象投诉处理程序"的文件。对于投诉处理过程做出了详细的要求，程序规定和说明。自20××年以来共有三次投诉记录，有详细的投诉处理措施，均按照要求采取了处理措施。按照《服务对象投诉处理记录表》《服务对象意见/建议收集表》《患者满意度调查表》和《临床医护人员满意度调查表》进行相关记录，符合要求	1. 提供质量手册或其他实验室质量管理体系文件中与"投诉过程"有关的规定内容或文件。如质量手册中的"投诉"的质量手册内容和"服务对象投诉处理程序"的文件。 2. 提供实验室本次评审周期内的投诉和处理情况以及详细的记录。 3. 提供《服务对象意见/建议收集表》和《临床医护人员满意度调查表》及相关记录，并确保符合要求。

续表

条款	认可准则	应用要求	自查说明	迎检要点
7.7.2	投诉接收 a) 在接到投诉后，实验室应确认投诉是否与其负责的实验室活动相关，如相关，则应处理该投诉（见8.7.1）。 b) 接到投诉的实验室应负责收集所有必要的信息，以确认投诉是否属实。 c) 只要可能，实验室应告知投诉人已收到投诉，并向其提供处理结果和进程报告，适用时。		《质量手册》第七章第七节有"投诉"的质量手册内容和"服务对象投诉接收做出了详细的要求、程序规定和说明。 自查了本实验室关于投诉接收的情况和记录，在档案室保存有收到关于投诉的所有必要信息，有对投诉进行评估和处理的所有必要确认，符合要求	1. 提供质量手册或其他实验室质量管理体系文件中与"投诉接收"有关的规定内容或文件。如质量手册中的"投诉"的质量手册内容和"服务对象投诉处理程序"的文件。 2. 提供实验室本次评审周期内关于投诉接收的具体情况和记录，提供关于投诉接收的所有评估情况以及对投诉进行评估信息收集的记录和进程
7.7.3	投诉处理 调查和解决投诉不应导致任何歧视行为。 投诉决定应由与投诉事项无关的人员做出或审查和批准。资源不允许时，任何替代方案都不应损害公正性		《质量手册》第七章第七节有"投诉"的质量手册内容和"服务对象投诉接收做出了详细的要求、程序规定和说明。 自查了本实验室关于投诉处理的情况和记录，符合要求	1. 提供质量手册或其他实验室质量管理体系文件中与"投诉接收"有关的规定内容或文件。如质量手册中的"投诉"的质量手册内容和"服务对象投诉处理程序"的文件。 2. 关于投诉处理的情况和记录，包括处理结果的审核，评估和批准的记录，特别要对投诉原因进行系统的分析，变可能为金。
7.8	连续性和应急预案 实验室应确保已经识别与紧急情况，或者其他导致实验室活动受受限或无法开展等状况有关的风险，并制订应对策略、程序和技术措施，以便在中断后确定继续运行。 应定期测试这些预案，并演练响应能力，可行时。 实验室应： a) 考虑所有相关实验室人员的需要和能力，制订紧急情况响应方案。 b) 向相关人员提供适当的紧急情况信息和培训。 c) 对实际发生的紧急情况做出响应。 d) 采取与紧急情况的严重程度和潜在影响相符的措施，预防或减轻紧急情况的后果。		《质量手册》第七章第八节有"连续性和应急预案"的质量手册内容和"服务对象投诉处理程序""实验室生物安全应急预案""信息系统应急预案"的文件。 对于连续性和应急预案做出了详细的要求、程序规定和说明。	1. 提供质量手册或其他实验室质量管理体系文件中与"连续性和应急预案"有关的规定内容或文件。如质量手册中的质量手册中的"连续性和应急预案""生物安全应急预案""信息系统应急预案""实验室消防应急预案""信息系统应急预案""安全应急预案"的文件。

续表

条款	认可准则	应用要求	自查说明	迎检要点
		注：详细信息见 CLSI GP36-A	于 20×× 年 4 月 22 日对所有员工进行了"服务对象投诉处理程序""实验室消防应急预案""生物安全应急预案""信息系统应急预案"的培训和考核，20×× 年 4 月 23 日组织了所有员工的演练，形成了相关报告和记录。	2. 提供关于"服务对象投诉处理程序""实验室消防应急预案""生物安全应急预案""信息系统应急预案"的培训、考核和演练的详细记录。 3. 实验室可建立各种紧急预案处理流程，并上墙，如台风、停电、停水、空调故障，水灾、火灾等的应急处理措施
7.8				
8.1.1		通用要求 实验室应建立、编制、实施和保持管理体系以支持和证明实验室持续满足本准则要求。 实验室管理体系应至少包括： ——职责（8.1） ——目标和方针（8.2） ——成文信息（8.2、8.3 及 8.4） 应对风险和改进机遇的措施（8.5） ——持续改进（8.6） ——纠正措施（8.7） ——评估和内部审核（8.8） ——管理评审（8.9）	《质量手册》第八章第一节有"管理体系要求"的质量手册内容。对于管理体系通用要求做出了详细的要求和说明。 自查了本实验室质量体系的建立情况和包含内容，符合要求	1. 提供质量手册或其他实验室质量管理体系文件中与"满足管理体系通用要求"有关的规定内容或文件。如质量手册中的"管理体系要求"的质量手册内容。 2. 提供实验室质量管理体系建立记录中包含的内容
8.1.2		满足管理体系要求 实验室可通过建立、实施和保持质量管理体系（如，按照 ISO 9001 的要求），满足 B.1）满足 8.1.1 的要求。该质量管理体系应支持和证明持续符合第 4 ~ 第 7 章以及 8.2 ~ 8.9 规定的要求	《质量手册》第八章第一节有"管理体系要求"的质量手册内容。对于满足管理体系要求做出了详细的要求和说明	提供质量手册或其他实验室质量管理体系文件中与"满足管理体系要求"有关的规定内容或文件。如质量手册中的"管理体系要求"的质量手册内容
8.1.3		管理体系意识 实验室应确保在实验室控制下从事工作的人员理解以下内容： a）相关目标和方针。 b）其对于管理体系有效性的贡献，包括提高绩效的获益。 c）不符合管理体系要求的后果。	《质量手册》第八章第一节有"管理体系要求"的质量手册内容。对于管理体系意识做出了详细的要求和说明。	1. 提供质量手册或其他实验室质量管理体系文件中与"管理体系意识"有关的规定内容或文件。如质量手册中的"管理体系要求"的质量手册内容。

续表

条款	认可准则	应用要求	自查说明	迎检要点
8.1.3			自查了本实验室中质量体系的质量方针和目标，对质量方针和目标的评审报告和目标进行了评审，符合要求。自查质量体系文件以及知识的培训和考核记录，符合要求。员工对方针和目标均能理解和熟识	2. 提供实验室质量方针和目标，以及对质量方针和目标的评审报告和记录。3. 提供对所有员工关于质量体系质量方针和目标，质量体系意识，质量体系文件以及知识的培训和考核记录
8.2.1	**通用要求** 实验室管理层应建立、编制和保持实现本准则目的的目标和方针，并确保实验室组织的各层级人员理解和实施该目标和方针。 注：管理体系文件可以（但不要求）纳入质量手册		《质量手册》第八章第二节有"管理体系文件"的质量内容。对于管理体系文件通用要求做出了详细的要求和说明	提供质量手册或其他实验室质量管理体系文件中与"管理体系文件通用要求"有关的规定内容或文件。如质量手册中的"管理体系文件"的质量手册内容
8.2.2	**能力和质量** 目标和方针应能体现实验室的能力、质量和一致运作		《质量手册》第八章第二节有"管理体系文件"的质量手册内容。对于能力和质量做出了详细的要求和说明。于20××年10月15日对目标和方针进行了评审，本实验室目标和方针能体现出本实验室的能力，质量体现了本实验室目标和方针和一致运作	1. 提供质量体系文件中与"管理体系文件中与'能力和质量'有关的规定内容或文件。如质量手册中的"管理体系文件"的内容。2. 提供质量目标和方针与实验室的能力，质量和一致运作的评审报告和记录
8.2.3	**承诺的证据** 实验室管理层应提供建立和实施管理体系以及持续改进其有效性承诺的证据		《质量手册》第八章第二有"管理体系文件"的内容。对于承诺的证据做出了详细的要求和说明。自查了本实验室管理层关于提供建立和实施管理体系以及持续改进其有效性承诺的证据，符合要求	1. 提供质量手册或其他实验室质量管理体系文件中与"承诺的证据"有关的规定内容或文件。如质量手册中的"管理体系文件"的内容。2. 提供实验室管理层关于提供建立和实施管理体系以及持续改进其有效性承诺的证据，可由实验室主任做出书面承诺并签字

续表

条款	认可准则	应用要求	自查说明	迎检要点
8.2.4	**文件** 管理体系应包含、引用或链接与满足本准则要求相关的所有文件、过程、系统和记录等		《质量手册》第八章第二节有"管理体系文件"的内容。对于"文件"做出了详细的要求和说明。按要求对质量体系的各种内部和外部文件进行受控	1. 提供质量手册或其他实验室质量管理体系文件中与"文件"有关的规定内容或文件。如质量手册中的"管理体系文件"的内容。 2. 提供实验室质量体系的各种文件，包括包含、引用或链接的文件，并确保所有文件受控
8.2.5	**员工取阅** 参与实验室活动的所有员工应可获得适用其职责的管理体系文件和相关信息		《质量手册》第八章第二节有"管理体系文件"的内容。对于员工取阅做出了详细的要求和说明。对于员工取阅文件放置在经授权和使用文件放置在合适的位置	1. 提供质量手册或其他实验室质量管理体系文件中与"员工取阅"有关的规定内容或文件。如质量手册中的"管理体系文件"的内容。 2. 按要求把相应的管理体系文件和相关信息放置在合适地方，方便实验室员工取阅
8.3.1	**通用要求** 实验室应控制与满足本准则要求有关的内部和外部文件。 注：本准则中，"文件"可以是政策声明、程序及相关辅助工具、流程图、使用说明、规范、制造商说明书、校准表格、生物参考区间及其来源、图表、海报、公告、备忘录、软件、图纸、计划、协议和外源性文件如法律、标准和提供检验程序的教科书、描述员工资质（如岗位说明）的文件等。这些文件可用任何形式或类型的媒介，如硬拷贝或数字形式		《质量手册》第八章第三节"文件控制和管理程序"的文件。对于管理体系文件做出了详细的程序规定和说明。建立了内部和外部受控文件清单	1. 提供质量手册或其他实验室质量管理体系文件中与"管理体系文件"有关的规定内容或文件。如质量手册、程序文件中的"文件控制和管理程序"的内容。 2. 提供内部和外部受控文件清单
8.3.2	**文件控制** 实验室应确保： a）文件有唯一性标识。 b）文件发布前，由具备专业知识和能力的授权人员确定其适用性并经授权人员确定其适用性后予以批准。 c）定期审查，必要时，控制其更新。 d）在使用地点可获得适用文件的相关版本。 e）识别文件并当前修订状态。 f）防止未经授权修改、删除或移除。 g）防止未经授权获取文件。		《质量手册》第八章第三节"文件控制和管理程序"的文件。对于文件管理体系文件的控制的程序做出了规定和说明。自查了本实验室体系文件，均有唯一性标识和控制措施，能有效防止未经授权获取文件。自查了本实验室的作废文件和作废记录。	1. 提供质量手册或其他实验室质量管理体系文件中与"管理体系控制"有关的规定内容或文件。 2. 提供体系文件适用性的确认记录和批准记录。 3. 提供实验室体系文件和控制记录，确保均有唯一性标识和控制措施，确保均有效防止有唯一性标识和未经授权获取文件，符合要求。

续表

条款	认可准则	应用要求	自查说明	迎检要点
8.3.2	h) 防止误用作废文件，对因需要而保存的作废文件作适当标识 i) 规定期限内或按照适用的规定要求，每份废止的受控文件至少保存一份纸质或电子版文件		自查了本实验室作废文件的保存情况和记录，符合要求。 自查了本实验室的修改文件，均有修改标识和修改记录，符合要求。 自查了本实验室的电子文件和纸质文件，均能保持一致。 自查了本实验室授权情况和分发控制情况以及相关记录，符合要求。 能按照《文件受控审批记录表》《文件分发记录表》《内部受控文件清单》《外来受控文件清单》《文件已阅声明记录表》《文件借阅记录表》《文件评审记录表》《文件更改申请表》《文件回收作废申请表》进行相关记录	4. 提供作废文件，确保具有作废标识和作废记录。 5. 提供作废文件的保存情况记录。 6. 提供修改的文件的修改记录，包括识别文件更改和当前修订状态的记录。 7. 提供电子文件和纸质文件一致性证明。 8. 提供实验室文件授权情况和分发控制情况以及相关记录。 9. 提供定期审核文件的报告和记录。 10. 提供《文件受控审批记录表》《文件分发记录表》《内部受控文件清单》《外来受控文件清单》《文件已阅声明记录表》《文件借阅记录表》《文件评审记录表》《文件更改申请记录表》《文件回收作废申请表》《文件销毁审批记录表》及相关记录
8.4.1	记录建立 实验室应建立和保存清晰的记录以证明满足本准则的要求。 应在执行影响检验质量的每一项活动时进行记录。 注：记录的媒介可采用任何形式或类型		《质量手册》第八章第四节有"记录控制和管理程序"的文件。对于记录建立做出了详细的程序规定和说明	1. 提供质量手册或其他实验室质量管理体系文件中与"记录建立"有关的规定内容或文件。如质量手册、程序文件中的"记录控制和管理程序"的文件。 2. 记录建立和保存的情况及相关记录
8.4.2	记录修改 实验室应确保修改的记录可追溯到之前的版本或原始记录。应保留原始的和修改后的数据和文档，包括修改的时间，相关时，修改内容和修改人的标识		《质量手册》第八章第四节有"记录控制和管理程序"的文件。对于记录修改详细的程序规定和说明 自查了本实验室的记录修改情况，符合要求	1. 提供质量手册或其他实验室质量管理体系文件中与"记录修改"有关的规定内容或文件。如质量手册、程序文件中的"记录控制和管理程序"的文件。 2. 提供了记录修改情况及相关记录

续表

条款	认可准则	应用要求	自查说明	迎检要点
8.4.3	**记录保存** a）实验室应实施确保记录的标识、存放、防止非授权的获取及修改、备份、归档、检索、保存期和处置所需的程序。 b）应规定记录保存时间。 注1：除要求外，可基于已识别的风险选择记录保存时间。 c）报告的检验结果应在必要或要求的期限内进行检索。 d）所有记录应在整个保存期间可获取，无论使用何种媒介保存记录，应清晰，并可用于实验室管理评审（见8.9）。 注2：从法律责任考虑，特定类型程序（如组织学检验、基因检验、儿科检验等）的记录可能需要比其他记录保存更长时间	《质量手册》第八章第四节有"记录控制和管理程序"的文件。对于记录保存详细的程序等规定和说明。 自查了本实验室记录保存文件记录保存情况和保存时间，符合要求	1. 提供质量手册或其他实验室质量管理体系文件中与"记录保存"有关的规定内容或文件。 2. 安排评组核查实验室保存条件和记录保存时间，保存时间等保存情况。实验室做好相关的准备工作
8.5.1	**识别风险和改进机遇** 实验室应识别与实验室活动相关的风险和改进机遇，以： a）预防或减少实验室活动中的不利影响和潜在问题。 b）通过应对机遇实现改进。 c）确保管理体系达到预期结果。 d）减轻患者和医疗风险。 e）帮助实现实验室目的和目标	《质量手册》第八章第五节有"应对风险和改进机遇的措施"的质量手册内容。对于识别风险和改进机遇做出了详细的要求和说明。 自查了本实验室应对识别风险和改进机遇的记录，符合要求	1. 提供质量手册或其他实验室质量管理体系文件中与"识别风险和改进机遇"有关的规定内容或文件。如质量手册中的"应对风险和改进机遇的措施"的质量手册内容。 2. 提供对实验室的风险和改进机遇的识别和分析记录
8.5.2	**应对风险和改进机遇** 实验室应对识别出的风险进行分级并应对。应对风险的措施应与其对实验室检验结果、患者及员工安全的潜在影响相适应。 实验室应记录针对风险和机遇所做的决定及采取的措施。 实验室应在其管理体系中纳入并实施针对已识别风险和改进机遇的措施，并评审其有效性。 注1：应对风险的选择可包括：识别和规避威胁，消除某一风险源，降低风险，概率或后果，转移风险，为寻求改进机遇承担某一风险，或通过知情决策而接受风险。 注2：虽然本准则要求实验室识别和应对风险，但并未要求特定的风险管理方法。实验室可使用ISO 22367和ISO 35001作为指南。 注3：改进机遇可导致扩展实验室活动范围、应用新技术，或产生其他可能性以满足患者和用户需求	《质量手册》第八章第五节有"应对风险和改进机遇的措施"的质量手册内容。对于应对风险和改进机遇做出了详细的要求和说明。 自查了本实验室应对风险和改进机遇的记录，符合要求	1. 提供质量手册或其他实验室质量管理体系文件中与"应对风险和改进机遇"有关的规定内容或文件。如质量手册中的"应对风险和改进机遇的措施"的质量手册内容。 2. 提供应对风险和改进机遇的记录，实施的记录。实施有效性分析记录。 3. 风险评估可包括风险识别、风险评估、采取的措施及有效性评价，残余风险的评估等PDCA过程

续表

条款	认可准则	应用要求	自查说明	迎检要点
8.6.1	**持续改进** a) 实验室应按方针和目标声明，持续改进其管理体系的有效性，包括检验前、检验中和检验后过程。 b) 实验室应识别和选择改进机遇，研究、制订并采取必要措施；改进活动应针对风险评估和识别出的机遇而确定的重点工作（见8.5）。 注：可通过风险应用、方针应用、管理评审、纠正措施、评审操作程序、员工建议、患者和用户的建议或反馈、数据和室间质量评价结果分析等，识别改进机遇。 c) 实验室应评审采取措施的有效性。 d) 实验室管理层应确保实验室参加覆盖患者医疗相关范围和结果的持续改进活动。 e) 实验室管理层应将改进计划和相关目标告知员工	《质量手册》第八章第六节有"改进"的质量手册内容和"持续改进程序"的文件。对于持续改进做出了详细的程序规定和说明。 《持续改进措施记录表》和相关记录，符合要求。 自查了本实验室持续改进机会的识别情况，符合要求。 自查了本实验室管理层对改进计划和情况和相关目标告知情况和情况	1. 提供质量手册或其他实验室质量管理体系文件中与"持续改进""有关规定内容或文件。如质量手册中的"改进"的质量手册内容和"持续改进程序"的文件。 2. 提供通过风险应用、方针应用、评审操作程序、总体目标、外部评审报告、内审发现、投诉、纠正措施、管理评审、员工建议、患者和用户的建议或反馈、数据和室间质量评估结果分析等识别改进机遇的记录。 3. 提供《持续改进措施记录表》和相关记录。 4. 提供实验室管理层应确保实验室参加覆盖患者医疗相关范围和结果的持续改进活动的证据。 5. 提供持续改进措施有效性的证据和记录。 6. 告知实验室管理层将改进计划和相关目标告知员工的证据和记录
8.6.2	实验室患者、用户和员工的反馈 实验室应向其患者、用户和员工征求反馈意见。应分析和利用这些反馈以改进管理体系、实验室活动和用户服务。 应保存包括所采取措施在内的反馈记录。应将对其反馈所采取的措施告知员工	《质量手册》第八章第六节有"改进"的质量的文件。对于实验室患者、用户和员工的反馈的程序规定和说明。 自查了本实验室主动向实验室患者、用户和员工反馈，每个月进行一次患者满意度调查，每个季度至少进行一次临床咨询服务，每年进行一次员工满意度调查	1. 提供质量手册或其他实验室质量管理体系文件中与"实验室患者、用户和员工的反馈"有关的规定内容或文件。如质量手册中的"改进"的质量手册内容和"持续改进程序"的文件。 2. 提供主动向实验室患者、用户和员工咨询、处理和反馈的记录。 3. 提供对其反馈所采取的措施告知员工的证据。 4. 定期向临床、患者、员工发放满意度调查表，并分析以改进

续表

条款	认可准则	应用要求	自查说明	迎检要点
8.7.1	发生不符合时的措施 实验室发生不符合时，应： a) 应对不符合，并且适用时： 1) 立即采取措施以控制和纠正不符合； 2) 处置后果，特别关注患者安全，包括上报给适当人员。 b) 确定不符合的原因。 c) 评审是否需要采取纠正措施，以消除产生不符合的原因，减少其再次发生或者在其他场合发生的可能性： 1) 评审和分析不符合。 2) 确定是否存在或可能发生类似不符合。 3) 评估若不符合再次发生时的潜在风险和影响。 d) 实施所需措施。 e) 回顾和评估所采取纠正措施的有效性。 f) 需要时，更新风险和改进机遇。 g) 必要时，修改管理体系		《质量手册》第七章第五节有"不符合工作识别和控制程序"的文件，第八章第七节有"纠正措施控制程序"的文件。对于实验室不符合产生不符合时的措施做出了详细的程序规定和说明。 按照《不符合工作报告和纠正措施记录表》进行相关记录，符合情况。 自查了本实验室所有不符合项的识别、应对、原因分析、评审、整改、评估等均按照"不符合工作识别和控制程序"和"纠正措施管理程序"进行处理和记录，符合要求	1. 提供质量体系文件或其他实验室质量管理体系文件中与"发生不符合时的措施"有关的规定内容或文件。如质量手册中的"不符合工作识别和控制程序"的文件。 2. 提供《不符合工作报告和纠正措施记录表》和相关纠正措施记录，并确保符合准则要求
8.7.2	纠正措施有效性 纠正措施应与不符合产生的影响相适应，并应减轻识别出的原因		《质量手册》第八章第七节有"纠正措施管理程序"的文件。对于纠正措施有效性做出了详细的程序规定和说明。 自查了本实验室纠正措施有效性的验证报告和记录，符合要求。	1. 提供质量手册或其他实验室质量管理体系文件中与"纠正措施有效性"有关的规定内容或文件。如质量手册中的"纠正措施管理程序"的文件。 2. 提供对不符合项纠正措施有效性进行验证和评估的报告和记录
8.7.3	不符合和纠正措施记录 实验室应保存记录以证明： a) 不符合的性质、原因和后续所采取的措施 b) 评估纠正措施有效性		《质量手册》第八章第七节有"纠正措施管理程序"的文件。对于不符合和纠正措施记录做出了详细程序规定和说明。 自查了本实验室的不符合和纠正措施记录，符合要求	1. 提供质量手册或其他实验室质量管理体系文件中与"符合和纠正措施记录"有关的规定内容或文件。如质量手册中的"纠正措施管理程序"的文件。 2. 提供不符合项的记录及处理过程和措施的详细记录

续表

条款	认可准则	应用要求	自查说明	迎检要点
8.8.1	**通用要求** 实验室应按照计划时限进行评估，以证明其管理、支持服务、检验前、检验、检验后过程满足患者和实验室用户的需求和要求，并确保保符合本准则的要求		自查了本实验室的评估计划，本实验室12个月内进行一次评估工作	提供实验室的评估计划和记录
8.8.2	**质量指标** 应制定监控质量指标［见5.5d］的过程，包括建立目的、方法、解释、限值，措施计划和监控周期。应定期评审质量指标以确保其持续适宜	**质量指标** 应符合 ISO 15189，8.8.2 条款以及下列要求： 1）实验室可参考相关标准建立适宜的质量指标，如 WS/T 406、WS/T 496。 2）病理实验室：应包括标本规范化固定率、病理制片优片率、常规诊断质控符合率、术中快速诊断与石蜡切片诊断符合率、报告及时率、投诉处理率等	《质量手册》第五章第五节有目标和质量指标的管理规则说明。 《质量手册》第五章第五节有"质量指标管理程序"的文件。 于20××年11月11日对质量方针、质量目标以及质量指标进行了评审，并形成了评审报告和记录	1. 提供质量手册或其他实验室质量管理体系文件中与"质量指标"有关的规定内容或文件，如质量手册、程序文件中"质量指标管理程序"的文件。 2. 提供质量指标评审的报告和记录，包括定期和不定期评审、管理评审等相关评审报告和记录。质量指标应包括检验前、检验中、检验后指标的支持服务指标等
8.8.3.1	实验室应按照计划时限进行内部审核，以提供信息证明管理体系是否： a）符合实验室自己的管理体系要求。 b）符合本准则的要求。 c）有效实施和保持。	实验室应策划、制订、实施和保持内部审核，包括： a）实验室活动对患者风险的优先考虑。 b）过程表、涵盖识别出的风险、外部评审及之前内部审核的输出，不符合的发生，事件、投诉、影响实验室活动的变化等。 c）每次审核的具体目标、准则和范围。 d）经培训，合格并授权的审核员的选择，对实验室质量管理体系的表现进行审核。 e）审核过程客观公正的保证。 f）将审核结果给相关员工的保证。 g）适当纠正和纠正措施的及时实施。 h）记录的保存，作为审核方案实施和审核结果的证据。 注：审核管理相关指南参见 GB/T 19011/ISO 19011	《质量手册》第八章第八节有"内部审核程序"的文件。对于内部审核做出了详细的程序规定和说明	提供质量手册或其他实验室质量管理体系文件中与"内部审核"有关的规定内容或文件
8.8.3.2			《质量手册》第八章第八节有"内部审核程序"的文件，制订、实施。对于内部审核记录保存规定和说明。出了详细的程序规定和说明。有内部审核公正性声明。自查了本实验室内审员的资格，符合要求。按照《质量体系内审计划表》《质量体系内审实施方案》《首／末会会议签到表》《内部审核检查表》《内部审核项汇总报告》《内部审核不符合项汇总及整改实施记录表》《不符合工作报告和纠正措施记录表》进行了相关记录	1. 提供质量手册或其他实验室质量管理体系文件中与"内部审核"有关的规定内容或文件，如质量手册中"内部审核程序"的文件。 2. 提供内部审核公正性情况和记录。 3. 提供检查内审员培训和授权情况和记录

续表

条款	认可准则	应用要求	自查说明	迎检要点
8.8.3.2			自查了本实验室内部审核资料的保存记录，符合要求	4. 提供《质量体系内审计划表》《质量体系内审实施方案》《首／末次会议签到表》《内部审核检查表》《内部审核报告》《内部审核不符合项汇总及整改实施总结表》《不符合工作报告和纠正措施记录表》和相关记录。特别要设计好内审核查表，直接关系着内审的质量和水平。 5. 提供内部审核资料的保存记录
8.9.1	通用要求 实验室管理层应按照策划的时间间隔对实验室的管理体系进行评审，以确保其持续的适宜性、充分性和有效性，包括为满足本准则而声明的方针和目标		《质量手册》第八章第九节有"管理评审程序"的文件。对于管理评审的通用要求做出了详细的程序规定和说明。 按照《管理评审计划和方案》《管理评审记录表》进行了相关记录	1. 提供质量手册或其他实验室质量管理体系文件中与"管理评审的通用要求"有关的规定内容或文件。如质量手册中"管理评审程序"的文件。 2. 提供《管理评审计划和方案》《管理评审记录表》和相关记录
8.9.2	评审输入 实验室应记录管理评审的输入，并应至少包括以下评审： a) 以往管理评审所采取措施的情况、管理体系内外部因素的变化，实验室活动的量和类型的变化及资源的充分性。 b) 目标实现及方针和程序的适宜性。 c) 近期评审、使用质量指标监控过程、内部审核、不符合分析、纠正措施、外部机构评审等结果。 d) 患者、用户和员工的反馈及投诉。 e) 结果有效性的质量保证。 f) 实施改进及应对风险和改进机遇措施的有效性。 g) 外部供应者的表现。 h) 参加实验室间比对计划的结果。 i) POCT活动的评审。 j) 其他相关因素，如监控活动和培训		《质量手册》第八章第九节有"管理评审程序"的文件。对于管理评审的输入做出了详细的程序规定和说明。 自查了本实验室的管理评审的输入报告，符合要求	1. 提供质量手册或其他实验室质量管理体系文件中与"管理评审的输入"有关的规定内容或文件。如质量手册中"管理评审程序"文件中"管理评审程序"的文件。 2. 提供20××年以来管理评审输入报告，包括以往管理评审所采取措施的情况、管理体系内外部因素的变化、管理活动的量和类型的变化、资源的充分性、目标实现及方针和程序的适宜性、近期评审等其他评审，质量指标监控过程、内部审核、不符合评审、纠正措施、以及外部机构评审，反馈及投诉、实施改进及应对的风险和改进机遇的措施、外部供应者的表现、参加实验室间比对计划的结果，如监控活动的结果、POCT活动的评审、和培训等其他相关的内容

续表

条款	认可准则	应用要求	自查说明	迎检要点
8.9.3	评审输出 管理评审的输出应至少是以下相关决定和措施的记录: a) 管理体系及其过程的有效性。 b) 实现本准则要求相关实验室活动的改进。 c) 所需资源的供应。 d) 对患者和用户服务的改进。 e) 变更的需求。 实验室管理层应确保管理评审提出的措施在规定时限内完成。 管理评审得出的结论和措施应告知和相关实验室员工		《质量手册》第八章第九节有"管理评审程序"的文件。对于管理评审的输出和后续措施做出了详细的程序规定和说明。 自查了本实验室 20×× 年以来的管理评审输出报告和管理评审报告及相关记录,符合要求。 有针对输出问题的整改措施,自查了措施落实情况和有效性和有将管理评审相关记录,符合要求。有将管理评审报告和措施告知员工的记录。 按照《质量体系管理输出报告》《质量体系管理评审报告》《管理评审整改措施效效果验证报告》进行了相关记录。	1. 提供质量手册或其他实验室质量管理体系文件中与"管理评审程序"有关的规定内容或文件。如质量手册中"管理评审程序"的文件。 2. 提供 20×× 年以来的管理评审输出报告。 3. 提供 20×× 年以来的管理评审报告。 4. 提供输出问题的整改措施,措施落实情况和有效性验证的报告和相关记录。 5. 提供将管理评审报告和相关措施告知员工的记录。 6. 提供《质量体系管理输出报告》《管理评审报告》《质量管理措施整改效果验证报告》和相关记录。
A.1	总体要求 本附录是对实验室有关 POCT 的附加要求,与正文要求有区别或增加。这些要求规定了实验室对组织、部门及其员工的责任,包括设备选择、员工培训,质量保证及完善 POCT 过程的管理评审。 本附录不包括患者自测的要求可适用。 注 1:"无实验室支持的服务"的指南见 ISO/TS 22583。 注 2:POCT 安全和风险的指南见 ISO 15190 和 ISO 22367		《质量手册》第九章有"即时检验"的内容和"实验室 POCT 管理程序"的文件。对于即时检验的总体要求做出了详细的程序规定和说明。 开展了未梢血糖检测的 POCT 项目,有关于本 POCT 仪器设备,员工培训,质控情况,室间质评和相关评审的记录	1. 提供质量手册或其他实验室质量管理体系文件中与"即时检验"有关的规定内容或文件。如质量手册中的"即时检验"的质量程序。"实验室 POCT 管理程序"的文件。 2. 提供 POCT 仪器设备验证和评估,员工培训,质量保证和 POCT 的管理评审情况和记录。
A.2	管理 组织的管理机构应最终负责确保有适当措施以监督在组织内开展的 POCT 的准确性和质量。 实验室与使用有使用实验室支持 POCT 的场所之间的服务协议,应确保对职责和权限做出规定并在组织内部传达。		《质量手册》第九章有"即时检验"的内容和"实验室 POCT 的质量管理程序"的文件。对于即时检验的管理程序做出了详细的管理程序规定和说明	1. 提供质量手册或其他实验室质量管理体系文件中与"即时检验"有关的规定内容或文件。如质量手册中的"即时检验"的"实验室 POCT 管理程序"的文件。

续表

条款	认可准则	应用要求	自查说明	迎检要点
A.2		这些协议应获得临床同意，适用时，还应有财务批准。这些服务协议应包含 POCT 范围，并可由一个医疗专业团队（如医学咨询委员会）管理	与临床签订了末梢血糖检测的 POCT 的服务协议，对工号为 **** 检测人员和工号为 **** 管理人员进行了培训和授权，并按要求规定了相关的职责和权限	2. 提供 POCT 服务协议及记录。 3. 提供 POCT 人员的职责和权限的记录
A.3	质量保证方案 实验室应指定一名接受过适当培训及有经验的人员，负责 POCT 质量，包括评审其与本准则中 POCT 相关要求的符合性		《质量手册》第九章有"即时检验"的质量手册内容和"实验室即时检验 POCT 管理程序"的文件。对于即时检验的质量保证方案做出了详细的程序规定和说明。工号为 **** 员工为门诊急诊检验副组长，接受过 POCT 的相关培训，通过相关的考核，专门负责 POCT 质量和评审	1. 提供质量手册或其他实验室质量管理体系文件中与"即时检验"有关的规定内容或文件。如质量手册中的"即时检验"的质量手册内容和"实验室 POCT 管理程序"的文件。 2. 提供专门管理 POCT 人员的情况和记录，包括培训、评估、考核、授权的记录。 3. 提供 POCT 的质量记录和评审记录
A.4	培训方案 应指定一名接受过适当培训及有经验的人员，对 POCT 操作人员的培训和能力评估进行管理。培训人员应为所有 POCT 人员制订、实施并保持适当的理论和实践培训方案		《质量手册》第九章有"即时检验"的质量手册内容和"实验室 POCT 管理程序"的文件。对于即时检验的程序规定和说明。工号为 **** 的工作人员负责 POCT 的管理，负责对 POCT 操作人员进行培训和能力评估，并形成了相关报告和记录。有 POCT 理论和实践培训方案，并按期实施	1. 提供质量手册或其他实验室质量管理体系文件中与"即时检验"有关的规定内容或文件。如质量手册中的"即时检验"的质量手册内容和"实验室 POCT 管理程序"的文件。 2. 提供专门负责 POCT 的管理人员对 POCT 操作人员进行培训和能力评估的记录。 3. 提供 POCT 理论和实践培训方案和落实情况以及相关记录

（柯培锋　欧财文）

第八篇

不符合项范例

第三十七章

医学实验室认可不符合项案例分析

本章中不符合项和观察项主要来源于中国合格评定国家认可委员会（CNAS）派出的评审组专家对国内医学实验室的评审结果，基于试图覆盖新准则相关条款考虑，也为了更贴近实验室体系的运行实际，我们也从一些实验室日常工作、内部审核、外部评审等发现的不符合中筛选一部分不符合项，并对部分不符合的原始案例进行需要的改动。本章中把所有典型案例按总体要求、结构和管理要求、资源要求、过程要求、管理体系要求、即时检验（POCT）的附加要求进行大致分类，并按照准则条款号顺序，列出不符合项进行案例分析。

本章中第一节为常见不符合案例，分别列出【不符合项描述】【不符合条款】【条款要求】【整改建议】进行案例分析。第二节为不规范不符合案例，按照【原始描述】【存在问题】【原始对应条款】【正确对应条款】【条款要求】【案例分析】【规范性描述】【整改内容提示】进行案例分析，限于篇幅，部分不适用的条目略去。通过这些案例分析，一是帮助实验室和评审员进一步加深对准则的理解，二是希望对以后的认可评审工作发挥积极的借鉴和促进作用，进一步规范评审的一致性和客观性。

由于这些不符合项（观察项）是既往评审所发现，现场已无法重现，一些客观事实也无法追溯，尤其是不能准确了解评审员开具该不符合项的出发点和场景，因而本篇所描述的一些案例分析可能存在理解的不同或分析的结果与评审员的初衷有出入，所以本章并不意图作为评审员和实验室认可工作的标准，仅供参考。因有信息保密要求，文中所涉及的实验室、人员、文件名称等均删去或以 *** 代替。

第一节　常见不符合案例

一、总体要求

（一）案例 1

【不符合项描述】查实验室质量体系文件如质量手册（文件号：***）、程序文件（文件号：***）以及声明文件等，均没有实验室管理层的公正性承诺。

【不符合条款】4.1b）

【条款要求】实验室管理层应做出公正性承诺。

【整改建议】该承诺可以任何能让服务对象，包括患者和医护人员等可以获取的形式存在，可以在质量手册的前言中，或在实验室对外的宣传文件中，由实验室主任承诺实验室必须保持公正客观地检测样本、准确及时地出具报告等服务承诺，或者在为服务对象检测的窗口等实验室服务对象可以方便看到的地方，悬挂客户可以看到的、比较显眼的公正性承诺，该承诺需由实验室主任签字发布，但并不一定要在质量手册等文件声明。

（二）案例2

【不符合项描述】实验室质量方针中包括"经济高效、努力创收"等与质量无关而与财务相关的要求。

【不符合条款】4.1c）

【条款要求】实验室应对实验室活动的公正性负责，不应允许商业、财务或其他方面的压力损害公正性。

【整改建议】实验室在质量方针中提出创收与经济，有可能会导致因为创收而影响了检验质量，如试剂、仪器的选择与使用，检验质量的控制以及其他财务的干扰而影响检验服务的公正性。质量方针、质量目标等删除与财务、商业相关的内容，着重描述质量相关的要求。

（三）案例3

【不符合项描述】查实验室结构设置和人员列表，实验室技术主管人员包括 *** 诊断有限公司人员 ***，该人员为实验室编制以外的人员，且该公司负责实验室部分试剂、仪器的供应，日常工作时间不在本实验室工作现场。

【不符合条款】4.1d）

【条款要求】实验室应监控其活动及其关系，包括实验室员工的关系，以识别公正性威胁。

【整改建议】条款没有要求技术主管等人员需要由编制内人员担任，有些实验室由于客观原因，人员无法完全满足要求，如有些质量管理工作或技术管理工作，需要外部人员协助指导，这在一些小型实验室也可能会发生，实验室为了更好地运行体系，会聘用外部人员作为指导。但将外部人员直接任命为技术主管，显然是有可能影响其公正性的。建议将技术主管改为本实验室有资质和能力的人员担任，或者聘用外部实验室人员，但需要提供聘用合同，合同应包括保证公正性要求的内容，并保证在实验室工作和监督的时间。不建议有跟实验室存在着利益相关或者财务、商业关系的人员兼任。举一反三，查看其他关键岗位人员如质量主管、质量监督员等是否存在类似情况，若有一并整改。

（四）案例4

【不符合项描述】查实验室质量体系文件如质量手册、相关承诺书、合同书等（文件编号：***），实验室管理层未有对患者信息保密和对患者隐私保密的承诺内容。

【不符合条款】4.2.1

【条款要求】实验室应通过做出具有法律效力的承诺，对在实验室活动中获得或产生的所有患者信息承担管理责任。患者信息的管理应包括隐私和保密。实验室应将其准备公开的信息事先通知用户和/或患者。除非用户和/或患者公开的信息，或实验室与患者有约定（例如：为回应投诉的目的），其他所有信息都作为专有信息并应视为保密信息。

【整改建议】信息管理应从管理层的层面进行承诺和规定：列出需要保密的内容，实验室全体人员公开承诺对患者所有信息和隐私进行保密，对此签字确认，同时明确法律责任。

（五）案例5

【不符合项描述】走访门诊检验室发现，实验室对外显示屏显示的取报告信息，包括患者全名、诊疗卡号、检验项目等。

【不符合条款】4.2.1

【条款要求】同上

【整改建议】所有患者信息，特别是传染病信息，更要做好保密工作，建议对外公布的诸如取报告信息，患者名字隐去一个字符，检验项目不建议直接显示在显示屏上。可通过信息系统的完善进行控制。

（六）案例 6

【不符合项描述】实验室没有对患者信息如患者检验结果、地址信息等需要保密的信息按法律要求或合同授权需要发布时的相关规定或程序。

【不符合条款】4.2.2

【条款要求】若法律要求或合同有授权需要透露给相关方的患者保密信息时，实验室应将发布的信息通知到相关患者，除非法律有禁止。若实验室有从患者以外渠道（如投诉人、监管机构）获取的有关患者信息也应保密，除非信息提供方同意，否则实验室应为信息来源保密，且不应告知患者。

【整改建议】实验室应建立程序对该条款进行规定，包括哪些信息可以提供，提供给哪些对象，法律有什么要求，提供时需要什么审批程序，哪些人批准，哪些提供的信息需要告知患者本人，哪些不可以告知。另外，对患者以外渠道获取的相关信息也应保密。

（七）案例 7

【不符合项描述】查实验室临床试验标本贮存冰箱（仪器编号：***），实验室用于科研的标本未除去患者信息。

【不符合条款】4.3e）

【条款要求】以应有的谨慎和尊重对待患者、样品或样品剩余物。

【整改建议】不得违规收集样本信息。检验后样品若需要用于科研或者其他用途，需经过伦理审查，取得知情同意。用于其他用途前需把标本上患者信息的标签或者条码去除。

二、结构和管理要求

（一）案例 1

【不符合项描述】查实验室母体机构 *** 医院组织机构代码证（***），有效期到 2022 年 12 月 1 日，已过期。

【不符合条款】5.1

【条款要求】实验室首先应依法依规开展检验检测工作，实验室或其所属组织应是能为其活动承担法律责任的实体，所有法律文书均需现行有效，不得过期。

【整改建议】该条款不符合比较少，因为在申报认可时 CNAS 会对实验室的合法性进行审查。我们设计了此不符合项，也是为了提醒实验室在准备申请认可时应注意此要求。应有不符合当地法律法规要求，及时整改。

（二）案例 2

【不符合项描述】查实验室管理体系文件如质量手册（编号：***）等，实验室未对实验室主任的任职条件、任职资格等进行规定。

【不符合条款】5.2.1

【条款要求】实验室应规定实验室负责人的任职资格、能力、授权、责任和所需资源，需要时，有些还需取得医院的支持。

【整改建议】实验室可在质量手册或者相关人员管理程序中，明确规定实验室负责人的任职资格、资质、能力要求，需要时包括学历、工作年限、专业方向以及对整个体系所负的责任等。

（三）案例3

【不符合项描述】查实验室投诉记录（2022年3月26日的投诉，投诉编号***），审批人为质量负责人***，查《投诉管理程序》（编号：***）未规定投诉的审批人。

【不符合条款】5.2.3

【条款要求】实验室主任可将选定的职责和/或责任分派给有资质且有能力的员工，并形成文件。但实验室主任应对实验室的整体运行负有最终责任。

【整改建议】投诉和建议是实验室主任的很重要的职责，实验室主任可将一些职责分配给相关有资质的人员，但须形成文件。若实验室规定了质量负责人可审批投诉的处理结果，则需要在相关程序中进行规定和描述。

（四）案例4

【不符合项描述】查实验室组织结构（编号***），没有包括实验室在母体中（***医院）的位置和关系以及其他管理部门的关系。

【不符合条款】5.4.1a）

【条款要求】实验室应确定其组织和管理结构、其在母体组织中的位置，以及管理、技术运作和支持服务间的关系。

【整改建议】实验室组织结构，需包括实验室在母体中的位置，需要时，还要包括母体内部的相关服务支持部门的关系，如与医务处、患者服务中心等。同时，还要包括实验室内外部关系。

（五）案例5

【不符合项描述】查实验室质量手册前言（编号：***），质量目标写着"检验报告及时发放"。

【不符合条款】5.5b）

【条款要求】质量目标应可测量并与质量方针一致。实验室应确保该目标和方针在实验室组织的各层级得到实施。

【整改建议】质量目标应可测量，并与方针一致。如质量方针中的"及时"，对应的质量目标，可以为检验报告时间发放及时率95%，危急值报告及时率100%等。

（六）案例6

【不符合项描述】查实验室2023年风险评估报告（编号***），未能提供实验室主任对风险评估过程的有效性评估记录。

【不符合条款】5.6b）

【条款要求】实验室主任应确保对该过程的有效性进行评估，并在确定为无效时进行修改。

【整改建议】风险评估报告最后应由实验室主任进行评估审核，特别对整个风险评估的过程，要评估其有效性，并在风险评估报告上签字确认。如果评估后为无效，还要组织进行重新评估。

三、资源要求

（一）案例 1

【不符合项描述】查实验室体系文件如质量手册（编号：***）、程序文件（编号：***）、相关专业 SOP（编号：***），均没有向员工介绍组织及其将要工作的部门或区域、聘用的条件和期限、员工设施、健康和安全要求以及职业健康服务等程序和记录。

【不符合条款】6.2.1d）

【条款要求】实验室应有程序向员工介绍组织及其将要工作的部门或区域、聘用的条件和期限、员工设施、健康和安全要求以及职业健康服务。

【整改建议】首先应有程序对以上条款要求进行规定，从文件上指导如何向员工介绍。同时，需要时，还要留下员工已经阅读并了解相关规定要求的记录，并签名确认。通常，可在员工入职或者更换新岗位前，在培训、考核期间，应向他们进行告知相关风险、要求等，考核合格后方可授权相关工作。

（二）案例 2

【不符合项描述】查急诊值班人员排班表，胡 ×× 、方 ×× 等多名非急诊组成员参加值班，但实验室不能提供其岗位能力评估和岗位授权记录。

【不符合条款】6.2.2b）

【条款要求】实验室应确保全部员工具备开展其负责的实验室活动的能力。

【整改建议】应特别注意保存对所有员工培训效果、能力评估和授权的记录。本条款要求常会被忽略的情况是岗位授权的覆盖范围：夜班值班人员需要参加急诊值班，有些还需进行微生物检验，但有些值班人员由于平时很少接触如急诊检验、微生物检验等工作，造成有可能影响检验结果的风险。

（三）案例 3

【不符合项描述】查个人技术档案的胡 ×× 、向 ×× 等职工，他们从事涉及辨色的相关检验（检查）项目，如微生物学、细胞形态学检验等，但实验室提供不出他们没有颜色视觉障碍的记录。

【不符合条款】6.2.2b），见 CNAS-CL02-A001：202× 第 6.2.2 2）

【条款要求】有颜色视觉障碍的人员不应从事涉及辨色的相关检验（检查）项目，如微生物学、细胞形态学检验、流式细胞检测、组织病理、细胞病理及免疫组化等岗位的人员。

【整改建议】所有从事涉及辨色的相关检验（检查）项目，如微生物学、细胞形态学检验、流式细胞检测、组织病理、细胞病理及免疫组化等岗位的人员，其体检项目应包括辨色力检查，并把检查结果记录在个人技术档案中。

（四）案例 4

【不符合项描述】现场查阅微生物室新进员工（工号：××××）在最初 6 个月内只接受了 1 次能力评估。

【不符合条款】6.2.2c），见 CNAS-CL02-A001：202× 第 6.2.2 7）

【条款要求】对从事形态识别及微生物检验的新进员工，在最初 6 个月内应至少进行 2 次能力评估，合格后方可上岗。

【整改建议】实验室质量体系文件如微生物作业指导书等，应规定从事微生物检验的新进员工，在入职后的最初 6 个月内应至少进行两次能力评估，评估不合格，不能授权上岗。同时，要保存评估记录。

（五）案例 5

【不符合项描述】查实验室 2021 年、2022 年以来的人员继续教育计划（编号：***），实验室管理层没有定期评估计划适宜性。

【不符合条款】6.2.4

【条款要求】应对从事管理和技术工作的人员提供继续教育计划。全部人员应参加继续教育、常规专业发展或其他的专业相关活动。应定期评估计划和活动的适宜性。

【整改建议】实验室管理层应定期评估继续教育计划的执行情况和有效性、适宜性。

（六）案例 6

【不符合项描述】生化室储水桶无电导率、微生物含量的监控。

【不符合条款】6.3.2b）

【条款要求】应实施、记录、监控、定期评审设施控制，应包括：防止来自能源、照明、通风、噪声、供水和废物处理对实验室活动造成的污染、干扰或不利影响。

【整改内容提示】生化分析仪对水质的要求比较高，实验室应该根据仪器的说明书对水质的要求，包括电导率和微生物含量等，对水质进行定期监测。制水机如若有储水桶，则因为储水桶有可能因为长时间储水，会导致电导率和微生物含量的变化，也应该定期进行监测，而不只是监测制水机出水口。

（七）案例 7

【不符合项描述】HBV DNA 检测试剂盒中的阳性对照、标准品放置在试剂准备区；11 月 17 日的安排的现场试验中，跟踪观察见操作人员区域界定不清，如将未使用完的试剂盒从标本制备区又放回试剂准备区，各工作区的工作服放置在同一房间。

【不符合条款】6.3.3b）

【条款要求】应以防止交叉污染和损坏的方式储存检验过程使用的患者样品和材料。相邻实验室部门之间如有不相容的业务活动，应有效分隔。应采取措施防止交叉污染。

【整改内容提示】1. 评估违规操作后给实验带来的污染风险，从而评估对已发报告的影响；2. 完善基因扩增工作流程 SOP，避免再次发生类似问题；3. 对人员进行培训考核，并定期评估其能力。

（八）案例 8

【不符合项描述】查实验室的员工设施如微生物组的员工储存设施等，没有可以贮存个人防护装备和衣物的设施。

【不符合条款】6.3.4

【条款要求】应有足够的盥洗设施、饮水处，以及储存个人防护装备和衣物的设施。宜提供员工活动空间，如会议室、学习室和休息区。

【整改建议】实验室应隔开一个相对独立空间，以供实验室员工正常工作用，如盥洗设施、饮水处，以及储存个人防护装备和衣物的设施，如更衣室等。适宜时，还要设置会议室、学习室和休息区等。但学习室、会议室和休息区等，准则是用"宜"，这方面可以只开观察项，不强求。

（九）案例 9

【不符合项描述】现场查看实验室的样本采集设施和场所，患者接待区和样品采集区域没有隔开。

【不符合条款】6.3.5c）

【条款要求】样品采集设施应：c）提供隔开的患者接待和样品采集区域。

【整改建议】在样品采集场所，可通过物理隔断患者接待区和样品采集区，若确实客观条件不允许，也可通过隔离带等尽量隔开。同时，尽量每个患者的采血位置也相对隔开，然后可通过伦理委员会进行伦理和隐私说明。

（十）案例 10

【不符合项描述】查 2019 年 6 月 1 日 7180 型分析仪（仪器编号：***）更换灯泡和密封圈记录，科室未能提供更换之后的校准验证记录。

【不符合条款】6.4.5c），见 CNAS-CL02-A001：202× 6.4.5a）。

【条款要求】设备故障或超出规定要求时，应停止使用，并清晰标识或标记为停用状态，直到经验证可正常运行。实验室应检查故障或偏离规定要求的影响，并在出现不合格工作时采取措施（见 7.5）。

【整改内容提示】在涉及仪器的关键部件（如光路系统、加样系统、比色系统等影响到仪器性能）的更换时，实验室应在更换后进行校准，再采用适当的方式验证，如检测质控品、留样再测、仪器比对等确保其性能满足要求，这可由实验室被授权人员根据仪器故障的具体情况选择以上几种验证方式的一种或者其组合。

（十一）案例 11

【不符合项描述】东院及西院微生物检验室在进行真菌培养时仅采用 35℃培养箱而没有采用 25℃培养箱。

【不符合条款】6.4.2a）

【条款要求】实验室应配置服务（包括原始样品采集、制备、处理、检验和存放）所需的全部设备。

【整改内容提示】实验室进行真菌培养时，应配置 25℃、37℃。当需要时，还应配置 42℃培养箱。

（十二）案例 12

【不符合项描述】查实验室迈瑞 BS-5800 全血细胞分析仪（编号：***）的操作记录，工号：1394、1543 等人员有操作记录，但没有相关授权记录。

【不符合条款】6.4.4b）

【条款要求】设备应由经过培训，授权和有能力的人员操作。

【整改建议】实验室应制订程序，对所有测量仪器等重要仪器的使用，均应经过培训、考核后，才能授权给予操作。没有授权的人员，应在有资质和能力的人员指导和监控下操作仪器。

（十三）案例 13

【不符合项描述】查生化室罗氏生化分析仪（编号：***）等仪器的档案记录，均没有记录仪器接收时的状态如新设备、二手或翻新设备等。

【不符合条款】6.4.7e）

【条款要求】应保存影响实验室活动结果的每台设备的记录，记录应包括准则的 6.4.7a）-k）中的相关内容。

【整改建议】实验室应制订程序规定重要仪器档案记录的内容，并按照要求整理和保存好所有记录内容备查。

（十四）案例 14

【不符合项描述】临检专业组病房血液分析仪 2100（仪器编号：****）校准时缺少手动吸样模式校准程序。

【不符合条款】6.5.2a）

【条款要求】实验室应制订程序，对直接或间接影响检验结果的设备进行校准。程序应规定：a）使用条件和制造商的校准说明。

【整改内容提示】血液分析仪若有开管、闭管和预稀释模式，实验室也在使用这三种模式，则应分别对这三种模式进行校准。若哪个模式没有校准，则不能使用该模式。

（十五）案例 15

【不符合项描述】不能提供各类培养箱关键培养温度计校准后合理应用其修正因子的佐证。

【不符合条款】6.5.2e）

【条款要求】实验室应制定程序，对直接或间接影响检验结果的设备进行校准。程序应规定：e）在重新校准时确保使用的修正因子已更新和记录。

【整改内容提示】对温度要求比较高的仪器设备如培养箱等，其温度计需校准，并要应用其修正因子。

（十六）案例 16

【不符合项描述】微生物实验室生物安全柜（编号：***）于 2021 年 5 月使用至今未检测和评价高效过滤器的性能。

【不符合条款】6.5.2c）

【条款要求】实验室应制定程序，对直接或间接影响检验结果的设备进行校准。程序应规定：c）定期验证要求的测量准确度和测量系统功能。

【整改内容提示】制订生物安全柜的年度检定计划，并对执行情况定期进行跟踪监督，联系生产厂家或者第三方检定机构对生物安全柜进行规范化检定，出具检定报告，如果过滤器不能达到检定要求，需要及时更换过滤器。

（十七）案例 17

【不符合项描述】实验室仪器性能验证未向制造商索取检测程序，厂方提供的报告未覆盖全部主要参数，如基因室 ABI7500（仪器编号：***）无 2022 年荧光本底数据。

【不符合条款】6.5.2c）

【条款要求】实验室应制订程序，对直接或间接影响检验结果的设备进行校准。程序应规定：c）定期验证要求的测量准确度和测量系统功能。

【整改内容提示】1. 完善仪器校准 SOP 内容，应包括所有校准参数的记录，如光路系统校准中包括目标区校正、背景校正和纯荧光校正；2. 仪器校准应有实验室工作人员陪同并进行相关条件检查。

（十八）案例 18

【不符合项描述】查实验室 AST 等项目检测系统（罗氏生化分析仪，配套校准品，配套试剂等），这些项目的检测系统均为配套系统，但实验室提供不出其溯源性文件。

【不符合条款】6.5.3a）

【条款要求】实验室应通过形成文件的不间断的校准链，将测量结果与适当的参考对象相关联，建立并保持测量结果的计量溯源性，每次校准均会引入测量不确定度。注：追溯源至高级别参考物质或参考程序的校准溯源信息可由检验系统的制造商提供。该文件只有在使用未经修改的制造商检验系统和校准程序时才可接受。

【整改建议】具有不间断校准链的溯源性文件一般只适用于配套系统，实验室应向配套系统厂商索取该份文件，以证明其计量溯源性。

（十九）案例 19

【不符合项描述】实验室胆固醇等项目使用非配套系统进行检测，但实验室不能提供其结果可信度。

【不符合条款】6.5.3c）

【条款要求】无法依据 6.5.3a）提供溯源性时，应用其他方法提供结果可信性，包括但不限于：

——明确描述、视为提供符合预期用途且由适当比对保证测量结果的参考测量程序、指定方法或公议标准的结果；

——用另一种程序测量校准品。

【整改建议】当使用非配套系统时，厂商无法提供溯源性文件，则实验室需通过与参考测量程序、指定方法或公认标准的结果之间的比对，或是用另一检验程序测量校准品，来提供其结果可信度。

（二十）案例 20

【不符合项描述】查实验室 HBSAg 等定性检测项目，实验室不能提供其溯源性。

【不符合条款】6.5.3e）

【条款要求】定性方法可通过检测已知物质或之前样品的结果一致性，适用时，反应强度一致性，证明其溯源性。

【整改建议】新版准则要求定性试验也应该通过留样再测，或者是检测标准物质或是已知物质的样本，通过检验结果之间的一致性判断或者是反应强度一致性，来证明其结果的溯源性。这一条款是新要求，实验室和评审员应该特别关注。

（二十一）案例 21

【不符合项描述】现场核查实验室试剂贮存场所，实验室因为空间局限，把一部分干化学生化分析仪的耗材如除湿剂等放置隔壁病理科的耗材室，但实验室没有核实其贮存和处理能力如环境温湿度的监控等。

【不符合条款】6.6.2

【条款要求】试剂和耗材——接收和储存。实验室应按照制造商说明储存试剂和耗材，并监测相关的环境条件。当实验室不是接收场所时，应核实接收场所是否具备充分的储存和处理能力，以防止供应品损坏和变质。

【整改建议】如果实验室不是接收试剂、耗材的场所时，应核实接收场所是否具备充分的储存和处理能力，并监控其环境条件如温湿度等。需要时，清晰标明，以防止误用。

（二十二）案例 22

【不符合项描述】现场查看储存生化检测试剂如 AST、ALT 等的冰箱（编号：***），里面贮存的试剂有已验收的，也有未验收的，无法区分开。现场提问工作人员也无法准确识别验收与未验收的试剂。

【不符合条款】6.6.4

【条款要求】实验室应建立试剂和耗材的库存管理系统。库存管理系统应将已验收的试剂和耗材与未检查或未接受使用的区分开。

【整改建议】实验室应建立库存管理系统，该系统不一定要求一定要有冷库，或者信息系统控制，可以是一个虚拟系统，也可以是手工登记的操作系统，但一定可以方便地控制出入库，控制试剂耗材的有效期等影响检验质量的关键因素。当然，最好是电子化管理，可以精准管理并节省人力，减少差错。同时，贮存的冰箱或者冷库，应可以把已验收的和未验收的试剂区分开，同时，也应把标本与试剂分隔开。

（二十三）案例 23

【不符合项描述】现场核查实验室凝血试剂如 PT、APTT 等，实验室提供不出首次使用日期等记录。

【不符合条款】6.6.7c）

【条款要求】应保存影响检验性能的每一试剂和耗材的记录，包括但不限于：c）接收日期和接收时的状态、失效日期、首次使用日期；适用时，试剂或耗材的停用日期。

【整改建议】实验室在打开试剂瓶，首次使用试剂时，就需要记录日期，方法可以在试剂瓶上，也可以在专用表格上，只要可以随时获取首次使用日期、失效日期等信息，方式可以多样，可以结合本实验室实际进行操作。同时，也要制订相应的程序来规定，指导工作人员操作。

（二十四）案例 24

【不符合项描述】查实验室粪便隐血试验的试剂和贮存瓶子，该试剂为实验室自配，但实验室提供不出配制人、配制日期和有效期等信息。

【不符合条款】6.6.7

【条款要求】当实验室使用自己配制的试剂时，除记录非自配试剂要求的相关内容外，还应包括配制人、配制日期和有效期。

【整改建议】制订自配试剂的配制 SOP，包括如何自配，配制人要求，配制程序等，同时，最好实验室自己设计好自配试剂标签，标签信息包括试剂名称和成分，配制人，配制日期和有效期等，方便配制后填写。

（二十五）案例 25

【不符合项描述】实验室同时采用干湿化学的检验方法检测同一生化项目（肌酐等十项）且发出检验报告，但两种方法的检验结果存在较大差异，实验室未能提供与临床相关部门就此项内容进行评审的记录。

【不符合条款】6.7.1b）

【条款要求】实验室应制订程序建立并定期评审提供实验室活动的协议。该程序应确保：b）实验室有能力和资源满足要求。

【整改内容提示】干湿化学的很多项目由于方法学差异，参考范围也可能不同，这在一定程度上会影响临床医生的诊疗，实验室应就两种方法的局限性、可比性、临床应用等方面与临床医生进行评审，使临床医生不至于使用因检测方法的不同而得出不同的检验结果，从而造成病情的误判。评审内容可包括是否可调整仪器参数，使两种方法在一定的线性范围内可比，或者分别设置不同参考区间，告诉医生不能只以结果的绝对值来诊疗，而应该结合参考区间判断。

（二十六）案例 26

【不符合项描述】查实验室与 ** 检验所有限公司的协议和相关形式规定，实验室没有将发现危急值时的管理措施告知或者写进相关协议中（协议编号：***）。

【不符合条款】6.8.2b）

【条款要求】实验室应将如下要求告知受委托实验室和提供解释和建议的顾问：a）提供的程序、检验、报告和咨询活动；b）危急结果的管理；c）所需的人员资格和能力证明。委托实验室（而非受委托实验室）应负责确保将受委托实验室的检验结果提供给申请者，除非协议有其他规定。应保存一份所有受委托实验室和顾问的清单。

【整改建议】实验室应将当受委托实验室发现危急值时的管理，包括危急值的项目和限值、报告途径和方式，以及无法报告时的处理方法等告知受委托方，最好通过协议的方式规定下来。

（二十七）案例 27

【不符合项描述】查实验室委托给 ** 检验所的检验报告单（***，*** 等），该报告单不是由实验室发出，而是由患者直接到检验所获取。实验室与 ** 检验所也没有相关取报告单的规定。

【不符合条款】6.8.2

【条款要求】委托实验室（而非受委托实验室）应负责确保将受委托实验室的检验结果提供给申请者，除非协议有其他规定。

【整改建议】如果协议没有特殊规定，应由受委托单位把检验报告单发放到委托实验室，再由实验室发放给临床用户。这一点，在委托检验的程序中应该明确规定。

（二十八）案例 28

【不符合项描述】实验室未对针对实验室的移液器等进行校准的江苏省计量科学研究院服务质量进行评价，并纳入合格供应商名录。

【不符合条款】6.8.3a）

【条款要求】实验室应制定程序并保存相关记录，用于：a）规定、审查和批准实验室对所有外部提供的产品和服务的要求。

【整改内容提示】很多实验室只对试剂和供应品的供应商进行评价，但忽视了对提供服务的供应商进行必要的评价。应该理解本要素的要求，该要素是包括外部服务与供应的，而不只是供应。外部服务包括计量院、血液中心、疾控中心等，这些均要求实验室对其进行评价。实验室应制订相关的程序来规定、评审和批准所有外部服务和供应的要求，并保存评审记录。

（二十九）案例 29

【不符合项描述】实验室不能提供罗氏化学发光仪（编号：***）上检测 TSH 的灵敏度验证报告。

【不符合条款】7.3.2c）

【条款要求】实验室应保证检验方法的验证程度足以确保与临床决策相关的结果的有效性。

【整改建议】并不是所有检测系统都需要验证灵敏度，只有低值有临床意义时才需要进行验证。TSH 项目检测低值意义较大，与临床决策相关，所以进行性能验证时必须验证其灵敏度。

（三十）案例 30

【不符合项描述】查实验室罗氏生化分析仪（编号：***）的 AST、ALT 等检测系统，实验室提供的性能验证报告（编号：***），没有授权人员评审验证结果。

【不符合条款】7.3.2d）

【条款要求】具有相应授权和能力的人员评审验证结果，并记录验证结果是否满足规定要求。

【整改建议】性能验证 SOP 或者程序，应该规定哪些人员可以评审验证结果，并且需要授权，同时，还要记录验证结果是否满足规定要求。

（三十一）案例 31

【不符合项描述】尿液常规 SOP 文件（文件编号：***）显微镜复检标准缺少干化学检查复检标准。

【不符合条款】7.3.2c）

【条款要求】实验室应保证检验方法的验证程度足以确保与临床决策相关的结果的有效性。实验室应使用检验程序，包括选择 / 分取样品，程序应符合实验室服务用户的需求并适用于检验。优先使用在公认 / 权威教科书，经同行评议的书刊或杂志，或国际、国家或区域的指南中发表的程序。如果使用内部程序，则应适当确认其符合预期之用途并完全文件化。

【整改内容提示】尿液干化学检查不能完全替代镜检，应该制定干化学检查的镜检标准，如什么情况下需要镜检，什么情况下可以直接发报告等，这些标准均应细化。

（三十二）案例 32

【不符合项描述】实验室使用贝克曼 AU5811（编号：***）生化分析仪检测 AST 等项目，但使用的试剂和校准品为北京 ** 公司的试剂，实验室不能提供其性能确认的报告。

【不符合条款】7.3.3a）2）

【条款要求】a）实验室应对以下来源的检验方法进行确认：1）实验室设计或开发的方法；2）超出预定范围使用的方法（如超出制造商的使用说明，或原确认的测量范围；第三方试剂应用于预期外的仪器，且无确认数据）；3）修改过的确认方法。

【整改建议】实验室应制定程序规定对于非配套系统的性能评价要求和程序，非配套系统实验室应对其进行证实满足检验预期用途的特定要求的性能指征进行确认，需要时，可对精密度、正确度、可报告范围、分析干扰、携带污染等进行评价，适用时，还要评审参考区间。实验室应确保检验方法的确认程度足以确保与临床决策相关的结果的有效性。确认实验完成后，也应由具有相应授权和能力的人员评审确认结果，并确认结果是否满足规定要求。通常，我们把试剂注册证上有声明适用于哪些检测仪器的那些检测系统视为配套系统，只进行性能验证即可。

（三十三）案例33

【不符合项描述】核查AST、ALT等项目的不确定度报告（编号：***），实验室不能提供其定期评审的记录。

【不符合条款】7.3.4b）

【条款要求】应定期评审测量不确定度的评定结果。

【整改建议】实验室应制订不确定度评定程序，包括定量结果的评定，基于定量输出数据的定性试验等，评定应详细规定方法，应规定定期评审其评定结果。

（三十四）案例34

【不符合项描述】实验室不能提供对于细胞形态学等不能或者无须进行测量不确定度评定的检验程序的未进行测量不确定度评定的理由的记录。

【不符合条款】7.3.4c）

【条款要求】对于不能或者无须进行测量不确定度评定的检验程序，应记录未进行测量不确定度评定的理由。

【整改建议】对于形态学检测等，因为没有定量输出的结果，也无法进行不确定度的评定，实验室应记录这些项目，并描述不能评定的理由和原因。

（三十五）案例35

【不符合项描述】查实验室两半对定性检验项目，实验室不能提供其不确定度报告。

【不符合条款】7.3.4f）

【条款要求】当定性检验结果是基于定量输出数据，并根据阈值判定为阳性或阴性时，应用有代表性的阳性和阴性样品估计输出量值的测量不确定度。

【整改建议】这是新准则的要求，对于基于定量输出数据的定性检验，实验室也应评定其不确定度。实验室制订不确定度评定程序时，应考虑这些项目的评定要求和程序，可用有代表性的阳性和阴性样品估计输出量值的测量不确定度。当经分析确定不能或者无法评定时，实验室应记录理由。

（三十六）案例36

【不符合项描述】《检验标本采集手册》（文件编号：***）中肝功采用肝素锂抗凝血样，而使用血清的生物参考区间。

【不符合条款】7.3.5c）

【条款要求】应定期评审生物参考区间。如果实验室有理由相信某一特定参考区间不再适用于参考人群，则应调查，如必要，应采取纠正措施。当检验或检验前方法发生改变时，实验室应评审其对相应参考区间和临床决定限的影响，并告知用户，适用时。

【整改内容提示】检验项目的参考范围与标本类型有关，如果标本类型改变，则应该验证或者评审新的标本类型的生物参考区间，可通过临床评审、正常人群标本的验证等，并与临床形成合同评审。

（三十七）案例 37

【不符合项描述】强生 VITROS950（仪器编号：＊＊＊）与日立 7170A（仪器编号：＊＊＊）共有 ALT 等 13 项项目的质控水平只采用一个水平。

【不符合条款】7.3.7.2b）4），见 CNAS-CL02-A001：202×：7.3.7.2 3）

【条款要求】实验室应选择符合预期用途的室内质控品。当选择室内质控品时，应考虑以下因素：1）相关性能的稳定性；2）基质尽可能接近患者样品；3）室内质控品对检验方法的反应方式尽可能接近患者样品；4）室内质控品满足检验方法的临床适宜用途，其浓度处于临床决定限水平或与其接近，可能时，覆盖检验方法的测量范围。

【整改建议】实验室应制订室内质量控制程序，包括质控物水平的要求。所有定量项目，应至少使用两个浓度水平（正常和异常水平）的质控物。可利用质控图对质控数据进行统计分析，包括失控时的分析处理程序和纠正措施等。

（三十八）案例 38

【不符合项描述】临床化学的 ALT、AST 等项目的室内质控，其标准差按 1/4PT 来确定。

【不符合条款】7.3.7.2a）

【条款要求】实验室应制订室内质量控制程序，根据规定的标准监测检验结果的持续有效性，以验证达到预期质量，并确保与临床决策相关的有效性。

【整改内容提示】室内质控的 SD 应该按照统计质量控制的要求由实际测量值来确定，而不能以质量目标或者 1/4 允许误差来确定。实验室应根据相关国家标准或者行业标准制订室内质量控制程序，程序应包括均值、标准差等的设置。

（三十九）案例 39

【不符合项描述】查实验室 AST、ALT 等项目 2023 年以来的室内质量控制档案，均没有相关负责人对室内质量控制数据进行定期评审。

【不符合条款】7.3.7.2f）

【条款要求】应按照规定的可接受标准定期评审室内质量控制数据，在某一时段内能够有效提示当前性能。

【整改建议】实验室应根据相关国家标准或者行业标准制定室内质量控制程序，程序应包括室内质量控制数据的分析和总结，由哪些专业人员总结和评审，评审和总结应能够有效提示当前性能。

（四十）案例 40

【不符合项描述】查实验室的微量血糖仪（编号：＊＊＊ 等），实验室不能提供其 2022 年以来的室间比对或室间质评的记录。

【不符合条款】7.3.7.3a）

【条款要求】实验室应通过实验室间比对监控检验方法的性能，包括参加适于检验和检验结果解释的室间质量评价计划，含 POCT 检验方法。

【整改建议】新版准则要求实验室控制下的 POCT 仪器，也要纳入质量体系的控制，所以，室间比对、室间质评的程序也要包括 POCT 的操作。

（四十一）案例 41

【不符合项描述】核查生化组参加卫健委临检中心 2022 年化学第 3 次能力验证的原始结果，发现操作者每次都是组长（工号：***），实验室室内质控程序也是规定只由组长进行室间质评标本的检测。

【不符合条款】7.3.7.3c）

【条款要求】室间质量评价样品应由常规执行检验前、检验和检验后程序的人员进行检验。

【整改内容提示】实验室应规定室间质评操作应符合 GB/T 27043/ISO/IEC 17043 等的相关要求，应与患者标本检测报告的相同的流程检测室间质评标本，不得由专人进行检测，而是要由常规操作人员进行检验，也不得多次检测取均值上报，也不能与其他实验室交流结果或者互换标本检测核对。

（四十二）案例 42

【不符合项描述】查 AST 等室间质量评价档案，2022 年以来，实验室没有专人对生化室参加室间质量评价或室间比对的结果进行定期评审的记录。

【不符合条款】7.3.7.3g）

【条款要求】应按规定的可接受标准定期评审室间质量评价数据，在某一时段内能够有效提示当前性能。

【整改建议】实验室的室间质量评价程序，要规定室间质量评价的可接受标准并定期评审室间质量评价结果。

四、过程要求

（一）案例 1

【不符合项描述】查《标本采集手册》（编号：***）、检验报告单和检验申请单、相关协议等向用户提供信息的文件，实验室向用户提供的信息中，没有包括实验室地址、工作时间和联络方式。

【不符合条款】7.2.2a）

【条款要求】实验室应备有向用户和患者提供的适当信息。信息应充分以使用户全面了解实验室活动的范围和要求。适当时，这些信息应包括：实验室地址、工作时间和联络方式。

【整改建议】在《标本采集手册》里或者检验报告单的抬头，把实验室地址、工作时间和联络方式等信息罗列出来供用户和患者使用。

（二）案例 2

【不符合项描述】通过医护座谈会了解到，实验室特别是微生物室要求临床医生开具申请单时，要填写临床诊断等相关信息，但临床医生反馈没有实验室人员与他们进行相关内容的沟通。

【不符合条款】7.2.3.1d）

【条款要求】当患者医疗必需时，实验室应与用户或其代表进行沟通，以明确用户申请的内容。

【整改建议】检验申请单的格式和内容以及需要填写的信息，应视为一种协议，实验室应与用户特别是临床医生代表沟通，并制订必要的申请单信息，然后进行培训。

（三）案例 3

【不符合项描述】查实验室相关体系文件如《程序文件》（编号：***）等文件，实验室没有制订管理口头申请检验的程序。

【不符合条款】7.2.3.2

【条款要求】实验室应制订管理口头申请检验的程序。适用时，包括在规定时限内向实验室提供书面确认的检验申请。

【整改建议】实验室应在申请检验的程序中，增加口头申请检验的程序，包括哪些情况下可以口头申请检验，口头申请检验后的后续措施，实验室的具体操作程序等。

（四）案例4

【不符合项描述】内分泌49床患者测甲状腺功能、电解质、肝功能抽血15mL，远高于需要量，检验科未和病房讨论合理采血量。

【不符合条款】7.2.4.1

【条款要求】适用时，实验室应定期评审所有类型样品的量、采集器械及保存剂的要求，以确保样品量既不会不足也不会过多，且正确采集样品以保护分析物。

【整改内容提示】实验室应定期评审静脉穿刺取血（及取其他样品如脑脊液）所需的样品量，以保证采样量既不会不足也不会过多。评审时可根据检测项目的样品需要量，容器的死腔量，并考虑复查样品量等进行评估。并与临床进行沟通讨论，同时，加强对采样人员的培训，并落实。

（五）案例5

【不符合项描述】查实验室相关体系文件如《程序文件》（编号：＊＊＊）、《标本采集手册》（编号：＊＊＊）等文件，实验室没有制订临床生化项目、血液检验项目等标本的实验室接受或拒收申请的检验所用样品的标准。

【不符合条款】7.2.4.2f）

【条款要求】实验室应为采集前活动提供充分信息和指导，以确保不影响样品的完整性。f）实验室接受或拒收申请的检验所用样品的标准。

【整改建议】实验室应在相关体系文件如《程序文件》（编号：＊＊＊）、《标本采集手册》（编号：＊＊＊）等文件中明确规定标本接收和拒收标准，并向临床发放该标准，同时培训相关人员，以保证标本质量。

（六）案例6

【不符合项描述】样品传送表格中（编号：＊＊＊），血糖等检测项目的采样时间栏填了医嘱时间。

【不符合条款】7.2.4.4e）

【条款要求】7.2.4.4　采集活动的指导：为确保样品采集和检验前储存的安全、准确和临床适宜性，实验室应提供以下指导：e）原始样品采集者身份、采集日期及时间（相关时）的记录。

【整改建议】所有原始样品采集，均应记录原始样本的采集者身份、采集日期，当检测项目对时间有要求时还要包括采集时间，在一些医院里，标本采集时间特别是体液和粪便标本的采集时间由于难以控制和记录，实验室为了形式上符合要求，错误地把医嘱时间当成标本采集时间填写在采集时间栏里。但这会造成实验室人员的误判，最常见的就是医生开完医嘱后，护士会隔一段时间甚至是几天才采集标本，这就给实验室判断标本的合格性带来错误的信息。实验室可实时登记标本采集时间，可采集标本后立即登记时间或者利用LIS系统进行控制；实验室负责对采样时间进行监控；对采样人员定期进行培训。

（七）案例 7

【不符合项描述】现场观察生化室发现，实验室工作人员（工号：***）在接收待检样本时，未对样本的送检时限如血糖、血气分析等项目进行核查。

【不符合条款】7.2.5a）2）

【条款要求】为确保及时和安全运送样品，实验室应提供以下指导：确保从样品采集到实验室接收之间的时间适用于申请的检验。

【整改内容提示】实验室应监控样品运送到实验室的过程，样品运送应根据申请检验项目的性质和实验室相关规定在一定时间内运达。实验室应监控标本采集与运送的各个时间点，从医生开医嘱、标本采集、标本运送时间、标本到达实验室时间、实验室接收时间、检测时间、报告时间等均应监控。实验室在接收标本时应核查标本从采集到实验室的时间，若超出时间，应回退或者采取其他措施，特别是对检验时间要求严格的一些生化项目。

（八）案例 8

【不符合项描述】实验室安装了标本气动传输系统进行标本的运送，但实验室不能提供定期评估其充分性的证据。

【不符合条款】7.2.5c）

【条款要求】实验室应建立样品运送系统并定期评估其充分性。

【整改建议】新版准则要求，实验室应建立样品运送系统，但没有明确要求需要配置什么系统，也就是说，可以建立一个标本运送系统，这个系统可以是人工运送系统，也可以是轨道传输系统、气动传输系统等机械化、自动化系统，但不管使用什么系统，均需定期评估其充分性，包括评估其运送能力是否与标本数量相匹配，运送的质量如何，因为运送的问题产生的不合格标本率等，可有方案减少该不符合率等相关的信息均需要进行定期评估，以确保标本运送的有效性。

（九）案例 9

【不符合项描述】查实验室《标本接收程序》（编号：***），实验室不能提供急诊样品的接收说明。

【不符合条款】7.2.6.1f）

【条款要求】实验室应制订样品接收程序，包括：f）急诊样品说明，包括需执行的特殊标记、运送、快速处理方法、周转时间和特殊报告标准等详细信息。

【整改建议】实验室应制订标本接收程序，该程序包括：①样品可通过申请单和标识明确追溯到唯一识别的患者和解剖部位（适用时）；②接受或拒收样品的标准；③记录接收样品的日期和时间，相关时；④记录样品接收者的身份，相关时；⑤由授权人员对接收的样品进行评估，确保其符合与所申请检验相关的接受标准；⑥急诊样品说明，包括需执行的特殊标记、运送、快速处理方法、周转时间和特殊报告标准等详细信息；⑦确保样品的所有部分均可明确追溯到原始样品。该不符合项中，应针对急诊或者抢救标本进行包括特殊标记、如何运送如何快速处理和检测等相关程序进行规定。并对各环节人员进行培训。

（十）案例 10

【不符合项描述】病房生化室（6 层 602 房间）观察到工作人员（工号：***）将血清标本从原始管加入样品杯，样品杯未进行任何标识，仅通过样品架号和位置确认。

【不符合条款】7.2.6.1g）

【条款要求】确保样品的所有部分均可明确追溯到原始样品，取自原始样品的部分样品应可追溯至最初的原始样品。

【整改内容提示】若有对标本进行分杯，应采取措施可把分杯的样品追溯至最初的原始样品，如可在分杯的样品杯上加上唯一性标识，与原始样品进行对应。如通过日期编号、条形码或者其他编号方式进行一一对应。防止样品杯位置一变，就无法追溯原始样品。

（十一）案例 11

【不符合项描述】依据《服务指南暨原始样本采集手册》《微生物检验标本接收、处理制度》，现场抽查 37 份 CSF 报告，其中 13 份标本从采样到接收时间超过 2 小时，未在报告中说明。

【不符合条款】7.2.6.2b）

【条款要求】在考虑到对患者安全的风险后，接受了对临床很重要或不可替代的不合格样品，应在最终报告中说明问题的性质，适用时，在解释可能受影响的结果时给出建议提示。样品接受特殊情况应制订有关接受或拒收原始样品的标准并文件化。

【整改内容提示】实验室应该规定所有标本的送检时限，特别是脑脊液等这些特殊标本。实验室可通过培训送检人员、护理人员等完成这项工作。可通过信息系统控制标本各个时间点。但如果接受了不合格标本，又确实不能回退或者无法重新取样，实验室应评估不合格标本对检测结果的影响，并应在报告中说明问题的性质，提示使用检验结果的人员。

（十二）案例 12

【不符合项描述】现场查看实验室标本接收组，其没有用于安全储存、处理标本的设施如冰箱、生物安全柜等设施，而是把标本散落在前台的各个窗口。

【不符合条款】7.2.7.1

【条款要求】实验室应制订程序并有适当设施确保样品的完整性，避免样品在处理、制备、储存期间丢失或损坏。

【整改建议】实验室应根据标本类型和检测项目的不同，配置适宜的设施和环境，如贮存检验前标本的冰箱等，以确保样品的完整性，避免样品在处理、制备、储存期间丢失或损坏。

（十三）案例 13

【不符合项描述】查实验室标本采集相关文件，实验室提供不出附加检验申请标准如附加检验的规定时限等。

【不符合条款】7.2.7.2

【条款要求】该条款规定了实验室应制定附加检验的申请标准，如应规定对同一样品申请附加检验的时限等。

【整改建议】实验室制定附加检验的标准，如哪些项目可以申请附加检验，哪些项目不可以，若可以申请的话，其申请的时限也应规定，同时，也应制定收到附加检验的申请后，实验室应如何处理等。该标准规定后，最好还应与临床形成服务协议，并定期评审。

（十四）案例 14

【不符合项描述】查实验室标本采集等相关的检验前程序如《标本采集手册》（编号：***）等，

实验室不能提供对贮存时间有要求的血浆葡萄糖、血钾、血气分析、凝血四项等项目的样品采集到检验之间的时间。

【不符合条款】7.2.7.3

【条款要求】考虑到原始样品中分析物的稳定性，应规定和监控从样品采集到检验之间的时间，相关时。

【整改建议】该条款是对样品稳定性的因素进行规定，当检测项目不稳定时，或者对采集到检测的时间要求较严格时，实验室应规定从标本采集到检验之间的时间，并定期监控。同时，该时间还可通过与临床进行服务协议的建立进行控制，并定期评审该服务协议内容。

（十五）案例 15

【不符合项描述】查实验室《报告管理程序》（编号：***），没有包括基于报告延误时对患者的影响制订通知用户的程序。

【不符合条款】7.4.1.1b）

【条款要求】当检验报告延误时，实验室应基于延误对患者的影响制定通知用户的程序。

【整改建议】实验室应制订报告延误的处理程序，规定在检验延迟时通知申请者，但并非所有的检验延迟都需通知申请者，只是在检验延迟可能影响患者诊疗的情况下才需要。

（十六）案例 16

【不符合项描述】查实验室《报告管理程序》（编号：***）等相关文件，实验室没有规定结果接收者的职责和程序，只有审核者、发布者的职责和程序。

【不符合条款】7.4.1.2

【条款要求】结果在发布前应经过审核和批准。实验室应确保检验结果在授权者发布前得到审核，适当时，应对照室内质量控制、可利用的临床信息及以前的检验结果进行评估。应规定发布检验结果报告的职责和程序，包括结果发布者及接收者。

【整改建议】实验室应制订报告控制程序，内容包括所有人员的职责，包括检验者、审核者、批准者、报告接收者等的职责和授权。也应该规定发布报告的程序。

（十七）案例 17

【不符合项描述】查 2022 年 12 月 5 日实验室危急值报告记录，血钾、血糖等所有项目均没有通知危急值时的准确性的确认记录。

【不符合条款】7.4.1.3b）

【条款要求】记录所采取的措施，包括日期、时间、责任人、通知的人员、通知的结果、通知准确性的确认，及在通知时遇到的任何困难。

【整改建议】危急值报告是核心医疗制度之一，实验室应组织相关临床科室协商设定危急值项目和界限，建立危急值报告程序，明确危急值报告流程，加强对相关人员危急值管理方面的培训，实验室相关人员应该熟悉危急值项目、界限和报告流程，有条件的实验室可通过 LIS 系统自动识别危急值并报告临床。为此，实验室应制订完善的报告制度，可包括危急值报告路径程序、危急值确认程序、危急值记录程序等。要明确如采用电话方式报告危急值时，报告接受人须向报告人回复患者及危急值信息。

（十八）案例 18

【不符合项描述】查实验室 2022 年 12 月的口头报告记录表（编号：***）实验室不能提供 12 月 5 日以后的血钾、血糖等项目口头报告后的结果的书面报告。

【不符合条款】7.4.1.4c）

【条款要求】c）应保留所有口头提供结果的记录，包括沟通准确性确认的细节（见 7.4.1.3b）。口头提供的结果应补发书面报告。

【整改建议】当检验结果有特殊考虑的情况时，实验室应根据准则制定特殊情况的控制程序。如口头报告程序，实验室应确保口头报告准确性的确认细节并记录，同时，口头提供的结果应补发书面报告。

（十九）案例 19

【不符合项描述】实验室使用了信息系统的自动审核功能进行报告的自动审核，但其自动审核规则没有进行验证或确认。

【不符合条款】7.4.1.5b）

【条款要求】当实验室应用结果的自动选择，审核，发布和报告系统，应制订程序以确保：①规定自动选择，审核，发布和报告的标准。该标准应经批准、易于获取并被授权负责发布结果的人员理解；②标准在使用前进行确认和批准，在报告系统发生变化，并可能影响其正常功能及使患者医疗面临风险时，定期评审和验证这些标准；③可识别经自动报告系统选择出需要人工审核的报告，选择的时间和日期，以及审核人的身份均可获取；④必要时，可应用快速暂停自动选择、审核、发布和报告功能。

【整改建议】如果实验室有使用自动审核功能，则需要制订自动审核控制程序，该程序应包括自动审核规则的制订，规定自动选择、审核、发布和报告的标准，这些规则和标准应在使用前进行验证，同时定期评审和验证这些规则。还要针对自动审核的操作和暂停进行规定。所有程序必须对相关人员进行培训。

（二十）案例 20

【不符合项描述】现场查看实验室有 POCT 仪器如微量血糖仪（编号：***）和干生化分析仪（编号：***）、湿生化分析仪（编号：***）等不同血糖的检验程序的仪器，查看检验结果，血糖、LDH、ALP 等项目差异较大，但实验室没有在报告单上解释或注释。

【不符合条款】7.4.1.7d）2）

【条款要求】适用时，报告应包含结果解释和注释：采用不同程序（如 POCT）或在不同地点进行检验时产生的差异。

【整改建议】实验室如果采用不同检验程序检测同一项目或者不同地点、不同检测系统检测同一项目向临床发放报告，实验室在检测系统投入使用前，应先执行仪器比对试验，如果可比，采用相同参考区间，可直接向临床发放报告。如果不可比，则采用不同参考区间或通过其他方法纠正不可比情况，但实验室应向临床报告这种差异的影响和风险。典型的做法是，可以报告的备注栏中进行备注，如：本实验室 LDH 采用干湿化学两种方法检测，实验室采用不同参考区间，请结合临床考虑。

（二十一）案例 21

【不符合项描述】查实验室修改后的报告（编号：***，*** 等），报告虽可识别为已修订的报告，但无法追溯至所替代的原报告。

【不符合条款】7.4.1.8d）

【条款要求】修正或修改结果的程序应确保：当有必要发布全新报告时，应有唯一性标识，并注明且追溯至所替代的原报告。

【整改建议】实验室应制订修改报告的控制程序，该程序应确保：说明如何修改原始报告，能将修改报告标记为修订版，能告知报告的使用者，应显示修改日期和时间，能识别修改者；修改后，记录中仍保留原始报告结果。用于临床决策且被修改过的结果应保留在后续的累积报告中，并清晰标记为已修改。当有必要发布全新报告时，应有唯一性标识，并注明且追溯至所替代的原报告。如报告系统不能显示修改，应保存修改记录。这些要求，可通过完善的 LIS 系统进行控制。

（二十二）案例 22

【不符合项描述】查不符合项记录（编号：***，*** 等），未见评估或考虑其临床意义或影响范围。

【不符合条款】7.5d）

【条款要求】实验室应制订过程，在实验室活动或检验结果不符合自身程序、质量要求或用户要求时（例如：设备或环境条件超出规定限值，监控结果不能满足规定的标准）实施。该过程应确保：d）评价不符合工作的临床意义，包括在识别不符合工作之前可能或已发出的检验结果的影响分析。

【整改内容提示】当发现不符合项时，实验室和 / 或不符合项发现者应对不符合项的严重性和临床意义进行评价，评价时可考虑以下因素：对质量管理体系正常运行的影响、对检测结果准确性的影响、对医护人员、患者的影响等。并应针对这些影响采取适当措施，当存在对患者造成危害的风险时，终止检验并停发报告。当需要时，还应通知临床医生。

（二十三）案例 23

【不符合项描述】查不符合项记录（编号：***，*** 等），实验室没有对不符合工作的可接受性做出决定。

【不符合条款】7.5e）

【条款要求】对不符合工作的可接受性做出决定。

【整改建议】实验室应对不符合项是否可接受做出决定，评审员、内审员应与实验室共同商定判断。这些可以通过设计符合要求的不符合项表格来控制，不符合项表格的内容至少包括不符合项描述，对临床的影响，可接受性，采取的应急措施，原因分析和纠正措施，以及识别、采取的措施、验证的相关人员的标识等。

（二十四）案例 24

【不符合项描述】查实验室信息系统管理程序和 SOP（编号：***），没有规定信息系统管理的职责和权限，也见不到相关的维护和修改的授权。

【不符合条款】7.6.2

【条款要求】实验室应确保规定信息系统管理的职责和权限，包括可能对患者医疗产生影响的信息系统的维护和修改。实验室最终为实验室信息系统负责。

【整改建议】信息系统的管理的职责与权限，一般由医疗机构的业务范围确定信息系统的管理职责，但通常受限于信息系统本身的功能范围。

信息系统的使用人员应赋予职责和规定权限，包括信息系统的维护和修改人员。使用系统的人员包括访问者（一般是指通过信息系统申请与发布检验医嘱者、患者的诊疗医生、护士以及相关患者信息的管理者等）、患者数据和检验结果输入、修改、报告发布者（一般是指直接使用信息系统从事检测与结果报告的检验人员）、维护和修改系统者（注意：当担任此职责的人员为非本单位时，也要规定其权限和进行授权，尤其维护和修改后必须留有记录，此记录可以保留在系统内，但必须受控）。职责和权限需根据工作岗位的角色进行授权管理，通常可以通过信息系统内部的权限配置来实现，但必须与信息系统管理程序文件规定相一致，而且计算机信息系统中分配权限的人员（如：信息系统管理员）也应规定其职责与权限，并经授权后方能进行操作。

（二十五）案例 25

【不符合项描述】查实验室信息系统，实验室不能提供 LIS 数据与医院 HIS 系统的定期数据验证的记录。

【不符合条款】7.6.3a）

【条款要求】用于采集、处理、记录、报告、存储或检索检验数据和信息的系统应：a）在引入前，经过供应者确认以及实验室的运行验证；在使用前，系统的任何变化，包括实验室软件配置或对商业化软件的修改，均应获得授权、文件化并经验证；注 1：适用时，确认和验证包括：实验室信息系统和其他系统，如实验室装备、医院患者管理系统及基层医疗系统之间的接口正常运行。注 2：常用的商业现成软件在其设计的应用范围内使用可被视为已经过充分的确认（例如：文字处理和电子表格软件，以及质量管理软件程序）。

【整改建议】实验室在安装了信息系统后，首先必须经过供应商确认（程序安装、系统配置、字典库、每台检测设备联机的接口程序、报告单定义与格式、权限设置……），符合实验室运行现状以及购买合同中的功能需求。这要在实验室的信息系统作业指导书中进行规定。验证是系统安全且正常运行的重要基础，授权及文件化则是运行验证的保障措施。

当供应商确认安装正确且符合合同要求后，实验室应进行运行验证（即试运行），验证的内容至少应包括系统所涉及的标本流程（采集、转运、与实验室交接、上机检测）、每台检测设备的接口通讯（单／双向、仪器报警信息、质控信息、复检信息或中间件等）或手工输入数据与信息、报告流程、最终报告单（数据、信息与格式）的确认、授权人员的权限确认、购买合同中所有功能模块的功能与效果验证。这里的"适用时"是指实验室有上述系统接口（视各医疗机构的业务情况而定，可能包括仪器与 LIS、仪器与中间件、中间件与 LIS、LIS 与 HIS、LIS 与体检……的接口）时，均应执行确认与验证。

（二十六）案例 26

【不符合项描述】查实验室信息系统管理程序和 SOP（编号：＊＊＊），没有规定信息系统的故障停机等的应急措施。

【不符合条款】7.6.4

【条款要求】准则要求实验室应制定宕机预案，实验室也应制订经策划的过程，以便在发生影响实验室提供服务能力的信息系统故障或宕机期间维持运行。该情况还包括自动选择和报告结果。

【整改建议】实验室应制订适当的计算机系统的应急和纠正措施，包括但不限于：①本系统或其他系统（例如医院信息系统）、交换机（适用时）、中间件等任一系统无法通讯，均应制订应对的程序文件，包括验证系统停机和恢复后数据和信息，以确保患者数据的完整性。②记录所有意外停机、系统降级期（如，反应时间减慢）和其他计算机问题，包括故障的原因和所采取的纠正措施。严重计算机故障时应迅速报告给指定人员。③制订书面应急计划（即适宜的系统突发事件应急处理预案）以应对某些事件，确保在发生计算机或其他信息系统故障时，能快速有效地发出患者结果报告。

（二十七）案例 27

【不符合项描述】实验室不能提供诸如地震、断电、断水等可能影响正常检测活动的安全因素发生时的紧急预案。

【不符合条款】7.8

【条款要求】实验室应确保已经识别与紧急情况，或者其他导致实验室活动受限或无法开展等状况有关的风险，并制订协调策略，包括计划、程序和技术措施，以便在中断后继续运行。应定期测试预案，并演练响应能力，可行时。

【整改建议】实验室应建立程序以及实验室的紧急预案，该预案可以包括相关地质灾害、台风、水灾、断电、断水、空调故障、医患冲突、信息系统中断、相关生物安全危害的发生等导致检测活动的部分中断或完全中断的紧急处理措施，需要时，还应跟外部实验室提前签订外送、委托检测服务的协议。实验室应定期评估和测试紧急预案的有效性，需要时还应演练。

五、管理体系要求

（一）案例 1

【不符合项描述】查实验室质量体系文件质量手册（文件号：***）、程序文件（文件号：***）等质量体系文件，均没有实验室人员职责的要求或说明。

【不符合条款】8.1.1

【条款要求】实验室应建立、编制、实施和保持管理体系以支持和证明实验室持续满足本准则要求。实验室管理体系应至少包括：职责、目标和方针、成文信息、应对风险和改进机遇的措施、持续改进、纠正措施、评估和内部审核、管理评审。

【整改建议】应根据认可准则要求，结合实验室实际情况和实验室质量管理体系情况规定人员职责，并把职责写入质量手册和程序文件等质量体系文件中，并由实验室最高领导层确认和审批。并"举一反三"检查其他 SOP 等质量体系文件是否也缺少职责的要求和说明，若存在类似情况，必须同时整改。

（二）案例 2

【不符合项描述】问询实验室工号为 *** 的员工关于实验室质量目标和质量方针以及不符合管理体系要求的后果的内容，没有给出准确全面的回答，对问询内容不理解。

【不符合条款】8.1.3

【条款要求】实验室应对实验室的所有员工进行管理体系意识的全面和系统的培训，确保在实验室控制下从事工作的人员理解相关目标和方针、其对于管理体系有效性的贡献（包括提高绩效的获益）、不符合管理体系要求的后果。

【整改建议】检查实验室质量体系文件有无关于质量体系意识和体系文件的培训要求，若无培训规定的要求，则应增加相关内容，并对所有员工进行培训和考核，确保所有员工能充分熟悉实验室的质量管理体系和理解质量目标和方针。

（三）案例 3

【不符合项描述】查实验室的质量手册（文件号：***）、程序文件（文件号：***）、生化操作SOP（文件号：***）等管理体系文件，发现上述文件被工号为 *** 组长锁在专门柜子中，参与实验室生化检测活动的员工无法获得上述文件。

【不符合条款】8.2.5

【条款要求】参与实验室活动的所有员工应可获得适用其职责的管理体系文件和相关信息。

【整改建议】实验室的文件管理人员应将相应的质量体系文件放置在实验室合适的位置，以便参与实验室活动的所有员工应可获得。

（四）案例 4

【不符合项描述】实验室未对外来文件如《全国临床检验操作规程》《生化分析仪》等进行有效控制。

【不符合条款】8.3.1

【条款要求】实验室应控制与满足本准则要求有关的内部和外部文件。

【整改建议】检查实验室质量体系文件，是否有关于外来文件的控制要求。若无，则应根据认可准则要求和实验室文件修改的要求增加外来文件控制的内容，并对所有员工进行培训和考核，梳理实验室内的外来文件情况。但并不是所有外来文件都需要受控，这可以取决于管理层对文件的评估，主要是影响质量体系运行的和检测质量的文件，建议纳入受控清单。

（五）案例 5

【不符合项描述】实验室未能提供对质量手册（文件号：***）、程序文件（文件号：***）定期审查的证据和更新内容。

【不符合条款】8.3.2c）

【条款要求】实验室应确保定期审查文件，必要时更新。

【整改建议】检查实验室质量体系文件，是否有建立定期审查文件的要求和内容。若有，实验室应对人员进行培训和考核，并根据程序要求进行定期评审，保存评审记录。若无，则需补充。

（六）案例 6

【不符合项描述】查实验室生化仪器维护保养记录表（文件号：***）存在记录的修改内容如保养日期的修改等，但实验室未能提供修改前的内容和修改的日期、修改人等修改信息。

【不符合条款】8.4.2

【条款要求】实验室应确保修改的记录可追溯到之前的版本或原始记录。应保留原始的和修改后的数据和文档，包括修改的日期，相关时，修改的时间、修改内容和修改人的标识。

【整改建议】检查质量手册（文件号：***）、程序文件（文件号：***）等实验室质量管理体系文件是否有与认可准则中实验室文件、记录修改的要求相关的程序或内容。若没有，则应建立简便可行的程序指导操作，同时还要对人员进行培训。实验室应尽力找回修改前的内容，并保存。确实无法找到，则应进行相关风险评估。简便有效的方式是采用电子记录进行控制。

（七）案例 7

【不符合项描述】实验室未能提供关于记录保存时间如仪器维护保养记录、室内质控原始记录等的文件和内容。

【不符合条款】8.4.3b）

【条款要求】应规定记录保存时间。除要求外，可基于已识别的风险选择记录保存时间。

【整改建议】根据认可准则要求以及相关行业标准和法律法规文件，制订不同记录的保存时限，并对所有员工进行培训和考核。

（八）案例 8

【不符合项描述】查实验室 2022 年风险评估报告（编号：***），没有对识别出的风险进行分级。

【不符合条款】8.5.2

【条款要求】实验室应对识别出的风险进行分级并应对。

【整改建议】检查质量手册（文件号：***）、程序文件（文件号：***）等实验室质量管理体系文件是否有与认可准则中"实验室应对识别出的风险进行分级并应对"的要求相关的程序或内容。并由风险评估的相关人员根据相关文件要求对识别出的风险进行分级并采取措施应对，同时记录分级情况和应对情况。可通过 RPN 等方式进行大致分级，如低风险、中风险、高风险等，再依据评估的结果采取相应的措施。

（九）案例 9

【不符合项描述】实验室未对识别出的"实验室高压灭菌炉数量不足够，导致无法对检验后标本进行全面的高压处理"改进机遇采取必要措施。

【不符合条款】8.6.1b）

【条款要求】实验室应识别和选择改进机遇，研究、制订并采取必要措施；改进活动应针对风险评估和识别出的机遇而确定的重点工作（见 8.5）；可通过风险评估、方针应用、评审操作程序、总体目标、外部评审报告、内审发现、投诉、纠正措施、管理评审、员工建议、患者和用户的建议或反馈、数据和室间质量评价结果分析等，识别改进机遇。

【整改建议】建立持续改进管理程序，通过风险评估识别高压灭菌炉数量不足够的风险，采取持续改进的措施，如新购高压灭菌炉，分批次灭菌等措施进行风险控制。

（十）案例 10

【不符合项描述】查实验室《员工意见反馈表》（编号：***）的相关记录，实验室只收集员工意见（共 13 条），但没有对意见归类分析，也没有采取措施并反馈回给员工。

【不符合条款】8.6.2

【条款要求】实验室应向其患者、用户和员工征求反馈意见。应分析和利用这些反馈以改进管理体系、实验室活动和用户服务。应保存包括所采取措施在内的反馈记录。应将对其反馈所采取的措施告知员工。

【整改建议】当有员工提出意见或者建议时，实验室应指定相关人员进行分析，需要时要采取相应措施，并反馈给相关员工。

（十一）案例 11

【不符合项描述】查实验室不符合记录，实验室未能提供关于"全自动生化分析仪（仪器编号：***）光源故障，导致结果分析不准确"的不符合的应急措施。

【不符合条款】8.7.1a）

【条款要求】实验室发生不符合时，应对不符合，并且适用时立即采取措施以控制和纠正不符合；处置后果，特别关注患者安全，包括上报给适当人员。

【整改建议】检查质量手册（文件号：***）、程序文件（文件号：***）等实验室质量管理体系文件是否有与认可准则中要求相关的程序或内容。实验室可根据准则要求，制订不符合项的表格，表格内容可包括不符合项的来源，识别者，不符合项的描述，不符合项的可接受性，采取的应急措施和对临床诊疗的影响，不符合项的原因分析以及采取的纠正措施，纠正措施有效性的验证等。

（十二）案例 12

【不符合项描述】实验室未能提供质量指标如 TAT、危急值报告及时率等的监控和评审的记录。

【不符合条款】8.8.2

【条款要求】应策划监控质量指标［见 5.5d）］的过程，包括建立目的、方法、解释、限值、措施计划和监控周期。应定期评审质量指标以确保其持续适宜。

【整改建议】检查质量手册（文件号：***）、程序文件（文件号：***）等实验室质量管理体系文件是否有与认可准则中"应策划监控质量指标的过程"的要求相关的程序或内容。实验室还应定期评审质量指标的适宜性等。

（十三）案例 13

【不符合项描述】实验室质量手册（文件号：***）中规定至少 12 个月完成一次完整的内部审核，实验室提供的 2021 年内部审核与 2022 年的内部审核间隔为 14 个月，与实验室质量手册规定不符合，且不能提供超过时限的情况说明。

【不符合条款】8.8.3.1a）

【条款要求】实验室应按照计划时限进行内部审核，以提供信息证明管理体系是否符合实验室自己的管理体系要求，包括实验室活动。

【整改建议】由实验室管理层组织所有员工学习实验室质量手册（文件号：***）和程序文件的关于内审的内容，特别是内审员，要加强内审的培训和考核，合格后方可授权为本实验室的内审员。同时，由实验室管理层对内部审核超过时间限制的原因进行回顾分析和说明，并对因为超出时限，而是否影响体系运行、临床医疗服务等进行全方位的评估。

（十四）案例 14

【不符合项描述】实验室未能提供内部审核员（编号为 ***）的培训和授权记录。

【不符合条款】8.8.3.2d）

【条款要求】实验室应策划、制订、实施和保持内部审核方案，包括经培训、合格并授权的审核员的选择，对实验室质量管理体系的表现进行审核，只要资源允许，审核员应独立于被审核的活动。

【整改建议】检查质量手册（文件号：***）、程序文件（文件号：***）等实验室质量管理体系文件是否有与认可准则中"经培训、合格并授权的审核员的选择"的要求相关的程序或内容。并由实验室管理层根据认可准则要求和实验室相关质量体系文件要求对审核员（编号为 ***）进行授权，并形成相关的记录。

（十五）案例 15

【不符合项描述】实验室未能提供 202× 年内部审核结果告知员工的记录和证据。

【不符合条款】8.8.3.2f）

【条款要求】实验室应策划、制订、实施和保持内部审核方案，包括将审核结果报告给相关员工的保证。

【整改建议】实验室应建立内审程序，其中包括审核时间间隔，审核目标，范围，依据，涵盖识别出的风险、外部评审及之前内部审核的输出、不符合的发生、事件、投诉、影响实验室活动的变化等日程表，还要把审核结果报告给相关员工的保证如把结果发布给相关员工。

（十六）案例 16

【不符合项描述】查实验室质量手册（文件号：***）、程序文件（文件号：***）等质量管理体系文件，未见关于"应按照策划的时间间隔对实验室的管理体系进行评审"的规定性文件和内容。

【不符合条款】8.9.1

【条款要求】实验室管理层应按照策划的时间间隔对实验室的管理体系进行评审，以确保其持续的适宜性、充分性和有效性，包括为满足本准则而声明的方针和目标。

【整改建议】实验室应建立管理评审的控制程序，内容包括评审的时间间隔要求、参加评审的人员、管理评审内容的准备、评审发现的不符合的原因分析等准则 a）至 j）的输入内容的要求，以及管理评审的输出内容等。

（十七）案例 17

【不符合项描述】实验室 202× 年管理评审整改措施方案和其他文件中均未规定整改措施的完成时限。

【不符合条款】8.9.3

【条款要求】实验室管理层应确保管理评审提出的措施在规定时限内完成。

【整改建议】管理评审报告中，若有相关整改措施的方案，实验室应制定整改措施的完成时限，需要时，还要由相关负责人负责整改。

六、即时检验（POCT）的附加要求

（一）案例 1

【不符合项描述】实验室不能提供在实验室控制下的微量血糖分析仪（编号：***）等 POCT 仪器的质量控制文件。

【不符合条款】附录 A.2

【条款要求】组织的管理机构应最终负责确保有适当措施以监督在组织内开展的 POCT 的准确性和质量。

【整改建议】实验室应根据准则附录要求建立实验室控制下的所有 POCT 仪器的质量控制文

件，并对所有员工进行培训和考核。

（二）案例 2

【不符合项描述】实验室不能提供负责 POCT 质量人员（工号：***）的培训记录。

【不符合条款】附录 A.3

【条款要求】实验室应指定一名接受过适当培训及有经验的人员，负责 POCT 质量，包括评审其与本准则中 POCT 相关要求的符合性。

【整改建议】实验室应根据准则附录要求，指定一名接受过适当培训及有经验的人员，负责 POCT 质量的管理，适当时，还要进行授权。

第二节　不规范不符合项案例

一、总体要求

（一）案例 1

【原始描述】现场查看该公司公正性声明，未能提供实验室全体人员的签字。

【存在问题】判断结论不准确

【对应条款】4.1b）

【条款要求】条款要求实验室管理层应做出公正性承诺。

【案例分析】条款只规定实验室管理层应做出公正性承诺，并没有要求全体实验室人员进行签字。实验室可以只由实验室主任等进行公正性承诺，并签字，当然，为了更好地贯彻公正性要求，如果让全体人员阅读公正性声明并签字，效果会更好。应用要求 4.2.3 也只是要求工作人员对患者、献血者或体检人群隐私及结果保密的声明及签字，没有要求全体人员进行公正性承诺的签字。

【规范性描述】现场查看该公司公正性声明，未能提供实验室管理层的签字。

【整改内容提示】管理层（一般是实验室主任）对实验室的公正性进行公开承诺并签字，该承诺可以在质量手册前言中体现，也可在服务对象可以明显看到的地方作为质量体系文件的一部分展示给相关人员。

（二）案例 2

【原始描述】实验室未向患者和实验室用户提供有关检验过程的公开信息。

【存在问题】未描述客观事实

【对应条款】4.3b）

【条款要求】该条款要求实验室应向患者和实验室用户如临床医护等提供如检验费用（适用时）和检验报告时间等有关检验过程的公开信息。

【案例分析】该不符合项直接引用条款内容，没有描述客观事实，如检验费用，检验报告时间等。

【规范性描述】实验室未向患者和实验室用户提供有关检验过程的公开信息如检验费用（适用时）和预期得到结果的时间。

【整改内容提示】实验室可以通过采样回执、采样清单或者检验公告栏、标本采集手册等方式，向患者和实验室用户提供有关检验过程的公开信息，特别是检验费用，检验报告时间，需要时，还可包括检验方法等。

二、结构和管理要求

（一）案例 1

【原始描述】查实验室 POCT 管理小组相关文件（编号：***），没有规定小组人员的职责，服务范围等。

【存在问题】条款应用不恰当。

【原始对应条款】5.3.1【正确对应条款】5.4.1b）

【条款要求】实验室应规定对实验室活动结果有影响的所有管理、操作或验证人员的职责、权力、沟通渠道和相互关系。

【案例分析】本案例原始对应条款对应到通用要求，该要求只是一个总体要求，规定实验室服务的范围包括 POCT，并文件化。

【整改内容提示】新版准则规定，实验室控制下的 POCT 检测，需纳入管理体系控制系统。实验室应规定哪些 POCT 由实验室管理，哪些不属于实验室控制。实验室应在医院医务部门的统筹下，成立类似 POCT 管理委员会机构，制订相关的 SOP，其中，实验室人员应负责技术指导、人员培训等工作，需要时，还应配合委员会做好人员授权等工作。

（二）案例 2

【原始描述】实验室有多位质量主管，不符合相关要求。

【存在问题】判断结论不准确；事实描述不清。

【对应条款】5.4.2

【条款要求】实验室应配备具有履行其职责所需的权限和资源的人员，无论其是否还被赋予其他职责。所履行职责包括质量体系的持续改进、确保体系运行的有效性等。

【案例分析】本案例判断结论不准确，2012 版准则明确要求指定一名人员负责质量体系运行，即质量主管只能一名，其他需要监督的人员，可指定为质量监督员。但 2023 版准则，不再规定只能有一名质量主管，而是可以由多人来承担体系的监督和运行、持续改进和监督等，即可有多名质量主管。

【规范性描述】判断结论不准确，此项不适合。如果需要依据旧版准则开具规范性不符合，可用"实验室每组设置一位质量主管，全科有六位质量主管。"只描述客观事实，不需要开具结论。

（三）案例 3

【原始描述】查实验室质量指标的类型包括收到的样品数中不合格的样品数，样品接收的错误数，但没有包括更正报告数。

【存在问题】判断结论不准确。

【对应条款】5.5d）

【条款要求】实验室应设置检验质量指标，包括检验前、检验中、检验后等关键环节指标，同时还要监控相关指标的性能。

【案例分析】本案例判断结论不准确，准则"注"里解释说明的内容，一般不开具不符合项，如果评审员觉得影响检验结果，建议开具观察项。

（四）案例 4

【原始描述】组织机构图关键岗位不明确、人员分工不合理

【存在问题】事实描述不清

【对应条款】5.4.1a）

【条款要求】实验室应：a）确定其组织和管理结构、其在母体组织中的位置，以及管理、技术运作和支持服务间的关系。

【案例分析】概括性描述，无客观事实，应描述哪些岗位不明确、哪些分工不合理，而且，这方面的内容应属于观察项。

三、资源要求

（一）案例 1

【原始描述】2018 年 9 月 13 日"检验医学部员工管理权限清单"潘 **、贺 ** 无临床免疫的岗位授权，独立从事特定蛋白的检测工作；沈 ** 无临床免疫专业培训记录、无特定蛋白仪岗位的授权，从事报告单审核及报告。

【存在问题】条款应用不恰当

【原始对应条款】6.2.5c）

【正确对应条款】多条款要求，关于培训的不符合，应归于 6.2.5c），关于授权的不符合，应归入 6.2.3b）。

【条款要求】工作人员应接受与其提供服务相关的质量保证和质量管理方面的专门培训。实验室管理层应授权专人从事特定工作，如采样、检验、操作特定类型的仪器设备和使用实验室信息系统的计算机，审核和批准报告等。

【案例分析】该不符合项涉及多条款内容，可能是评审员合并不符合项或者对培训与授权条款不熟悉所致。关于培训的不符合，应归于 6.2.5c），关于授权的不符合，应归入 6.2.3b）。

【规范性描述】不符合项 1：2018 年 9 月 13 日"检验医学部员工管理权限清单"潘 **、贺 ** 无临床免疫的岗位授权，沈 ** 无特定蛋白仪岗位的授权，独立从事特定蛋白的检测工作。不符合项 2：沈 ** 无临床免疫专业培训记录，但从事报告单审核及报告。

【整改内容提示】实验室应定期培训所有员工，包括标本采集、标本处理、质量保证、质量管理以及其他专业知识等，并形成培训记录。实验室还应对关键仪器的操作以及信息系统的权限、检验报告的审核和批准等进行授权。

（二）案例 2

【原始描述】现全科只有一名内审员。

【存在问题】条款应用不恰当

【原始对应条款】8.8.3d）【正确对应条款】6.2.1a）

【条款要求】实验室应有足够数量有能力的人员开展其活动。

【案例分析】该描述不够规范和客观。应该描述实验室的规模和工作需求，证明一名内审员是不够的，且应写出内审员的工号或者除名字之外的其他标识。而且，需是影响了质量体系的运行才需要开具不符合项，否则，可以开具观察项。

【规范性描述】实验室专业领域覆盖了临检、生化、免疫、微生物等，但全实验室仅有一名内

审员（工号：***）。

【整改内容提示】培训内审员，最好每个专业领域都涉及。可进行内部培训或者外部培训，并进行考核，考核评估合格后，颁发合格证书，并由实验室主任授权。

（三）案例 3

【原始描述】每日 CBC 标本量均为 400～450 个 /d，只有 3 名技术人员，人员配备不足，体液标本平均约 400 个 /d，只有 3～5 名技术人员，人员配备不足。

【存在问题】判断结论不准确

【对应条款】6.2.1a）

【条款要求】实验室应有足够数量有能力的人员开展其活动。

【案例分析】事实描述清楚，判断结论不准确。人力资源的情况慎开不符合项，可开观察项。

（四）案例 4

【原始描述】实验室《员工个人档案》中无明确的"人员岗位授权"。

【存在问题】判断结论不准确

【对应条款】6.2.3b）

【条款要求】实验室管理层应授权专人从事特定工作，如采样、检验、操作特定类型的仪器设备和使用实验室信息系统的计算机，审核和批准报告等。

【案例分析】授权不一定在个人档案中体现，实验室有统一的授权表等也可接受，这种情况不一定就是不符合项。

（五）案例 5

【原始描述】门诊化验室尿、便标本的接收与报告单发放在一个窗口，且工作人员接收、检测标本与发放报告单时不换手套，存在造成交叉污染的可能。

【存在问题】判断结论不准确

【对应条款】6.3.2c）

【条款要求】防止来自因检验程序存在风险或不隔离可能影响、干扰工作时造成的交叉污染。相邻实验室部门之间如有不相容的业务活动，应有效分隔。应采取措施防止交叉污染。

【案例分析】该不符合项证据不足，不足以形成不符合项，可开观察项。

【整改内容提示】标本与报告单在同一窗口发放，且工作人员不换手套，确实存在着交叉污染的可能，实验室可通过患者自助打印报告单的模式解决，既可以解决交叉污染问题，又可以解决患者隐私问题。

（六）案例 6

【原始描述】提供不出制备生化仪用水的型号为先路 XL-200 纯水机的操作规程。

【存在问题】条款应用不恰当

【原始对应条款】6.3.2b）【正确对应条款】6.4.1

【条款要求】实验室应制订设备选择、采购、安装、验收测试（包括可接受标准）、操作、运输、存放、使用、维护以及停用的程序，以确保其正常运行并防止污染或损坏。

【案例分析】6.3.2b）应实施、记录、监控、定期评审设施控制，应包括：防止来自能源、照明、通风、噪声、供水和废物处理对实验室活动造成的污染、干扰或不利影响。而该不符合项的客观描述是没有作业指导书，应属于 6.4.1。

【规范性描述】实验室未能提供制备生化仪用水的型号为先路 XL-200 纯水机（仪器编号：***）的操作规程。

【整改内容提示】对于一些比较重要的仪器和设备，实验室均应根据说明书制订作业指导书供操作人员使用。

（七）案例 7

【原始描述】免疫实验室对感染性血清学阳性标本检测后保存无专人严格管理，存在安全隐患。

【存在问题】判断结论不准确

【对应条款】6.3.3c）

【条款要求】有害物质和生物废物的储存和处置设施应符合相关法律法规规定的材料分类要求。

【案例分析】不一定需要专人管理，相关法律法规也没有这么要求。建议开观察项。

【整改内容提示】对检测后的感染性血清学阳性标本应妥善保存，应保存于符合要求的冰箱里，最好设置专人严格管理，防止标本丢失。

（八）案例 8

【原始描述】东院检验组微生物室对为二氧化碳培养箱提供气体的气瓶未进行固定。

【存在问题】判断结论不准确

【对应条款】6.3.3a）

【条款要求】应提供储存空间，其条件应确保样品、设备、试剂、耗材、文件和记录的持续完整性。

【案例分析】对为二氧化碳培养箱提供气体的气瓶进行固定并不是必需要求，只要实验室能够把相关风险降到最低，符合相关要求即可。在此不能判定为不符合项，但可判为观察项。

【整改内容提示】可通过固定气瓶或者为气瓶单独设立一个空间存放，增加固定设计。

（九）案例 9

【原始描述】微生物科试剂培养基室存放标准菌株的冰箱（编号为 000463）没有双锁管理。

【存在问题】判断结论不准确

【对应条款】6.3.3c），见 CNAS-CL02-A001：202 × 6.3.3 3）。

【条款要求】有害物质和生物废物的储存和处置设施应符合相关法律法规规定的材料分类要求。易燃易爆、强腐蚀性等危险品、特殊传染病阳性样品按有关规定分别设库，单独贮存，双人双锁，并有完善的登记和管理制度。

【案例分析】存放标准菌株的冰箱并没有要求一定要双锁管理，实验室可以通过其他方式进行管理，只要能够确保安全即可。可开为观察项。

【整改内容提示】完善微生物科标准菌株保存 SOP 的内容，详细规定菌株保存冰箱的管理办法，为了确保生物安全，最好实行双锁管理。按照 SOP 的要求对菌株保存冰箱实行双锁管理，要求两个不同人员分别保管两把钥匙，必须两个人同时在时才能打开冰箱。通告全科人员具体流程，严格执行，互相监督。

（十）案例 10

【原始描述】BC5500 全自动血细胞分析仪（仪器编号：***）不能提供校准报告；2023/4/20 该仪器有故障维护记录（记录编号：***），实验室未能提供检查故障之前对检验结果影响的处理记录；也不能提供维修后仪器性能验证报告。

【存在问题】多条款要求

【原始对应条款】5.3.2

【正确对应条款】第一个客观事实对应 6.5.1，第二个事实对应 6.4.5c）

【条款要求】6.5.1　要求设备应定期进行校准；6.4.5c）要求设备故障或超出规定要求时，应停止使用，并清晰标识或标记为停用状态，直到经验证可正常运行。实验室应检查故障或偏离规定要求的影响，并在出现不合格工作时采取措施，需要时，还要求设备应在故障排除后对之前的检验结果进行评估或检查。

【案例分析】多条款要求，该不符合项描述的为两个客观事实，分别对应两个条款，6.5.1 和 6.4.5c），产生这样的问题主要原因是相关评审员在判断条款号时有误，评审组组长未做最后把关就合并不符合项，故出现多条款要求以及条款应用不恰当的现象。

【规范性描述】分成两个不符合项：1. BC5500 全自动血细胞分析仪（仪器编号：***）不能提供校准报告。2. 2009/4/20，BC5500 全自动血细胞分析仪（仪器编号：***）有故障维护记录（记录编号：***），实验室未能提供检查故障之前对检验结果影响的处理记录；也不能提供维修后仪器性能验证报告。

【整改内容提示】对于影响检验结果的关键仪器、设备，在安装时及常规使用中，应定期进行期间核查或者校准。血细胞分析仪应每 6 个月校准一次。校准应由厂家有资格的工程师执行，校准工程师也应取得相关授权，实验室人员协助校准。校准操作手册应至少遵循制造商的建议，可制订为校准作业指导书供工程师和实验室人员使用。校准后应进行性能验证，并形成校准报告。校准报告需实验室负责人确认。

对于维修后检验结果的验证，当仪器故障是关键部件的故障时，会影响检验结果时，如光路系统、加样系统等，则应对故障维修后仪器的性能进行验证，验证可通过校准和校准验证、执行室内质控、比对试验、留样再测等相应方式完成，实验室应根据故障的性质选择以上几种方式的组合进行性能验证。当故障影响到检验结果时，还应对故障前的检验结果进行验证，验证方式可采用留样再测方式进行，如随机抽取最接近故障发生前的时间段的 5 个标本，浓度覆盖线性范围，在故障维修后进行重新检测，当有 80% 以上的标本可比时，则可认为临床可接受。否则，需往前（时间段）继续抽取标本验证，到合格的时间段为止，然后，将不合格的时间段的报告收回，这些标本全部重新检测，重新发布报告。

（十一）案例 11

【原始描述】E501 常规化学仪和 E601 电化学发光仪均未有备用仪器。

【存在问题】判断结论不准确

【对应条款】6.4.2a）

【条款要求】实验室应配备检测活动正常进行所需的设备。

【案例分析】该不符合项证据不充分，是评审员主观要求。

（十二）案例 12

【原始描述】OLYMPUS AU5400（仪器编号：***）在搬迁后未做性能校验。2023/5/11 Vitors950

干生化仪（仪器编号：***）发生故障，有故障维护记录，未见检查故障之前对检验结果影响的处理记录，也未见维修后仪器性能验证报告。

【存在问题】多条款要求

【原始对应条款】6.4.5c）

【正确对应条款】前一不符合项对应 6.4.3，后一不符合项对应 6.4.5c）

【条款要求】6.4.3　当设备投入或重新投入使用前，实验室应验证其符合规定的可接受标准。如果设备脱离实验室直接控制，或已被修理、维护过，该设备在实验室重新使用之前，实验室应对其检查，并确保其性能满足要求。6.4.5c）规定设备故障或超出规定要求时，应停止使用，并清晰标识或标记为停用状态，直到经验证可正常运行。实验室应检查故障或偏离规定要求的影响，并在出现不合格工作时采取措施（见 7.5）。要求设备应在故障排除后应对仪器的性能进行验证，并对之前的检验结果进行评估或检查。

【案例分析】此不符合项为多条款要求，该不符合项描述的为两个客观事实，分别对应两个条款，6.4.3，6.4.5c），产生这样的问题主要原因是相关评审员在判断条款号时有误，评审组组长未做最后把关就合并不符合项，故出现多条款要求以及条款应用不恰当的现象。

【规范性描述】不符合项 1：OLYMPUS AU5400（仪器编号：***）在搬迁后未做性能验证。不符合项 2：2023/5/11 Vitors950 干生化仪（仪器编号：***）发生故障，有故障维护记录，但实验室未能提供检查故障之前对检验结果影响的处理记录，也未能提供维修后仪器性能验证报告。

【整改内容提示】不符合项 1：仪器脱离了实验室的控制，或者搬迁后重新启用，均需对其检查，并确保其性能满足要求。实验室可通过对正确度、精密度、可报告范围进行验证，或者通过校准和校准验证、室内质控或者仪器比对等方式进行验证。应验证合格后方可重新投入使用。不符合项 2：当仪器有故障时，应立即停止标本检测，做好标记以防误用。当维修完成后，应先对仪器的性能做评估，当是仪器的关键部件损坏或者更换时，如比色系统、加样系统、温控系统等，均应进行校准后并进行校准验证或者进行室内质控检测，或者留样再测，或者仪器比对等。实验室可根据实际情况选择相应的组合进行验证。当故障修复前已有标本检测时，应对这些标本进行评估。可采用留样再测方式、临床评估方式等对标本进行评估。

（十三）案例 13

【原始描述】DSI-903 电解质分析仪（仪器编号：***）2023 年 6 月 5 日有检测 Na^+ 标本，手工输入实验室信息系统，但仪器无作业指导书、无使用记录；2022 年 08 月 02 日现场观察显示仪器停用，但无停用时间。

【存在问题】多条款要求

【原始对应条款】6.4.5c）

【正确对应条款】第一个不符合项对应 7.3.6a），第二个对应 6.4.5c）。

【条款要求】7.3.6a）实验室应按需详尽制订检验程序，以确保其活动实施的一致性和结果的有效性。实验室人员应随时可得到关于设备使用和维护的最新指导书（包括设备制造商提供的所有相关的使用手册和指导书）。6.4.5c）设备故障或超出规定要求时，应停止使用，并清晰标识或标记为停用状态，直到经验证可正常运行。实验室应检查故障或偏离规定要求的影响，并在出现不合格工作时采取措施（见 7.5）。

【案例分析】该不符合项为多条款要求，第一点描述的是无仪器作业指导书，对应 7.3.6a），第二点是仪器停用后无标识，对应 6.4.5c）。

【规范性描述】不符合项 1：DSI-903 电解质分析仪（仪器编号：***）2023 年 6 月 5 日有检测 Na^+ 标本，手工输入实验室信息系统，但仪器无作业指导书、无使用记录。

不符合项 2：2022 年 08 月 02 日现场观察 DSI-903 电解质分析仪（仪器编号：***）显示仪器停用，但无停用时间。

【整改内容提示】实验室应该根据厂家说明书要求和建议制订仪器作业指导书，包括任何操作，写之所做，做之所写。包括手工输入数据或者结果等，均应有操作程序。所有关键仪器，只要发现设备故障，应停止使用，实验室可使用诸如红色标签等清楚标记，以防止其他人员误用。

（十四）案例 14

【原始描述】门诊尿沉渣水平离心机（设备编号：***）校准报告无转速数据评价。

【存在问题】条款应用不恰当

【原始对应条款】6.5.2【正确对应条款】6.5.2c）

【条款要求】实验室应制订程序，对直接或间接影响检验结果的设备进行校准。程序应规定：c）定期验证要求的测量准确度和测量系统功能。设备（在安装时及常规使用中）应显示出能够达到规定的性能标准，并且符合相关检验所要求的规格。

【案例分析】该不符合项的条款没有细化到最小条款，6.5.2 是关于整个校准要求内容，最小条款是关于定期验证要求的测量准确度和测量系统功能的问题，是仪器设备的性能问题。尿沉渣检验时，应将尿标本离心后才能进行检测。尿沉渣的离心应符合相关标准，所以，离心机的转速应有数据评价。

【整改内容提示】应请计量所等有资质的机构，对尿沉渣分析的水平离心机的转速进行检定，并出示检定证书给实验室备案。

（十五）案例 15

【原始描述】实验室 AST、ALT 等项目，没有通过应用具备能力的实验室（如通过 ISO/IEC 17025 要求的校准实验室）提供的校准方式确保测量结果溯源到最高可溯源水平和国际单位制（SI）。

【存在问题】判断结论不准确

【对应条款】6.5.3b）

【条款要求】实验室应通过以下方式确保测量结果溯源到最高可溯源水平和国际单位制（SI）：

——具备能力的实验室提供的校准；或

注 1：满足 ISO/IEC 17025 要求的校准实验室被认为有能力进行校准活动。

——具备能力的标准物质生产者提供并声明计量溯源至 SI 的有证标准物质的认定值；

注 2：满足 ISO 17034 要求的标准物质生产者被认为是有能力的。

注 3：满足 GB/T 19703/ISO 15194 要求的有证标准物质被认为是合适的。

【案例分析】本不符合项判断结论不准确，准则没有强硬要求，必须通过 ISO/IEC 17025 认可的校准实验室方能确保测量结果可溯源到最高可溯源水平和国际单位制（SI）。也可通过准则要求的其他注里面的方法进行证明。

（十六）案例 16

【原始描述】实验室 ALP、AST 项目的新批号试剂，在投入使用前，没有进行六大性能验证。

【存在问题】判断结论不准确，描述不客观

【对应条款】6.6.3

【条款要求】6.6.3　试剂和耗材——验收试验。组分或试验过程改变的每个试剂或试剂盒新配方，或新批号或新货运号试剂，在投入使用前或结果发布前（适用时）应进行性能验证。影响检验质量的耗材在投入使用前应进行性能验证。

注1：新批号试剂与旧批号试剂的室内质控品结果可比可作为验收证据（见7.3.7.2）。不同批号试剂比对首选患者样本，以避免室内质控品的物质互换性问题。

【案例分析】该不符合项是评审员的主观要求，或者理解有偏差。准则要求的性能验证，并不一定是要求六大性能验证，如正确度、精密度、可报告范围、灵敏度等。这些性能指征是指对新的检验程序投入使用时的要求，而不是在试剂更换批号时的强硬要求。新批号试剂与旧批号试剂的室内质控品结果可比可作为验收证据（见7.3.7.2）。所以新旧批号的性能验证，可以用质控品结果是否可比作为验收证据，不一定需要检验程序的性能验证来证明。况且，也不是所有检验新程序需要六大性能验证，而是根据预期用途进行验证，比如，低值如果没有临床风险或者临床意义，可不验证灵敏度。而且，该描述也不规范，没有写明六大性能是什么性能指征。

【规范性描述】实验室ALP、AST项目的新批号试剂，在2022年3月18日投入使用，但实验室没有提供相关的性能验证记录。

【整改内容提示】对于已经性能评价过的检测系统，当只是新批号试剂的更换，新批号试剂与旧批号试剂的室内质控品结果可比可作为验收证据，而不同批号试剂比对则首选患者样本，以避免室内质控品的物质互换性问题。

（十七）案例17

【原始描述】实验室没有将试剂说明书进行受控，没盖受控章。

【存在问题】判断结论不准确

【对应条款】6.6.5

【条款要求】试剂和耗材的使用说明，包括制造商提供的使用说明，应易于获取。应按制造商说明使用试剂和耗材。如计划他用，见7.3.3。

【案例分析】该条款没硬性要求，所有试剂说明书均需要进行文件控制，只要求易于获取。在准则8.3.1通用要求中，要求实验室应控制与满足本准则要求有关的内部和外部文件。本要求，也只是在"注"中体现文件的范围，况且，该范围也不是硬性要求。实验室可根据风险和实际情况，自己确定哪些外来文件为受控文件。而且，受控文件也没有要求要盖受控章。

（十八）案例18

【原始描述】实验室与 ** 检验所签订了委托检验协议，但 ** 检验所没有把检验结果传输给实验室，没有对接实验室LIS系统，存在发错报告的风险。

【存在问题】判断结论不准确

【对应条款】6.8.2

【案例分析】准则并没有要求受委托检验的实验室需要与委托检验实验室的信息系统进行对接，虽然这可以准确快速报告结果，但准则没有明确要求，受委托实验室可以通过转录、发送纸质报告等方式把检验报告提供给委托实验室。

四、过程要求

（一）案例 1

【原始描述】《标本采集手册》（编号：***）没有向患者和用户提供每个项目的性能验证结果。

【存在问题】判断结论不准确

【对应条款】7.2.2f）

【条款要求】实验室应备有向用户和患者提供的适当信息。信息应充分以使用户全面了解实验室活动的范围和要求。适当时，这些信息应包括：已知对检验性能或结果解释有显著影响的因素。

【案例分析】此不符合项为判断结论不准确，只要当用户和患者需要相关信息，则实验室就可向用户和患者提供适当信息就可以满足要求，不一定要在《标本采集手册》中体现。

（二）案例 2

【原始描述】实验室提供不出对患者（诊疗号：***）静脉采血等操作的泛知情同意。

【存在问题】判断结论不准确

【对应条款】7.2.4.3

【条款要求】患者知情同意中要求实验室对患者开展的所有操作均需患者知情同意。

【案例分析】该不符合项是评审员刻板地理解条款要求，但不结合实际以及准则条款中的"注"的说明进行综合判断。对于大多数常规实验室操作，如患者自愿接受样品采集如静脉穿刺，即可表示患者已同意。特殊操作，包括大多数侵入性操作或可能增加并发症风险的操作，需有更详细的解释，在某些情况下，需要记录知情同意。

（三）案例 3

【原始描述】查实验室用于指导临床的标本采集手册（编号：***），该手册既没有提供患者符合检验前要求（例如：禁食、用药情况［最后服药时间、停药时间］、在预定时间或时间间隔采集样品等）的信息要求，导致一些患者抽血糖等项目没有禁食 8 小时以上；也没有指导原始样品采集者录入采集者身份、采集日期及时间的相关信息，导致采集者身份全部为"护士"。

【存在问题】多条款要求。

【原始对应条款】7.2.4.4

【正确对应条款】第一个事实应对应 7.2.4.4b）；第二个事实应对应 7.2.4.4e）。

【条款要求】7.2.4.4b）要求为确保样品采集和检验前储存的安全、准确和临床适宜性，实验室应提供以下指导：b）确认并记录（相关时）患者符合检验前要求（例如：禁食、用药情况［最后服药时间、停药时间］、在预定时间或时间间隔采集样品等）；7.2.4.4e）要求应记录原始样品采集者身份、采集日期及时间（相关时）。

【案例分析】该不符合项为多条款要求，分别对应两个条款，而且，该不符合项描述不简洁。可拆分不符合项，分别描述客观事实。

【规范性描述】不符合项 1：现场走访护士抽血现场，实验室用于指导临床的标本采集手册（编号：***）没有提供患者符合检验前要求（例如：禁食、用药情况［最后服药时间、停药时间］、在预定时间或时间间隔采集样品等）的信息要求，导致一些患者抽血糖等项目没有禁食 8 小时以上。不符合项 2：现场走访护士抽血现场，实验室用于指导临床的标本采集手册（编号：***）没有指导原始样品采集者录入采集者身份、采集日期及时间的相关信息，导致采集者身份全部为"护士"。

【整改内容提示】这两个不符合项均应在标本采集手册中明确规定相关内容，并对采集标本人员如护士等进行培训，需要时，还要通过信息系统进行控制。

（四）案例 4

【原始描述】住院号为 656175 患者等"培养＋药敏"2022 年 11 月 9 日检验申请单"诊断"栏为空，没有说明感染类型和 / 或目标微生物。执行原始样品采集日期和时间 / 实验室收到样品的日期和时间不规范，只标明了日期，没有标明时间，也不能提供采集者身份。

【存在问题】条款应用不恰当；多条款要求

【对应条款】7.2.6.1c）

【正确对应条款】第一个不符合事实对应 CNAS-CL02：2023 的 7.2.3.1b），见 CNAS-CL02-A001：202× 的 7.2.3 2）；第二个不符合事实对应 7.2.4.4e）。

【条款要求】第一个不符合项条款 CNAS-CL02-A001：202× 的 7.2.3 2）要求检验申请表或电子申请表宜留有空间以填入相关要求的内容。微生物实验室：申请单应包括临床诊断，必要时说明感染类型和 / 或目标微生物，宜提供抗菌药物使用信息。第二个不符合项 7.2.4.4e）条款要求记录原始样品采集者身份、采集日期及时间（相关时）。

【案例分析】此不符合项是检验申请单的内容，而不是记录接收的内容，也不是报告单的内容。微生物检验、输血检验、病理检验等的申请单均有应用要求进行规定，须符合准则和应用要求的规定。

【规范性描述】不符合项 1：住院号为 656175 患者等"培养＋药敏"2022 年 11 月 9 日检验申请单"诊断"栏为空，没有说明感染类型和 / 或目标微生物。不符合项 2：住院号为 656175 患者等"培养＋药敏"2022 年 11 月 9 日检验申请单的执行原始样品采集日期和时间 / 实验室收到样品的日期和时间不规范，只标明了日期，没有标明时间，也不能提供采集者身份。

【整改内容提示】标本类型、感染类型和 / 或目标微生物以及采样时间对微生物检验非常重要，应该填写相关内容。应该制订程序规定申请单哪些信息需要填写，哪些是必需的，同时对临床医生采样人员进行强化培训。

（五）案例 5

【原始描述】痰涂片进行标本质量评价的涂片结果没有记录。

【存在问题】条款应用不恰当；描述不客观

【原始对应条款】7.2.6.1b）【正确对应条款】7.2.4.1

【条款要求】实验室应制订采集和处理原始样品的程序。应向样品采集者提供相关信息。应明确记录任何与既定采集程序的偏离。应评估接受或拒收该样品对患者结果的潜在风险和影响，记录并通知适当人员。

【案例分析】7.2.6.1b）是样品接收程序，要求实验室应制定样品接收程序，包括：b）接受或拒收样品的标准等。7.2.4.1 是原始样品采集和处理的通用要求，其明确要求记录任何与既定采集程序的偏离。应评估接受或拒收该样品对患者结果的潜在风险和影响，记录并通知适当人员。

【规范性描述】观察到 2022 年 1 月 11 日标本号条形码 310021812400（标本号 ×40）的痰培养，痰涂片进行标本质量评价的涂片结果没有记录。

【整改内容提示】完善痰标本微生物检验 SOP 的内容，要求痰涂片进行标本质量评价，并详细介绍具体操作方法和判断标准。设计合适的表格或其他形式记录痰涂片质量评价结果，并在 LIS 痰培养报告中增加相应的记录。对修改过的 SOP 和 LIS 报告格式进行全体微生物检验人员培训考核，保证熟练掌握。

（六）案例6

【原始描述】实验室规定了血糖、血脂等相关项目的附加检验时限，与其标本的检验后保存时间不一致。

【存在问题】判断结论不准确。

【对应条款】7.2.7.2

【条款要求】实验室程序应规定对同一样品申请附加检验的时限。

【案例分析】适合于附加检验的时限，不一定要跟检验后标本保存时间一致。检验后标本保存时间，主要是基于标本需要时，进行复核，不一定是用于附加检验的。附加检验时限的制订是基于检测项目在标本保存的条件下的稳定情况而定的。两者不应等同。

（七）案例7

【原始描述】实验室没有规定和监控所有认可项目从样品采集到检验之间的时间。

【存在问题】判断结论不准确

【对应条款】7.2.7.3

【条款要求】考虑到原始样品中分析物的稳定性，应规定和监控从样品采集到检验之间的时间，相关时。

【案例分析】并不是所有项目都需要监控样品采集到检验之间的时间，有些项目比较稳定，可以不需要规定和监控这个时间。准则也是要求只有相关时，才需要规定和监控此时间。

（八）案例8

【原始描述】《检验方法的选择和方法的验证、确认程序》（SH-PF-017）中标本收集的方法，与CLSI EP9-A2要求不符。

【存在问题】判断结论不准确

【对应条款】7.3.2c）

【条款要求】实验室应保证检验方法的验证程度足以确保与临床决策相关的结果的有效性。

【案例分析】国外标准不作为实验室强制要求，不能用国外文件的条款开不符合项。

（九）案例9

【原始描述】实验室不能提供定性检验项目的不确定度评定报告。

【存在问题】判断结论不准确，未描述客观事实。

【对应条款】7.3.4f）

【条款要求】当定性检验结果是基于定量输出数据，并根据阈值判定为阳性或阴性时，应用有代表性的阳性和阴性样品估计输出量值的测量不确定度。

【案例分析】新版准则要求对于一些基于定量输出数据的并根据阈值判定为阳性或阴性的定性检验，要用有代表性的阳性和阴性样品估计输出量值的测量不确定度。而对于定性检验结果，产生定量数据的中间测量步骤或室内质量控制结果的不确定度也宜视为此过程中的关键（高风险）部分。

【规范性描述】实验室不能提供基于定量输出数据，并根据阈值判定为阳性或阴性的定性检验项目如乙肝两对半定性试验等的不确定度评定报告。

【整改内容提示】虽然此结论不准确，但当描述清楚后，也可以整改，以给实验室参照。实验室应制订这些定性检验不确定度评定的程序，并按照要求评定和定期评审。如果不能或者无法评定时，应记录原因。

（十）案例 10

【原始描述】实验室 ALT 采用的参考值范围为 13～52U/L，且生物参考区间验证方案提到的是"厂家提供"，参考人群的纳入对象为 15 岁以上，而厂家提供的有三个区间：成人 13～69U/L，男性 21～72U/L，女性 9～52U/L，实验室没有经过建立生物参考区间的相关实验而擅自改变了参考区间应用于临床。

【存在问题】条款应用不恰当

【原始对应条款】7.3.5c）

【正确对应条款】7.3.5a）

【条款要求】该不符合项的客观事实是反映参考区间的参考人群范畴，而不是检验或者检验前的程序改变导致参考区间的改变。原始对应的条款的要求是：当检验或检验前方法发生改变时，实验室应评审其对相应参考区间和临床决定限的影响，并告知用户，适用时。正确对应的条款要求是：基于患者风险的考虑，实验室应制订反映其服务的患者人群的生物参考区间和临床决定限，并记录其依据。

【案例分析】该不符合项的客观事实是实验室更改了参考区间，但未通过厂家提供的人群情况进行评审或验证。而非方法改变导致参考区间改变。

【规范性描述】实验室 ALT 采用的参考区间为 13～52U/L，且生物参考区间验证方案提到的是"厂家提供"，参考人群的纳入对象为 15 岁以上，而厂家提供的有三个区间：成人 13～69U/L，男性 21～72U/L，女性 9～52U/L，实验室没有经过建立生物参考区间的相关实验而擅自改变了参考区间应用于临床。

【整改内容提示】如果实验室改变了参考区间，就必须评审，而且，还要根据厂家说明或者相关权威资料的要求根据年龄段、性别分别评审，当需要时，应建立生物参考区间。

（十一）案例 11

【原始描述】没有操作卡等卡片文件供操作人员使用。

【存在问题】判断结论不准确

【原始对应条款】7.3.6c）

【条款要求】任何简要形式文件的内容应与其程序对应。注：只要有程序全文供参考，且总结的信息按需更新，与完整程序的更新保持一致，工作台处可使用作业指导书、流程图或总结关键信息的类似系统作为快速参考。

【案例分析】任何类似节略性程序均应是文件控制系统的一部分。但并不一定要求要有操作卡。

（十二）案例 12

【原始描述】国家临检中心反馈室间质评 2022 年 6 月 19 日检测结果 5 个浓度的氯离子均高于靶值，偏倚大于 5%，超出范围。查验 6 月 18 日的氯离子的室内质控，两水平均大于靶值 –3SD，失控，由于未及时正确处理室内质控，引起该项目室间质评全部脱靶。

【存在问题】事实描述不清

【对应条款】7.3.7.3h）

【条款要求】当室间质量评价结果超出预定的可接受标准时，应采取适当措施（见 8.7），包括评估与患者样品相关的不符合，是否造成对临床的影响。

【案例分析】事实描述不清晰，评审员只是在为实验室找原因。应只描述清楚客观事实即可。

【规范性描述】国家临检中心室间质评结果反馈显示：2022 年 6 月 19 日检测结果 5 个浓度的氯离子均高于靶值，偏倚大于 5%，超出范围。实验室未进行分析和评估。

【整改内容提示】实验室应制定程序，用于室间质评的操作以及结果回报后的处理与反馈。对于不合格的项目，实验室应分析可能的原因，核对当天的质控以及校准记录，查看当天的仪器的维护或者维护情况，以及人员的操作，核对原始记录等，当可能会影响当天的患者结果时，还应评估对患者的临床影响。

（十三）案例 13

【原始描述】查阅检验报告（条码编号 2009073274600），见尿培养出大肠埃希菌，但未报告尿液菌落计数结果。

【存在问题】条款应用不恰当

【原始对应条款】7.4.1.6【正确对应条款】7.4.1.1a）

【条款要求】每项检验结果均应准确、清晰、明确并依据检验程序的特定说明报告。报告应包括解释检验结果所有必需的信息。

【案例分析】该不符合项是特殊专业报告的要求，而不是常规的报告要求的信息，微生物报告应包括解释检验结果所有必需的信息。

【整改内容提示】完善尿液微生物检验 SOP 的内容，要求包括尿液菌落计数内容，并详细说明具体计数方法。对 LIS 中尿液微生物检验报告的格式增加菌落计数结果记录位置，并同时核对报告其他要素是否完整。对修改过的 SOP 和 LIS 报告格式进行全体微生物检验人员培训考核，保证熟练掌握。

（十四）案例 14

【原始描述】检验科在程序文件 ××××-PF-37《急诊检验程序》的"检验项目危急值表"中明确指出血培养阳性应即时回报。但是夜间微生物标本由生化值班人员完成，而值班人员只完成标本接种和上机，对血培养仪报阳的标本没有做任何处理。

【存在问题】条款应用不恰当

【原始对应条款】7.4.1.3b）

【正确对应条款】7.4.1.3a）

【条款要求】当检验结果处于规定的危急值限值时：a）根据可获得的临床信息，尽快通知用户或其他授权人；b）记录所采取的措施，包括日期、时间、责任人、通知的人员、通知的结果、通知准确性的确认，及在通知时遇到的任何困难。

【案例分析】该不符合项是有危急值报告程序没有执行，应是人员培训不到位。而不是没有采取措施的记录问题。

【整改内容提示】完善血培养阳性报告制度，如增加阳性报告登记表等，对阳性的报告全部登记。对全体人员特别是夜班人员进行血培养报阳处理培训。

（十五）案例 15

【原始描述】危急值报告登记表（SHDA-SOP-CG011-T01-001）2022/02/03 的登记，没复核的日期和时间。2022-01-15 的登记，没复核的结果。

【存在问题】判断结论不准确

【对应条款】7.4.1.3b）

【条款要求】当检验结果处于规定的危急值限值时：a）根据可获得的临床信息，尽快通知用户或其他授权人；b）记录所采取的措施，包括日期、时间、责任人、通知的人员、通知的结果、通知准确性的确认，及在通知时遇到的任何困难；c）当无法联系到责任人时，应制订实验室人员的逐级上报程序。

【案例分析】条款对危急值报告没有要求一定要复核。

（十六）案例 16

【原始描述】检验科的检验报告进行修正后，报告中未包括原始结果和修正结果。

【存在问题】判断结论不准确

【对应条款】7.4.1.8e）

【条款要求】如报告系统不能显示修改，应保存修改记录。

【案例分析】准则中只是要求当需要时，报告中才需要包括原始结果和修正结果，没有硬性要求。同时，本条款也只是要求报告系统最好可以显示修改报告，但如果不能显示，则实验室应保存报告的修改记录，而不是将修改前的内容显示在报告中。这会引起临床和患者的误会和不必要的纠纷。

（十七）案例 17

【原始描述】查实验室急诊夜班生化报告、血常规报告等（编号：***，***），检验报告的审核者和批准者均为同一人。

【存在问题】判断结论不准确

【对应条款】7.4.1.2

【条款要求】结果审核和发布中要求，结果在发布前应经过审核和批准。实验室应确保检验结果在授权者发布前得到审核，适当时，应对照室内质量控制、可利用的临床信息及以前的检验结果进行评估。应规定发布检验结果报告的职责和程序，包括结果发布者及接收者。

【案例分析】该判断结论不准确，条款要求结果在发布前应经审核和批准，但没有硬性要求发放报告应该双人双审。实验室可通过自动审核、信息系统设置同一人发放报告的审核、批准流程等进行控制，也可以规定程序，夜班一人值班时，值班人员审核批准后，由第二天另一人回顾性批准报告。

（十八）案例 18

【原始描述】查实验室自动审核规则和标准，没有纳入检验项目如白细胞、性激素等项目的生物学变异的影响。

【存在问题】判断结论不准确

【对应条款】7.4.1.5a）

【条款要求】当实验室应用结果的自动选择，审核，发布和报告系统，应制订程序以确保：a）规定自动选择，审核，发布和报告的标准。该标准应经批准、易于获取并被授权负责发布结果的人员理解。

【案例分析】该不符合项是评审员主观要求，实验室应制订自动审核的规则，其规则可根据实验室自己实际情况设置，通过自动选择、审核、发布和报告的标准的设定，并由相关负责人批准发布后，还应通过实验室自己的验证，而不能"拿来主义"，套用其他实验室的规则和标准，而不经验证直接使用。

（十九）案例 19

【原始描述】查实验室免疫报告单（编号：***，*** 等），实验室的报告单没有审核者和报告者的名字。

【存在问题】判断结论不准确

【对应条款】7.4.1.6j）

【条款要求】每份报告应包括下列信息，除非实验室有理由可以省略某些内容并文件化：j）审核结果和授权发布报告者的识别（如未包含在报告中，则在需要时随时可用）。

【案例分析】此不符合项的判断结论不准确，条款要求的是，如果实验室的报告省略了某些内容，如报告的审核者、发布者等信息，则实验室如果在用户或者患者需要时可以随时提供，即为符合要求。这些省略的信息需要文件化。

（二十）案例 20

【原始描述】查实验室免疫报告单（编号：***，*** 等），实验室的报告单没有报告发布时间。

【存在问题】判断结论不准确，此项不适合

【对应条款】7.4.1.7b）

【条款要求】报告发布时间（如未包含在报告中），需要时应可获得。

【案例分析】报告的附加信息中要求，当患者医疗需要时，或者用户有需求时，实验室应可以提供包括原始样品采集时间、报告发布时间等的信息。但不一定要包括在报告单中。

（二十一）案例 21

【原始描述】信息系统 SOP 没有包括信息管理的职责和权限以及用于采集、处理、记录、报告、存储或检索检验数据和信息的流程。

【存在问题】多条款要求

【原始对应条款】7.6.3

【正确对应条款】不符合事实 1 对应 7.6.2 信息管理的职责和权限，不符合事实 2 对应 7.6.3 信息系统管理。

【条款要求】7.6.2 信息管理的职责和权限规定了实验室应确保规定信息系统管理的职责和权限，包括可能对患者医疗产生影响的信息系统的维护和修改。实验室最终为实验室信息系统负责。7.6.3 规定了信息系统的采集、处理、记录、报告、存储或检索检验数据和信息的程序。

【案例分析】该不符合项是两个事实，而且也是两个条款的要求。

【规范性描述】不符合项 1：信息系统 SOP（编号：***）没有包括信息管理的职责和权限。不符合项 2：信息系统 SOP（编号：***）没有包括用于采集、处理、记录、报告、存储或检索检验数据和信息的流程。

【整改内容提示】

不符合项 1：LIS 作业指导书中，应规定信息系统的使用人员的职责和规定权限，包括信息系统的维护和修改人员。使用系统的人员包括访问者（一般是指通过信息系统申请与发布检验医嘱者、患者的诊疗医生、护士以及相关患者信息的管理者等）、患者数据和检验结果输入、修改、报告发布者（一般是指直接使用信息系统从事检测与结果报告的检验人员）、维护和修改系统者（注意：当担任此职责的人员为非本单位时，也要规定其权限和进行授权，尤其维护和修改后必须留有记录，此记录可以保留在系统内，但必须受控）。

不符合项2：当实验信息系统是用于收集、处理、记录、报告、存储或检索检验数据和信息时应做到以下几点：①实验室在安装了信息系统后，首先必须经过供应商确认。②文件化：包括系统每天运行情况的文档可被授权用户方便获取。③防止非授权者访问；授权以及授权的监控，包括系统应自动识别及记录接触或修改过患者数据、控制文件或计算机程序的人员信息。④安全保护以防止篡改或丢失数据的措施。⑤手工或自动方法将数据输入计算机或其他信息系统时，在计算机最终验收及报告前，应有输入人和审核人检查核对输入数据的正确性。必要时，手工输入的数据应具有可溯源性的纸质记录。⑥进行维护以保证数据和信息完整的措施。

（二十二）案例22

【原始描述】实验室没有向投诉人提供投诉处理进程报告。

【存在问题】判断结论不准确，未描述客观事实

【对应条款】7.7.2c）

【条款要求】只要可能，实验室应告知投诉人已收到投诉，并向其提供处理结果和进程报告，适用时。

【案例分析】没有描述客观事实，而是直接引用条款或提出要求。且该条款要求的是适用时，才需要向投诉人提供处理结果和进程的报告，所以，该客观事实应慎用不符合，如果评审员认为该投诉影响患者诊疗和利益，可开具观察项。

【规范性描述】查实验室2022年12月5日当天的投诉处理记录（编号：***），实验室没有向投诉人提供投诉处理进程。

【整改内容提示】实验应制订投诉管理程序，包括当认为投诉会影响患者诊疗或是患者强烈要求时，实验室应向投诉人提供处理结果和进程的报告。

（二十三）案例23

【原始描述】实验室没有定期测试紧急预案，并演练响应能力。

【存在问题】未描述客观事实

【对应条款】7.8

【条款要求】实验室应确保已经识别与紧急情况，或者其他导致实验室活动受限或无法开展等状况有关的风险，并制订协调策略，包括计划、程序和技术措施，以便在中断后继续运行。应定期测试预案，并演练响应能力，可行时。

【案例分析】未描述现场相关发现，应该描述没有定期测试哪些方面的紧急预案，还有演练什么应急的能力等客观事实或者发现。

【规范性描述】实验室没有定期测试紧急预案如当发生了台风、地震、断电、断水等情况导致实验室检测部分中断，或者完全中断的情况，也没有演练相关人员的响应能力。

【整改内容提示】没有描述客观事实，无法进行整改。但实验室可以建立包括生物安全、医患纠纷、停电停水、地震台风等自然灾害、空调故障等可能严重影响检测活动的紧急情况下的处置的紧急预案。同时，还要根据紧急预案进行定期测试，适合时还应演练。

五、管理体系要求

（一）案例 1

【原始描述】实验室不能提供管理体系文件的《质量手册》。

【存在问题】判断结论不准确。

【原始对应条款】8.1.1

【正确对应条款】8.2.1

【条款要求】实验室管理层应建立、编制和保持实现本准则目的的目标和方针，并确保实验室组织的各层级人员理解和实施该目标和方针。注：管理体系文件可以（但不要求）纳入质量手册。

【案例分析】根据"8.2.1 注：管理体系文件可以（但不要求）纳入质量手册"，实验室可以不需要质量管理体系的《质量手册》。出现该不符合项，应该是评审员对 CNAS-CL02-2023《医学实验室质量和能力认可准则》内容理解不透彻。

（二）案例 2

【原始描述】实验室的质量手册（文件号：***）、程序文件（文件号：***）等实验室质量管理体系文件只按照实验室策划的时间间隔对管理体系进行评审，均无规定至少 12 个月实施 1 次管理评审。

【存在问题】判断结论不准确

【对应条款】8.9.1

【条款要求】实验室管理层应按照策划的时间间隔对实验室的管理体系进行评审，以确保其持续的适宜性、充分性和有效性，包括为满足本准则而声明的方针和目标。

【案例分析】条款 8.9.1 规定按照策划的时间间隔对实验室的管理体系进行评审即可，没有硬性规定 12 个月至少实施一次管理评审。因此，该不符合项为错误识别。

六、即时检验（POCT）的附加要求

案例 1

【原始描述】实验室没有对 ICU 等科室的血气分析仪，胸痛中心的肌钙蛋白分析仪等院内POCT 仪器进行管理。

【存在问题】判断结论不正确。

【对应条款】附录 A2

【条款要求】实验室与所有使用实验室支持 POCT 的场所之间的服务协议，应确保对职责和权限做出规定并在组织内部传达。这些协议应获得临床同意，适用时，还应有财务批准。这些服务协议应包含 POCT 范围，并可由一个医疗专业团队（如医学咨询委员会）管理。

【案例分析】准则并没有要求所有 POCT 仪器均要列入认可范畴。是否纳入体系，需要实验室与医院相关管理部门根据医疗风险和本单位实际情况确定。

【整改内容提示】实验室可以根据母体、本医院等单位的实际情况，由医务部门牵头，成立POCT 管理委员会，并由该组织与相关临床科室、实验室三方共同确定哪些仪器属于实验室控制下的仪器，并纳入质量体系控制。

（柯培锋 欧财文）

参考文献

1. 庄俊华，黄宪章，翟培军. 医学实验室质量体系文件范例. 第2版. 北京：人民卫生出版社，2015.

2. 中华人民共和国国家卫生和计划生育委员会. 梅毒诊断：WS 273—2018. 北京：人民卫生出版社，2018.

3. 中华人民共和国国家卫生和计划生育委员会. 梅毒非特异性抗体检测操作指南：WS/T 491—2016. 北京：人民卫生出版社，2016.

4. Kronenberg HM，Melmed S，Polonsky KS，等. 威廉姆斯内分泌学. 向红丁，译. 第11版. 北京：人民军医出版社，2011.

5. 中国抗癌协会甲状腺癌专业委员会（CATO）.《甲状腺癌血清标志物临床应用专家共识》（2017版）. 中国肿瘤临床，2018，45（1）：7-13.

6. 刘成玉，罗春丽. 临床检验基础. 第5版. 北京：人民卫生出版社，2013.

7. 中华人民共和国卫生部. 白细胞分类计数参考方法：WS/T 246—2005，2005.

8. 中华人民共和国卫生部. 血细胞分析的校准指南：WS/T 347—2011，2011.

9. 中华人民共和国卫生部. 临床实验室检验项目参考区间的制定：WS/T 402—2012，2012.

10. 中华人民共和国卫生部. 血细胞分析参考区间：WS/T 405—2012，2012.

11. 中华人民共和国卫生部. 临床血液学检验常规项目分析质量要求：WS/T 406—2012，2012.

12. 中华人民共和国国家卫生健康委员会. 儿童血细胞分析参考区间：WS/T 779—2021，2021.

13. 中华人民共和国国家卫生健康委员会. 临床实验室定量测定室内质量控制指南：GB/T 20468—2006，2007.

14. 中华医学会检验医学分会血液学与体液学学组. 血细胞分析报告规范化指南. 中华检验医学杂志，2020，43（6）：619-627.

15. 中国医师协会检验医师分会儿科疾病检验医学专家委员会，世界华人检验与病理医师协会. 中国末梢采血操作共识. 中华医学杂志，2018，98（22）：1752-1760.

16. Clinical anti Laboratory Standards Institute. Interference testing in clinical chemistry. 2nd ed.EP7-A2，CLSI，2005.

17．CLSI. User Verification of performance for precision and trueness. Approved Guideline—Second Edition. CLSI document EP15-A2. Wayne, PA: Clinical and Laboratory Standards Institute, 2006.

18．王治国．临床检验方法确认与性能验证．北京：人民卫生出版社，2009.

19．国家市场监督管理总局和中国国家标准化管理委员会．合格评定生物样本测量不确定度评定与表示应用指南：GB/T 27420—2018，2018.

20．王治国．临床检验质量控制技术．第3版．北京：人民卫生出版社，2014.

21．王前，黄宪章．临床实验室管理．案例版教材．北京：科学出版社，2023.

22．ISO. Guidance for supervisors and operators of point-of-care testing (POCT) device. ISO/TS 22583—2019. Geneva, 2019.

23．全国人民代表大会常务委员会公报（2022年第22次）．中华人民共和国生物安全法，2020.

24．中华人民共和国国务院令（698号）．病原微生物实验室生物安全管理条例，2018.

25．国家市场监督管理总局．实验室生物安全通用要求：GB 19489—2008．北京：中国标准出版社，2008.

26．国家卫生和计划生育委员会．微生物和生物医学实验室生物安全通用准则：WS 233—2017，2017.

27．ISO. Medical laboratories-requirements for safety. ISO 15190: 2020. Geneva, 2020.

28．国家市场监督管理总局．高效过滤器：GB/T 13554—2020．北京：中国标准出版社，2020.

29．国家市场监督管理总局令（57号）．特种设备安全监督检查办法，2022.

30．ISO. Medical laboratories-Application of risk management to medical laboratories. ISO 22367: 2020. Geneva，2020.

31．CLSI. Risk management techniques to identify and control laboratory error sources. Approved guideline-2nd. EP18-A2. Wayne, 2009.

32．Westgard JO. Basic QC practices-training in statistical quality control for medical laboratories. 3rd ed. Madison, WI: Westgard QC, 2010.

33．Jairaman J, Sakiman Z, Li LS. Sunway medical laboratory quality control plans based on Six Sigma, risk management and uncertainty. Clin Lab Med, 2017, 37(1): 163-176.

34．Westgard JO, Westgard SA. Six Sigma quality management system and design of risk-based statistical quality control. Clin Lab Med, 2017, 37(1): 85-96.

35．Westgard JO, Westgard SA. Assessing quality on the sigma-scale from proficiency testing and external quality assessment surveys. Clin Chem Lab Med, 2015, 53(10): 1531-1535.

36．尚红，王毓三，申子瑜．全国临床检验操作规程．第4版．北京：人民卫生出版社，2015.